中医经典养生文库

养生中草药

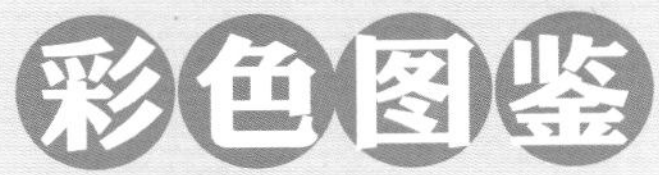

谢　宇　主编

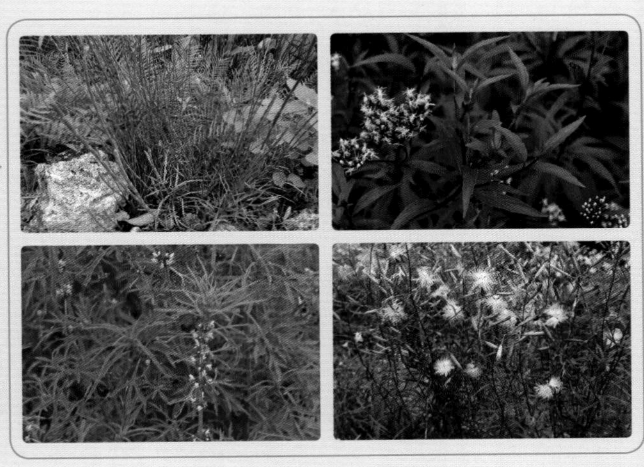

CNS PUBLISHING & MEDIA 湖南科学技术出版社

编委会名单

PREFACE 前言

中草药是中华民族几千年来与疾病作斗争的过程中总结出来的瑰宝，是中华民族的智慧结晶，不论是预防保健还是治疗疾病，都有其独特的功效。在中草药学形成和发展的漫长历史进程中，它为中华民族的繁衍昌盛以及人民的健康长寿做出了积极贡献。近年来，由于世界上“绿色食品”“天然药物”的兴起，中草药备受青睐。随着社会的不断进步和科学技术的飞跃发展，人类的自我保健意识不断增强，回归自然的愿望也越来越强烈，人们更加赏识和注重中草药预防疾病和养生保健的功效。

中医素有“药食同源”之说，表明医药与饮食属同一个起源。实际上，饮食的出现，比医药要早得多，因为人类为了生存、繁衍后代，就必须摄取食物，以维持身体代谢的需要。经过长期的生活实践，人们逐渐了解了哪些食物有益，可以进食；哪些食物有害，不宜进食。通过讲究饮食，使某些疾病得到医治，而逐渐形成了药膳食疗学。

传统药膳是中医学知识与烹调经验相结合的产物，是以药物和食物为原料，经过烹饪加工制成的一种具有食疗作用的膳食。它“寓医于食”，既将药物作为食物，又将食物赋以药用；既具有营养价值，又可防病治病、强身健体、延年益寿。因此，药膳是一种兼有药物功效和食品美味的特殊膳食。它可以使食用者得到美食享受，又在享受中，使其身体得到滋补，疾病得到治疗。

中医治病最主要的手段是中药和针灸。中药多属天然药物，包括植物、动物和矿物，而可供人类饮食的食物，同样来源于自然界的动物、植物及部分矿物质，因此，中药和食物的来源是相同的。有些东西，只能用来治病，就称药物；有些东西只能作饮食之用，就称饮食物。但其中的大部分东西，既有治病的作用，也能当做饮食使用，称药食两用。由于它们都有治病功能，所以药物和食物的界限不是十分清楚。如橘子、粳米、赤小豆、龙眼肉、山楂、乌梅、核桃、杏仁、饴糖、花椒、小茴香、桂皮、砂仁、南瓜子、蜂蜜等，它们既属于中药，有良好的治病疗效，又是大家经常吃的，富有营养的可口食品。

为了达到健康之道，人们除了需要注意日常生活习惯的调整外，饮食的调整也可达到养生目的。中国数千年来的生活体验，经历了《神农本草经》《食疗本草》甚至《本草纲目》等，已经将食物及医药溶成一体，演化出“药食同源”文化。中医学发展过程中首重预防，而预防之道在于遵循自然治疗之原则，因此食疗须注意其所宜，其所忌，且中医治病相当重视“对证下药”，所以在选择适当的中药进行食补前应先了解体质，才不至选择偏差太多，反而失去其意义。

鉴于以上原因，我们经过精心策划和分析，决定编辑《养生中草药彩色图鉴》一书，将中国的传统医学与现代人的养生保健需要紧紧结合起来，以便使中医药学及药膳能够更好地为现代人的生活服务！

《养生中草药彩色图鉴》药物品种近300种，全书所配高清彩色照片均是此种药物的鲜药照片或饮片照片。本书是迄今为止最系统、最通俗、最实用的介绍养生中草药的普及版彩色图文书。全书内容全面，观点新颖，实用性、可操作性强，是现代家庭养生保健、防病治病的必备参考书，对中医临床应用及各种研究也会起到积极的作用，并可作为相关专业教师和学生的参考资料。相信通过本书的阅读，读者朋友可以更加深入地了解和更加轻松地掌握中医药知识，从而对传播和传承中医传统文化起到积极作用。需要特别声明的是：广大读者朋友在阅读和使用本书时，如果需要应用书中所列的部分内容，必须要在专业医师的指导下使用，以免造成不必要的伤害！

我们衷心希望本书的出版能够起到抛砖引玉的作用，希望有更多的有识之士加入我们的行列，为我国中医药文化的传承和传播出谋划策，读者交流邮箱：xywenhua@aliyun.com。

本书编委会

于北京

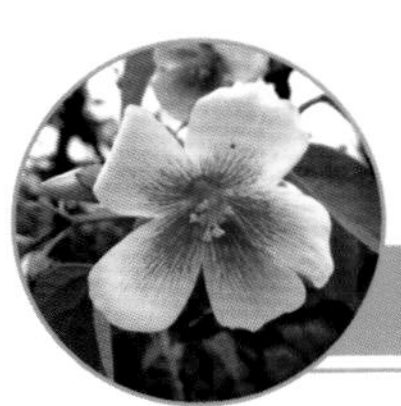

CONTENTS

目 录

一、全草类

三白草……1
广藿香……2
木贼……4
车前草……5
仙鹤草……6
白及……7
半边莲……9
垂盆草……10
委陵菜……11
佩兰……13
鱼腥草……14
卷柏……16
泽兰……17
穿心莲……18
益母草……20
淫羊藿……22
蒲公英……23
墨旱莲……25
薄荷……26
瞿麦……28
夏枯草……29
胡荽……31
鸭跖草……32
马齿苋……34
翻白草……35
败酱草……37
青蒿……39
豨莶草……40
茵陈……42
大蓟……44
小蓟……46
萹蓄……47
荠菜……49
泽漆……51
香薷……53
鹅不食草……54
浮萍……56
紫花地丁……58
地锦草……59
千里光……61
马鞭草……62
天山雪莲……64

二、根和根茎类

人参……66
干姜……68
大黄……69

山药……70
千年健……72
川木通……74
川贝母……75
川牛膝……76
川乌……77
川芎……79
天仙藤……80
天冬……82
天花粉……83
天南星……85
天麻……86
天葵子……87
木香……89
木通……90
太子参……91
牛膝……93
升麻……95
丹参……97
乌药……99
巴戟天……100
玉竹……102
功劳木……103
甘草……104
甘遂……106
石菖蒲……108
石斛……109
龙胆……111
白术……113
白头翁……114
白芍……116
白芷……117
白附子……119
白茅根……121
白前……123
白薇……125
玄参……127
半夏……128
西洋参……130
百合……131
百部……132
当归……134
延胡索……135
防己……136
防风……138
麦冬……140
远志……141
苍术……143
两面针……145
何首乌……146
忍冬藤……148
鸡血藤……149
苦参……151
板蓝根……152
刺五加……153
郁金……155
虎杖……156
知母……1[illegible]
狗脊……
泽泻……16[illegible]
草乌……163
骨碎补……165

钩藤……166
南沙参……168
威灵仙……170
重楼……171
独活……173
前胡……175
秦艽……176
莪术……178
桔梗……179
柴胡……181
党参……182
射干……184
徐长卿……186
高良姜……187
拳参……189
黄芩……190
黄芪……192
黄连……194
黄精……196
常山……198
银柴胡……199
麻黄……200
商陆……202
续断……204
葛根……205
紫花前胡……206
紫菀……208
锁阳……210
薤白……211
藁本……213
藕节……215
桑枝……216
桂枝……218
附子……220
细辛……222
紫草……223
贯众……225
土茯苓……227
白蔹……228
灯心草……230
地榆……231
三七……233
熟地黄……235
肉苁蓉……237
黄药子……239
茜草……240
香附……242
羊蹄……243
仙茅……245
苎麻根……247
金荞麦……249
木香……250
通草……252
白鲜皮……254
桑寄生……256
络石藤……257
青风藤……259
芦根……260
山豆根……261
漏芦……263
北沙参……264
生姜……266

三、果实和种子类

八角茴香……268
山茱萸……269
山楂……271
千金子……272
川楝子……274
广枣……275
女贞子……276
小茴香……277
马钱子……279
马兜铃……280
天仙子……281
木瓜……282
木蝴蝶……284
木鳖子……286
五味子……287
车前子……288
牛蒡子……290
乌梅……291
火麻仁……292
巴豆……294
龙眼肉……295
白果……296
白扁豆……299
瓜蒌……300
肉豆蔻……302
决明子……303
苍耳子……305
芡实……306
连翘……309
吴茱萸……311
余甘子……312
佛手……313
补骨脂……315
青果……316
苦杏仁……318
郁李仁……320
罗汉果……321
使君子……323
金樱子……324
荜茇……326
草豆蔻……328
茺蔚子……329
胡椒……331
枳壳……332
枳实……334
柏子仁……335
枸杞子……337
砂仁……338
牵牛子……340
鸦胆子……341
香橼……343
锦灯笼……344
胖大海……346
急性子……347
桃仁……349
核桃仁……351
益智……352
娑罗子……354
预知子……355
桑椹……356

楮实子……358
紫苏子……359
蔓荆子……360
榧子……362
槟榔……363
薏苡仁……365
栀子……367
绿豆……368
刀豆……370
王不留行……372
覆盆子……374
诃子……375
枳椇子……377
胡芦巴……379
大枣……380
松子仁……381
葶苈子……383
皂荚……384
芥子……386
冬葵果……388
地肤子……390
草果……391
豆蔻……393
黑芝麻……395
淡豆豉……397
青葙子……398
柿蒂……399
莲子……401
沙苑子……402

四、花叶类

丁香……404
合欢花……405
红花……407
辛夷……408
鸡冠花……410
玫瑰花……411
金银花……413
闹羊花……414
洋金花……415
凌霄花……417
菊花……418
梅花……420
野菊花……421
旋覆花……422
密蒙花……423
款冬花……425
芫花……426
月季花……427
蒲黄……429
槐花……430
玉米须……431
谷精草……433
大青叶……434
石韦……435
枇杷叶……437
罗布麻叶……438
侧柏叶……440
枸骨叶……441
荷叶……442

桑叶……443
银杏叶……445
紫苏叶……446
柽柳……448
淡竹叶……449
石楠叶……450
紫珠叶……452
艾叶……453

五、皮类及其他类

大腹皮……456
五加皮……457
石榴皮……459
地骨皮……460
肉桂……462
合欢皮……463
杜仲……464
牡丹皮……466
苦楝皮……467
厚朴……469
香加皮……470
桑白皮……471
黄柏……472
陈皮……474
秦皮……475
壶卢……477
海桐皮……478
儿茶……480
冬虫夏草……481
安息香……482
苏木……484
皂角刺……485
沉香……487
灵芝……488
青黛……490
檀香……492
神曲……494
饴糖……496
樟脑……497
海藻……499

一、全草类

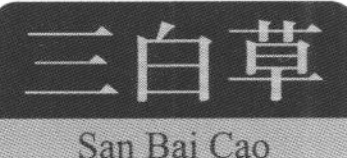

别名 水木通、白水鸡、三点白。

来源 本品为白草科植物三白草*Saururus chinensis* (Lour.) Baill.的全草或干燥根茎。

形态特征 多年生草本，高30～80厘米。根茎较粗，白色。茎直立，下部匍匐状。叶互生，纸质，叶柄长1～3厘米，基部与托叶合生为鞘状，略抱茎；叶片卵形或卵状披针形，长4～15厘米，宽3～6厘米，先端渐尖或短尖，基部心形或耳形，全缘，两面无毛，基出脉5。总状花序1～2枝顶生，花序具2～3片乳白色叶状总苞；花小，无花被，生长于苞片腋内；雄蕊6，花丝与花药等长；雌蕊1，由4个合生的心皮组成，子房上位，圆形，柱头4。果实分裂为4个果瓣，分果近球形，表面具多疣状突起，不开裂。种子球形。花期4～8月，果期8～9月。

生境分布 生长于沟旁、沼泽等低湿及近水的地方。分布于河北、山东、安徽、江苏、浙江、广东、湖南、湖北、江西、四川、重庆等地。

采收加工 根茎秋季采挖。全草全年均可采挖，洗净，晒干。

性味归经 甘，辛，寒。归肺、膀胱经。

功效主治 清热解毒，利尿消肿。主治小便不利，淋沥涩痛，白带，尿路感染，肾炎性水肿。外治疮疡肿毒，湿疹。

用法用量 煎服，15～30克。外用：适量，捣烂敷患处。

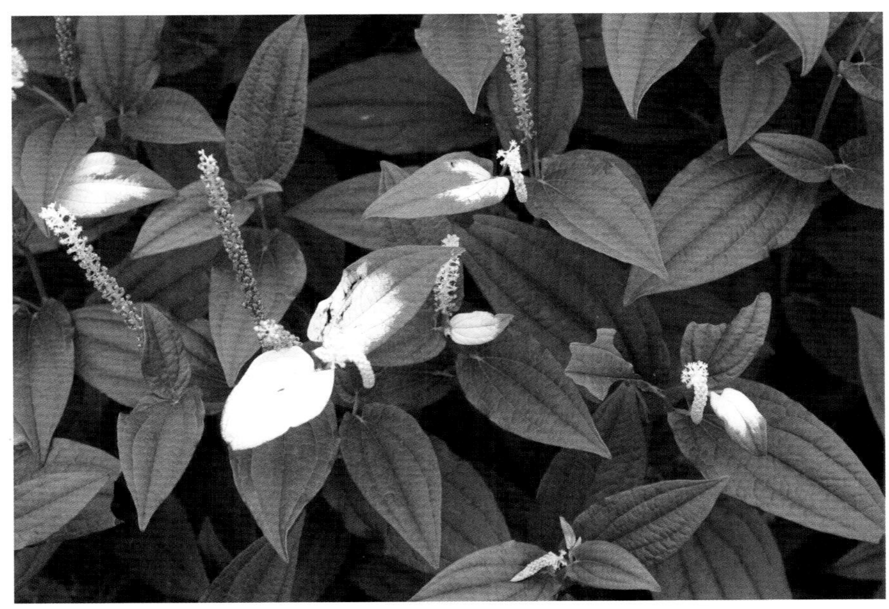

实用指南

精选验方

①**乳汁不足：**鲜三白草根50克，猪前脚1节。水煎，服汤食肉，每日1剂。②**妇女白带：**鲜三白草根100克，猪瘦肉200克。水煎，服汤食肉，每日1剂。③**风湿痹痛：**三白草根、牛膝根、白茅根、毛竹根各9～15克。水煎服，红糖、米酒为引。④**月经不调、白带过多：**三白草根、杜鹃花根各15克，猪肉汤适量。水煎煮数沸后，留汁去渣，兑猪肉汤服。

传统药膳

三白五草茶

原料：三白草、白花蛇舌草各50克，鱼腥草、车前草、金钱草各20克，金银花、蒲公英、白茅根各30克。

制法：将以上各种原料加适量水，煮沸后晾凉即可。

用法：每日1剂，分2次服。

功效：清热解毒，利湿。

适用：急性淋病。

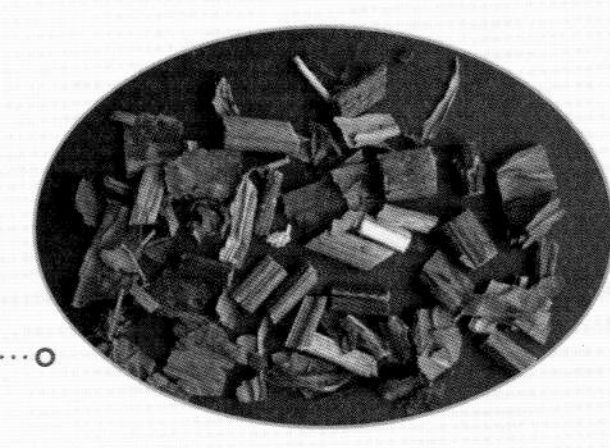

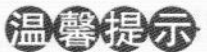

温馨提示

脾胃虚寒者慎服。

广藿香

Guang Huo Xiang

别名 藿香、海藿香。

来源 本品为唇形科植物广藿香*Pogostemon cablin* (Blanco) Benth.的干燥地上部分。

形态特征 一年生草本，高30～60厘米。直立，分枝，被毛，老茎外表木栓化。叶对生；叶柄长2～4厘米，揉之有清淡的特异香气；叶片卵圆形或长椭圆形，长5.7～10厘米，宽4.5～7.5厘米，先端短尖或钝圆，基部阔而钝或楔形而稍不对称，叶

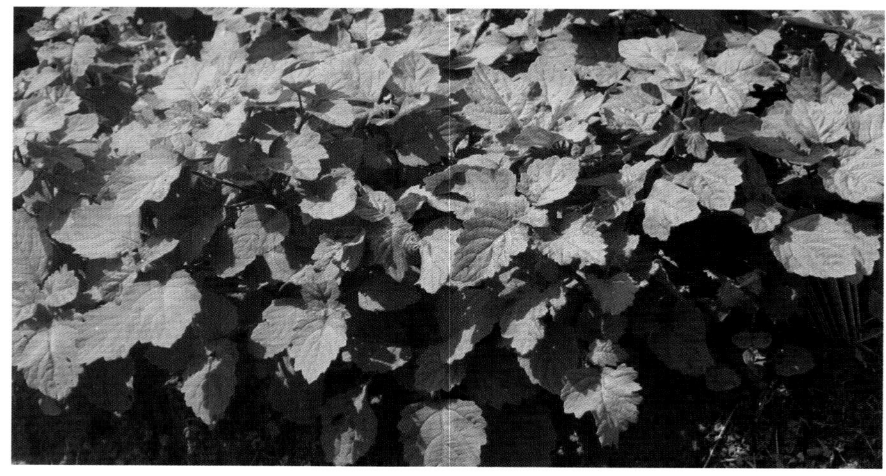

缘具不整齐的粗钝齿，两面皆被毛茸，下面较密，叶脉于下面凸起，上面稍凹下，有的呈紫红色；没有叶脉通过的叶肉部分则于上面稍隆起，故叶面不平坦。轮伞花序密集，基部有时间断，组成顶生和腋生的穗状花序，长2～6厘米，直径1～1.5厘米，具总花梗；苞片长约13毫米；花萼筒状；花冠筒伸出萼外，冠檐近二唇形，上唇3裂，下唇全缘；雄蕊4，外伸，花丝被染色。花期4月。我国产者绝少开花。

生境分布 生长于向阳山坡。分布于广东、海南、台湾、广西、云南等地。

采收加工 枝叶茂盛时采割，日晒夜闷，反复至干。

性味归经 辛，微温。归脾、胃、肺经。

功效主治 芳香化浊，开胃止呕，发表解暑。用于湿浊中阻，脘痞呕吐，暑湿表证，发热倦怠，胸闷不舒，寒湿闭暑，腹痛吐泻，鼻渊头痛。

用法用量 煎服，3～10克。

实用指南

精选验方

①**胎气不安：**广藿香、香附、甘草各10克。研末，每次10克，入盐少许，沸汤服之。②**口臭：**广藿香适量。洗净，煎汤，漱口。③**冷露疮烂：**广藿香叶、细茶各等份。烧灰，油调涂贴之。④**变应性鼻炎：**广藿香、苍耳子、辛夷、连翘各10克，升麻6克。将药材浸泡于水中，约半小时，用大火煮开，每日1～2次。

传统药膳

薄荷藿香茶

原料：薄荷、广藿香、紫苏叶各10克，生姜3克。

制法：用沸水冲泡5分钟。

用法：代茶饮。

适用：夏季暑湿感冒。

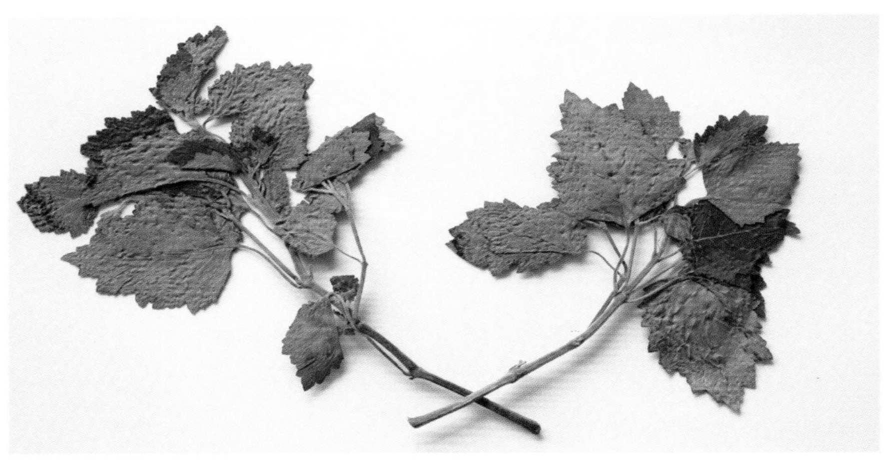

木贼 Mu Zei

别名 擦草、锉草、无心草、节骨草、木贼草、节节草。

来源 本品为木贼科植物木贼*Equisetum hiemale* L.的干燥地上部分。

形态特征 一年或多年生草本蕨类植物，根茎短，棕黑色，匍匐丛生；植株高达100厘米。枝端产生孢子叶球，矩形，顶端尖，形如毛笔头。地上茎单一不分枝，中空，有纵列的脊，脊上有疣状突起2行，极粗糙。叶呈鞘状，紧包节上，顶部及基部各有1黑圈，鞘上的齿极易脱落。孢子囊生长于茎顶，长圆形，无柄，具小尖头。

生境分布 生长于河岸湿地、坡林下阴湿处、溪边等阴湿的环境。分布于陕西、吉林、辽宁、湖北、黑龙江等地。以陕西产者量大，辽宁所产者品质好。均为野生。

采收加工 夏、秋两季采割，除去杂质，晒干或阴干。

性味归经 甘、苦，平。归肺、肝经。

功效主治 疏散风热，明目退翳。用于风热目赤，迎风流泪，目生云翳。

用法用量 煎服，3～9克。外用：适量，研末撒。

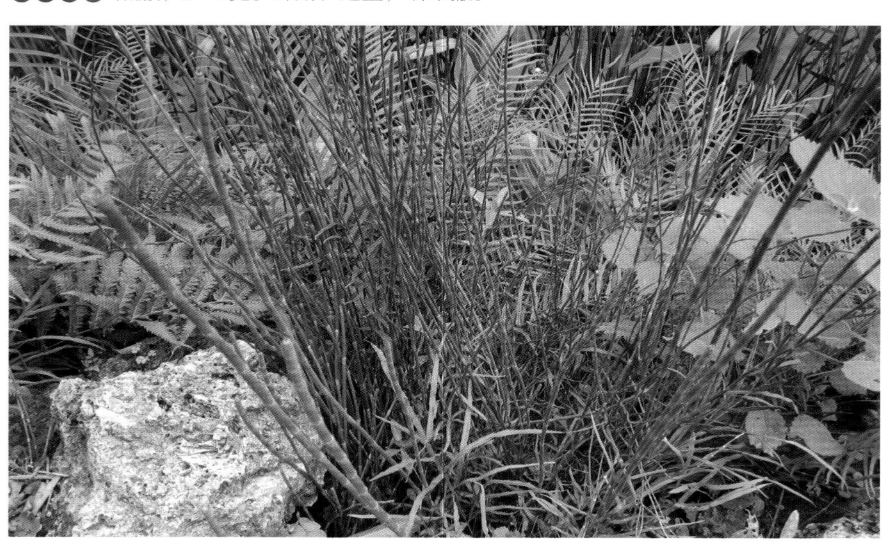

实用指南

精选验方

①**肠风下血：**炒木贼（去节）30克，炒木馒头、制枳壳、炒槐角、茯苓、荆芥各15克。上研为末，每次6克，浓煎枣汤调下。②**翳膜遮睛：**木贼6克，蝉蜕、谷精草、黄芩、苍术各9克，蛇蜕、甘草各3克。水煎服。③**目昏多泪：**木贼、苍术各等份。共研为末，温开水调服，每次6克，或为蜜丸服。④**胎动不安：**木贼（去节）、川芎各等份。研为末，每次9克，水1盏，入金银花3克煎服。⑤**风热目赤、急性黄疸型肝炎：**木贼30克，板蓝根、茵陈各15克。水煎服。

传统药膳

木贼蒸羊肝

原料：木贼（研末）2克，羊肝（切薄片）10克。

制法：将上2味和匀，隔水蒸熟即可。

用法：早、晚各1次，每次适量。

功效：清肝热，疏风热，明目退翳。

适用：肝热或风热目疾、目赤肿痛、翳膜遮睛、羞明流泪等。

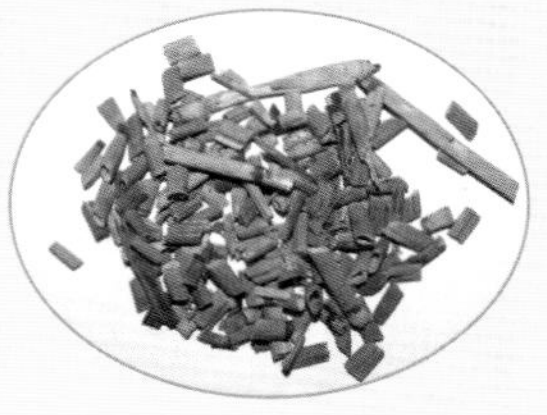

温馨提示

气血虚者慎服。

车前草

Che Qian Cao

别名 车轮菜、车舌草、五根草、猪耳草。

来源 本品为车前科植物车前*Plantago asiatica* L.等的干燥全草。

形态特征 多年生草本，连花茎高达50厘米，具须根。叶根生，具长柄，几与叶片等长或长于叶片，基部扩大；叶片卵形或椭圆形，长4～12厘米，宽2～7厘米，先端尖或钝，基部狭窄成长柄，全缘或呈不规则波状浅齿，通常有5～7条弧形脉。花茎数个，高12～50厘米，具棱角，被疏毛；穗状花序为花茎的2/5～1/2；花淡绿色，每花有宿存苞片1，三角形；花萼4，基部稍合生，椭圆形或卵圆形，宿存；花冠小，膜质，花冠管卵形，先端4裂，裂片三角形，向外反卷；雄蕊4，着生在花冠筒近基部处，与花冠裂片互生，花药长圆形，2室，先端有三角形突出物，花丝线形；雌蕊1，子房上位，卵圆形，2室（假4室），花柱1，线形，有毛。蒴果卵状圆锥形，成熟后约在下方2/5处周裂，下方2/5宿存。种子4～8或9，近椭圆形，黑褐色。花期6～9月，果期7～10月。

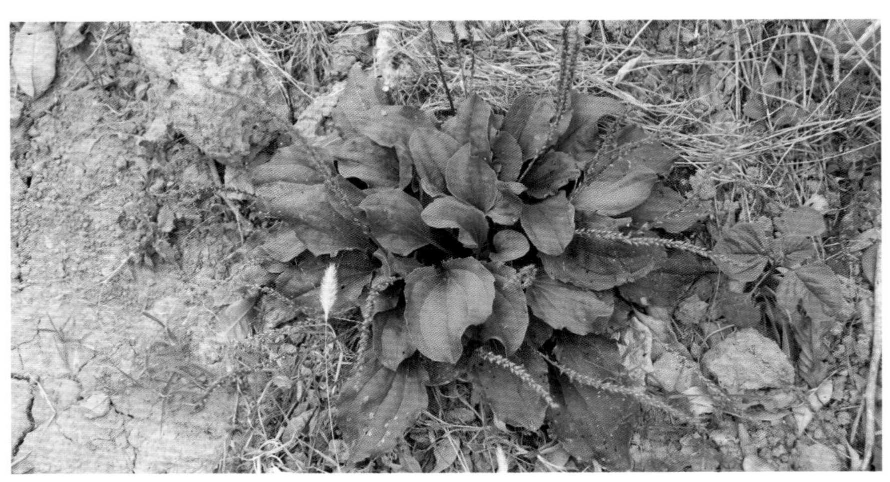

生境分布 生长于山野、路旁、沟旁及河边。分布于全国各地。

采收加工 夏季采挖，除去泥沙，晒干。

性味归经 甘，寒。归肝、肾、肺、小肠经。

功效主治 清热利尿通淋，祛痰，凉血，解毒。用于水肿尿少，热淋涩痛，暑湿泄泻，痰热咳嗽，吐血衄血，痈肿疮毒。

用法用量 煎服或捣汁服，9～30克，鲜品30～60克。外用：鲜品适量，捣敷患处。

实用指南

精选验方

①**急性黄疸型肝炎：**鲜车前草适量。捣烂，取汁频饮。②**小儿腹泻不止：**车前草9克，焦米（将米烧焦）1撮。水煎服。③**热痢不止：**车前草叶捣汁。入蜜0.1升，煎温服。④**水肿、结肠炎、湿泻：**鲜车前草150克。煎汤服，每日1剂。⑤**百日咳及急、慢性气管炎：**车前草60克。水煎服。⑥**外伤出血：**车前草适量。捣烂敷患处。⑦**高血压：**车前草、鱼腥草各50克。水煎服。⑧**小儿痫病：**车前草250克。绞汁，加冬蜜25克，开水冲服。

传统药膳

马齿苋车前草蜜汁

原料：马齿苋60克，车前草30克，蜂蜜20毫升。

制法：将马齿苋、车前草洗净，入锅，加适量水，煎煮30分钟，去渣取汁，待药汁转温后调入蜂蜜，搅匀即成。

用法：上、下午分别服用。

功效：清热化湿。

适用：湿热下注型痔疮。

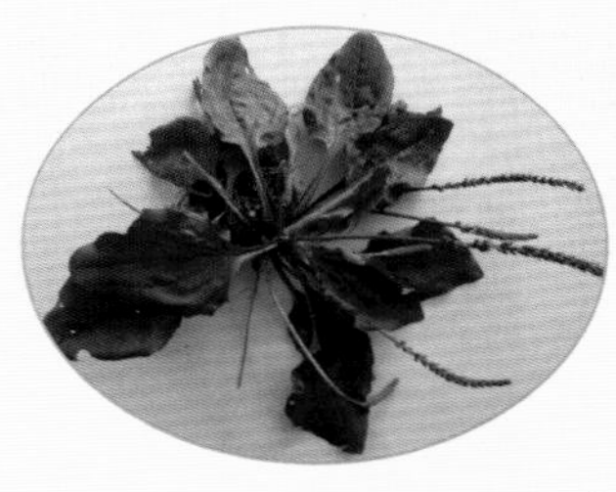

温馨提示

凡内伤劳倦、阳气下陷、肾虚精滑及内无湿热者慎服。

仙鹤草
Xian He Cao

别名 狼牙草、龙牙草、脱力草。

来源 本品为蔷薇科植物龙芽草*Agrimonia pilosa* Ledeb.的干燥地上部分。

形态特征 多年生草本，高30～90厘米，全株具白色长毛。根茎横走，圆柱形，秋末自先端生一圆锥形向上弯曲的白色冬芽。茎直立。单数羽状复叶互生，小叶大小不等，间隔排列，卵圆形至倒卵形，托叶卵形，叶缘齿裂，可制取黄色染料。穗状花序顶生或腋生，花小，黄色，萼筒外面有槽并有毛，顶端生一圈钩状刺毛。瘦果倒圆锥形，萼裂片宿存。

生境分布 生长于路旁、山坡或水边，也有栽培。全国大部分地区均有。

采收加工 夏、秋两季茎叶茂盛时采割，除去杂质，干燥。

性味归经 苦、涩，平。归心、肝经。

功效主治 收敛止血，截疟，止痢，解毒，补虚。用于咯血，吐血，尿血，便血，崩漏下血，疟疾，血痢，痈肿疮毒，阴痒带下，脱力劳伤。

用法用量 煎服，6～12克。

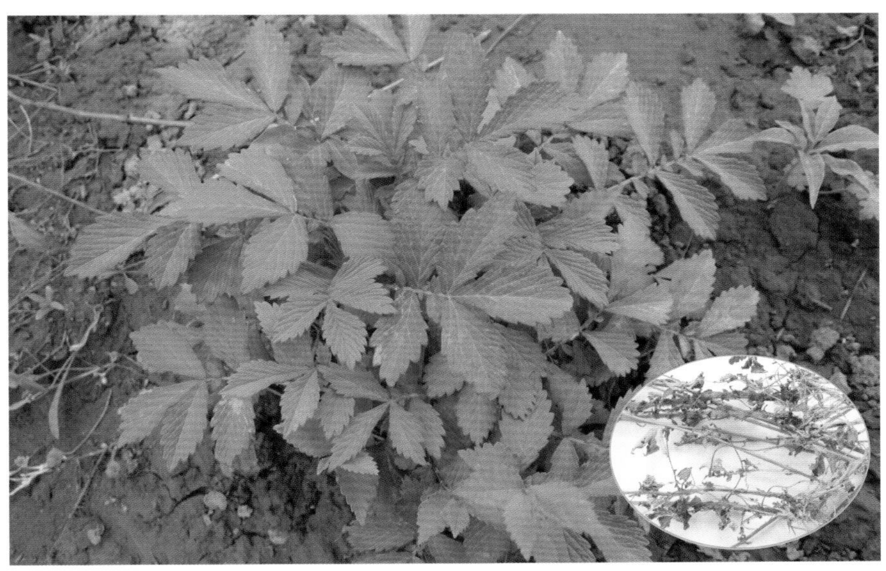

实用指南

精选验方

①**细菌性痢疾：**仙鹤草40克，地锦草30克。水煎，脓多加红糖，血多加白糖，分3次服。②**妇女阴痒：**仙鹤草60克，苦参30克，蛇床子10克，枯矾6克。每日1剂，煎汤外洗2次。③**小儿多汗症：**仙鹤草30～50克，大枣5～10枚。水煎，取煎液频饮，每日1剂，7日为1个疗程。④**鼻出血或齿龈出血：**仙鹤草、白茅根各15克，焦栀子9克。水煎服。⑤**滴虫阴道炎：**鲜仙鹤草200克（干品100克）。煎汁外洗，每晚1次。

温馨提示

仙鹤草偶可引起心悸、颜面充血与潮红等现象。

白及

Bai Ji

别名 甘根、连及草、紫兰。

来源 本品为兰科植物白及 *Bletilla striata* (Thunb.) Reichb. f. 的干燥块茎。

形态特征 多年生草本，高15～70厘米，根茎肥厚，常数个连生。叶3～5片，宽披针形，长8～30厘米，宽1.5～4厘米。基部下延呈长鞘状。总状花序，花紫色或淡红色。蒴果圆柱形，具6纵肋。

生境分布 生长于林下阴湿处或山坡草丛中。分布于四川、贵州、湖南、湖北、浙江等地。

采收加工 夏、秋两季采挖，除去残茎及须根，洗净，置沸水中煮至无白心，除去外皮，晒干。

性味归经 苦、甘、涩，微寒。归肺、肝、胃经。

功效主治 收敛止血，消肿生肌。用于劳嗽，咯血，吐血，外伤出血，疮疡肿毒，皮肤皲裂。

用法用量 煎服，6～15克；或研末吞服，每次3～6克。外用：适量。

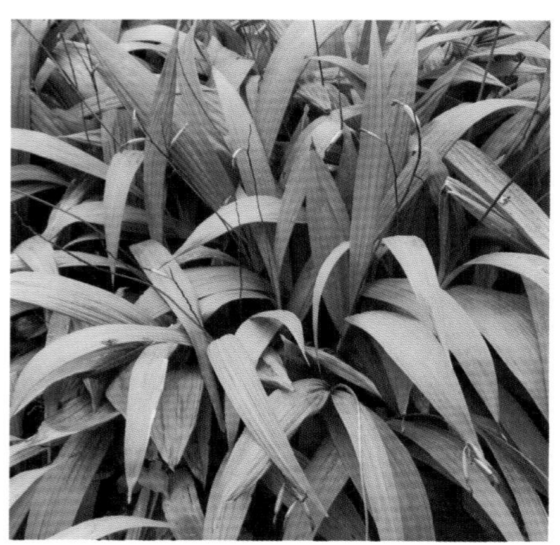

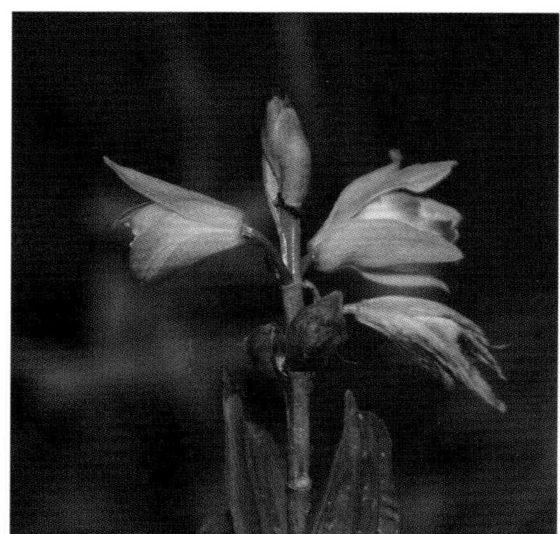

实用指南

精选验方

①**心气疼痛：**白及、石榴皮各5克。研为末，炼蜜丸如黄豆大，每次3丸，艾醋汤下。②**手足皲裂：**白及适量。研末，水调覆盖皲裂处，勿进水。③**跌打骨折：**白及末10克。酒调服。④**鼻血不止：**以口水调白及末搽鼻梁上低处，另取白及末5克，水冲服。⑤**化脓性鼻窦炎：**白及适量。研末，酒糊丸，每次15克，黄酒送下。

传统药膳

白及米蒜粥

原料：紫皮大蒜30克，大米60克，白及粉5克。

制法：先将紫皮大蒜去皮，放沸水中煮1分钟后捞出，将大米、白及粉放水中煮成粥，再放入大蒜共煮成粥。

用法：早、晚常服。

功效：补肺养阴。

适用：脾肺气虚型肺结核。

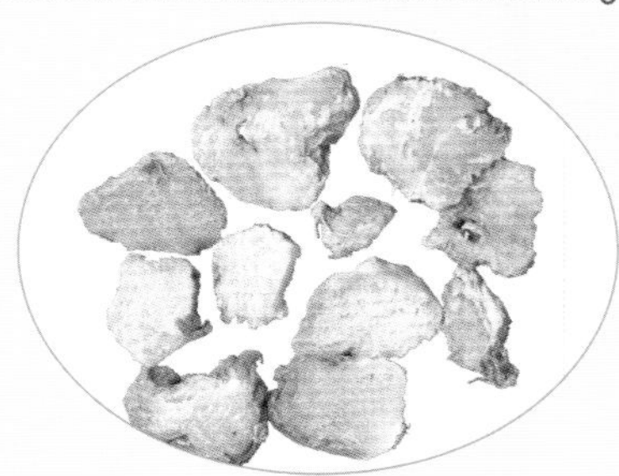

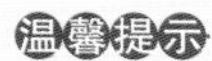

温馨提示

不宜与川乌、制川乌、草乌、制草乌、附子同用。

半边莲

Ban Bian Lian

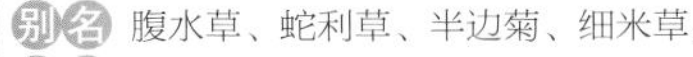

别名 腹水草、蛇利草、半边菊、细米草。

来源 本品为桔梗科植物半边莲 *Lobelia chinensis* Lour. 的干燥全草。

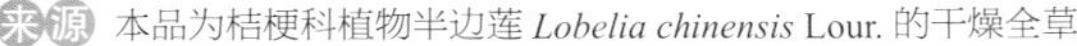

形态特征 多年生小草本，高约10厘米，有乳汁。茎纤细，稍具2条纵棱，近基部匍匐，节着地生根。叶互生，狭披针形至线形，长0.7～2厘米，宽3～7毫米，全缘或疏生细齿；具短柄或近无柄。花单生叶腋，花梗长2～3厘米；花萼筒喇叭形，先端5裂；花冠淡红色或淡紫色，先端5裂，裂片披针形，长8～10毫米，均偏向一侧；雄蕊5，聚药，花丝基部分离；子房下位，2室。蒴果倒圆锥形。种子多数，细小，椭圆形，褐色。花期5～8月，果期8～10月。

生境分布 生长于阳光或局部阴凉环境和肥沃、潮湿、多有机质、排水良好的土壤里。分布于安徽、江苏、浙江等地。

采收加工 夏季采收，除去泥沙，洗净，晒干。

性味归经 辛，平。归心、小肠、肺经。

功效主治 利尿消肿，清热解毒。用于面足浮肿，痈肿疔疮，蛇虫咬伤，湿热黄疸，湿疹湿疮；晚期血吸虫病腹水。

用法用量 煎服，9～15克，鲜品30～60克。外用：适量。

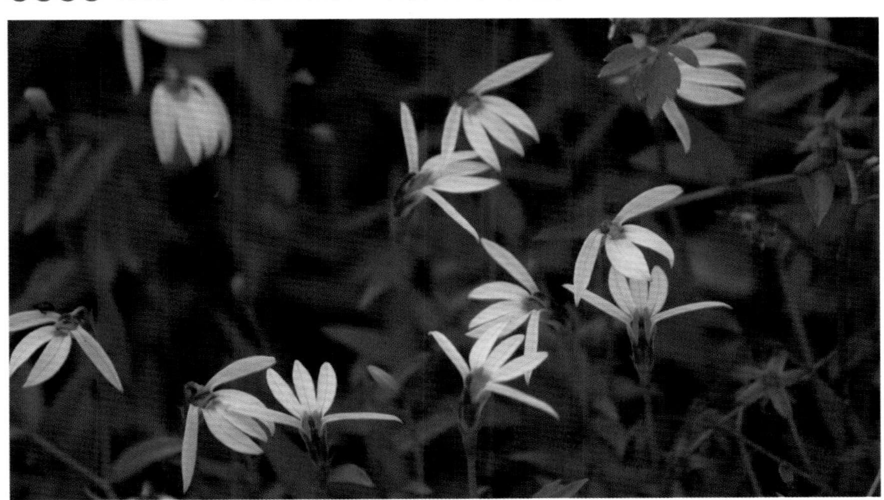

实用指南

精选验方

①**多发性疖肿、急性蜂窝织炎**：半边莲30克，紫花地丁15克，野菊花9克，金银花6克。水煎服，并用鲜半边莲适量，捣烂敷患处。②**蛇咬伤**：鲜半边莲30～120克。水煎服，同时用鲜品捣烂敷伤口周围及肿痛处。③**黄疸、水肿、小便不利**：半边莲、白茅根各30克。水煎，加白糖适量服。④**肝硬化及血吸虫病腹水**：半边莲30～45克，马鞭草15克。水煎服。

传统药膳

半边莲杏仁茶

原料：半边莲100克，苦杏仁15克。

制法：将半边莲、苦杏仁分别拣杂，洗净，半边莲晾干或晒干，切碎或切成碎小段，备用；苦杏仁洗净，放入清水中浸泡，泡涨后去皮尖，与半边莲同放入沙锅，加水适量，煎煮30分钟，用洁净纱布过滤，收取滤汁贮入容器即成。

用法：早、晚分2次服。

功效：清热解毒，防癌抗癌。

适用：各类型肺癌及胃癌、宫颈癌等。

温馨提示

虚证水肿者忌用。

垂盆草 Chui Pen Cao

别名 狗牙齿、狗牙菜、半枝莲、三叶佛甲草。

来源 本品为景天科植物垂盆草*Sedum sarmentosum* Bunge的新鲜或干燥全草。

形态特征 多年生肉质草本，不育枝匍匐生根，结实枝直立，长10～20厘米。叶3片轮生，倒披针形至长圆形，长15～25毫米，宽3～5毫米，顶端尖，基部渐狭，全缘。聚伞花序疏松，常3～5分枝；花淡黄色，无梗；萼片5，阔披针形至长圆形，长3.5～5毫米，顶端稍钝；花瓣5，披针形至长圆形，长5～8毫米，顶端外侧有长尖头；雄蕊10，较花瓣短；心皮5，稍开展。种子细小，卵圆形，无翅，表面有乳头突起。花期5～6月，果期7～8月。

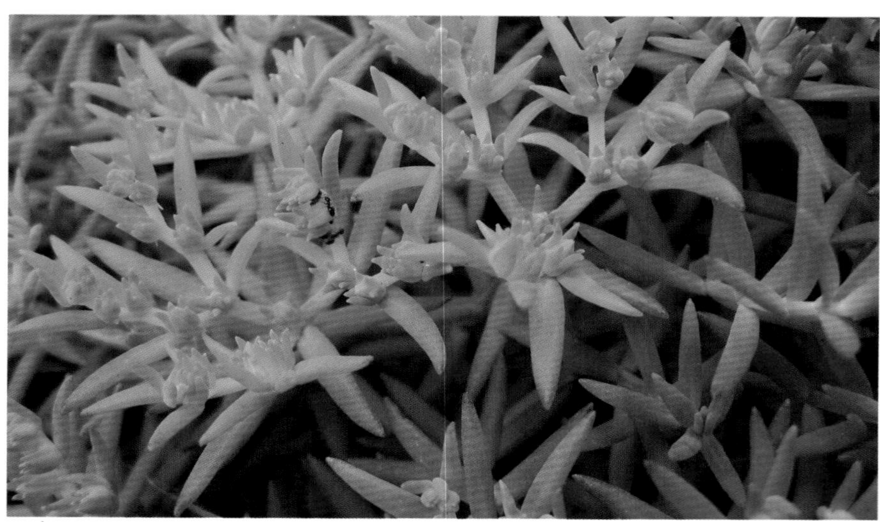

生境分布 生长于山坡岩石上或栽培。全国各地均有分布。

采收加工 夏、秋两季采收，除去杂质。鲜用或干燥。

性味归经 甘、淡，凉。归肝、胆、小肠经。

功效主治 利湿退黄，清热解毒。用于湿热黄疸，小便不利，痈肿疮疡，急、慢性肝炎。

用法用量 煎服，15～30克，鲜品加倍。外用：适量。

实用指南

精选验方

①**黄疸型肝炎：**鲜垂盆草100克。煎2次去渣存汁，以粳米100克煮粥，分2次服。②**肺脓肿：**垂盆草30～60克，薏苡仁、冬瓜子、鱼腥草各15克。水煎服。③**肺癌：**垂盆草、白英各30克。水煎服，每日2次。④**尿血（非器质性疾病引起的）：**垂盆草60克，白茅根30克，玄参15克。水煎服。⑤**黄疸型肝炎、面目身黄：**垂盆草20克，茵陈蒿、生栀子各15克。水煎服。⑥**无名肿毒、创伤感染：**鲜垂盆草、鲜青蒿、鲜大黄各等份。共捣烂敷患处。

传统药膳

白英垂盆草蜜饮

原料：白英、垂盆草各50克，蜂蜜20毫升。

制法：将白英、垂盆草洗净，切成段，入锅加水适量，煎煮2次，每次30分钟，合并滤汁，待药汁转温后调入蜂蜜，即成。

用法：上、下午分服。

功效：清热解毒，利湿消肿，抗癌。

适用：热毒炽盛型肺癌。

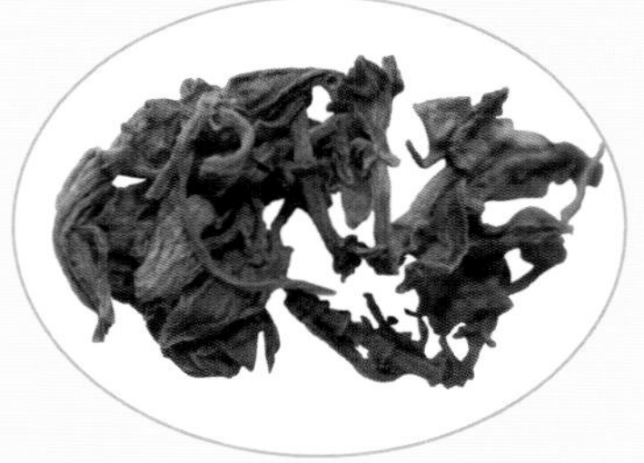

温馨提示

脾胃虚寒者慎服。

委陵菜

Wei Ling Cai

别名 翻白菜、根头菜、白头翁、龙牙草、痢疾草、天青地白。

来源 本品为蔷薇科植物委陵菜*Potentilla chinensis* Ser. 的干燥全草。

形态特征 多年生草本，高30～60厘米。主根发达，圆柱形。茎直立或斜生，密被白色柔毛。羽状复叶互生，基生叶有15～31小叶，茎生叶有3～13小叶；小叶片长圆形至长圆状倒披针形，长1～6厘米，宽6～15毫米，边缘缺刻状，羽状深裂，裂片三角形，常反卷，上面被短柔毛，下面密生白色茸毛；托叶和叶柄基部合生。聚伞花序顶生；副萼及萼片各5，宿存，均密生绢毛；花瓣5，黄色，倒卵状圆形；雄蕊多数；雌蕊多数。瘦果有毛，多数，聚生于被有绵毛的花托上，花萼宿存。花期5～8月，果期8～10月。

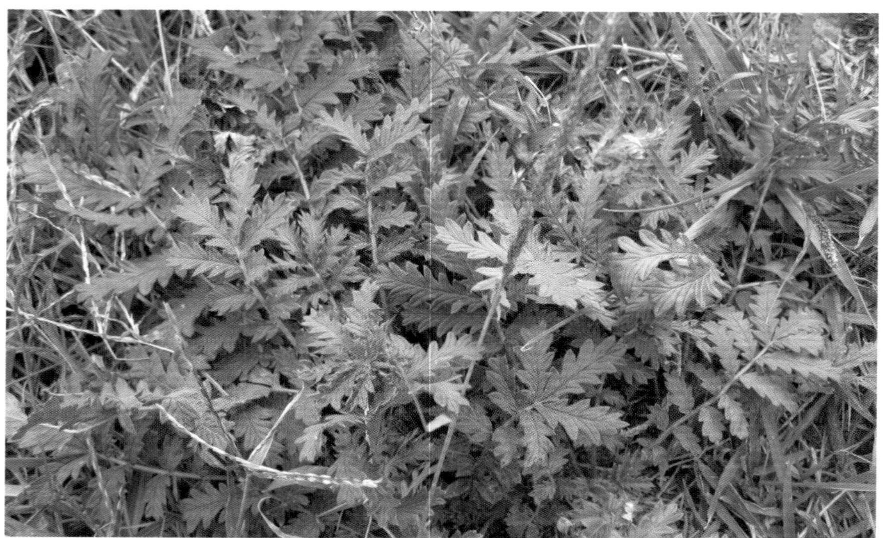

生境分布 生长于山坡、路旁、田旁、山林草丛中。全国大部分地区有分布。

采收加工 春季未抽茎时采挖，除去泥沙，晒干。

性味归经 苦，寒。归肝、大肠经。

功效主治 清热解毒，凉血止痢。用于赤痢腹痛，久痢不止，痔疮出血，痈肿疮毒。

用法用量 煎服，9～15克。外用：适量。

实用指南

精选验方

①**痢疾：**委陵菜根15克。水煎服，每日3～4次，连服2～3日。②**久痢不止：**委陵菜、白木槿花各15克。水煎服。③**赤痢腹痛：**委陵菜细末1.5克。开水吞服，饭前服。④**疔疮初起：**委陵菜根30克。水煎服。⑤**刀伤止血生肌：**鲜委陵菜根适量。捣烂外敷。

传统药膳

凉拌委陵菜根

原料：委陵菜根250克，食用盐、酱油、醋、料酒各适量。

制法：将委陵菜根洗净后，切成块或丝状，配以食用盐、酱油、醋、料酒等调拌后食用。

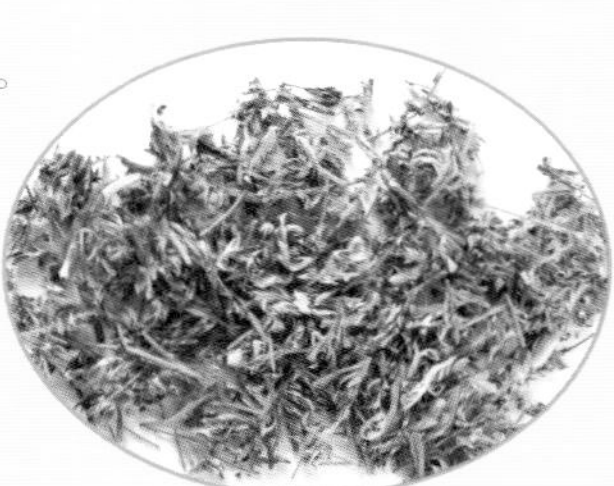

用法：佐餐食。

功效：清热解毒，疗疮。

适用：对于口疮、感冒、痘疹、吐血、便血等有较好防治作用。

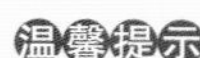

温馨提示

慢性腹泻伴体虚者慎服。

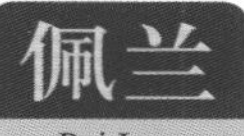

佩兰 Pei Lan

别名 兰草、水香、大泽兰、燕尾香、都梁香、针尾凤。

来源 本品为菊科植物佩兰 *Eupatorium fortunei* Turcz. 的干燥地上部分。

形态特征 草本植物，高70～120厘米。根茎横走，茎直立，上部及花序枝上的毛较密，中下部少毛。叶对生，通常3深裂，中裂片较大，长圆形或长圆状披针形，边缘有锯齿，背面沿脉被疏毛，无腺点，揉之有香气。头状花序排列成聚伞状，苞片长圆形至倒披针形，常带紫红色；每个头状花序有花4～6；花两性，全为管状花，白色。瘦果圆柱形。

生境分布 生长于路旁灌木丛或溪边。野生或栽培。分布于河北、陕西、山东、江苏、安徽、浙江、江西、湖北、湖南、广东、广西、四川、贵州、云南等地。

采收加工 夏、秋两季分两次采割，除去杂质，晒干。

性味归经 辛，平。归脾、胃、肺经。

功效主治 芳香化湿，醒脾开胃，发表解暑。用于湿浊中阻，脘痞呕恶，口中甜腻，口臭，多涎，暑湿表证，湿温初起，发热倦怠，头胀胸闷。

用法用量 煎服，3～10克，不宜久煎；鲜品加倍。

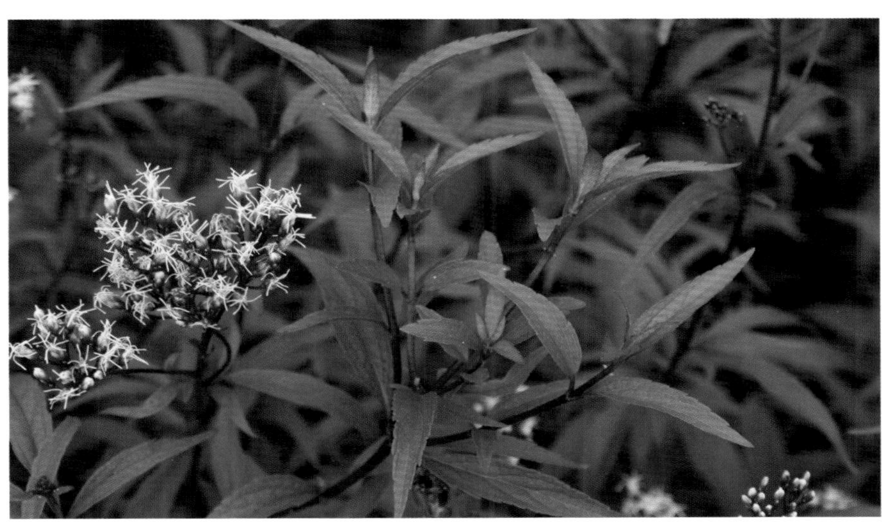

实用指南

精选验方

①**夏季伤暑：**佩兰10克，鲜莲叶15克，滑石18克，甘草3克。水煎服。②**消化不良、口中甜腻：**佩兰12克，淡竹叶、地豆草各10克。水煎服。③**流行性感冒：**佩兰10克，大青叶15克。水煎服，连服3～5日。④**产后瘀血性水肿：**佩兰10克，月季花15朵，丹参30克。水煎服。⑤**产后水肿：**佩兰30克。水煎服，每日3次。

传统药膳

佩兰茶

原料：鲜藿香、鲜佩兰各30克，鲜薄荷叶6克。若用干品，用量减半。

制法：将上药加水3500～4000毫升，煎沸后3～5分钟即成。

用法：代茶，频频饮之。

功效：芳香化浊。

适用：预防流行性感冒。

藿佩粥

原料：鲜藿香叶30克，鲜佩兰叶20克，大米100克。

制法：先用洗净的大米煮成粥，然后将鲜藿香叶、鲜佩兰叶用清水洗净，捣烂取汁，倒入粥中，待温食用。

用法：每日2次。

功效：芳香化湿，发散表邪，和中止呕。

适用：感冒夹湿者。

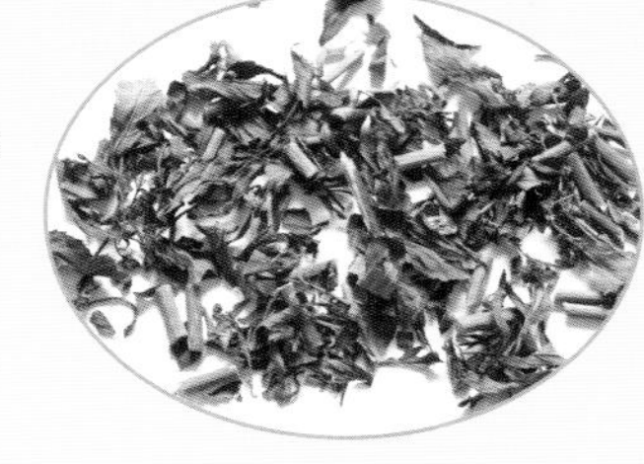

温馨提示

阴虚血燥、气虚者慎服。

鱼腥草
Yu Xing Cao

别名 菹菜、紫蕺、菹子、臭猪巢、九节莲、折耳根。

来源 本品为三白草科植物蕺菜 *Houttuynia cordata* Thunb. 的新鲜全草或干燥地上部分。

形态特征 多年生草本，高15～60厘米，具腥臭气。茎下部伏地，节上生根，上部直立，无毛或被疏毛。单叶互生，叶片心脏形，全缘，暗绿色，上面密生腺点，背面

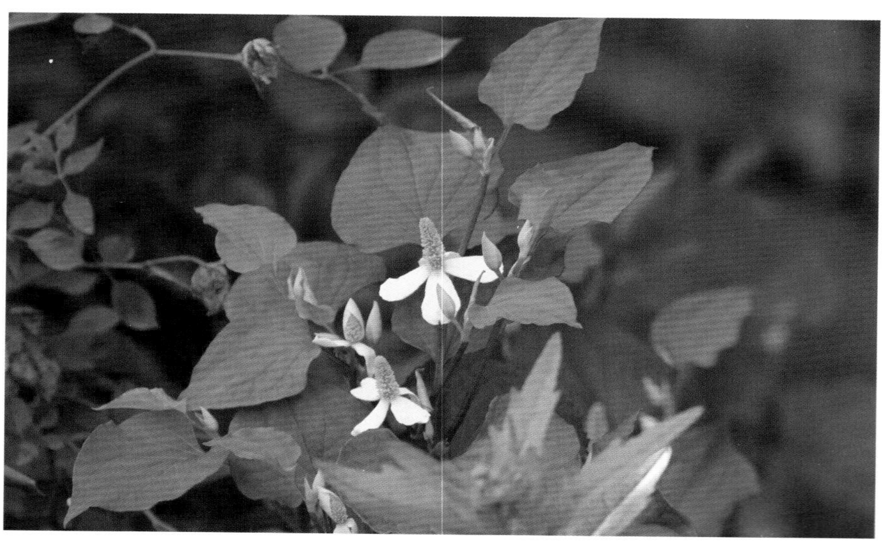

带紫色，叶柄长1～3厘米；托叶膜质条形，下部与叶柄合生呈鞘状。穗状花序生长于茎上端与叶对生；基部有白色花瓣状总苞片4；花小而密集，无花被。蒴果卵圆形，顶端开裂，种子多数。

生境分布 生长于沟边、溪边及潮湿的疏林下。分布于陕西、甘肃及长江流域以南各地。

采收加工 鲜品全年均可采割；干品夏季茎叶茂盛花穗多时采割，除去杂质，晒干。

性味归经 辛，微寒。归肺经。

功效主治 清热解毒，消痈排脓，利尿通淋。用于肺痈吐脓，痰热喘咳，热痢，热淋，痈肿疮毒。

用法用量 煎服，不宜久煎，15～25克；鲜品用量加倍，水煎或捣汁服。外用：适量，捣敷或煎汤熏洗患处。

实用指南

精选验方

①**肺热咳嗽，咳痰带血：**干鱼腥草18克（鲜品36克），甘草6克，车前草30克。水煎服。②**黄疸发热：**鱼腥草150～180克。水煎温服。③**咳嗽痰黄：**鱼腥草15克，桑白皮、浙贝母各8克，石韦10克。水煎服。④**慢性膀胱炎：**鱼腥草60克，瘦猪肉200克。加水同炖，每日1剂，连服1～2星期。⑤**肺炎、支气管炎：**鱼腥草、半边莲各30克，甘草20克。水煎服。

传统药膳

鱼腥草猪肚汤

原料：鱼腥草叶60克，猪肚1个。

制法：将鱼腥草叶洗净，置干净的猪肚内，加水适量，小火炖2小时。

用法：服汤，每日1剂，连用3剂。

功效：清肺解毒，排脓。

适用：肺病咳嗽、盗汗、肺痈等。

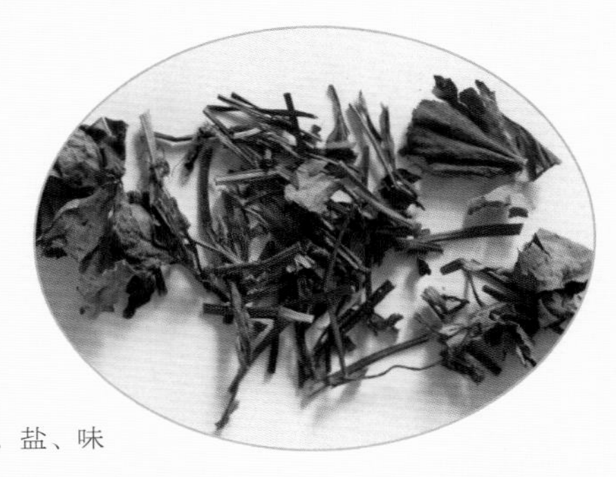

鱼腥草炖猪排骨

原料：鲜鱼腥草200克，猪排骨500克，盐、味精各适量。

制法：将鱼腥草先煎液，过滤，猪排骨放入煮锅中，倒入鱼腥草液，开始炖煮，肉熟后加盐和味精。

用法：饮汤食肉，分2～3次吃完，每周炖2次吃。

功效：清热解毒，排脓。

适用：肺热咳嗽、肺痈咳吐脓血、痰黄稠等。

温馨提示

本品含挥发油，不宜久煎。

卷柏
Juan Bai

别名 石柏、岩柏草、黄疸卷柏、九死还魂草。

来源 本品为卷柏科植物卷柏*Selaginella tamariscina* (Beauv.) Spring的全草。

形态特征 多年生隐花植物，常绿不凋。茎高数寸至尺许，枝多，叶如鳞状，略如扁柏之叶。此物遇干燥，则枝卷如拳状，遇湿润则开展。本植物生活力甚耐久，拔取置日光下，晒至干萎后，移置阴湿处，洒以水即活，故有“九死还魂草”之名。

生境分布 生长于山地岩壁上。分布于广东、广西、福建、江西、浙江、湖南、河北、辽宁等地。

采收加工 春、秋两季均可采收，但以春季采者为佳。采后剪去须根，酌留少许根茎，去净泥土，晒干。

性味归经 辛，平。归肝、心经。

功效主治 活血通经。用于经闭痛经，癥瘕痞块，跌扑损伤。卷柏炭化瘀止血，用于吐血，崩漏，便血，脱肛。

用法用量 水煎服，5～10克。外用：适量，捣敷或研末撒。

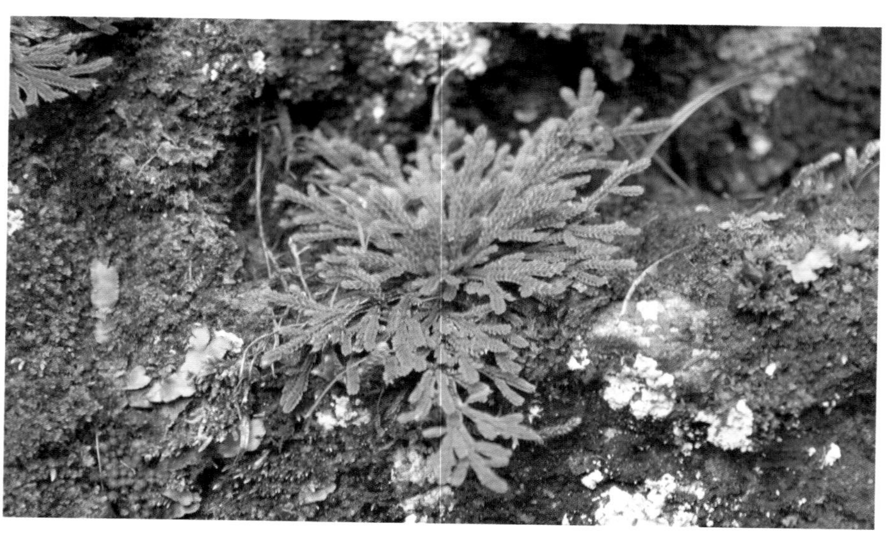

实用指南

精选验方

①**消化性溃疡：**卷柏60克。切碎，猪肚1个，共炖，煮熟备用；1个猪肚分3次吃，每日1个，连用2～3日。②**婴儿断脐止血：**取卷柏叶适量。洗净，烘干研末，高压消毒后，贮瓶固封；在血管钳的帮助下断脐，断端撒上药粉0.5～1克，1～3分钟后松开血管钳，即能达到止血的目的。③**宫缩无力、产后流血：**卷柏15克。开水浸泡后去渣，1次服。

传统药膳

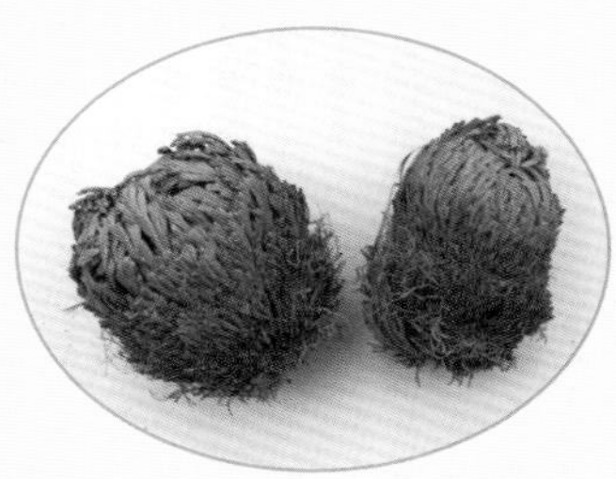

生柏猪蹄汤

原料：生卷柏5克，猪蹄250克，调味品适量。

制法：将卷柏洗净，用纱布包裹。猪蹄洗净，掰成块，与卷柏一同放入锅中，加水炖煮至熟烂。去掉卷柏包，根据个人口味加入调味品即可。

用法：每日1次，连食8～10日。

功效：补筋骨，祛风湿，活血化瘀。

适用：解除产后骨节酸痛。

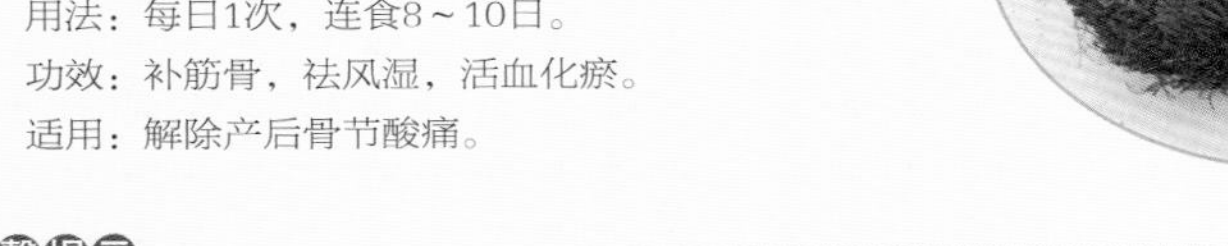

温馨提示

孕妇忌服。

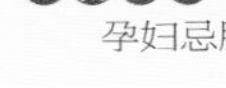

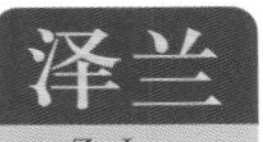

泽兰

Ze Lan

别名 地笋、地石蚕、蛇王草、地瓜儿苗。

来源 本品为唇形科植物毛叶地瓜儿苗 *Lycopus lucidus* Turcz. var. *hirtus* Regel 的干燥地上部分。

形态特征 多年生草本，高60～170厘米。根茎横走，节上密生须根，先端肥大呈圆柱形。茎通常单一，少分枝，无毛或在节上疏被小硬毛。叶交互相对，长圆状披针形，先端渐尖，基部渐狭，边缘具锐尖粗牙齿状锯齿，亮绿色，两面无毛，下面密生腺点；无叶柄或短柄。轮伞花序腋生，花小，具刺尖头；花冠白色，内面在喉部具白色短柔毛。小坚果倒卵圆状四边形，褐色。

生境分布 生长于沼泽地、水边；野生，有栽培。全国大部分地区均产，分布于黑龙江、辽宁、浙江、湖北等地。

采收加工 夏、秋两季当茎叶生长茂盛时采收，割取全草，去净泥沙，晒干。

性味归经 苦、辛，微温。归肝、脾经。

功效主治 活血调经，祛瘀消痈，利水消肿。用于月经不调，经闭，痛经，产后瘀血腹痛，疮痈肿毒，水肿腹水。

用法用量 煎服，6～12克。外用：适量。

实用指南

精选验方

①**产后四肢水肿：**泽兰叶、防己各3克。共研为末，温酒调服。②**经期腰痛：**泽兰叶30～60克。水煎，加红糖适量，每日1剂，分2次煎服。③**闭经：**泽兰、熟地黄、益母草各30克，赤芍10克，当归、香附各9克。水煎服，每日2剂。④**产后瘀血腹痛：**泽兰30克，赤芍10克，当归、没药、乳香、桃仁各9克，红花6克。水煎服，每日1剂。

传统药膳

泽泻泽兰茶

原料：泽兰、泽泻各12克，绿茶1克，大枣7枚。

制法：取以上几种同放入茶杯中，以刚烧沸的开水泡沏，盖浸10分钟后饮服。

用法：早、中、晚饭后随意喝，不宜空腹服用此茶。

功效：泄热利水，活血散瘀。

适用：产后发热。

泽兰酒

原料：泽兰500克，白酒2500毫升。

制法：将泽兰研碎，放入酒坛，倒入白酒，加盖密封坛口，置阴凉干燥处，每日摇荡2次，浸泡15日后即成。

用法：每日早、晚各1次，每次15～20毫升。

功效：补肝，益肾，养血。

适用：血虚头晕、腰酸腿软、肝肾阴亏、须发早白等。

温馨提示

无瘀滞者慎服。

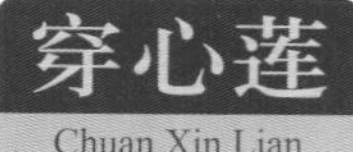

穿心莲

Chuan Xin Lian

别名 一见喜、斩蛇剑、苦胆草、榄核莲、四方莲。

来源 本品为爵床科植物穿心莲 *Andrographis paniculata* (Burm. f.) Nees 的干燥地上部分。

形态特征 一年生草本，全体无毛。茎多分枝，且对生，方形。叶对生，长椭圆形。圆锥花序顶生和腋生，有多数小花，花淡紫色，花冠二唇形，上唇2裂，有紫色斑点，下唇深3裂。蒴果长椭圆形至线形，种子多数。

生境分布 生长于湿热的丘陵、平原地区。主要栽培于广东、广西、福建等地。

采收加工 秋初茎叶茂盛时采割，晒干。

性味归经 苦，寒。归心、肺、大肠、膀胱经。

功效主治 清热解毒，凉血，消肿。用于感冒发热，咽喉肿痛，口舌生疮，顿咳劳嗽，泄泻痢疾，热淋涩痛，痈肿疮疡，毒蛇咬伤。

用法用量 煎服，6～9克；多作丸、散、片剂。外用：适量。

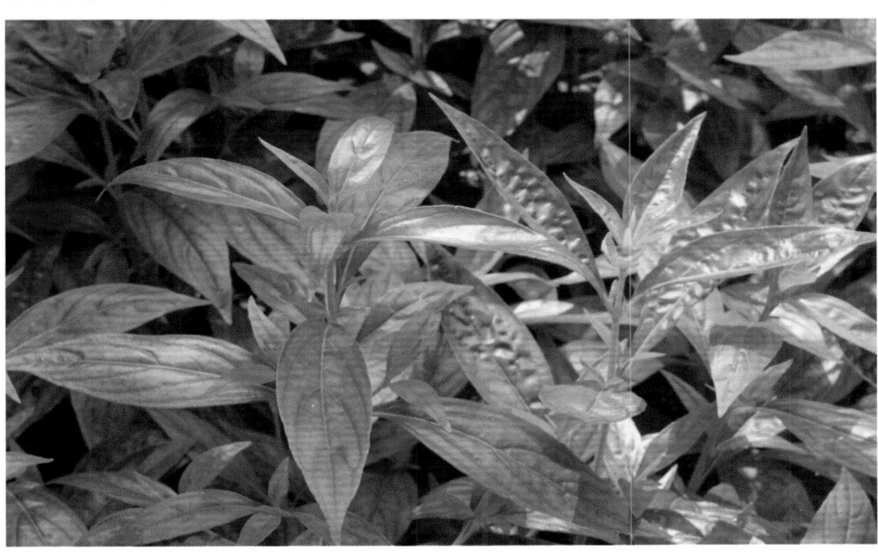

实用指南

精选验方

①**多种炎症及感染：**穿心莲9～15克。水煎服。②**上呼吸道感染：**穿心莲、车前草各15克。水煎浓缩至30毫升，稍加冰糖，分3次服，每日1剂。③**支气管肺炎：**穿心莲、十大功劳各15克，陈皮10克。水煎取汁100毫升，早、晚各服1次，每日1剂。④**阴囊湿疹：**穿心莲粉20克，纯甘油100毫升。调匀擦患处，每日3～4次。

传统药膳

姜丝穿心莲

原料：穿心莲、姜、熟白芝麻、花椒油、香油、盐、鸡精、醋各适量。

制法：将穿心莲放入锅中焯熟捞出，挤干水分，切成小段捏成球。姜洗净去皮，切成细丝泡入凉白开中备用。将姜丝捞出，调料碗中放入香油、花椒油，再依次加入盐、鸡精、醋调味（也可以加一点蒜茸提味）。 将浸泡过的姜丝捞出放在穿心莲上，再将调料汁淋在穿心莲上，撒上白芝麻即可。

用法：佐餐食。

功效：清热解毒，开胃。

适用：感冒发热、咽喉肿痛等呼吸道疾病患者和胃肠炎患者。

百合穿心莲

原料：穿心莲、鲜百合、盐、味精、橄榄油或香油各适量。

制法：先将鲜百合和穿心莲分别焯水，捞出冲凉沥干。将穿心莲和百合放在干净的碗里，放盐、味精拌匀后淋少许橄榄油或香油即可。

用法：佐餐食。

功效：清热解毒，开胃。

适用：感冒发热、咽喉肿痛等呼吸道疾病患者和胃肠炎患者。

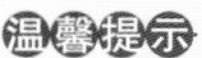

温馨提示

脾胃虚寒者不宜用。

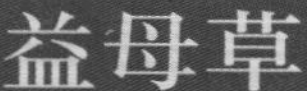

益母草

Yi Mu Cao

别名 坤草、益母蒿、益母艾、红花艾。

来源 本品为唇形科植物益母草 *Leonurus japonicus* Houtt. 的新鲜或干燥地上部分。

形态特征 一年或二年生草本。幼苗期无茎，基生叶圆心形，浅裂，叶交互对生，有柄，青绿色，质鲜嫩，揉之有汁；下部茎生叶掌状3裂；花前期茎呈方柱形，轮伞花序腋生，花紫色，多脱落。花萼内有小坚果4。花、果期6～9月。

生境分布 生长于山野荒地、田埂、草地等。全国大部分地区均有分布。

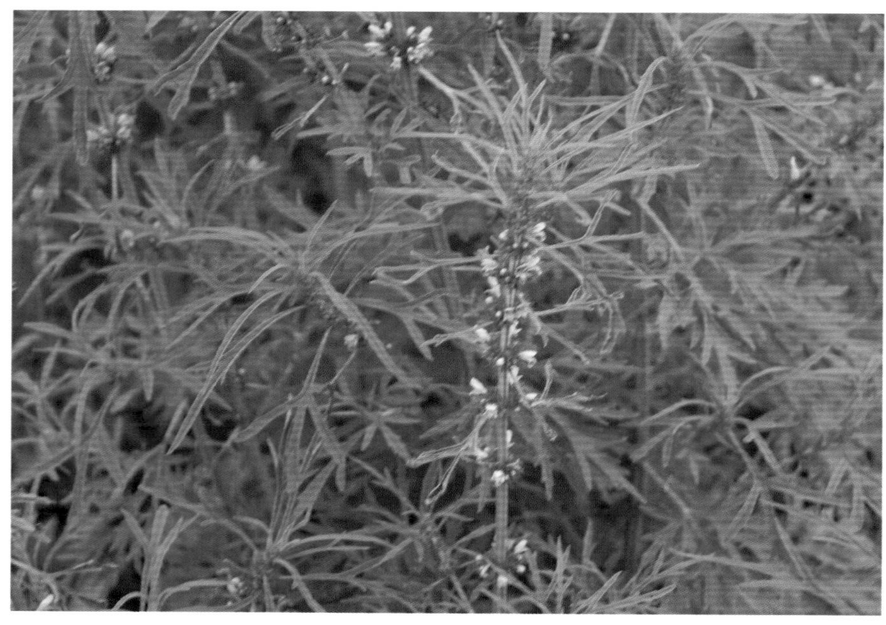

采收加工 鲜品春季幼苗期至初夏花前期采割；干品夏季茎叶茂盛、花未开或初开时采割，晒干，或切段晒干。

性味归经 苦、辛，微寒。归肝、心包、膀胱经。

功效主治 活血调经，利尿消肿，清热解毒。用于月经不调，痛经经闭，恶露不尽，水肿尿少，疮疡肿毒。

用法用量 煎服，9～30克；鲜品12～40克。

实用指南

精选验方

①**痛经：** 益母草30克，香附9克。水煎，冲酒服。②**闭经：** 益母草90克，橙子30克，红糖50克。水煎服。③**功能失调性子宫出血：** 益母草50克，香附15克，鸡蛋2个。加水煮熟，再去壳煮10分钟，去药渣，吃蛋饮汤，每日1次。④**产后腹痛：** 益母草50克，生姜30克，大枣20克，红糖15克。加水煎服。

传统药膳

益母羊肉汤

原料：益母草50克，生姜20克，羊肉300克，绍酒10毫升，葱10克，盐8克，味精6克，花生油15毫升。

制法：羊肉洗净斩块，益母草洗净，生姜切片，葱切段。烧锅下油，将羊肉放入锅中炒至干身，铲起待用。烧锅下油，下姜片、羊肉，放入酒爆香，加入清水、益母草，用慢火煮40分钟，放入盐、味精、葱段即成。

用法：可在经前、经后各食2次。每日1次。

功效：温中散寒，健脾益气，活血祛瘀。

适用：月经不调、痛经、产后恶露不尽等。

益母草陈皮煮鸡蛋

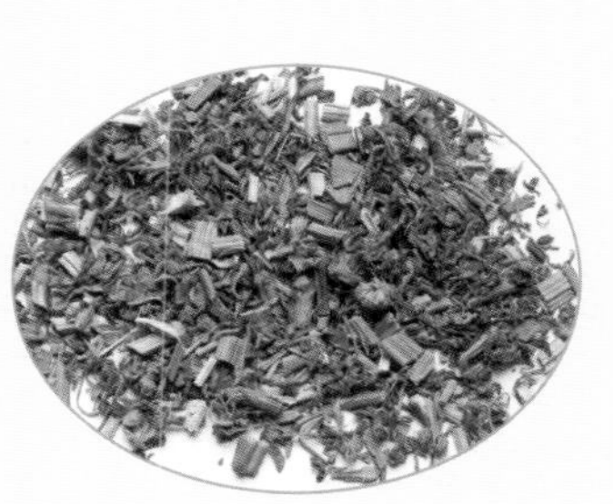

原料：益母草50～60克，陈皮10～15克，鸡蛋2个。

制法：将药物和鸡蛋同入锅，加水煮至蛋熟，剥去蛋壳，再煮片刻，取汁与鸡蛋同服。

用法：每日1剂，顿服，连服5～7日。

功效：扶阳散寒，活血化瘀。

适用：阳气不足、血寒内阻所致的月经衍后等。

益母草粳米粥

原料：鲜益母草叶120克（干品减半），粳米60克，红糖30克。

制法：将鲜益母草叶洗净，切碎，置锅中加水1000毫升，煎取汁700毫升。将粳米淘洗干净，放锅中，兑入药汁，置大火上煮沸，倒入红糖，搅匀，改用小火炖至粥成。

用法：每日2次，供餐，温热服食，连用5～7日。

功效：活血祛瘀。

适用：妇女气滞血瘀所致的月经不调、痛经、崩中漏下、瘀血腹痛等。

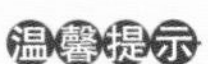

孕妇慎用。

淫羊藿

Yin Yang Huo

别名 羊藿、仙灵脾、黄连祖、牛角花、羊藿叶、羊角风。

来源 本品为小檗科植物心叶淫羊藿 *Epimedium brevicornum* Maxim. 的干燥地上部分。

形态特征 多年生草本，高30～40厘米。叶为2回3出复叶，小叶片卵圆形或近圆形，基部深心形，中小叶片对称，两边小叶片不对称，表面无毛，有光泽。花期4～5月，果期5～6月。

生境分布 生长于山坡阴湿处或山谷林下或沟岸。分布于山西、河南、安徽、湖南、广西及西北等地。

采收加工 夏、秋两季茎叶茂盛时采割，除去粗梗及杂质，晒干或阴干。

性味归经 辛、甘，温。归肝、肾经。

功效主治 补肾阳，强筋骨，祛风湿。用于阳痿遗精，筋骨痿软，风湿痹痛，麻木拘挛，更年期高血压。

用法用量 煎服，6～10克；或浸酒、熬膏，入丸、散。

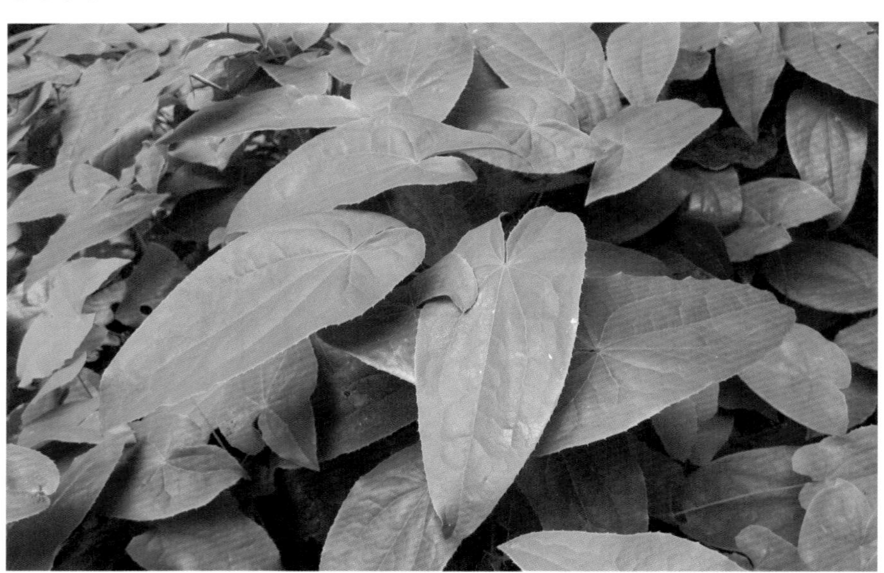

实用指南

精选验方

①**阳痿：**淫羊藿叶12克。水煎服，不可久用。②**牙齿虚痛：**淫羊藿适量。研为粗末，煎汤漱口。③**闭经：**淫羊藿、肉苁蓉各12克，鸡血藤30克，枸杞子20克。水煎服。④**肺肾两虚，喘咳短气：**淫羊藿15克，黄芪30克，五味子6克。水煎服。⑤**更年期综合征：**淫羊藿、仙茅各15克，当归、黄柏、巴戟天、知母各9克。水煎服，每日1剂。⑥**肾虚阳痿，腰膝酸软：**淫羊藿100克。白酒约500毫升浸泡，每次饮1小杯。

传统药膳

补血壮骨酒

原料：淫羊藿、巴戟天、鸡血藤各150克，白酒2500毫升。

制法：将上药捣碎，浸泡于白酒中，20日后即成。

用法：每日2次，每次15～30毫升。

功效：补肾强筋，活血通络。

适用：肢体麻木、瘫痪、风湿痹痛、跌扑损伤等。

淫羊藿酒

原料：淫羊藿60克，白酒500毫升。

制法：将淫羊藿加工破碎，用细纱布装好，扎紧口，置于干净瓶中。将白酒倒入瓶中，加盖密封，置放于阴凉干燥处。每日摇动数下，经7日后即可开封取饮。

用法：每晚临睡前饮服10～15毫升。

功效：补肾阳，强筋骨，祛风湿。

适用：肾阳亏虚所致的男子阳痿不举、女子宫寒不孕、筋骨无力、腰膝软弱等。

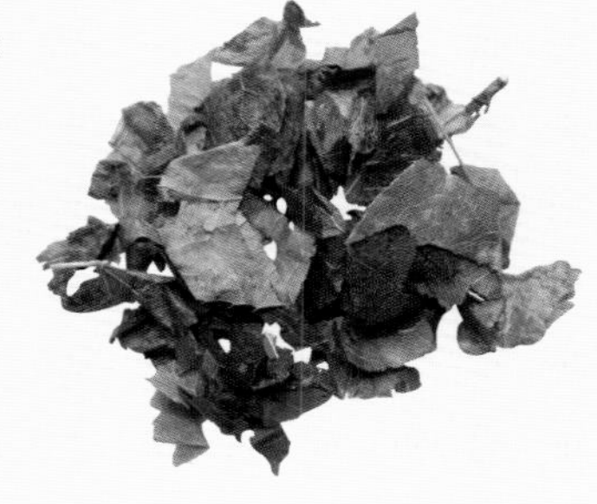

兴阳酒

原料：淫羊藿、阳起石各30克，米酒500毫升。

制法：将淫羊藿、阳起石在米酒中浸泡15～25日。

用法：每次20～30毫升，每晚1次。

功效：补肾壮阳。

适用：阳虚所致的阳痿、遗精、早泄、腰胫酸软、畏寒等。

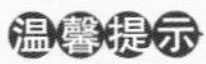

温馨提示

阴虚火旺者不宜服。

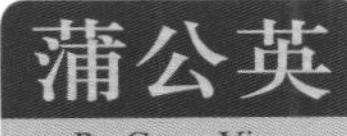

蒲公英

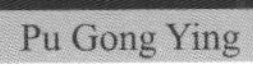

Pu Gong Ying

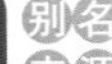

别名 婆婆丁、奶汁草、黄花草、黄花三七、黄花地丁。

来源 本品为菊科植物蒲公英 *Taraxacum mongolicum* Hand. -Mazz. 及其多种同属植物的带根全草。

形态特征 多年生草本，富含白色乳汁；直根深长。叶基生，叶片倒披针形，边缘有倒向不规则的羽状缺刻。头状花序单生花茎顶端，全为舌状花；总苞片多层，先端均有角状突起，花黄色，雄蕊5，雌蕊1，子房下位。瘦果纺锤形，具纵棱，全体被有刺状或瘤状突起，顶端具纤细的喙，冠毛白色。

生境分布 生长于路旁、荒地、庭园等处。全国各地均有分布。

采收加工 夏、秋两季采收，除去杂质，洗净，晒干。

性味归经 苦、甘，寒。归肝、胃经。

功效主治 清热解毒，消肿散结，利尿通淋。用于疔疮肿毒，乳痈，瘰疬，目赤，咽痛，肺痈，肠痈，湿热黄疸，热淋涩痛。

用法用量 煎服，10～15克。外用：适量。

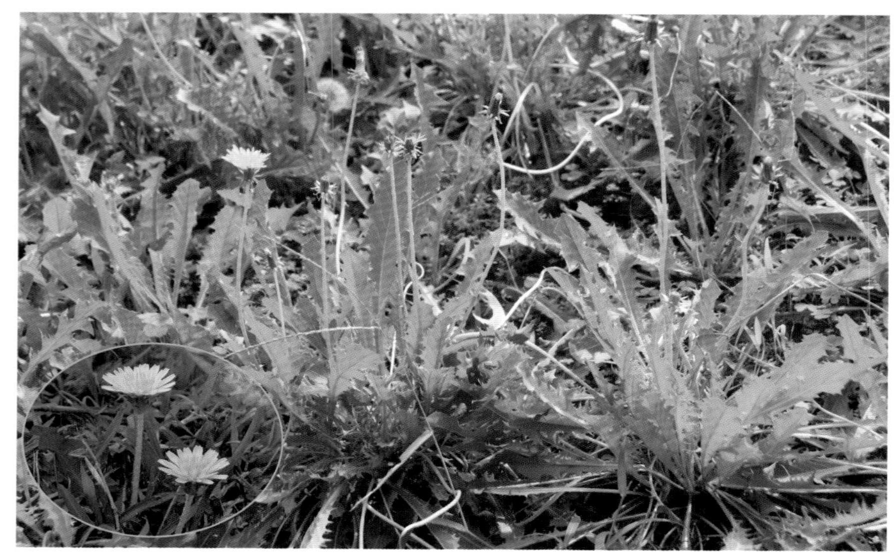

实用指南

精选验方

①**感冒伤风：**蒲公英30克，防风、荆芥各10克，大青叶15克。水煎服。②**结膜炎：**蒲公英15克，黄连3克，夏枯草12克。水煎服。③**腮腺炎：**蒲公英30～60克。水煎服或捣烂外敷。④**小便淋沥涩痛：**蒲公英、白茅根、金钱草各15克。水煎服。⑤**淋病：**蒲公英、白头翁各30克，车前子、滑石、小蓟、知母各15克。水煎服。

传统药膳

蒲公英粥

原料：蒲公英30～45克（鲜品60～90克），粳米30～60克。

制法：先煎蒲公英取汁，去渣，入粳米煮粥。

用法：空腹食用，每日1次。

功效：清热解毒。

适用：急性乳腺炎、急性扁桃体炎、热毒疮痈、尿路感染、传染性肝炎、胆囊炎、上呼吸道感染、急性结膜炎等。

蒲金酒

原料：蒲公英、金银花各15克，黄酒300毫升。

制法：药与酒同煎至150毫升，去渣取汁。

用法：每日1剂，早、晚各服1次。药渣敷患处。

功效：清热排脓，消肿止痛。

适用：急性乳腺炎。

温馨提示

用量过大，可治缓泻。

墨旱莲

Mo Han Lian

别名 鳢肠、墨草、旱莲草、水旱莲、墨水草、乌心草。

来源 本品为菊科植物鳢肠 *Elipta prostrata* L. 的干燥地上部分。

形态特征 一年生草本，高10～60厘米，全株被白色粗毛，折断后流出的汁液数分钟后即呈蓝黑色。茎直立或倾状，绿色或红褐色。叶互生，椭圆状披针形或线状披针形，全缘或有细齿，基部渐狭，无柄或有短柄。头状花序腋生或顶生，绿色，长椭圆形。舌状花的瘦果扁四棱形，管状花的瘦果三棱形，均为黑褐色，有瘤状突起。

生境分布 生长于路旁草丛、沟边、湿地或田间。分布于江苏、浙江、江西、湖北、广东等地。

采收加工 花开时采割，晒干。

性味归经 甘、酸，寒。归肾、肝经。

功效主治 滋补肝肾，凉血止血。用于牙齿松动，须发早白，眩晕耳鸣，腰膝酸软，阴虚血热、吐血、衄血、尿血，血痢，崩漏下血，外伤出血。

用法用量 煎服，6～12克。外用：鲜品适量。

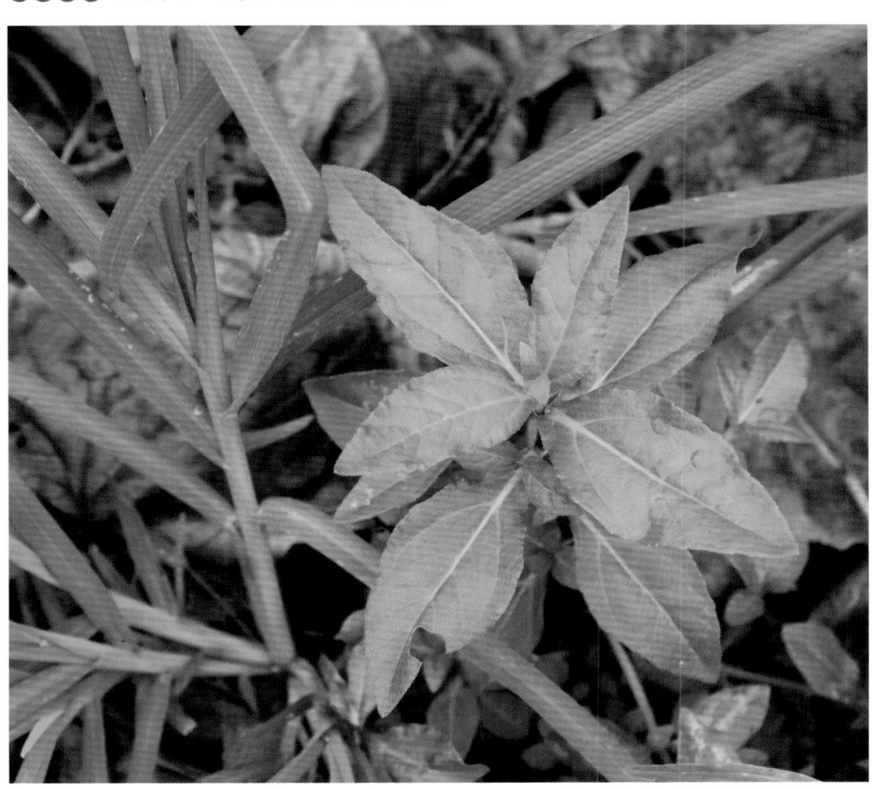

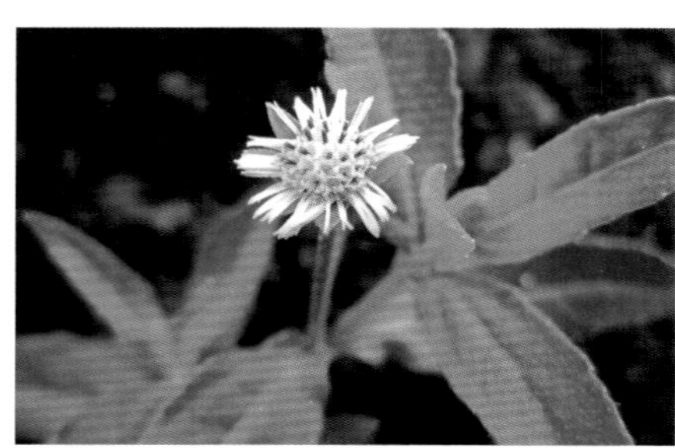
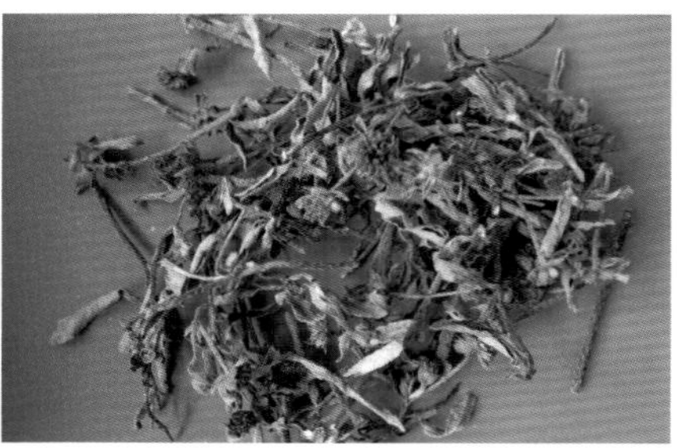

实用指南

精选验方

①**斑秃**：鲜墨旱莲适量。捣汁，外涂患处，每日3～5次。②**贫血**：墨旱莲30～40克。水煎服，每日1剂，或煎汤代茶饮。③**脱发**：墨旱莲18克，白菊花、生地黄各30克。加水煎汤，去渣取汁，代茶饮，每日2次。

传统药膳

地芍二至丸

原料：法半夏、夏枯草各10克，墨旱莲、生地黄、白芍、合欢皮、女贞子、丹参各15克，生牡蛎、首乌藤各30克。

制法：上药加水煎2次，两煎所得药汁分置，备用。

用法：睡前1小时服用头煎，夜间醒后服用二煎。如果夜间不醒，则第二日早晨服二煎。

功效：清泄痰火，育阴潜阳，交通心肾。

适用：顽固性失眠。

温馨提示

脾胃虚寒、大便泄泻者不宜服。肾气虚寒者也不宜服。

薄荷

Bo He

别名 蕃荷菜、仁丹草、南薄荷、土薄荷、猫儿薄荷。

来源 本品为唇形科植物薄荷 *Mentha haplocalyx* Briq. 的干燥地上部分。

形态特征 多年生草本，高10～80厘米，茎方形，被逆生的长柔毛及腺点。单叶对生，叶片短圆状披针形，长3～7厘米，宽0.8～3厘米，两面疏被柔毛及黄色腺点，叶柄长2～15毫米。轮伞花序腋生；萼钟形，外被白色柔毛及腺点，花冠淡黄色。小坚果卵圆形，黄褐色。

生境分布 生长于河旁、山野湿地。分布于江苏、浙江、湖南等地。

采收加工 夏、秋两季茎叶茂盛或花开至三轮时，选晴天，分次采割，晒干或阴干。

性味归经 辛，凉。归肺、肝经。

功效主治 疏散风热，清利头目，利咽，透疹，疏肝行气。用于风热感冒，风温初起，头痛，目赤，喉痹，口疮，风疹，麻疹，胸胁胀闷。

用法用量 煎服，3～6克。宜后下轻煎。发汗可专用叶，理气可专用梗。

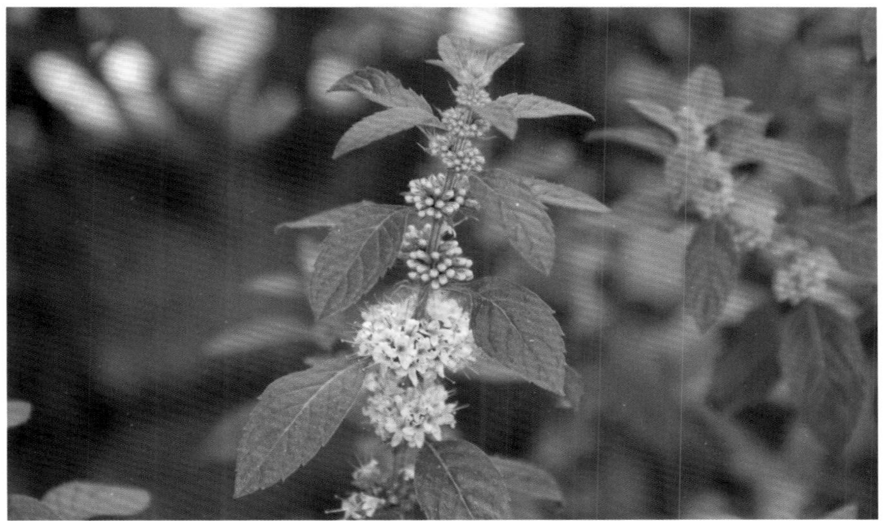

实用指南

精选验方

①**牙痛、风热肿痛：**薄荷、樟脑、花椒各等份。上研为细末，擦患处。②**小儿感冒：**鲜薄荷5克，钩藤、贝母各3克。水煎服。③**外感发热、咽痛：**薄荷3克，桑叶、菊花各9克。水煎服。④**目赤，咽痛：**薄荷、桔梗各6克，牛蒡子、板蓝根、菊花各10克。水煎服。⑤**鼻出血：**鲜薄荷汁滴之或以干薄荷水煮，棉球蘸湿塞鼻。⑥**眼睛红肿：**薄荷、夏枯草、鱼腥草、菊花各10克，黄连5克。水煎服。

传统药膳

薄荷粥

原料：薄荷30克，粳米100克，冰糖适量。

制法：将薄荷煎汤候冷；用粳米煮粥，待粥将成时，加入冰糖适量及薄荷汤，再煮一二沸即可。

用法：早餐食用。

功效：疏散风热，清利咽喉。

适用：中老年人风热感冒、头痛目赤、咽喉肿痛等。

薄荷茶

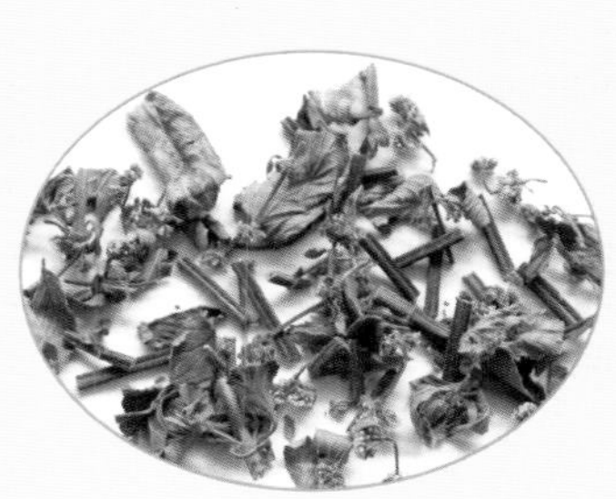

原料：细茶、薄荷各60克，蜂蜜60毫升，童便适量。

制法：水煎细茶、薄荷，入蜂蜜，候冷，入童便1茶盅，露1宿。

用法：每次空腹温服1盅，如童子劳加姜汁少许。

功效：清热止咳，调经止痛。

适用：火动咳嗽、便闭及妇女经水不调。

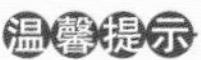

温馨提示

本品芳香辛散，发汗耗气，故体虚多汗者不宜使用。

瞿麦

Qu Mai

别名 大兰、大菊、巨句麦、麦句姜、竹节草。

来源 本品为石竹科植物瞿麦 *Dianthus superbus* L. 等的干燥地上部分。

形态特征 多年生草本，高达1米。茎丛生，直立，无毛，上部2歧分枝，节明显。叶互生，线形或线状披针形，先端渐尖，基部成短鞘状抱茎，全缘，两面均无毛。花单生或数朵集成稀疏歧式分枝的圆锥花序；花梗长达4厘米，花瓣淡红色、白色或淡紫红色，先端深裂成细线条，基部有须毛。蒴果长圆形，与宿萼近等长。

生境分布 生长于山坡、田野、林下。分布于河北、四川、重庆、湖北、湖南、浙江、江苏等地。

采收加工 夏、秋两季花果期采割，除去杂质，干燥。

性味归经 苦，寒。归心、小肠经。

功效主治 利尿通淋，破血通经。用于热淋，血淋，石淋，小便不通，淋沥涩痛，经闭瘀阻。

用法用量 煎服，9～15克。

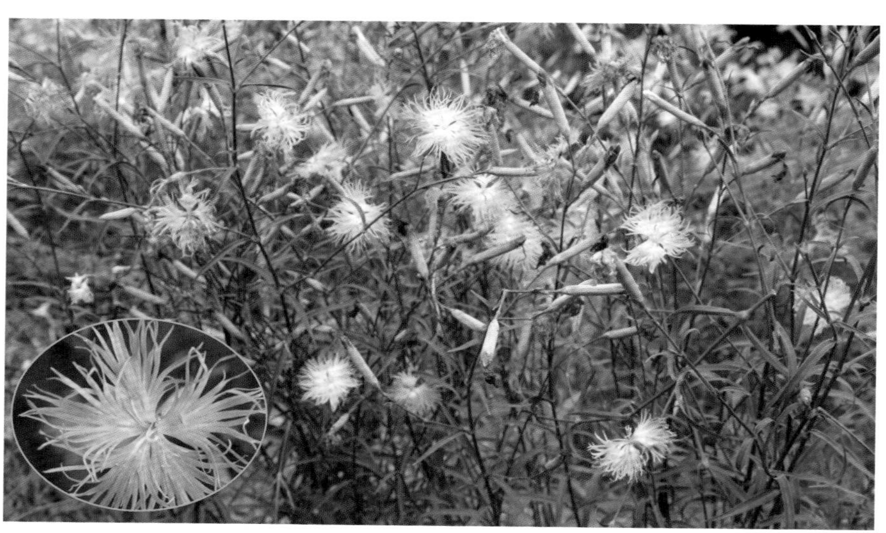

实用指南

精选验方

①**尿血、尿急、尿痛（热性病引起的）**：瞿麦、白茅根、小蓟各15克，赤芍、生地黄各12克。水煎服。②**湿疹、阴痒**：鲜瞿麦60克。捣汁外涂或煎汤外洗。③**闭经、痛经**：瞿麦、丹参各15克，赤芍、桃仁各8克。水煎服。④**卵巢囊肿**：瞿麦50克。加水1升，开锅后文火煎20分钟，取汁当茶饮，连续用30～60日。

传统药膳

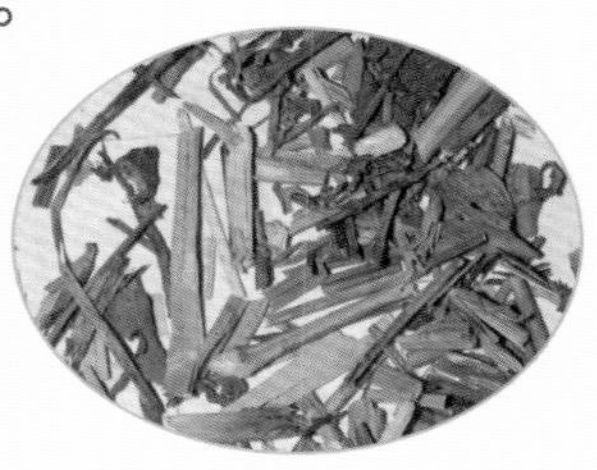

瞿麦茶

原料：瞿麦60～120克。

制法：将瞿麦用水洗一下，放入沙锅中，加水煎汤。

用法：代茶饮，每日1剂。

功效：抗癌。

适用：前列腺癌。

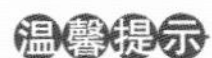

温馨提示

孕妇忌服。

夏枯草

Xia Ku Cao

别名 铁色草、春夏草、棒槌草、羊肠菜、夏枯头、白花草。

来源 本品为唇形科植物夏枯草 *Prunella vulgaris* L. 的干燥果穗。

形态特征 多年生草本，有匍匐茎。直立茎方形，高约40厘米，表面暗红色，有细柔毛。叶对生，卵形或椭圆状披针形，先端尖，基部楔形，全缘或有细疏锯齿，两面均被毛，下面有细点；基部叶有长柄。轮伞花序密集顶生呈假穗状花序；花冠紫红色。小坚果4，卵形。

生境分布 生长于荒地或路旁草丛中。分布于全国各地。

采收加工 夏季果穗呈棕红色时采收，除去杂质，晒干。

性味归经 辛、苦，寒。归肝、胆经。

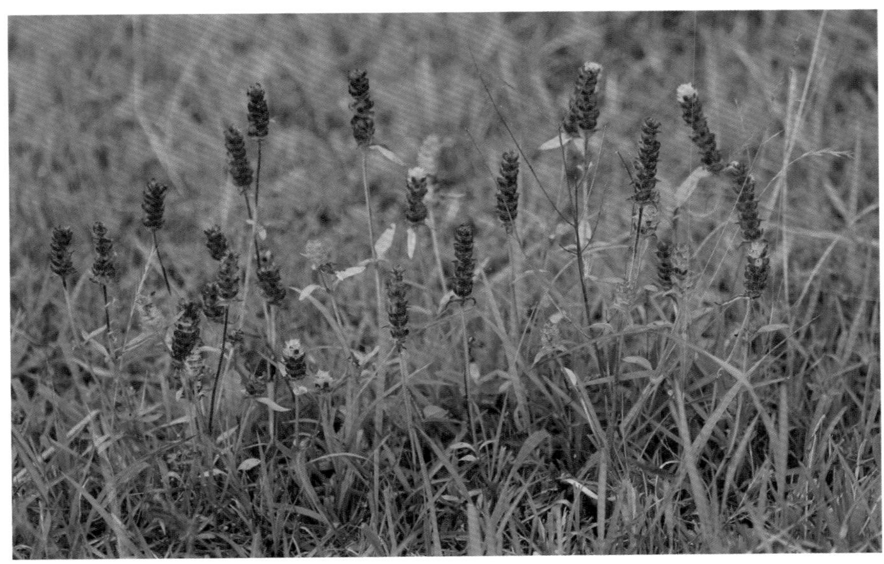

功效主治 清肝泻火，明目，散结消肿。用于目赤肿痛，头痛眩晕，瘿瘤，乳腺炎肿痛，甲状腺肿大，淋巴结结核，乳腺增生，高血压。

用法用量 煎服，9～15克；或熬膏服。

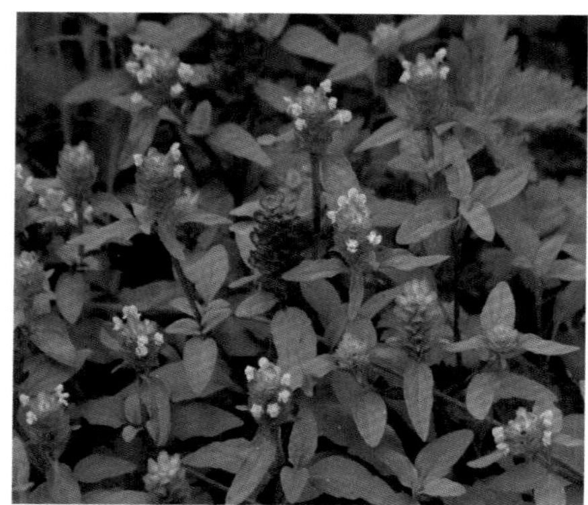

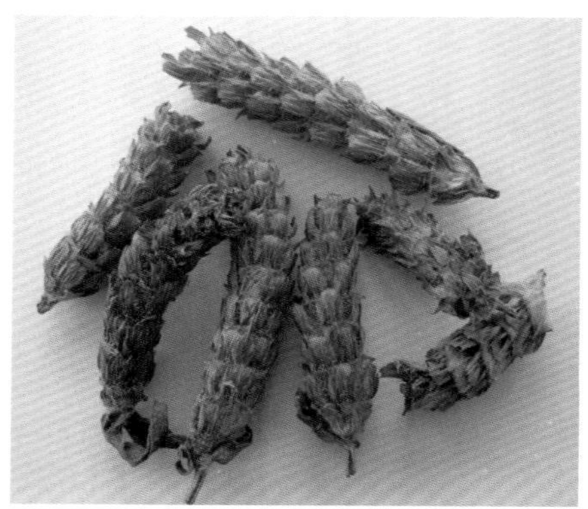

实用指南

精选验方

①**肝虚目痛：**夏枯草25克，香附子50克。共研为末，每次5克，茶汤调下。②**跌打损伤、刀伤：**夏枯草适量。捣烂后敷在伤处。③**巩膜炎：**夏枯草、野菊花各30克。水煎，分2～3次服。④**急性乳腺炎：**夏枯草、败酱草各30克，赤芍18克。水煎服，每日2次。⑤**急、慢性结膜炎：**夏枯草、菊花各18克，栀子15克，蝉蜕9克，甘草6克。水煎服，每日2次。⑥**口眼㖞斜：**夏枯草、钩藤各5克，胆南星2.5克，防风15克。水煎，点水酒临卧时服。⑦**头目眩晕：**鲜夏枯草100克，冰糖25克。开水冲炖，饭后服。

传统药膳

明目茶

原料：夏枯草、香附子各30克，腊茶适量。

制法：先将前2味捣为散备用。

用法：每次5克，腊茶调下，不计时候。

功效：清肝补虚，明目。

适用：肝虚目睛眩疼、冷泪不止、筋脉疼痛，及眼羞明怕日等。

夏枯草粥

原料：夏枯草10克，粳米50克，冰糖少许。

制法：夏枯草洗净入沙锅内煎煮，去渣取汁，粳米洗净入药汁中，粥将熟时放入冰糖调味。

用法：每日2次，温热食用。

功效：清肝，散结，降血压。

适用：瘰疬、乳痈、头目眩晕、肺结核、急性黄疸型肝炎等。

温馨提示

脾胃虚弱者慎服。

胡荽

Hu Sui

别名 胡菜、芫荽、芫荽、香菜、园荽、香荽、莚葛草。

来源 本品为伞形科植物芫荽 *Coriandrum sativum* L. 的全草。

形态特征 一年或二年生草本，高30～100厘米，全株无毛。根细长，有多数纤细的支根。茎直立，多分枝，有条纹。基生叶1～2回羽状全裂，叶柄长2～8厘米；叶片广卵形或扇形半裂，边缘有钝锯齿、缺刻或深裂。伞形花序顶生或与叶对生，花序梗长2～8厘米，无总苞，花白色或带淡紫色，萼齿通常大小不等，卵状三角形或长卵形；花瓣倒卵形。果实近球形。

生境分布 生长于有机质丰富的土壤里。全国各地均有栽培。

采收加工 8月果实成熟时连根挖起，去净泥土。鲜用或晒干，切段生用。

性味归经 辛，温。归肺、胃经。

功效主治 发表透疹，开胃消食。用于辛香疏散，入肺走表，能宣散表邪，以透发疹毒；入胃走里，能疏散郁滞以开胃消食。

用法用量 水煎服，3～6克。外用：适量。

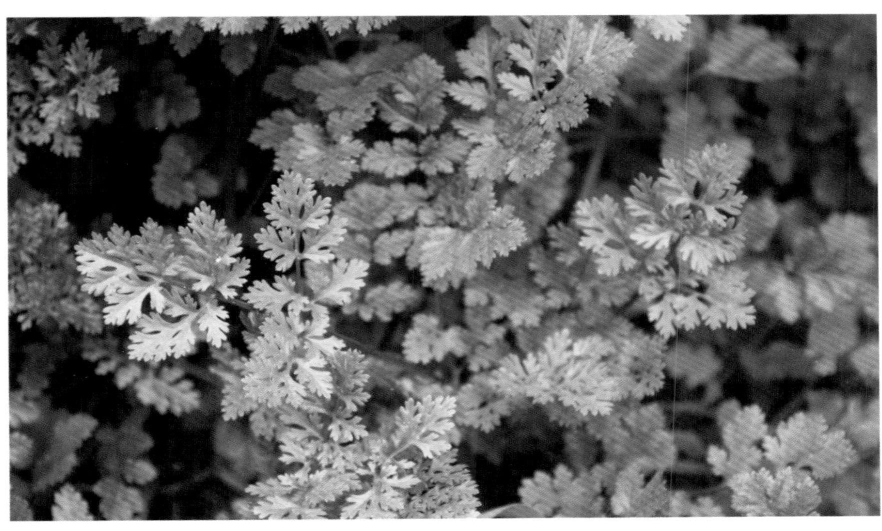

实用指南

精选验方

①**呕吐不能食者：**胡荽50克，紫苏叶5克，藿香3克，陈皮6克。用锅煎煮令沸，让患者吸从锅口冒出之气。②**荨麻疹：**胡荽20克。洗净切段，煮5分钟，调蜂蜜食用。③**胃弱消化不良：**胡荽籽、陈皮各6克，苍术9克。水煎服。④**伤风感冒：**胡荽30克，饴糖15克。加米汤半碗，糖蒸溶化后服。⑤**高血压：**鲜胡荽、葛根各10克。水煎服，早、晚各1次，每次50毫升，10日为1个疗程。

传统药膳

芫荽蜇皮黄瓜粥

原料：胡荽30克，海蜇皮、黄瓜各50克，大米120克，盐、味精各适量。

制法：海蜇皮切丝，入沸水中焯水捞出；黄瓜切丝；胡荽切段。锅下淘净大米煮粥至八成熟，加进海蜇皮、黄瓜稍煮一会儿，放入胡荽、盐、味精即可。

用法：早、晚温热服食，7日为1个疗程。

功效：润肺清热，化痰消积。

适用：风热感冒、流行性感冒。

温馨提示

热毒壅盛而疹出不畅者忌服。

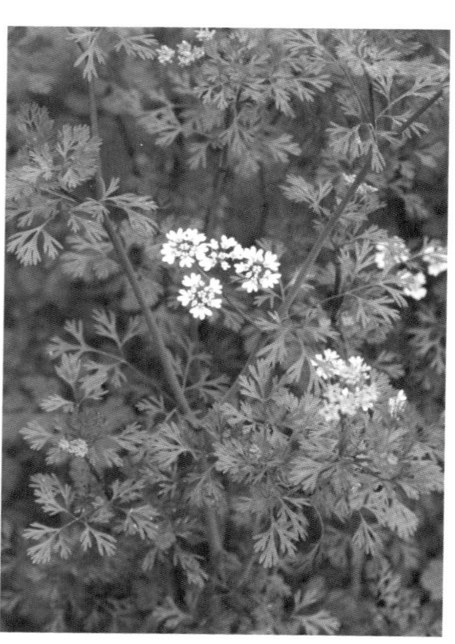

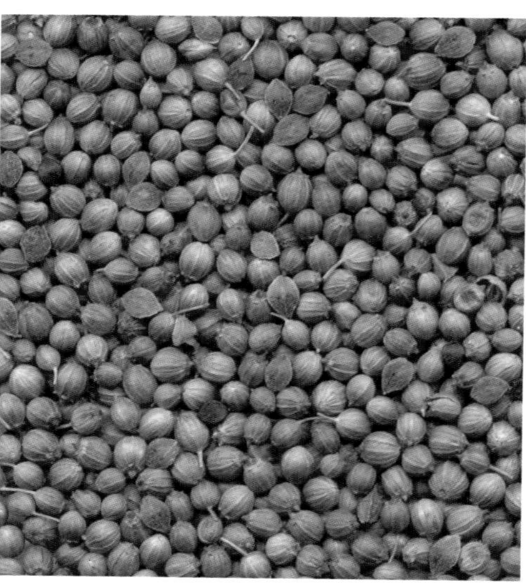

鸭跖草 Ya Zhi Cao

别名 鸡舌草、鸭脚草、竹叶草、竹节草。

来源 本品为鸭跖草科植物鸭跖草 *Commelina communis* L. 的干燥地上部分。

形态特征 一年生草本，高20～60厘米。茎基部匍匐，上部直立，微被毛，下部光滑，节稍膨大，其上生根。单叶互生，披针形或卵状披针形，基部下延成膜质鞘，抱茎，有缘毛；无柄或几无柄。聚伞花序有花1～4；总苞心状卵形，长1.2～2厘米，边缘对合折叠，基部不相连，有柄；花瓣深蓝色，有长爪。蒴果椭圆形。

生境分布 生长于田野间。全国大部分地区有分布。

采收加工 夏、秋两季采收，晒干。

性味归经 甘、淡，寒。归肺、胃、小肠经。

功效主治 清热泻火，解毒，利水消肿。用于感冒发热，热病烦渴，咽喉肿痛，水肿尿少，热淋涩痛，痈肿疔毒。

用法用量 煎服，15～30克；鲜品60～90克。外用：适量。

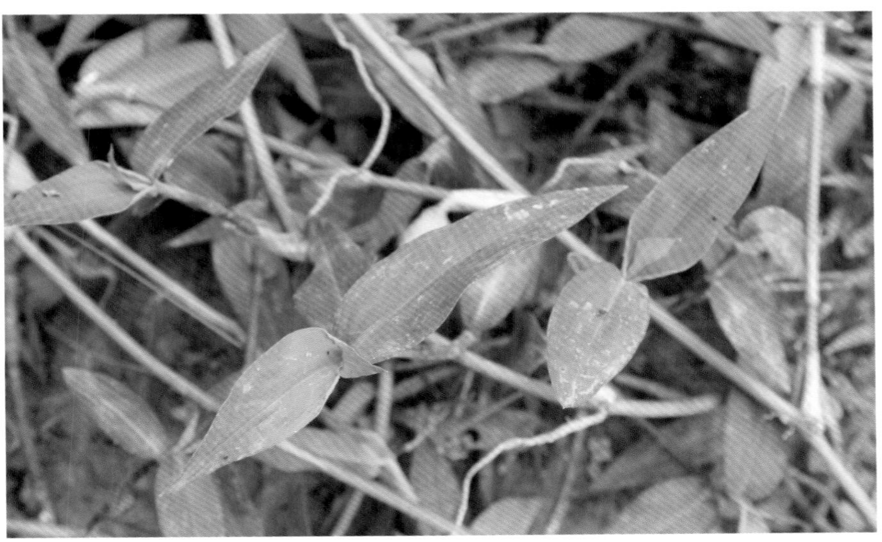

实用指南

精选验方

①**痔疮下坠肿痛：**鸭跖草30克，文旦皮60克。煎汤熏洗。②**水肿：**鸭跖草80克，白茅根30克，鸭肉100克。水煎，喝汤吃鸭肉，每日1次。③**外伤出血：**鲜鸭跖草适量。捣烂外敷患处。④**扁桃体炎：**鸭跖草120克，鲜薄荷60克。捣烂，绞取汁液，每次30毫升，可用凉开水适量兑匀，频频含咽。⑤**感冒：**鸭跖草60克。水煎服，每日2～3次。⑥**赤白下痢：**鸭跖草适量。煎汤服。⑦**细菌性痢疾：**鲜鸭跖草60～90克，鲜马齿苋30～60克。水煎服，每日2～3次。

传统药膳

鸭跖竹叶茶

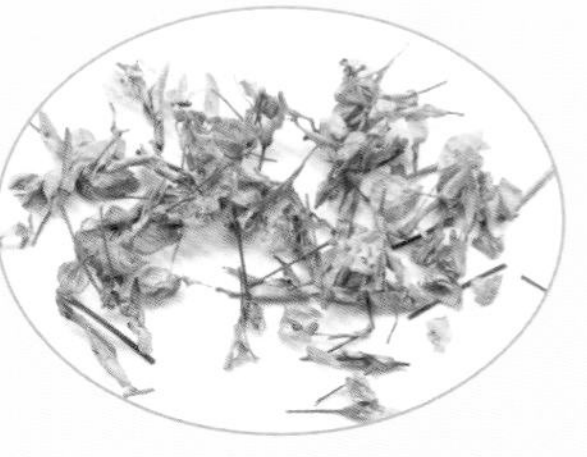

原料：鸭跖草60克，淡竹叶30克。

制法：鸭跖草、淡竹叶同煎2次，每次用水500毫升，煎半小时，2次混合，取汁。

用法：代茶频饮。

功效：清热解毒。

适用：流行性感冒、高热烦渴或原因不明的高热等。

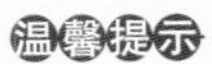

温馨提示

脾胃虚弱者，用量宜少。

马齿苋

Ma Chi Xian

别名 酸苋、马齿草、马齿菜、长命菜、马齿龙芽。

来源 本品为马齿苋科植物马齿苋 *Portulaca oleracea* L. 的干燥地上部分。

形态特征 一年生草本，长可达35厘米。茎下部匍匐，四散分枝，上部略直立或斜上，肥厚多汁，绿色或淡紫色，全体光滑无毛。单叶互生或近对生；叶片肉质肥厚，长方形或匙形，或倒卵形，先端圆，稍凹下或平截，基部宽楔形，形似马齿，故名“马齿苋”。夏日开黄色小花。蒴果圆锥形，自腰部横裂为帽盖状，内有多数黑色扁圆形细小种子。

生境分布 生长于田野、荒芜地及路旁。我国大部地区都有分布。

采收加工 夏、秋两季采收。除去残根及杂质，洗净，略蒸或烫后晒干。

性味归经 酸，寒。归肝、大肠经。

功效主治 清热解毒，凉血止血，止痢。用于热毒血痢，痈肿疔疮，湿疹，丹毒，蛇虫咬伤，便血，痔血，崩漏下血。

用法用量 煎服，9～15克；鲜品30～60克。外用：适量，捣敷患处。

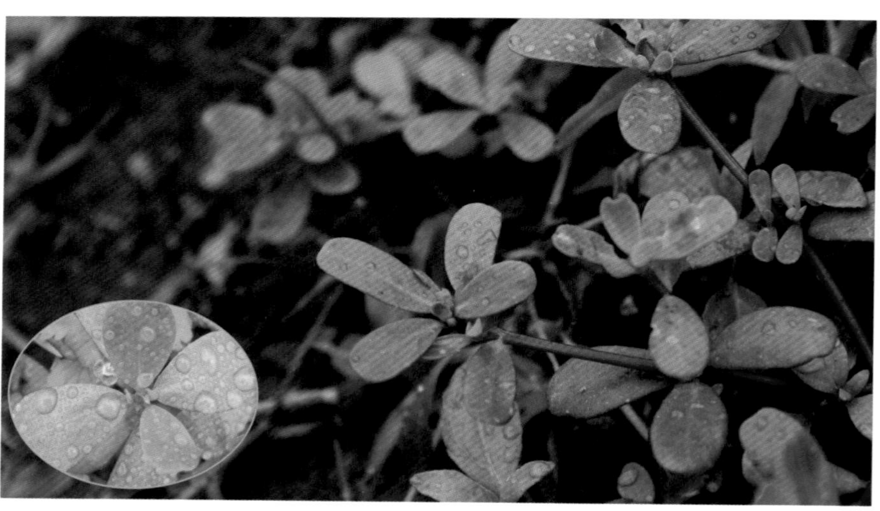

实用指南

精选验方

①**疮疖痈肿：**马齿苋、连钱草各60克。水煎，熏洗患处。②**痢疾、肠炎：**马齿苋、刺苋、火炭母各30克。水煎服。③**黄疸：**鲜马齿苋120克。洗净，切碎，绞取自然汁，开水冲服，每日2次，每次1剂。④**麻疹后痢疾：**马齿苋30克。水煎服。⑤**急性肠炎：**鲜马齿苋120克。水煎，调糖服。⑥**痈肿热痛：**马齿苋、蒲公英各100克。水煎熏洗患处，同时取鲜马齿苋适量，捣敷患处。⑦**血小板减少症（即血虚血瘀症）：**马齿苋50克，黑木耳40克，柿饼10个，红枣15枚，羊肉适量。炖熟喝汤，食肉和菜枣。

传统药膳

马齿苋粥

原料：马齿苋250克，粳米60克。

制法：粳米加水适量，煮成稀粥，马齿苋切碎后下，煮熟。

用法：空腹食用。

功效：清热解毒，益胃和中。

适用：痢疾便血、湿热腹泻等。

马齿苋煮鸡蛋

原料：马齿苋250克，鸡蛋2个。

制法：将马齿苋洗净捣烂取汁；鸡蛋去壳，加水煮熟，再加入马齿苋汁，煮开水服食。

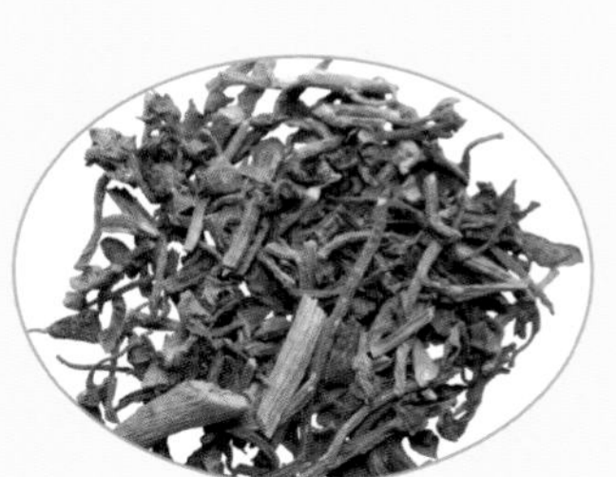

用法：食蛋饮汤。

功效：清热凉血止血。

适用：血热妄行引起的月经过多。

马齿苋瘦肉汤

原料：鲜马齿苋100克，猪瘦肉200克，色拉油、盐各适量。

制法：马齿苋、猪瘦肉分别洗净，加水一起煮汤，放入油、盐即可。

用法：食瘦肉、马齿苋，饮汤。

功效：清热解毒，消肿止痛。

适用：急性咽喉炎。

温馨提示

脾胃虚寒，肠滑作泄者忌服。

翻白草

Fan Bai Cao

别名 老鸹爪、叶下白、鸡腿儿、天青地白。

来源 本品为蔷薇科植物翻白草 *Potentilla discolor* Bge. 的带根全草。

形态特征 多年生草本，高15～30厘米。根多分枝，下端肥厚呈纺锤状。茎上升向外倾斜，多分枝，表面被白色卷茸毛。基生叶丛生，单数羽状复叶，小叶3～5；茎生叶小，为3出复叶，顶端叶近无柄，小叶长椭圆形或狭长椭圆形，长2～6厘米，宽0.7～2厘米，先端锐尖，基部楔形，边缘具锯齿，上面稍被有柔毛，下面密被白色绵毛；托叶披针形或卵形，亦被白绵毛。花黄色，聚伞状排列；萼绿色，宿存，5裂，裂片卵状三角形，副萼线形，内面光滑，外面均被白色绵毛；花瓣5，倒心形，凹头；雄蕊和雌蕊多数，子房卵形而扁，花柱侧生，乳白色，柱头小，淡紫色。瘦果卵形，淡黄色，光滑，脐部稍有薄翅突起。花期5～8月，果期8～10月。

生境分布 生长于丘陵山地、路旁和畦埂上。全国各地均产，主产于河北、安徽等地。

采收加工 夏、秋两季开花前连根挖取，除净泥土，切段晒干生用。

性味归经 甘、微苦，平。归肝、脾、大肠经。

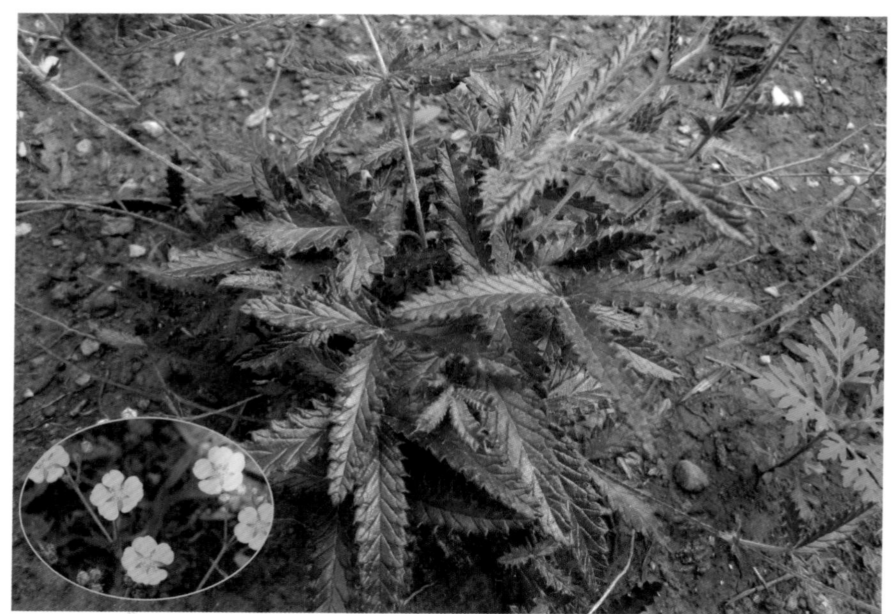

功效主治 清热解毒，止痢，止血。用于湿热泻痢，痈肿疮毒，血热吐衄，便血，崩漏。

用法用量 煎服，9～15克；鲜品30～60克，外用：适量，捣敷患处。

实用指南

精选验方

①**湿热泄泻和痢疾：**翻白草（根或全身）、车前草各60克。洗净，水煎服。②**咳嗽：**翻白草根适量。煮猪肺食用，每日1次。③**痰喘：**翻白草全草适量。煮冰糖服，每日1次。④**腮腺炎：**翻白草根适量。用烧酒磨汁涂患处。⑤**吐血、咳血、衄血、便血等血热出血：**翻白草15克，阿胶9克。水煎服。⑥**皮肤或下肢溃疡：**翻白草60克，苦参30克。煎汤，熏洗患处，每日1次。⑦**慢性鼻炎、咽炎、口疮：**翻白草15克，紫花地丁12克。水煎服。

传统药膳

翻白草根酒

原料：翻白草根15～30克，白酒500毫升。

制法：将上药洗净，切碎，置容器中，加入白酒密封，浸泡10日后，过滤去渣，即成。

用法：口服，每次10毫升，每日2次。

功效：清热解毒，止血消肿。

适用：流产、下血、崩漏产后脚软等。

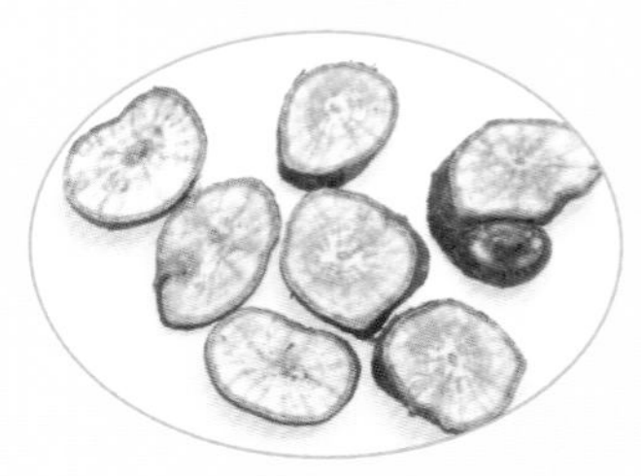

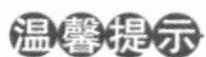

温馨提示

阳虚有寒、脾胃虚寒等患者少用。

败酱草

Bai Jiang Cao

别名 败酱、鹿肠、苦菜、苦猪菜、龙芽败酱。

来源 本品为败酱科植物黄花败酱 *Patrinia scabiosaefolia* Fisch. ex Link.、白花败酱 *P. villosa* Juss. 的干燥全草。

形态特征 黄花败酱：多年生草本，高60～150厘米。地下茎细长，横走，有特殊臭气；茎枝被脱落性白粗毛。基生叶成丛，有长柄；根茎圆柱形，多向一侧弯曲，有节，节间长不超过2厘米，节上有细根。茎圆柱形，直径0.2～0.8厘米，黄绿色至黄棕色，节明显，常有倒生粗毛。质脆，断面中部有髓，或呈小空洞。叶对生，叶片薄，多卷缩或破碎，完整者展平后呈羽状深裂至全裂，裂片边缘有粗锯齿，绿色或黄棕色；叶柄短或近无柄；茎上部叶较小，常3裂，裂片狭长。有的枝端带有伞房状聚伞圆锥花序。茎生叶对生，叶片披针形或窄卵形，长5～15厘米，2～3对羽状深裂，中央裂片最大。椭圆形或卵形，两侧裂片窄椭圆形至条形，两面疏被粗毛或近无毛。聚伞圆锥花序伞房状；苞片小；花小，黄色，花萼不明显；花冠筒短，5裂；雄蕊4；子房下位，瘦果椭圆形，有3棱，无膜质翅状苞片。

白花败酱：与上种主要区别是茎具倒生白色长毛。根茎节间长3～6厘米。着生数条粗壮的根。茎不分枝，有倒生的白色长毛及纵沟纹，断面中空。茎生叶多不分裂，叶柄长1～4厘米，有翼。叶不裂或3裂。花白色；直径4～5毫米。果实有膜质翅状苞片。

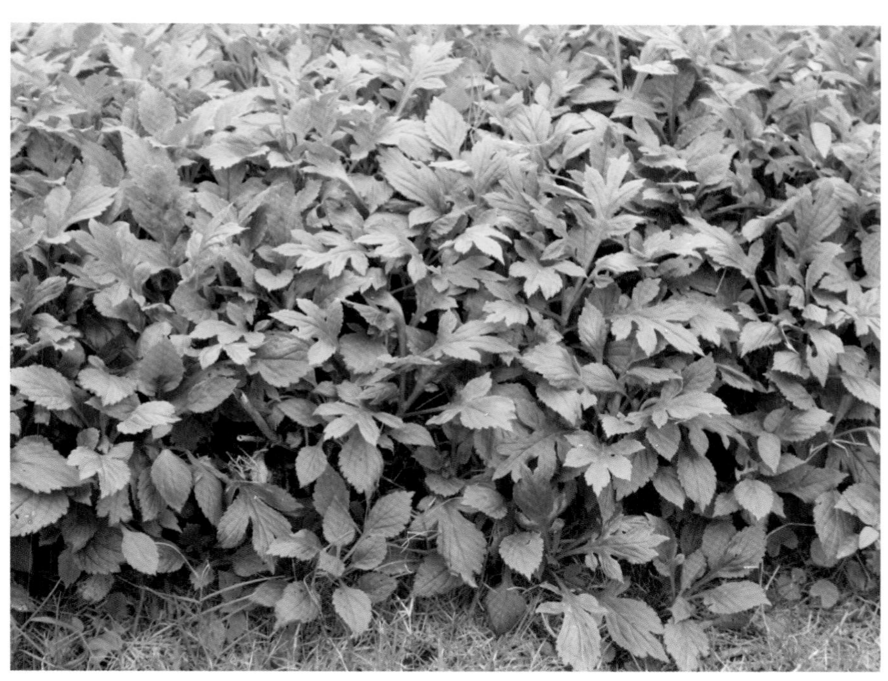

生境分布 生长于山坡草地、路旁。全国各地均有分布。

采收加工 秋季采收，洗净，阴干，切段。

性味归经 辛、苦，微寒。归胃、大肠、肝经。

功效主治 清热解毒，消痈排脓，祛瘀止痛。

用法用量 煎服，6～15克。外用：适量。

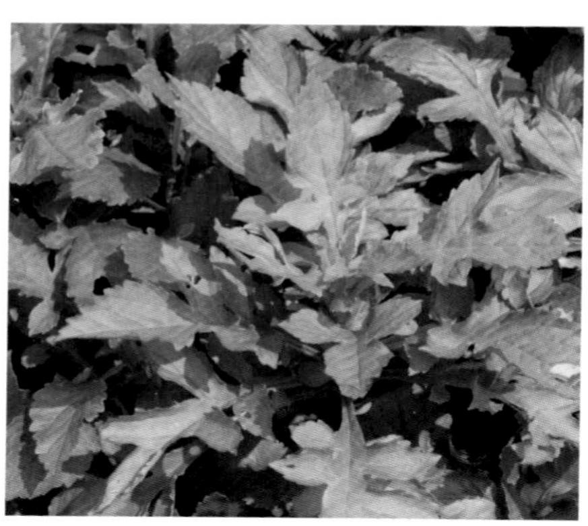

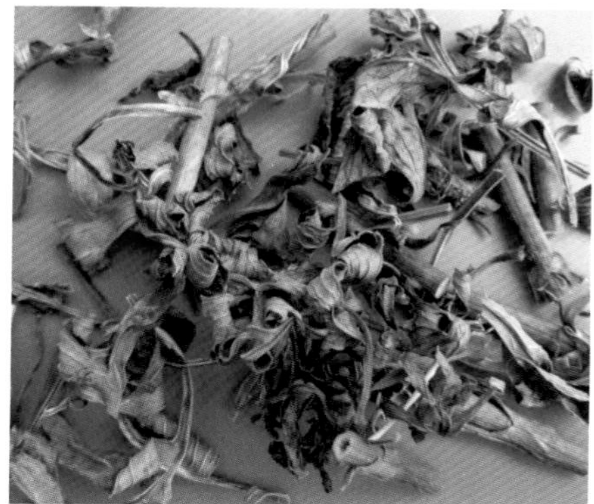

实用指南

精选验方

①**老年性慢性支气管炎：**败酱草、鱼腥草、薏苡仁各30克，黄芩、川贝母、杏仁各9克，桑白皮、丹参各15克，茯苓、炒白术各12克，桔梗、炙甘草各6克。水煎取药汁，每日1剂，每日2次。②**前列腺增生症：**败酱草30～60克。水煎服。③**肺脓肿：**败酱草、鱼腥草、鲜苇茎各30克。水煎服，每日1剂。④**慢性盆腔炎：**败酱草60～100克。水煎服。⑤**疮疡痈肿痒痛：**鲜败酱草60克（干品30克）。水煎服，每日2～3次。⑥**前列腺炎：**土茯苓25克，薏苡仁、败酱草各20克，石韦、瞿麦、滑石各15克，王不留行、萹蓄各10克。水煎服。⑦**阑尾炎、妇女盆腔炎、多发性脓肿：**败酱草全草6～24克，金银花、蒲公英、紫花地丁各12克。水煎去渣服，每日2次。⑧**肾盂肾炎：**败酱草、车前草各30克。水煎去渣，代茶多量饮服。⑨**化脓性扁桃体炎：**鲜败酱草100克（干品50克）。水煎服，每日3次。⑩**胃及食管反流病：**败酱草30～50克。水煎服，每日2次。

传统药膳

金钱败酱茵陈茶

原料：败酱草、金钱草、茵陈各30克，白糖适量。

制法：将金钱草、败酱草、茵陈煎汁1000毫升，入白糖拌匀即可。

用法：代茶频饮。

功效：排石，利胆，消炎。

适用：慢性胆囊炎患者，可经常饮用。

温馨提示

脾胃虚弱，食少泄泻者忌服。

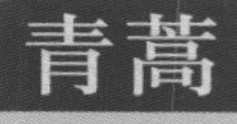

青蒿 Qing Hao

别名 草蒿、苦蒿、香蒿、蒿子。

来源 本品为菊科植物黄花蒿 *Artemisia annua* L. 的干燥地上部分。

形态特征 一年生草本，茎直立，多分枝。叶对生，基生及茎下部的叶花期枯萎，上部叶逐渐变小，呈线形，叶片通常3回羽状深裂，上面无毛或微被稀疏细毛，下面被细柔毛及丁字毛，基部略扩大而抱茎。头状花序小，球形，极多，排列成大的圆锥花序，总苞球形，苞片2～3层，无毛，小花均为管状、黄色，边缘小花雌性，中央为两性花，瘦果椭圆形。

生境分布 生长于林缘、山坡、荒地。全国各地均产。

采收加工 秋季花盛开时采割，除去老茎，阴干。

性味归经 苦、辛，寒。归肝、胆经。

功效主治 清虚热，除骨蒸，解暑热，截疟，退黄。用于温邪伤阴，夜热早凉，阴虚发热，骨蒸劳热，暑邪发热，疟疾寒热，湿热黄疸。

用法用量 煎服，后下，不宜久煎，6～12克；或鲜品，绞汁服。

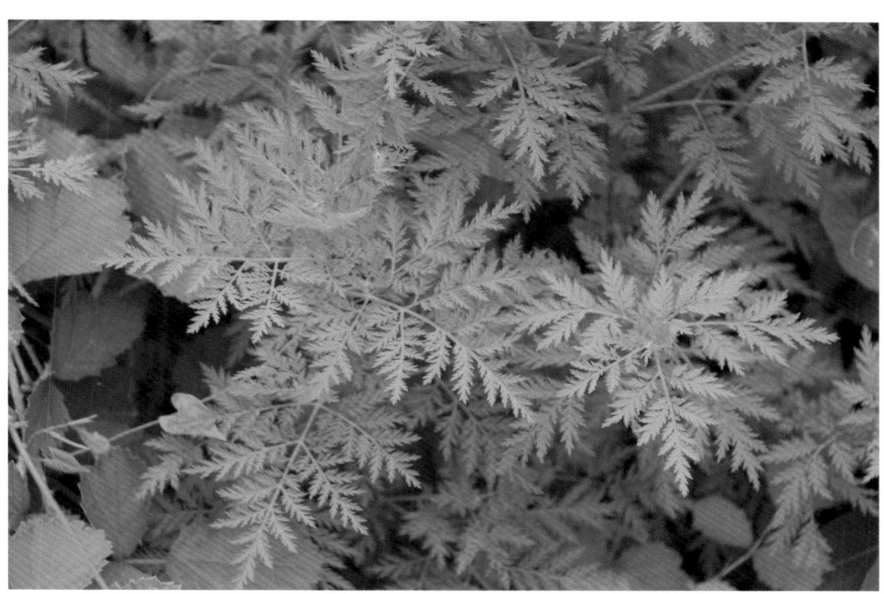

实用指南

精选验方

①**鼻中衄血**：青蒿适量。捣汁服，并塞鼻中，极验。②**牙齿肿痛**：青蒿1握。煎水漱口。③**疥疮**：青蒿、苦参各50克，首乌藤100克。水煎外洗，每日2次。④**头痛**：青蒿、白萝卜叶各30克，山楂10克。水煎服，每日2～3次。

传统药膳

青蒿甲鱼汤

原料：青蒿、桃花（鲜品更好）、黄芪各10克，甲鱼200克，蜂蜜适量。

制法：甲鱼去毛，去内脏，保留骨。将前3味药放入沙锅内，加水适量，煎汤，去渣留液，再与甲鱼一同放入沙锅内煎煮，如药液过少，再加适量清水，约煎半小时后，温度略低时加入蜂蜜即可。

用法：连服半个月以上。

功效：滋阴养颜，补血滋润。

适用：女性。

青蒿粥

原料：鲜青蒿100克，粳米50克，白糖适量。

制法：鲜青蒿洗净后，绞取药汁30～60毫升，以粳米煮粥，待粥熟后，倒入青蒿汁，加糖搅拌，煮一沸即可服食。

用法：每日2次，温热食用。

功效：清热退热，除瘴杀疟。

适用：表证、里证的外感发热，及阴虚发热、恶性疟疾的发热等。

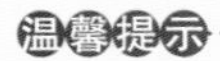

温馨提示

脾胃虚弱，肠滑泄泻者忌服。

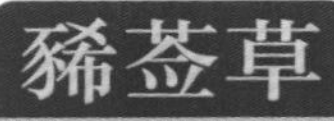

豨莶草

Xi Xian Cao

别名 珠草、豨莶、风湿草、猪膏草、黏金强子。

来源 为菊科植物豨莶 *Siegesbeckia orientalis* L.、腺梗豨莶 *S. pubescens* Makino 或毛梗豨莶*S. glabrescens* Makino 的干燥地上部分。

形态特征 腺梗豨莶：一年生草本。茎高达1米以上，上部多叉状分枝，枝上部被紫褐色头状有柄腺毛及白色长柔毛。叶对生，阔三角状卵形至卵状披针形，长4～12厘米，宽1～9厘米，先端尖，基部近截形或楔形，下延成翅柄，边缘有钝齿，两面均被柔毛，下面有腺点，主脉3出，脉上毛显著。头状花序多数，排成圆锥状，花梗密被白色毛及腺毛，总苞片2层，背面被紫褐色头状有柄腺毛，有粘手感。花杂性，黄色，边花舌状，雌性；中央为管状花，两性。瘦果倒卵形。长约3毫米，有4棱，无冠毛。

豨莶：与腺梗豨签极相似，主要区别为植株可高达1米，分枝常呈复二歧状，花梗及枝上部密生短柔毛，叶片三角状卵形，叶边缘具不规则的浅齿或粗齿。

毛梗豨莶：与上两种的区别在于植株高约50厘米，总花梗及枝上部柔毛稀且平伏，无腺毛；叶锯齿规则；花头与果实均较小，果长约2毫米。

生境分布 生长于林缘、林下、荒野、路旁。分布于湖南、福建、湖北、江苏等地。

采收加工 夏、秋两季花开前及花期均可采割，除去杂质，晒干。切段，生用或黄酒蒸制用。

性味归经 辛、苦，寒。归肝、肾经。

功效主治 祛风湿，利关节，解毒。用于风湿痹痛，筋骨无力，腰膝酸软，四肢麻痹，半身不遂，风疹湿疮。

用法用量 煎服，9～12克。外用：适量。用于风湿痹痛、半身不遂宜制用，治风疹湿疮、疮痈宜生用。

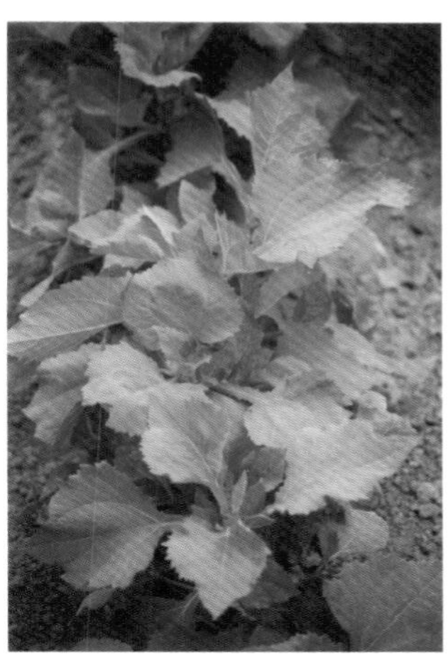

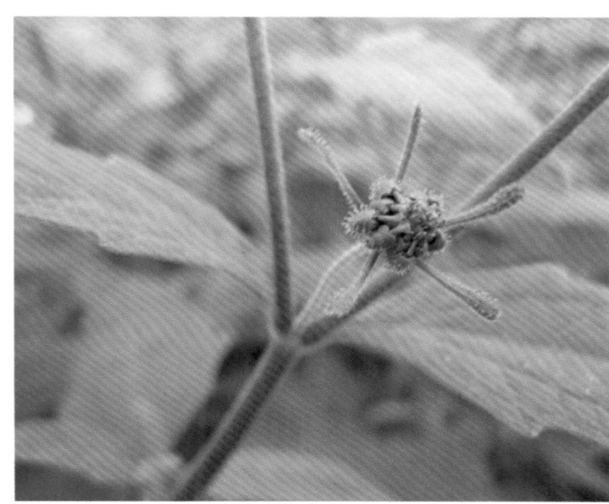

实用指南

精选验方

①**风寒湿痹：**豨莶草、伸筋草各30克，老鹳草20克。水煎服。②**疟疾：**豨莶草30克。水煎服，每日1剂，分2次服，连服3日。③**风湿性关节炎、高血压：**豨莶草、臭梧桐各等份。共研粉，水泛丸，每次5克，黄酒送服，每日3次。④**高血压：**豨莶草、夏枯草、臭梧桐各9克。水煎服。⑤**肠痈疽肿毒：**豨莶草、乳香各30克，白矾15克。同研为细末，口服，每次6克，热酒调下。⑥**黄疸型肝炎：**豨莶草30克，车前草、金钱草各15克，栀子9克。水煎服。

传统药膳

豨莶根炖猪蹄

原料：豨莶草根60克，猪蹄1个，黄酒100毫升。

制法：以上3物同放入适量水中，小火炖至猪蹄熟烂。

用法：每日分2次食用。

功效：祛风除湿，舒筋活络。

适用：风湿痹证、筋骨不利、肌肤麻木等。

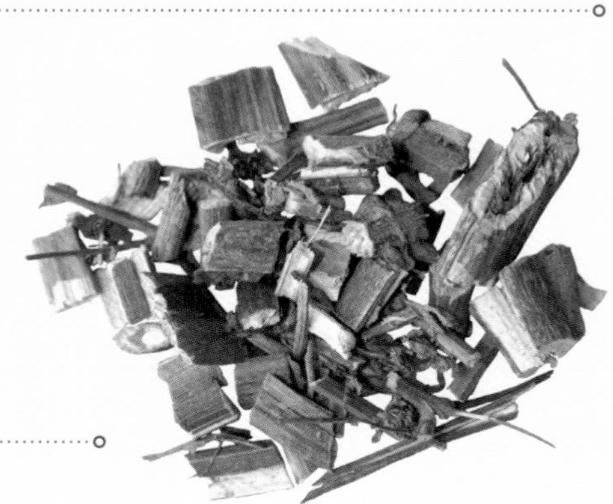

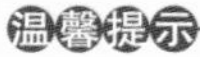

温馨提示

阴血不足者忌服。

茵陈
Yin Chen

别名 绒蒿、臭蒿、婆婆蒿、茵陈蒿、野兰蒿、因陈蒿。

来源 本品为菊科植物滨蒿 *Artemisia scoparia* Waldst. et Kit. 或茵陈蒿 *A. capillaris* Thunb. 的干燥地上部分。

形态特征 茵陈蒿：多年生草本，幼苗密被灰白色细柔毛，成长后全株光滑无毛。基生叶有柄，2～3回羽状全裂或掌状分裂，最终裂片线形；花枝的叶无柄，羽状全裂呈丝状。头状花序圆锥状，花序直径1.5～2毫米；总苞球形，总苞片3～4层；花杂性，每一花托上着生两性花和雌花各约5，均为淡紫色管状花；雌花较两性花稍长，中央仅有1雌蕊，伸出花冠外，两性花聚药，雌蕊1，不伸出，柱头头状，不分裂。瘦果长圆形，无毛。

滨蒿：与茵陈不同点为，一年或二年生草本，基生叶有长柄，较窄，叶片宽卵形，裂片稍卵形，疏离，茎生叶线形，头状花序直径约1毫米，外层雌花5～7，中部两性花约4。幼苗多收缩卷曲成团块，灰绿色，全株密被灰白色茸毛，绵软如绒。茎上或由基部着生多数具叶柄的叶，长0.5～2厘米，叶柔软，皱缩并卷曲，多为2～3回羽状深裂，裂片线形，全缘。茎短细，一般长3～8厘米，直径1.5～3毫米。

生境分布 生长于路边或山坡。我国大部分地区有分布，分布于陕西、山西、安徽等地。

采收加工 春季幼苗高6～10厘米时采收或秋季花蕾长成至花初开时采割。春季采收的习称“绵茵陈”，秋季采割的习称“花茵陈”。除去杂质和老茎，晒干。生用。

性味归经 苦、辛，微寒。归脾、胃、肝、胆经。

功效主治 清利湿热，利胆退黄。用于黄疸尿少，湿温暑湿，湿疮瘙痒。

用法用量 煎服，6～15克。外用：适量。煎汤熏洗。

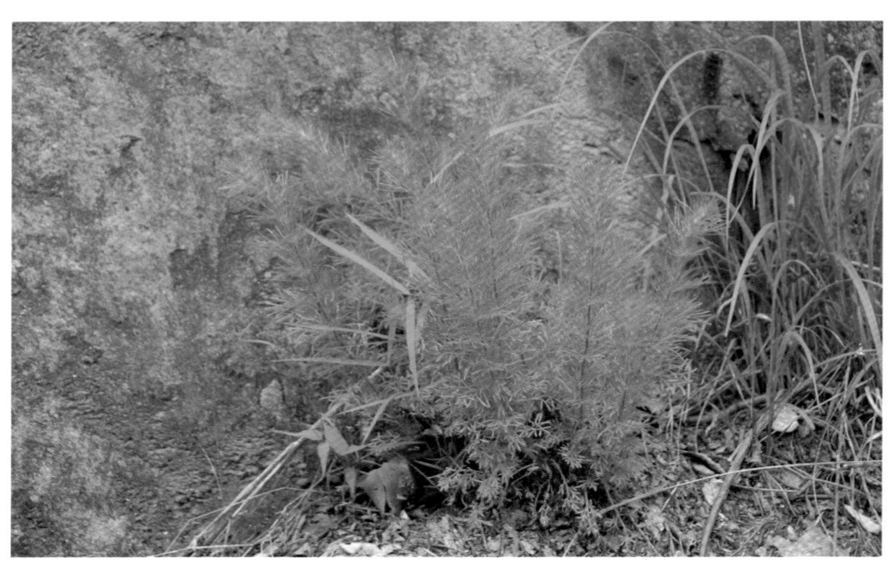

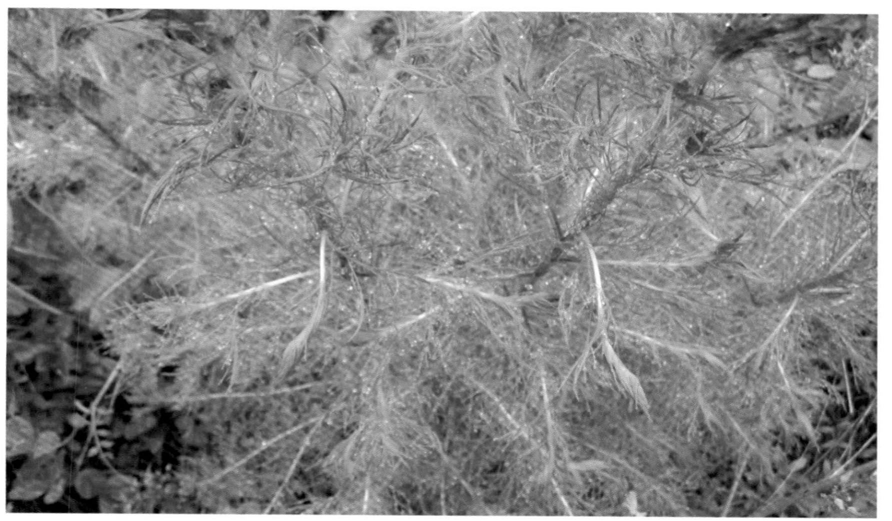

实用指南

精选验方

①**阴黄**：茵陈15克，生姜60克，大枣12克。水煎服。②**黄疸**：茵陈20克，郁金、佩兰各10克，板蓝根30克。水煎服。③**黄疸胁痛**：茵陈30克，大黄、栀子、厚朴各15克，川楝子10克。水煎服，每日1剂。④**急性黄疸型肝炎**：茵陈45～60克，连翘、蒲公英各30～40克，郁金、丹参各10～25克，青黛6～10克。水煎服，每日1剂。⑤**湿邪致久泻，慢性结肠炎**：茵陈蒿、白芷、秦皮各15克，茯苓25克，黄柏、藿香各10克。水煎服。⑥**高脂血症**：茵陈蒿15克。沸水泡服，代茶饮用，1个月为1个疗程，一般1～2个疗程奏效。⑦**口腔黏膜溃疡**：茵陈蒿30克。沸水250毫升（即2碗半水量）泡闷或煎煮至150毫升（即1碗半水量），轻者每日漱口数次，重者代茶饮用，每日3～4次。⑧**胆道蛔虫病**：茵陈蒿30～60克。清水250毫升（即2碗水量）煎煮至100毫升（即1碗水量），每日1剂，连服5～7日。⑨**溃疡性结肠炎**：茵陈30克，白芷、茯苓皮、秦皮各15克，藿香、黄柏各10克。水煎取药汁，每日1剂，分2次服，15日为1个疗程。

传统药膳

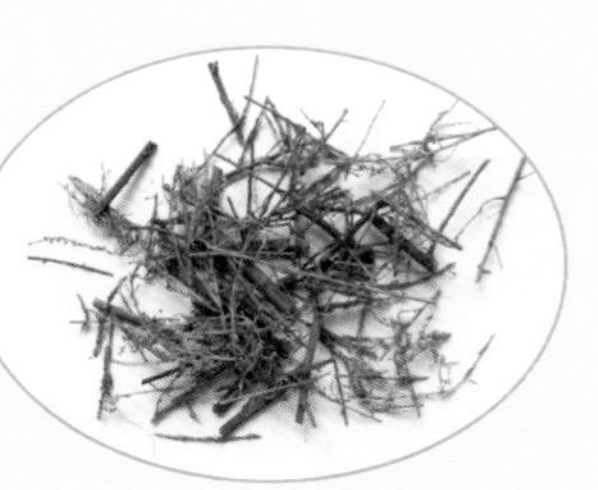

茵陈蒿粥

原料：茵陈蒿30克，大米50克，白糖适量。

制法：将茵陈择净，放入锅中，加水浸泡5～10分钟后，水煎取汁，加大米煮粥，待煮至粥熟时，调入白糖，再煮一二沸即成。

用法：每日1剂。

功效：清热利湿，利胆退黄。

适用：湿热黄疸，身黄、目黄、小便黄、小便不利、脘腹胀满、食欲不振等。

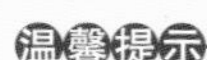

温馨提示

蓄血发黄者及血虚萎黄者慎用。

大蓟

Da Ji

别名 刺蓟、虎蓟、山牛蒡、大刺盖、鸡脚刺、大刺儿菜。

来源 本品为菊科植物蓟 *Cirsium japonicum* DC. 的地上部分。

形态特征 多年生草本，高50～100厘米或更高。根长圆锥形，丛生，肉质，鲜时折断可见橙红色油滴渗出。茎直立，基部被白色丝状毛。基生叶有柄，矩圆形或披针状，羽状深裂，边缘不整齐浅裂，齿端具针刺，上面疏被丝状毛，背面脉上有毛；茎生叶互生，和基生叶相似，无柄，基部抱茎。头状花序，顶生或腋生；总苞圆球形，有蛛丝状毛，总苞片多层，条状披针形，外层顶端有刺，花两性，筒状，花冠紫红色。瘦果椭圆形，略扁，冠毛暗灰色比花冠稍短，羽毛状，顶端扩展。

生境分布 生长于山野、路旁、荒地。全国大部分地区均产。

采收加工 夏、秋两季花开时割取地上部分，除去杂质，晒干，生用或炒炭用。

性味归经 甘、苦，凉。归心、肝经。

功效主治 凉血止血，散瘀解毒消痈。用于衄血，吐血，尿血，便血，崩漏，外伤出血，痈肿疮毒。

用法用量 煎服，9～15克；鲜品30～60克。外用：鲜品适量，捣烂敷患处。

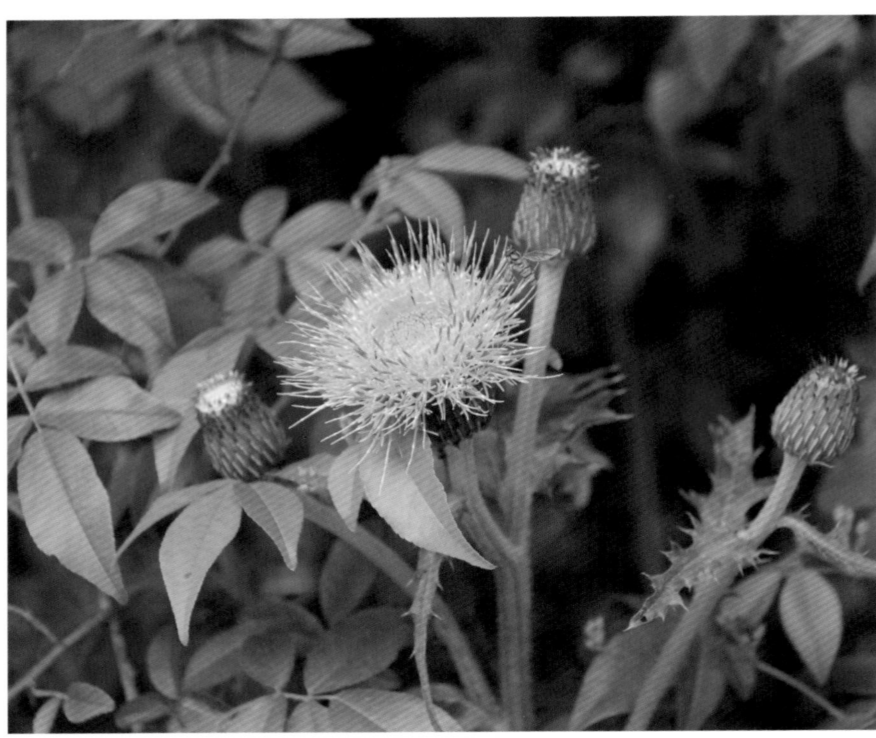

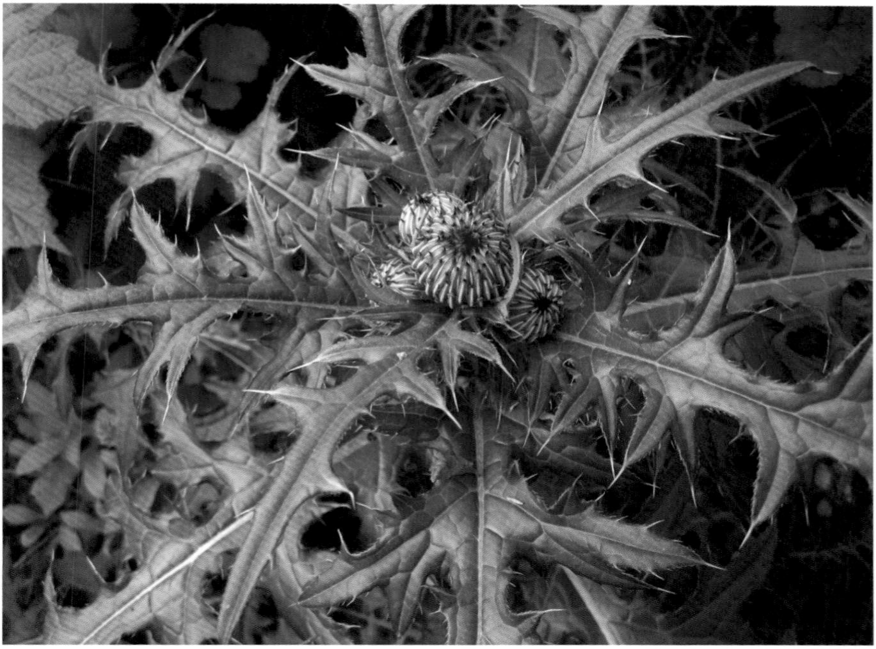

实用指南

精选验方

①**肺热咳嗽：** 大蓟30克，桑白皮、岗梅根、丝瓜络、枇杷叶各15克。水煎服。②**乳糜尿：** 大蓟根30克。水煎服。③**肺脓肿：** 鲜大蓟根、鲜鱼腥草各30克。水煎服。④**肾炎性水肿，阴、阳水肿：** 大蓟、小蓟（刺儿菜，苦荬菜）各150克。水煎服汤，吃菜。⑤**带状疱疹：** 大蓟、小蓟、鲜牛奶各适量。将大蓟、小蓟放在鲜牛奶中泡软后，捣成膏，外敷。⑥**鼻出血：** 大蓟10克，侧柏叶、鸡冠花各15克。水煎服。⑦**妇女月经过多、倒经：** 大蓟根、生地黄、栀子炭、黄芩、白芍各10克。水煎服。

传统药膳

大小蓟薄荷蜜

原料：大蓟、小蓟各18克，薄荷9克，蜂蜜适量。

制法：将大蓟、小蓟和薄荷洗净，入锅，加水适量，煎煮2次，合并滤汁，调入蜂蜜即成。

用法：上、下午分别服用，或佐餐食用。

功效：清热化湿，凉血止血，散瘀抗癌。

适用：湿热瘀毒型宫颈癌等癌症。

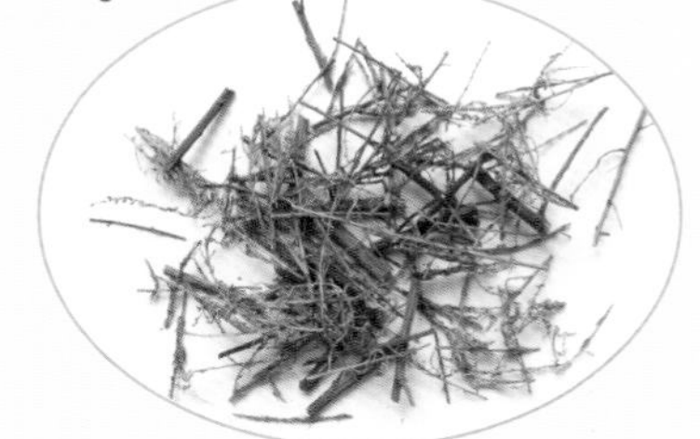

温馨提示

虚寒性出血者不宜用。

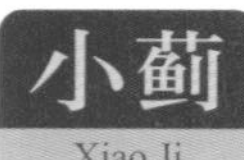

小蓟 Xiao Ji

别名 猫蓟、刺蓟菜、青刺蓟、刺儿菜、千针草、青青菜。

来源 本品为菊科植物刺儿菜 *Cirsium setosum* (Willd.) MB. 的地上部分。

形态特征 多年生草本，具长匍匐根。茎直立，高约50厘米，稍被蛛丝状绵毛。基生叶花期枯萎；茎生叶互生，长椭圆形或长圆状披针形，长5～10厘米，宽1～2.5厘米，两面均被蛛丝状绵毛，全缘或有波状疏锯齿，齿端钝而有刺，边缘具黄褐色伏生倒刺状牙齿，先端尖或钝，基部狭窄或钝圆，无柄。雌雄异株，头状花序单生于茎顶或枝端；总苞钟状，苞片5裂，疏被绵毛，外列苞片极短，卵圆形或长圆状披针形，顶端有刺，内列的呈披针状线形，较长，先端稍宽大，干膜质；花冠紫红色；雄花冠细管状，长达2.5厘米，5裂，花冠管部较上部管檐长约2倍，雄蕊5，聚药，雌蕊不育，花柱不伸出花冠外；雌花花冠细管状，长达2.8厘米，花冠管部较上部管檐长约4倍，子房下位，花柱细长，伸出花冠管之外。瘦果长椭圆形，无毛，冠毛羽毛状，淡褐色，在果熟时稍较花冠长或与之等长。花期5～7月，果期8～9月。

生境分布 生长于山坡、河旁或荒地、田间。全国大部分地区均产。

采收加工 夏、秋两季花期采集。除去杂质，晒干。生用或炒炭用。

性味归经 甘、苦、凉。归心、肝经。

功效主治 凉血止血，散瘀解毒消痈。用于衄血，吐血，尿血，血淋，便血，崩漏，外伤出血，痈肿疮毒。

用法用量 煎服，5～12克。外用：鲜品适量，捣敷患处。

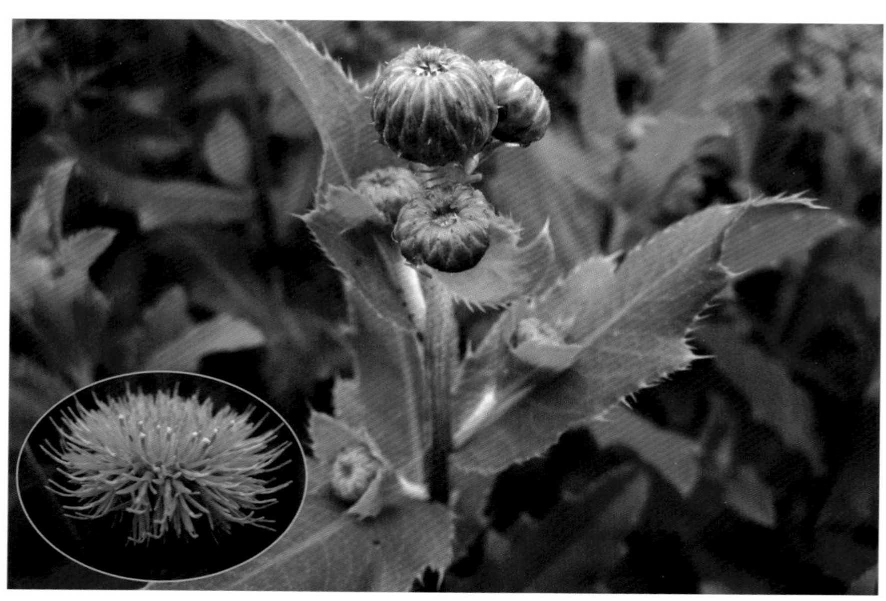

实用指南

精选验方

①**吐血**：小蓟、侧柏叶、大蓟各10克，仙鹤草、栀子（炒焦）各15克。水煎服。②**血尿、小便不利**：鲜小蓟根30克，海金沙藤20克。水煎服，每日1剂，连服3～5日。

传统药膳

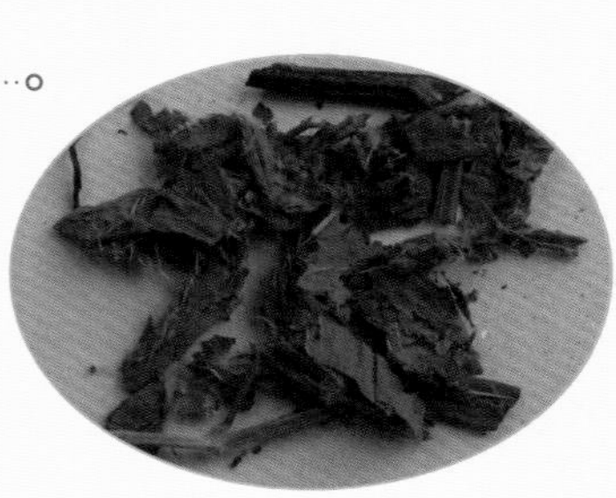

小蓟伏龙肝茶

原料：小蓟80克，伏龙肝30克。

制法：将小蓟与伏龙肝同入锅中，加水适量，煎汤取汁即成。

用法：代茶饮之，不拘时间。

功效：清热凉血，补土摄血。

适用：血热或气虚所致的倒经。

小蓟炖肉

原料：鲜小蓟1把，猪瘦肉120克。

制法：把鲜小蓟洗净；将肉洗净、切块。入水大火烧沸，改用小火煮至肉熟烂。

用法：食肉喝汤。

功效：清热，凉血，补虚。

适用：哮吼喘息或盐水呛肺。

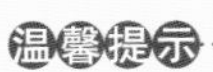

温馨提示

脾胃虚寒而无瘀滞者忌服。

萹蓄 Bian Xu

别名 萹竹、竹节草、萹蓄蓼、萹地蓄、大蓄片。

来源 本品为蓼科植物萹蓄 *Polygonum aviculare* L. 的干燥地上部分。

形态特征 一年生草本，高达50厘米，茎平卧或上升，自基部分枝，有棱角。叶有极短柄或近无柄；叶片狭椭圆形或披针形，顶端钝或急尖，基部楔形，全缘；托叶鞘膜质，下部褐色，上部白色透明，有不明显脉纹。花腋生，1～5朵簇生叶腋，遍布于全植株；花梗细而短，顶部有关节。瘦果卵形，有3棱，黑色或褐色，生不明显小点。

生境分布 生长于路旁、田野。全国大部分地区均产，分布于河南、四川、浙江、山东、吉林、河北等地。野生或栽培。

采收加工 夏季叶茂盛时采收。割取地上部分，除去杂质，切断，晒干，生用。

性味归经 苦，微寒。归膀胱经。

功效主治 利尿通淋，杀虫，止痒。用于热淋涩痛，小便短赤，虫积腹痛，皮肤湿疹，阴痒带下。

用法用量 煎服，9～15克。外用：适量，煎洗患处。

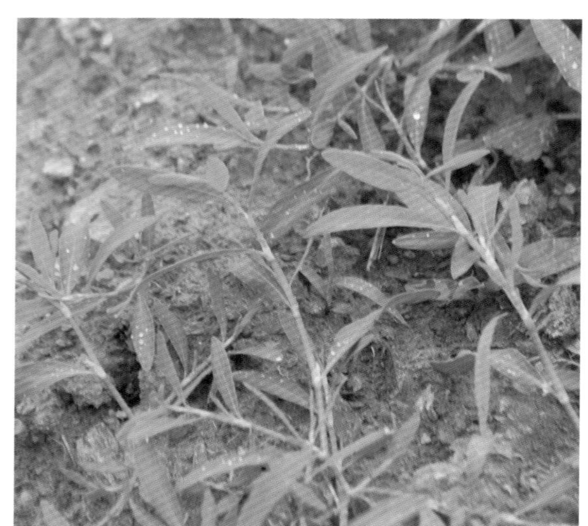

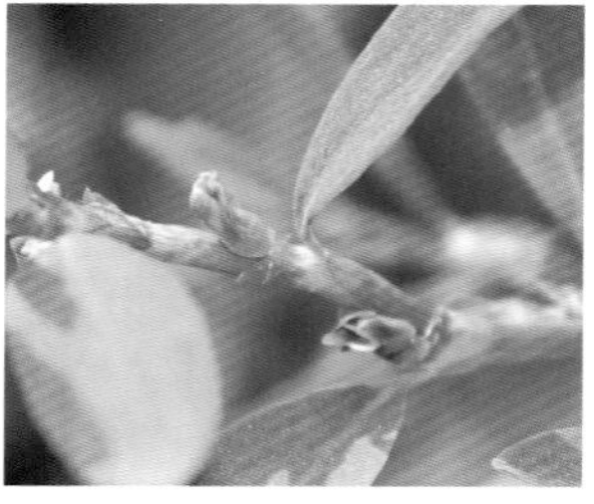

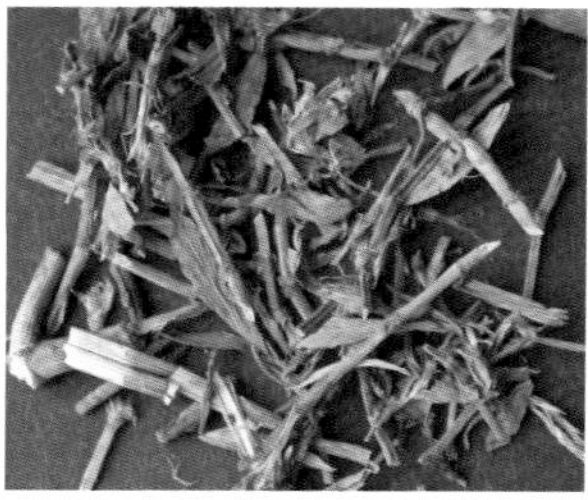

实用指南

精选验方

①**牙痛：**萹蓄50～100克。水煎2次，混合后分2次服，每日1剂。②**热淋涩痛：**萹蓄适量。煎汤频饮。③**湿性脚癣：**萹蓄、大黄各10克，蛇床子15克。水煎汤泡脚，每日1次；另外加用癣药水外涂患部，早、晚各1次。④**腮腺炎：**鲜萹蓄30克。捣烂加入适量生石灰水，调入蛋清1个，敷患处。⑤**鞘膜积液：**萹蓄、生薏苡仁各30克。水煎服，每日1剂，7日为1个疗程。⑥**肝硬化腹水：**萹蓄、麦芽、瞿麦、马鞭草各20克，泽漆、神曲、青皮各10克，木香9克，甘草6克。水煎服。

传统药膳

萹蓄车前子粥

原料：萹蓄、车前子各30克，粳米50克。

制法：将萹蓄、车前子（包）入沙锅内，加水500毫升，煎20分钟，去渣留汁。粳米煮粥，兑入药汁，煮一二沸，待食。

用法：每日2次，温热服食。

功效：清热利湿，通利小便。

适用：前列腺肥大合并感染，症见小便淋漓不畅，甚至点滴不下，小腹胀急，或发热口疮等。

萹蓄粥

原料：萹蓄嫩茎叶100 克，粳米150 克。

制法：萹蓄加水200毫升，煎至100毫升，去渣留汁，入粳米，再加水600毫升，煮成稠粥。

用法：每日早、晚温服。

功效：清热利湿。

适用：温热下注型外阴瘙痒。

温馨提示

脾虚者慎用。

荠菜
Ji Cai

别名 荠、芊菜、护生草、鸡心菜、菱角菜、净肠草、地米菜。
来源 本品为十字花科植物荠菜 *Capsella bursa-pastoris* (L.) Medle. 的带根干燥全草。

形态特征 一年或二年生草本，高30～40厘米，主根瘦长，白色，直下，分枝。茎直立，分枝。根生叶丛生，羽状深裂，稀全缘，上部裂片三角形；茎生叶长圆形或线状披针形，顶部几呈线形，基部呈耳状抱茎，边缘有缺刻或锯齿，或近于全缘，叶两面生有单一或分枝的细柔毛，边缘疏被白色长睫毛。花多数，顶生或腋生成总状花序；萼4，绿色，开展，卵形，基部平截，具白色边缘；花瓣倒卵形，有爪，4片，白色，十字形开放，径约2.5毫米；雄蕊6，四强，基部有绿色腺体；雌蕊1，子房三角状卵形，花柱极短。短角果呈倒三角形，无毛，扁平，先端微凹，长6～8毫米，宽5～6毫米，具残存的花柱。种子20～25，成2行排列，细小，倒卵形，长约0.8毫米。花期3～5月。

生境分布 生长于田野、路旁及庭园。我国各地均有分布。

采收加工 3～5月采集，洗净切段，晒干，生用。

性味归经 甘，凉。归肝、胃经。

功效主治 利水消肿，明目，止血。

用法用量 煎服，15～30克；鲜品加倍。外用：适量。

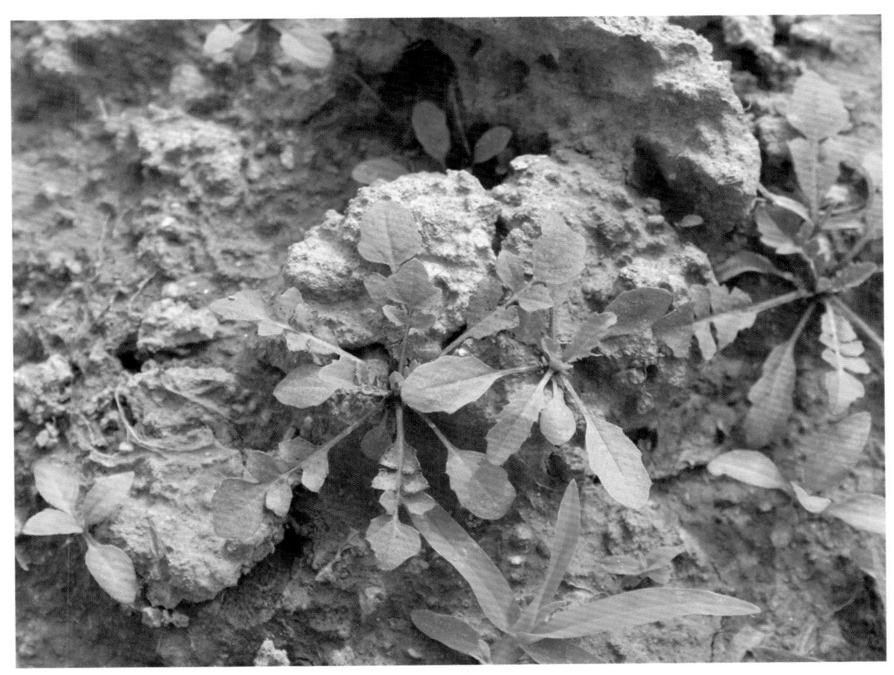

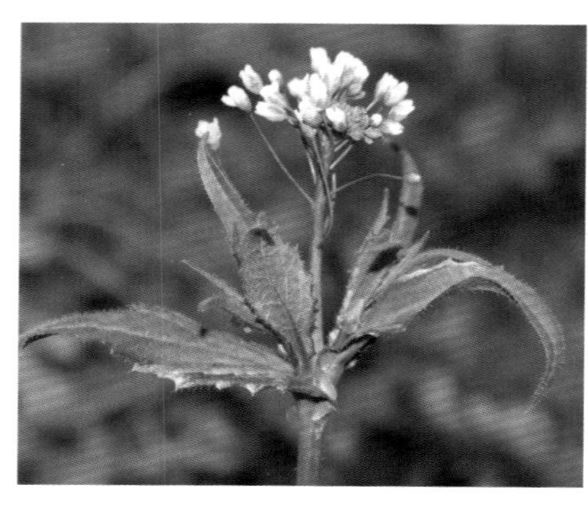

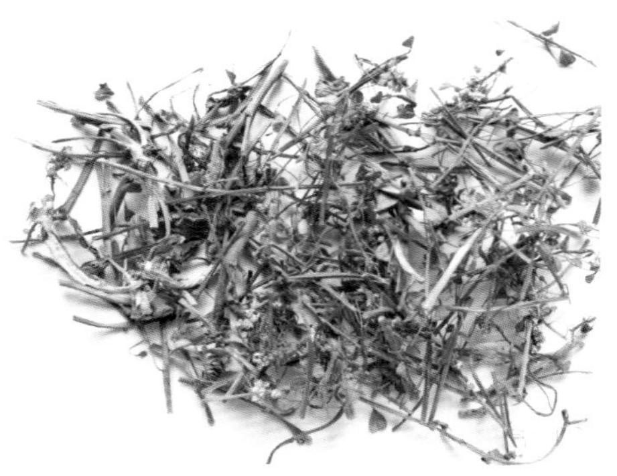

实用指南

精选验方

①**头晕**：荠菜15克，千日红10克。水煎服。②**乳糜尿**：荠菜（连根）200～500克。洗净煮汤（不加油盐），顿服或分3次服，连服1～3个月。③**产后出血**：鲜荠菜30克。水煎分2次服，每日1剂。④**眼睛视物模糊**：荠菜、墨旱莲、千日红、木贼各15克，楮实子（构树的成熟果实）10克。水煎服。

传统药膳

荠菜粥

原料：鲜荠菜100克，白米50克。

制法：用鲜荠菜（干荠菜亦可）洗净，切碎，同米煮粥即可。

用法：早餐食用。

功效：清热明目，利肝和中。

适用：目痛目赤、目生翳膜、呕血、便血、尿血、月经过多等。

荠菜鸡蛋汤

原料：鲜荠菜180克（干品60克），鸡蛋1个。

制法：荠菜洗净放沙锅中，加水3碗，煎至1碗时，打入鸡蛋，加盐及味精适量。

用法：吃菜、蛋，喝汤。每日1次，连用1个月。

功效：清热利湿，分清泌浊。

适用：膏淋。

荠菜拌豆腐

原料：荠菜250克，豆腐100克，姜末、盐、味精、麻油各适量。

制法：将豆腐切成方丁，用开水略烫后放入碗中。荠菜去杂，洗净，下开水锅焯水后捞出，凉后切成细末，撒在豆腐丁上，加盐、味精和姜末拌匀，淋上麻油即成。

用法：佐餐食用，每日1剂。

功效：清热止血，消胀利水。

适用：目赤肿痛、结膜炎、夜盲症、咯血、月经过多、便血、尿血、原发性高血压等。

温馨提示

内服时干品、鲜品均可以，但以鲜品为佳。治疗目赤涩痛等症时，除内眼外，还可以鲜品绞汁点眼。

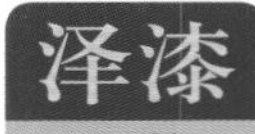

泽漆

Ze Qi

别名 五朵云、灯台草、五点草、猫眼草、烂肠草。

来源 本品为大戟科植物泽漆 *Euphorbia helioscopia* L. 的干燥全草。

形态特征 二年生草本，高10～30厘米，全株含乳汁。茎无毛或仅小枝略具疏毛，基部紫红色，分枝多。单叶互生；倒卵形或匙形，长1～3厘米，宽5～18毫米，先端钝圆或微凹，基部阔楔形，边缘在中部以上有细锯齿；无柄或突狭而成短柄。杯状聚伞花序顶生，排列成复伞形；伞梗5，基部轮生叶状苞片5，形同茎叶而较大，每枝再作1～2回分枝，分枝处轮生倒卵形苞叶3；花单性，无花被；雄花多数和雌花1枚同生于萼状总苞内，总苞先端4裂，上有肾形腺体；雄花仅有雄蕊1；雌花在花序中央，子房有长柄，3室，柱头3裂。蒴果表面平滑。种子卵圆形，直径约1.5毫米，表面有网纹，熟时褐色。花期4～5月。

生境分布 生长于山沟、路旁、荒野、湿地。我国大部分地区均有分布。多为野生。

采收加工 4～5月开花时采收。除去根及泥沙，晒干，生用。

性味归经 辛、苦，微寒。有毒。归大肠、小肠、肺经。

功效主治 利水消肿，化痰止咳，解毒散结。

用法用量 煎服，5～10克。外用：适量。

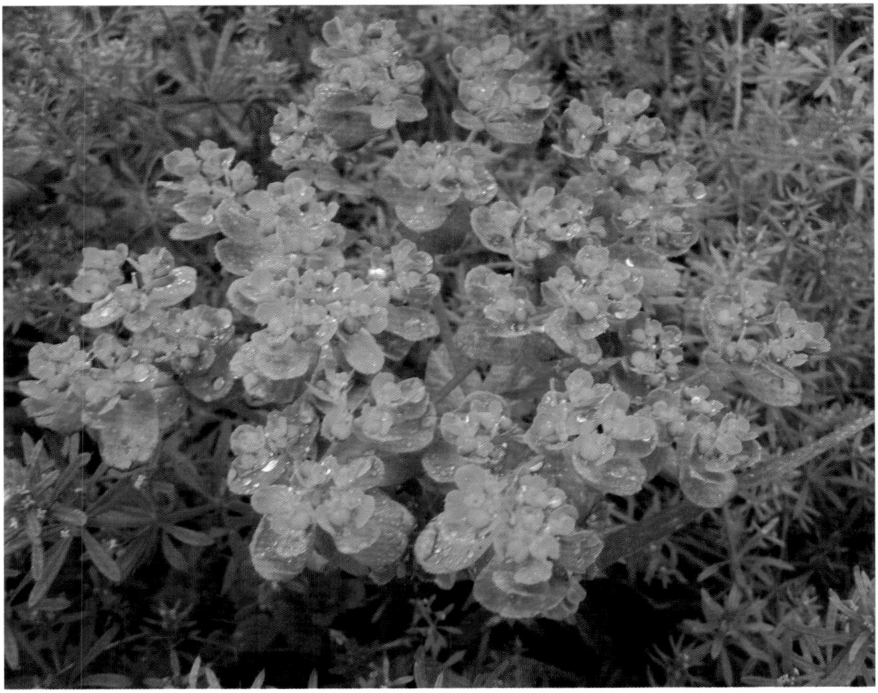

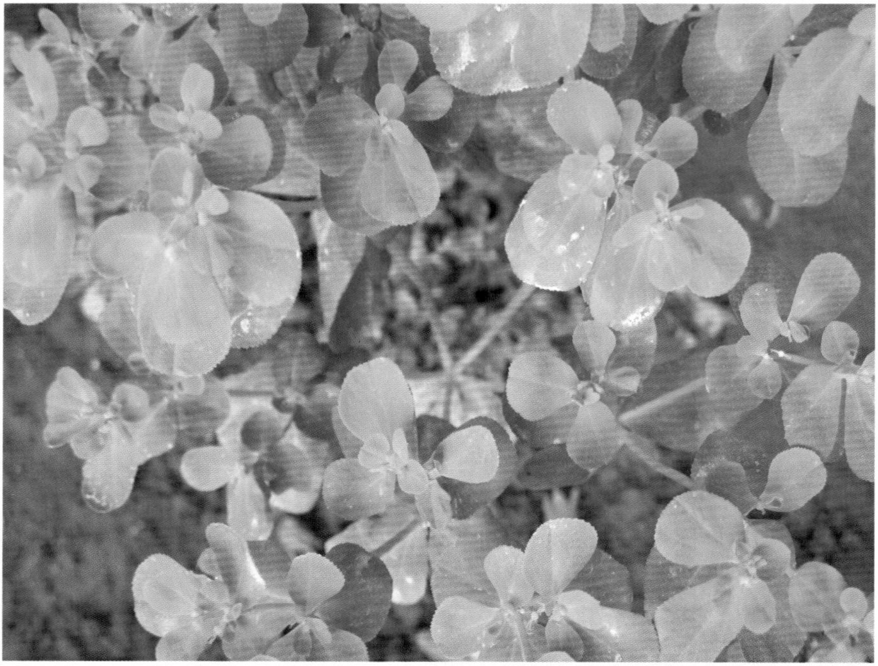

实用指南

精选验方

①**骨髓炎：**泽漆、秋牡丹根、威灵仙、蒲公英、紫堇、甘草各适量。水煎服。②**癣疮：**泽漆适量。晒干，研为末，调油涂搽。③**痈疖肿毒：**鲜泽漆叶适量。捣烂，敷患处。④**神经性皮炎：**鲜泽漆适量。取白浆，搽患处。⑤**淋巴肉瘤：**泽漆、黄药子、牡蛎、浙贝母各适量。水煎服。⑥**流行性腮腺炎：**鲜泽漆30克（干品15克）。加水300毫升，浓煎至150毫升，每次50毫升，每日3次，以愈为度。⑦**乳糜尿：**泽漆30克。水煎约30分钟，每日3次；或研为细末，水泛为丸，每次4克，每日3次。

传统药膳

泽漆蛋

原料：鲜泽漆茎叶60克，鸡蛋2个。

制法：将鲜泽漆茎叶洗净、切碎，加水适量，放入鸡蛋，煮熟，去壳刺孔，再煮数分钟。

用法：先吃蛋后服汤，每日1剂。

功效：行水，消痰，补虚。

适用：肺源性心脏病、心悸、怔忡等。

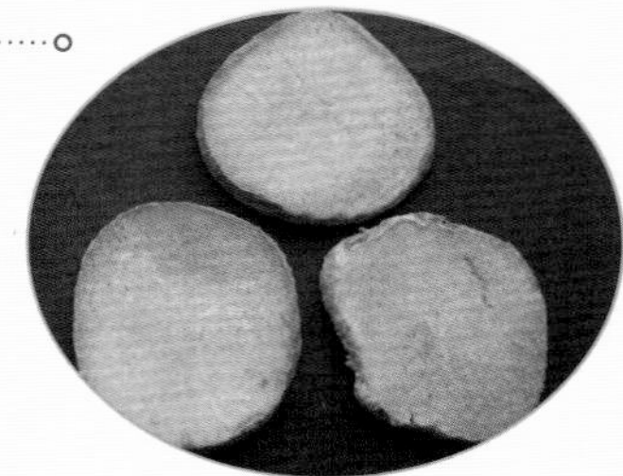

温馨提示

本品苦寒降泄，易伤脾胃，脾胃虚寒者及孕妇慎用。本品有毒，不宜过量或长期使用。

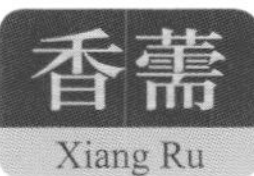

香薷

Xiang Ru

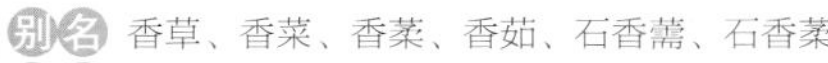

别名 香草、香菜、香茅、香茹、石香薷、石香茅。

来源 本品为唇形科植物江香薷 *M. chinensis* 'Jiangxiangru' 或石香薷 *Mosla chinensis* Maxim. 的地上部分。前名习称“江香薷”，后者习称“青香薷”。

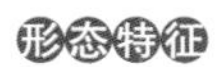

形态特征 青香薷：一年生草本，高15～45厘米。茎多分枝，稍呈四棱形，略带紫红色，被逆生长柔毛。叶对生，叶片线状长圆形至线状披针形，长1.3～2.8厘米，宽2～4厘米，边缘具疏锯齿或近全缘，两面密被白色柔毛及腺点。轮伞花序聚成顶生短穗状或头状，苞片圆倒卵形，长4～7毫米；萼钟状，外被白色柔毛及腺点；花冠二唇形，淡紫色，外被短柔毛；能育雄蕊2；花柱2裂。小坚果4，球形，褐色。

江香薷：多年生草本，高30～50厘米。茎直立，四棱形，污黄紫色，被短柔毛。单叶对生，叶片卵状三角形至披针形，长3～6厘米，宽0.8～2.5厘米，先端渐尖，基部楔形，边缘具疏锯齿，两面被短柔毛，下面密布凹陷腺点。轮伞花序密集呈穗状，顶生或腋生，偏向一侧。苞片广卵形，边缘有睫毛，萼钟状，外被白色短硬毛，五齿裂；花冠唇形，淡紫红色至紫红色，外密被长柔毛。雄蕊4，二强；子房上位，4深裂。小坚果近卵形或长圆形，棕色至黑棕色。

生境分布 生长于山野。分布于辽宁、河北、山东、河南、安徽、江苏、浙江、江西、湖北、四川、贵州、云南、陕西、甘肃等地。

采收加工 夏季茎叶茂盛、花盛时择晴天采割，除去杂质，阴干，切段，生用。

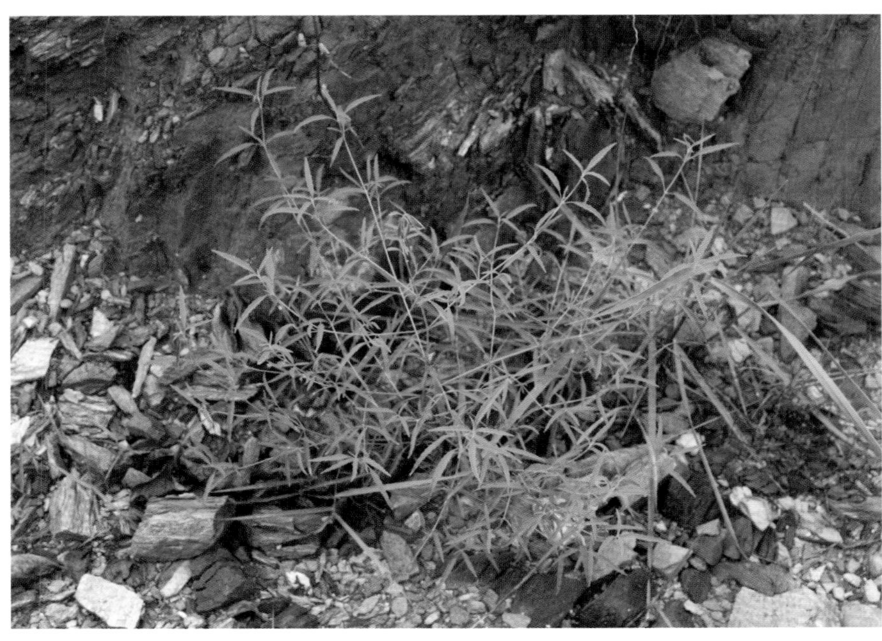

性味归经 辛，微温。归肺、胃经。

功效主治 发汗解表，化湿和中。用于暑湿感冒，恶寒发热，头痛无汗，腹痛吐泻，水肿，小便不利。

用法用量 煎服，3～10克。用于发表，量不宜过大，且不宜久煎；用于利水消肿，量宜稍大，且须浓煎。

实用指南

精选验方

①**暑天感冒，发热无汗：**香薷、青蒿、金银花各10克，甘草3克。水煎服。②**急性胃炎：**香薷8克，黄连3克，厚朴6克，白扁豆15克。水煎2次，分上、下午服，每日1剂 。③**防治流行性感冒：**香薷、麻黄、虎杖、生甘草各3克，黄芩、金银花各5克。开水浸泡代茶，随时可饮。

传统药膳

豌豆香薷粥

原料：豌豆200克，香薷90克，大米50克。

制法：将前2味入沙锅内，加水适量煮沸后，再加大米煮为粥。

用法：分2次食用。

功效：和中下气，利水，解毒。

适用：霍乱吐痢、转筋、心膈烦闷等。

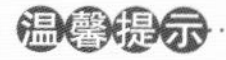

温馨提示

本品辛温发汗之力较强，表虚有汗及暑热证者忌用。

鹅不食草

E Bu Shi Cao

别名 石胡荽、满天星、食胡荽、鸡肠草、大救驾、地芫荽。

来源 本品为菊科植物石胡荽 *Centipeda minima* (L.) A. Br. et Aschers. 的干燥全草。

形态特征 一年生匍匐状柔软草本，枝多广展，高8～20厘米，近秃净或稍被绵毛。叶互生；叶片小，匙形，长7～20毫米，宽3～5毫米，先端钝，基部楔形，边缘有疏齿。头状花序无柄，直径3～4毫米，腋生；花杂性，淡黄色或黄绿色，管状；花冠钟状，花柱裂片短，钝或截头形。瘦果四棱形，棱上有毛，无冠毛。

生境分布 生长于稻田或阴湿处、路旁。产于全国各地。分布于浙江、湖北、江苏、广东等地。

采收加工 夏、秋两季花开时采收，洗去泥沙，晒干。

性味归经 辛，温。归肺经。

功效主治 发散风寒，通鼻窍，止咳。用于风寒头痛，咳嗽痰多，鼻塞不通，鼻渊流涕。

用法用量 煎服，6～9克。外用：适量。

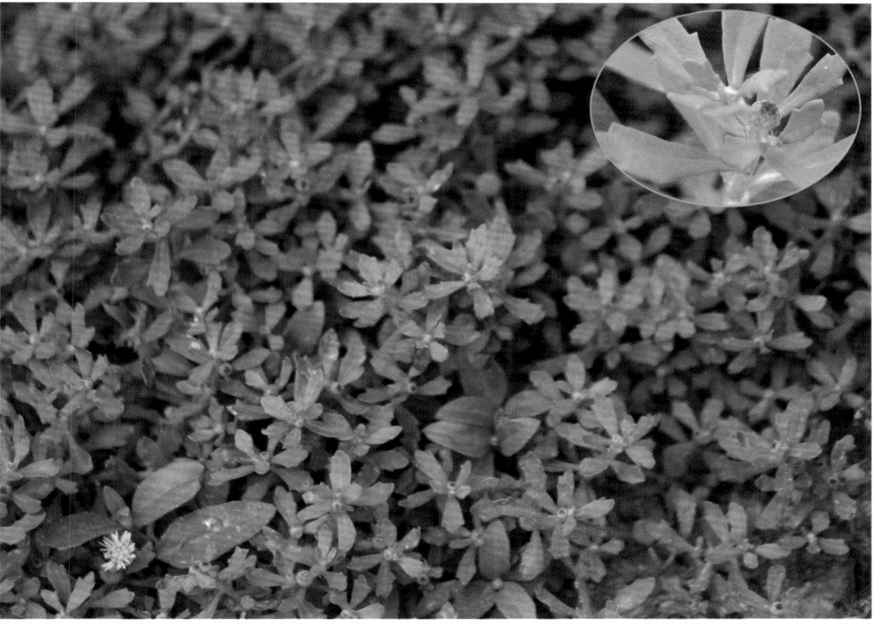

实用指南

精选验方

①**牛皮癣：**鹅不食草适量。捣涂。②**伤风头痛、鼻塞，目翳：**鹅不食草（鲜品或干品均可）适量。搓揉，嗅其气，即打喷嚏，每日2次。③**百日咳：**鲜鹅不食草150克。制成煎液500毫升，再加入等量糖浆，按患儿年龄大小，每日用20～40毫升，分4次服。④**变应性鼻炎：**鲜鹅不食草10克。清水一碗半，煎成大半碗，取少许滴鼻，两边各2～3滴，剩下的内服，每日1次，连用3～5日。⑤**胆结石：**鹅不食草、金钱草、北茵陈各15克，柴胡、延胡、郁金各6克，金铃子10克，黄芩9克，通草3克，蒲公英12克。水煎服，每日1剂，每日2次。

传统药膳

鹅不食草猪瘦肉汤

原料：鹅不食草（纱布包好）15克，鸡内金（研碎）5克，猪瘦肉50克。

制法：将上几味一同放碗中，加水适量，置锅中蒸至肉熟。去鹅不食草药包，加少许盐调味服食。

用法：每日1次。

功效：散疮肿。

适用：疳积。

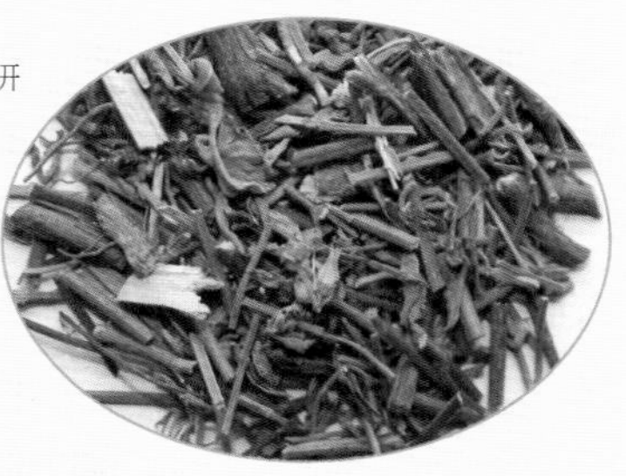

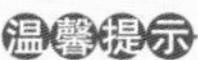

温馨提示

内服本品对胃有刺激性。

浮萍
Fu Ping

别名 水萍、水白、水藓、水苏、萍子草、小萍子、浮萍草。

来源 本品为浮萍科植物紫萍 *Spirodela polyrrhiza* (L.) Schleid. 的干燥全草。

形态特征 紫萍：多年生细小草本，漂浮水面。根5～11条束生，细长，纤维状，长3～5厘米。花序生于叶状体边缘的缺刻内；花两性，雌雄同体；佛焰苞袋状，短小，二唇形，内有雄花2和雌花1，无花被；雄花有雄蕊2，花药2室，花丝纤细；雌花有雌蕊1，子房无柄，1室，具直立胚珠2，花柱短，柱头扁平或环状。果实圆形，边缘有翅。花期4～6月，果期5～7月。

浮萍：浮水小草本。根1条，长3～4厘米，纤细，根鞘无翅，根冠钝圆或截切状。叶状体对称，倒卵形、椭圆形或近圆形，长1.5～6毫米，宽2～3毫米，上面平滑，绿色，不透明，下面浅黄色或紫色，全缘，具不明显的3脉纹。叶状体背面一侧具囊，新叶状体于囊内形成浮出，以极短的细柄与母体相连，随后脱落。花单性，雌雄同株，生于叶状体边缘开裂处；佛焰苞翼状，内有雌花1，雄花2；雄花花药2室，花丝纤细；雌花具雌蕊1，子房巨室，具弯生胚珠1枚。果实近陀螺状，无翅。种子1，具凸起的胚乳和不规则的凸脉12～15。

生境分布 生长于池沼、水田、湖湾或静水中。全国各地均产。

采收加工 6～9月采收，洗净，除去杂质，晒干。

性味归经 辛，寒。归肺经。

功效主治 宣散风热，透疹，利尿。用于麻疹不透，风疹瘙痒，水肿尿少。

用法用量 煎服，3～9克。外用：适量，煎汤浸洗。

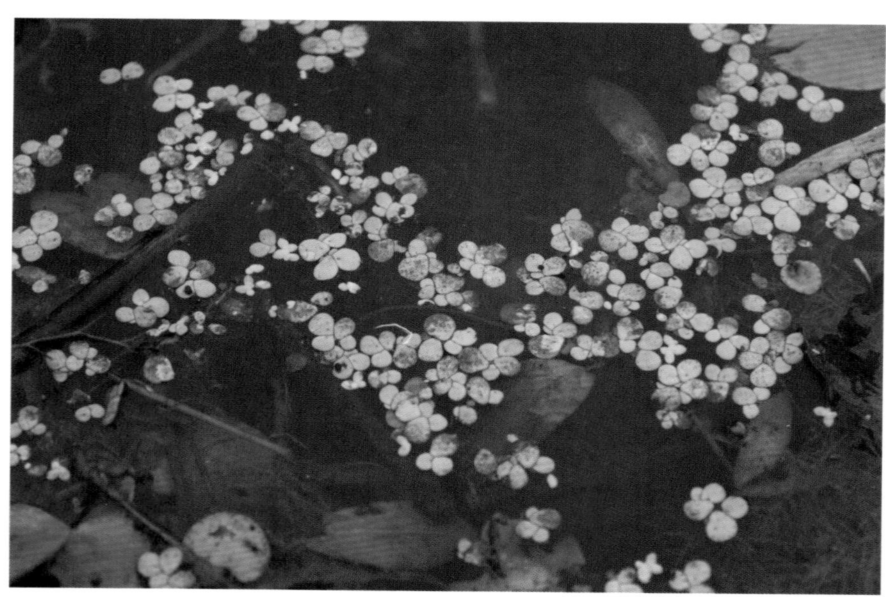

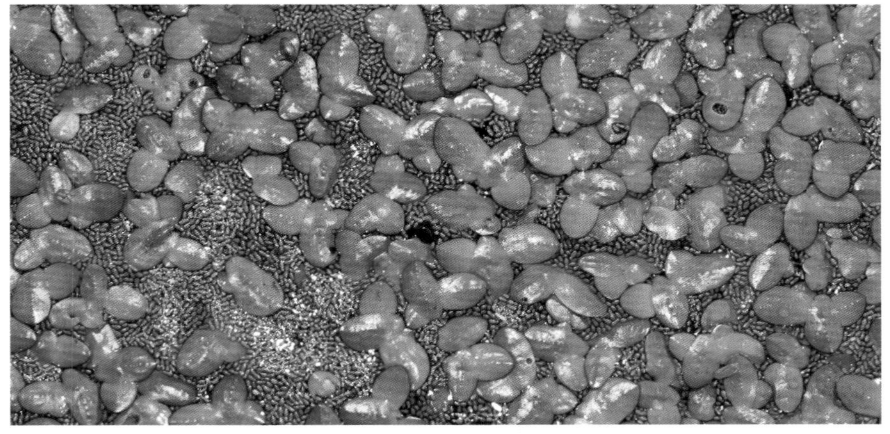

实用指南

精选验方

①**风热感冒：**浮萍、防风各10克，牛蒡子、薄荷、紫苏叶各6克。水煎服。②**急性肾小球肾炎、全身水肿：**浮萍9克，车前子10克，白茅根30克。水煎服。③**水肿：**浮萍120克，米糠500克。合研细末，炒熟，加红糖180克，泡开水服。④**诸种淋病或小便短涩：**浮萍15克。水煎服。⑤**浮肿小便不利：**浮萍10克，泽泻、车前子各12克。水煎服。⑥**麻疹初期发不透：**浮萍、牛蒡子各6克，升麻、菖蒲根各3克。水煎服，每日3次，并用浮萍水煎熏洗。⑦**痈疽发背初起：**鲜浮萍适量。捣烂敷患处。⑧**鼻出血：**浮萍适量。烘干研末，撒鼻孔。⑨**荨麻疹奇痒难忍：**浮萍、荆芥穗各30克，地肤子25克，千里光40克。用纱布袋装好药，放入锅中加水浓煎，趁温洗患处，可反复加温洗几次。

传统药膳

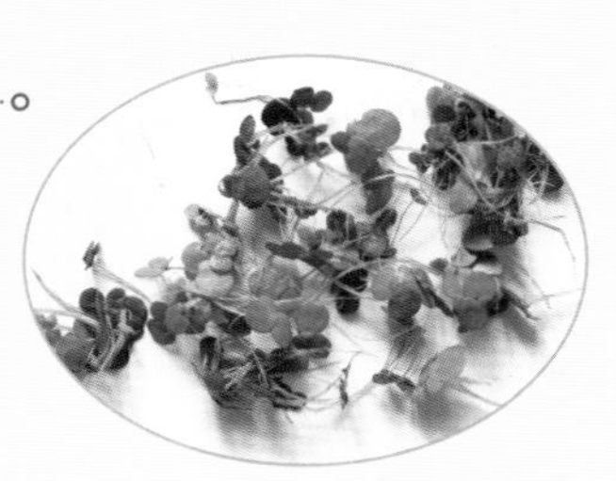

浮萍酒

原料：鲜浮萍（洗净）60克，醇酒250毫升。

制法：将鲜浮萍捣烂，装入盛有醇酒的瓶中，密封瓶口，浸泡5日，去渣取汁备用。

用法：每日1次，睡前取适量擦患处。

功效：透表止痒。

适用：风热性瘾疹、皮肤瘙痒等。

浮萍芝麻酱

原料：浮萍、黑芝麻各120克，盐50克。

制法：将浮萍与黑芝麻炒焦，研成细末，放碗中加盐、水，调成糊状即成。

用法：每日3次，佐餐食用，用量自酌，15日为1个疗程。

功效：益肾填精，行气活血。

适用：肾精亏乏、气血不能荣于肌肤所致的白癜风等。

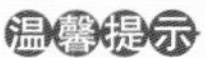

表虚自汗者不宜使用。

紫花地丁

Zi Hua Di Ding

别名 地丁、地丁草、紫地丁、堇堇草。

来源 本品为堇菜科植物紫花地丁 *Viola yedoensis* Makino 的干燥全草。

形态特征 多年生草本，全株具短白毛，主根较粗。叶基生，狭叶披针形或卵状披针形，顶端圆或钝，稍下延于叶柄呈翅状，边缘具浅圆齿，托叶膜质。花两侧对称、具长梗，卵状披针形，基部附器矩形或半圆形，顶端截形，圆形或有小齿。蒴果椭圆形，熟时3裂。

生境分布 生长于路旁、田埂和圃地中。分布于江苏、浙江及东北等地。

采收加工 春、秋两季采收，除去杂质，晒干。

性味归经 苦、辛，寒。归心、肝经。

功效主治 清热解毒，凉血消肿。用于疔疮肿毒，痈疽发背，丹毒，毒蛇咬伤。

用法用量 煎服，15～30克。外用：鲜品适量，捣烂敷患处。

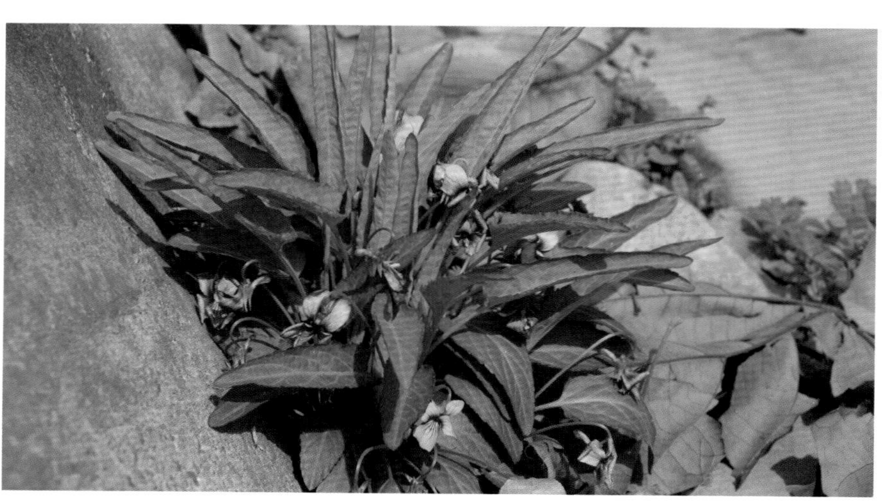

实用指南

精选验方

①**中耳炎：**紫花地丁12克，蒲公英10克（鲜品加倍）。将上药捣烂，置热水瓶中，以沸水冲泡大半瓶，盖闷10多分钟后，每日数次。②**丹毒：**紫花地丁、半边莲各12克，蒲公英10克。同捣碎，放入热水瓶中，冲入适量沸水闷泡15分钟，代茶频饮，每日1剂。③**前列腺炎：**紫花地丁16克，车前草12克，海金沙10克。水煎，每日1剂，分早、晚2次服，6日为1个疗程。④**毒蛇咬伤：**鲜紫花地丁100克。捣碎，用米泔水500毫升调取汁内服，每次50～100毫升，其渣加雄黄3克捣匀外敷，每日换药1次，连用5～10日。⑤**疔肿疮毒：**鲜紫花地丁100克。捣碎成泥调米泔水过滤，将滤液分早、中、晚3次内服，药渣外敷患处，每日1剂，连服3～6日。⑥**褥疮：**紫花地丁、金银花、蒲公英各50克，罂粟壳20克，赤石脂40克。共研极细面备用；取药粉适量，用50° 的白酒调成糊状，平敷患处，外用纱布覆盖固定，24小时换药1次。

传统药膳

地丁败酱糖汁

原料：紫花地丁、败酱草、蒲公英各30克，红糖适量。

制法：取前3味加水500毫升，煎取400毫升，加红糖适量。

用法：代茶频饮，每次200毫升，每日2次。

功效：清热解毒。

适用：产后感染发热。

温馨提示

体质虚寒者忌服。

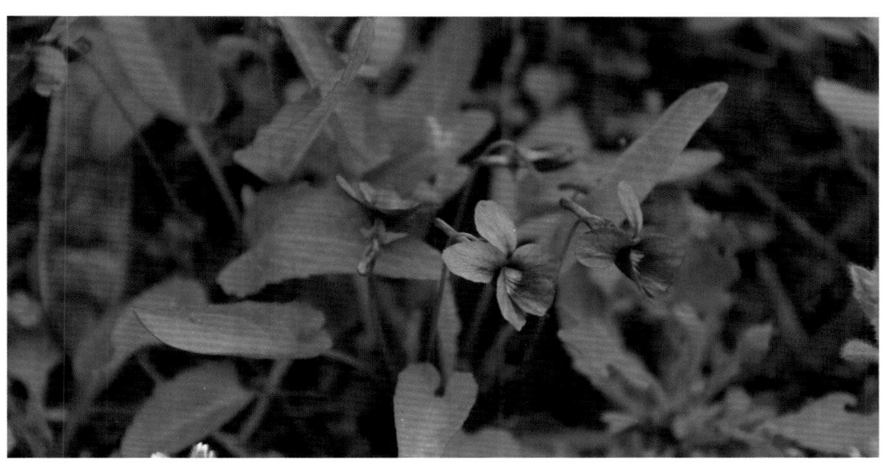

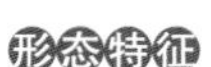

地锦草

Di Jin Cao

别名 草血竭、血见愁草、小虫儿卧单。

来源 本品为大戟科植物地锦 *Euphorbia humifusa* Willd.或斑地锦 *E. maculata* L. 的干燥全草。

形态特征 地锦：一年生匍匐草本。茎纤细，近基部分枝，带紫红色，无毛。叶对生；叶柄极短；托叶线形，通常3裂；叶片长圆形，长4～10毫米，宽4～6毫米，先端钝圆，基部偏狭，边缘有细齿，两面无毛或疏生柔毛，绿色或淡红色。杯状花序单生于叶腋；总苞倒圆锥形，浅红色，顶端4裂，裂片长三角形；腺体4，长圆形，有白色花瓣状附属物；子房3室；花柱3，2裂。蒴果三棱状球形，光滑无毛；种子卵形，黑褐色，外被白色蜡粉，长约1.2毫米，宽约0.7毫米。花期6～10月，果实7月渐次成熟。

斑地锦：本种与地锦草极相似，主要区别在于叶片中央有1紫斑，背面有柔毛；蒴果表面密被白色细柔毛；种子卵形，有角棱。花、果期与地锦草同。

生境分布 生长于田野、路旁及庭院间。全国各地均有分布，尤以长江流域及南方各省为多。

采收加工 夏、秋两季采收，除去杂质，晒干。

性味归经 辛，平。归肝、大肠经。

功效主治 清热解毒，凉血止血。用于痢疾，泄泻，咯血，尿血，便血，崩漏，疮疖痈肿。

用法用量 煎服，9～20克；鲜品30～60克，外用：适量。

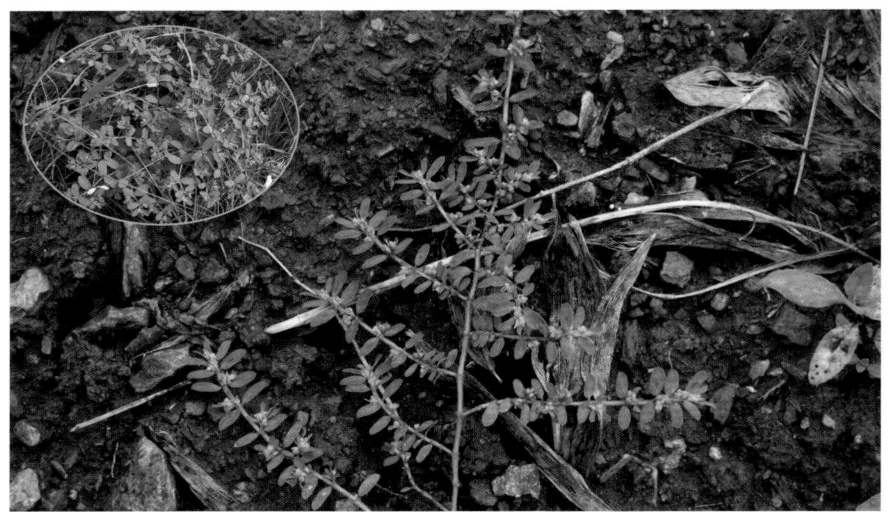

实用指南

精选验方

①**对口疮**：鲜地锦草适量。加醋少许，捣烂外敷。②**痈疮疔毒肿痛**：鲜地锦草适量。洗净，和酸饭粒、盐少许敷患处。③**风疮疥癣**：地锦草、满江红各适量。捣末敷。④**缠腰蛇（带状疱疹）**：鲜地锦草适量。捣烂，加醋搅匀，取汁涂患处。⑤**跌打肿痛**：鲜地锦草适量。同酒糟捣匀，略加面粉外敷。⑥**蛇咬伤**：鲜地锦草适量。捣敷。⑦**赤白痢**：地锦草适量。洗净晒干，研为末，米汤送服3克。⑧**小便血淋**：地锦草适量。加水捣服。⑨**刀伤出血不止**：地锦草适量。捣烂涂上。

传统药膳

地锦鸡肝

原料：地锦全草6～10克，鸡肝2具。

制法：用地锦草同鸡肝蒸熟。

用法：食肝喝汤。

功效：健胃补肝。

适用：小儿疳积。

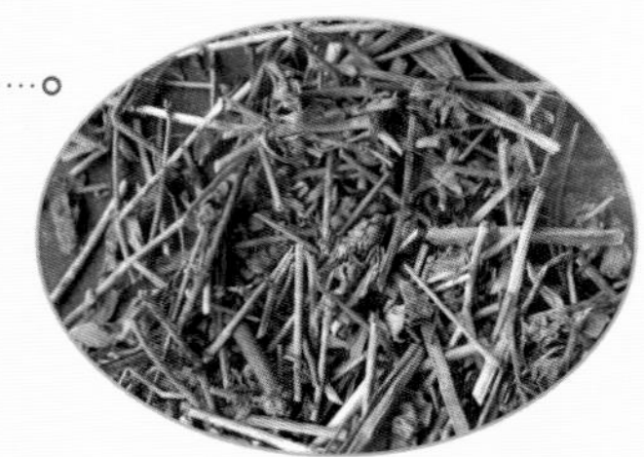

千里光
Qian Li Guang

别名 九里明、九里光、千里及、眼明划、黄花草。

来源 本品为菊科植物千里光 *Senecio scandens* Buch. -Ham 的地上部分。

形态特征 多年生草本，有攀缘状木质茎，高1～5米，有微毛，后脱落。叶互生，卵状三角形或椭圆状披针形，长4～12厘米，宽2～6厘米，先端渐尖，基部楔形至截形，边缘有不规则缺刻状齿裂，或微波状或近全缘，两面疏被细毛。头状花序顶生，排成伞房状；总苞筒形，总苞片1层；花黄色，舌状花雌性，管状花两性。瘦果圆柱形，有纵沟，被短毛，冠毛白色。花、果期秋冬季至次年春。

生境分布 生长于路旁及旷野间。分布于江苏、浙江、安徽、江西、湖南、四川、贵州、云南、广东、广西等地。

采收加工 夏、秋两季采收，扎成小把或切段，晒干。

性味归经 苦，寒。归肺、肝经。

功效主治 清热解毒，明目，利湿。用于痈肿疮毒，感冒发热，目赤肿痛，泄泻痢疾，皮肤湿疹。

用法用量 煎服，15～30克。外用：适量，煎水熏洗。

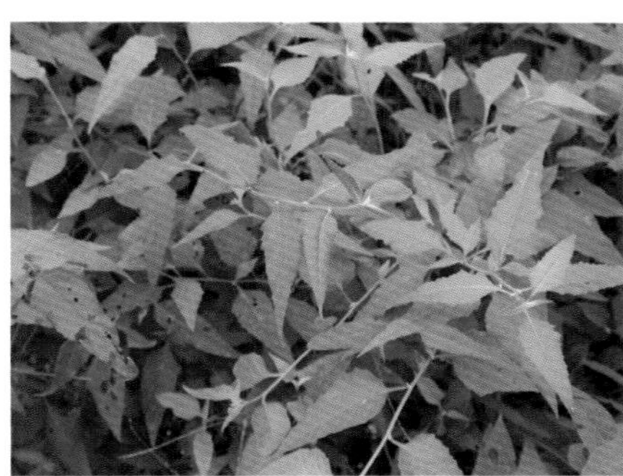

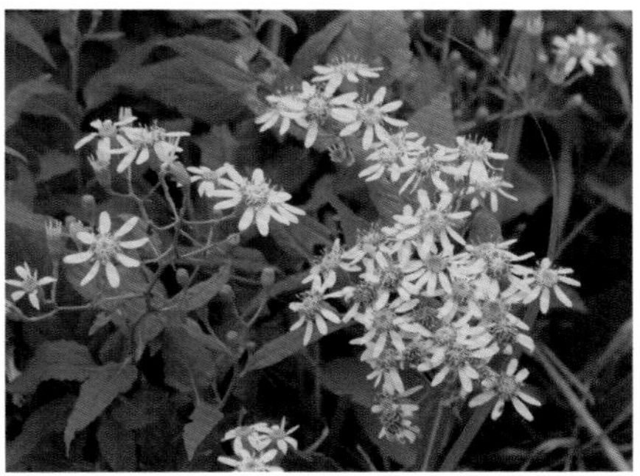

实用指南

精选验方

①**皮肤湿疹瘙痒：**鲜千里光适量。洗净，捣烂取汁外涂。②**细菌性痢疾：**千里光、金银花或小青草各适量。水煎服。③**滴虫阴道炎、宫颈炎：**千里光15克（或配花椒5克），煎液涂阴道周壁，并用棉球蘸药液塞入阴道，12～24小时后取出，每日1次，5次为1个疗程。④**钩端螺旋体病：**千里光、土茯苓各适量。水煎服。⑤**睑腺炎：**千里光、一点红、马兰草各15克。水煎服。⑥**腮腺炎：**千里光、一点红各30克。水煎服。⑦**过敏性皮炎、漆疮：**千里光、野菊花、白花蛇舌草、忍冬藤、鸡眼草各15克。水煎服；另取千里光、盐肤木、杠板归、漆大姑各60克，煎水洗患处。⑧**急性扁桃体炎：**千里光60克。水煎2次，每次30分钟，分2次服。⑨**烫伤：**鲜千里光叶适量。捣烂，加冰片少许，用第2次洗米水调成糊状，敷患处。⑩**痈疮溃烂：**鲜千里光30克，鲜金银花叶、鲜半边莲、鲜路边青各15克，鲜刺苋叶3克。共捣烂敷患处，药量视患处大小加减。

传统药膳

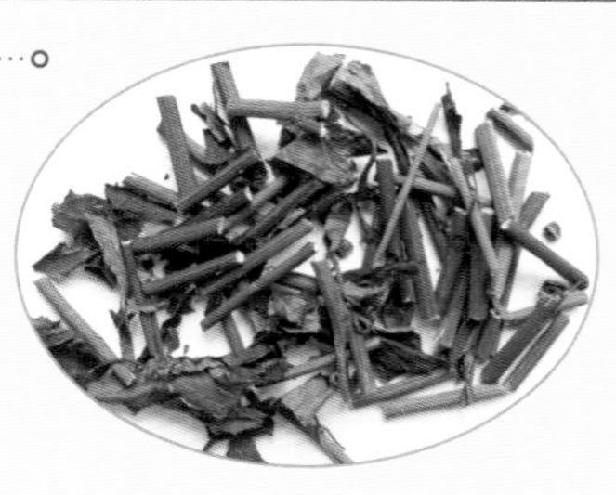

千里光茶

原料：千里光500克。

制法：将千里光干燥全草，切成细末，贮净瓶备用。

用法：每次15克，用白开水冲泡，当茶频饮。

功效：清热解毒。

适用：丹毒、急性肠炎、急性扁桃体炎等。

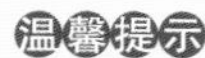

温馨提示

脾胃虚寒者慎服。

马鞭草
Ma Bian Cao

别名 马鞭、白马鞭、龙芽草、铁马鞭、野荆芥。

来源 本品为马鞭草科植物马鞭草 *Verbena officinalis* L. 的干燥地上部分。

形态特征 多年生草本，高30～120厘米；茎四方形，上部方形，老后下部近圆形，棱和节上被短硬毛。单叶对生，卵形至长卵形，长2～8厘米，宽1.5～5厘米，3～5深裂，裂片不规则的羽状分裂或不分裂而具粗齿，两面被硬毛，下面脉上的毛尤密。花夏秋开放，蓝紫色，无柄，排成细长、顶生或腋生的穗状花序；花萼膜质，筒状，顶端5裂；花冠长约4毫米，微呈二唇形，5裂；雄蕊4，着生于冠筒中部，花丝极短；子房无毛，花柱短，顶端浅2裂。果包藏于萼内，长约2毫米，成熟时裂开成4个小坚果。

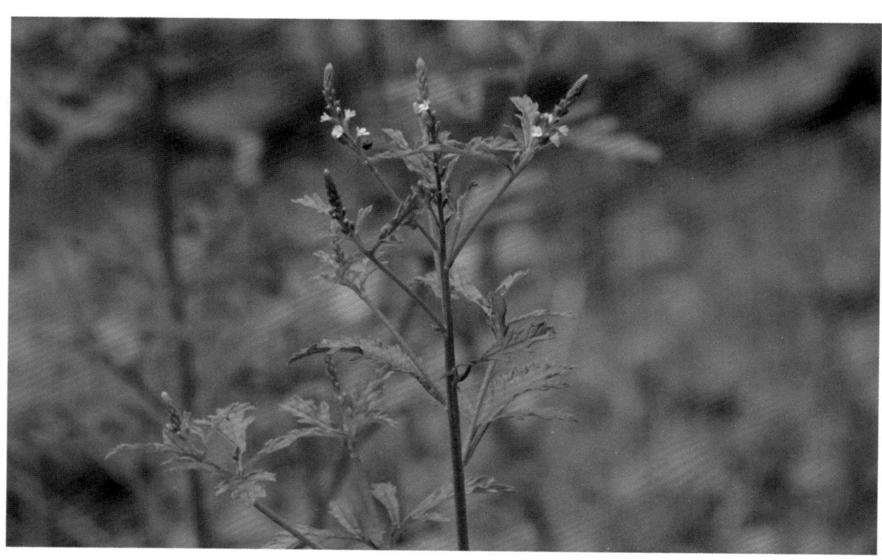

生境分布 生长于山坡、路旁和村旁荒地上。我国大部分地区有分布。

采收加工 6～8月花开时采割，除去杂质，晒干。

性味归经 苦，凉。归肝、脾经。

功效主治 活血散瘀，截疟，解毒，利水消肿。用于癥瘕积聚，经闭痛经，疟疾，喉痹，痈肿，水肿，热淋。

用法用量 煎服，5～10克；捣汁服，鲜品30～60克；或入丸、散。外用：适量，捣敷或煎水洗。

实用指南

精选验方

①**痢疾、急性胃肠炎：**马鞭草适量。研末，每次3克，每日2～3次，连服1周。②**肝区疼痛：**马鞭草、八月札、石燕各30克。每日1剂，水煎服。③**风火牙龈肿痛：**马鞭草30克。水煎服，每日1剂；或以马鞭草90～120克，加鸡蛋3个，水煎服。④**口腔溃疡：**鲜马鞭草30克（干品15克）。水煎2次，混合后分早、晚2次服，每日1剂。⑤**感冒发热：**马鞭草、板蓝根各18克，水煎服。每日1剂分2次，必要时可口服2剂。

传统药膳

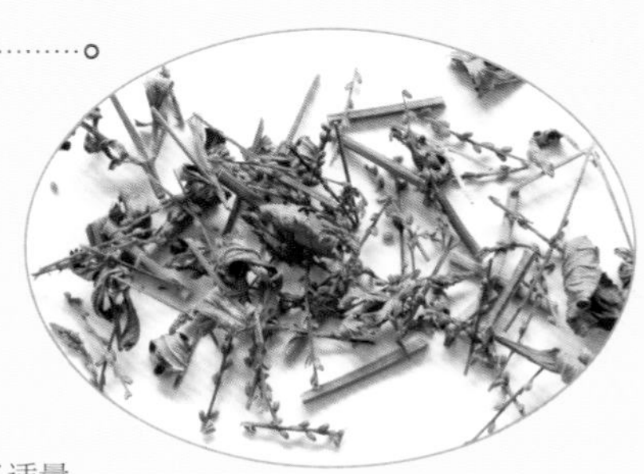

马鞭草茶

原料：马鞭草60克。

制法：将马鞭草用水洗一下，放入沙锅中，加水煎汤。

用法：代茶频饮，每日1剂。

功效：清热解毒。

适用：前列腺癌。

马鞭山楂酒

原料：马鞭草60克，山楂30克，红糖、黄酒各适量。

制法：将马鞭草、山楂加水先煎取汁，兑入红糖、黄酒温服。

用法：每日1剂。

功效：调经止痛。

适用：痛经。

马鞭草蒸猪肝

原料：鲜马鞭草50克，鲜猪肝100克。

制法：先将鲜马鞭草洗净，切碎，放盘中，再将猪肝切成薄片，另放盘中，将此盘置于马鞭草盘上，上屉蒸，用马鞭草的气味蒸猪肝，待肝熟即可。

用法：每日1次，每次1剂，佐餐食用，用5～7剂即可。

功效：益肝清热，除湿止带。

适用：肝经湿热下注所致的带下病。

温馨提示

孕妇慎服。

天山雪莲

Tian Shan Xue Lian

别名 寒雪草、天山雪莲花、新疆雪莲花。

来源 本品系维吾尔族习用药材。为菊科植物天山雪莲 *Saussurea involucrata* (Kar. et Kir.) Sch.-Bip. 的干燥地上部分。

形态特征 多年生草本，高10～30厘米。茎粗壮，基部有许多棕褐色丝状残存叶片。叶密集，无柄，叶片倒披针形，长10～13厘米，宽2.5～4.5厘米，先端渐尖，基部抱茎，边缘有锯齿。头状花序顶生，密集；总苞片叶状，卵形，多层，近似膜质，白色或淡绿黄色；花棕紫色，全为管状花。瘦果，冠毛白色，刺毛状。花期7月。

生境分布 生长于高山石缝、砾石和沙质河滩中。分布于新疆、青海、甘肃等地。

采收加工 夏、秋两季花开时采收，阴干。

性味归经 维吾尔医：性质，二级湿热。中医：微苦，温。

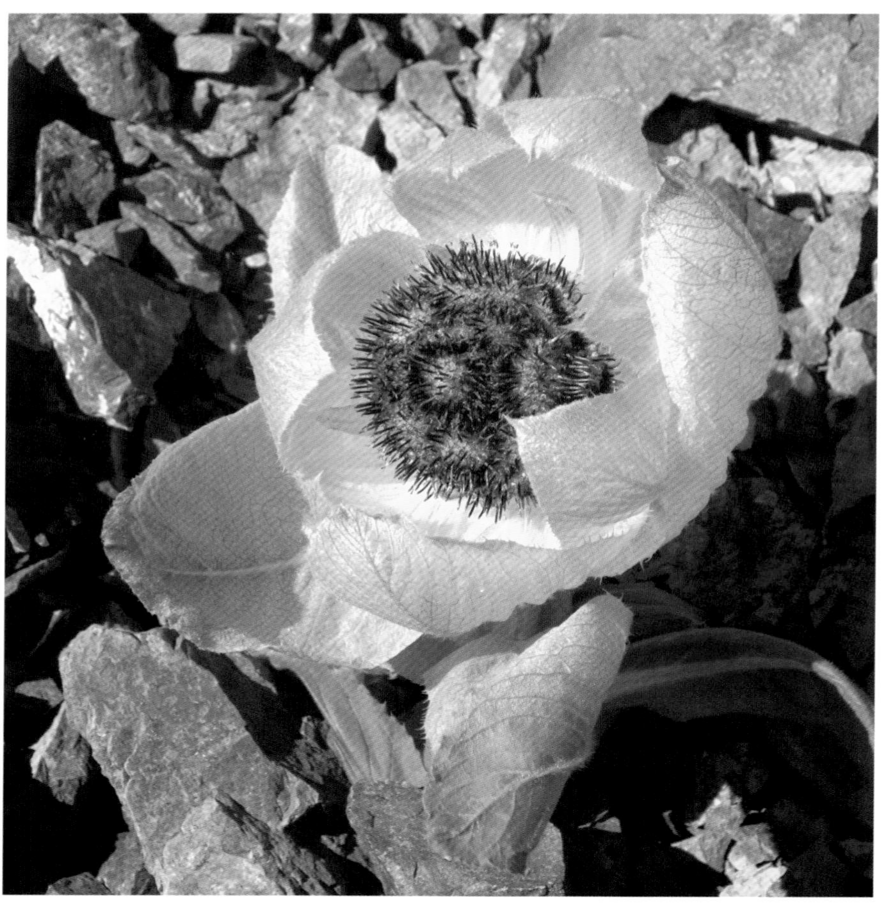

功效主治 维吾尔医：补肾活血，强筋骨，营养神经，调节异常体液。用于风湿性关节炎，关节疼痛，肺寒咳嗽，肾与小腹冷痛，白带过多等。中医：温肾助阳，祛风胜湿，通经活血。用于风寒湿痹痛、类风湿关节炎，小腹冷痛，月经不调。

用法用量 水煎或酒浸服，3～6克。外用：适量。

实用指南

传统药膳

雪莲花酒

原料：雪莲花50克，白酒500毫升。

制法：将雪莲花放入白酒中密封，浸泡10日后饮用。

用法：每日2次，每次30～50毫升。

功效：祛湿止痛。

适用：类风湿关节炎、关节炎引起的关节疼痛、麻木、四肢不温等。

雪莲花茶

原料：雪莲花5克。

制法：将雪莲花放入茶杯中，冲入沸水适量，浸泡10～20分钟后饮用。

用法：每日1剂。

功效：祛湿止痛。

适用：类风湿关节炎、关节炎引起的关节疼痛、麻木、四肢不温等。

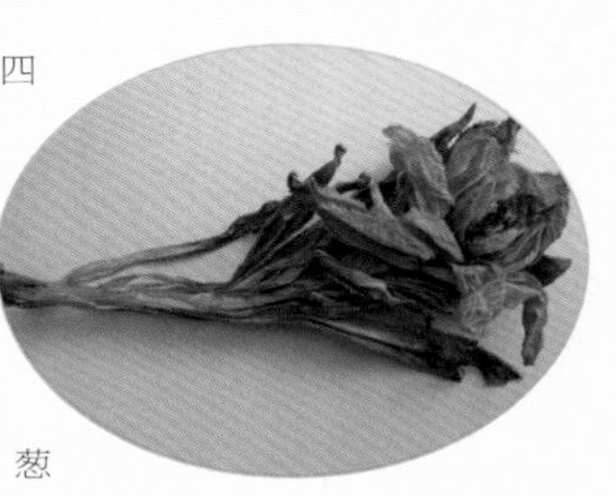

二花牛筋汤

原料：雪莲花、鸡冠花、香菇各10克，牛蹄筋100克，火腿15克，生姜、葱花、料酒、味精、盐等各适量。

制法：将牛筋泡软，洗净，切段，放入蒸碗中，雪莲花、鸡冠花点缀四周，香菇、火腿摆其上面，放入生姜、葱花、料酒、味精、盐等，上笼蒸3小时左右服食。

用法：每日1剂。

功效：活血化瘀，通络止通。

适用：气滞血瘀所致的头痛。

雪莲花羊肉汤

原料：雪莲花30克，黄羊肉100克，调味品适量。

制法：将雪莲花洗净，羊肉洗净，切块，用沸水煮5～10分钟后取出，以冷水浸泡去除膻味，而后将水煮开，下羊肉及雪莲花，煮至羊肉熟后，加葱花、盐、味精、猪油、姜末、胡椒等适量调味服食。

用法：每日1剂。

功效：健脾温肾。

适用：肾虚阳痿。

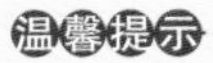

温馨提示

孕妇忌服。

二、根和根茎类

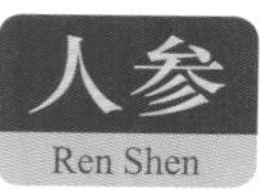

人参 Ren Shen

别名 地精、黄参、神草。

来源 本品为五加科植物人参 *Panax ginseng* C. A. Mey. 的干燥根及根茎。

形态特征 多年生草本，根状茎（芦头）短，上有茎痕（芦碗）和芽苞；茎单生，直立，高40～60厘米。叶为掌状复叶，2～6枚轮生茎顶，小叶3～5，中部的1片最大，卵形或椭圆形，基部楔形，先萼渐尖，边缘有细尖锯齿，上面沿中脉疏被刚毛。伞形花序顶生，花小，花萼钟形；花瓣淡黄绿色。浆果状核果扁球形或肾形，成熟时鲜红色，扁圆形，黄白色。

生境分布 生长于昼夜温差小的海拔500～1100米山地缓坡或斜坡地的针阔混交林或杂木林中。分布于吉林、辽宁、黑龙江、河北等地。多为栽培品，习称“园参”；野生品产量少，习称“野山参”。

采收加工 多于秋季采挖，洗净晒干或烘干。

性味归经 甘、微苦，微温。归脾、肺、心、肾经。

功效主治 大补元气，复脉固脱，补脾益肺，生津养血，安神益智。用于体虚欲脱，肢冷脉微，脾虚食少，肺虚喘咳，津伤口渴，内热消渴，久病虚羸，惊悸失眠，阳痿宫冷，心力衰竭，心源性休克。

用法用量 另煎，兑入汤剂服，3～9克；也可研粉吞服，每次2克，每日2次。

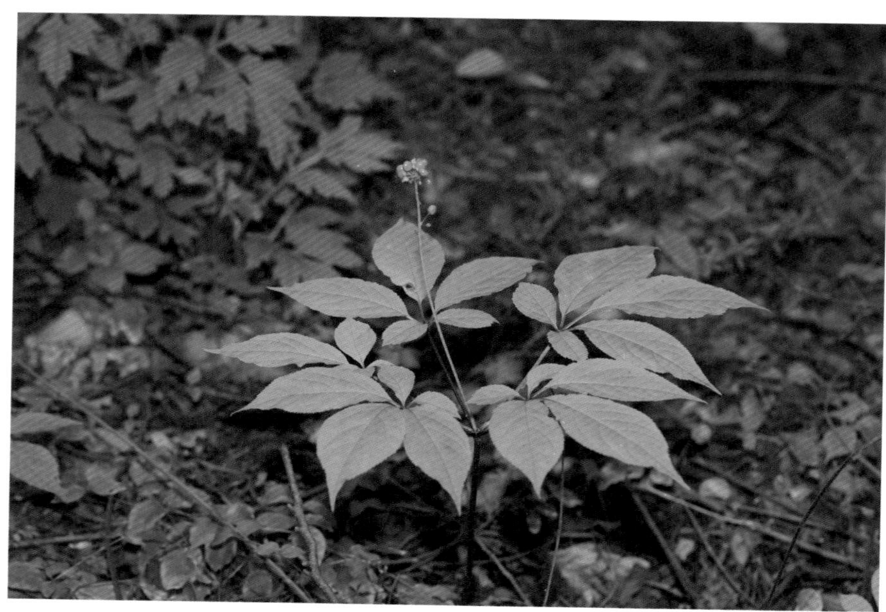

精选验方

①**脱肛**：人参芦头20枚。文火焙干研末，分20包，早、晚空腹米饮调服1包。②**心律失常**：人参3～5克（或党参15克），麦冬10克。水煎，饮汤食参，每日2剂。

传统药膳

鲜人参滑鸡煲

原料：鲜人参20克，鸡肉200克，鲜蘑菇50克，黑木耳30克，绍酒、葱、姜、盐、酱油、鸡蛋、芡粉、上汤、素油各适量。

制法：把鲜人参洗净，顺切成薄片，鸡肉洗净，切成小块，鲜蘑菇洗净、切片，黑木耳水发，去蒂根，撕成瓣状，姜拍松，葱切段，鸡肉放入碗中，把鸡蛋打入，加酱油、芡粉、盐拌匀，放入烧热的油锅中滑透，用漏勺捞起，沥干油，待用，把油倒出，留下30克，再烧热，下入姜、葱煸香，下入滑过的鸡块和蘑菇、鲜人参、黑木耳，加入适量上汤，用小火煲30分钟即成。

用法：每日1次，佐餐食用。

功效：补气生精。

适用：精气不足型心脏疾病者。

人参黄芪粥

原料：人参、白糖各5克，黄芪20克，粳米80克，白术10克。

制法：将人参、黄芪、白术切成薄片，清水浸泡40分钟后，放入沙锅中加水煮开，再用小火慢煮成浓汁，取出药汁后，再次加水煮开后取汁，合并两次药汁，早、晚分别用作煮粳米粥。

用法：加白糖趁热食用。5日为1个疗程。

功效：补正气，疗虚损，抗衰老。

适用：五脏虚衰、久病体弱、气短自汗、脾虚泄泻、食欲不振、气虚浮肿等。

人参莲肉汤

原料：人参（糖参）10克，莲子（去皮、去心）10枚，冰糖30克。

制法：将人参、莲子放入碗内，加清水适量，泡发后，再加冰糖；将盛人参、莲子的碗放入锅内隔水蒸1小时即成。

用法：人参可连续应用3次，次日再加莲子、冰糖，如上述制法蒸制，服用，第3次可连同人参一起吃完。

功效：补气益脾。

适用：中老年人病后体虚、气弱、脾虚、食少、疲倦、自汗、泄泻等。

人参益肺酒

原料：人参20克，白酒、黄酒各250毫升。

制作：将人参洗净，晾干表面水分，放入洁净的瓶里，倒入白酒和黄酒，加盖密封，浸泡10日后即可饮用。

用法：每次饮15毫升，每日1～2次。

功效：益肺阴，生津液，清虚火。

适用：咽干口渴、肺虚久咳、虚热疲倦者。

温馨提示

实证、热证而正气不虚者忌服。反藜芦，畏五灵脂，萝卜。服人参时不宜喝茶、食萝卜，以免影响药力。

干姜

Gan Jiang

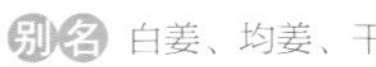

别名 白姜、均姜、干生姜。

来源 本品为姜科植物姜 *Zingiber officinale* Rosc. 的干燥根茎。

形态特征 多年生草本，高40～100厘米。叶2列，线状披针形，光滑无毛。花茎自根茎生出，高约20厘米；穗状花序卵形至椭圆形；苞片淡绿色，卵圆形；花冠黄绿色，裂片披针形；唇瓣中央裂片长圆状倒卵形，较花冠裂片短，有淡紫色条纹及淡黄色斑点；雄蕊微紫色。蒴果。种子多数，黑色。花期8月。

生境分布 生长于阳光充足、排水良好的沙质地。我国大部分地区有栽培。分布于四川、贵州等地。

采收加工 冬季采挖，除去须根及泥沙，晒干或低温干燥。趁鲜切片晒干或低温干燥者称“干姜片”。

性味归经 辛，热。归脾、胃、肾、心、肺经。

功效主治 温中散寒，回阳通脉，温肺化饮。用于脘腹冷痛，呕吐泄泻，肢冷脉微，寒饮喘咳。

用法用量 煎服，3～10克。

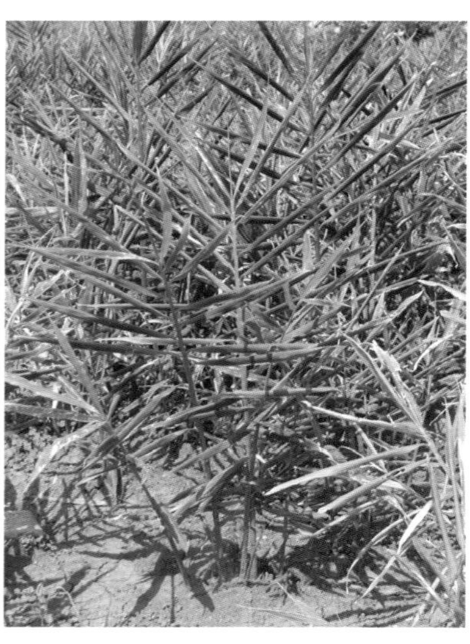

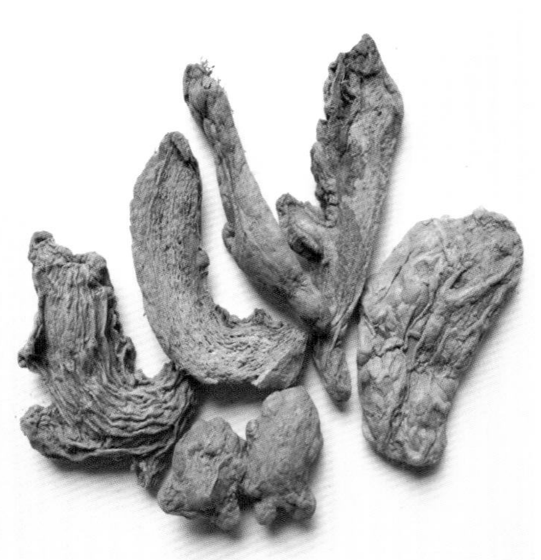

实用指南

精选验方

①**中寒水泻**：炮姜适量。研末，饮服10克。②**崩漏、月经过多**：炮姜10克，艾叶15克，红糖适量。水煎服。③**脾寒疟疾**：干姜、高良姜各等份。研末，每次6克，水冲服。④**赤痢**：干姜适量。烧黑存性，候冷研为末，每次3克，用米汤送饮。⑤**痛经**：干姜、红糖、大枣各30克。将大枣去核洗净，干姜洗净切片，加红糖同煎汤服，每日2次，温热服。

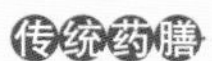

传统药膳

干姜木瓜粥

原料：干姜30克，木瓜15克，茯苓粉50克，粳米60克。

制法：用清水适量先煮干姜、木瓜半小时，去渣取汁，再煮粳米，米将烂时加茯苓粉、红糖，小火熬粥，搅匀即可。

用法：早、晚空腹服食，连服数日。

功效：温中补虚，化湿止痢。

适用：寒湿下痢、泄泻、腹胀、纳差、舌淡苔厚等。

温馨提示

阴虚内热、血热妄行者忌用。孕妇慎用。

大黄
Da Huang

别名 黄良、肤如、将军、川军、锦纹大黄。

来源 本品为蓼科植物掌叶大黄 *Rheum palmatum* L. 等的干燥根及根茎。

形态特征 掌叶大黄：多年生高大草本。叶多根生，根生具长柄，叶片广卵形，深裂至叶片1/2处。茎生叶较小，互生。花小紫红色，圆锥花序簇生。瘦果三角形有翅。

唐古特大黄：与上种相似，不同处为叶片分裂极深，裂片呈细长羽状。花序分枝紧密，常向上贴于茎。

药用大黄：叶片浅裂达1/4处。花较大，黄色。

生境分布 生长于山地林缘半阴湿的地方。分布于四川、甘肃、青海、西藏等地。

采收加工 秋末茎叶枯萎或次春发芽前采挖，除去细根，刮去外皮，切瓣或段，绳穿成串干燥或直接干燥。

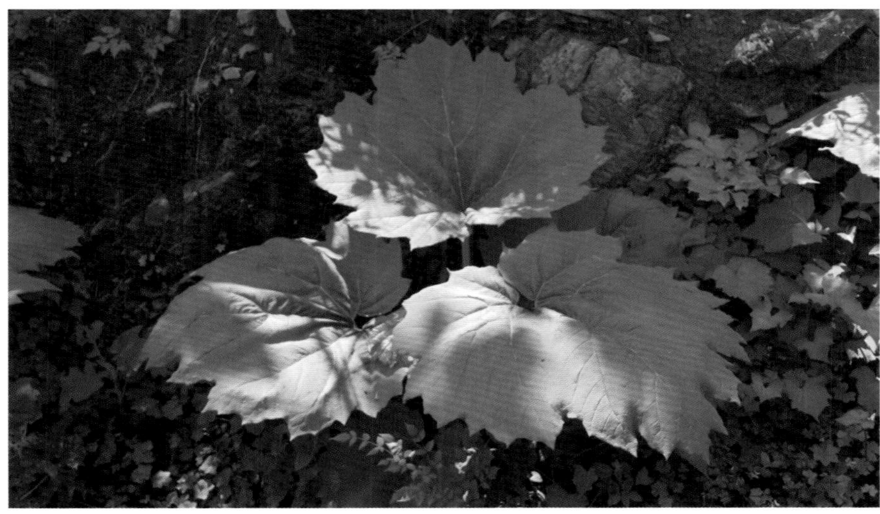

性味归经 苦，寒。归脾、胃、大肠、肝、心包经。

功效主治 泻热通肠，凉血解毒，逐瘀通经。用于实热便秘，积滞腹痛，泻痢不爽，湿热黄疸，血热吐衄，目赤，咽肿，肠痈腹痛，痈肿疔疮，瘀血经闭，跌打损伤；外治水火烫伤。

用法用量 煎服，3～15克。外用：适量，研末调敷患处。

实用指南

精选验方

①**食积腹痛：**大黄、砂仁各9克，莱菔子30克。水煎服，每日3次。②**胆囊炎、胆石症：**大黄、黄连各9克，枳壳、黄芩、木香各12克。水煎服，每日3次。③**急性胰腺炎：**大黄12克，柴胡、白芍各15克，胡黄连、延胡索、黄芩、木香、芒硝各9克。水煎服，每日3次。

传统药膳

大黄粥

原料：大黄10克，大米100克。

制法：将大黄择净，放入锅中，加清水适量，浸泡5～10分钟后，水煎取汁备用。将大米淘净，加清水适量煮粥，待熟时调入大黄药汁，再煮一二沸即成；或将大黄2～3克研为细末，调入粥中即可。

用法：每日1剂。

功效：泻下通便，清热解毒，活血化瘀，清泄湿热。

适用：热毒炽盛、热结便秘、跌打损伤、癥瘕积聚、湿热黄疸、小便淋涩等。

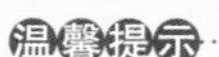

温馨提示

本品苦寒，易伤胃气，脾胃虚弱者慎用；妊娠期、月经期、哺乳期妇女忌用。

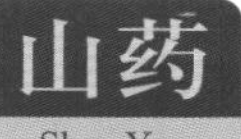

山药 Shan Yao

别名 土薯、薯药、薯蓣、山芋、玉延、怀山药。

来源 本品为薯蓣科植物薯蓣 *Dioscorea opposita* Thunb. 的干燥根茎。

形态特征 多年生缠绕性宿根草质藤本。块茎长而粗壮，外皮灰褐色，有须根，茎常带紫色。单叶在茎下部互生，中部以上对生，少数为3叶轮生，叶片三角形至宽卵形或戟形，变异大。花极小，单性，雌雄异株，穗状花序，雄花序直立，聚生长于叶腋内。蒴果扁圆形，具3棱，翅状，表面被白粉。种子扁圆形，四周有膜质宽翅。

生境分布 生长于排水良好、疏松肥沃的土壤中。分布于河南、山西等地，全国各地均有栽培。

采收加工 冬季茎叶枯萎后采挖，切去根头，洗净，除去外皮及须根，干燥；也有选择肥大顺直的干燥山药，置清水中，浸至无干心，闷透，切齐两端，用木板搓成圆柱状，晒干，打光，习称“光山药”。

性味归经 甘，平。归脾、肺、肾经。

功效主治 补脾养胃，生津益肺，补肾涩精。用于脾虚食少，久泻不止，肺虚喘咳，肾虚遗精，带下，尿频，虚热消渴。麸炒山药补脾健胃，用于脾虚食少，泄泻便溏，白带过多。

用法用量 煎服，15～30克；或研末吞服，每次6～10克。外用：鲜品适量，捣敷。

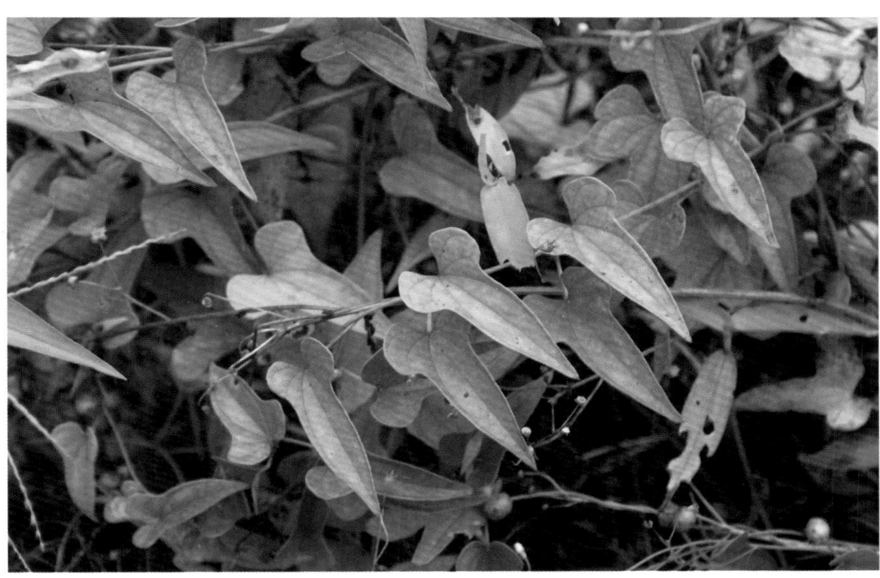

实用指南

精选验方

①**久病咳喘、痰少或无痰、咽干口燥：**鲜山药60克。切碎，捣烂，加甘蔗汁半碗和匀，火上炖熟服用。②**健脾益肾、补肺定喘、润肤养颜：**山药50克，核桃仁20克，大枣10克，小米30～50克。加水适量，煮至米烂汤黏，代粥佐餐。③**遗尿：**山药适量。炒研末，每次10克，每日3次，开水冲服。④**白带过多，腰痛：**生山药、生薏苡仁、芡实各30克。加水适量煮至米烂汤黏，分2次服。

传统药膳

山药饼

原料：山药粉50克，白面300克，素油、味精、葱、盐各适量。

制法：山药烘干，碾成细粉；葱洗净，切碎。山药粉、面粉，加盐、味精、葱花和适量清水，揉成面团，制成饼子生坯，备用。将炒锅置大火上烧热，加入素油，烧六成热时，下入饼，两面煎成金黄色即成。

用法：每日1次，每次吃饼100～150克，正餐食用。

功效：健脾补肺，固肾益精。

适用：脾虚泄泻、久痢、虚劳咳嗽、消渴、遗精、带下、小便频数等。

山药糯米炖猪肚

原料：山药50克，糯米250克，猪肚1个，胡椒粉、味精、料酒、葱、姜、盐各适量。

制法：将山药润透切片；糯米去泥沙，淘洗干净；猪肚洗净；姜切片，葱切段。将山药、糯米装入猪肚内，缝上口，置入锅内，加入姜、葱、料酒和水，用大火烧沸，再用小火炖煮45分钟，加入盐、味精、胡椒粉即成。

用法：每日1次，每次吃猪肚、山药、糯米，佐餐食用。

功效：暖脾胃，补中气，固肾腰。

适用：脾胃虚寒、小便频数、小儿疳积等。

山药薏苡仁粥

原料：生山药、生薏苡仁、粳米各50克，柿饼30克。

制法：将生山药洗净，切成薄片，生薏苡仁去壳洗净，粳米淘洗净，柿饼去净灰渣，去核，同入锅内，掺水煮成粥食用。

用法：每次食适量。

功效：补肺气，健脾气，养胃阴。

适用：阴虚内热、劳伤干咳、大便泄泻、食欲不振、四肢乏力等。

山药大枣粥

原料：山药30克，大枣10枚，粳米100克，冰糖适量。

制法：将粳米、山药、大枣（去核）洗净，放入沙锅，加水适量，煮烂成粥，再加入冰糖，搅拌均匀即可。

用法：可供早餐或晚餐食用。

功效：补气血，健脾胃，抗衰老。

适用：脾胃虚弱、气血不足者。

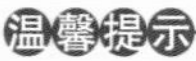

温馨提示

本品养阴而兼涩性，能助湿，故湿盛中满或有积滞者不宜单独使用。实热邪实者忌用。

千年健

Qian Nian Jian

别名 一包针、千年见、千颗针。

来源 本品为天南星科植物千年健 *Homalomena occulta* (Lour.) Schott 的干燥根茎。

形态特征 多年生草本。根茎匍匐，细长，根肉质，密被淡褐色短茸毛，须根纤维状。鳞叶线状披针形，向上渐狭，锐尖，叶片膜质至纸质，箭状心形至心形。花序1～3，生鳞叶之腋，花序柄短于叶柄；佛焰苞绿白色，长圆形至椭圆形，花前度卷成纺锤形，盛花时上部略展开呈短舟状。浆果；种子褐色，长圆形。

生境分布 生长于树木繁茂的阔叶林下、土质疏松肥沃的坡地、河谷或溪边阴湿地。分布于广西、云南等地。

采收加工 春、秋两季采挖，洗净，除去外皮，晒干。

性味归经 苦、辛，温。归肝、肾经。

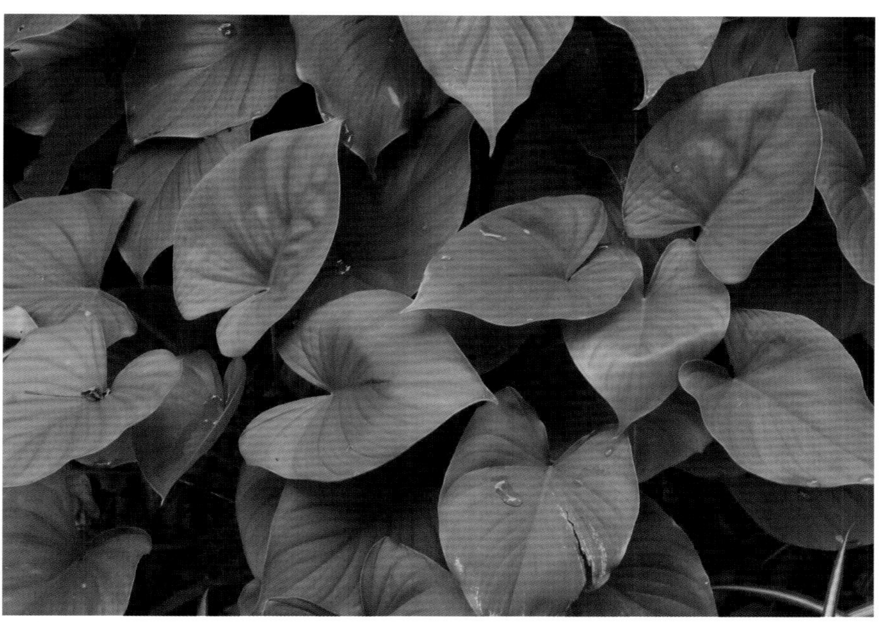

功效主治 祛风湿，壮筋骨。用于风寒湿痹，腰膝冷痛，下肢拘挛麻木。

用法用量 煎服，5～10克；或浸酒，入丸、散用。

实用指南

精选验方

①**风湿性关节炎：**千年健、海风藤、青风藤、桑寄生各15克，独活、羌活各10克。水煎服。②**跌打损伤、瘀滞肿痛：**鲜千年健60克。捣烂，调酒外敷。③**肢体麻木、下肢无力：**千年健、牛膝、五加皮、木瓜各15克。浸酒服。④**跌打损伤、瘀滞肿痛：**千年健、川芎各10克，红花8克。水煎服。⑤**老年寒湿膝痛、腰痛：**千年健、宣木瓜、海风藤、川牛膝、当归身、杜仲各9克，桑枝15克，熟地黄12克，桂枝、秦艽、虎骨胶（溶化）各6克。水煎服。

传统药膳

千年健酒

原料：千年健10克，白酒500毫升。

制法：千年健浸入白酒中，1周后即成。

用法：每次饮1小盅，每日2次。

功效：温阳利湿，活血通络。

适用：下肢静脉曲张。

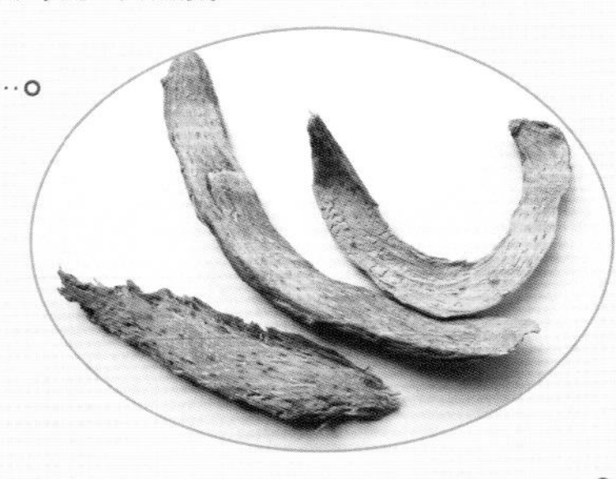

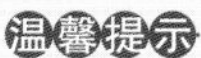

温馨提示

本品辛温，阴虚内热者不宜用。

川木通

Chuan Mu Tong

别名 淮通、淮木通、小木通。

来源 本品为毛茛科植物小木通 *Clematis armandi* Franch. 的干燥藤茎。

形态特征 攀缘灌木。茎褐色或紫色，有条纹。3出复叶对生，小叶卵形，先端急尖或渐尖，3浅裂，边缘有锯齿，两面疏被短柔毛；叶柄长。花2～5朵簇生，花梗细长，疏被短柔毛；萼片4，白色，外面疏被短柔毛。瘦果扁卵形，无毛。花期5～7月，果期7～9月。

生境分布 生长于林边及半阴处。分布于四川、湖南、陕西、贵州、湖北等地。

采收加工 春、秋两季采收，除去粗皮，晒干，或趁鲜切薄片，晒干。

性味归经 苦，寒。归心、小肠、膀胱经。

功效主治 利尿通淋，清心除烦，通经下乳。用于淋证，水肿，心烦尿赤，口舌生疮，湿热痹痛，经闭乳少。

用法用量 煎服，3～6克。

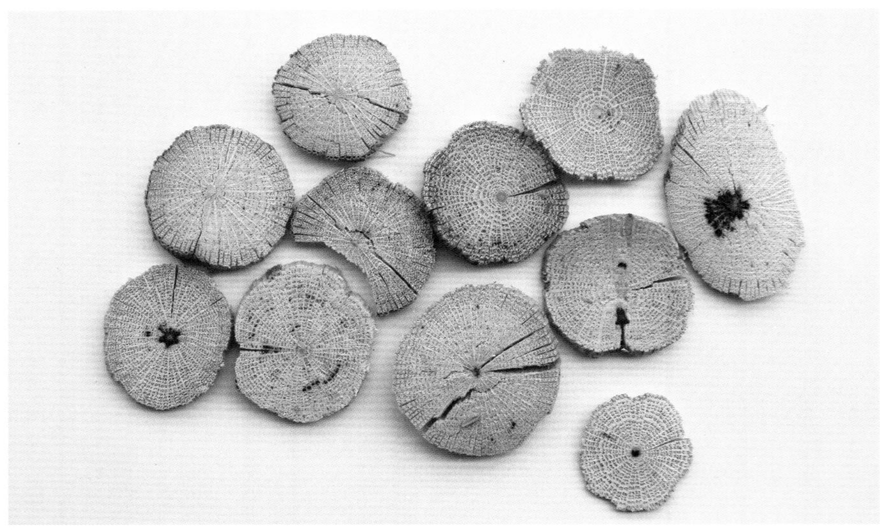

实用指南

精选验方

①**小儿心热（小肠有火，便亦淋痛，面赤狂躁，口糜舌疮，咬牙口渴）：**川木通、生地黄、生甘草各等份。上研为末，每次15克，入淡竹叶，水煎服。②**尿血（热性病引起的）：**川木通、生地黄、牛膝、黄柏、天冬、五味子、麦冬、甘草各适量。同煎服。

温馨提示

精滑遗尿、小便过多者及孕妇禁服。

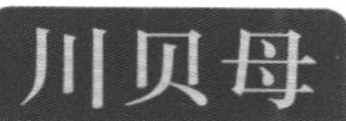

川贝母

Chuan Bei Mu

别名 贝母、川贝。

来源 本品为百合科植物川贝母*Fritillaria cirrhosa* D. Don 的干燥鳞茎。

形态特征 多年生草本。鳞茎圆锥形，茎直立，高15～40厘米。叶2～3对，常对生，少数在中部间有散生或轮生，披针形至线形，先端稍卷曲或不卷曲，无柄。花单生茎顶，钟状，下垂，每花具狭长形叶状苞片3，先端多少弯曲呈钩状。花被通常紫色，较少绿黄色，具紫色斑点或小方格，蜜腺窝在背面明显凸出。

生境分布 生长于高寒地区、土壤比较湿润的向阳山坡。分布于四川、西藏、云南等地。

采收加工 夏、秋两季或积雪融化时采挖，除去须根、粗皮及泥沙，晒干或低温干燥。

性味归经 苦、甘，微寒。归肺、心经。

功效主治 清热润肺，化痰止咳，散结消痈。用于肺热燥咳，干咳少痰，阴虚劳嗽，痰中带血，乳痈，瘰疬。

用法用量 煎服，3～10克；或研末冲服，每次1～2克。

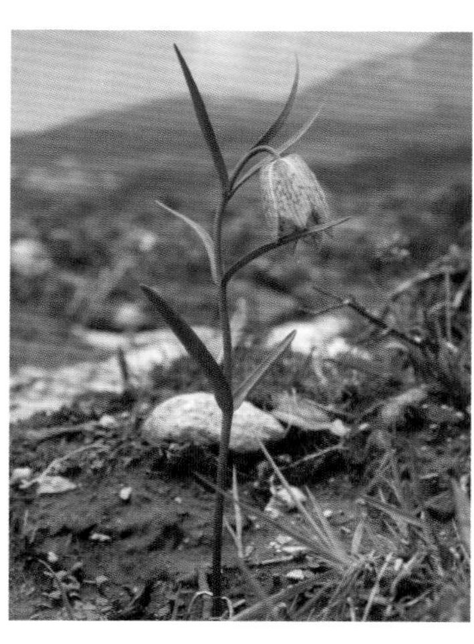

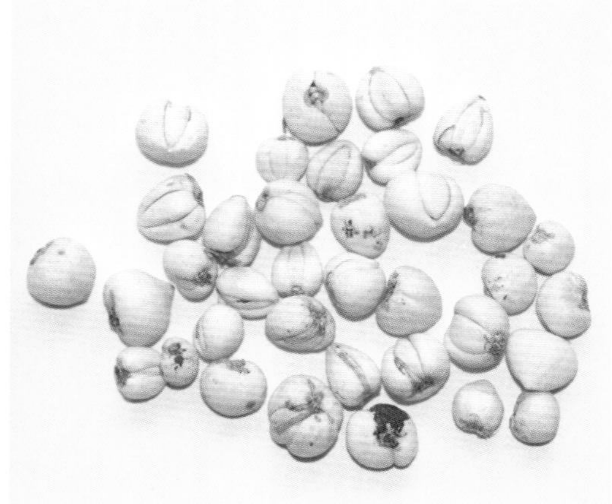

实用指南

精选验方

①**百日咳：**川贝母、生甘草各10克，白花蛇舌草5克。共粉碎，过筛，混合均匀，口服，每次1.5～3克，每日3次。②**下乳：**川贝母、牡蛎、知母适量。共为细末，同猪蹄汤调下。③**乳腺炎：**川贝母、金银花各10克。共研为细末，每次10克，好酒调，饭后服。④**支气管炎：**川贝母5克。研末，用梨一个切开、去核，将贝母粉填入梨空处合紧，蒸或煎水服均可。⑤**婴幼儿消化不良：**川贝母适量。研成细末备用；按每日每千克体重0.1克计量，每日3次，一般情况下2～4日可愈。

温馨提示

不宜与川乌、制川乌、草乌、制草乌、附子同用。

川牛膝
Chuan Niu Xi

别名 甜牛膝、大牛膝、白牛膝、拐牛膝、龙牛膝、天全牛膝。

来源 本品为苋科植物川牛膝 *Cyathula officinalis* Kuan 的干燥根。

形态特征 多年生草本，高40～100厘米。主根圆柱形，直径0.8～1.5厘米，外皮棕色。茎下部近圆柱形，中部近四棱形，疏被糙毛，节处略膨隆。叶互生，椭圆形至狭椭圆形，长3～13厘米，宽1.5～5厘米，先端渐尖，基部楔形或宽楔形，全缘，上面密被倒伏糙毛，下面密被长柔毛；叶柄长0.3～1.5厘米。花绿白色，头状花序数个于枝端排成穗状；苞片卵形，长3～5毫米，干膜质，先端具钩状芒刺；苞腋有花纹朵，能育花居中，不育花居两侧；不育花的花被退化为2～5枚钩状芒刺，能育花的花被5，2长3短；雄蕊5，花丝基部密被长柔毛；退化雄蕊5，长方形，狭细，长0.3～0.4毫米，宽0.1～0.2毫米；雄蕊基部外侧围绕子房丛生的长柔毛较退化雄蕊为长；雌蕊子房上位，1室，花柱细。胞果长椭圆状倒卵形，长2～5毫米。种子卵形。花期6～7月，果期8～9月。

生境分布 野生于林缘、草丛中或栽培。分布于四川。贵州、云南等地也产。

采收加工 秋、冬两季采挖，栽培者以生长3年为宜，过早质量差，太晚有腐根。挖出后，除去芦头、支根及须根，去净泥土，炕或晒至半干，堆放回润，再炕干或晒干。或趁鲜切片，晒干。

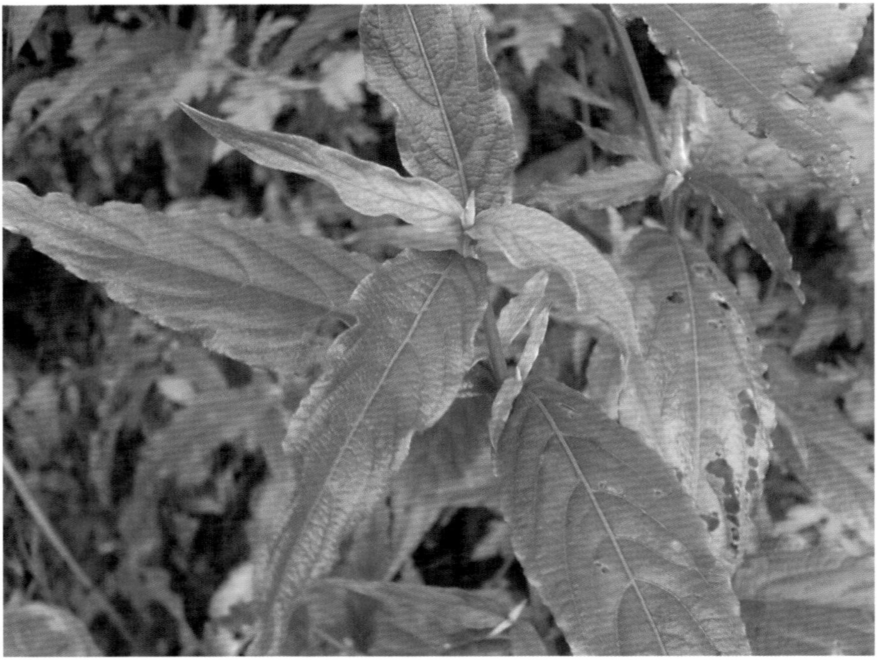

性味归经 甘、微苦，平。归肝、肾经。

功效主治 逐瘀通经，通利关节，利尿通淋。用于血瘀经闭，癥瘕积聚，胞衣不下，跌扑损伤，风湿痹痛，足痿筋挛，尿血血淋。

用法用量 煎服，5～10克。

实用指南

精选验方

①**高血压：**川牛膝20克，牡丹皮、桃仁、当归、川芎、生龙骨、生牡蛎各15克，车前子10克。煎汤服用。②**腰腿痛：**川牛膝、续断、杜仲各10克。水煎服，每日1剂。③**骨髓炎：**川牛膝、紫花地丁各20克，黄芪20～30克，土茯苓、丹参各30克，金银花、山药各25克，蒲公英45克，当归、骨碎补各12克，黄柏10克。水煎服，每日1剂，连服10～20剂。④**牙痛：**川牛膝、生石膏、生地黄、赭石各50克，甘草10克。水煎2次，混合后分上、下午2次服，每日1剂。

传统药膳

牛膝炖猪蹄

原料：川牛膝15克，猪蹄2只，黄酒80毫升。

制法：猪蹄刮净去毛，切成数小块，与川牛膝一起放入大炖盅内，加水500毫升，隔水炖至猪蹄熟烂。

用法：食猪蹄肉，喝汤。

功效：活血通经、美肤。

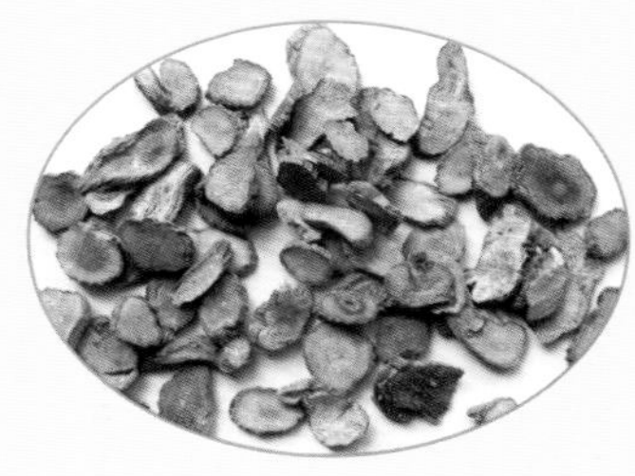

温馨提示

孕妇慎用。

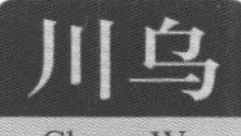

川乌 Chuan Wu

别名 草乌、乌喙、铁花、乌头、五毒、鹅儿花。

来源 本品为毛茛科植物乌头 *Aconitum carmichaeli* Debx. 的干燥母根。

形态特征 多年生草本，高60～150厘米。主根纺锤形倒卵形，中央的为母根，周围数个子根（附子）。叶片五角形，3全裂，中央裂片菱形，两侧裂片再2深裂。总状圆锥花序狭长，密被反曲的微柔毛；萼片5，蓝紫色（花瓣状），上裂片高盔形，侧萼片近圆形；花瓣退化，其中2枚变成蜜叶，紧贴盔片下有长爪，距部扭曲；雄蕊多数分离，心皮3～5，通常有微柔毛。蓇葖果；种子有膜质翅。

生境分布 生长于山地、草坡或灌木丛中。分布于四川、陕西等地。

采收加工 6月下旬至8月上旬采挖，除去子根、须根及泥沙，晒干。

性味归经 辛、苦，热；有大毒。归心、肝、肾、脾经。

功效主治 祛风除湿，温经止痛。用于风寒湿痹，关节疼痛，心腹冷痛，寒疝作痛，麻醉止痛。

用法用量 一般炮制后用。

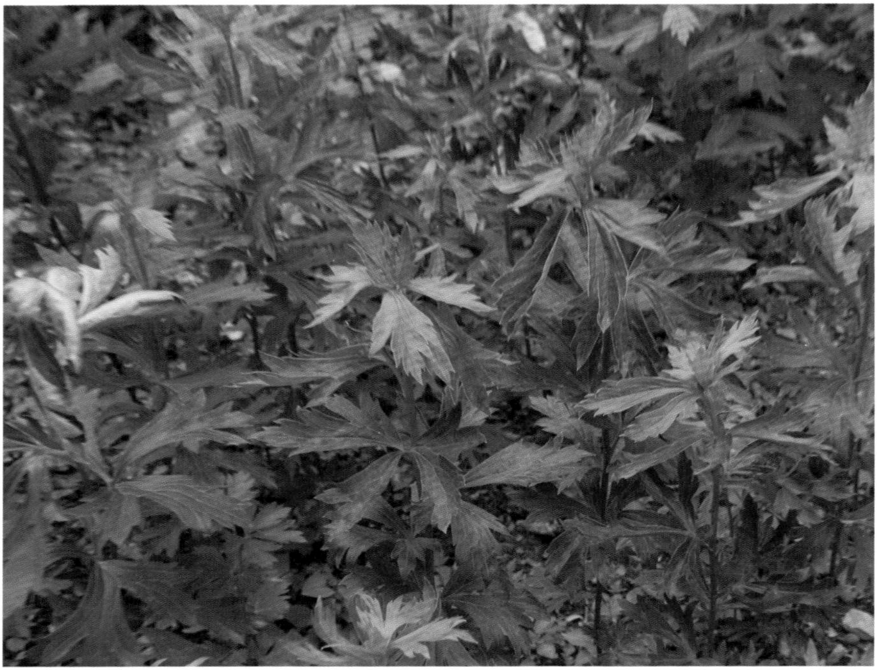

实用指南

精选验方

①**风湿关节痛：**制川乌6克，麻黄8克，白芍、黄芪各12克。水煎服。②**颈椎病：**制川乌、制草乌各100克，丹参250克，川芎、白芷各50克，威灵仙500克。研碎调匀，装入布袋做枕用。③**腰脚痹痛：**生川乌1克。捣为散，醋调涂布上敷痛处。④**肩周炎：**制川乌、樟脑、草乌各90克，白芷50克。共研粉；使用时根据疼痛部位大小取适量药粉，用食醋与蜂蜜调成糊状，外敷于肩周炎疼痛点，外用胶布固定，用热水袋外敷30分钟，每日1次，连用15日。

传统药膳

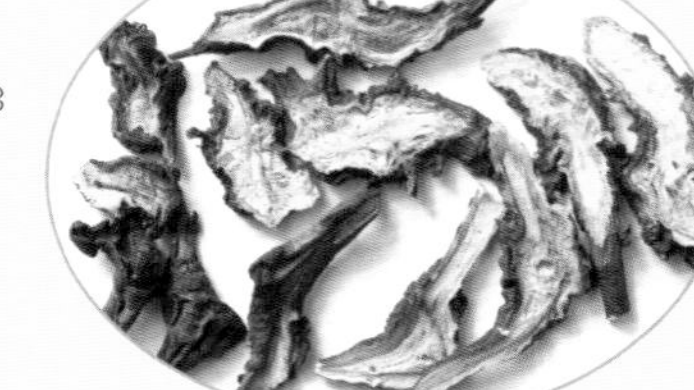

川乌粥

原料：生川乌12克，香米50克，姜汁1茶匙，蜜3大匙。

制法：慢火熬熟，下姜汁、蜜，搅匀。

用法：空腹啜服。

功效：散寒通痹。

适用：颈椎病经络痹阻型。

温馨提示

生品内服宜慎；孕妇禁用；不宜与半夏、瓜蒌、瓜蒌子、瓜蒌皮、天花粉、川贝母、浙贝母、平贝母、伊贝母、湖北贝母、白蔹、白及同用。

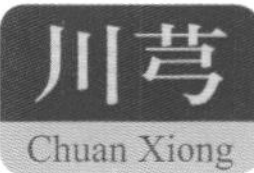

川芎 Chuan Xiong

别名 西川芎、炒川芎、炙川芎、酒川芎。

来源 本品为伞形科植物川芎 *Ligusticum chuanxiong* Hort. 的干燥根茎。

形态特征 多年生草本。根茎呈不整齐的结节状拳形团块，有明显结节状，节盘凸出；茎下部的节明显膨大呈盘状。叶2～3回单数羽状复叶，小叶3～5对，边缘又作不等齐的羽状全裂或深裂，叶柄基部成鞘状抱茎。复伞形花序生长于分枝顶端，伞幅细，被短柔毛；总苞和小总苞片线形；花白色。双悬果卵形，5棱。

生境分布 生长于向阳山坡或半阳山的荒地或水地，以及土质肥沃、排水良好的沙壤土。分布于四川省的灌县、崇庆、温江，栽培历史悠久，野生者较少，为道地药材。西南及北方大部地区也有栽培。

采收加工 5月下旬当茎上的节盘显著突出，并略带紫色时采挖根茎，除去泥沙及茎叶，晒干或烘干，再打去粗皮与须根。

性味归经 辛，温。归肝、胆、心包经。

功效主治 活血行气，祛风止痛。用于胸痹心痛，胸胁刺痛，跌打肿痛，月经不调，经闭痛经，癥瘕肿块，脘腹疼痛，头痛眩晕，风湿痹痛。

用法用量 煎服，3～10克；或研末吞服，每次1～1.5克。

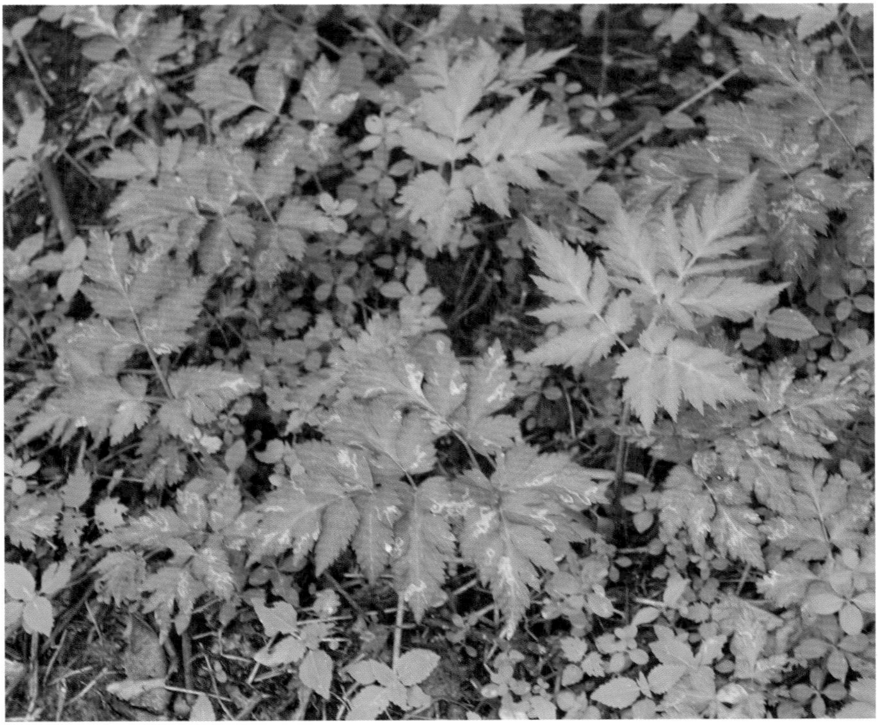

实用指南

精选验方

①**风热头痛：**川芎5克，茶叶10克。水一盅，煎五分，食前热服。②**晚期宫颈癌：**川芎、柴胡、当归、白果、白芍、椿皮、熟地黄各6克。水煎服，每日1剂。③**急性乳腺炎：**川芎、麻黄、甘草各9克。加水400毫升，煎至200毫升，每日4次，1～2剂为1个疗程；切不可一次服完，以免发汗过多。

传统药膳

川芎煮蛋

原料：川芎10克，鸡蛋100克。

制法：将川芎、鸡蛋放入锅内，加入适量的清水，同煮至鸡蛋熟，捞出鸡蛋，剥去外壳，再放入锅中，煮20分钟即可。

用法：吃蛋饮汤。

功效：调经止痛。

适用：风邪引起的头晕目眩、月经不调、痛经、闭经等。

川芎调经茶

原料：川芎、红茶各6克。

制法：上2味共置盖杯中，冲入沸水适量，泡闷15分钟后即可。

用法：每日1剂，分2～3次温饮。

功效：理气开郁，活血止痛。

适用：经前腹痛、经行不畅、经闭不行、胁腹胀痛等。

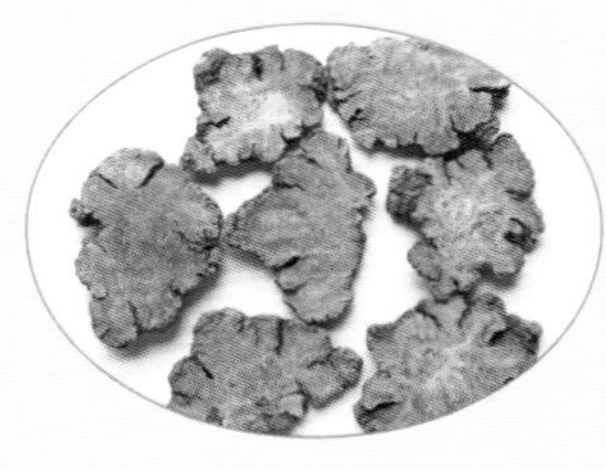

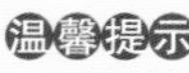

温馨提示

性偏温燥，且有升散作用，阴虚火旺、舌红津少口干者不宜应用，月经过多者也慎用。

天仙藤
Tian Xian Teng

别名 香藤、都淋藤、兜铃苗、长痧藤、马兜铃藤、青木香藤、三百两银。

来源 本品为马兜铃科植物马兜铃 *Aristolochia debilis* Sieb. et Zucc 的干燥地上部分。

形态特征 草质藤本。根圆柱形。茎柔弱，无毛。叶互生，叶柄长1～2厘米，柔弱；叶片卵状三角形、长圆状卵形或戟形，长3～6厘米，基部宽1.5～3.5厘米，先端钝圆或短渐尖，基部心形，两侧裂片圆形，下垂或稍扩展；基出脉5～7，各级叶脉在两面均明显。花单生或2朵聚生于叶腋；花梗长1～1.5厘米；小苞片三角形，易脱落；花被长3～5.5厘米，基部膨大呈球形，向上收狭成一长管，管口扩大呈漏斗状，黄绿色，口部有紫斑，内面被腺体状毛；檐部一侧极短，另一侧渐延伸成舌片；舌片卵状披针形，顶端钝；花药贴生于合蕊柱近基部；子房圆柱形，6棱；合蕊柱先端6裂，稍具乳头状凸起，裂片先端钝，向下延伸形成波状圆环。蒴果近球形，先端圆形而微凹，具6棱，成熟时由基部向上沿空间6瓣开裂；果梗长2.5～5厘米，常撕裂成6条。种子扁平，钝三角形，边缘具白色膜质宽翅。花期7～8月，果期9～10月。

生境分布 生长于山野林缘，溪流两岸，沟边阴湿处，路旁及山坡灌丛中。分布于东北、华北及陕西、甘肃、宁夏、山东、河南、江西、湖北等地。

采收加工 拣去杂质，洗净泥土，闷润，切段晒干。

性味归经 苦，温。归肝、脾、肾经。

功效主治 行气活血，通络止痛。用于脘腹刺痛，疝气疼痛，风湿痹痛，产后腹痛。

用法用量 煎服，3～6克。外用：适量，煎水洗或捣烂敷。

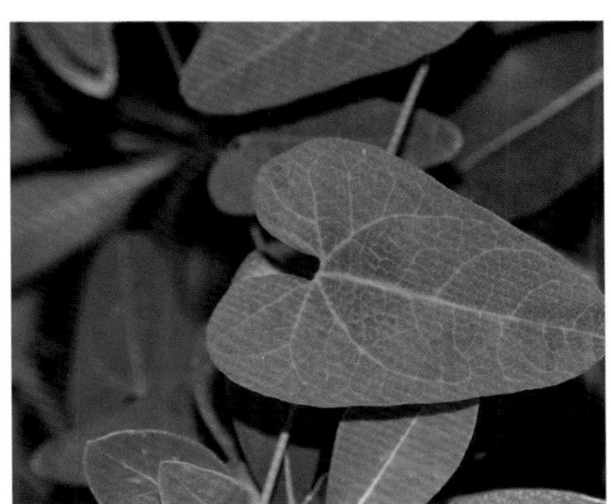

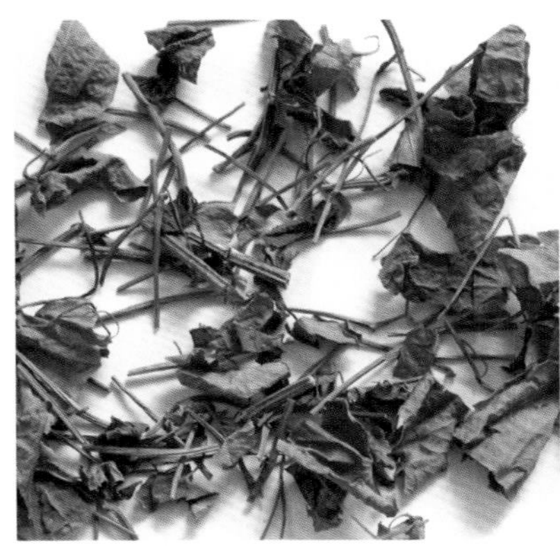

实用指南

精选验方

①**疝气作痛：**天仙藤50克。好酒1碗煮至半碗，服用即可。②**产后腹痛不止及一切血气腹痛：**天仙藤250克。炒焦，研为细末，每次10克。腹痛，炒生姜、小便和酒调下；血气，温酒调服。③**癥瘕积聚及奔豚疝气：**炒天仙藤50克，没药、乳香、延胡索（醋炒）、吴茱萸、干姜各10克，小茴香15克。共研为末，每次15克，好酒调服。④**痰注臂痛：**天仙藤、白术、羌活、白芷梢各15克，片姜黄30克，制半夏25克。锉细，每次15克，姜5片，煎服，间下千金五苓丸。⑤**乳腺炎：**鲜天仙藤适量。揉软外敷，每日换药1次。⑥**毒蛇毒虫咬伤，痔疮肿痛：**鲜天仙藤适量。捣烂敷患处。

传统药膳

天仙藤鲫鱼汤

原料：天仙藤、冬瓜子各20克，鲫鱼1条（约300克），大蒜30克。

制法：将鲫鱼去鳞及内脏洗净，和天仙藤等一起入沙锅，熟后加入适量调味品，食鱼喝汤。

用法：每日1剂，分2次服，连用5～7剂。

功效：活血止痛。

适用：心腹痛。

温馨提示

本品含马兜铃酸，可引起肾脏损害等不良反应；儿童及老年人慎用；孕妇、婴幼儿及肾功能不全者禁用。

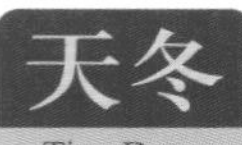

别名 丝冬、天棘、武竹、天门冬。

来源 本品为百合科植物天冬 *Asparagus cochinchinensis* (Lour.) Merr. 的干燥块根。

形态特征 攀缘状多年生草本。块根肉质，簇生，长椭圆形或纺锤形，灰黄色。茎细，常扭曲多分枝，有纵槽纹。主茎鳞片状叶，顶端尖长，叶基部伸长为2.5～3厘米的硬刺，在分枝上的刺较短或不明显，叶状枝2～3枚簇生叶腋，扁平有棱，镰刀状。花通常2朵腋生，黄白色或白色，雄花花被6，雄蕊6，雌花与雄花大小相似，具退化雄蕊6。浆果球形，熟时红色，有种子1。

生境分布 生长于阴湿的山野林边、山坡草丛或丘陵地带灌木丛中。分布于四川、贵州、广西、河南、山东等地。

采收加工 秋、冬两季采挖，洗净，除去茎基和须根，置沸水中煮或蒸至透心，趁热除去外皮，洗净，干燥。

性味归经 甘、苦，寒。归肺、肾经。

功效主治 养阴润燥，清肺生津。用于肺燥干咳，顿咳痰黏，腰膝酸痛，内热消渴，热病津伤，咽干口渴，肠燥便秘。

用法用量 煎服，6～12克。

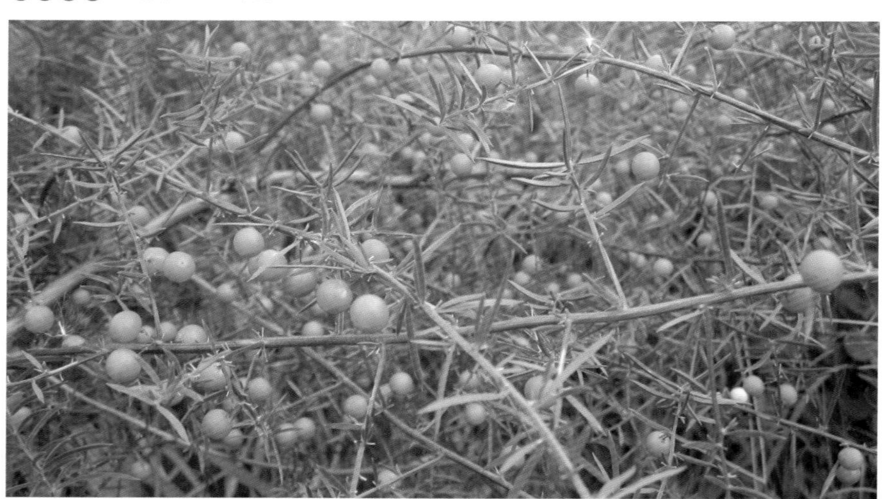

实用指南

精选验方

①**疝气：**鲜天冬（去皮）25～50克。水煎服，酒为引。②**催乳：**天冬100克。炖肉服。③**风癫发作（耳如蝉鸣，两胁牵痛）：**天冬（去心、皮）适量。晒干，捣为末，每次1匙，酒送下，每日3次。④**心烦：**天冬、麦冬各15克，水杨柳9克。水煎服。⑤**扁桃体炎、咽喉肿痛：**天冬、山豆根、麦冬、桔梗、板蓝根各9克，甘草6克。水煎服。

传统药膳

天冬茶

原料：天冬8克，绿茶2克。

制法：将天冬拣杂，洗净，晾干或晒干，切成饮片，与绿茶同放入杯中，用沸水冲泡，加盖闷15分钟，即可开始饮用。

用法：代茶频频饮服，一般可冲泡3～5次，饮至最后，天冬饮片可同时嚼食咽下。

功效：养阴清火，生津润燥，防癌抗癌。

适用：早期乳腺癌。

天冬包子

原料：天冬12克，猪肉250克，冬笋1个，鸡蛋2个，大葱60克，白菜或萝卜250克，清油30毫升，盐、酱油、香油、碱各适量，面粉500克。

制法：把天冬洗净，用水泡软，切成碎末；猪肉剁碎成馅；冬笋、白菜或萝卜切成碎末；把鸡蛋打在锅内，炒熟切碎。锅内放清油（即植物油）烧至七成热停火，待放凉后倒入肉馅内，加水少许，顺时针方向搅拌，然后倒入酱油、香油、盐及其他馅末拌匀。把面粉和好发酵，加碱揉成面团，用拌好的馅包成包子，入蒸笼内蒸15～20分钟即可。

用法：每次食适量。

功效：强壮身体，润泽肌肤。

适用：身体羸瘦。

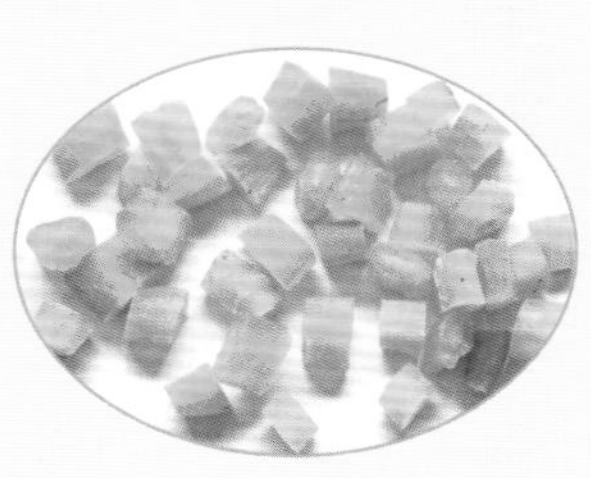

天冬粥

原料：天冬20克，粳米100克。

制法：将天冬熬水，约20分钟，去渣留汁，备用。将粳米洗净，锅内加药汁及水适量，煮粥，待粥汁黏稠时停火起锅。

用法：每次食适量。

功效：润肾燥，益肌肤，悦颜色，清肺降火。

适用：老年痰嗽、少年干咳、风湿不仁、冷痹、心腹积聚、耳聋等。

二冬百合粥

原料：天冬、麦冬各15克，百合30克，粳米50克。

制法：将上4味分别洗净，加水适量，共煮成粥。

用法：顿食，每日1～2次。

功效：养阴润肺。

适用：妊娠后期、津液不能承所致之声音嘶哑，甚或语声不出。

温馨提示

脾胃虚寒，食少便溏者不宜。外感风寒咳嗽、虚寒泄泻者忌用。

天花粉

Tian Hua Fen

别名 蒌根、白药、蒌粉、栝楼根、栝蒌粉、天瓜粉。

来源 本品为葫芦科植物双边栝楼 *Trichosanthes rosthornii* Harms 等的干燥根。

形态特征 多年生草质藤本，根肥厚。叶互生，卵状心形，常掌状3～5裂，裂片再分裂，基部心形，两面被毛。花单性，雌雄异株，雄花3～8排，成总状花序，花冠白色，5深裂，裂片先端流苏状，雌花单生，子房卵形。果实圆球形，成熟时橙红色。

生境分布 生长于向阳山坡、石缝、山脚、田野草丛中。分布于河南、山东、江苏、安徽等地。

采收加工 秋、冬两季采挖，洗净，除去外皮，切段或纵剖成瓣，干燥。

性味归经 甘、微苦，微寒。归肺、胃经。

功效主治 清热泻火，生津止渴，消肿排脓。用于热病烦渴，肺热燥咳，内热消渴，疮疡肿毒。

用法用量 煎服，10～15克；或入丸、散。外用：适量，研末，水或醋调敷。

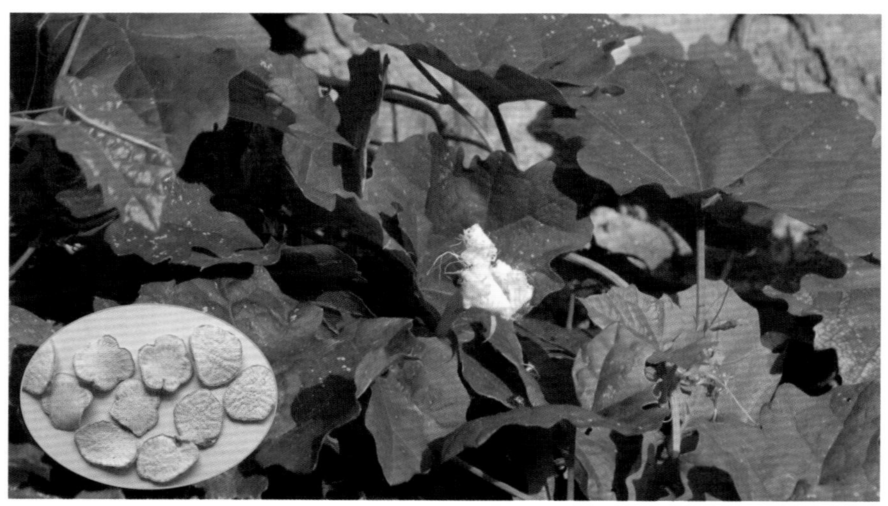

实用指南

精选验方

①**肺燥咳嗽、口渴：**天花粉、天冬、麦冬、生地黄、白芍、秦艽各等份。水煎服。②**胃和十二指肠溃疡：**天花粉10克，贝母6克，鸡蛋壳5个。共研粉，每次6克，每日3次。③**天疱疮、痱子：**天花粉、连翘、金银花、赤芍、淡竹叶、泽泻、滑石、车前子、甘草各等份。水煎服。④**肺热燥咳、干咳带血丝：**天花粉、麦冬各15克，仙鹤草12克。水煎服。

传统药膳

天花粉粥

原料：天花粉15克（鲜品加倍），大米50克，白糖适量。

制法：将天花粉择净，水煎取汁，加大米煮粥，待熟时调入白糖，再煮一二沸即成。

用法：每日1剂，连续3～5日。

功效：清热生津，消肿排脓。

适用：热病伤津所致的心烦口渴、消渴、热毒壅盛所致的疮疡疖肿等。

温馨提示

孕妇慎用；不宜与川乌、制川乌、草乌、制草乌、附子同用。

天南星
Tian Nan Xing

别名 南星、虎掌、独角莲、野芋头、虎掌南星。

来源 本品为天南星科植物天南星 *Arisaema erubescens* (Wall.) Schott 的干燥块茎。

形态特征 多年生草本。株高40～90厘米。叶1枚基生，叶片放射状分裂，披针形至椭圆形，顶端具线形长尾尖，全缘，叶柄长，圆柱形，肉质，下部成鞘，具白色和散生紫色纹斑。总花梗比叶柄短，佛焰苞绿色和紫色，肉穗花序单性，雌雄异株，雌花序具棒状附属器，下具多数中性花，无花被，子房卵圆形，雄花序的附属器下部光滑和有少数中性花。浆果红色球形。

生境分布 生长于丛林之下或山野阴湿处。分布于河南、河北、四川等地。

采收加工 秋、冬两季茎叶枯萎时采挖，除去须根及外皮，干燥。

性味归经 苦、辛，温；有毒。归肺、肝、脾经。

功效主治 燥湿化痰，祛风止痉，散结消肿。用于顽痰咳嗽，风痰眩晕，中风痰壅，口眼㖞斜，半身不遂，癫痫，惊风，破伤风。生用外治痈肿，蛇虫咬伤。

用法用量 一般炮制后用，3～9克。外用：生品适量，研末，以醋或酒调敷患处。

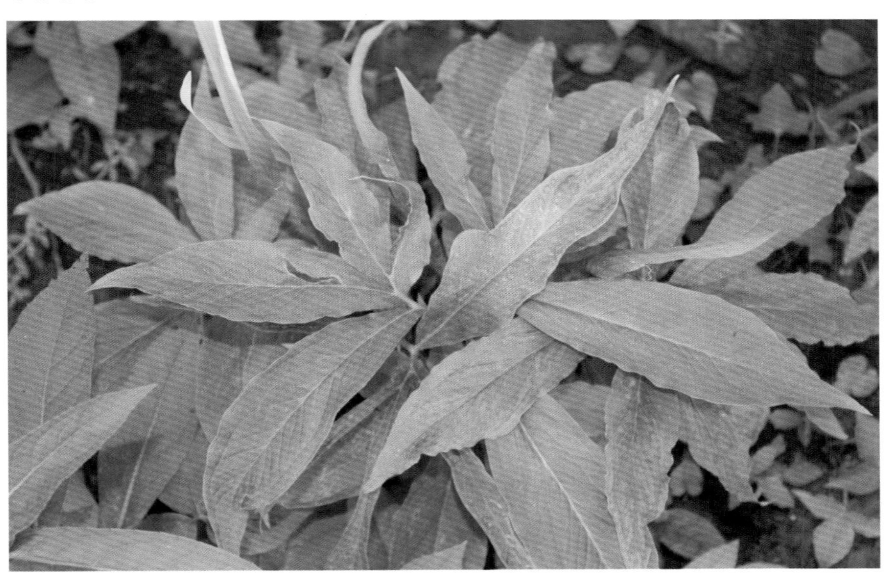

实用指南

精选验方

①**痰湿臂痛：**天南星、苍术各等份，生姜3片。水煎服。②**风痫：**天南星（九蒸九晒）适量。研为末，姜汁糊丸，如梧桐子大，煎人参、菖蒲汤或麦冬汤下20丸。③**诸风口噤：**天南星（炮，锉）15克（小儿5克），生姜5片，紫苏叶5克。水煎减半，入雄猪胆汁少许，温服。④**身面疣子：**天南星末适量。醋调涂患处。

传统药膳

天南星粥

原料：天南星（大者）1枚，粟米适量。

制法：先将天南星研为细末备用。锅中加入适量水，再加入天南星末、粟米，慢火煮成稀粥。

用法：待放温后，缓缓服之。

适用：吐逆不定、欲生风者。

温馨提示

孕妇慎用；生品内服宜慎。

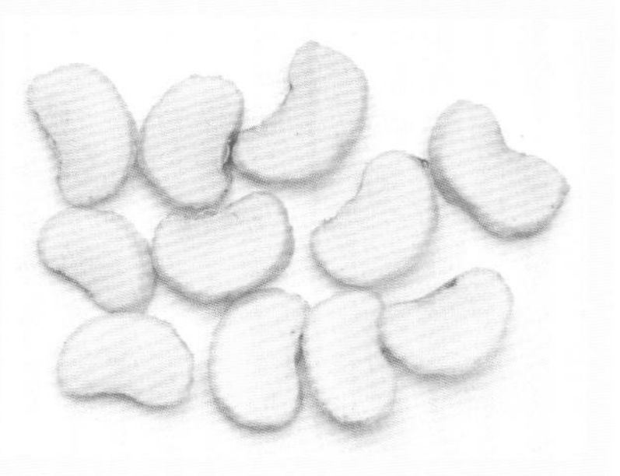

天麻 Tian Ma

别名 赤箭、赤箭芝、明天麻、定风草根。

来源 本品为兰科植物天麻 *Gastrodia elata* Bl. 的干燥块茎。

形态特征 多年生寄生植物。寄主为密环菌，以密环菌的菌丝或菌丝的分泌物为营养源。块茎横生，椭圆形或卵圆形，肉质。茎单一，直立，黄红色。叶退化呈膜质鳞片状，互生，下部鞘状抱茎。总状花序顶生；苞片膜质，披针形或狭叶披针形，膜质，具细脉。花淡绿黄色或橙红色，花被下部合生呈歪壶状，顶端5裂；唇瓣高于花被管2/3，能育冠状雄蕊1，着生于雄蕊上端子房柄扭转。蒴果长圆形或倒卵形。种子多而极小，呈粉末状。

生境分布 生长于腐殖质较多而湿润的林下，向阳灌木丛及草坡也有。分布于安徽、陕西、四川、云南、贵州等地。

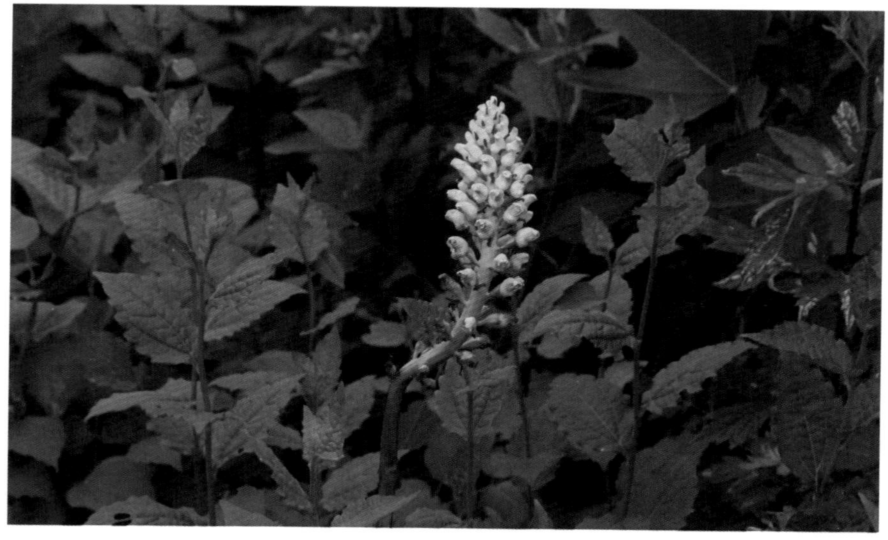

采收加工 立冬后至次年清明前采挖，立即洗净，蒸透，敞开低温干燥。

性味归经 甘，平。归肝经。

功效主治 平抑肝阳，息风止痉，祛风通络。用于头痛眩晕，肢体麻木，小儿惊风，癫痫抽搐，破伤风，风湿痹痛。

用法用量 煎服，3～10克。

实用指南

精选验方

①**头晕、肢体疼痛、皮肤瘙痒、偏头痛等：**天麻9克，川芎6克。水煎2次，药液混合，早、晚服用，每日1次。②**风湿痹、四肢拘挛：**天麻25克，川芎100克。共研为末，炼蜜做成丸子，如芡子大，每次嚼服1丸，饭后茶或酒送下。

传统药膳

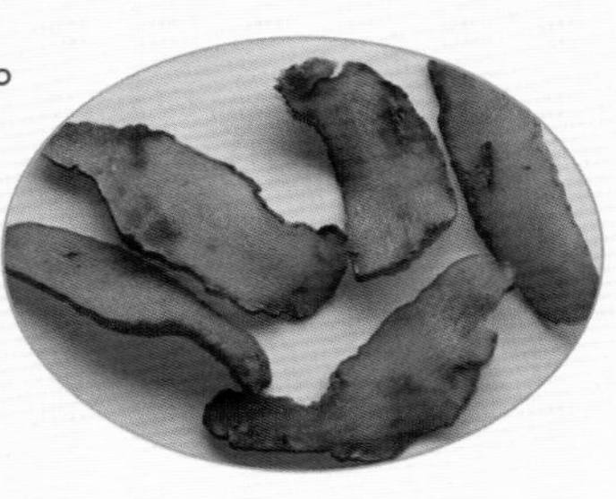

天麻茶

原料：天麻6克，绿茶3克，蜂蜜适量。

制法：先将天麻加水一大碗，煎沸20分钟，再加入绿茶，稍沸片刻，即可。取汁，调入蜂蜜。

用法：每日1剂，分2次温服。

功效：平肝潜阳，疏风止痛。

适用：高血压、头痛、头晕等。

天麻陈皮粥

原料：天麻15克，陈皮9克，大米100克，白糖适量。

制法：将天麻切片后，与陈皮、大米、适量的水同放入锅内煮粥，待粥熟后，再加入适量的白糖调匀即可。

用法：食用。1日分2次服完。

功效：祛痰开窍，平肝熄风。

适用：癫痫病。

温馨提示

津液衰少，血虚、阴虚者慎用天麻；不可与御风草根同用，否则有令人肠结的危险。

天葵子

Tian Kui Zi

别名 地丁子、天葵根、散血珠、天去子、紫背天葵子。

来源 本品为毛茛科植物天葵 *Semiaquilegia adoxoides* (DC.) Makino 的干燥块根。

形态特征 多年生草本，高达40厘米。茎纤细，疏被短柔毛。基生叶有长柄，为3出复叶，小叶广楔形，3深裂，裂片疏生粗齿，下面带紫色；茎生叶较小，夏末茎叶枯萎。花小，单生于叶腋或茎顶，白色微带淡红，萼片5，花瓣状；花瓣5，匙形，基部囊状；雄蕊8～14；心皮3～5，种子黑色。花期3～4月，立夏前果实成熟。

生境分布 生长于丘陵或低山林下、草丛、沟边等阴湿处。主产江苏、湖南、湖北等地。

采收加工 夏初采挖，洗净，干燥，除去须根。

性味归经 甘、苦，寒。归肝、胃经。

功效主治 清热解毒，消肿散结。用于痈肿疔疮，乳痈，瘰核，瘰疬，蛇虫咬伤。

用法用量 煎服，9～15克；或研末或浸酒。外用：适量，捣敷或捣汁点眼。

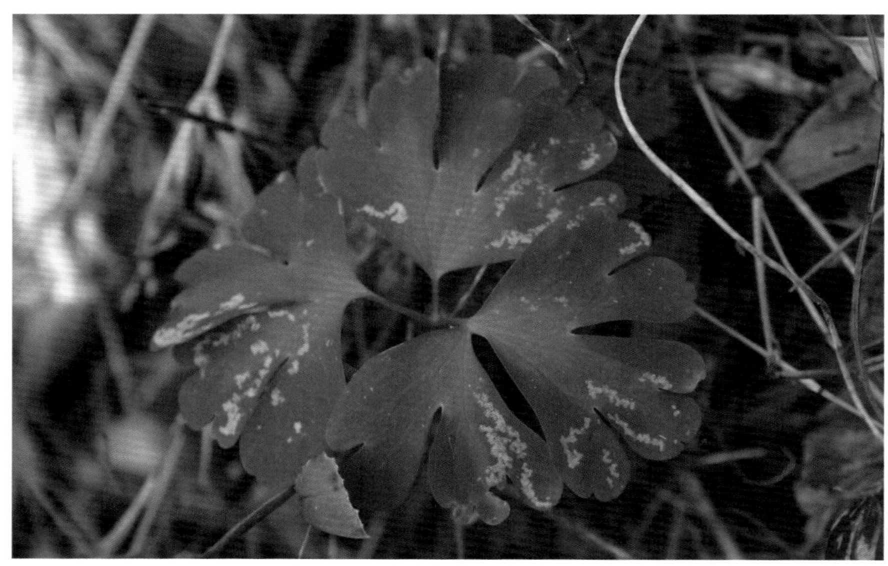

实用指南

精选验方

①**小儿惊风**：天葵子5克。研末，开水吞服。②**胃热气痛**：天葵子6克。捣烂，开水吞服。③**虚咳、化痰**：天葵子9克。炖肉吃。④**骨折**：天葵子、桑白皮、冬瓜皮、枇杷各50克。捣烂，正骨后包患处；另取天葵子50克，泡酒500毫升，每次服药酒15毫升。

传统药膳

五味消毒饮

原料：蒲公英、野菊花、紫花地丁、天葵子、白花蛇舌草各10克，金银花、败酱草各15克。

制法：水煎取药汁。

用法：口服，每日1剂。

功效：清热解毒。

适用：热毒型急性宫颈炎。

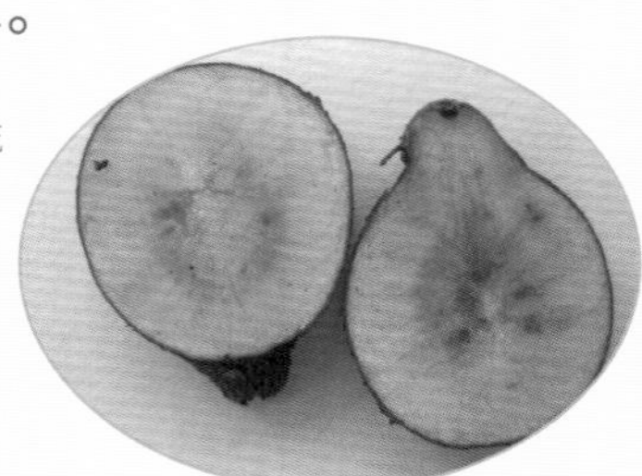

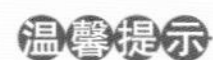

温馨提示

脾虚便溏者忌用。

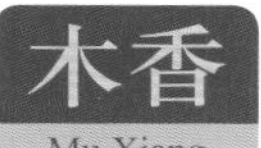

木香 Mu Xiang

别名 蜜香、五木香、青木香、南木香、广木香、川木香。

来源 本品为菊科植物木香 *Aucklandia lappa* Decne. 的干燥根。

形态特征 多年生草本，高1～2米。主根粗壮，圆柱形。基生叶大型，具长柄，叶片三角状卵形或长三角形，基部心形，边缘具不规则的浅裂或呈波状，疏生短刺；基部下延成不规则分裂的翼，叶面被短柔毛；茎生叶较小，呈广椭圆形。头状花序2～3个丛生于茎顶，叶生者单一，总苞由10余层线状披针形的薄片组成，先端刺状；花全为管状花。瘦果线形，有棱，上端着生1轮黄色直立的羽状冠毛。

生境分布 生长于高山草地和灌木丛中。分布于云南、四川等地。

采收加工 秋、冬两季采挖，除去泥沙及须根，切段，大的再纵剖成瓣，干燥后撞去粗皮。

性味归经 辛、苦，温。归脾、胃、大肠、三焦、胆经。

功效主治 行气止痛，健脾消食。用于胸胁、脘腹胀痛，泻痢后重，食积不消，不思饮食。煨木香实肠止泻，用于泄泻腹痛。

用法用量 煎服，3～6克。

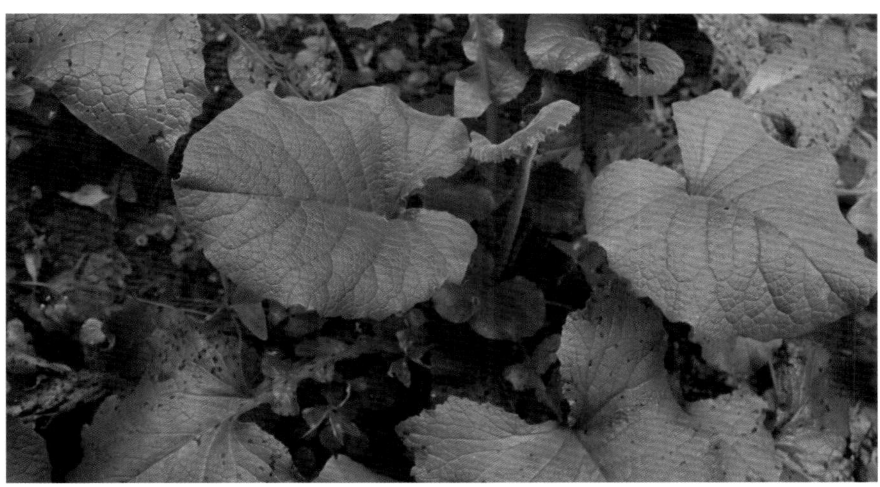

实用指南

精选验方

①**一切气不和：**木香适量。温水磨浓，热酒调下。②**肝炎：**木香适量。研末，每日9～18克，分3～4次服。③**痢疾腹痛：**木香6克，黄连12克。水煎服。④**糖尿病：**木香10克，川芎、当归各15克，黄芪、葛根、山药、丹参、益母草各30克，苍术、赤芍各12克。水煎服。⑤**便秘：**木香、厚朴、番泻叶各10克。用开水冲泡，当茶饮。

传统药膳

香炒藕粉

原料：木香2克，砂仁3克，藕粉30克，糖适量。

制法：先将砂仁、木香研粉，和藕粉用温水调糊，再用滚开水冲熟，入糖调匀即可。

用法：做早餐食用。

功效：理气开胃，和中止呕。

适用：食气相结，或气郁所致的呕吐。

木香酒

原料：木香25克，巴戟天、莲子、附子、茴香各52克，蛇床子2克，白酒2500毫升。

制法：将上药研碎，装入纱布袋，放入酒坛，倒入白酒，密封坛口，浸泡15日即成。

用法：每日2次，每次15～30毫升。

功效：补肾壮阳。

适用：元阳虚衰所致之阳痿不举、早泄遗精、宫冷不孕、小腹冷痛、小便频数不禁等。

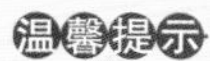

温馨提示

阴虚、津液不足者慎用。

木通

Mu Tong

别名 通草、王翁、丁翁、万年、附支、丁父、万年藤。

来源 本品为木通科植物木通 *Akebia quinata* (Thunb.) Decne.、三叶木通或白木通的干燥茎藤。

形态特征 落叶或半常绿藤本。掌状复叶互生，小叶5，倒卵形或长倒卵形，长3～6厘米，先端圆、微凹或有短尖，全缘。花单性同株，总状花序腋生；雄花生长于花序上部，花被片3，淡紫色，雄蕊6；雌花生长于花序下部，花被3，退化雄蕊6，雌蕊6。果实肉质，长椭圆形，两端圆形，成熟时沿腹缝线开裂。花期4～5月，果期8月。

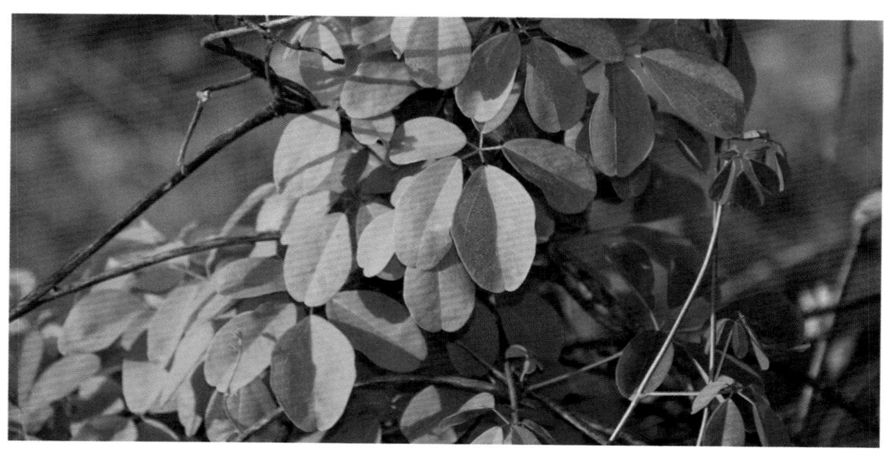

生境分布 生长于山林灌木丛。分布于江苏、湖南、湖北、四川、浙江、安徽等地。

采收加工 夏、秋两季采收茎藤，晒干。

性味归经 苦，寒。归心、小肠、膀胱经。

功效主治 利尿通淋，清心除烦，通经下乳。用于淋证，水肿，小便赤涩，胸中烦热，喉痹咽痛，口舌生疮，妇女经闭，乳汁不通，湿热痹痛。

用法用量 煎服，3～6克；或入丸、散。

实用指南

精选验方

①**妇女经闭及月事不调：**木通、牛膝、延胡索、生地黄各适量。水煎服。②**小儿心热：**木通、生地黄、生甘草各等份。共研为末，每次15克，水1盏，入淡竹叶同煎至五分，饭后温服。③**尿血：**木通、黄柏、牛膝、甘草、生地黄、麦冬、天冬、五味子各等份。水煎服。④**水气、小便涩、身体虚肿：**木通、槟榔各50克，乌臼皮100克。上药，捣细罗为散，每次服不计时候，以粥饮下10克。⑤**通风：**川木通60克。锉细，河水煎汁，1次服下，约2小时后待周身发痒，出红色皮疹，汗出后周身舒畅。

传统药膳

玉女盈乳酥

原料：玉米、黄豆、花生、荞麦仁、白莲、核桃仁、白芝麻各100克，木通10克，生黄芪20克。

制法：所有组成成分烘干后磨成泥粉状，或加蜂蜜揉成丸状。

用法：每日早、晚空腹各1次，每次1～2匙。若是制成泥粉状，服用时可与蜂蜜调和吃。

功效：丰胸补乳、促进乳腺发育。

适用：适合缺乳汁的妈妈和想丰乳的女性服用。

温馨提示

肾气虚、心气弱、汗不彻、口舌燥者皆禁用。

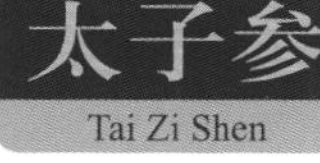

太子参

Tai Zi Shen

别名 童参、米参、孩儿参、双批七、四叶参。

来源 本品为石竹科植物孩儿参 *Pseudostellaria heterophylla* (Miq.) Pax ex Pax et Hoffm. 的干燥块根。

形态特征 多年生草本。块根纺锤形；茎多单生直立，节部膨大。叶对生，下部的叶片窄小，长倒披针形，叶基渐狭，全缘；上部的叶片较大，卵状披针形或菱状卵形，叶基渐狭呈楔形，叶缘微波状，茎顶端两对叶稍密集，叶大，呈十字型排列。花两型，茎下部腋生小的闭锁花，花瓣5；茎端的花大型，披针形。蒴果近球形。

生境分布 生长于林下富腐殖质的深厚土壤中。分布于江苏、安徽、山东等地。

采收加工 大暑前后采挖，过迟则易腐烂。洗净泥土，晒干；或入篓内，置开水中焯一下（3～5分钟）取出晒干。当支根已干、主根尚润时，搓去细小支根。

性味归经 甘、微苦，平。归脾、肺经。

功效主治 益气健脾，生津润肺。用于脾虚体倦，食欲不振，病后虚弱，气阴不足，自汗口渴，心悸怔忡，肺燥干咳。

用法用量 煎服，9～30克。

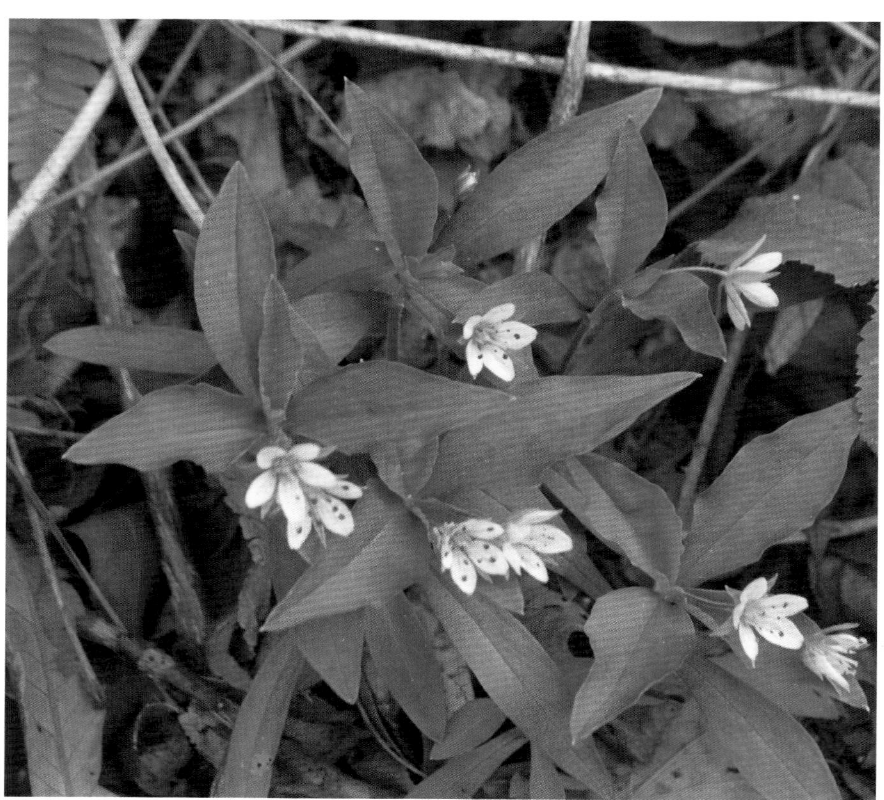

实用指南

精选验方

①**病后气血亏虚、神疲乏力：**太子参15克，黄芪12克，五味子3克，炒白扁豆9克，枚。水煎代茶饮。②**脾虚便溏、饮食减少：**太子参12克，白术、茯苓各9克，陈皮、甘草各6克。水煎服。③**神经衰弱、失眠：**太子参15克，当归、远志、酸枣仁、炙甘草各9克。水煎服。④**祛瘀消瘤：**太子参、桃仁、黄芪、郁金、丹参、凌霄花、制香附、八月札各9克，炙鳖甲12克，全蝎6克。水煎服，每日1剂。

传统药膳

茭白太子参炒鳝丝

原料：茭白、鳝鱼丝各150克，土豆50克，太子参、生地黄各10克，生姜5克，调味品适量。

制法：太子参、生地黄水煎半小时，去渣取汁；茭白、土豆洗净，切丝，放入豆油锅内煸炒，倒入药汁，煮熟起出待用；生姜切丝与鳝丝共炒，放入黄酒、土豆、茭白同炒至熟，调入盐、味精后服食。

用法：每周3剂，连续7～10周。

功效：补虚疗损。

适用：小儿反复呼吸道感染时低热、咳嗽、纳差食少等。

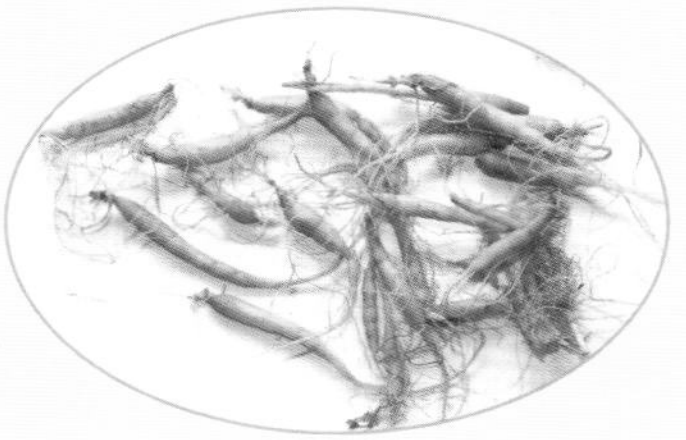

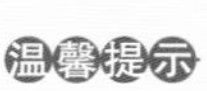

温馨提示

邪实之证患者慎用。

牛膝 Niu Xi

别名 牛茎、百倍、土牛膝、怀牛膝、淮牛膝、红牛膝。

来源 本品为苋科植物牛膝 *Achyranthes bidentata* Bl. 的根。

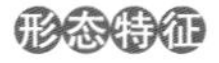

形态特征 一年生草本，高40～100厘米。根细长，淡黄白色。茎方形，有棱角，节处稍膨大如牛的膝盖，节上有对生的分枝。叶为对生，叶片椭圆形或椭圆状披针形，两面被柔毛，全缘。穗状花序腋生兼顶生，花小，绿色，花下折，贴近花梗。果实长圆形，内有种子1，黄褐色。花期8～9月，果期10月。

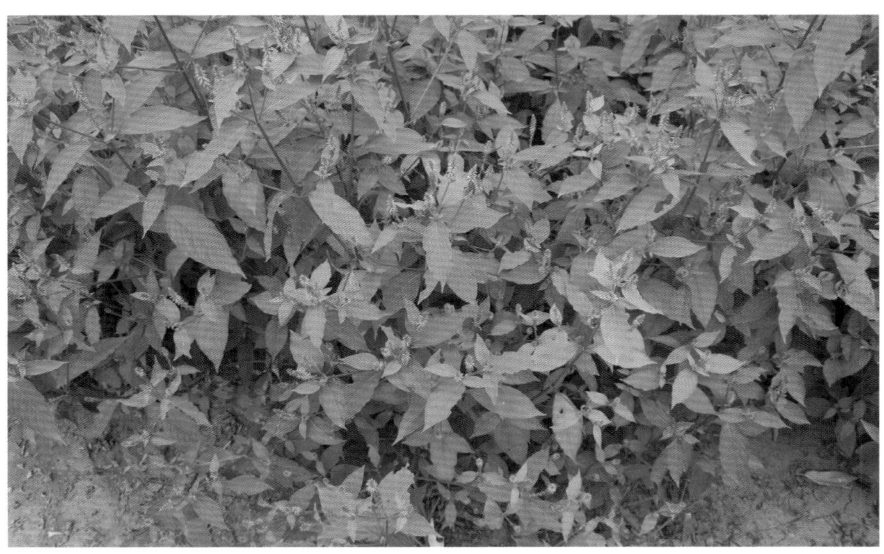

生境分布 生长于海拔200～1750米的地区，常生长在山坡林下。分布于除东北外的全国各地。

采收加工 冬季茎叶枯萎后采挖根部。除去细根及泥土，理直根条，每10根扎成1把，晒至干皱后，用硫黄熏1～2次，削芦去尖，晒干。

性味归经 苦、甘、酸，平。归肝、肾经。

功效主治 逐瘀通经，补肝肾，强筋骨，利尿通淋，引血下行。用于经闭，痛经，产后腹痛，胞衣不下，腰膝酸痛，筋骨无力，下肢痿软，淋证，水肿，头痛，眩晕，牙痛，口疮，吐血，衄血，跌打损伤。

用法用量 煎服，5～12克；或浸酒；或入丸、散。外用：适量，捣敷；捣汁滴鼻；或研末撒入牙缝。

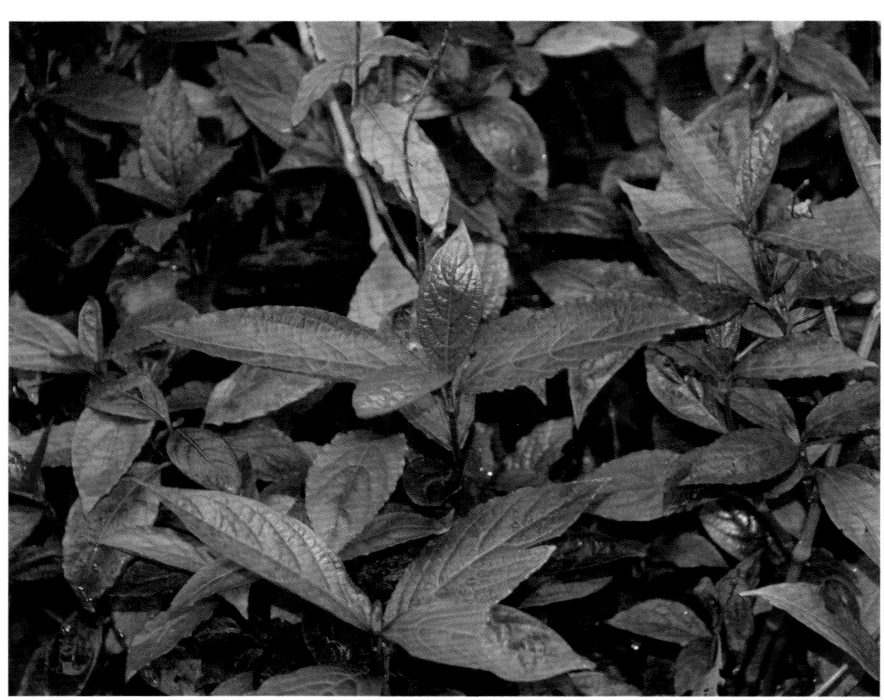

实用指南

精选验方

①**血瘀闭经：**牛膝、红花、桃仁、香附、当归各9克。水煎服。②**尿道结石：**牛膝30克，乳香9克。水煎服，重症每6小时1剂，轻症每日1～2剂。③**功能失调性子宫出血：**牛膝30～45克。每日水煎顿服或分2次服。④**乳糜尿：**牛膝90～120克，芹菜籽45～60克。水煎2次混匀，分2～3次服，一般连用3～4剂。⑤**术后肠粘连：**牛膝、木瓜各50克。浸泡于500毫升白酒中，7日后饮用，每晚睡前饮用1次，以能耐受为度。

传统药膳

牛膝天门酒

原料：牛膝、秦艽、天冬各37.5克，独活45克，肉桂、五加皮各30克，细辛、石楠叶、薏苡仁、附子、巴戟天、杜仲各15克，白酒5000毫升。

制法：将上药加工成粗末，装入纱布袋内，放入酒坛内，倒入白酒，浸泡14日即成。

用法：每日3次，每次30毫升。

功效：祛风湿，壮腰膝。

适用：关节疼痛遇寒加重，兼见肢节屈伸挛急、麻痹不仁、步履无力的类风湿关节炎。

牛膝复方酒

原料：牛膝120克，杜仲、石斛、生地黄、丹参各60克。

制法：将5味共捣碎，一同放入瓷罐中，加入好白酒1500毫升浸泡，密封口，7日即成，去渣留酒备用。

用法：每次50毫升，每日2次。

功效：补阳壮骨，活血通络。

适用：关节不利、筋骨疼痛、肾虚腰痛等。

利尿蛤蜊肉

原料：牛膝30克，蛤蜊肉250克，车前子、王不留行各20克。

制法：蛤蜊肉洗净。把牛膝、车前子、王不留行装入纱布袋内。将上味共入沙锅内，加清水适量，小火煎煮半小时，取出药袋。

用法：加少许调味品，吃蛤蜊肉、喝汤。每次1碗，2次吃完，连服5～7日。

功效：滋阴清热，软坚利水。

适用：肾阴不足、湿热内猪、前列腺肥大、小便淋漓涩痛、五心烦热等。

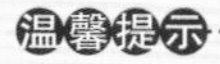

温馨提示

孕妇慎用。

升麻 Sheng Ma

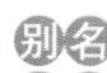

别名 周麻、绿升麻、周升麻、鬼脸升麻、鸡骨升麻。

来源 本品为毛茛科植物大三叶升麻 *Cimicifuga heracleifolia* Kom. 兴安升麻 *Cimicifuga dahurica* (Turcz.) Maxim. 或升麻 *Cimicifuga foetida* L. 的干燥根茎。

形态特征 大三叶升麻：多年生草本，根茎上生有多数内陷圆洞状的老茎残基。叶互生，2回3出复叶小叶卵形至广卵形，上部3浅裂，边缘有锯齿。圆锥花序具分枝3～20，花序轴和花梗密被灰色，或锈色的腺毛及柔毛。花两性，退化雄蕊长卵形，先端不裂；能育雄蕊多数，花丝长短不一，心皮3～5，光滑无毛。蓇葖果无毛。

兴安升麻：与上种不同点是，花单性，退化雄蕊先端2深裂，裂片顶端常具1明显花药。

升麻与大三叶升麻不同点为，叶为数回羽状复叶，退化雄蕊先端2裂，不具花药。心皮及蓇葖果被毛。

生境分布 生长于山坡、沙地。分布于黑龙江、吉林、辽宁等地。

采收加工 秋季采挖，除去泥沙，晒至须根干时，燎去或除去须根，晒干。

性味归经 辛、微甘，微寒。归肺、脾、胃、大肠经。

功效主治 发表透疹，清热解毒，升举阳气。用于风热头痛，齿痛，口疮，咽喉肿痛，麻疹不透，阳毒发斑，脱肛，子宫脱垂。

用法用量 煎服，3～10克。发表透疹、解毒宜生用，升举阳气宜炙用。

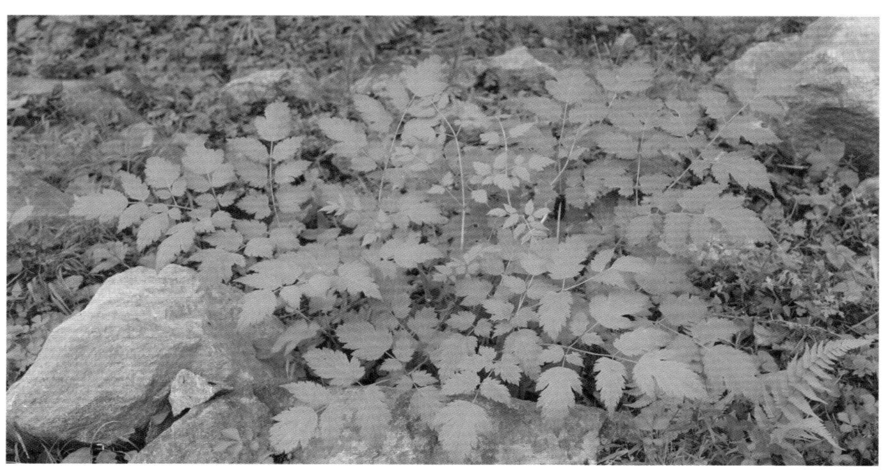

实用指南

精选验方

①**子宫脱垂：**升麻、柴胡各10克，黄芪60克，党参12克，山药30克。水煎服，连服1～3个月。②**气虚乏力、中气下陷：**升麻、人参、柴胡、橘皮、当归、白术各6克，黄芪18克，炙甘草9克。水煎服。③**风热头痛、眩晕：**升麻、薄荷各6克，白术10克。水煎服。

传统药膳

二麻鸡汤

原料：升麻10克，黑芝麻100克，小雄鸡1只。

制法：黑芝麻捣烂，升麻用洁净纱布包；小鸡治净后，与前2味小火炖烂，入少许调味品即可。

用法：吃肉饮汤，1次食完，隔日1次。

功效：升举子宫。

适用：中气下陷所致子宫脱垂。

托肠汤

原料：升麻、石榴皮各15克，猕猴桃根20克，猪大肠250克。

制法：将升麻、酸石榴皮、猕猴桃根用新纱布包扎。用清水洗净猪大肠，切段节，与药包共入沙锅内，加清水适量，在小火上煎煮1小时，取出药袋，将猪大肠切碎，加少许盐、味精调味。

用法：食肠、饮汤，1～2次服完，连服5～7日。

功效：升清，补虚，固涩。

适用：久泻、久痢所致的脱肛等。

升麻芝麻炖大肠

原料：猪大肠600克，升麻15克，黑芝麻100克，大葱10克，姜8克，盐2克，黄酒5毫升。

制法：升麻、黑芝麻装入洗净猪大肠内，两头扎紧。放入沙锅内，加葱段、姜片、盐、黄酒、清水适量，小火炖3小时，至猪大肠熟透。

用法：佐餐食用。

功效：升提中气，补虚润肠。

适用：脱汗、子宫脱垂及便秘等。

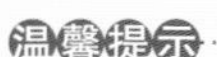

温馨提示

麻疹疹出已透、阴虚火旺、肝阳上亢、上盛下虚者忌用。

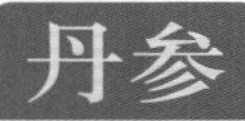

丹参

Dan Shen

别名　赤参、山参、红参、郄蝉草、木羊乳、奔马草、紫丹参、活血根。

来源　本品为唇形科植物丹参 *Salvia miltiorrhiza* Bge. 的干燥根和根茎。

形态特征　多年生草本，高30～100厘米。全株密被淡黄色柔毛及腺毛。茎四棱形，具槽，上部分枝。叶对生，奇数羽状复叶；叶柄长1～7厘米；小叶通常5，稀3或7，顶端小叶最大，侧生小叶较小，小叶片卵圆形至宽卵圆形，长2～7厘米，宽0.8～5厘米，先端急尖或渐尖，基部斜圆形或宽楔形，边具圆锯齿，两面密被白色柔毛。轮伞花序组成顶生或腋生的总状花序，每轮有花3～10，下部者疏离，上部者密集；苞片披针形，上面无毛，下面略被毛；花萼近钟状，紫色；花冠二唇形，蓝紫色，长2～2.7厘米，上唇直立，呈镰刀状，先端微裂，

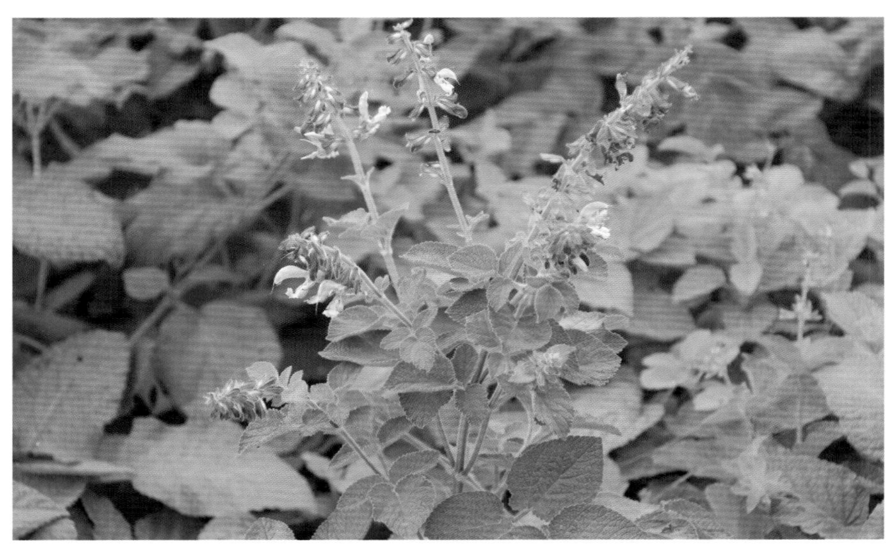

下唇较上唇短，先端3裂，中央裂片较两侧裂片长且大；发育雄蕊2，着生于下唇的中部，伸出花冠外，退化雄蕊2，线形，着生于上唇喉部的两侧，花药退化呈花瓣状；花盘前方稍膨大；子房上位，4深裂，花柱细长，柱头2裂，裂片不等。小坚果长圆形，熟时棕色或黑色，包于宿萼中。

生境分布 生长于海拔120～1300米的山坡、林下草地或沟边。分布于辽宁、河北、山西、陕西、宁夏、甘肃、山东、江苏、安徽、浙江、福建、江西、河南、湖北、湖南、四川、贵州等地。

采收加工 春栽春播于当年采收；秋栽秋播于第2年10～11月地上部分枯萎或翌年春季萌发前将全株挖出，除去残茎叶，摊晒，使极软，抖去泥沙（忌用水洗），运回晒至五六成干。把根捍拔，再晒至八九成干，又捍一次，把须根全部捍断晒干。

性味归经 苦，微寒。归心、肝经。

功效主治 活血祛瘀，通经止痛，清心除烦，凉血消痈。用于胸痹心痛，脘腹胁痛，癥瘕积聚，热痹疼痛，心烦不眠，月经不调，痛经经闭，疮疡肿痛。

用法用量 煎服，10～15克。

实用指南

精选验方

①**月经不调：**丹参适量。研粉，每次服6克。②**血瘀经闭、痛经：**丹参60克，月季花、红花各15克。以白酒500毫升浸渍，每次饮1～2小杯。③**胃痛：**丹参、甘草、海螵蛸各30克，三七9克。共研为末，每次服1～1.5克，每日3次。④**冠心病心绞痛：**丹参15克，三七100克。共研为细末，每次10克，加糖适量，泡茶饮。⑤**急、慢性肝炎：**丹参、板蓝根、郁金各9克，茵陈15克。水煎服。

传统药膳

丹参蜜茶

原料：丹参15克，檀香9克，蜂蜜30毫升，炙甘草、茶叶各3克。

制法：丹参、檀香、炙甘草加水煎煮后，去渣取汁，调入蜂蜜，再煎几沸。

用法：不拘时饮用。

功效：补益脾胃，行气活血。

适用：胃和十二指肠溃疡、胃脘隐痛、饥饿、劳倦等。

丹参砂仁粥

原料：丹参15克，砂仁3克，檀香、粳米各50克，白砂糖适量。

制法：先将粳米淘洗干净入锅，加入适量的清水煮粥；然后将丹参、砂仁、檀香煎取浓汁去渣；待粥熟后加入药汁、白砂糖，稍煮一二沸即成。

用法：每日2次，早、晚温服。

功效：行气化瘀，化病止痛。

适用：冠心病、心绞痛。

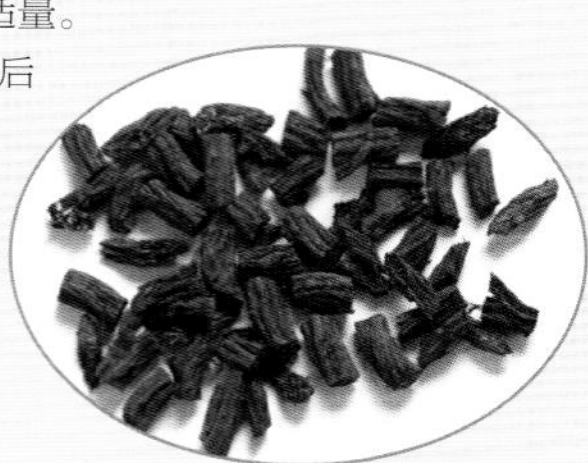

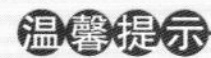

温馨提示

不宜与藜芦同用。

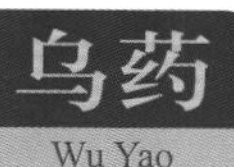

乌药 Wu Yao

别名 旁其、矮樟根、土木香、天台乌药。

来源 本品为樟科植物乌药 *Lindera aggregata* (Sims) Kosterm. 的干燥块根。

形态特征 常绿灌木或小乔木，高可达5米，胸径约4厘米；树皮灰褐色，根有纺锤状或结节状膨胀，外面棕黄色至棕黑色，表面有细皱纹；幼枝青绿色，具纵向细条纹，密被金黄色绢毛，后渐脱落；顶芽长椭圆形。叶互生，卵形，椭圆形至近圆形，先端长渐尖或尾尖，基部圆形，革质或有时近革质，上面绿色，有光泽，下面苍白色，幼时密被棕褐色柔毛，后渐脱落，偶见残存斑块状黑褐色毛片。花期3～4月，果期5～11月。

生境分布 生长于向阳山谷、坡地或疏林灌木丛中。分布于浙江、湖南、湖北、安徽、广东、四川、重庆、云南等地。多为野生。

采收加工 全年均可采挖，除去细根，洗净，趁鲜切片，晒干，或直接晒干。

性味归经 辛，温。归肺、脾、肾、膀胱经。

功效主治 行气止痛，温肾散寒。用于寒凝气滞，胸腹胀痛，气逆喘急，膀胱虚冷，遗尿尿频，疝气疼痛，经寒腹痛。

用法用量 煎服，6～10克。

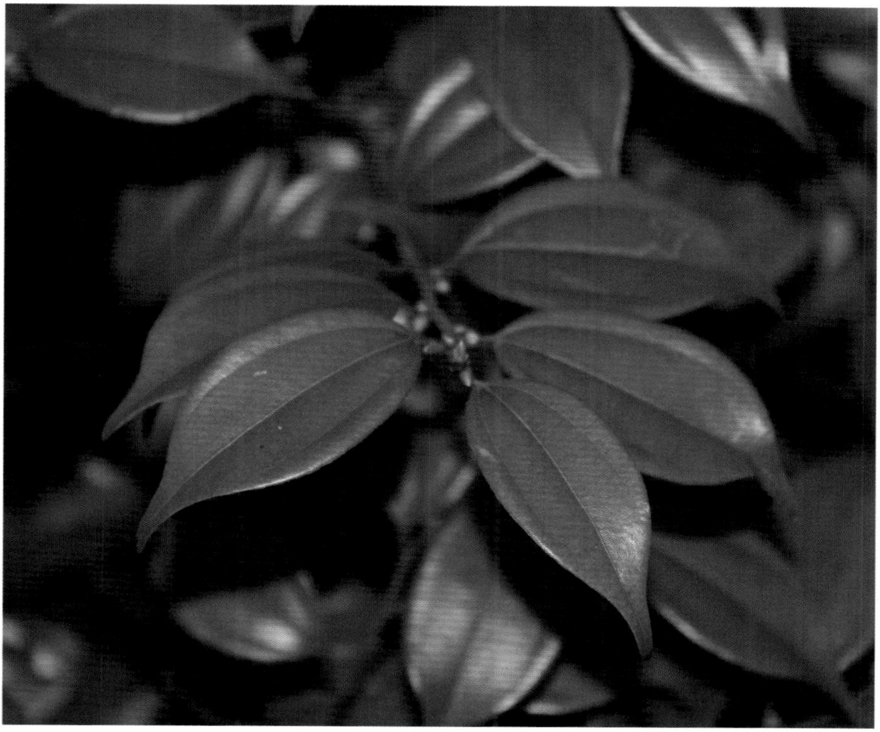

实用指南

精选验方

①**产后腹痛：**乌药、土当归各等份。研为末，豆淋酒调下。②**产后逆气、食滞胀痛：**乌药、泽泻、香附各10克，广藿香、陈皮、枳壳、木香、厚朴各5克。水煎服。③**胀满痞塞（七情忧思所致）：**乌药、半夏、香附、砂仁、沉香、化橘红各等份。研为末，每次10克，灯心草汤调服。④**胎前产后血气不和、腹胀痛：**乌药、香附、当归、川芎（俱酒炒）各15克。水煎服。

传统药膳

乌药羊肉汤

原料：乌药、高良姜各10克，羊肉100克，白芍25克，香附8克，姜、大葱各4克，黄酒3毫升，白砂糖5克，花椒、盐各1克。

制法：将乌药、高良姜、白芍、香附、花椒研末，装入纱布袋中，放入沙锅内。羊肉洗净，切小块，入沙锅，加水适量，先以大火煮沸，再改小火慢炖至羊肉烂熟，加入生姜（切大片）、葱（切段）、黄酒、白砂糖，煮一二沸，取出沙布袋，加入盐即可。

用法：食肉饮汤，每日1剂。

功效：温脾散寒，益气补虚。

适用：脾胃虚寒、身体虚弱者。

乌药煮鸡蛋

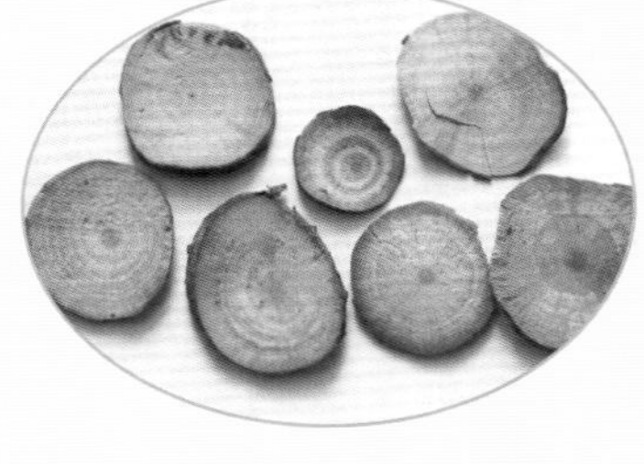

原料：乌药10克，鸡蛋2个，黄酒适量。

制法：将鸡蛋、乌药放入锅内，加水300毫升同煮，鸡蛋熟后剥去壳，复置药汤内，再用小火煮5分钟，加入黄酒。

用法：吃蛋饮汤，每日1次。

功效：强壮身体。

适用：体虚乏力者。

温馨提示

气血虚而有内热者不宜服用。

巴戟天

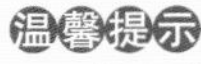

Ba Ji Tian

别名 巴戟、鸡肠风、鸡眼藤、兔儿肠、三角藤。

来源 本品为茜草科植物巴戟天 *Morinda officinalis* How 的干燥根。

形态特征 藤状灌木。根肉质肥厚，圆柱形，呈结节状；茎有纵棱，小枝幼时有褐色粗毛。叶对生，叶片长椭圆形，全缘，叶缘常被稀疏的短睫毛，下面中脉被短粗毛，托叶鞘状。头状花序有花2～10，排列与枝端，花序梗被污黄色短粗毛，花萼先端有不规则的齿裂或近平截，花冠白色，肉质。核果近球形，种子4。

生境分布 生长于山谷、溪边或林下。分布于广东、广西等地。

采收加工 全年均可采挖，洗净，除去须根，晒至六七成干，轻轻捶扁，晒干。

性味归经 甘、辛，微温。归肾、肝经。

功效主治 补肾阳，强筋骨，祛风湿。用于阳痿遗精，宫冷不孕，月经不调，少腹冷痛，风湿痹痛，筋骨痿软。

用法用量 煎服，3～10克；或入丸、散。

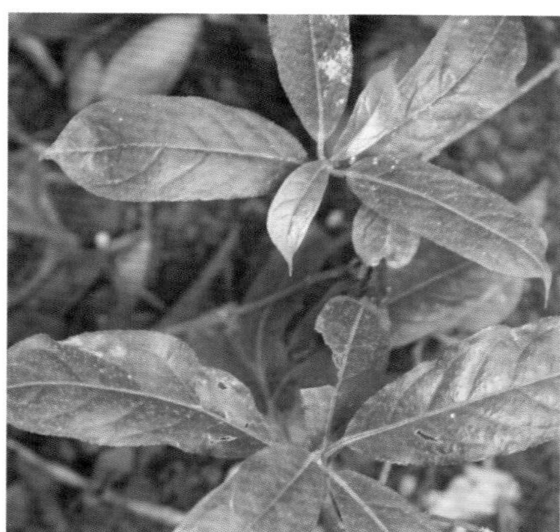

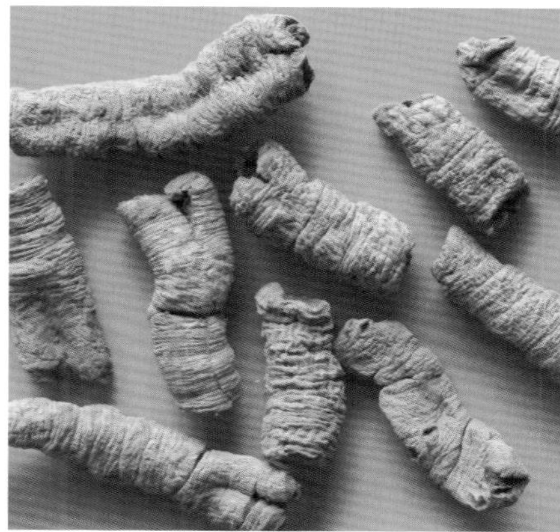

实用指南

精选验方

①**老人衰弱、足膝痿软：**巴戟天、熟地黄各10克，人参4克（或党参10克），菟丝子、补骨脂各6克，小茴香2克。水煎服，每日1剂。②**男子阳痿早泄、女子宫寒不孕：**巴戟天、覆盆子、党参、神曲、菟丝子各9克，山药18克。水煎服，每日1剂。③**遗尿、小便不禁：**巴戟天、覆盆子各12克，益智10克。水煎服，每日1剂。

传统药膳

巴戟天酒

原料：巴戟天200克，黄芪、当归、鹿角、熟地黄、益母草各60克，白酒2000毫升。

制法：将上药加工捣碎，装入纱布袋，放入酒坛，倒入白酒，密封坛口，浸泡7日后即成。

用法：每日2次，每次20毫升。

功效：温肾，调经。

适用：肾元虚寒所致的不孕症。

五味巴戟粥

原料：五味子、巴戟天各30克，粳米50克。

制法：将五味子、巴戟天置于沙锅中；加入适量清水煎取1000毫升汁液；然后用药汁熬煮至粳米成粥即成。

用法：每日1次，早餐食用。

功效：滋阴壮阳，固精缩尿。

适用：阴阳两虚型糖尿病患者。

温馨提示

阴虚火旺者不宜单用。

玉竹
Yu Zhu

别名 地节、委萎、萎蕤、女萎、玉竹参、竹根七。
来源 本品为百合科植物玉竹 *Polygonatum odoratum* (Mill.) Druce 的干燥根茎。

形态特征 多年生草本。根茎横生。茎单一，高20～60厘米。叶互生，无柄，叶片椭圆形至卵状长圆形。花腋生，通常1～3，簇生，花被筒状，白色，花丝丝状。浆果球形，成熟时蓝黑色。

生境分布 生长于山野林下或石隙间，喜阴湿处。分布于湖南、河南、江苏、浙江等地。

采收加工 秋季采挖，除去须根，洗净，晒至柔软后，反复揉搓、晾晒至无硬心，晒干；或蒸透后，揉至半透明，晒干。

性味归经 甘，微寒。归肺、胃经。

功效主治 养阴润燥，生津止渴。用于肺胃阴伤，燥热咳嗽，咽干口渴，内热消渴。

用法用量 煎服，6～12克。

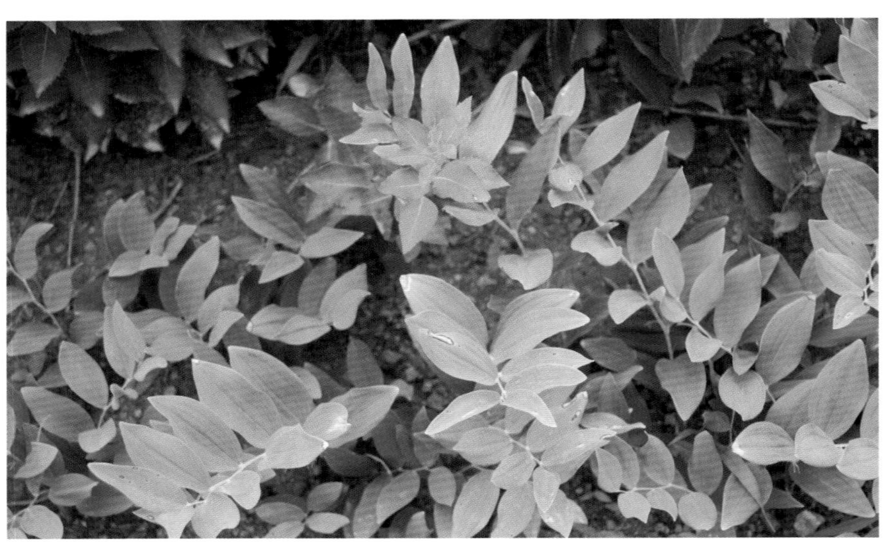

实用指南

精选验方

①**虚咳：**玉竹25～50克。与猪肉同煮服。②**慢性支气管炎：**玉竹、南沙参各30克，鸭子1只。将鸭子洗净，去毛、内脏，与前2味药同入锅内，加清水适量用文火煎煮1或2小时，至鸭煮熟烂即可，饮汤食肉。③**久咳、痰少、咽干、乏力：**玉竹、北沙参各15克，北五味子、麦冬各10克，川贝母5克。水煎服，每日1剂。④**小便不畅、小便疼痛：**玉竹30克，芭蕉120克。水煎取汁，冲入滑石粉10克，分作3次于饭前服。⑤**肢体酸软、自汗、盗汗：**玉竹25克，丹参13克。水煎服。⑥**心悸、口干、气短、胸痛或心绞痛：**玉竹、丹参、党参各15克，川芎10克。水煎服，每日1剂。

传统药膳

玉竹汤

原料：玉竹12克，白糖20克。

制法：玉竹、白糖放入锅中，加水煮熟，备用。

用法：饮汤食药，每日1剂。

功效：滋阴润肺；养胃生津。

适用：动脉粥样硬化。

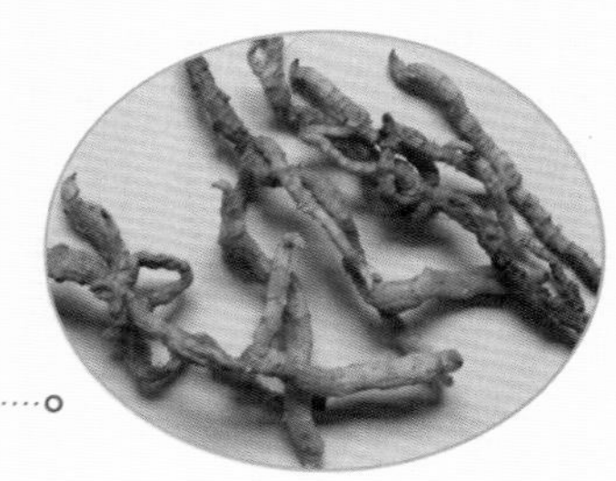

温馨提示

脾虚及痰湿内盛者，不宜使用。

功劳木

Gong Lao Mu

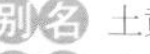

别名 土黄柏、黄天竹、鼠不爬、山黄柏、大叶黄连、十大功劳。

来源 本品为小檗科植物阔叶十大功劳 *Mahonia bealei* (Fort.) Carr. 或细叶十大功劳 *M. fortunei* (Lindl.) Fedde 的干燥茎。

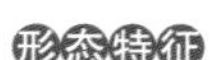

形态特征 阔叶十大功劳：常绿灌木，高1～4米。茎表面土黄色或褐色，粗糙，断面黄色。叶互生，厚革质，具柄，基部扩大抱茎；奇数羽状复叶，长25～40厘米，小叶7～15，侧生小叶无柄，阔卵形，大小不等，长4～12厘米，宽2.5～4.5厘米，顶生小叶较大，有柄，先端渐尖，基部阔楔形或近圆形，边缘反卷，每边有2～8枚大的刺状锯齿，上面深绿色，有光泽，下面黄绿色。总状花序生长于茎顶，直立，长5～10厘米，6～9个簇生，小苞片1；萼片9；花黄褐色，花瓣6，长圆形，先端2浅裂，基部有2密腺；雄蕊6；雌蕊1。浆果卵圆形，直径约5毫米，成熟时蓝黑色，被白粉。花期8～10月，果期10～12月。

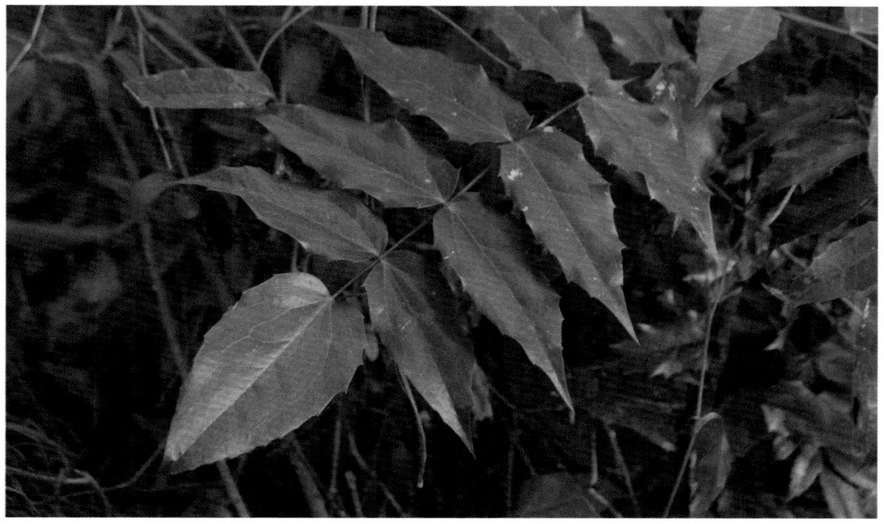

细叶十大功劳：常绿灌木，高1～2米。茎直立，树皮灰色，多分枝。叶互生；奇数羽状复叶；叶柄基部膨大；叶革质，小叶5～13，狭披针形至披针，长6～12厘米，宽0.7～1.5厘米，先端长尖而具锐刺，基部楔形，边缘每边有刺状锯齿6～13，上面深绿色，有光泽，叶脉不明显，下面黄绿色；叶脉自基部3出。总状花序自枝顶牙鳞腋间抽出，长3～6厘米，花梗基部具总苞，苞片卵状三角形；萼片9，花瓣状；花瓣6，黄色，长圆形，全缘；雄蕊6，花丝线形，花药瓣裂；子房卵圆形，无花柱，柱头头状。浆果卵圆形，熟果卵圆形，熟时蓝黑色，外被白粉。花期7～8月，果期8～10月。

生境分布 生长于向阳山坡的灌丛中，也有栽培。分布于广西、安徽、浙江、江西、福建、河南、湖北、湖南、四川等地。

采收加工 6月采果实，晒干，去净杂质，晒至足干为度。

性味归经 苦，寒。归肝、胃、大肠经。

功效主治 清热燥湿，泻火解毒。用于湿热泻痢，黄疸尿赤，目赤肿痛，胃火牙痛，疮疖痈肿，湿疹，肺热咳嗽。

用法用量 煎服，9～15克。外用：适量，煎水洗；或研末调敷。

实用指南

精选验方

①**感冒发热口渴：**鲜十大功劳叶30克，黄荆叶15克。水煎服。②**咯血、失眠：**十大功劳叶12克。水煎服。③**慢性支气管炎：**十大功劳叶、虎杖根、枇杷叶各30克。水煎服。④**慢性胆囊炎：**十大功劳根、金钱草各30克，栀子15克，五味子9克。水煎服。⑤**咳嗽：**十大功劳、百部、鱼腥草、枇杷叶各20克，石仙桃10克，重楼5克。水煎服。⑥**风湿痛：**十大功劳12克，羌活、独活各9克。水煎服。⑦**咽喉肿痛：**十大功劳根、枇杷叶各15克，桑叶9克，川贝母6克。水煎服。⑧**赤白带下：**十大功劳叶、白英、仙鹤草各30克。水煎服。⑨**盆腔炎：**阔叶十大功劳根9克，金银花10克，紫花地丁24克。水煎服。

温馨提示

体质虚寒者忌用。

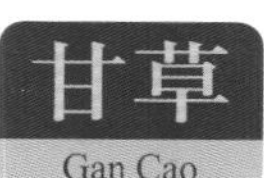

甘草 Gan Cao

别名 美草、密甘、密草、国老、粉草、甜根子、甜草根、粉甘草、红甘草。

来源 本品为豆科植物甘草 *Glycyrrhiza uralensis* Fisch.、胀果甘草或光果甘草的干燥根及根茎。

形态特征 多年生草本植物，高30～80厘米。根茎多横走，主根甚发达，外皮红棕色或暗棕色。茎直立，被白色短毛和刺毛状腺体。奇数羽状复叶互生，小叶7～17对，卵状椭圆形，全缘，两面被短毛及腺体。总状花序腋生，花密集。花萼钟状，外被短毛或刺状腺体，花冠蝶形，紫红色或蓝紫色。荚果扁平，呈镰刀形或环状弯曲，外面密被刺状腺毛，种子扁卵圆形，褐色。

生境分布 生长于干旱、半干旱的荒漠草原、沙漠边缘和黄土丘陵地带。分布于内蒙古、山西、甘肃、新疆等地。以内蒙古伊克昭盟杭锦旗所产者品质最优。

采收加工 春、秋两季均可采挖，但以春季为佳。将挖取的根和根茎，切去茎基的幼芽串条、枝杈、须根，洗净。截成适当的长短段，按粗细、大小分等，晒至半干，打成小捆，再晒至全干。去掉栓皮者，称“粉甘草”。

性味归经 甘，平。归心、肺、脾、胃经。

功效主治 补脾益气，清热解毒，祛痰止咳，缓急止痛，调和诸药。用于脾胃虚弱，倦怠乏力，心悸气短，咳嗽痰多，脘腹、四肢挛急疼痛，痈肿疮毒，缓解药物毒性、烈性。

用法用量 煎服，2～10克。

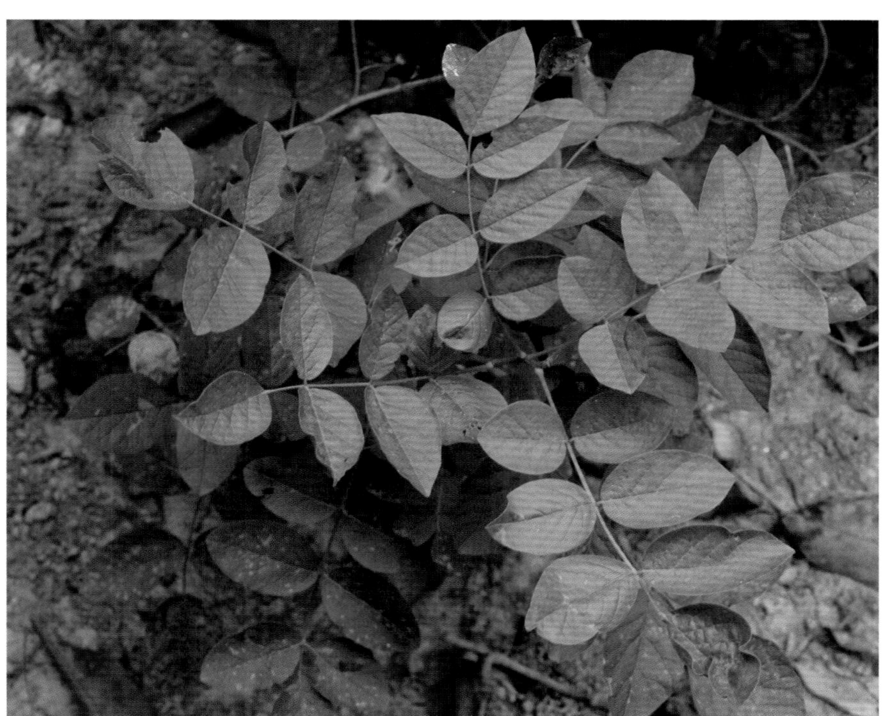

实用指南

精选验方

①**消化性溃疡：**甘草粉。口服，每次3～5克，每日3次。②**原发性血小板减少性紫癜：**甘草12～20克。水煎，分早、晚2次服。③**室性早搏：**生甘草、炙甘草、泽泻各30克。水煎服，每日2剂，分早、晚2次服。④**肺结核：**甘草50克。每日1剂，煎汁分3次服用。⑤**胃和十二指肠溃疡：**甘草、海螵蛸各15克，白术、延胡索各9克，白芍12克，党参10克。水煎服。

传统药膳

甘草瓜蒌酒

原料：瓜蒌1枚，甘草2克，轻粉少许（为粗制的氯化亚汞结晶），黄酒1小杯。

制法：将瓜蒌、甘草等研为粗末，倒入瓷碗中，加黄酒与水各1小杯，并下轻粉，置炉火上煎开三五沸后，去渣取汁备用。

用法：每日1剂，睡前外搽患处。

功效：清热解毒，化痰祛瘫，消肿止痛。

适用：热毒侵袭，血痰阻之痈疽疔疮、红肿热痛、多日不消者。

蛇舌甘草茶

原料：白花蛇舌草（鲜品为佳）25克，甘草10克，绿茶3克。

制法：先将前2味药加水浸过药面，小火煎至400毫升，去渣取汁，以沸药汁冲泡绿茶即可。

用法：代茶频饮。

功效：清热利湿，散结解毒。

适用：肝炎、肝硬化、肝癌等。

芍药甘草羊肉汤

原料：甘草、白芍各15克，通草9克，羊肉1500克。

制法：将甘草、白芍、通草等用纱布包裹，与洗净切成小块的羊肉同放入沙锅，加水煎煮至肉熟汤香，弃纱布包，捞起羊肉，留汤备用。

用法：佐餐食用。

功效：补益精血，缓急止痛。

适用：精血亏虚，寒滞经脉之产后少腹冷痛、神疲倦怠、腰膝酸软、四肢不温、面色淡白或萎黄、心悸失眠，或中风偏瘫等。

温馨提示

不宜与海藻、京大戟、红大戟、甘遂、芫花同用。

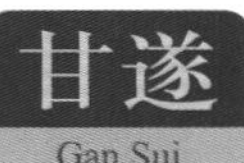

甘遂 Gan Sui

别名 陵泽、重泽、苦泽、陵藁、甘泽、肿手花根、猫儿眼根。

来源 本品为大戟科植物甘遂 *Euphorbia kansui* T. N. Liou ex T. P. Wang 的干燥块根。

形态特征 多年生草本，高25～40厘米，全株含白色乳汁。茎直立，叶互生，上部淡绿色，下部稍木质化，淡红紫色，线状披针形或披针形，先端钝，基部宽楔形或近圆形，下部叶淡红紫色。杯状聚伞花序，顶生，稀腋生；总苞钟状 裂，腺体4；花单性，无花被；雄花雄蕊1，雌花花柱3，每个柱头2裂。 球形。

生境分布 生长于低山坡、沙地、荒坡、田边和路旁等。分布于陕西、河南、山西等地。

采收加工 春季开花前或秋末茎叶枯萎后采挖，撞去外皮，晒干。

性味归经 苦，寒；有毒。归肺、肾、大肠经。

功效主治 泻水逐饮，消肿散结。用于水肿胀满，胸腹积水，痰饮积聚，气逆喘咳，二便不利。

用法用量 炮制后多入丸、散用，0.5～1.5克。外用：生品适量。

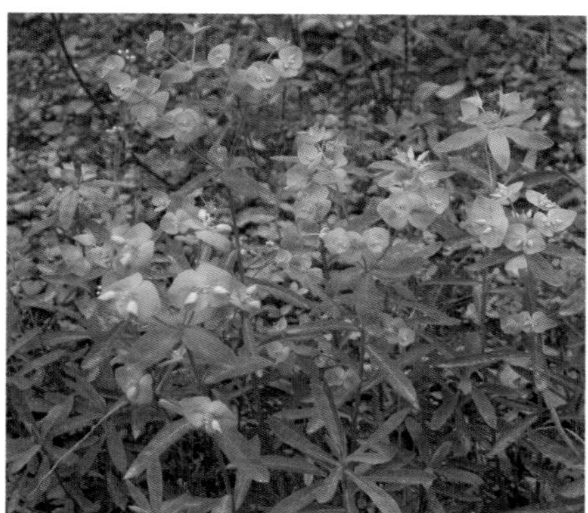

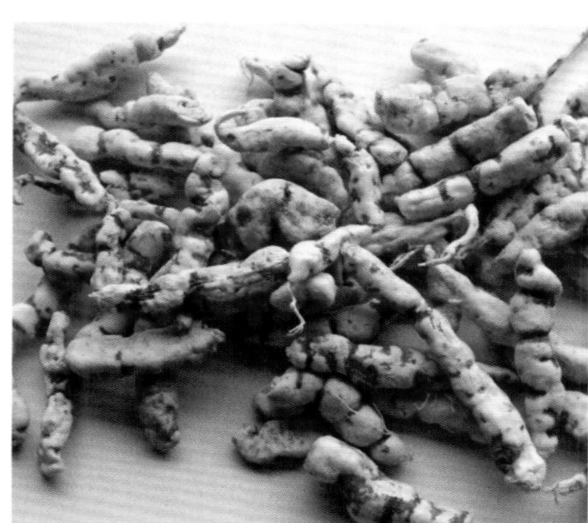

实用指南

精选验方

①**渗出性胸膜炎、肝硬化腹水、血吸虫病腹水、慢性肾炎性水肿、二便不通：**甘遂、大戟、芫花各等份，大枣10枚。前3味混合研末，每次1～3克，大枣煎汤于清晨空腹送服。②**癫痫：**甘遂、朱砂各3克，鲜猪心1个。将甘遂入鲜猪心中，煨熟，取出药，与朱砂研粉和匀，分作4丸，每次1丸，用猪心煎汤送下。③**小儿睾丸鞘膜积液：**甘遂、赤芍、枳壳、昆布各10克，甘草5克。水煎服，连用3～7日。

传统药膳

甘遂猪心

原料：猪心1个，甘遂6克，朱砂3克。

制法：甘遂研末，以猪心血作丸，放入猪心内，纸裹煨熟；取出甘遂再研末，同水飞朱砂和匀，分作4丸。将猪心炖汤。

用法：食猪心，并以肉汤送服1丸，以腹泻为度，不泻再进1丸。

功效：逐痰饮。

适用：痰迷心窍之癫狂痫症。

甘遂烤猪腰子

原料：猪腰子1枚，甘遂3克。

制法：先将猪腰分为7脔，甘遂研为细粉，蘸脔上，再烤熟即可。

用法：每日1次，至4～5次，当觉腹胁鸣，小便利即停。食用时不加盐。

功效：和理肾气，通利膀胱。

适用：卒肿满、身面皆洪大等。

温馨提示

孕妇禁用；不宜与甘草同用。生品不宜内服。

石菖蒲

Shi Chang Pu

别名 菖蒲、山菖蒲、药菖蒲、菖蒲叶、水剑草、剑叶菖蒲。

来源 本品为天南星科植物石菖蒲 *Acorus tatarinowii* Schott 的干燥根茎。

形态特征 多年生草本。根茎横卧，具分枝，因而植株呈丛生状，分枝常被纤维状宿存叶基。叶基生，剑状线形，无中脉，平行脉多数，稍隆起。花茎扁三棱形，肉穗花序圆柱状，佛焰苞片叶状，较短，为肉穗花序长的1～2倍，花黄绿色。浆果倒卵形。

生境分布 生长于阴湿环境，在郁密度较大的树下也能生长。分布于黄河流域以南各地。

采收加工 秋、冬两季采挖，除去须根及泥沙，晒干。

性味归经 辛、苦，温。归心、胃经。

功效主治 化湿开胃，开窍豁痰，醒神益智。用于脘痞不饥，噤口下痢，神昏癫痫，健忘失眠，耳鸣耳聋。

用法用量 煎服，3～10克；鲜品加倍。外用：适量。

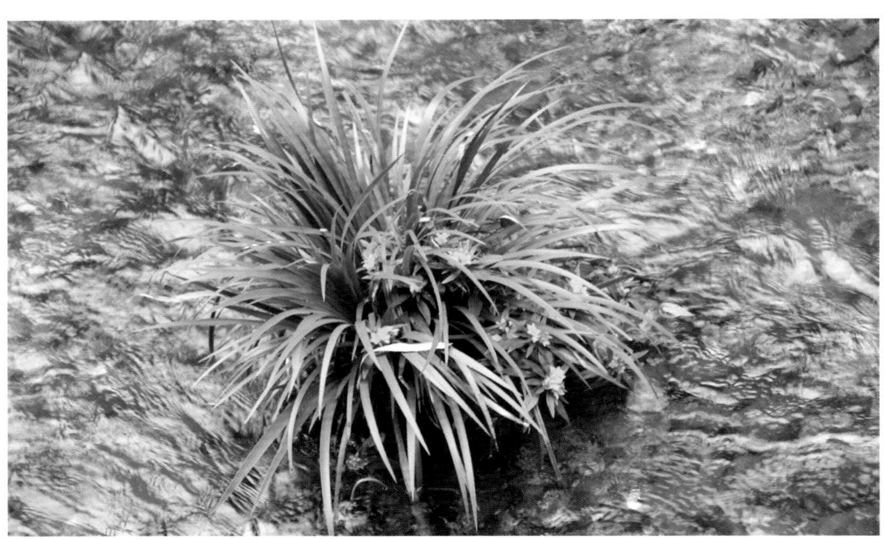

实用指南

精选验方

①**产后崩中、下血不止：**石菖蒲50克。酒2盏，煎取1盏，去滓分3次服，食前温服。②**病后耳聋：**生石菖蒲汁适量。滴入耳中。③**阴汗湿痒：**石菖蒲、蛇床子各等份。研为末，每日搽2～3次。④**心肾两虚的尿频或滑精证：**石菖蒲、远志各6克，桑螵蛸、当归、人参各9克，龟甲、龙骨各15克，茯神12克。研为细末，睡觉时人参汤调下6克。⑤**心胆气虚、心神不宁证、癫痫与遗精：**石菖蒲、龙齿各15克，人参、茯苓、远志、茯神各30克。炼蜜为丸，辰砂为衣，每次6克，开水送下。

传统药膳

石菖蒲拌猪心

原料：石菖蒲30克，猪心1个。

制法：石菖蒲研细末，猪心切片，放沙锅中加水适量煮熟。

用法：每次以石菖蒲粉3～6克拌猪心，空腹食用。每日1～2次。

功效：化湿豁痰，宁心安神。

适用：心悸、失眠、健忘，以及癫狂、痫证、痴呆等。

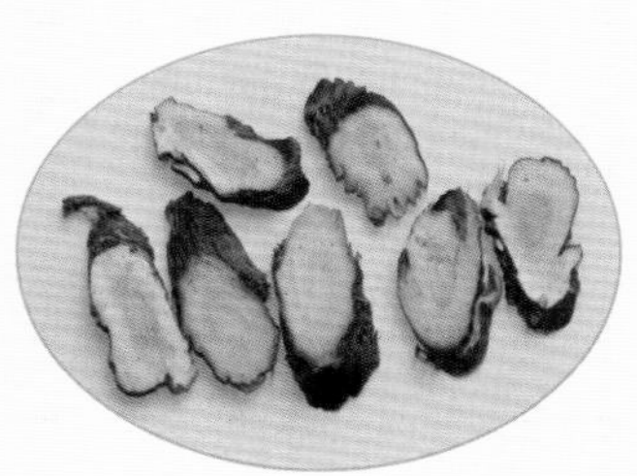

温馨提示

凡阴亏血虚及精滑多汗者不宜用。

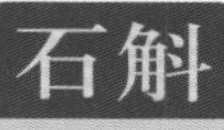

石斛 Shi Hu

别名 林兰、杜兰、石兰、吊兰花、千年竹、金钗石斛。

来源 本品为兰科植物金钗石斛 *Dendrobium nobile* Lindl. 或铁皮石斛 *D. officinalis* Kimura et Migo 的新鲜或干燥茎。

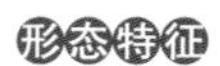

形态特征 金钗石斛：多年生附生草本，高30～50厘米。茎丛生，直立，直径1～1.3厘米，黄绿色，多节，节间长2.5～3.5厘米。叶无柄，近革质，常3～5片生长于茎的上端；叶片长圆形或长圆状披针形，长6～12厘米，宽1.5～2.5厘米，先端钝，有偏斜状的凹缺，叶脉平行，通常9，叶鞘紧抱于节间，长1.5～2.7厘米。总状花序自茎节生出，通常具花2～3；苞片膜质，小，卵形；花甚大，下垂。蒴果。花期5～6月。

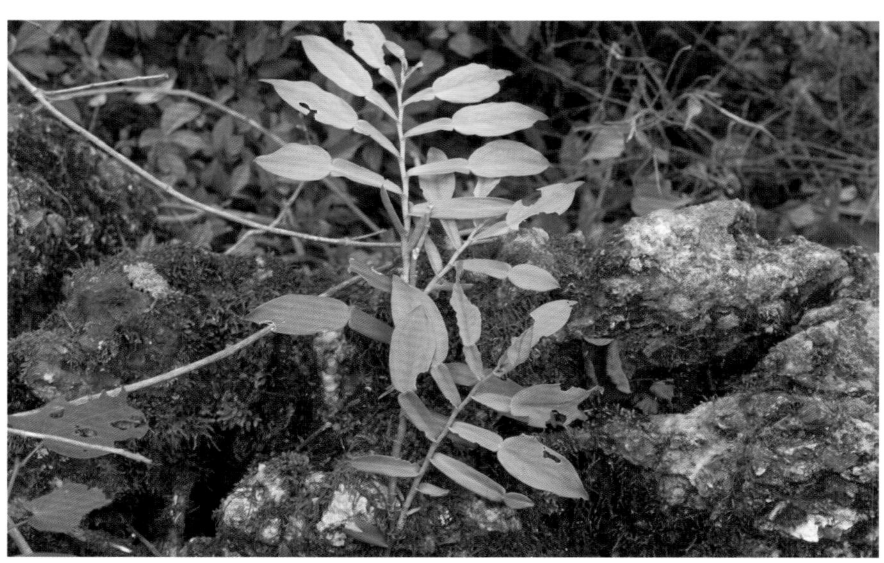

铁皮石斛：茎丛生，直立，高5～30厘米，直径约5毫米，圆柱形，基部稍细，绿色并带紫色；多节，节间长1～2厘米。叶少数，生长于茎上部，无柄；叶片近卵形、卵状长圆形或近长圆形，长5～7厘米，宽1.5～2厘米，先端急尖而有偏斜状的凹缺，革质；叶鞘膜质，紧抱节间，灰色，似不清洁状，干后深灰色。蒴果长圆形，长约2.5厘米，有3棱。

生境分布 生长于海拔100～3000米山地，常附生长于树上或岩石上。分布于四川、贵州、云南等地。

采收加工 全年均可采收，鲜用者除去根及泥沙、干用者采收后，除去杂质，用开水略烫或烘软，再边搓边烘晒，干燥。

性味归经 甘，微寒。归胃、肾经。

功效主治 益胃生津，滋阴清热。用于阴伤津亏，口干烦渴，食少干呕，病后虚热，目暗不明。

用法用量 入复方宜先煎，单用可久煎，6～12克，鲜品15～30克。

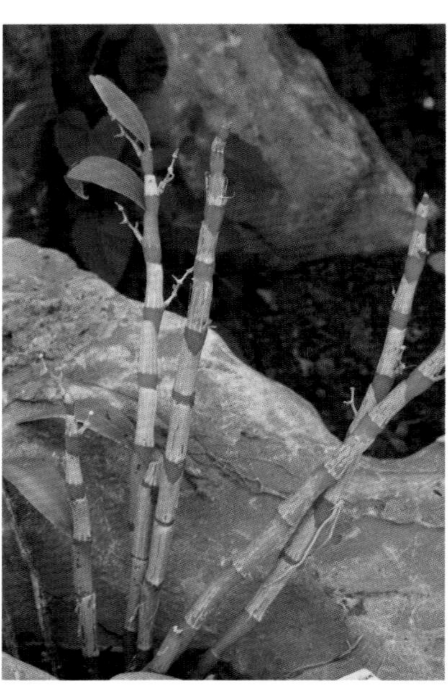

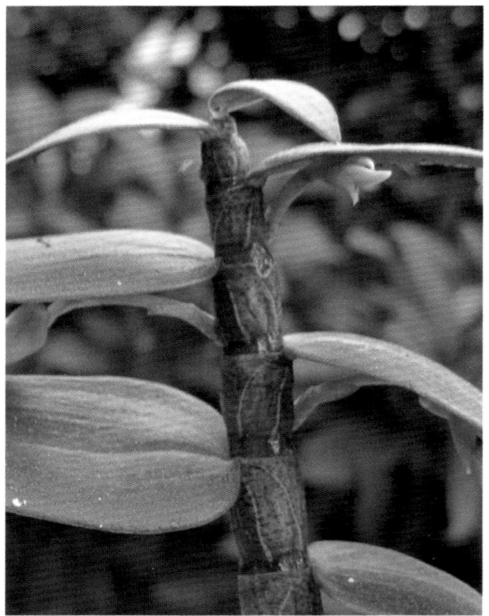

实用指南

精选验方

①**胃酸缺乏：**石斛、玄参各15克，白芍9克，麦冬、山楂各12克。水煎服，每日1剂。②**阴虚目暗，视物昏花：**石斛、熟地黄各15克，枸杞子、山药各12克，山茱萸9克，白菊花6克。水煎服，每日1剂。③**慢性胃炎：**石斛、谷芽各25克，南沙参15克，白蜜30克。水煎，分3次服，每日1剂。④**老年性口干：**石斛、黄精、玉竹各15克，山药20克。水煎，分3次服，每日1剂。

传统药膳

石斛粥

原料：鲜石斛20克，粳米30克，冰糖适量。

制法：先将鲜石斛加水煎煮，取汁去渣，再用药汁熬粳米、冰糖为粥。

用法：每日2次。

功效：益胃生津，养阴清热。

适用：热病后期津伤、口干烦渴，或阴虚低热不退、舌红少津、咽干而痛等。

清蒸石斛螺

原料：石斛6克，猪脊肉9克，青螺（石螺）1500克。

制法：青螺吐泥、洗净，用沸水烫熟，捞起；汤汁滤清后留用；挑出螺肉，用淡盐水洗净，沥干，装入炖盅；猪脊肉切成连块，用沸水飞去血秽。螺汁同石斛先用一小锅煲约20分钟后，除去药渣，滤清药汁，待用。将药汁倒入炖盅内，再将猪脊肉放于盅内的螺肉面上，约炖1小时后，调入盐，即可食用。

用法：佐餐食用，每日1次。

功效：滋阴润燥，通利小便，解渴利水。

适用：消渴瘦弱、便秘、燥咳、酒醉不醒等。

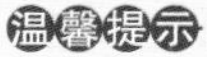

温馨提示

本品有敛邪之弊，故温热病初期不宜用，又味甘助湿，湿温未化燥者忌用。

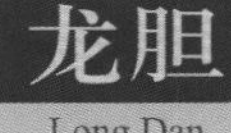

龙胆

Long Dan

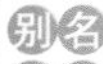

别名 胆草、草龙胆、水龙胆、龙胆草、山龙胆、龙须草。

来源 本品为龙胆科植物龙胆 *Gentiana scabra* Bge. 等的干燥根及根茎。

形态特征 多年生草本，高35～60厘米。根茎短，簇生多数细长的根，根长可达25厘米，淡棕黄色。茎直立，粗壮，通常不分枝，粗糙，节间常较叶为短。叶对生，无柄，基部叶2～3对，甚小，鳞片状；中部及上部叶卵形、卵状披针形或狭披针形，长3～8厘米，宽0.4～4厘米，先端渐尖或急尖，基部连合抱于节上，叶缘及叶脉粗糙，主脉3条基出。花无梗，数朵成束，簇生于茎顶及上部叶腋；苞片披针形；花萼绿色，钟形，膜质，长约2.5厘米，先端5裂，裂片披针形至线形；花冠深蓝色至蓝色，钟形，长约5厘米，先端5裂，裂片卵形，先端锐尖，裂片间有5褶状三角形副冠片，全缘或偶有2齿；雄蕊5，着生于花冠管中部的下方；子房长圆形，1室，花柱短，柱头2裂。蒴果长圆形，有短柄，成熟时2瓣裂。种子细小，线形而扁，褐色，四周有翅。花期9～10月，果期10月。

生境分布 生长于山坡草地、河滩灌木丛中、路旁以及林下草甸。分布于东北。

采收加工 春、秋两季采挖，洗净，干燥。

性味归经 苦，寒。归肝、胆经。

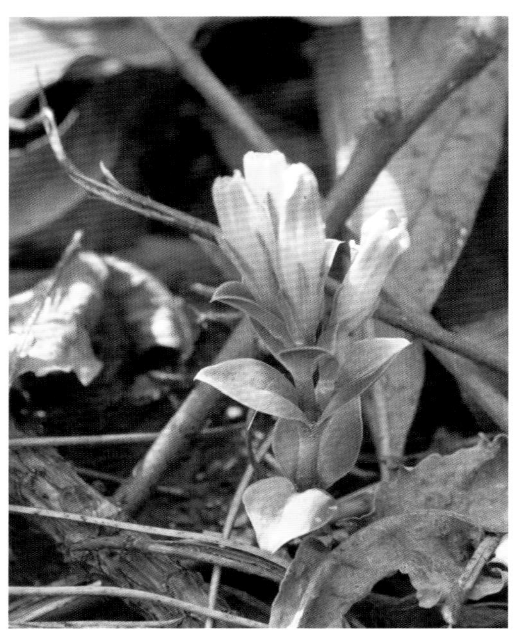

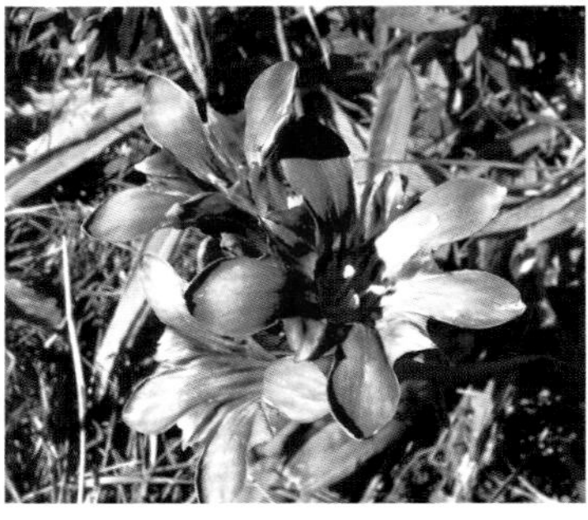

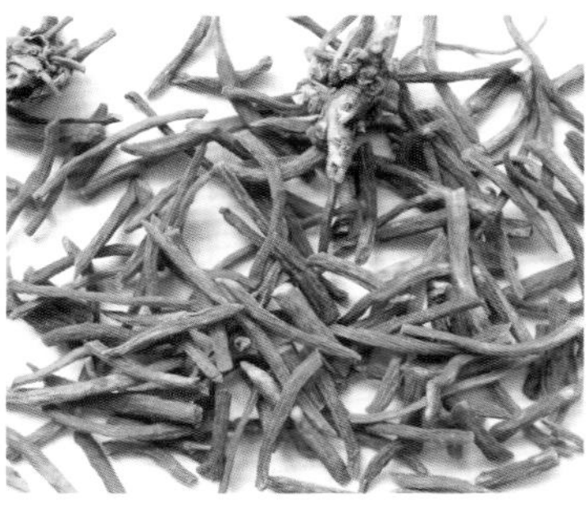

功效主治 清热燥湿，泻肝胆火。用于湿热黄疸，阴肿阴痒，带下，湿疹瘙痒，肝火目赤，耳鸣耳聋，胁痛口苦，强中，惊风抽搐。

用法用量 煎服，3～6克；或入丸、散。外用：适量。研末捣敷。

实用指南

精选验方

①**目赤肿痛：**龙胆15～30克。捶汁服。②**皮肤刀伤肿痛：**龙胆适量。加茶油，捶烂，贴患处。③**带状疱疹：**龙胆30克，丹参15克，川芎10克。水煎服。④**腮腺炎：**龙胆、鸭舌草各适量。加红糖共捶烂，贴患处。⑤**滴虫阴道炎：**龙胆、苦参各15克，百部、枯矾、黄柏、花椒各10克。水煎，热熏。

传统药膳

龙胆草粥

原料：龙胆10克，淡竹叶20克，大米100克。

制法：先用水煎龙胆、淡竹叶，取汁，再加入白米煮成粥。

用法：早餐食用。

功效：泻肝降火，清心除烦。

适用：失眠兼急躁易怒、目赤口苦、小便黄、大便秘结，属于肝郁化火者。

温馨提示

脾胃虚弱作泄及无湿热实火者忌服。

白术

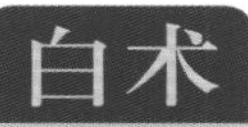

Bai Zhu

别名 于术、浙术、天蓟、山姜、山连、冬白术。

来源 本品为菊科植物白术 *Atractylodes macrocephala* Koidz. 的干燥根茎。

形态特征 多年生草本，高30～60厘米。根状茎肥厚，略呈拳状；茎直立，上部分枝。叶互生，叶片3，深裂或上部茎的叶片不分裂，裂片椭圆形，边缘有刺。头状花序顶生，总苞钟状，花冠紫红色。瘦果椭圆形，稍扁。

生境分布 多为栽培。分布于安徽、浙江、湖北、湖南、江西等地。

采收加工 冬季下部叶枯黄、上部叶变脆时采挖，除去泥沙，烘干或晒干，再除去须根。

性味归经 苦、甘，温。归脾、胃经。

功效主治 健脾益气，燥湿利水，止汗，安胎。用于脾虚食少，腹胀泄泻，痰饮眩悸，水肿，自汗，胎动不安。

用法用量 煎服，6～12克。

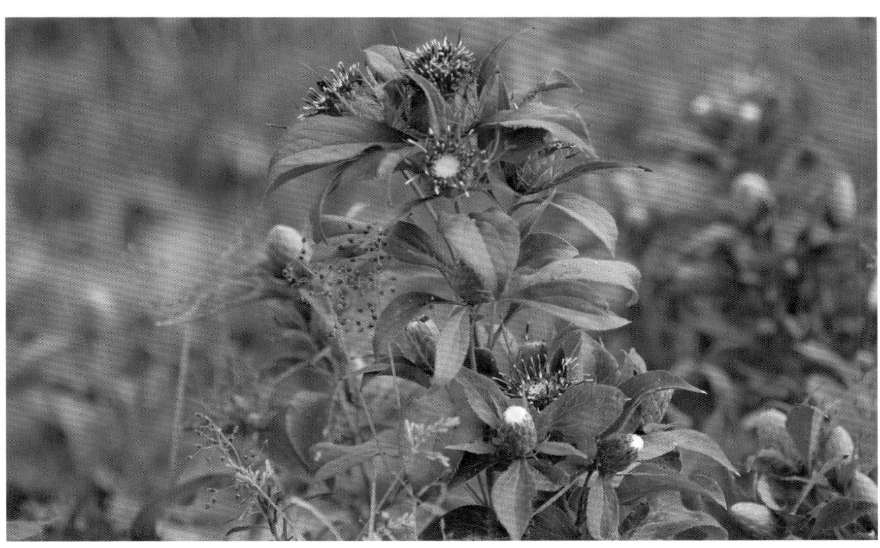

实用指南

精选验方

①**胎动腹痛：**白术30克。以老陈醋浸泡1小时，微烘干，煎汁服，每日3～4次，连服3日。②**小儿腹泻（消化不良性）：**白术粉（米汤制）、槟榔粉各等份。每日3餐饭后服，每次9克，连服3日。③**小儿流涎：**白术9克。捣碎，放细小碗中，加水适量蒸，再加食糖少许，分次灌服。④**小儿积食：**白术粉（麸制）、鸡内金粉各5克。拌入面粉内，加入芝麻适量，烤成薄饼食用，连用3日。⑤**便秘：**生白术60克，生地黄30克，升麻3克。将以上3味药先用冷水浸泡1小时，然后加水适量煎煮2次，早、晚各服1次，每日1剂。⑥**小儿夜间磨牙：**白术、柏子仁各等份。蒸食，每晚睡前服，每次6克，连服2周。

传统药膳

白术半夏天麻粥

原料：白术、天麻各10克，半夏5克，橘红3克，大枣3枚，粳米50克。

制法：先将白术、天麻、半夏、橘红、大枣清理干净后，水煎取汁去渣；然后将药汁与淘洗干净的粳米一同入锅煮粥，粥将熟时加入白糖，稍煮即成。

用法：每日2次，温热服。

功效：健脾祛湿，熄风化痰。

适用：高血压、风痰所致之眩晕头痛、痰多、胸肠胀满等。

白术黄花面

原料：白术、黄花菜各15克，面条500克，豆芽250克，水发香菇30克，嫩姜、芹菜、菜油、酱油、味精各适量。

制法：将白术研成细粉，香菇、嫩姜切丝，芹菜放沸水锅焯一下，切碎；豆芽洗净去根，黄花菜切寸段。将面条放在沸水锅中浸透，捞起沥干水分，淋上熟菜油，拌匀抖松。将炒锅放在中火上，倒入菜油烧至油冒烟，取出一半待用。然后将姜丝放入稍煸，加香菇、黄花菜，翻炒，加酱油、白术粉、味精，再加少量水煮沸后，将面条、豆芽倒入锅中翻拌，加盖稍焖至干熟透，拌入留下的熟油。装盘时，在面条上铺芹菜珠。

用法：每日1次，每次吃面条适量。

功效：健脾益气，补虚益精。

适用：脾虚气弱的肿瘤、冠心病、高血压等。

温馨提示

本品燥湿伤阴，阴虚内热、津液亏耗者忌用。

白头翁 Bai Tou Weng

别名 翁草、野丈人、犄角花、白头公、老翁花、胡王使者。

来源 本品为毛茛科植物白头翁 *Pulsatilla chinensis* (Bge.) Regel 的干燥根。

形态特征 多年生草本，高达50厘米，全株密被白色长柔毛。主根粗壮，圆锥形。叶基生，具长柄，叶3全裂，中央裂片具短柄，3深裂，侧生裂片较小，不等3裂，叶上面疏被伏毛，下面密被伏毛。花茎1～2厘米，高10厘米以上，总苞由3小苞片组成，苞片掌状深裂。花单一，顶生，花被6，紫色，2轮，外密被长绵毛。雄蕊多数，雌蕊多数，离生心皮，花柱丝状，果期延长，密被白色长毛。瘦果多数，密集呈头状，宿存花柱羽毛状。

生境分布 生长于平原或低山山坡草地、林缘或干旱多岩石的坡地。分布于河南、陕西、甘肃、山东、江苏、安徽、湖北、四川等地。

采收加工 春、秋两季采挖，除去泥沙，干燥。

性味归经 苦，寒。归胃、大肠经。

功效主治 清热解毒，凉血止痢。用于热毒血痢，阴痒带下，阿米巴痢疾。

用法用量 煎服，9～15克。

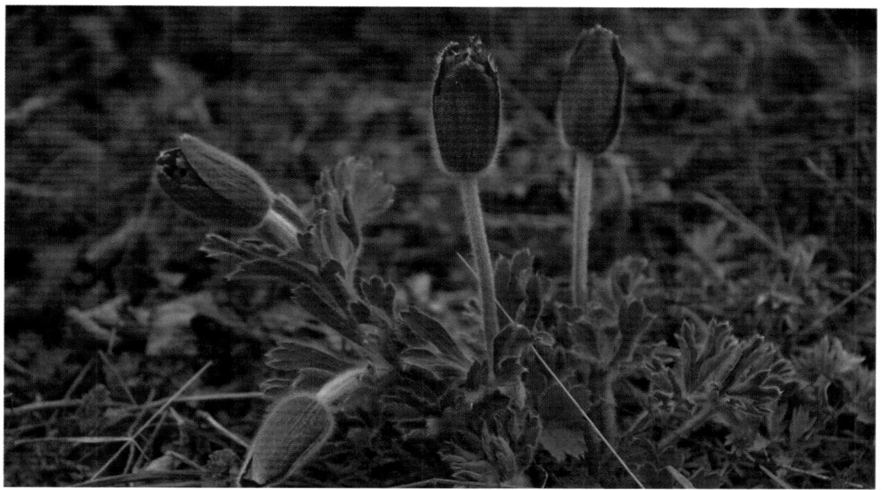

实用指南

精选验方

①**气喘：**白头翁10克。水煎服。②**外痔：**白头翁全草。以根捣红贴痔上。③**心烦口渴、发热、里急后重：**白头翁9克，川黄连、川黄柏、秦皮各6克。水煎服。④**细菌性痢疾：**白头翁15克，马齿苋30克，鸡冠花10克。水煎服。⑤**非特异性阴道炎：**白头翁20克，青皮15克，海藻10克。水煎服，每日2次。

传统药膳

白头翁酒

原料：白头翁250克，白酒1000毫升。

制法：白头翁洗净剪成寸段，用白酒浸泡，装坛内密封，隔水煎煮数沸，取出后，放地上阴凉处2～3日，然后开坛，捞出白头翁，将酒装瓶密封备用。

用法：早、晚饭后1小时各服1次，每次1～2盅。

功效：清热利湿。

适用：瘰疬溃后、脓水清稀、久不收口等。

白头翁秦皮粥

原料：白头翁15克，秦皮12克，黄柏10克，黄连3克，粳米100克。

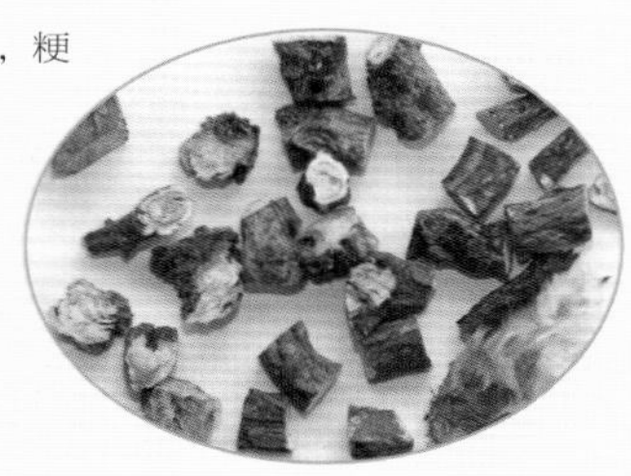

制法：先煎前4种，取汁去渣，淘净的粳米煮粥，粥熟时调入白糖即可。

用法：每日早、晚各1次，温热服。

功效：清热利湿，杀菌止痢。

适用：细菌性痢疾、肠炎。

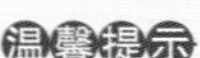

温馨提示

虚寒泻痢者忌服。

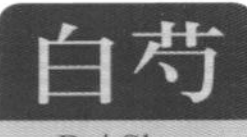

白芍
Bai Shao

别名 金芍药、白芍药。
来源 本品为毛茛科植物芍药 *Paeonia lactiflora* Pall. 的干燥根。

形态特征 多年生草本植物。根肥大。叶互生，下部叶为2回3出复叶，小叶片长卵圆形至披针形，先端渐尖，基部楔形，叶缘具骨质小齿，上部叶为3出复叶。花大，花瓣白色、粉红色或红色。蓇葖果。

生境分布 生长于山坡、山谷的灌木丛或草丛中。全国各地均有栽培。

采收加工 夏、秋两季采挖，洗净，除去头尾及细根，置沸水中煮后除去外皮或去皮后再煮，晒干。

性味归经 苦、酸，微寒。归肝、脾经。

功效主治 平肝止痛，养血调经，敛阴止汗。用于头痛眩晕，胁痛，腹痛，四肢挛痛，血虚萎黄，月经不调，自汗，盗汗。

用法用量 煎服，6～15克。

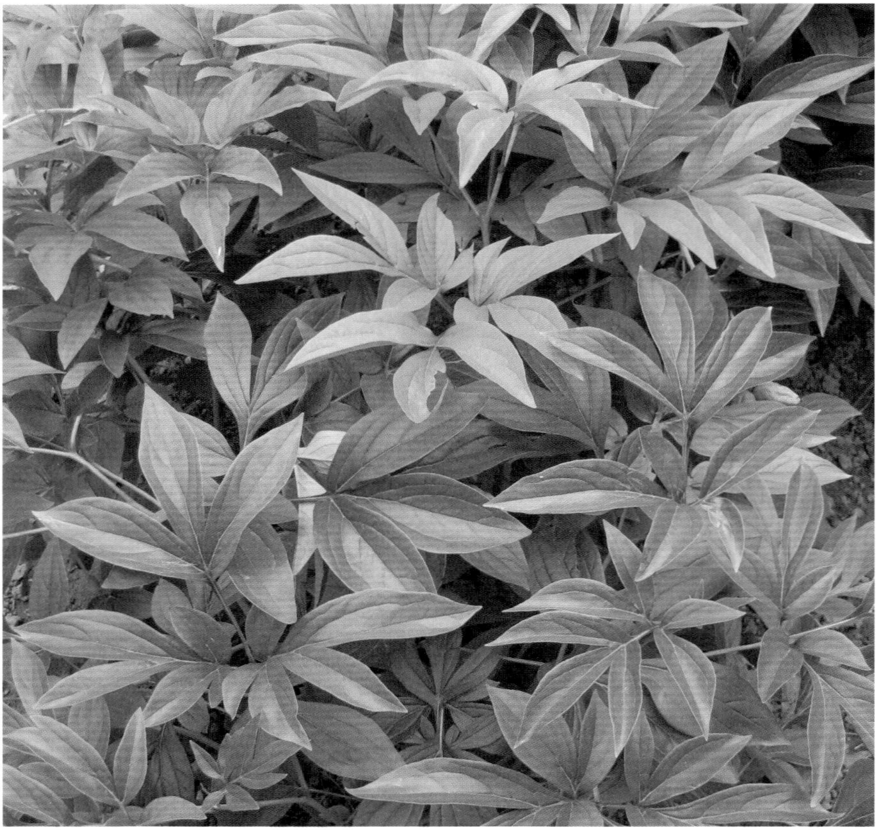

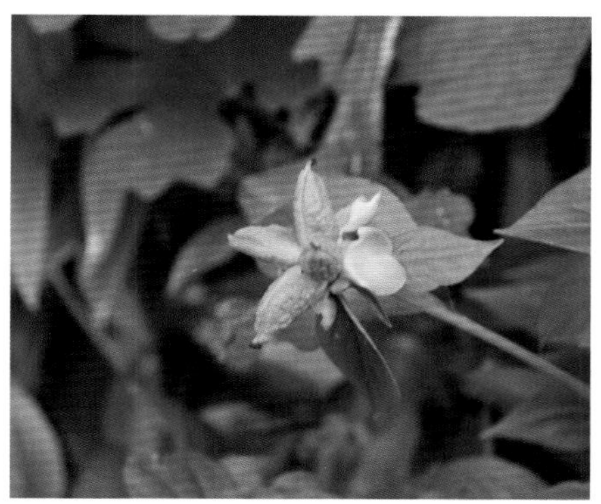

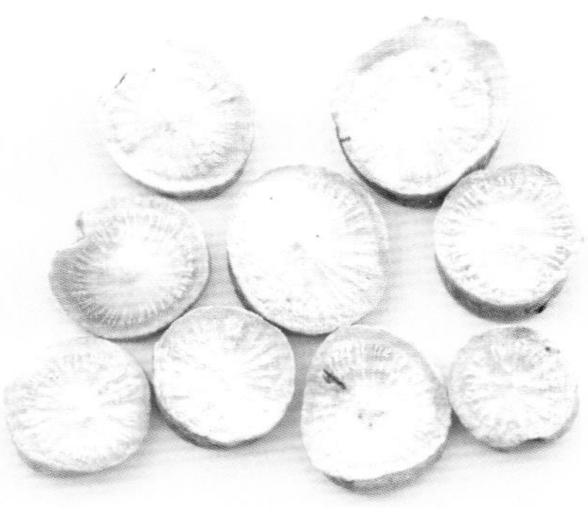

实用指南

精选验方

①**便秘：**生白芍20～40克，生甘草10～15克。水煎服。②**老年人体虚多汗：**白芍12克，桂枝10克，甘草6克。加入切成厚片的生姜3片，大枣5枚，水煎服。③**肝癌晚期：**白芍12克，炙甘草、柏子仁各6克，瘦肉适量，刺蜜4枚，盐少许。同瘦肉置瓦煲，加清水煲约2小时即成；喝汤吃肉。④**血虚型妊娠下肢抽筋疼痛：**白芍30克，炙甘草10克。水煎服，每日1剂，连服2～3剂。

传统药膳

代茶汤

原料：白术1.5克，麦冬3克。

制法：上药洗净，入沙锅内，加水1500毫升沸煮20分钟，倒入杯中。

用法：代茶饮，1次饮完。每日2次。

功效：健脾止渴。

适用：防暑。

温馨提示

不宜与藜芦同用。

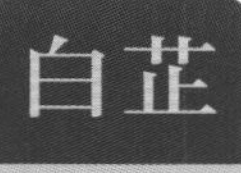

白芷 Bai Zhi

别名 芳香、苻蓠、泽芬、香白芷，禹白芷（河南长葛、禹州），祁白芷（河北安国）。

来源 本品为伞形科植物白芷 *Angelica dahurica* (Fisch. ex Hoffm.) Benth. et Hook. f. 或杭白芷 *Angelica dahurica* (Fisch. ex Hoffm.) Benth. et Hook var. formosana (Boiss.) Shan et Yuan 的干燥根。

形态特征 白芷：多年生草本，高1～2米；根圆锥形；茎粗壮中空。基生叶有长柄，基部叶鞘紫色，叶片2～3回3出式羽状全裂，最终裂片长圆形或披针形，边缘有粗锯齿，基部沿叶轴下延呈翅状；茎上部叶有显著膨大的囊状鞘。复伞形花序顶生或腋生，伞幅18～40～70，总苞片通常缺，或1～2，长卵形。花白色。双悬果椭圆形，无毛或极少毛，分果侧棱呈翅状，棱槽中有油管1，合生面有油管2。

杭白芷：与白芷的主要区别，在于植株较矮，茎及叶鞘多为黄绿色。根上方近方形，皮孔样突起大而明显。根为圆锥形，上部近方形。表面淡灰棕色，有多数皮孔样横向突起，排列成行，质重而硬。断面富粉性，形成层环明显，并有多数油室点。

生境分布 生长于山地林缘。分布于河南、河北等地。

采收加工 夏、秋间叶黄时采挖，除去须根及泥沙，晒干或低温干燥。

性味归经 辛，温。归胃、大肠、肺经。

功效主治 解表散寒，祛风止痛，宣通鼻窍，燥湿止带，消肿排脓。用于感冒头痛，眉棱骨痛，鼻塞，鼻窦炎，牙痛，白带异常，疮疡肿痛。

用法用量 煎服，3～10克。外用：适量。

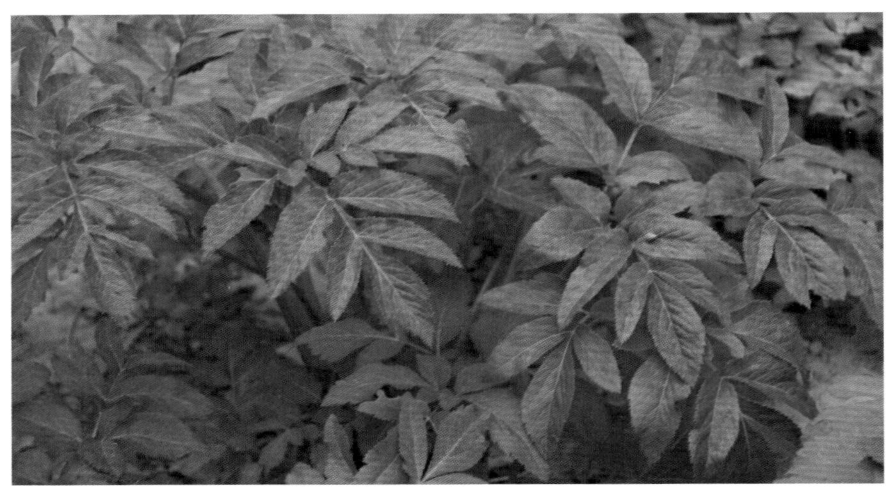

实用指南

精选验方

①**牙痛：**白芷、细辛、吴茱萸各8克。水煎漱口，或研末塞牙。②**肝炎：**白芷、大黄各等份。研末，每次服5克，每日2次。③**外感风寒引起的头痛、眉棱骨痛：**白芷60克。水煎服，每日3次。④**疮疡、急性乳腺炎：**白芷、当归各8克，金银花、蒲公英各15克。水煎服。⑤**头风头痛：**白芷、川芎各3克，大葱15克。白芷、川芎研为细末，加入大葱共捣如泥，外敷贴太阳穴。

传统药膳

白芷菠菜羊肝汤

原料：菠菜250克，羊肝200克，白芷末2克，香油、盐、味精各适量。

制法：将菠菜择洗干净，切段；羊肝洗净，切片，放入碗中，加入白芷末、香油、盐，拌匀腌渍，备用。锅置火上，加适量清水煮沸，放入羊肝、菠菜，煮熟时加入味精、盐调味即可。

用法：佐餐食用。

功效：养血止痛。

适用：产后血虚身痛者。

白芷粥

原料：白芷10克，大米100克。

制法：将白芷择净，放入锅中，加清水适量，浸泡5～10分钟后，水煎取汁，加大米煮为稀粥。

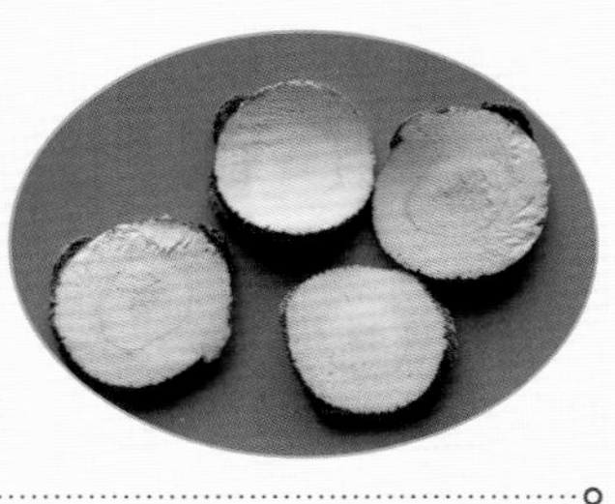

用法：每日1～2剂，连续2～3日。

功效：祛风解表，宣通鼻窍。

适用：外感风寒所致的鼻塞、头痛、眉棱骨痛等。

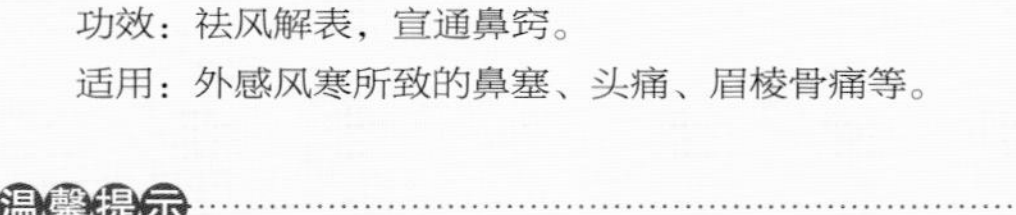

温馨提示

阴虚血热者慎服。

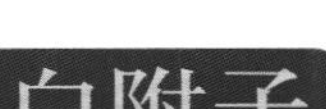

白附子 Bai Fu Zi

别名 剪刀草、野半夏、玉如意、犁头尖、野慈菇。

来源 本品为天南星科植物独角莲 *Typhonium giganteum* Engl. 的干燥块茎。

形态特征 多年生草本，块茎卵圆形或卵状椭圆形。叶根生，1～4片，戟状箭形，依生长年限大小不等，长9～45厘米，宽7～35厘米；叶柄肉质，基部鞘状。花葶7～17厘米，有紫斑，花单性，雌雄同株，肉穗花序，有佛焰苞，花单性，雌雄同株，雄花位于花序上部，雌花位于下部。浆果，熟时红色。

生境分布 生长于山野阴湿处。分布于河南、甘肃、湖北等地。河南产品称“禹白附”，品质最优。

采收加工 秋季采挖，除去须根及外皮，用硫黄熏1～2次，晒干。

性味归经 辛，温；有毒。归胃、肝经。

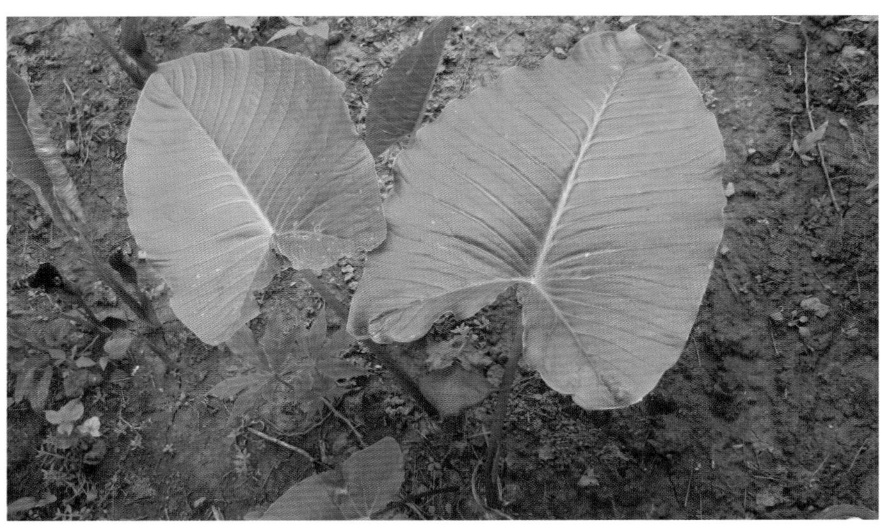

功效主治 祛风痰，定惊搐，解毒散结，止痛。用于中风痰壅，口眼㖞斜，语言謇涩，惊风癫痫，破伤风，痰厥头痛，偏正头痛，瘰疬痰核，痈疽肿毒，毒蛇咬伤。

用法用量 一般炮制后用，3~6克。外用：生品适量，捣烂，熬膏或研末以酒调敷患处。

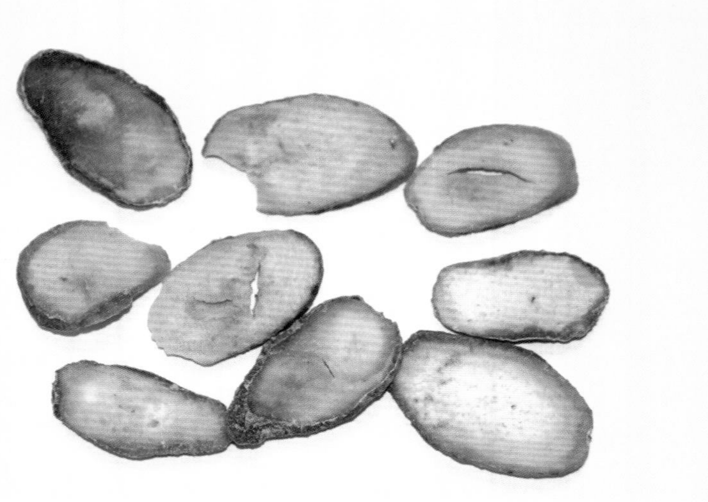

实用指南

精选验方

①**颈淋巴结结核**：鲜白附子10~30克。洗净，水煎服，每日1剂，5日为1个疗程。②**黄褐斑**：白附子、白及、浙贝母各等份。研末调凡士林制成药膏，早、晚各搽药1次。③**斜视**：白附子、蜈蚣、僵蚕、天麻、全蝎、钩藤各等份。共研细末，每日2次，成人每次7克，儿童酌减，用黄酒或白开水送服。④**偏头痛**：生白附子、生天南星、生草乌各30克，葱白7根，生姜40克。将诸药研末调匀，包以纱布，隔水蒸熟敷患处。

传统药膳

牵正汤

原料：白附子、僵蚕、全蝎各10克。

制法：上药加水浸泡5~10分钟，用小火煎煮15~20分钟，去渣取汁，将药汁倒入盆内备用。

用法：用毛巾遮盖头面部，以药液的热气熏患侧头面10分钟左右，至出汗为止。待药液稍凉后，再用毛巾蘸药液擦洗患侧头面部5~10分钟。每晚睡前用药1次，连续用药7~10日为1个疗程。

功效：祛风解痉，益气清热。

适用：面神经麻痹。

温馨提示

孕妇慎用；生品内服宜慎。

白茅根
Bai Mao Gen

别名 茅根、兰根、茹根、地筋、白茅菅、白花茅根。

来源 本品为禾本科植物白茅 *Imperata cylindrica* Beauv. var. *major* (Nees) C. E. Hubb. 的干燥根茎。

形态特征 多年生草本。根茎密生鳞片。秆丛生，直立，高30～90厘米，具2～3节，节上有长4～10毫米的柔毛。叶多丛集基部；叶鞘无毛，或上部及边缘和鞘口具纤毛，老时基部或破碎呈纤维状；叶舌干膜质，钝头，长约1毫米；叶片线形或线状披针形，先端渐尖，基部渐狭，根生叶长，几与植株相等，茎生叶较短。圆锥花序柱状，长5～20厘米，宽1.5～3厘米，分枝短缩密集；小穗披针形或长圆形，长3～4毫米，基部密被长10～15毫米之丝状柔毛，具长短不等的小穗柄；两颖相等或第一颖稍短，除背面下部略呈革质外，余均膜质，边缘被纤毛，背面疏被丝状柔毛，第一颖较狭，具3～4脉，第二颖较宽，具4～6脉；第一外稃卵状长圆形，长约1.5毫米，先端钝，内稃缺如；第二外稃披针形，长约1.2毫米，先端尖，两侧略呈细齿状；内稃长约1.2毫米，宽约1.5毫米，先端截平，具尖钝、不同的数齿；雄蕊2，花药黄色，长约3毫米；柱头2，深紫色。颖果。花期夏、秋两季。

生境分布 生长于低山带沙质草甸、平原河岸草地、荒漠与海滨。全国大部分地区均产。

采收加工 春、秋两季采挖，洗净，晒干，除去须根及膜质叶鞘，捆成小把。

性味归经 甘，寒。归肺、胃、膀胱经。

功效主治 凉血止血，清热利尿。用于血热吐血，衄血，尿血，热病烦渴，肺热喘急，湿热黄疸，胃热呃逆，水肿尿少，热淋涩痛。

用法用量 煎服，9～30克；鲜品加倍，以鲜品为佳，可捣汁服。

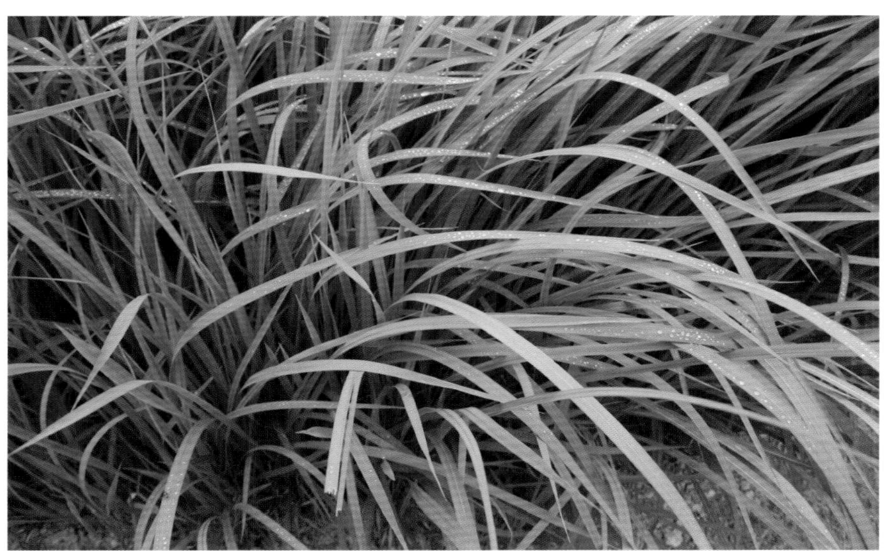

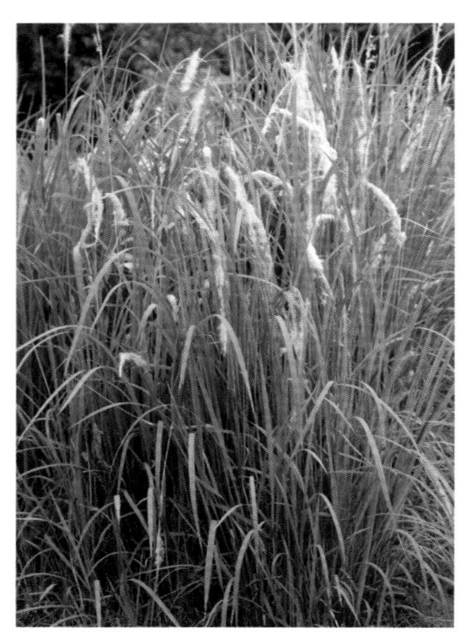

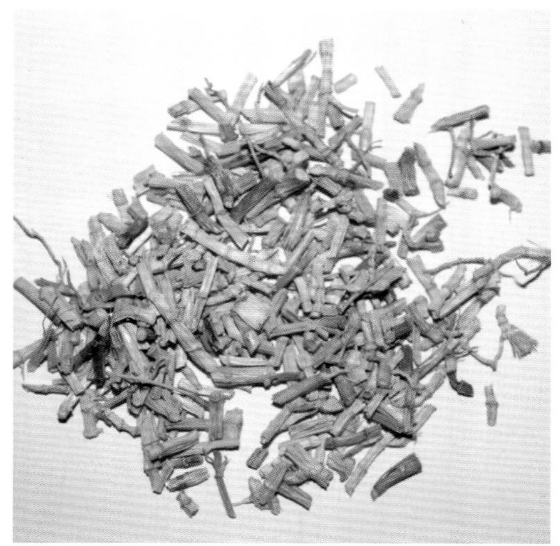

实用指南

精选验方

①**反胃、酒醉呕吐、暑日口渴少津**：鲜白茅根80克，鲜芦根60克。共切碎，加水煎成500毫升，顿服，每日1剂，连服3～5日。②**跌打内伤出血**：白茅根60克，板蓝根30克。水煎，加白糖15克调服。③**尿血（热性病引起的）**：鲜白茅根60克，车前草、小蓟各30克。水煎服。④**肺热咯血**：鲜白茅根90克，仙鹤草15克。水煎服。⑤**高热后口渴多饮**：鲜白茅根100克，葛根30克。水煎当茶饮。

传统药膳

白茅根雪梨猪肺汤

原料：鲜白茅根200克，猪瘦肉250克，陈皮5克，雪梨4个，猪肺1个。

制法：猪肺洗净，放入开水中煮5分钟；雪梨切块，白茅根切段；陈皮用水浸软。余料一齐放入汤煲，先大火煲滚后，再改用小火煲约2小时即可。

用法：佐餐食用，每日1剂。

功效：清热生津，化痰止咳。

适用：秋季身体燥热、流鼻血、咳嗽，或痰中带血者服。

茅根茶

原料：白茅根10克，茶叶5克。

制法：将白茅根摘根须，洗净，同茶叶一起加水，煎服。

用法：每日1次。

功效：清热利尿，凉血解毒。

适用：急性肾小球肾炎、血尿、急性传染性肝炎。

温馨提示

脾胃虚寒、溲多不渴者忌服。

白前
Bai Qian

别名 嗽药、石蓝、草白前、空白前、鹅管白前、竹叶白前。

来源 本品为萝藦科植物柳叶白前 *Cynanchum stauntonii* (Decne.) Schltr. ex Lévl. 等的干燥根茎及根。

形态特征 多年生草本，高30～60厘米。根茎匍匐；茎直立，单一，下部木质化。单叶对生，具短柄；叶片披针形至线状披针形，先端渐尖，基部渐狭，边缘反卷，下部的叶较短而宽，顶端的叶渐短而狭。聚伞花序腋生，总花梗长8～15毫米，中部以上着生多数小苞片，花萼绿色，裂片卵状披针形。蓇葖果角状，长约7厘米。种子多数，顶端被白色细茸毛。

生境分布 生长于山谷中阴湿处、江边沙碛之上或溪滩。分布于浙江、安徽、福建、江西、湖北、湖南、广西等地。

采收加工 秋季采收，去地上部分及泥土，晒干，即为白前；如将节部的根除去而留根茎者，则为鹅管白前。

性味归经 辛、苦，微温。归肺经。

功效主治 降气，消痰，止咳。用于肺气壅实，咳嗽痰多，胸满喘急。

用法用量 煎服，3～10克。

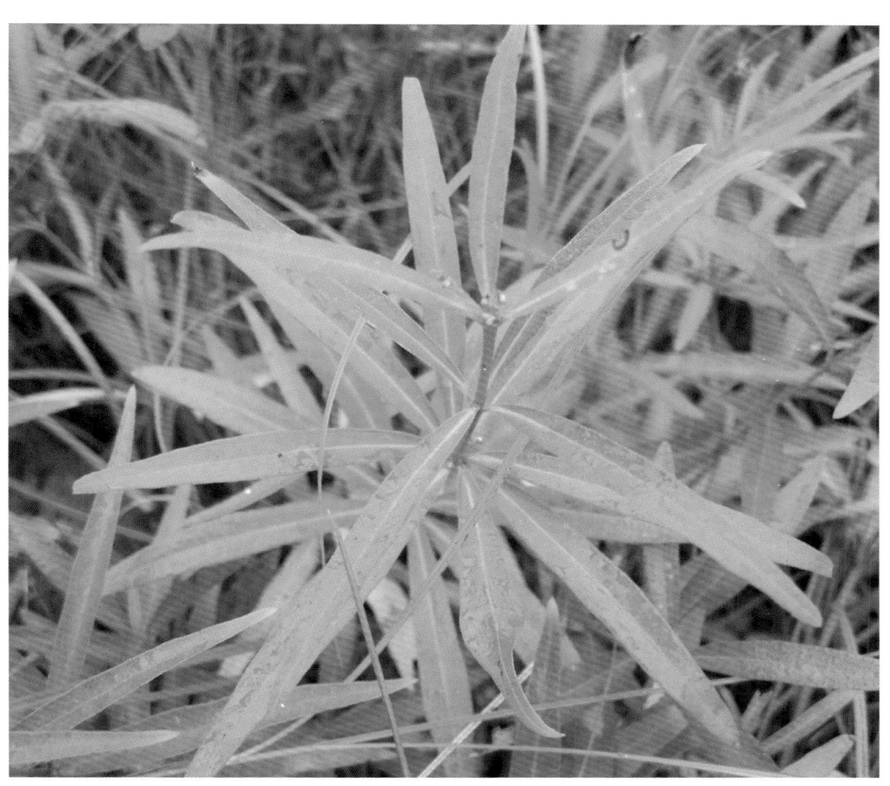

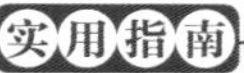

精选验方

①**跌打胁痛：**白前25克，香附15克，青皮5克。水煎服。②**胃脘痛、虚热痛：**白前、重阳木根各25克。水煎服。③**疟疾脾大：**白前25克。水煎服。④**小儿疳积：**白前、重阳木或兖州卷柏全草各15克。水煎服。⑤**久咳咯血：**白前15克，桔梗、桑白皮各10克，炙甘草5克。上4味切，以水2升，煮取半升，空腹顿服；忌猪肉、海藻、菘菜。

传统药膳

白前粥

原料：白前10克，大米100克。

制法：将白前择净，放入锅中，加清水适量，浸泡5～10分钟后，水煎取汁，加大米煮粥，服食。

用法：每日1剂，连续2～3日。

功效：祛痰，降气，止咳。

适用：肺气壅实、痰多而咳嗽不爽、气逆喘促等。

温馨提示

咳喘属气虚不归元者，不宜服。

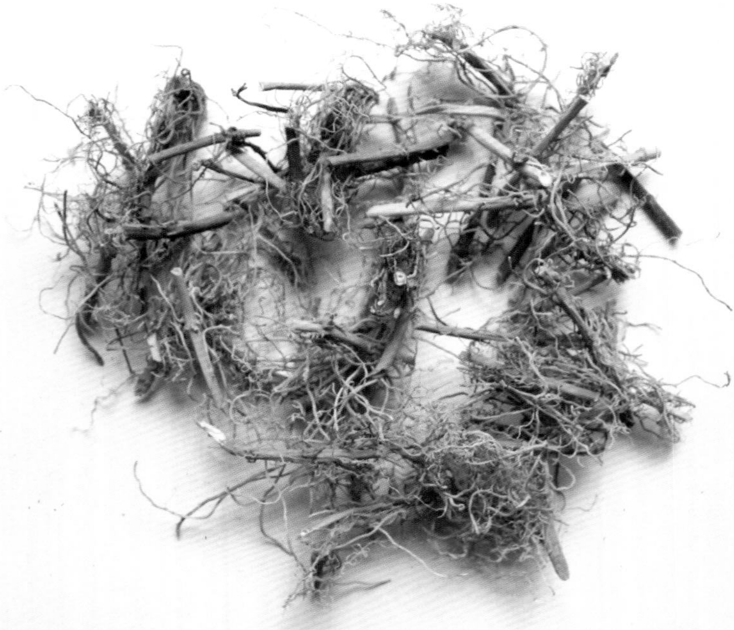

白薇

Bai Wei

别名 春草、薇草、白龙须、白马薇。

来源 本品为萝藦科植物白薇 *Cynanchum atratum* Bge. 等的干燥根及根茎。

形态特征 白薇：多年生草本，高50厘米。茎直立，常单一，被短柔毛，有白色乳汁。叶对生，宽卵形或卵状长圆形，长5～10厘米，宽3～7厘米。两面被白色短柔毛。根茎呈类圆柱形，有结节，长1.5～5厘米，直径0.5～1.2厘米。上面可见数个圆形凹陷的茎痕，直径2～8毫米，有时尚可见茎基，直径在5毫米以上，下面及两侧簇生多数细长的根似马尾状。根呈圆柱形，略弯曲，长5～20厘米，直径1～2毫米；表面黄棕色至棕色，平滑或具细皱纹。质脆，易折断，折断面平坦，皮部黄白色或淡黄色，中央木部小，黄色。气微、味微苦。伞状聚伞花序，腋生，花深紫色，直径1～1.5厘米，花冠5深裂，副花冠裂片5，与蕊柱几等长。雄蕊5，花粉块每室1，下垂。蓇葖果单生，先端尖，基部钝形。种子多数，有狭翼，有白色绢毛。

蔓生白薇：与上种不同点为半灌木状，茎下部直立，上部蔓生，全株被茸毛，根茎较细，长2～6厘米，直径4～8毫米。残存的茎基也较细，直径在5毫米以下。根多弯曲。花被小，直径约1毫米，初开为黄色，后渐变为黑紫色，副花冠小，较蕊柱短。

生境分布 生长于树林边缘或山坡。分布于山东、安徽、辽宁、四川、江苏、浙江、福建、甘肃、河北、陕西等地。

采收加工 春、秋两季采挖，洗净，干燥。

性味归经 苦、咸，寒。归胃、肝、肾经。

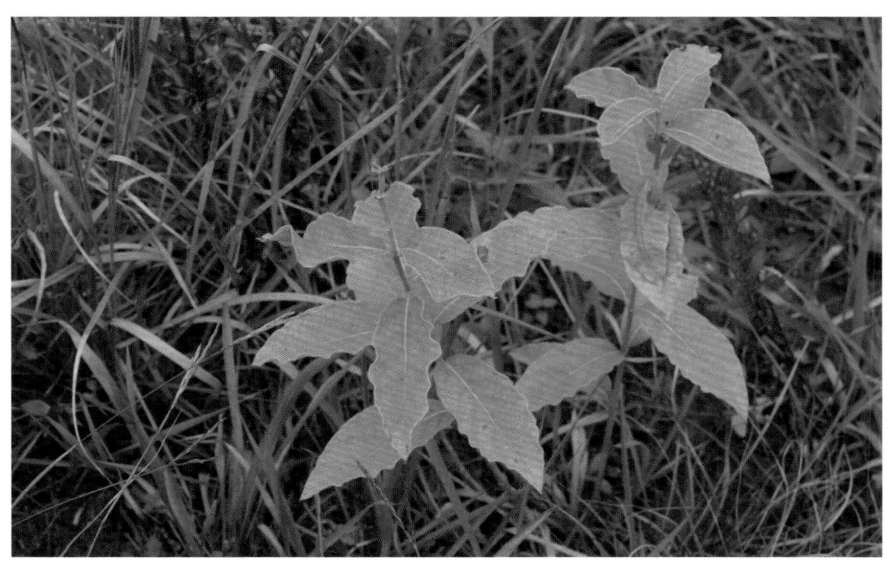

功效主治 清热凉血，利尿通淋，解毒疗疮。用于温邪伤营发热，阴虚发热，骨蒸劳热，产后血虚发热，热淋，血淋，痈疽肿毒。

用法用量 煎服，5～10克。

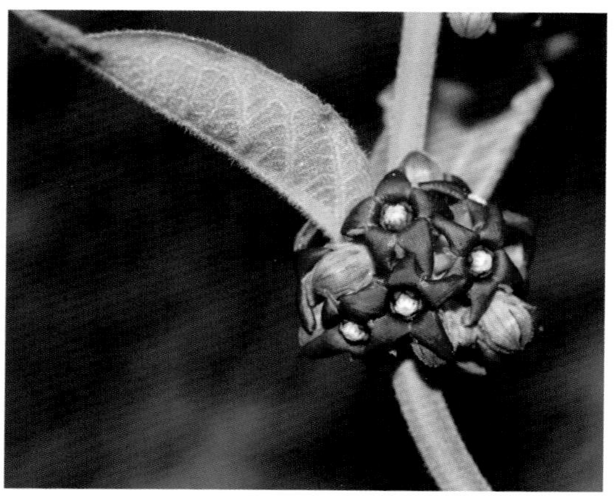

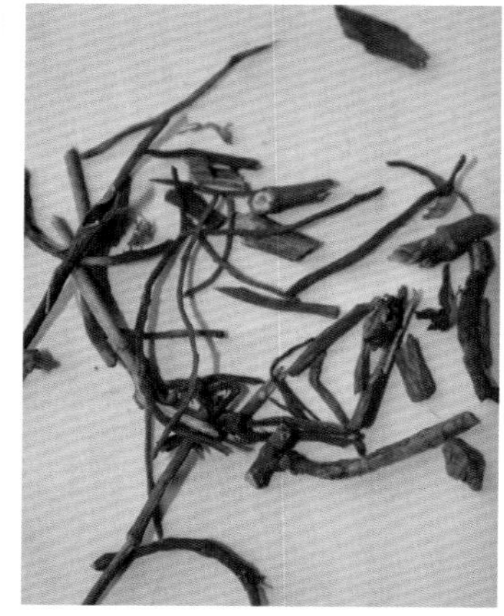

实用指南

精选验方

①**产后血虚发热**：白薇9克，当归12克，人参5克，甘草6克。水煎服。②**虚热盗汗**：白薇、地骨皮各12克，鳖甲、银柴胡各9克。水煎服。③**尿路感染**：白薇9克，石韦12克，滑石15克，木通10克，生甘草5克。水煎服；或白薇25克，车前草50克，水煎服。④**咽喉肿痛**：白薇9克，甘草3克，桔梗6克，射干、金银花、山豆根各10克。水煎服。⑤**肺实鼻塞**：白薇、款冬花、贝母（去心）各50克，百部100克。上研为末，每次5克，米饮调下。

传统药膳

丹参桃仁白薇粥

原料：白薇、桃仁（去皮尖）各10克，丹参15克，粳米50克。

制法：将桃仁研碎，与白薇、丹参同煎取汁去渣，与粳米同煮为粥。

用法：温服适量。

功效：清热凉血，化瘀。

适用：损伤后瘀血发热、大便干结等。

白薇冬茶

原料：白薇5克，桔梗、天冬、绿茶、甘草各3克。

制法：用200毫升开水冲泡10分钟后饮用，也可直接冲饮。

用法：代茶频饮。

功效：清热消核。

适用：瘰疬痰核、皮肤肿块等。

温馨提示

血分无热、中寒便滑、阳气外越者慎服。

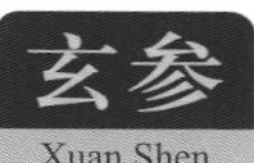

玄参 Xuan Shen

别名 玄台、馥草、黑参、逐马、元参。

来源 本品为玄参科植物玄参 *Scrophularia mingpoensis* Hemsl. 的干燥根。

形态特征 多年生草本。根肥大。茎直立，四棱形，光滑或有腺状毛。茎下部叶对生，近茎顶互生，叶片卵形或卵状长圆形，边缘有细锯齿，下面疏生细毛。聚伞花序顶生，开展成圆锥状，花冠暗紫色，5裂，上面2裂片较长而大，侧面2裂片次之，最下1片裂片最小。蒴果卵圆形，萼宿存。

生境分布 生长于溪边、山坡林下及草丛中。分布于浙江、湖北、江苏、江西、四川等地。

采收加工 冬季茎叶枯萎时采挖，除去根茎、幼芽、须根及泥沙，晒或烘至半干，堆放3~6日，反复数次至干燥。

性味归经 甘、苦、咸，微寒。归肺、胃、肾经。

功效主治 清热凉血，滋阴降火，解毒散结。用于热入营血，温毒发斑，舌绛烦渴，津伤便秘，骨蒸劳嗽，目赤，咽痛，白喉，痈肿疮毒。

用法用量 煎服，9~15克。

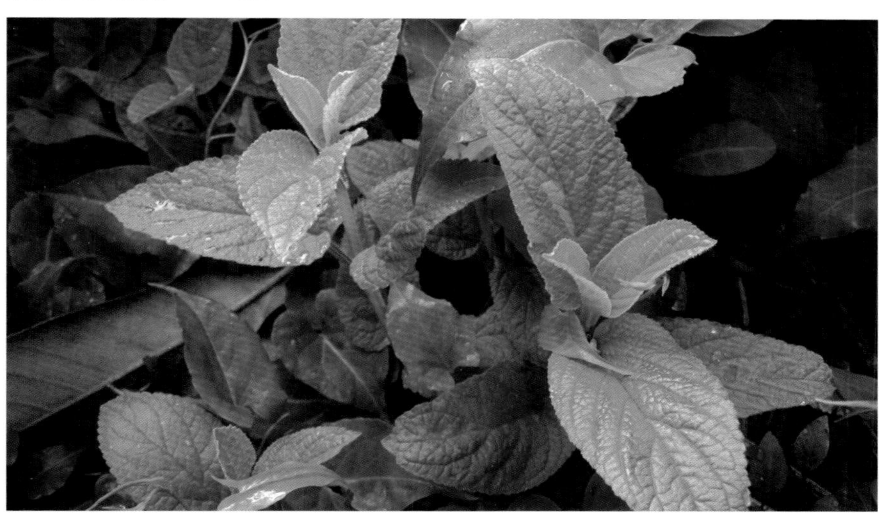

实用指南

精选验方

①**慢性咽喉肿痛：**玄参、生地黄各15克，连翘、麦冬各10克。水煎服。②**热毒壅盛、高热神昏、发斑发疹：**玄参、甘草各10克，石膏30克，知母12克，水牛角60克，粳米9克。水煎服。③**腮腺炎：**玄参15克，板蓝根12克，夏枯草6克。水煎服。④**热病伤津、口渴便秘：**玄参30克，生地、麦冬各24克。水煎服。⑤**急性扁桃体炎：**玄参15克，连翘、射干、牛蒡子、黄芩、桔梗各10克，薄荷6克，甘草5克。水煎服。

传统药膳

清肺止咳茶

原料：玄参、麦冬各60克，乌梅24克，桔梗30克，甘草15克。

制法：将上几味共制粗末，混匀分包，每包18克。

用法：每次1包，放入茶杯中，沸水冲泡代茶饮用。

功效：润肺止咳。

适用：感冒咳嗽、夏秋季预防上呼吸道感染。

山药玄参羹

原料：生山药30克，玄参10克。

制法：先将玄参放入沙罐，煎煮1小时，滤渣留汁，待凉后，再加山药（研为细末），以慢火搅拌，煮成羹糊状即可。

用法：每日1剂，于空腹时顿食。

功效：益气养阴，健脾生血，清热凉血，滑肺利咽。

适用：脾虚胃热，气血不足之纳食不香、口干喜饮、大便秘结，或肺热阴伤之干咳少痰、痰中带血、烦热盗汗、咽干音哑等。

玄参粥

原料：玄参15克，大米100克，白糖适量。

制法：将玄参洗净，放入锅中，加清水适量，水煎取汁，再加大米煮粥，待熟时调入白糖，再煮一二沸即成。

用法：每日1剂。

功效：凉血滋阴，解毒软坚。

适用：温热病热入营血所致的烦热口渴、夜寐不安、神昏谵语、发斑及咽喉肿痛等。

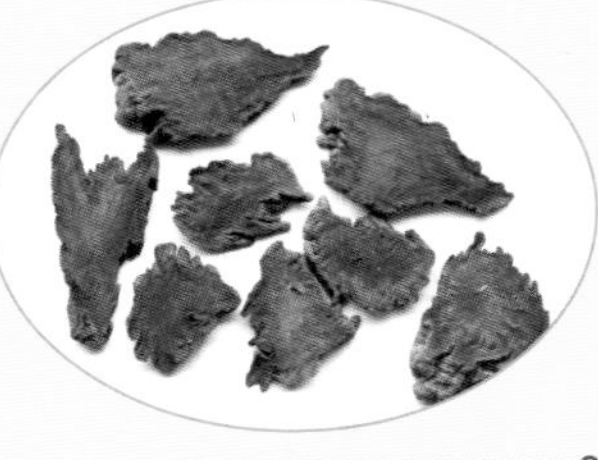

温馨提示

不宜与藜芦同用。

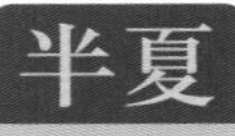

别名 示姑、地茨菇、老鸹头、羊眼半夏、地珠半夏。

来源 本品为天南星科植物半夏 *Pinellia ternata* (Thunb) Breit. 的干燥块茎。

形态特征 多年生小草本，高15～30厘米。块茎近球形。叶基生，一年生的叶为单叶，卵状心形；2～3年后，叶为3小叶的复叶，小叶椭圆形至披针形，中间小叶较大，全缘，两面光滑无毛。叶柄长10～20厘米，下部有1株芽。花单性同株，肉穗花序，花序下部为雌花，贴生于佛焰苞，中部不育，上部为雄花，花序中轴先端附属物延伸呈鼠尾状，伸出在佛焰苞外。浆果卵状椭圆形，绿色，成熟时红色。

生境分布 生长于山坡、溪边阴湿的草丛中或林下。我国大部分地区有分布。

采收加工 夏、秋两季采挖，洗净，除去外皮及须根，晒干。

性味归经 辛、温；有毒。归脾、胃、肺经。

功效主治 燥湿化痰，降逆止呕，消痞散结。用于湿痰寒痰，咳喘痰多，痰饮眩悸，风痰眩晕，痰厥头痛，呕吐反胃，胸脘痞闷，梅核气；生用外治痈肿痰核。姜半夏多用于降逆止呕。

用法用量 煎服，3～9克。外用：适量，磨汁涂或研末以酒调敷患处。

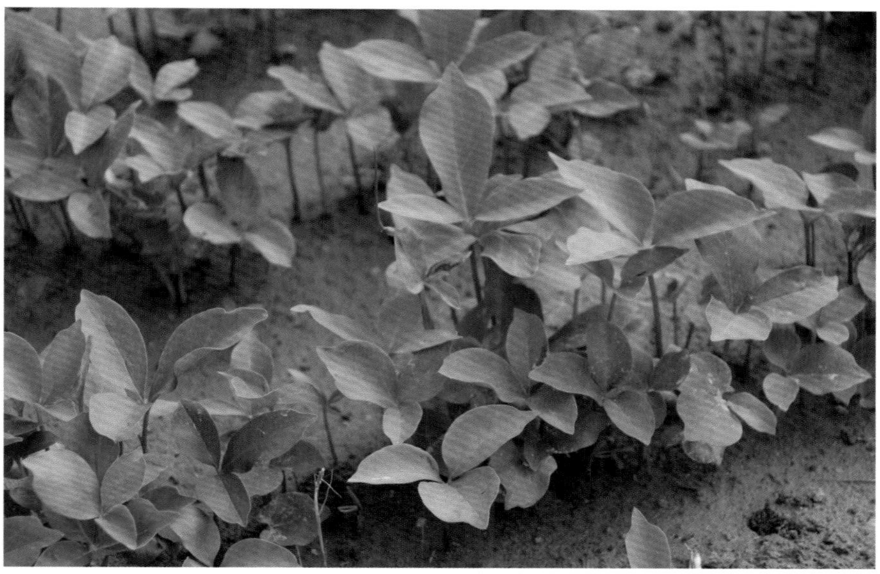

实用指南

精选验方

①**湿痰喘急，止心痛**：半夏适量。香油炒，研末，做丸梧桐子大，每次30～50丸，姜汤下。②**时气呕逆不下、吐呕**：半夏15克，生姜、茯苓各10克。水煎服。③**癫狂痛证**：半夏15克，秫米30克，蜂蜜20毫升。水煎服。④**肝风化火生痰引起眩晕**：半夏、茯苓、陈皮各15克，干姜、天南星各10克。水煎服。

传统药膳

半夏山药粥

原料：山药、清半夏各30克。

制法：山药研末，先煮半夏取汁一大碗，去渣，调入山药末，再煮数沸，酌加白糖和匀。

用法：每日1次，空腹食用。

功效：燥湿化痰，降逆止呕。

适用：湿痰咳嗽、恶心呕吐等。

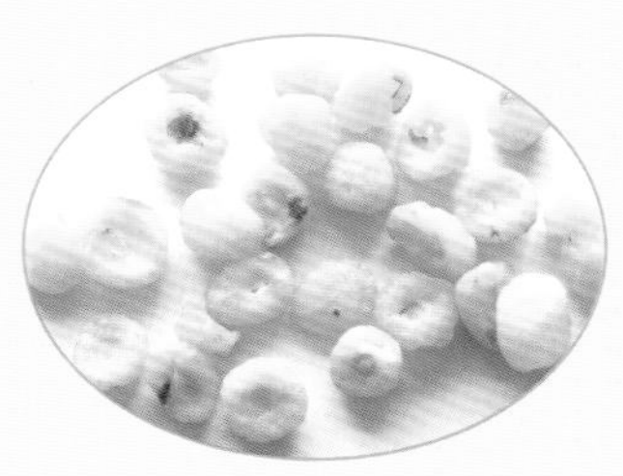

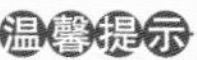

温馨提示

一切血证及阴虚燥咳、津伤口渴者忌服。

西洋参

Xi Yang Shen

别名 洋参、西参、花旗参、西洋人参、广东人参。

来源 本品为五加科植物西洋参 *Panax quinquefolium* L. 的干燥根。

形态特征 多年生草本。茎单一，不分枝。一年生无茎，生3出复叶1枚，2年生有2枚3出或5出复叶；3～5年轮生3、5枚掌状复叶，复叶中两侧小叶较小，中间一片小叶较大，小叶倒卵形，边缘具细重锯齿，但小叶下半部边缘的锯齿不明显。总叶柄长4～7厘米。伞状花序顶生，总花梗常较叶柄略长，花6～20，花绿色。浆果状核果，扁圆形，熟时鲜红色，种子2。

生境分布 均系栽培品，生长于土质疏松、土层较厚、肥沃、富含腐殖质的森林沙质壤上。原产于加拿大和美国。我国东北、华北、西北等地引种栽培。

采收加工 秋季采挖，洗净，晒干或低温干燥。

性味归经 甘、微苦，凉。归心、肺、肾经。

功效主治 补气养阴，清热生津。用于气虚阴亏，内热，咳喘痰血，虚热烦倦，消渴，口燥咽干。

用法用量 另煎兑服，3～6克。

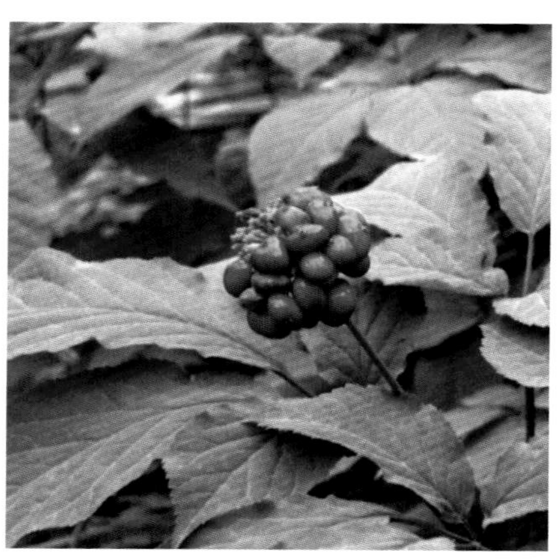

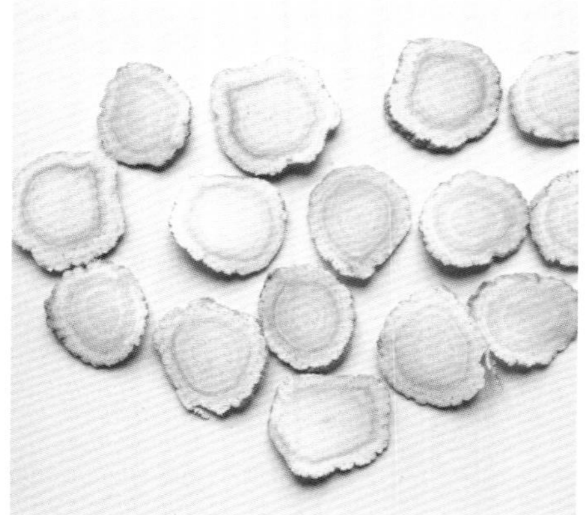

实用指南

精选验方

①**失眠**：西洋参3克，灵芝15克。水煎代茶饮。②**便秘**：西洋参粉1小茶匙。用开水在下午14时服下。③**气虚**：西洋参、麦冬、石斛、六一散各10克。用开水冲饮，剩下的渣子也可以嚼着吃。

温馨提示

中阳虚衰、寒湿中阻及气郁化火等一切实证、火郁之证患者均忌服。反藜芦，忌铁器及火炒炮制本品。

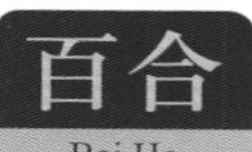

百合 Bai He

别名 山丹、卷丹、中庭、白百合、夜合花、蒜脑薯、白花百合。

来源 本品为百合科植物百合 *Lilium brownii* F. E. Brown var. *viridulum* Baker 等的干燥肉质鳞叶。

形态特征 多年生球根草本花卉，株高40～60厘米，还有高1米以上的。茎直立，不分枝，草绿色，茎秆基部带红色或紫褐色斑点。地下具鳞茎，鳞茎由阔卵形或披针形，白色或淡黄色，直径由6～8厘米的肉质鳞片抱合呈球形，外有膜质层。单叶，互生，狭线形，无叶柄，直接包生于茎秆上，叶脉平行。花着生于茎秆顶端，呈总状花序，簇生或单生，花冠较大，花筒较长，呈漏斗形喇叭状，六裂无萼片，因茎秆纤细，花朵大，开放时常下垂或平伸。

生境分布 生长于山野林内及草丛中。分布于湖南、浙江、江苏、陕西、四川、安徽、河南等地。

采收加工 秋季采挖，洗净，剥取鳞叶，置沸水中略烫，干燥。

性味归经 甘，寒。归心、肺经。

功效主治 养阴润肺，清心安神。用于阴虚久咳，痰中带血，虚烦惊悸，失眠多梦，精神恍惚。

用法用量 煎服，6～12克；亦可蒸食，煮粥。外用：鲜品适量，捣敷。

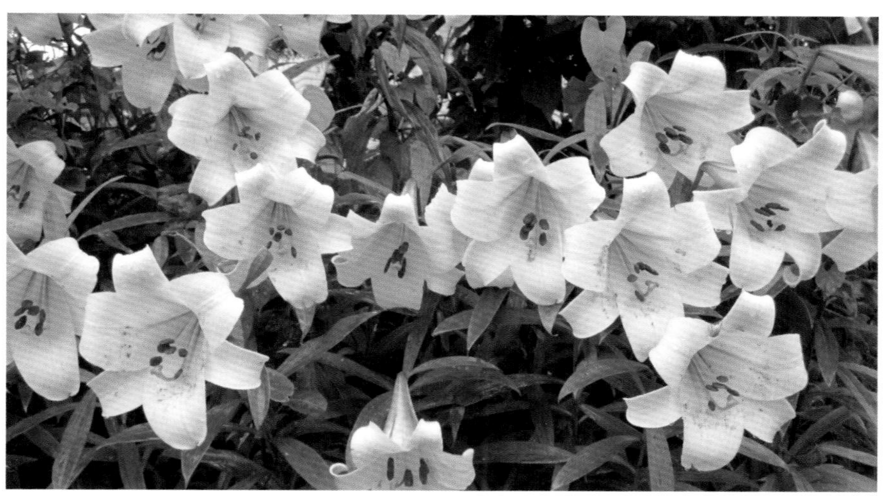

实用指南

精选验方

①**神经衰弱、心烦失眠**：百合25克，菖蒲6克，酸枣仁12克。水煎，每日1剂。②**天疱疮**：生百合适量。捣烂，敷于患处，每日1～2次。③**肺脓肿、化脓性肺炎**：百合30～60克。捣研绞汁，白酒适量，以温开水饮服。④**老年慢性支气管炎伴有肺气肿**：百合2～3个。洗净捣汁，以温开水服，每日2次。

传统药膳

百合粉粥

原料：鲜百合60克，粳米100克，冰糖适量。

制法：百合晒干后研粉，用百合粉30克同冰糖、粳米煮粥即可。

用法：早餐食用。

功能：润肺止咳，养心安神。

适用：慢性气管炎、肺热或肺燥干咳、涕泪过多、热病恢复期余热未消、精神恍惚、坐卧不安、妇女更年期综合征。

百合煮豆腐

原料：百合30克，豆腐250克，葱、盐、味精各适量。

制法：百合用清水浸泡1夜，洗净；豆腐洗净，切成块；葱切碎。将百合、豆腐、盐、味精同放锅内，加水适量煮熟，加入葱花即成。

用法：每日1次，佐餐食用。

功效：润肺止咳，清心安神。

适用：肺痨久嗽、咳唾痰血等。

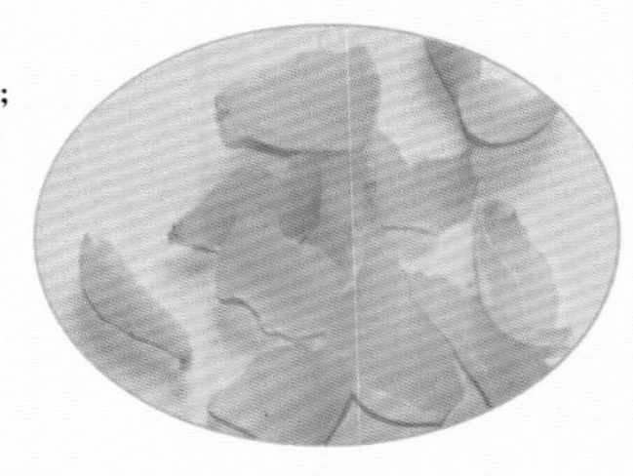

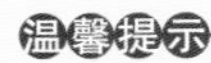

温馨提示

甘寒滑利之品，风寒咳嗽、中寒便溏者忌服。

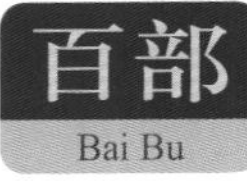

百部
Bai Bu

别名 嗽药、百条根、山百根、药虱药、野天门冬。

来源 本品为百部科植物蔓生百部 *Stemona japonica* (Bi.) Miq. 直立百部 *Stemona sessilifolia* (Miq.) Miq 的干燥块根。

形态特征 直立百部：多年生草本，高30～60厘米。茎直立，不分枝，有纵纹。叶常3～4片轮生，偶为5；卵形、卵状椭圆形至卵状披针形，长3.5～5.5厘米，宽1.8～3.8厘米，先端急尖或渐尖，基部楔形，叶脉通常5，中间3条特别明显；有短柄或几无柄。花腋生，多数生长于近茎下部呈鳞片状的苞腋间；花梗细长，直立或斜向上。花期3～4月。

蔓生百部：多年生草本，高60～90厘米，全体平滑无毛。根肉质，通常作纺锤形，数个至数十个簇生。茎上部蔓状，具纵纹。叶通常4片轮生；卵形或卵状披针形，长3～9厘米，宽1.5～4厘米，先端锐尖或渐尖，全缘或带微波状，基部圆形或近于截形，偶为浅心形，中脉5～9；叶柄线形，长1.5～2.5厘米。花梗丝状，长1.5～2.5厘米，其基部贴生于叶片中脉上，每梗通常单生1花；花被4，淡绿色，卵状披针形至卵形；雄蕊4，紫色，花丝短，花药内向，线形，顶端有一线形附属体；子房卵形，甚小，无花柱。蒴果广卵形而扁；内有长椭圆形的种子数枚。花期5月，果期7月。

生境分布 生长于山谷沟旁、灌木林下或竹林下。分布于安徽、江苏、浙江、湖北、山东等地。

采收加工 春、秋两季采挖，除去须根，洗净，置沸水中略烫或蒸至无白心，取出，晒干。

性味归经 甘、苦，微温。归肺经。

功效主治 润肺下气止咳，杀虫灭虱。用于新久咳嗽，肺痨咳嗽，百日咳；外用于头虱，体虱，蛲虫病，阴痒。蜜百部润肺止咳，用于阴虚劳嗽。

用法用量 煎服，3～9克。外用：适量，水煎或酒浸。

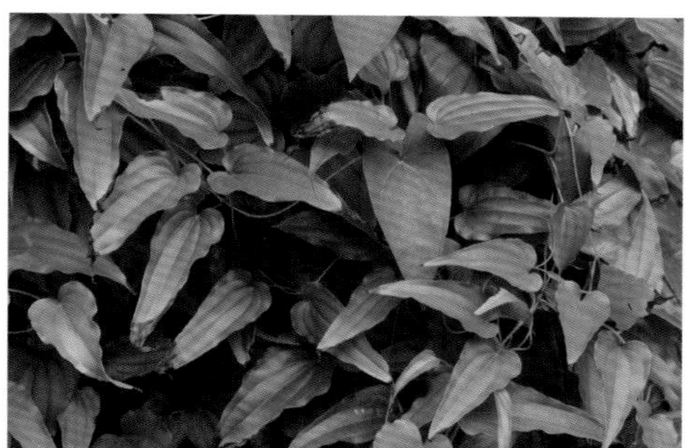

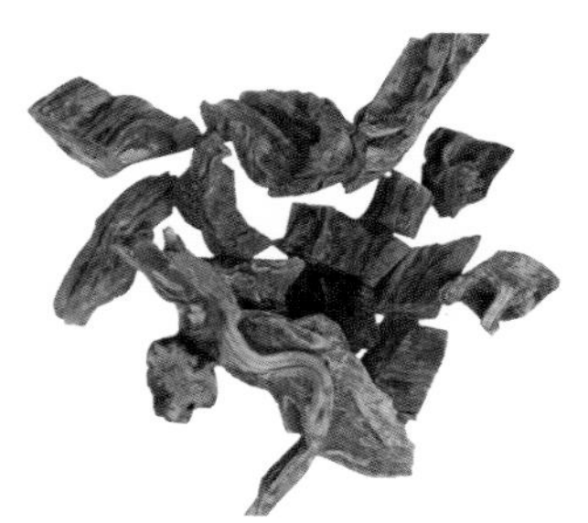

实用指南

精选验方

①**剧烈咳嗽**：百部根适量。浸酒，温服，每日3次。②**熏衣虱**：百部、秦艽各等份。共研为末，烧烟熏衣，虱自落；用上2药煮汤洗亦可。③**手癣（鹅掌风）**：百部、皂角、威灵仙各9克，土槿皮、白鲜皮各9克，醋60毫升。加水1000毫升煎，先熏后洗，每日5次。④**小儿百日咳**：蜜炙百部、夏枯草各9克。水煎服。⑤**肺结核空洞**：蜜炙百部、白及各12克，黄芩6克，黄精15克。水煎服。

传统药膳

百部生姜汁

原料：百部汁、生姜汁各等份。

制法：和匀同煎数沸。无鲜百部时，可用干品煎取浓汁。也可酌加蜜糖调味。

用法：每日3次，每次服3～5毫升。

功效：散寒宣肺，降逆止咳。

适用：风寒咳嗽、头痛、鼻塞、流涕、恶寒发热等。

百部汁卤猪肾

原料：百部100克，猪肾1具，酱油、黄酒、白糖适量。

制法：先将水浸半小时后的百部用小火煮煎，待滤出两煎药液后弃渣，烧至汁水剩约半碗时，加酱油2匙，黄酒1匙，白糖2匙。放入猪肾，不断翻动，直至卤汁烧至快尽，药液全部渗入猪肾时，离火。

用法：每次半只切片佐膳食，每日2次。

功效：补肾。

适用：肾结核。

温馨提示

本品易伤胃滑肠，脾虚便溏者慎服。且有小毒，服用过量，可引起呼吸中枢麻痹。

当归
Dang Gui

别名 秦归、云归、西当归、岷当归、马尾归。

来源 本品为伞形科植物当归 *Angelica sinensis* (Oliv.) Diels 的干燥根。

形态特征 多年生草本。茎带紫色，有纵直槽纹。叶为2～3回奇数羽状复叶，叶柄基部膨大呈鞘，叶片卵形，小叶片呈卵形或卵状披针形，近顶端一对无柄，1～2回分裂，裂片边缘有缺刻。复伞形花序顶生，无总苞或有2。双悬果椭圆形，分果有5棱，侧棱有翅，每个棱槽有油管1，结合面有油管2。

生境分布 生长于高寒多雨的山区；多栽培。分布于甘肃、云南、四川等地。

采收加工 秋末采挖，除去须根及泥沙，待水分稍蒸发后，捆成小把，上棚，用烟火慢慢熏干。

性味归经 甘、辛，温。归肝、心、脾经。

功效主治 补血活血，调经止痛，润肠通便。用于血虚萎黄，眩晕心悸，月经不调，经闭痛经，虚寒腹痛，肠燥便秘，风湿痹痛，跌打损伤，痈疽疮疡。酒当归活血通经，用于经闭痛经，风湿痹痛，跌打损伤。

用法用量 煎服，6～12克。

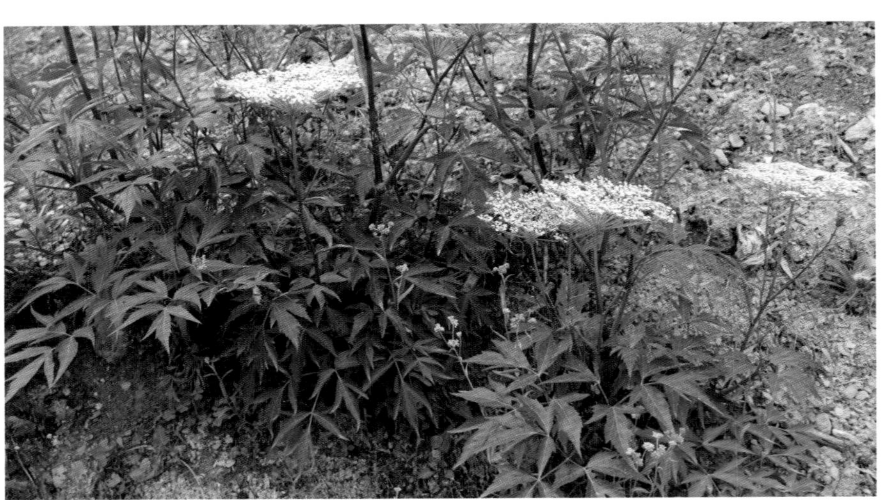

实用指南

精选验方

①**痛经：**当归（米醋微炒）、延胡索、红花、没药各等份。研为末，每次10克，温酒调下。②**经闭：**当归、茜草各30克，泽兰15克。水煎，分3次服，每日1剂，经来则止后服。③**大便不通：**当归、白芷各等份。研为末，每次10克，米汤下。④**月经前后眩晕头痛：**当归头12克，丹参15克，土茯苓20克。水煎服。⑤**经前小腹胀、月经量少：**当归尾、丹参各15克，益母草20克。水煎服。⑥**孕妇虚燥心烦腰倦：**当归身、白莲须各10克，杜仲12克。水煎服。

传统药膳

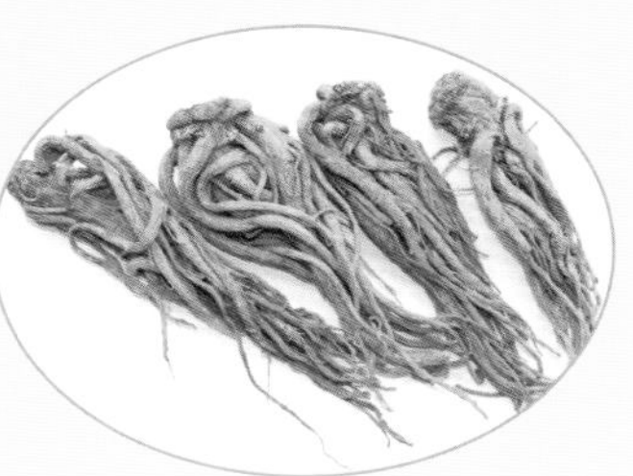

当归酒

原料：当归60克，白酒500毫升。

制法：将当归和白酒一起放入锅内煎煮20分钟，待药液晾温后装入瓶中密封，1周后即可饮用。

用法：每次10～20毫升，每日2～3次。

功效：补血活血，温经止痛。

适用：血虚夹瘀所致的头痛、心悸怔忡、失眠健忘、头晕目眩、面色萎黄、痛经以及更年期综合征等。

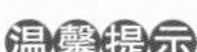

温馨提示

本品味甘，滑肠、湿盛中满、大便溏泻者不宜。

延胡索
Yan Hu Suo

别名 元胡、延胡、玄胡索、元胡索。

来源 本品为罂粟科植物延胡索 *Corydalis yanhusuo* W. T. Wang 的干燥块茎。

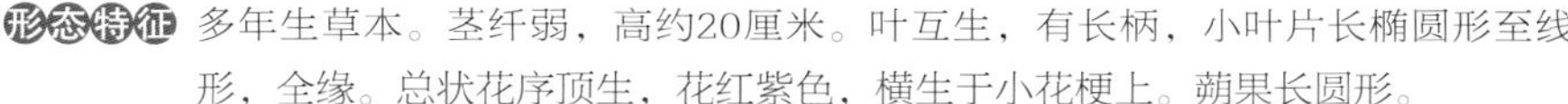

形态特征 多年生草本。茎纤弱，高约20厘米。叶互生，有长柄，小叶片长椭圆形至线形，全缘。总状花序顶生，花红紫色，横生于小花梗上。蒴果长圆形。

生境分布 生长于稀疏林、山地、树林边缘的草丛中。分布于浙江、江苏、湖北、湖南、安徽、江西等地有大面积栽培。本品为浙江特产，尤以金华地区产品最佳。

采收加工 夏初茎叶枯萎时采挖，除去须根，洗净，置沸水中煮至无白心时，取出晒干。

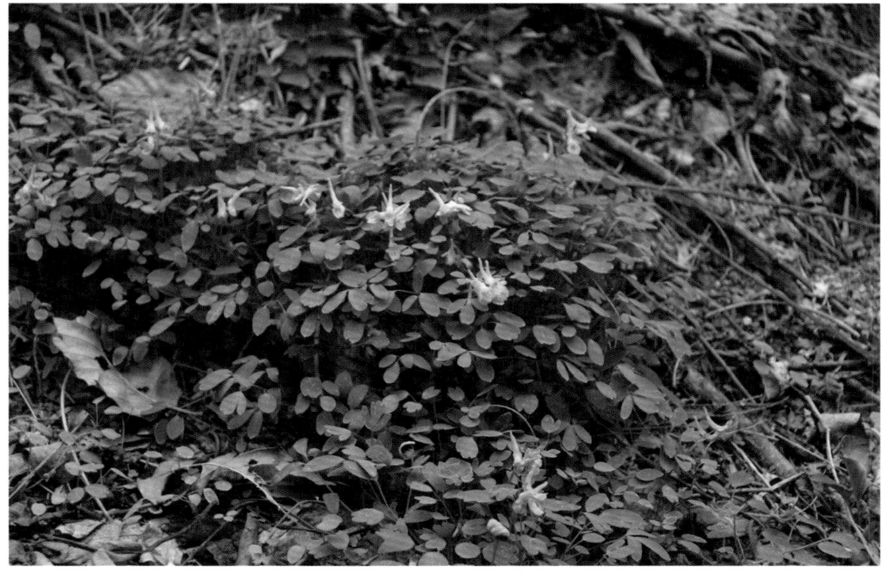

性味归经 辛、苦，温。归肝、脾经。

功效主治 活血，行气，止痛。用于胸胁、脘腹疼痛，胸痹心痛，经闭痛经，产后瘀阻，跌扑肿痛。

用法用量 煎汤，3～10克；或研末吞服，每次1.5～3克。

实用指南

精选验方

①**尿血（非器质性疾病引起的）**：延胡索50克，朴硝37.5克。共研为末，每次20克，水煎服。②**产后恶露下不尽、腹内痛**：延胡索末适量。每次5克，以温酒调下。③**跌打损伤**：延胡索（炒黄）适量。研细，每次5～10克，开水送服；也可加黄酒适量同服。④**疝气危急**：延胡索（盐炒）、全蝎（去毒，生用）各等份。研为末，每次2.5克，空腹盐酒下。

传统药膳

三七延胡索大蒜糊

原料：延胡索粉、三七粉各10克，紫皮大蒜50克。

制法：将延胡索粉、三七粉充分拌和均匀，备用；用紫皮大蒜剥去外膜，洗净、切碎，剁成大蒜茸糊，盛入碗中，拌入三七、延胡索细末，加温开水适量，搅拌成糊状。

用法：分早、晚2次服。

功效：活血行气，抗癌止痛。

适用：气滞血瘀型胃癌、肺癌等癌症引起的疼痛。

佛手延胡索山楂茶

原料：延胡索、佛手各6克，山楂10克。

制法：将以上3味水煎，取汁。

用法：代茶频饮，每日1剂。

功效：行血逐瘀。

适用：血瘀气闭型产后血晕。

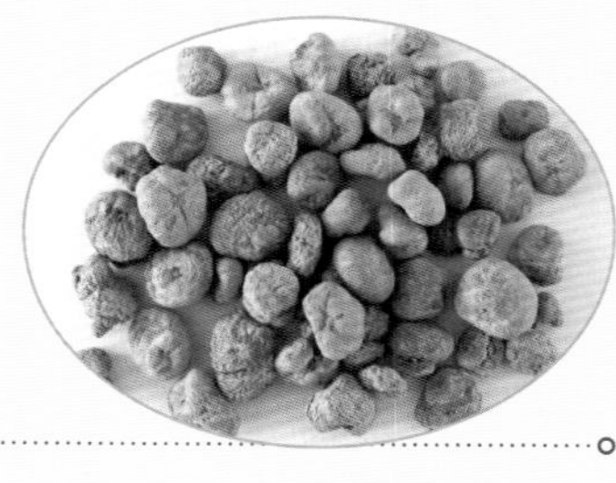

温馨提示

孕妇慎服。

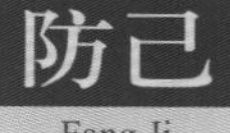

防己
Fang Ji

别名 解离、石解、石蟾蜍、粉防己、倒地拱、载君行。

来源 本品为防己科植物粉防己 *Stephania tetrandra* S. Moore（汉防己）或马兜铃科植物广防己（木防己）的根。

形态特征 木质藤本。主根为圆柱形。单叶互生，长椭圆形或卵状披针形，先端短尖，基部圆形，全缘，下面密被褐色短柔毛。总状花序，有花1～3，被毛花被下部呈弯曲的筒状，长约5厘米，上部扩大，3浅裂，紫色带黄色斑纹，子房下位。蒴果长圆形，具6棱，种子多数。

生境分布 生长于山野丘陵地、草丛或矮林边缘。分布于安徽、浙江、江西、福建等地。

采收加工 秋季采挖，洗净泥土，切片，晒干，生用。

性味归经 苦，寒。归膀胱、肺经。

功效主治 祛风止痛，利水消肿。用于风湿痹痛，水肿脚气，小便不利，湿疹疮毒。

用法用量 煎服，5～10克。

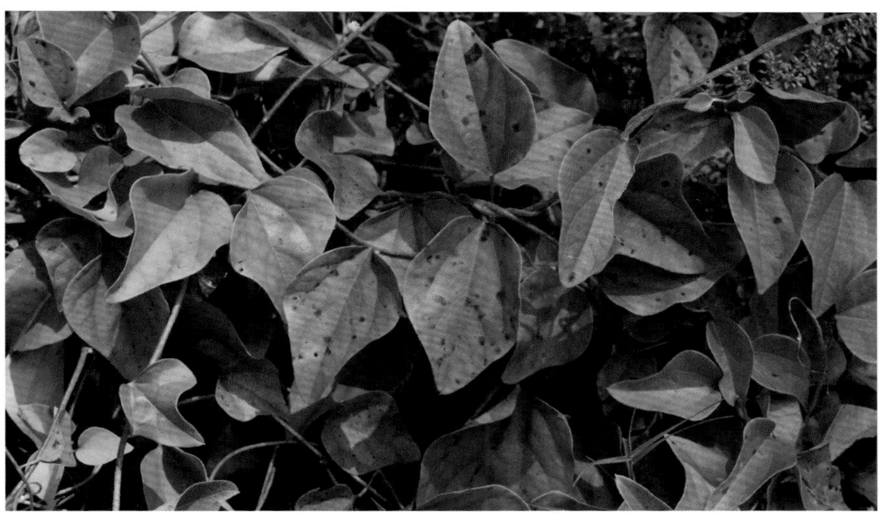

实用指南

精选验方

①**风湿性关节炎、风湿性心肌炎对湿热身痛者：**常用广防己与薏苡仁、滑石、蚕沙、杏仁、连翘、栀子、制半夏、赤小豆配伍，如宣痹汤；对肌肉疼痛、麻木者，用广防己9克，或配用灵仙12克，蚕沙9克，鸡血藤15克，水煎服。②**各种神经痛：**汉防己3克，苯海拉明25毫克。1次口服，每日2～3次。③**肝硬化水肿及腹水、肺源性心脏病水肿、肾炎性水肿及小便不利，对于实证：**防己、大黄、椒目、葶苈子各30克。研末，水泛为丸，如绿豆大，每次1～2丸，每日2～3次。④**冠心病心绞痛：**汉防己甲素120毫克/20毫升生理盐水。静脉注射，每日2次，2周为1个疗程。⑤**风寒感冒：**广防己30～50克。研成细末，每日早、晚各冲服6～9克。

传统药膳

防己大枣汁

原料：黄芪12克，防己、白术各10克，甘草3克，生姜3片，大枣5枚。

制法：将上几味加水煎取汁。

用法：每日2次。

功效：益气健脾，利水消肿。

适用：气虚所致突发水肿，症见汗出恶风、身重浮肿、小便不利、肢重麻木等。

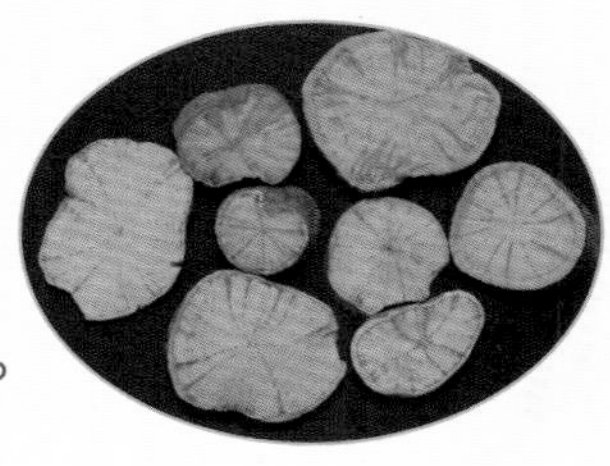

温馨提示

本品大苦大寒，易伤胃气，体弱阴虚、胃纳不佳者慎用。

防风
Fang Feng

别名 铜芸、风肉、回云、屏风、山芹菜、白毛草。

来源 本品为伞形科植物防风 *Saposhnikovia divaricata* (Turcz.) Schischk. 的干燥根。

形态特征 多年生草本，高达80厘米。茎基密生褐色纤维状的叶柄残基；茎单生，2歧分枝。基生叶有长柄，2～3回羽裂，裂片楔形，有3～4缺刻，具扩展叶鞘。复伞形花序，总苞缺如，或少有1片；花小，白色。双悬果椭圆状卵形，分果有5棱，棱槽间，有油管1，结合面有油管2，幼果有海绵质瘤状突起。

生境分布 生长于丘陵地带山坡草丛中或田边、路旁，高山中、下部。分布于东北及内蒙古、河北、山东、河南、陕西、山西、湖南等地。

采收加工 春、秋两季采挖未抽花茎植株的根，除去须根及泥沙，晒干。

性味归经 辛、甘，温。归膀胱、肝、脾经。

功效主治 祛风解表，胜湿止痛，止痉。用于感冒头痛，风湿痹痛，风疹瘙痒，破伤风。

用法用量 煎服，5～10克。

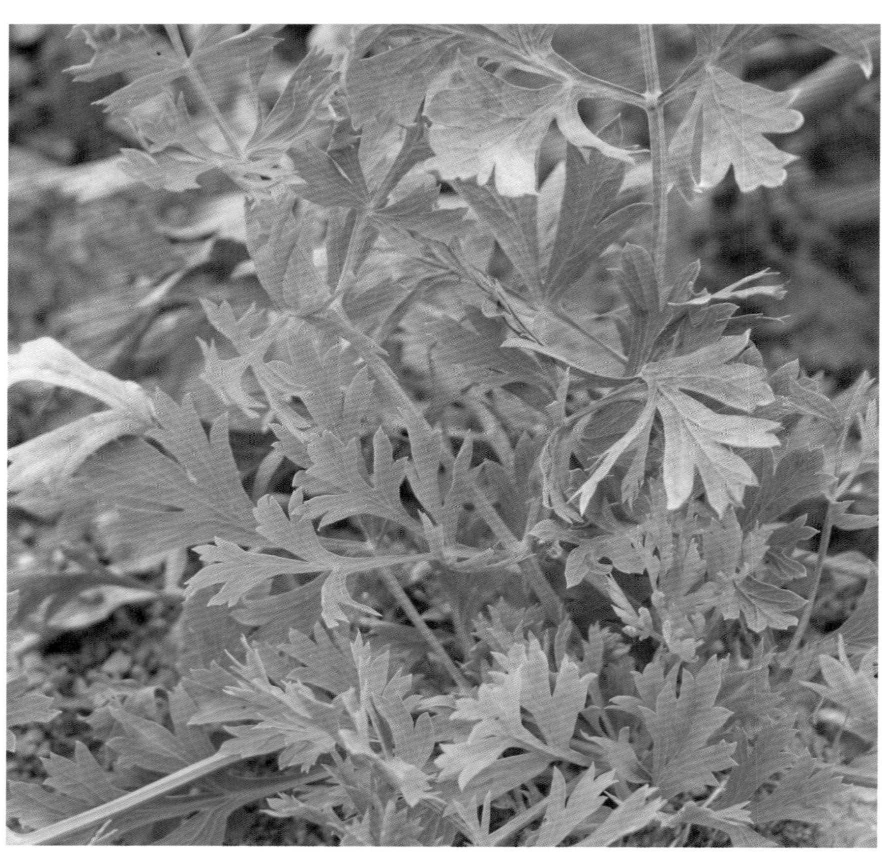

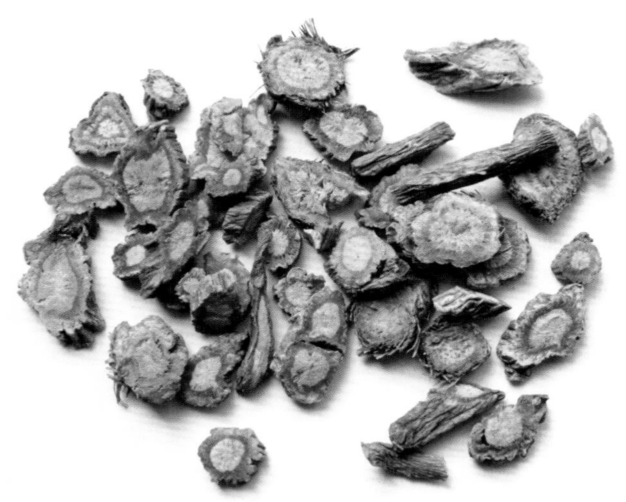

实用指南

精选验方

①**麻疹、风疹不透**：防风、荆芥、浮萍各10克。水煎服。②**痔疮出血**：防风8克，荆芥炭、地榆炭各10克。水煎服。③**酒渣鼻**：防风、白蒺藜、白僵蚕、甘草各1克，荆芥穗4克，黄芩6克，茶叶1撮。水煎服。④**感冒头痛**：防风、荆芥各10克，紫苏叶、羌活各8克。水煎服。

传统药膳

防风粥

原料：防风105克，葱白2棵，粳米100克。

制法：先将防风择洗干净，放入锅中，加清水适量，浸泡10分钟后，同葱白煎取药汁，去渣取汁。粳米洗净煮粥，待粥将熟时加入药汁，煮成稀饭。

用法：每日2次，趁热服食，连服2～3日。

功效：祛风解表，散寒止痛。

适用：感冒风寒、发热畏冷、恶风自汗、风寒痹痛、关节酸楚、肠鸣腹泻等。

防风黄芪牛肉汤

原料：牛肉250克，黄芪、防风、白术各10克，红枣10枚。

制法：将牛肉洗净、切块，放入水中煮沸，撇掉血沫，3分钟后将牛肉捞起，在凉水中过一下；将黄芪、白术、防风、红枣放进锅里，搅拌均匀，用大火煮半小时后把牛肉块放入药汤锅里，改用小火再炖2小时，将黄芪、白术、防风拣出，加入盐、葱、姜，继续用大火煮8分钟后放入味精。

功效：益气补肺，养心安神，强身健体。

适用：容易感冒、畏风怕冷、体虚多汗者。

温馨提示

凡入药以黄色润泽的防风为佳，白色的多沙条，不能用。

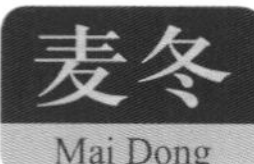

麦冬

Mai Dong

别名 寸冬、麦门冬、韭叶麦冬。

来源 本品为百合科植物麦冬 *Ophiopogon japonicus* (Thunb.) Ker-Gawl. 的干燥块根。

形态特征 多年生草本植物。地上匍匐茎细长。叶丛生，狭线形，革质，深绿色，平行脉明显，基部绿白色并稍扩大。花葶常比叶短，总状花序轴长2～5厘米，花1～2，生长于苞片腋内，花梗长2～4毫米，关节位于近中部或中部以上，花微下垂，花被6，披针形，白色或淡紫色。浆果球形，成熟时深绿色或蓝黑色。

生境分布 生长于土质疏松、肥沃、排水良好的壤土和沙质土壤。分布于浙江、江苏、四川等地。

采收加工 夏季采挖，洗净，反复暴晒、堆置，至七八成干，除去须根，干燥。

性味归经 甘、微苦，微寒。归心、肺、胃经。

功效主治 养阴生津，润肺清心。用于肺燥干咳，虚劳咳嗽，津伤口渴，心烦失眠，内热消渴，肠燥便秘，咽白喉。

用法用量 煎服，6～12克。

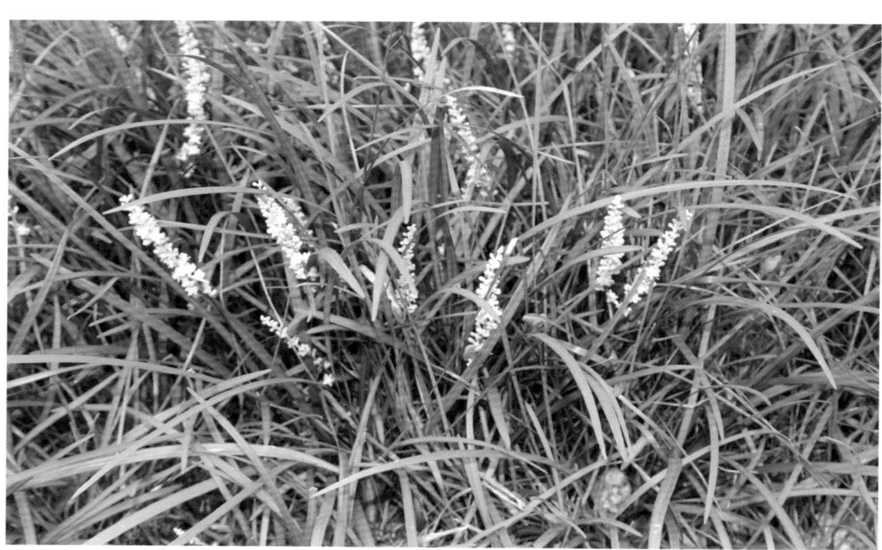

实用指南

精选验方

①**慢性支气管炎：**麦冬、五味子各100克。泡入1000毫升蜂蜜中，浸泡6日后开始服，每日早晨或中午服1次，每次1大汤匙，每次服后接着含服1小片人参，吃2瓣大蒜，3颗核桃。②**百日咳：**麦冬、天冬各20克，百合15克，鲜淡竹叶10克。水煎服。③**阴虚燥咳、咯血等：**麦冬、川贝母、天冬各9克，沙参、生地黄各15克。水煎服。④**萎缩性胃炎：**麦冬、党参、玉竹、沙参、天花粉各9克，知母、乌梅、甘草各6克。水煎服。

传统药膳

参麦汤（散）

原料：人参10克，麦冬15克，五味子6克。

制法：水煎服。

用法：每日2次。

功效：益气生津，敛阴止汗。

应用：气阴两虚所致的形体倦怠、气短懒言、多汗烦渴、咽喉干燥、干咳无痰；糖尿病、早搏、肺源性心脏病、慢性支气管炎、白喉并发心肌炎、低血压、甲状腺功能亢进症等而具气阴两虚证者。

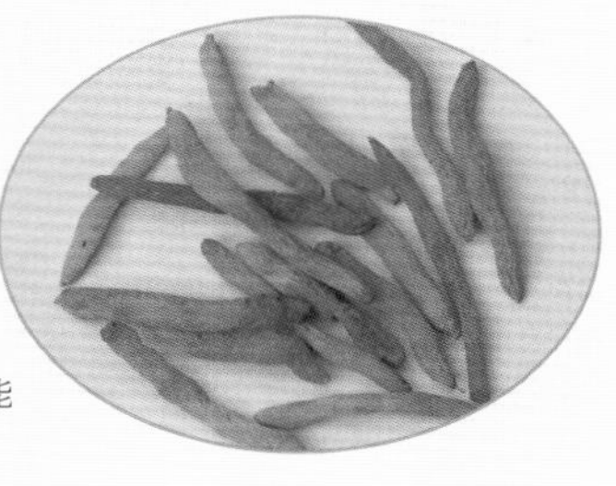

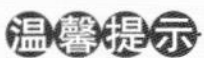

温馨提示

脾胃虚寒、大便溏薄及感冒风寒或痰饮湿浊咳嗽者忌服。

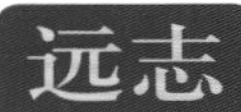

远志 Yuan Zhi

别名 细草、棘菀、苦远志、小草根、关远志。

来源 本品为远志科植物远志 *Polygala tenuifolia* Willd. 等的干燥根。

形态特征 多年生草本，高20～40厘米。根圆柱形，长达40厘米，肥厚，淡黄白色，具少数侧根。茎直立或斜上，丛生，上部多分枝。叶互生，狭线形或线状披针形，长1～4厘米，宽1～3毫米，先端渐尖，基部渐窄，全缘，无柄或近无柄。总状花序长2～14厘米，偏侧生于小枝顶端，细弱，通常稍弯曲；花淡蓝紫色，长约6毫米；花梗细弱，长3～6毫米；苞片3，极小，易脱落；萼片的外轮3片

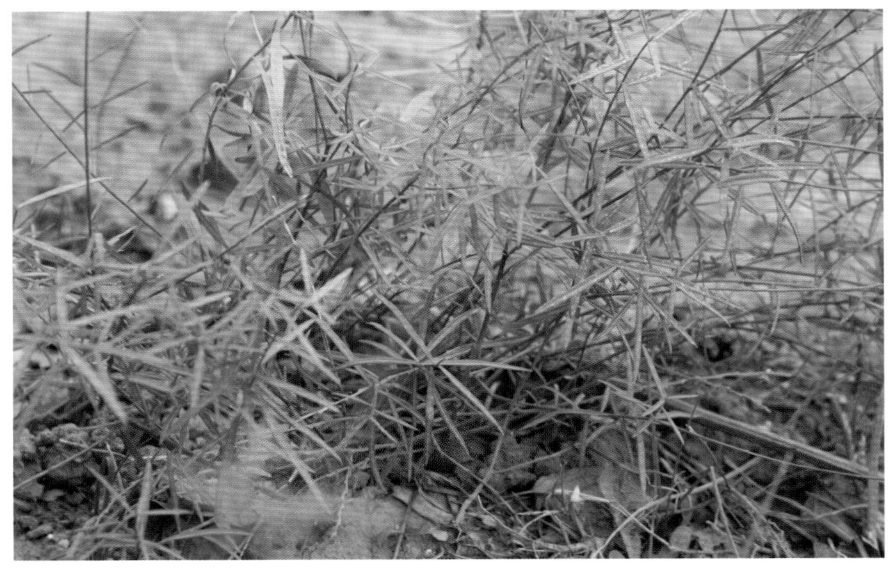

比较小，线状披针形，长约2毫米，内轮2片呈花瓣状，呈稍弯些的长圆状倒卵形，长5～6毫米，宽2～3毫米；花瓣的两侧瓣倒卵形，长约4毫米，中央花瓣较大，呈龙骨瓣状，背面顶端有撕裂成条的鸡冠状附属物；雄蕊8，花丝连合呈鞘状；子房倒卵形，扁平，花柱线形，弯垂，柱头2裂。蒴果扁平，卵圆形，边有狭翅，长、宽均4～5毫米，绿色，光滑无睫毛。种子卵形，微扁，长约2毫米，棕黑色，密被白色细茸毛，上端有发达的种阜。花期5～7月，果期7～9月。

生境分布 生长于海拔400～1000米的路旁或山坡草地。分布于山西、陕西、吉林、河南等地。

采收加工 春、秋两季采挖，除去须根及泥沙，晒干。

性味归经 苦、辛，温。归心、肾、肺经。

功效主治 安神益智，祛痰，消肿。用于心肾不交引起的失眠多梦、健忘惊悸、神志恍惚，咳痰不爽，疮疡肿毒，乳房肿痛。

用法用量 煎服，3～10克。

实用指南

精选验方

①**脑风头痛：**远志末适量。吸入鼻中。②**喉痹作痛：**远志末适量。吹喉，涎出为度。③**乳腺炎：**远志适量。焙干研细，酒冲服10克，药渣敷患处。④**健忘：**远志末适量。冲服。⑤**神经衰弱、健忘心悸、多梦失眠：**远志适量。研粉，每次5克，每日2次，米汤冲服。

传统药膳

远志枣仁粥

原料：远志、炒酸枣仁各10克，粳米50克。

制法：如常法煮粥，粥熟时加入远志、炒酸枣仁稍煮即可。

用法：此粥宜睡前做夜宵服。枣仁不能久炒，否则油枯而失去镇静之效。

功效：补肝，宁心，安神。

适用：心肝两虚所致心悸。

远志酒

原料：远志500克，白酒2500毫升。

制法：将远志研末，放入酒坛，倒入白酒，密封坛口，每日摇晃1次，7日后即成。

用法：每次10～20毫升，每日1次。

功效：安神益智，消肿止痛。

适用：健忘、惊悸、失眠等。

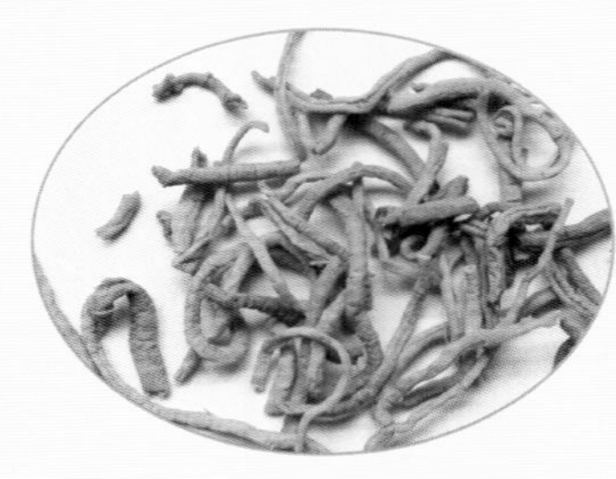

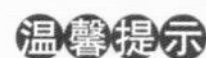

温馨提示

使用时需将芯去掉，否则食用后会令人心生烦闷。可用甘草汤浸泡1夜，晒干或焙干后使用。

苍术
Cang Zhu

别名 赤术、仙术、茅术、青术。

来源 本品为菊科植物茅苍术 *Atractylodes lancea* (Thunb.) DC. 等的干燥根茎。

形态特征 茅苍术：多年生草本，高达80厘米。根茎结节状圆柱形。叶互生，革质，上部叶一般不分裂，无柄，卵状披针形至椭圆形，长3～8厘米，宽1～3厘米，边缘有刺状锯齿，下部叶多为3～5深裂，顶端裂片较大，侧裂片1～2对，椭圆形。头状花序顶生，叶状苞片1列，羽状深裂，裂片刺状；总苞圆柱形，总苞片6～8层，卵形至披针形；花多数，两性，或单性多异株，全为管状花，白色或淡紫色；两性花有多数羽毛状长冠毛，单性花一般为雌花，具退化雄蕊5，瘦果有羽状冠毛。

北苍术：北苍术与茅苍术大致相同，其主要区别点为叶通常无柄，叶片较宽，卵形或窄卵形，一般羽状5深裂，茎上部叶3～5羽状浅裂或不裂；头状花序稍宽，总苞片多为5～6层，夏、秋间开花。

生境分布 生长于山坡、林下及草地。分布于东北、华北及山东、河南、陕西等地。

采收加工 春、秋两季采挖，除去泥沙，晒干，撞去须根。

性味归经 辛、苦，温。归脾、胃、肝经。

功效主治 燥湿健脾，祛风散寒，明目。用于湿阻中焦，脘腹胀满，泄泻，水肿，脚气痿，风湿痹痛，风寒感冒，夜盲，眼目昏涩。

用法用量 煎服，3～9克。

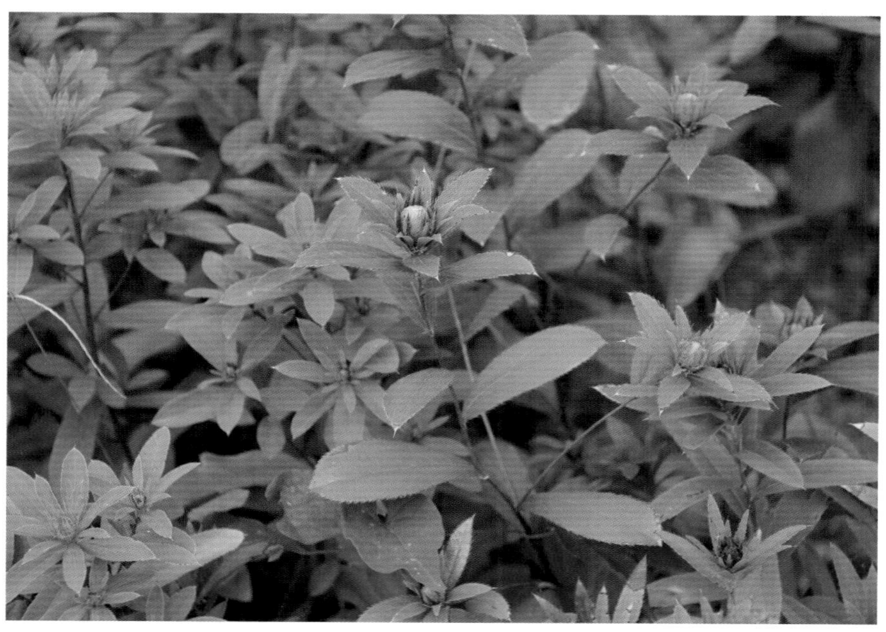

实用指南

精选验方

①**湿疹**：苍术、黄柏、煅石膏各等份。研末敷患处。②**风湿性关节炎**：苍术、黄柏各9克，忍冬藤30克。水煎服。③**脾虚气陷型胃下垂**：苍术15克。加水煎煮或用沸水浸泡，每剂可煎煮2次或冲泡3杯，每日1剂，连续服用1个月。④**腰痛伴不能弯腰**：苍术15克，白术30克，薏苡仁20克。水煎服。⑤**感冒**：苍术50克，细辛10克，侧柏叶15克。共研细末，每次7.5克，每日4次，开水冲服，葱白为引，生吃。

传统药膳

苍术贯众茶

原料：苍术、贯众各15～20克。

制法：将上2味共研细末，布包，沸水冲泡。

用法：代茶频饮，1日饮完。

功效：辟秽解毒，清除恶气。

适用：感冒流行季节，感受邪毒，头痛、鼻塞、周身沉重不适者。

苍术粥

原料：苍术10克，大米100克，白糖少许。

制法：将苍术择净，放入锅中，加清水适量，水煎取汁，加大米煮粥，待熟时调入白糖，再煮一二沸即成。

用法：每日1剂，早餐食用。

功效：燥湿健脾，祛风除湿。

适用：湿阻中焦所致的脘腹胀满、食欲不振、恶心呕吐、倦怠乏力、风寒湿痹等。

温馨提示

阴虚内热、津液亏虚、表虚多汗者禁服。

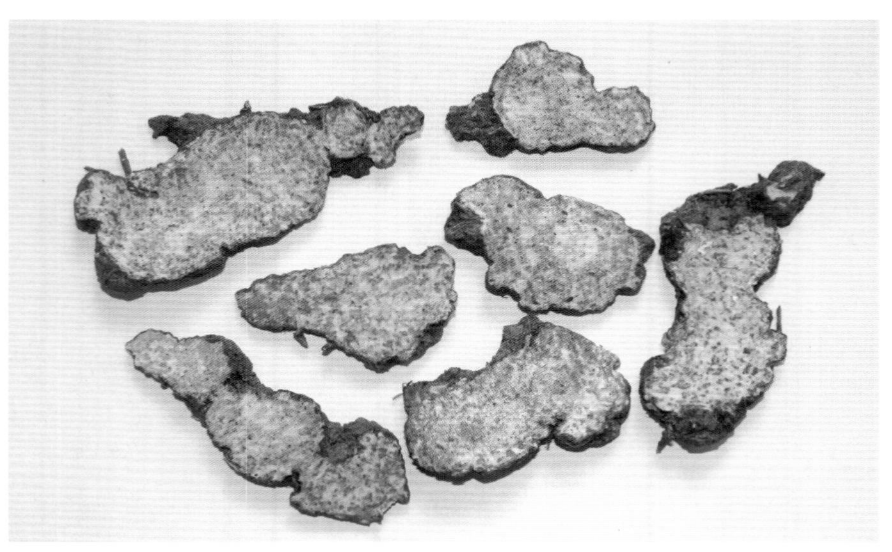

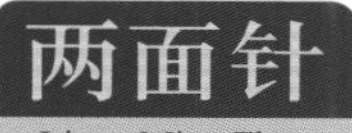

两面针
Liang Mian Zhen

别名 两背针、双面针、双面刺、叶下穿针、入地金牛、红心刺刁根。

来源 本品为芸香科植物两面针 *Zanthoxylum nitidum* (Roxb.) DC. 的干燥根。

形态特征 木质藤本；茎、枝、叶轴下面和小叶中脉两面均着生钩状皮刺。单数羽状复叶，长7～15厘米；小叶3～11，对生，革质，卵形至卵状矩圆形，无毛，上面稍有光泽，伞状圆锥花序，腋生；花4数；萼片宽卵形。果成熟时紫红色，有粗大腺点，顶端具短喙。

生境分布 生长于山野。产于华南各省（区）及台湾、云南。

采收加工 全年可采挖，除去泥土，洗净晒干，用时切片或切段。

性味归经 苦、辛，平；有小毒。归肝、胃经。

功效主治 活血化瘀，行气止痛，祛风通络，解毒消肿。用于跌扑损伤，胃痛，牙痛，风湿痹痛，毒蛇咬伤，外治烧烫伤。

用法用量 煎服，5～10克。外用：适量，研末调敷或煎水洗患处。

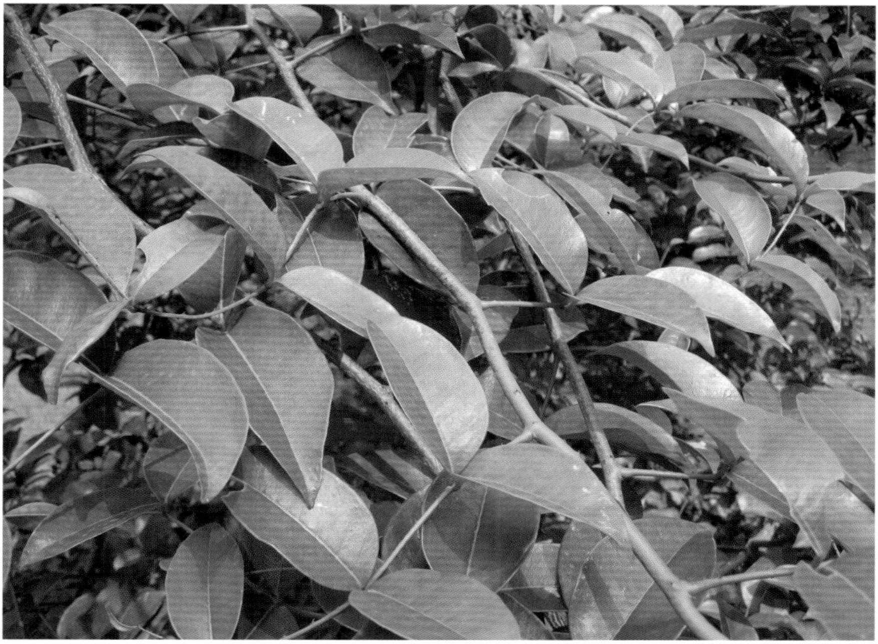

实用指南

精选验方

①**食积腹痛、伤暑腹泻腹痛：**两面针根末3克。开水冲服。②**风湿痛：**两面针9～15克。水煎服。或干粉1.5克，冲水服。

传统药膳

两面针茶

原料：两面针3克，五加皮9克，杜仲、磨盘草根、白糖各15克。

制法：上述4味药物洗净，放炖锅内，加入水200毫升，置武火上烧沸，再用文火煮25分钟。药渣除去，在药液内加入白糖拌匀即成。

用法：代茶饮用。

功效：清热解毒，滋补肝肾，镇静止痛。

适用：三叉神经头痛患者。

温馨提示

不能过量服用；忌与酸味食物同服。

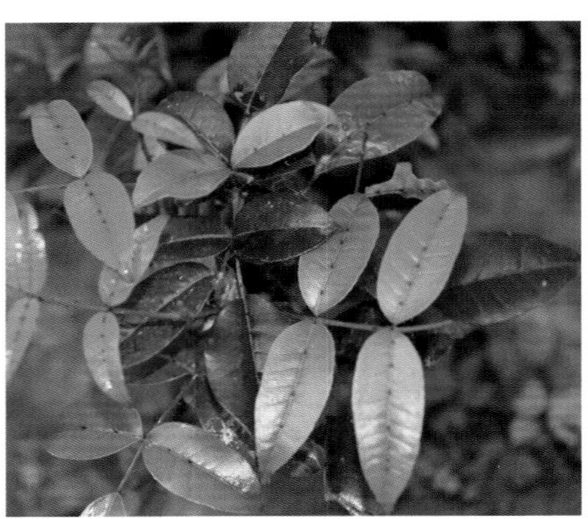

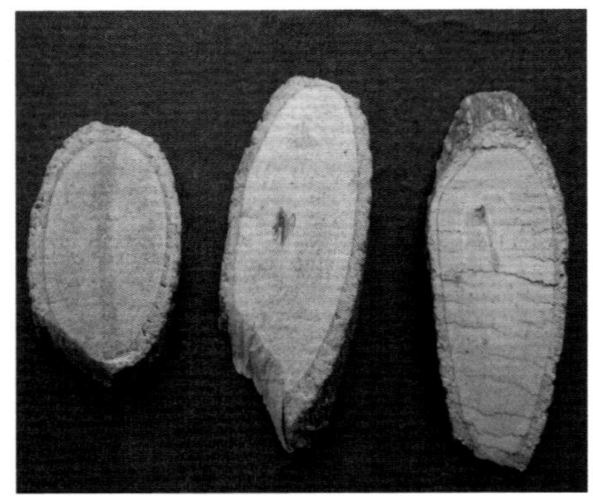

何首乌 He Shou Wu

别名 首乌、夜合、地精、赤葛、赤首乌、首乌藤。

来源 本品为蓼科植物何首乌 *Polygonum multiflorum* Thunb. 的干燥块根。

形态特征 缠绕草本。根细长，末端成肥大的块根，外表红褐色至暗褐色。茎基部略呈木质，中空。叶互生，具长柄，叶片狭卵形或心形，长4～8厘米，宽2.5～5厘米，先端渐尖，基部心形或箭形，全缘或微带波状，上面深绿色，下面浅绿色，两面均光滑无毛。托叶膜质，鞘状，褐色，抱茎，长5～7毫米。花小，直径约2毫米，多数，密聚成大型圆锥花序，小花梗具节，基部具膜质苞片；花被绿白色，花瓣状，5裂，裂片倒卵形，大小不等，外面3片的背部有翅；雄蕊8，比花被短；雌蕊1，子房三角形，花柱短，柱头3裂，头状。瘦果椭圆形，有3棱，长2～3.5毫米，黑色光亮，外包宿存花被，花被成明显的3翅，成熟时褐色。花期10月，果期11月。

生境分布 生长于墙垣、叠石之旁。分布于河南、湖北、安徽、四川等地。

采收加工 秋、冬两季叶枯萎时采挖，削去两端，洗净，个大的切成块，干燥。

性味归经 苦、甘、涩，温。归肝、心、肾经。

功效主治 解毒，消痈，润肠通便。用于瘰疬疮痈，风疹瘙痒，肠燥便秘，高脂血症。

用法用量 煎服，3～6克。

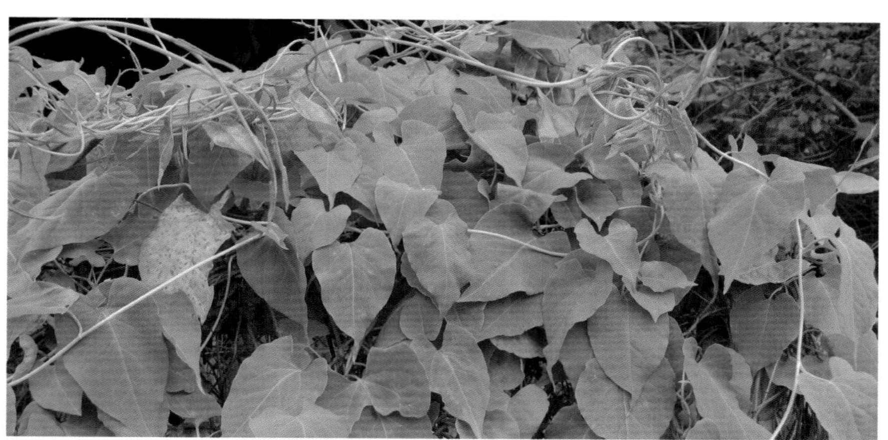

实用指南

精选验方

①**肝肾精血不足、眩晕耳鸣、须发早白**：制何首乌、熟地黄各25克。沸水浸泡，代茶饮或煎汤饮。②**肝肾虚损、早衰发白**：制何首乌15克，枸杞子30克，黑豆250克。何首乌、枸杞子煎水取汁，下黑豆，并加水适量煮至豆熟透、汁收尽；每日早、晚食豆10克。③**疟疾**：何首乌20克，甘草2克（小儿酌减）。浓煎2小时，分3次饭前服用，连用2日。

传统药膳

生首乌蜂蜜水

原料：生何首乌30克，蜂蜜20毫升。

制法：将生何首乌洗净，晒干或烘干，研末，调入蜂蜜，拌和均匀即成。

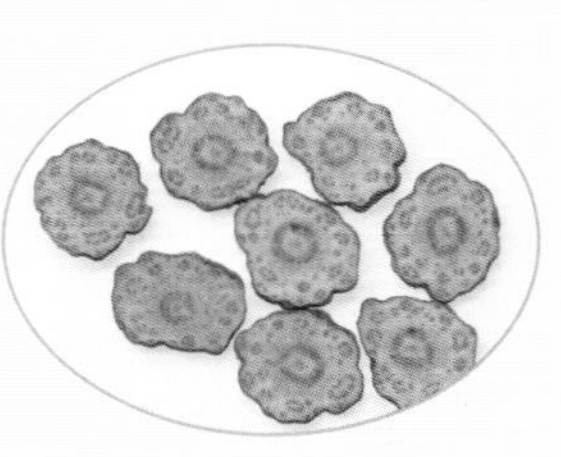

用法：上、下午分别服用。

功效：养血，润肠通便。

适用：血亏肠燥型肛裂。

何首乌猪肚

原料：鲜何首乌、白果根、左转藤各60克，糯米250克，猪小肚1个。

制法：将前3药与糯米共盛猪小肚内，加冰糖炖1小时，去药渣。

用法：食猪小肚及糯米，分2次食完，连服3～5剂。

功效：益气，补虚，固涩。

适用：遗精。

温馨提示

大便溏泻及有痰湿者不宜用。

忍冬藤
Ren Dong Teng

别名 忍冬、银花藤、金银藤、金钗股、金银花藤。

来源 本品为忍冬科植物忍冬 *Lonicera japonica* Thunb. 的干燥茎枝。

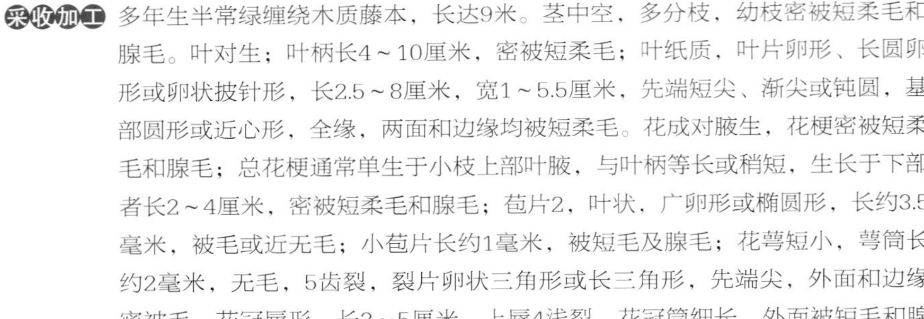

采收加工 多年生半常绿缠绕木质藤本，长达9米。茎中空，多分枝，幼枝密被短柔毛和腺毛。叶对生；叶柄长4～10厘米，密被短柔毛；叶纸质，叶片卵形、长圆卵形或卵状披针形，长2.5～8厘米，宽1～5.5厘米，先端短尖、渐尖或钝圆，基部圆形或近心形，全缘，两面和边缘均被短柔毛。花成对腋生，花梗密被短柔毛和腺毛；总花梗通常单生于小枝上部叶腋，与叶柄等长或稍短，生长于下部者长2～4厘米，密被短柔毛和腺毛；苞片2，叶状，广卵形或椭圆形，长约3.5毫米，被毛或近无毛；小苞片长约1毫米，被短毛及腺毛；花萼短小，萼筒长约2毫米，无毛，5齿裂，裂片卵状三角形或长三角形，先端尖，外面和边缘密被毛；花冠唇形，长3～5厘米，上唇4浅裂，花冠筒细长，外面被短毛和腺毛，上唇4裂片先端钝形，下唇带状而反曲，花初开时为白色，2～3日后变金黄色；雄蕊5，着生于花冠内面筒口附近，伸出花冠外；雌蕊1，子房下位，花柱细长，伸出。浆果球形，直径6～7毫米，成熟时蓝黑色，有光泽。花期4～7月，果期6～11月。

生境分布 生长于山野中，亦有栽培。分布于辽宁、河北、河南、山东、安徽、江苏、浙江、福建、广东、广西、江西、湖南、湖北、四川、贵州、云南、陕西、甘肃等地。

采收加工 秋、冬两季采割，晒干。

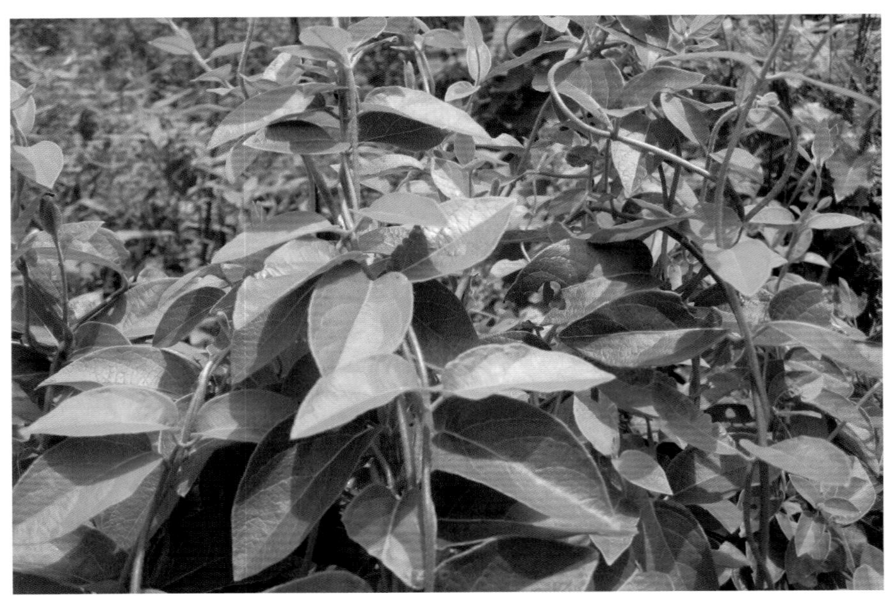

性味归经 甘，寒。归肺、胃经。

功效主治 清热解毒，疏风通络。用于温病发热，热毒血痢，痈肿疮疡，风湿热痹，关节红肿热痛。

用法用量 煎服，9～30克。

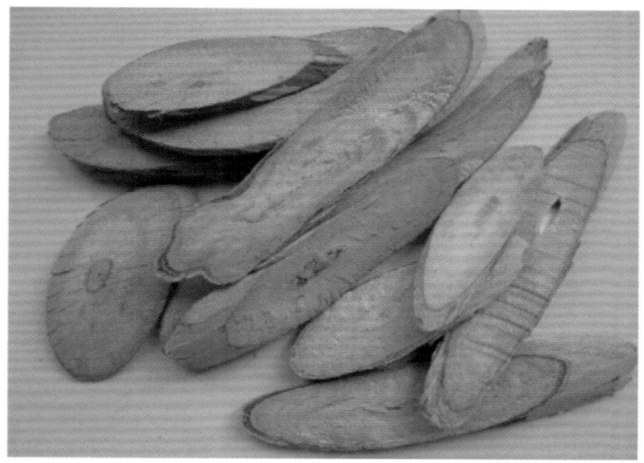

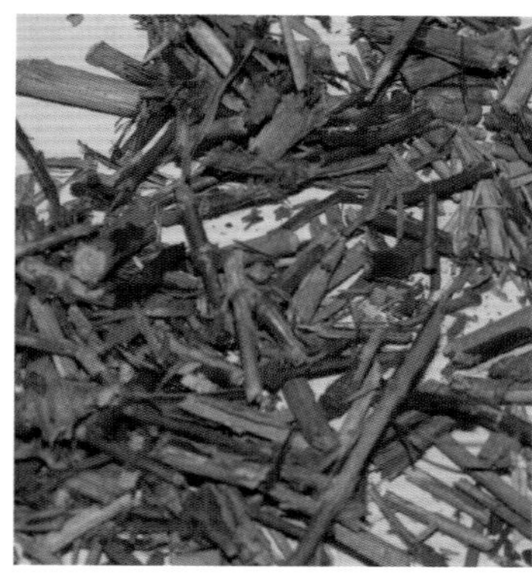

实用指南

精选验方

①**风湿性关节炎：**忍冬藤30克，白薇、豨莶草各12克，鸡血藤、老鹳草各15克。水煎服。②**传染性肝炎：**忍冬藤60克。加水1000毫升，煎至400毫升，早、晚分服，15日为1个疗程，疗程间隔1～3日。

传统药膳

忍冬藤酒

原料：忍冬藤、乌梅、川乌、甘草、大青盐各6克，白酒500毫升。

制法：浸泡21日，取酒饮服。

用法：每次取5毫升，每日服3次。

功效：祛风除湿。

适用：风湿性关节炎。

鸡血藤

Ji Xue Teng

别名 红藤、活血藤、大血藤、血风藤、猪血藤、血龙藤。

来源 本品为豆科植物密花豆 *Spatholobus suberectus* Dunn 的干燥藤茎。

形态特征 木质大藤本，长达数十米。老茎扁圆柱形，稍扭转。3出复叶互生，有长柄，小叶宽卵形，先端短尾尖，基部圆形或浅心形，背脉腋间常有黄色簇毛，小托叶针状。大型圆锥花序生枝顶叶腋。花近无柄，单生或2～3朵簇生于序轴的节上呈穗状，花萼肉质筒状，被白毛，蝶形花冠白色，肉质。荚果扁平，刀状，长8～10.5厘米，宽2.5～3厘米。

生境分布 生长于灌木丛中或山野间。分布于广西、广东、江西、福建、云南、四川等地。

采收加工 秋、冬两季采收，除去枝叶，切片，晒干。

性味归经 苦、甘，温。归肝、肾经。

功效主治 活血补血，调经止痛，舒筋活络。用于月经不调，痛经，经闭，风湿痹痛，麻木瘫痪，血虚萎黄。

用法用量 煎服，9～15克，大剂量可用至30克；或浸酒服，或熬成膏服。

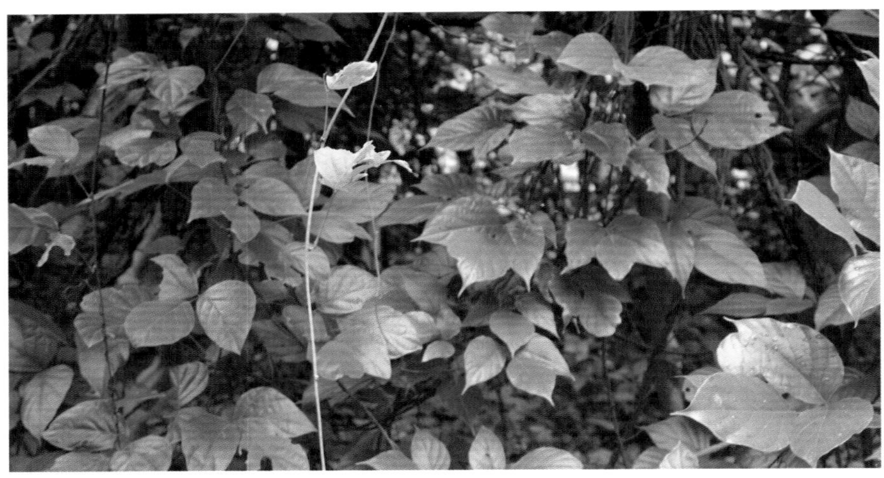

实用指南

精选验方

①**手脚痛**：鸡血藤100克。水煎服。②**贫血**：鸡血藤、党参各30克。水煎服。③**风湿性关节炎**：鸡血藤、老鹳草各15克，忍冬藤30克，豨莶草、白薇各12克。水煎服。④**腰痛**：鸡血藤、伸筋草各9克。水煎服。⑤**贫血**：鸡血藤30克。水煎服，或熬膏服。

传统药膳

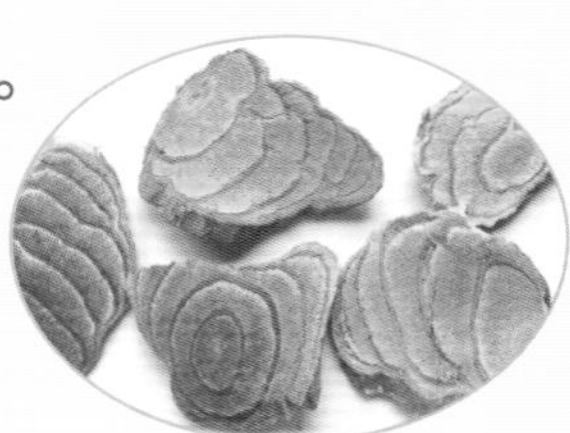

鸡血藤木瓜豆芽汤

原料：鸡血藤20克，木瓜10克，黄豆芽250克，猪油、食盐各少许。

制法：鸡血藤、木瓜煎水去渣，放入黄豆芽、猪油同煮汤，熟后再加食盐。

用法：温服食。

功效：消除湿热、活血通络。

适用：湿热痹阻、关节红肿、灼痛、麻木等症。

温馨提示

月经过多者慎用。

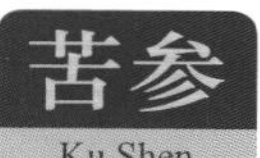

苦参

Ku Shen

别名 苦骨、地参、川参、牛参、地骨、凤凰爪、野槐根、山槐根。

来源 本品为豆科植物苦参 *Sophora flavescens* Ait. 的根。

形态特征 落叶灌木，高0.5～1.5米。叶为奇数羽状复叶，托叶线形，小叶片11～25，长椭圆形或长椭圆状披针形，长2～4.5毫米，宽0.8～2厘米，上面无毛，下面疏被柔毛。总状花序预生，花冠蝶形，淡黄色，雄蕊10，离生，仅基部联合，子房被毛。荚果线形，于种子间缢缩，呈念珠状，熟后不开裂。

生境分布 生长于沙地或向阳山坡草丛中及溪沟边。全国各地均产。

采收加工 春、秋两季采收，除去芦头、须根，洗净，切片，晒干。生用。

性味归经 苦，寒。归心、肝、胃、大肠、膀胱经。

功效主治 清热燥湿，杀虫利尿。用于热痢，便血，黄疸尿闭，赤白带下，阴肿阴痒，湿疹，湿疮，皮肤瘙痒，疥癣麻风；外治滴虫阴道炎。

用法用量 煎服，4.5～9克。外用：适量。

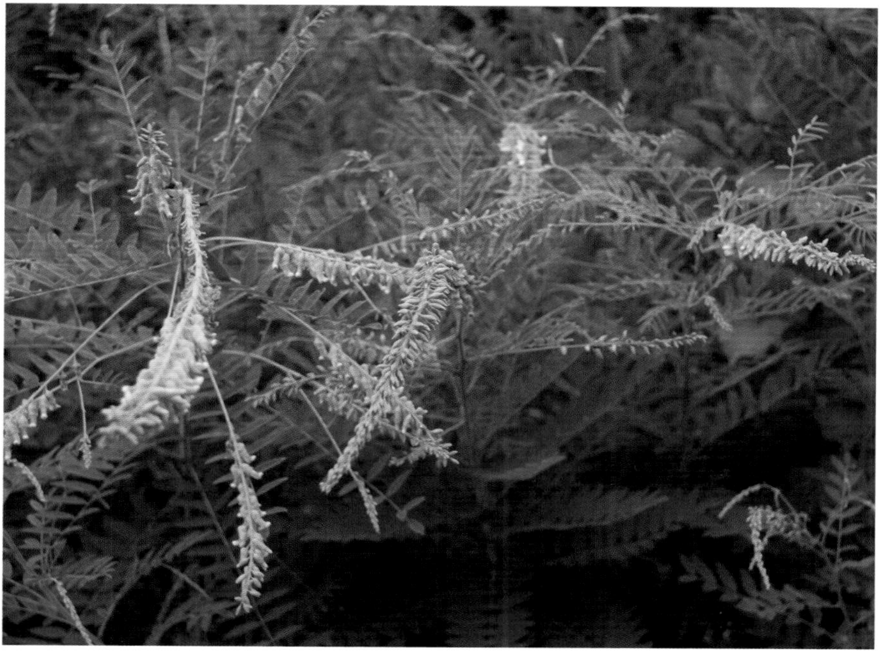

实用指南

精选验方

①**心悸**：苦参20克。水煎服。②**婴儿湿疹**：苦参、红糖各30克，鸡蛋1个。先将苦参浓煎取汁，去渣，再将打散的鸡蛋及红糖同时加入，煮熟即可；饮汤，每日1次，连用6日。

传统药膳

苦参菊花茶

原料：苦参15克，野菊花12克，生地黄10克。

制法：将苦参、野菊花、生地黄共研粗末，置保温瓶中，冲入沸水，闷20分钟。

用法：代茶频频饮服，每日1剂。

功效：清热燥湿，凉血解毒。

适用：痒疹属湿热夹血热症如痒疹红色（下肢、躯干为多）、遇热加重，皮肤瘙痒等。

苦参刺猬粥

原料：苦参100克，刺猬皮1具，蜂房15克，黍米1000克，酒曲150克。

制法：先将苦参、刺猬皮、蜂房捣成粗末，放锅中，加水750毫升，煎取汁500毫升备用。再将黍米蒸成饭，与药汁、酒曲相拌，放容器中，密封瓶口，酿造7～10日，滤取汁，装瓶备用。

用法：每日3次，饭前温服10～15毫升，10日为1个疗程。

功效：清热解毒，通络止痒。

适用：各种疥疮。

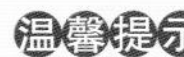

温馨提示

脾胃虚寒及阴虚津伤者忌用或慎用。反藜芦。

板蓝根

Ban Lan Gen

别名 靛青根、菘蓝根、蓝靛根、大蓝根、北板蓝根。

来源 本品为十字花科植物菘蓝 *Isatis indigotica* Fort. 的干燥根。

形态特征 二年生草本，茎高40～90厘米，稍带粉霜。基生叶较大，具柄，叶片长椭圆形，茎生叶披针形，互生，无柄，先端钝尖，基部箭形，半抱茎。花序复总状；花小。黄色短角果长圆形，扁平有翅，下垂，紫色；种子1，椭圆形，褐色。

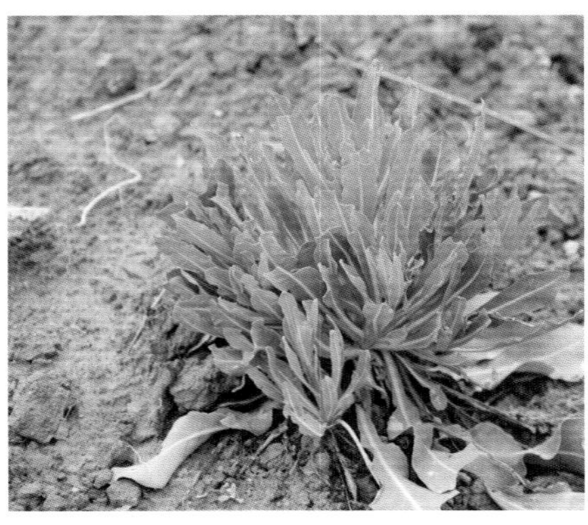

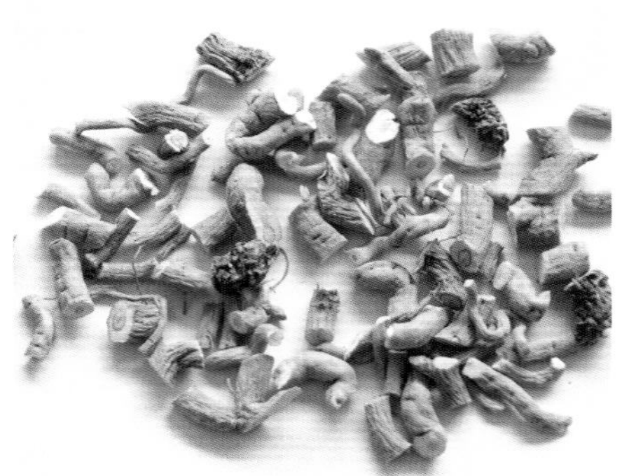

生境分布 多为栽培。分布于河北、陕西、河南、江苏、安徽等地。

采收加工 秋季采挖，除去泥沙，晒干。

性味归经 苦，寒。归心、胃经。

功效主治 清热解毒，凉血利咽。用于温疫时毒，发热咽痛，温毒发斑，腮腺炎，喉痹，烂喉丹痧，大头瘟疫，丹毒，痈肿。

用法用量 煎服，9～15克。

实用指南

精选验方

①**流行性感冒**：板蓝根50克，羌活25克。煎汤，每日分2次服，连服2～3日。②**肝炎**：板蓝根50克。水煎服。③**肝硬化**：板蓝根50克，茵陈20克，郁金10克，薏苡仁15克。水煎服。④**流行性乙型脑炎**：板蓝根15克。煎服，每日1剂，连服5日。⑤**偏头痛**：板蓝根30克，生石膏15克，淡豆豉10克。水煎分2次服，每日1剂。⑥**病毒性肺炎高热**：板蓝根30克，鱼腥草20克，菊花25克，甘草10克。水煎服。

传统药膳

贯众板蓝根茶

原料：贯众、板蓝根各30克，甘草15克。

制法：将上3药放入茶杯内，冲入开水，加盖闷泡15分钟，代茶饮用。

用法：每日1剂，频频冲泡饮服。连饮6～8次。

功效：祛风，清热，利咽。

适用：流行性感冒、发热、头痛、周身酸痛等。

温馨提示

脾胃虚寒者忌服。

刺五加

Ci Wu Jia

别名 五谷皮、南五加皮、红五加皮。

来源 本品为五加科植物刺五加 *Acanthopanax senticosus* (Rupr. et Maxim.) Harms 的干燥根和根茎或茎。

形态特征 落叶灌木，高1～6米。茎密生细长倒刺。掌状复叶互生，小叶5，稀4或3，边缘具尖锐重锯齿或锯齿。伞形花序顶生，单一或2～4个聚生，花多而密；花萼具5齿；花瓣5，卵形；雄蕊5，子房5室。浆果状核果近球形或卵形，干后具5棱，有宿存花柱。花期6～7月，果期7～9月。

生境分布 生长于山地林下及林缘。分布于东北及河北、北京、山西、河南等地。

采收加工 春、秋两季采收，洗净，干燥。

性味归经 辛、微苦，温。归脾、肾、心经。

功效主治 益气健脾，补肾安神。用于脾肺气虚，体虚乏力，食欲不振，肺肾两虚，久咳虚喘，肾虚腰膝酸痛，心脾不足，失眠多梦。

用法用量 煎服，9～27克。

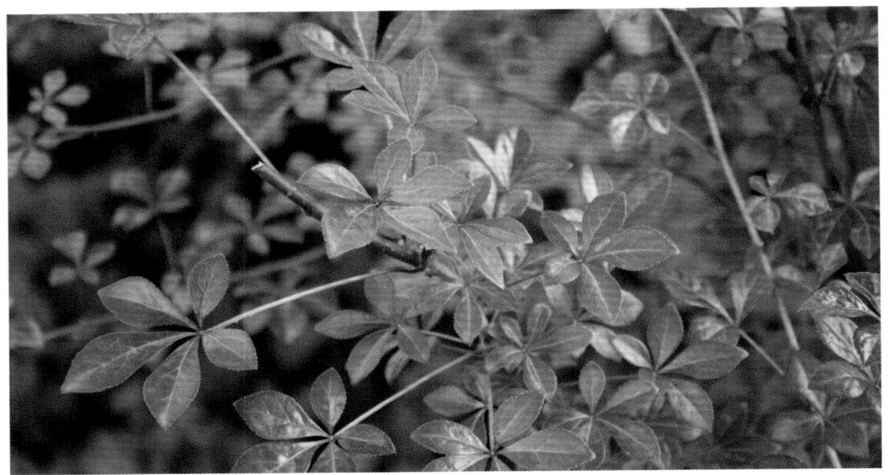

实用指南

精选验方

①**风湿痹痛、腰膝酸痛：**可单用刺五加浸酒服，也可与羌活、秦艽、威灵仙等配伍应用。②**肝肾不足所致腰膝酸痛、下肢痿弱以及小儿行迟等：**刺五加、牛膝、木瓜、续断各适量。水煎服。③**水肿、小便不利：**刺五加、茯苓皮、大腹皮、生姜皮、地骨皮各适量。水煎服。④**黄褐斑：**刺五加片。每次3片，每日3次，30日为1个疗程，一般需要3～6个疗程。⑤**辅助治疗心律失常：**口服刺五加片。每次3片，每日3次，30日为1个疗程。

传统药膳

刺五加明眸茶

原料：刺五加、红枣各9克，麦冬30克，白芷、丹参各3克，洋甘菊3大匙，马鞭草2大匙，果糖适量。

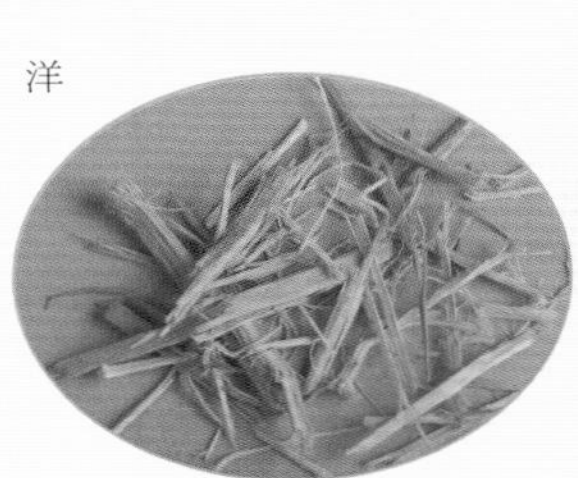

制法：除洋甘菊及马鞭草外，将其余中药加水2500毫升浸泡半小时。用大火煮滚后转小火熬煮约1小时，然后加入洋甘菊及马鞭草，滚后熄火闷约3分钟。过滤后待凉，加入果糖调味即可饮用。

用法：可当做日常饮料，2～3日内喝完。

功效：益气补血，清凉止痒，生津止渴。

茉莉龙加茶

原料：茉莉花5克，刺五加5克，乌龙茶茶叶5克或是用乌龙茶茶包。

制法：先将茉莉花、刺五加放入滤杯中，冲入800毫升的热开水后泡闷约15分钟，再取出滤杯，加入乌龙茶茶叶或茶包，再闷泡约10分钟。等到茶色变成褐色，去除茶包就可以饮用。

用法：代茶饮。

功效：瘦身。

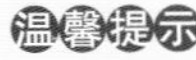

温馨提示

阴虚火旺者慎服。

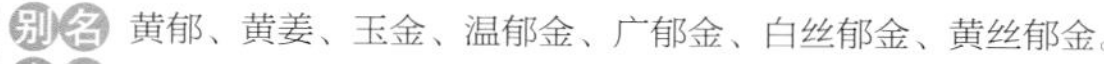

郁金

Yu Jin

别名 黄郁、黄姜、玉金、温郁金、广郁金、白丝郁金、黄丝郁金。

来源 本品为姜科植物温郁金 *Curcuma wenyujin* Y. H. Chen et C. Ling、姜黄 *C. longa* L.、广西莪术 *C. kwangsiensis* S. G. Lee et C. F. Liang 或蓬莪术 *C. phaeocaulis* tal. 的干燥块根。

形态特征 温郁金：多年生宿根草本。根粗壮，末端膨大成长卵形块根。块茎卵圆状，侧生，根茎圆柱状，断面黄色。叶基生；叶柄长约5厘米，基部的叶柄短，或近于无柄，具叶耳；叶片长圆形，长15～37厘米，宽7～10厘米，先端尾尖，基部圆形或三角形。穗状花序，长约13厘米；总花梗长7～15厘米；具鞘状叶，基部苞片阔卵圆形，小花数朵，生长于苞片内，顶端苞片较狭，腋内无花；花萼白色筒状，不规则3齿裂；花冠管呈漏斗状，裂片3，粉白色，上面1枚较大，两侧裂片长圆形；侧生退化雄蕊长圆形，药隔矩形，花丝扁阔；子房被伏毛，花柱丝状，光滑或被疏毛，基部有2棒状附属物，柱头略呈二唇形，具缘毛。花期4～6月，极少秋季开花。

蓬莪术：多年生草本，全株光滑无毛。叶椭圆状长圆形至长圆状披针形，长25～60厘米，宽10～15厘米，中部常有紫斑；叶柄较叶片为长。花茎由根茎单独发出，常先叶而生；穗状花序长约15厘米；苞片多数，下部的绿色，缨部的紫色；花萼白色，顶端3裂；花冠黄色，裂片3，不等大；侧生退化雄蕊；唇瓣黄色，顶端微缺；药隔基部具叉开的距。蒴果卵状三角形。花期3～5月。

生境分布 生长于林下或栽培。分布于浙江、四川、江苏、福建、广西、广东、云南等地。

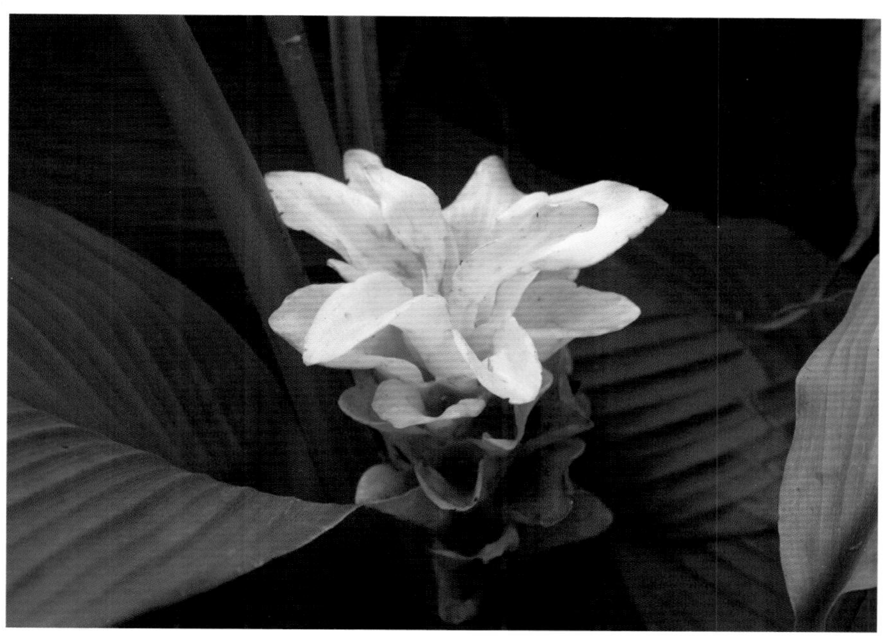

采收加工 冬季茎叶枯萎后采挖，摘取块根，除去细根，蒸或煮至透心，干燥。切片或打碎，生用，或矾水炒用。

性味归经 辛、苦，寒。归肝、胆、心经。

功效主治 活血行气，解郁止痛，清心凉血，利胆退黄。用于胸胁刺痛，胸痹心痛，经闭痛经，乳房胀痛，热病神昏，癫痫发狂，血热吐衄，黄疸尿赤。

用法用量 煎服，3～10克；研末服，2～5克。

实用指南

精选验方

①**鼻血、吐血：**郁金10克。研为细末，水冲服。②**尿血（非器质性疾病引起的）：**郁金50克，葱白1把。水煎温服，每日3次。③**肠梗阻：**郁金、桃仁、瓜蒌各15克。水煎后加麻油250毫升，1次温服。④**痔疮肿痛：**郁金末适量。水调搽之。

传统药膳

郁金香附茶

原料：郁金10克，香附30克，甘草15克。

制法：将3味药放入沙锅内，加水1000毫升，煎沸20分钟，取汁代茶饮。

用法：每日1剂，分2次饮服，连用25～35日。

功效：行气解郁。

适用：虚寒性胃痛。

金胡莲子汤

原料：郁金、柴胡各10克，莲子30克。

制法：郁金、柴胡布包，加水适量与莲子煎煮，至莲子熟，去渣取汁留莲子。

用法：吃莲子饮汁，每日服1剂，连用3～5日。

功效：解郁热，饮乳汁。

适用：肝经郁热所致之乳汁自出。

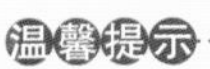

温馨提示

畏丁香。

虎杖

Hu Zhang

别名 苦杖、斑杖、酸杖、蛇总管、阴阳莲、紫金龙。

来源 本品为蓼科植物虎杖 *Polygonum cuspidatum* Sieb. et Zucc. 的干燥根茎及根。

形态特征 多年生灌木状草本，无毛，高1～1.5米。根状茎横走，木质化，外皮黄褐色，茎直立，丛生，中空，表面散生红色或紫红色斑点。叶片宽卵状椭圆形或卵形，顶端急尖，基部圆形或阔楔形，托叶鞘褐色，早落。花单性，雌雄异株，圆锥花序腋生；花梗细长，中部有关节。瘦果椭圆形，有3棱，黑褐色，光亮。

生境分布 生长于疏松肥沃的土壤，喜温和湿润气候，耐寒、耐涝。我国大部分地区均产。

采收加工 春、秋两季采挖，除去须根，洗净，趁鲜切短段或厚片，晒干。

性味归经 微苦，微寒。归肝、胆、肺经。

功效主治 利湿退黄，清热解毒，散瘀止痛，止咳化痰。用于湿热黄疸，淋浊，带下，风湿痹痛，经闭，癥瘕，水火烫伤，跌打损伤，痈肿疮毒，咳嗽痰多。

用法用量 煎服，9～15克。外用：适量，制成煎液或油膏涂敷。

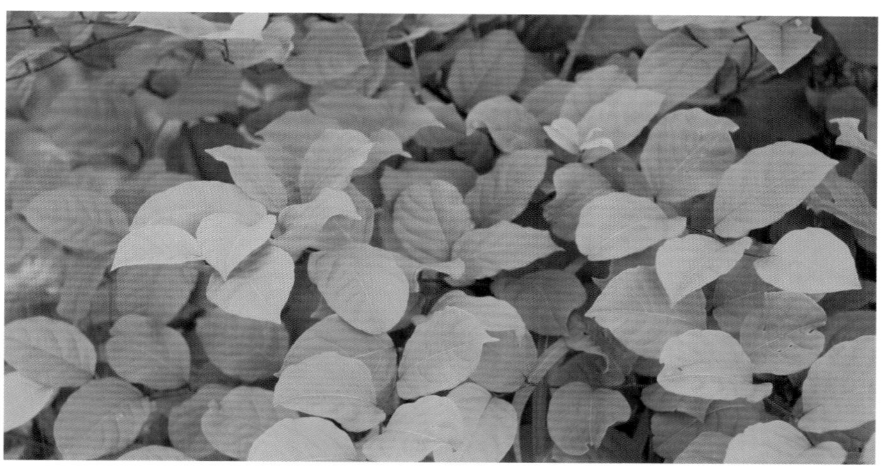

实用指南

精选验方

①**痈肿疮毒：**虎杖、野菊花、千里光各15克。水煎服。②**尿路感染：**虎杖、萹蓄、车前草各15克。水煎服。③**急性黄疸型传染性肝炎：**虎杖30克（鲜品60克）。水煎，分2～3次服，每日1剂，30日为1个疗程。④**妇女月经不利、行经腹痛：**虎杖30克，没药、凌霄花各10克。共捣为散，每次3克，以热酒调下。⑤**带状疱疹：**虎杖、紫花地丁各15克。研末，浓茶调服。

传统药膳

虎杖酒

原料：虎杖30克，川茄皮、川牛膝、桂枝、防风各15克，木瓜9克，烧酒1500毫升。

制法：将前6味浸泡烧酒中5～7日。

用法：每次10～25毫升，每日2次。

功效：祛风湿，活络。

适用：筋骨痰火、手足麻木等。

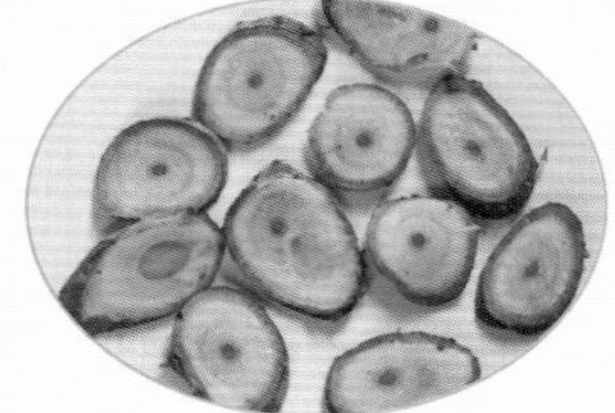

温馨提示

孕妇忌服。

知母
Zhi Mu

别名 地参、水须、淮知母、穿地龙。

来源 本品为百合科植物知母 *Anemarrhena asphodeloides* Bge. 的干燥根茎。

形态特征 多年生草本。根茎横走，密被膜质纤维状的老叶残基。叶丛生，线形，质硬。花茎直立，从叶丛中生出，其下散生鳞片状小苞片，2～3朵簇生于苞腋，成长形穗状花序，花被长筒形，黄白色或紫堇色，有紫色条纹。蒴果长圆形，熟时3裂。种子黑色。

生境分布 生长于山地、干燥丘陵或草原地带。分布于山西、河北、内蒙古等地。

采收加工 春、秋两季采挖，除去须根及泥沙，晒干，习称“毛知母”；或除去外皮，晒干。

性味归经 苦、甘，寒。归肺、胃、肾经。

功效主治 清热泻火，滋阴润燥。用于外感热病，高热烦渴，肺热燥咳，骨蒸潮热，内热消渴，肠燥便秘。

用法用量 煎服，6～12克。清热泻火宜生用，滋阴降火宜盐水炒用。

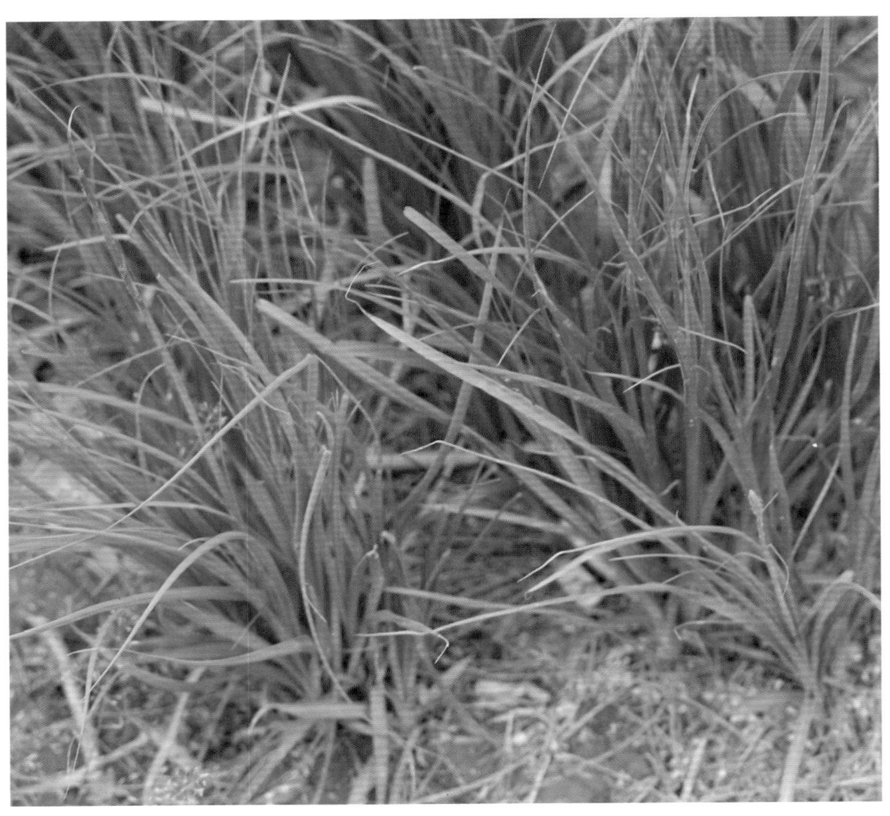

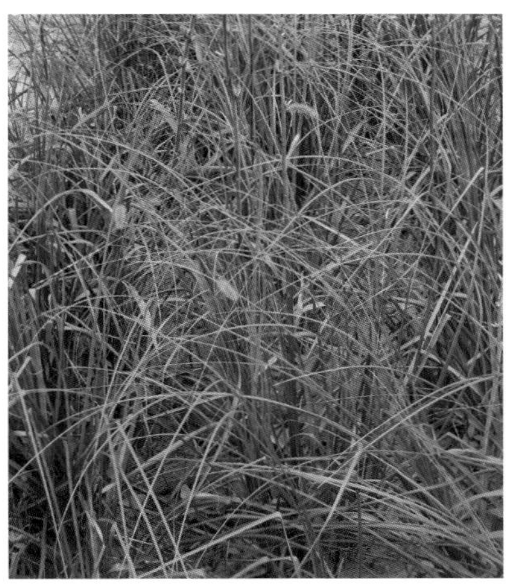
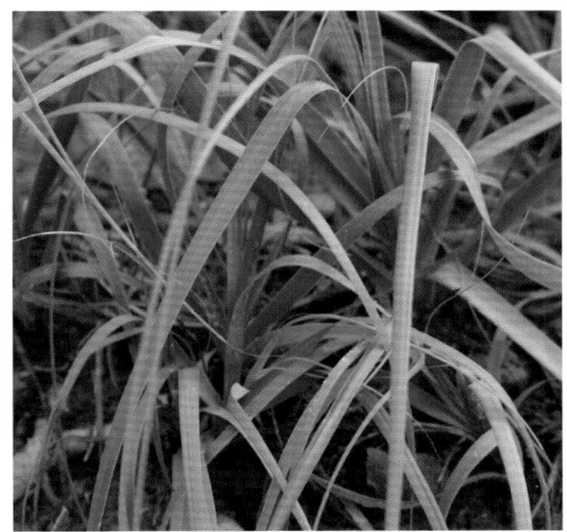

实用指南

精选验方

①**咳嗽（肺热痰黄黏稠）**：知母12克，黄芩9克，鱼腥草、瓜蒌各15克。水煎服。②**骨蒸劳热、五心烦热**：知母、熟地黄各12克，鳖甲、银柴胡各10克。水煎服。③**烦渴不止**：知母18克，生山药30克，生黄芪15克，生鸡内金6克，葛根5克，五味子、天花粉各9克。水煎服，每日1剂。④**前列腺肥大**：知母、黄柏、牛膝各20克，丹参30克，大黄15克，益母草50克。水煎服，每日1剂。

传统药膳

知母龙骨炖鸡

原料：知母20克，龙骨40克，雏母鸡（当年未下蛋）1只。

制法：将母鸡拔毛去内脏，洗净，取知母、龙骨放入鸡腹腔内，小火炖至熟烂即可。

用法：早、晚佐餐食用。

功效：滋阴降火。

适用：早泄伴情欲亢盛、梦遗滑精者。

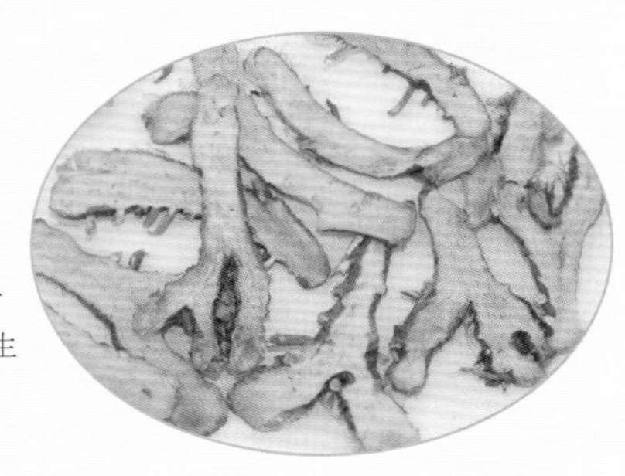

山药知母汁

原料：生山药粉30克，知母、天花粉各15克，生鸡内金粉、五味子、葛根粉各10克。

制法：先将知母、五味子加水500毫升，煎汁300毫升，去渣，再将山药粉、葛根粉、天花粉、生鸡内金粉冷水调糊，趁药液沸滚时倒入搅拌为羹。

用法：每次100毫升，每日3次。

功效：利小便，消肿。

适用：糖尿病尿频、下肢水肿等。

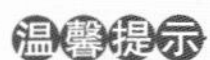

温馨提示

本品性寒质润，有滑肠之弊，故脾虚便溏者不宜用。

狗脊

Gou Ji

别名 苟脊、扶筋、狗青、黄狗头、金狗脊、金毛狗脊。

来源 本品为蚌壳蕨科植物金毛狗脊 *Cibatium baromelz* (L.) J. Sm. 的干燥根茎。

形态特征 多年生草本，高2～3厘米。根茎粗大，密被金黄色长茸毛，顶端有叶丛生。叶宽卵状三角形，3回羽裂；末回裂片镰状披针形，边缘有浅锯齿，侧脉单一或在不育裂片上为2叉。孢子囊群生长于小脉顶端，每裂片上1～5对；囊群盖2瓣，成熟时张开如蚌壳。

生境分布 生长于山脚沟边及林下阴处酸性土上。分布于四川、广东、贵州、浙江、福建等地。均为野生。

采收加工 秋、冬两季采挖，除去泥沙，干燥；或去硬根、叶柄及金黄色茸毛，切厚片，干燥，为“生狗脊片”；蒸后晒至六七成干，切厚片，干燥，为“熟狗脊片”。

性味归经 苦、甘，温。归肝、肾经。

功效主治 补肝肾，强腰膝，祛风湿。用于腰膝酸软，下肢无力，风湿痹痛。

用法用量 煎服，6～12克。

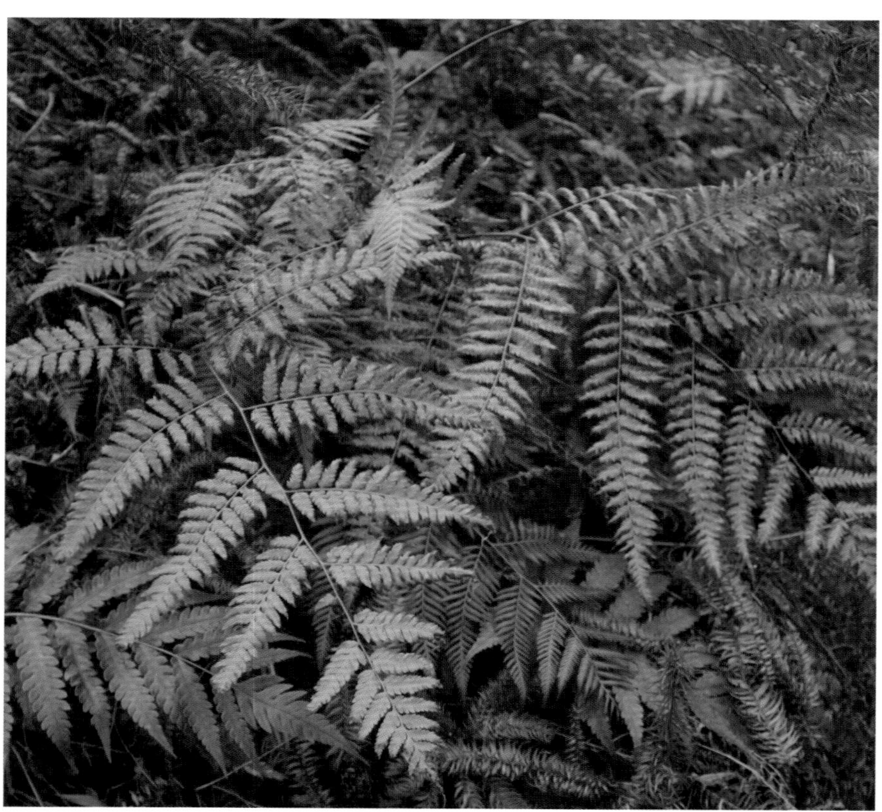

精选验方

①**骨质增生症：**狗脊、熟地黄、枸杞子、川牛膝、补骨脂、桑寄生各15克，杜仲、菟丝子各12克，淫羊藿9克。水煎服。②**慢性肾小球肾炎：**狗脊12克，木瓜20克。水煎，分3次服，每日1剂。③**腰肌劳损、腰膝酸软无力：**狗脊、地龙、威灵仙、穿山甲各15克，独活10克，骨碎补、补骨脂各12克。水煎服。④**风湿痹痛、手足麻木：**狗脊、牛膝、木瓜、海风藤各9克，桑枝、桂枝、松节、秦艽、炒续断各6克。水煎服。

传统药膳

脊仲附子汤

原料：狗脊、杜仲、羌活、肉桂各60克，制附子、牛膝各100克，桑寄生80克，白酒3000毫升。

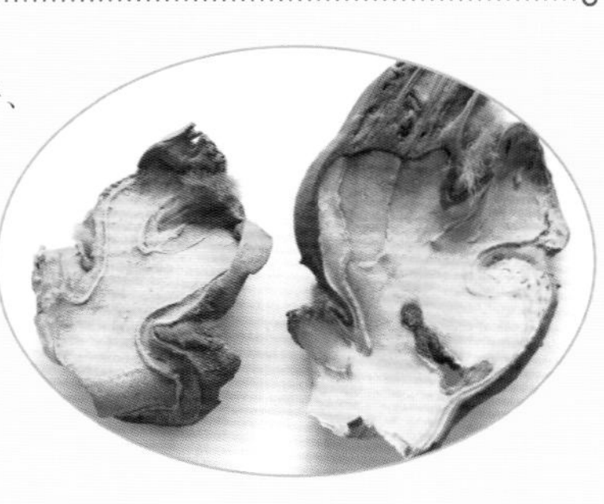

制法：将杜仲微炒令黄，上药共捣碎，置于净器中，倒入白酒，密封坛口，浸泡7日即成。

用法：每日3次，每次于饭前温饮10～20毫升。

功效：温阳益肾，壮腰膝。

适用：肾虚腰痛、脚膝筋脉拘急酸痛等。

狗脊粥

原料：狗脊10克，大米100克，白糖适量。

制法：将狗脊择净，放入锅中，加清水适量，浸泡5～10分钟后，水煎取汁，加大米煮粥，待粥熟时下白糖，再煮一二沸即成。

用法：每日1剂，连续服3～5日。

功效：补益肝肾，祛风除湿，固精缩尿。

适用：肝肾不足，风湿侵袭所致的腰脊酸痛、不能俯卧、筋骨无力、足膝软弱、小便频数、夜尿频多、带下等。

狗脊猪脊汤

原料：狗脊30克，猪脊骨500克。

制法：猪脊骨洗净斩件，狗脊洗净，与猪脊骨一齐放入沙煲内，加清水适量，大火煮沸后，改用小火煲2～3小时，调味供用。

用法：佐餐食用，每日1剂。

功效：祛寒行湿，温经通络。

适用：寒湿腰痛。

狗脊酒

原料：狗脊150克，黄酒1500毫升。

制法：将狗脊切片，浸于酒中，封固容器置锅中，隔水加热煮1.5小时，取出，埋土中7日以去火毒。

用法：每日3次，每次饮酒1小盅。

功效：强筋壮骨。

适用：筋骨关节疼痛、腰膝无力、活动不便等。

温馨提示

肾虚有热、小便不利或短涩赤黄、口苦舌干，均忌服。

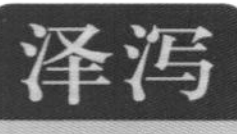

泽泻
Ze Xie

别名 水泽、水泻、泽芒、芒芋、如意花、一枝花。

来源 本品为泽泻科植物泽泻 *Alisma orientalis* (Sam.) Juzep. 的干燥块茎。

形态特征 多年生沼生植物，高50～100厘米。叶丛生，叶柄长达50厘米，基部扩延成中鞘状；叶片宽椭圆形至卵形，长2.5～18厘米，宽1～10厘米，基部广楔形、圆形或稍心形，全缘，两面光滑；叶脉5～7。花茎由叶丛中抽出，花序通常为大型的轮生状圆锥花序，花两性。瘦果多数，扁平，倒卵形，背部有2浅沟，褐色，花柱宿存。

生境分布 生长于沼泽边缘，幼苗喜荫蔽，成株喜阳光，怕寒冷，在海拔800米以下地区，一般都可栽培。分布于福建、四川、江西等地。

采收加工 冬季茎叶开始枯萎时采挖，洗净，干燥，除去须根及粗皮。

性味归经 甘、淡，寒。归肾、膀胱经。

功效主治 利水渗湿，泄热，化浊除脂。用于小便不利，水肿胀满，泄泻尿少，痰饮眩晕，热淋涩痛，高脂血症。

用法用量 煎服，6～10克。

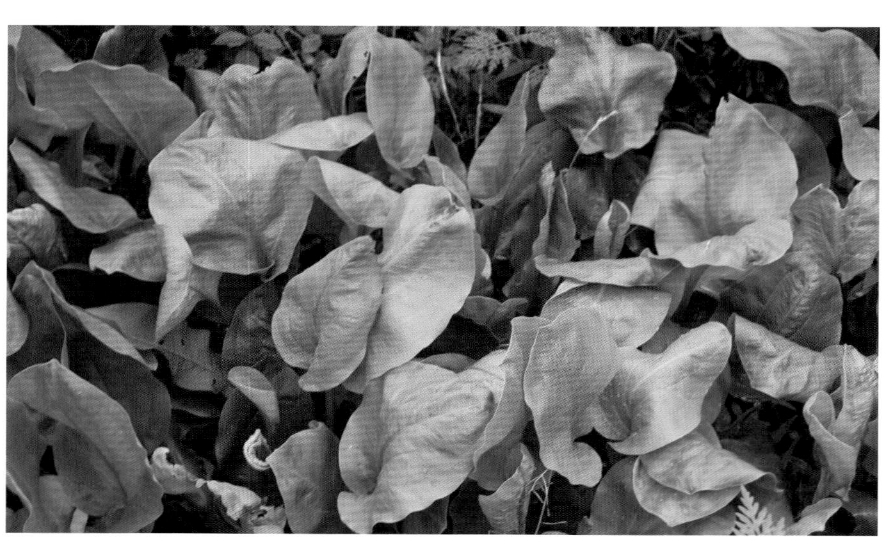

实用指南

精选验方

①**水肿、小便不利**：泽泻、白术各12克，车前子9克，茯苓皮15克，西瓜皮24克。水煎服。②**肠炎泄泻**：泽泻10克，黄连6克，马齿苋15克。水煎服。③**湿热黄疸，面目身黄**：泽泻、茵陈各50克，滑石15克。水煎服。④**耳源性眩晕**：泽泻、茯苓、白术各20克，化橘红、干姜、桂枝各15克。水煎服。⑤**妊娠水肿**：泽泻、桑白皮、槟榔、赤茯苓各1.5克。姜水煎服。

传统药膳

泽泻粥

原料：泽泻粉10克，粳米50克。

制法：先将粳米加水500毫升，煮粥。待米开花后，调入泽泻粉，改用小火稍煮数沸即可。

用法：每日2次，温热服食，3日为1个疗程。不宜久食，可间断食用。

功效：健脾渗湿，利水消肿。

适用：水湿停滞、小便不利、水肿、下焦湿热带下、小便淋涩等。

泽泻茶

原料：泽泻、花茶各适量。

制法：将上2味用300毫升开水冲泡后饮用。

用法：不拘时饮用，冲饮至味淡。

功效：利水渗湿，泄热，利尿。

适用：降压、水肿、小便不利、呕吐、痰饮、脚气、高血压、高脂血症等。

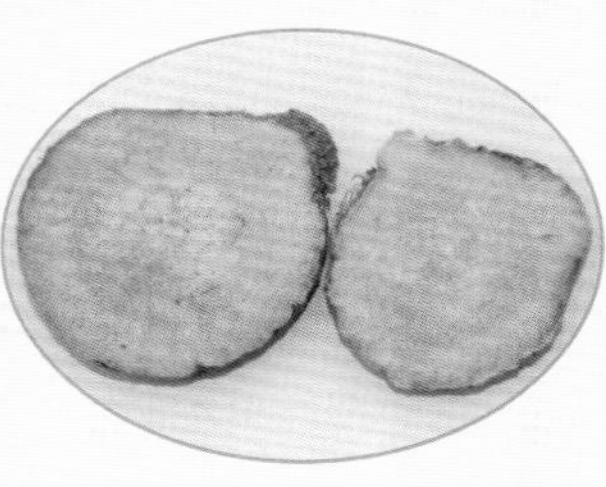

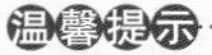

温馨提示

肾虚精滑者慎用。

草乌 Cao Wu

别名 鸭头、药羊蒿、鸡头草。

来源 本品为毛茛科植物北乌头 *Aconitum kusnezoffii* Reichb. 的干燥块根。

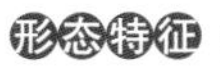

形态特征 多年生草本。茎直立，高50～150厘米，无毛。茎中部叶有稍长柄或短柄；叶片纸质或近革质，五角形，3全裂，中裂片宽菱形，渐尖，近羽状深裂，小裂片披针形，上面疏被短曲毛，下面无毛。总状花序窄长；花梗长2～5厘米；小苞片线形；萼片5，紫蓝色，上萼片盔形；花瓣2，有长爪，距卷曲；雄蕊多数；心皮3～5。蓇葖果。花期7～9月，果期10月。

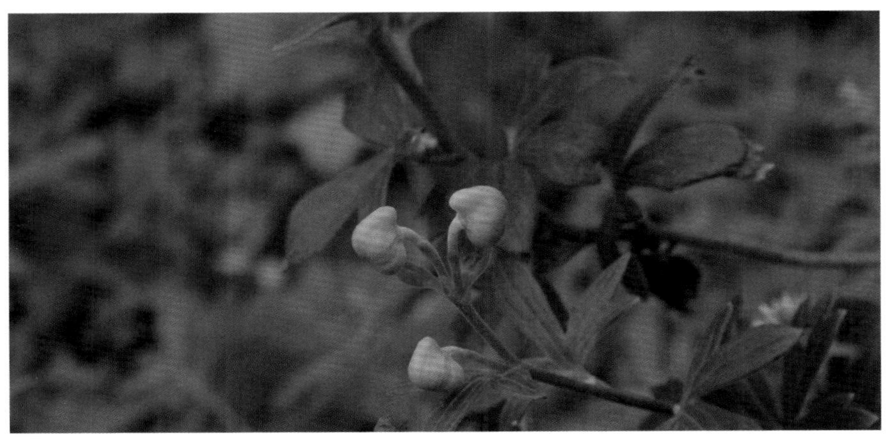

生境分布 生长于山坡草地或疏林中。分布于山西、河北、内蒙古等地。

采收加工 秋季茎叶枯萎时采挖，除去须根及泥沙，干燥。

性味归经 辛、苦，热；有大毒。归心、肝、肾、脾经。

功效主治 祛风除湿，温经止痛。用于风寒湿痹，关节疼痛，心腹冷痛，寒疝作痛，麻醉止痛。

用法用量 一般炮制后用。

实用指南

精选验方

①**风寒关节炎：**草乌、松节、川乌各30克，生半夏、生天南星各30克。研粗末酒浸，擦敷患处。②**十二指肠溃疡：**草乌、川乌各9克，白及、白芷各12克。研末和面少许，调和成饼，外敷于剑突下胃脘部，1昼夜后除去。③**气滞血瘀心痛：**草乌15克，土木香10克，马钱子9克，肉豆蔻、广木香各20克，沉香6克。共研粗末，水煎服，每次3～6克，每日3次。

传统药膳

提宫散

原料：制川乌、制草乌各30克，白及60克。

制法：上药研成细末，过筛，混和均匀备用。

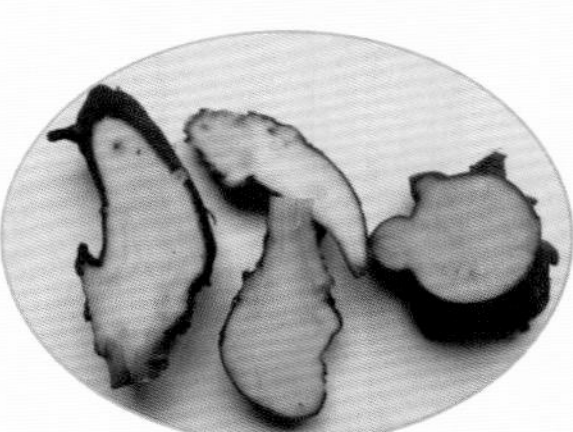

用法：取药末1.2克，装入绢制的拇指大小的袋内，袋口用线头扎好，并留一段五寸长的线头，然后放入阴道后穹窿处。每日1袋，6～8小时取出药袋。

功效：升提固脱。

适用：子宫脱垂。

伤筋散

原料：草乌、芫花根、威灵仙、穿山甲、川乌、樟脑各50克，生姜150克。

制法：将前5味药研成细末，过100目筛；再将樟脑研细末，两药末混匀，备用。

用法：捣碎30克生姜，与50克药末和匀，敷在痛点上，上面盖一层纱布，用胶布固定，再在药上敷以热水袋。48小时后取下，按摩局部皮肤。间隔6小时，按照前面所述的方法，再重复敷药。10日为1个疗程，休息3日可进行第2个疗程。

功效：行气散结，通络止痛。

适用：腰肌劳损。

草乌酒

组成：制川乌、制草乌各15克，当归、牛膝各20克，低度优质白酒500毫升。

制法：将上述4味药材分别拣洗干净，晒干（或烘干）后切成片，同放入玻璃瓶中，加入白酒，加盖密封，每日摇动2次，浸泡15日即可饮用。

用法：每日2次，每次1小盅（约15毫升）。

功效：祛风除湿，温经止痛。

适用：风寒湿痹型风湿性关节炎。

温馨提示

生品内服宜慎；孕妇禁用；不宜与半夏、瓜蒌、瓜蒌子、瓜蒌皮、天花粉、川贝母、浙贝母、平贝母、伊贝母、湖北贝母、白蔹、白及同用。

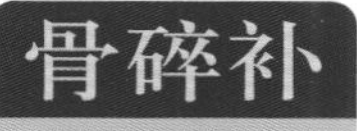

骨碎补

Gu Sui Bu

别名 猴姜、毛姜、申姜、肉碎补、石岩姜、爬岩姜、岩连姜。

来源 本品为水龙骨科植物槲蕨 *Drynaria fortunei* (Kunze) J. Sm. 的干燥根茎。

形态特征 附生草本，高20～40厘米，根状茎肉质粗壮，长而横走，密被棕黄色、线状凿形鳞片。叶二型，营养叶厚革质，红棕色或灰褐色，卵形，无柄，边缘羽状浅裂，很像槲树叶，孢子叶绿色，具短柄，柄有翅，叶片矩圆形或长椭圆形。孢子囊群圆形，黄褐色，在中脉两侧各排列成2～4行，每个长方形的叶脉网眼中着生1，无囊群盖。

生境分布 附生于树上、山林石壁上或墙上。分布于浙江、湖北、广东、广西、四川等地。

采收加工 全年均可采挖，除去泥沙，干燥，或再燎去茸毛（鳞片）。

性味归经 苦，温。归肝、肾经。

功效主治 活血续伤，补肾强骨。用于跌扑闪挫，筋骨折伤，肾虚腰痛，筋骨痿软，耳鸣耳聋，牙齿松动；外治斑秃、白癜风。

用法用量 煎服，3～9克。外用：适量，研末调敷，或鲜品，捣敷，也可浸酒擦患处。

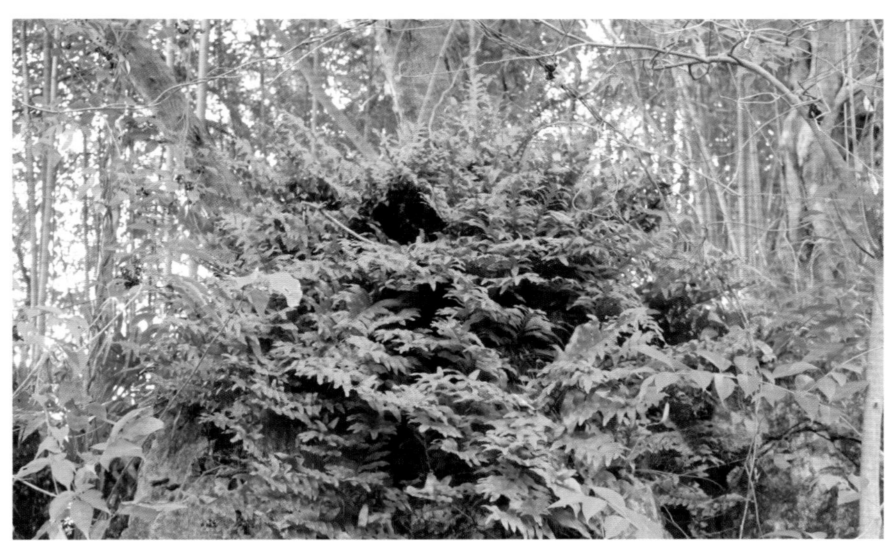

实用指南

精选验方

①**链霉素毒性反应**：骨碎补30克。每日1剂，水煎分2次服，10日为1个疗程。②**鼻出血**：骨碎补、白头翁各15克，猪鼻甲（猪皮肉）100～200克。煎药与肉同时服，成人每日1剂，儿童分2次服，连服3剂。③**寻常疣**：骨碎补20克。捣碎，加入75%乙醇80毫升，甘油20毫升，密封后振摇数十次，放置1周后即可外搽使用。

传统药膳

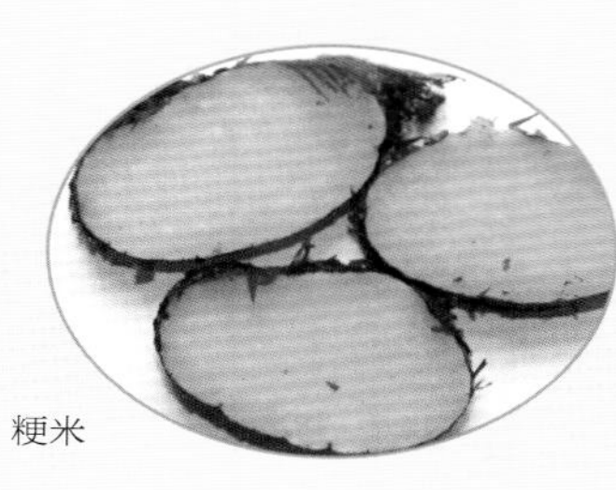

骨碎补茶

原料：蜜炙骨碎补30～50克。

制法：将骨碎补制成粗末，水煎。

用法：代茶频饮。

功效：补肾，润肺止咳。

适用：慢性支气管炎咳嗽痰多。

骨碎补五加皮粥

原料：骨碎补、五加皮、土鳖虫各10克，赤芍15克，粳米100克，盐3克。

制法：上药煎汤，去渣后放入粳米煮成粥，加少许盐调味。

用法：早餐食用。

功效：补肝肾，强筋骨，续伤止痛，破瘀血。

适用：骨折中期的辅助治疗。

黄芪鹿角霜白术汤

原料：黄芪40克，鹿角霜、白术各20克，当归、骨碎补、螃蟹、枸杞子各10克，土鳖虫、没药各6克，生麦芽15克。

制法：上药水煎，取药汁，药渣备用。

用法：药汁每日1剂，分2次服；将药渣趁热敷腰部。10日为1个疗程。

功效：益气通督，破瘀壮筋。

适用：腰肌劳损、肝肾亏虚。

生骨散

原料：骨碎补30克，煅自然铜、狗脊、龙骨、牡蛎各50克，龟板、鳖甲各20克。

制法：研为细末，装胶囊，每粒1.5克。

用法：每次服3粒，每日3次。

功效：强筋壮骨，活血止痛，补肝益肾。

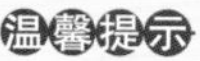

阴虚内热及无瘀血者不宜服。

钩藤 Gou Teng

别名 钓藤、钩丁、大钩丁、双钩藤。

来源 本品为茜草科植物钩藤 *Uncaria rhynchophylla* (Miq.) Jacks.等的干燥带钩茎枝。

形态特征 钩藤：干燥的带钩茎枝，茎枝略呈方柱形，长约2厘米，直径约2毫米，表面红棕色或棕褐色，一端有一环状的茎节，稍突起，节上有对生的2个弯钩，形如船锚，尖端向内卷曲，也有单钩的，钩大小不一，基部稍圆，直径2～3毫米，全体光滑，略可见纵纹理。质轻而坚，不易折断，断面外层呈棕红色，髓部呈淡黄色而疏松如海绵状。气无，味淡。以双钩形如锚状、茎细、钩结实、光滑、色红褐或紫褐者为佳。

华钩藤：性状与钩藤大致相同。唯茎枝呈方柱形，直径2～3毫米，表面灰棕色，钩基部稍阔。

大叶钩藤：攀缘状大藤本，高12～15米。小枝压扁，被褐色疏粗毛，每一节上有双钩，钩幼时也疏被粗毛。叶革质，宽椭圆形或长椭圆形，长10～16厘米，宽6～12厘米，先端锐尖，基部。圆形或心形，上面近光滑，下面被褐黄色粗毛。头状花序圆球形，单生叶腋，有褐黄色粗毛；花淡黄色；花冠管状漏斗形。蒴果有长柄，纺锤形，被粗毛。花期夏季。

生境分布 生长于灌木林或杂木林中。分布于云南、广西、广东等地。

采收加工 秋、冬两季采收，去叶，切段，晒干。

性味归经 甘，凉。归肝、心包经。

功效主治 清热平肝，熄风定惊。用于头痛眩晕，感冒夹惊，惊痫抽搐，妊娠子痫，高血压。

用法用量 煎服，宜后下，3～12克。其有效成分钩藤碱加热后易被破坏，故不宜久煎。一般以煎煮10～20分钟以内为宜。

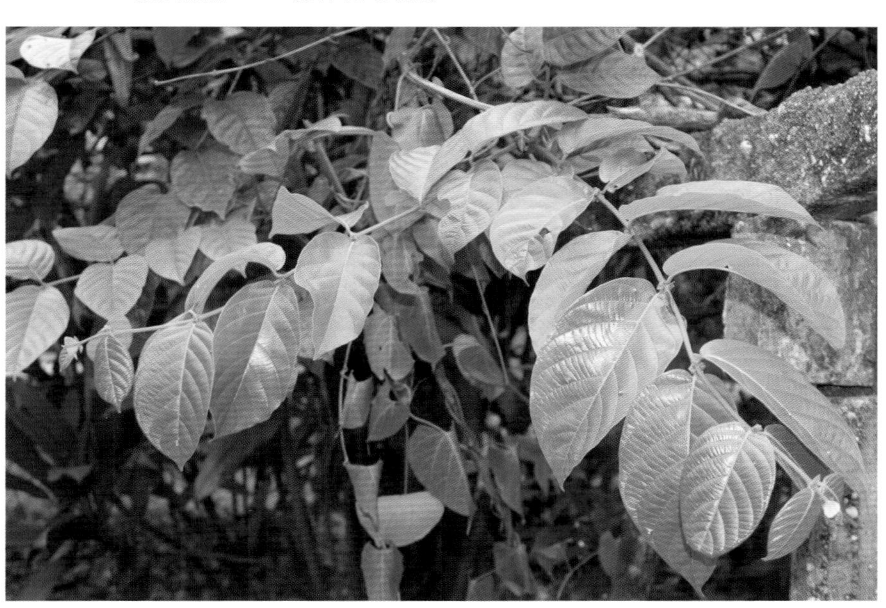

实用指南

精选验方

①**小儿惊热：**钩藤50克，硝石25克，甘草0.5克（炙微赤，锉）。捣细，罗为散，每次2克，以温水调下，每日3～4次。②**胎动不安：**钩藤、桔梗、人参、茯神、当归、桑寄生各5克。水煎服。③**高血压：**钩藤12克，菊花、桑叶、夏枯草各10克。水煎服。④**三叉神经痛：**钩藤、地龙各24克，白芷10克，秦艽、丹参各15克，川芎9克，僵蚕、木瓜、大枣各12克，全蝎6克，白芍20克。水煎服。

传统药膳

菊楂钩藤决明饮

原料：钩藤、杭白菊各6克，生山楂、决明子各10克，冰糖适量。

制法：将钩藤、山楂煎汁，约500毫升，冲泡菊花，调入冰糖。

用法：代茶饮。

功效：清肝明目，活血化瘀，清热平肝。

适宜：头目眩晕，对于肝阳上亢、头目眩晕者。

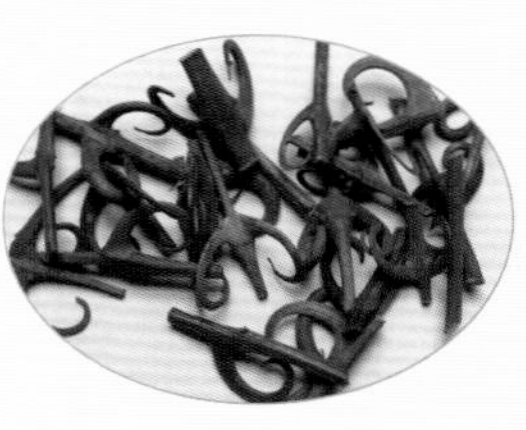

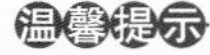

温馨提示

无风热及实热者慎用。

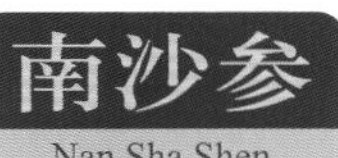

南沙参

Nan Sha Shen

别名 沙参、桔参、石沙参、轮叶沙参、四叶沙参、狭叶沙参。

来源 本品为桔梗科植物轮叶沙参 *Adenophora tetraphylla* (Thunb.) Fisch. 或杏叶沙参的干燥根。

形态特征 轮叶沙参：多年生草本。根粗壮，胡萝卜形，具皱纹。茎直立，单一，高60～150厘米。叶通常4片轮生；无柄或有短柄；叶片椭圆形或披针形，长4～8厘米，宽1.5～3厘米，边缘有锯齿，上面绿色，下面淡绿色，密被柔毛。圆锥状花序大型；有不等长的花梗；花冠钟形，蓝紫色，狭小壶状；子房下位，花柱伸出花冠外，蓝紫色，先端圆形，柱头9裂；花盘围绕在花柱的基部。蒴果3室，卵圆形。花期7～8月。

杏叶沙参：多年生草本，茎高40～80厘米。不分枝，常被短硬毛或长柔毛。基生叶心形，大而具长柄；茎生叶无柄，或仅下部的叶有极短而带翅的柄；叶片椭圆形、狭卵形，基部楔形，先端急尖或短渐尖，边缘有不整齐的锯齿，两面疏被短毛或长硬毛，或近无毛。花序不分枝而成假总状花序，或有短分枝而成极狭的圆锥花序，极少具长分枝而成圆锥花序的；花梗长不足5毫米；花萼常被短柔毛或粒状毛，少数无毛，筒部常倒卵状，少数为倒卵状圆锥形，花冠宽钟状，蓝色或紫色，外面无毛或被硬毛，裂片5，三角状卵形；花盘短筒状，无毛；雄蕊5，花丝下部扩大呈片状，花药细长；花柱常略长于花冠，柱头3裂，子房下位，3室。蒴果椭圆状球形，极少为椭圆状。种子多数，棕黄色，稍扁，有1棱。花、果期8～10月。

生境分布 多生长于山野的阳坡草丛中。分布于安徽、江苏、浙江、贵州等地，四川、河南、甘肃、湖南、山东等地也产。

采收加工 春、秋两季采挖根部。洗净泥土，除去须根，刮去粗皮，洗净，干燥。

性味归经 甘，微寒。归肺、胃经。

功效主治 养阴清肺，益胃生津，化痰，益气。用于肺热燥咳，阴虚劳嗽，干咳痰黏，胃阴不足，食少呕吐，气阴不足，烦热口干。

用法用量 煎服，9～15克；鲜品15～60克。本品清热生津力强，多用于热盛津伤者。

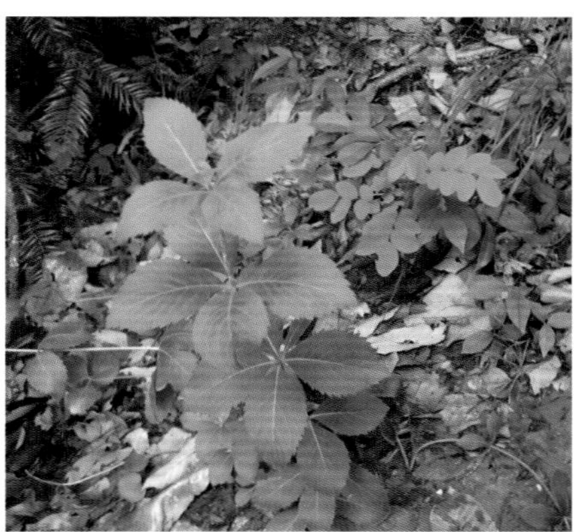

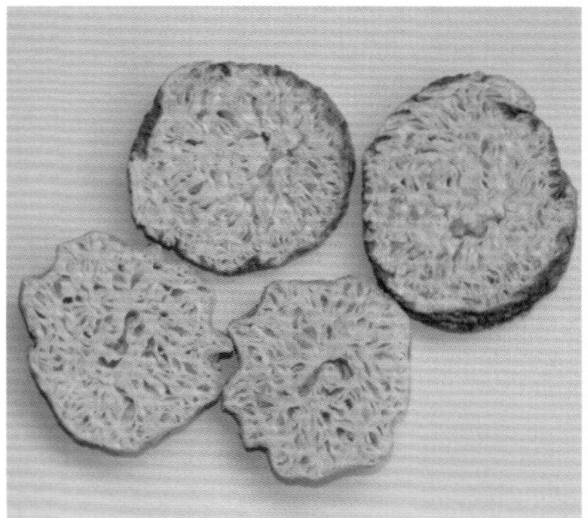

实用指南

精选验方

①**慢性支气管炎、干咳无痰或痰少而黏：**南沙参、杏仁、川贝母、枇杷叶各9克，麦冬10克。每日1剂，水煎服。②**百日咳：**南沙参、百部各9克，麦冬10克。每日1剂，水煎服。③**肺结核、干咳无痰：**南沙参9克，麦冬6克，甘草3克。开水冲泡，代茶饮服。④**胃阴不足、胃部隐痛：**南沙参、麦冬、玉竹、白芍各10克，佛手、延胡索各5克。水煎服，每日1剂。⑤**食管炎、胸骨刺痛、吞咽困难：**南沙参、金银花、麦冬、桔梗、甘草、连翘各100克，胖大海50克。共为蜜丸，每次1～2丸，每日3～5次，于两餐之间或空腹含化，缓咽。⑥**小儿口疮：**南沙参、天花粉、大青叶、玉竹、白扁豆各6克。水煎服，每日1剂，一般服药2～5剂。

传统药膳

南沙参炖猪肺

原料：南沙参20克，猪肺1具，料酒、姜、葱、盐、味精、胡椒粉各适量。

制法：将南沙参润透，切片；猪肺反复冲洗干净，切4厘米见方的块；姜切片，葱切段。将南沙参、猪肺、料酒、姜、葱同放炖锅内，加水适量，置大火上烧沸，再用小火炖煮30分钟，加入盐、味精、胡椒粉即成。

用法：每日1次，每次吃猪肺100克。

功效：养阴补肺。

适用：肺热燥咳、虚劳久咳、阴伤咽干、喉痛等。

沙参玉竹莲子百合汤

原料：南沙参50克，玉竹、莲子、百合各25克，鸡蛋1个。

制法：将沙参、玉竹、莲子、百合洗净，同鸡蛋连壳一起下锅，同炖半小时，取出鸡蛋除壳，再同炖至药物软烂。

用法：食鸡蛋饮汤，可加糖调味。

功效：滋阴清热，润肺止咳。

适用：气虚久咳、肺燥干咳、见咳嗽声低、痰少不利、体弱少食、口干口渴等。

温馨提示

反藜芦。风寒咳嗽、寒饮喘咳、脾胃虚寒者忌用。

威灵仙
Wei Ling Xian

别名 灵仙、黑骨头、黑须根、黑脚威灵仙、铁脚威灵仙。
来源 本品为毛茛科植物威灵仙 *Clematis chinensis* Osbeck 等的干燥根及根茎。

形态特征 藤本植物，干时地上部分变黑。根茎丛生多数细根。叶对生，羽状复叶，小叶通常5，稀为3，狭卵形或三角状卵形，长1.2～6厘米，宽1.3～3.2厘米，全缘，主脉3。圆锥花序顶生或腋生；萼片4（有时5）花瓣状，白色，倒披针形，外被白色柔毛；雄蕊多数；心皮多数，离生，被毛。瘦果，扁卵形，花柱宿存，延长成羽毛状。

生境分布 生长于山谷、山坡或灌木丛中。分布于江苏、浙江、江西、安徽、四川、贵州、福建、广东、广西等地。

采收加工 秋季采挖，除去泥沙，晒干。

性味归经 辛、咸，温。归膀胱经。

功效主治 祛风除湿，通络止痛。用于风湿痹痛，肢体麻木，筋脉拘挛，屈伸不利，骨鲠咽喉。

用法用量 煎服，6～10克。治骨鲠可用30～50克。

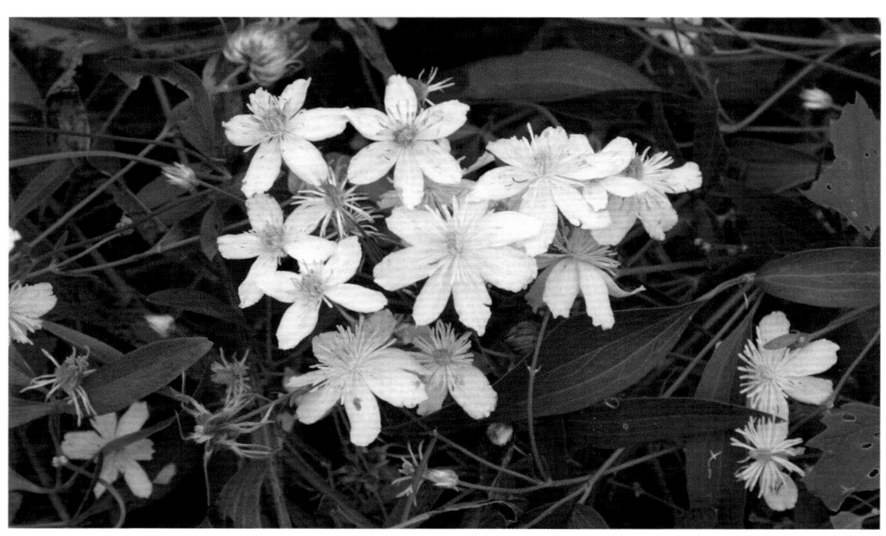

实用指南

精选验方

①**诸骨鲠喉：**威灵仙30克。浓煎含咽。②**胆石症：**威灵仙60克。水煎服。③**腰脚疼痛：**威灵仙150克。捣为散，每次3克，饭前温酒调服。④**尿路结石：**威灵仙60～90克，金钱草50～60克。水煎服。⑤**疟疾：**威灵仙15克。酒煎温服。⑥**呃逆：**威灵仙30克，黑芝麻20克，蜂蜜30毫升。加水750毫升，水煎30分钟，每日1剂。

传统药膳

灵仙酒

原料：威灵仙500克，好酒适量。

制法：将药洗净晾干，以酒浸（酒盖过药面）7日，焙干研为末，面糊丸如梧子大，再浸药酒。

用法：每次服20丸，每日2次。

功效：通络止痛。

适用：腰腿疼痛。

威灵仙炖肉

原料：威灵仙（黑根）60～90克，鸡蛋或肉适量。

制法：将威灵仙炖肉、煎蛋或蒸蛋吃。

用法：适量食用。

功效：祛风湿，通经络，补气血。

适用：头晕盗汗或冷汗不止。

威灵仙狗骨汤

原料：威灵仙20克，狗骨250克。

制法：将威灵仙拣洗干净，晒干后切片。狗骨洗净，砸碎后与威灵仙片都放入沙锅中，加水适量，大火烧沸后，改中火煎煮1小时，滤取浓汁即成。

用法：饮汤汁，上、下午分服。

功效：驱散湿寒，疏通经络。

适用：风寒湿痹型风湿性关节炎。

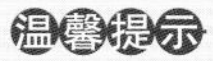

温馨提示

本品走散力强，能耗散气血，故气血虚弱、胃溃疡者慎用。

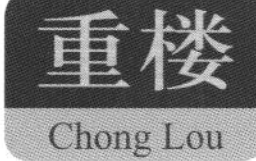

重楼 Chong Lou

别名 滇重楼、草河车、独脚莲。

来源 本品为百合科植物七叶一枝花*Paris polyphylla* Smith var. *chinensis* (Franch.) Hara及同属多种植物的干燥根茎。

形态特征 多年生草本。叶6～10片轮生，叶柄长5～20毫米，叶片厚纸质，披针形、卵状长圆形至倒卵形，长5～11厘米，宽2～4.5厘米。花梗从茎顶抽出，顶生1花；花两性，萼片披针形或长卵形，绿色，长3.5～6厘米；花被片线形而略带披针形，黄色，长为萼片的1/2左右至近等长，中部以上宽2～6毫米；雄蕊8～10，花药长1～1.5厘米，花丝比药短，药隔突出部分1～2毫米。花期6～7月，果期9～10月。

生境分布 生长于林下阴湿处。我国分布甚广，南北均有，主产于长江流域及南方各省（区）。

采收加工 秋末冬初采挖，除去须根，洗净晒干，切片，生用。

性味归经 苦，微寒；有小毒。归肝经。

功效主治 清热解毒，消肿止痛，凉肝定惊。用于疔疮痈肿，咽喉肿痛，蛇虫咬伤，跌扑伤痛，惊风抽搐。

用法用量 煎服，3～9克；或1～2克，入丸、散。外用：适量，研末敷患处。

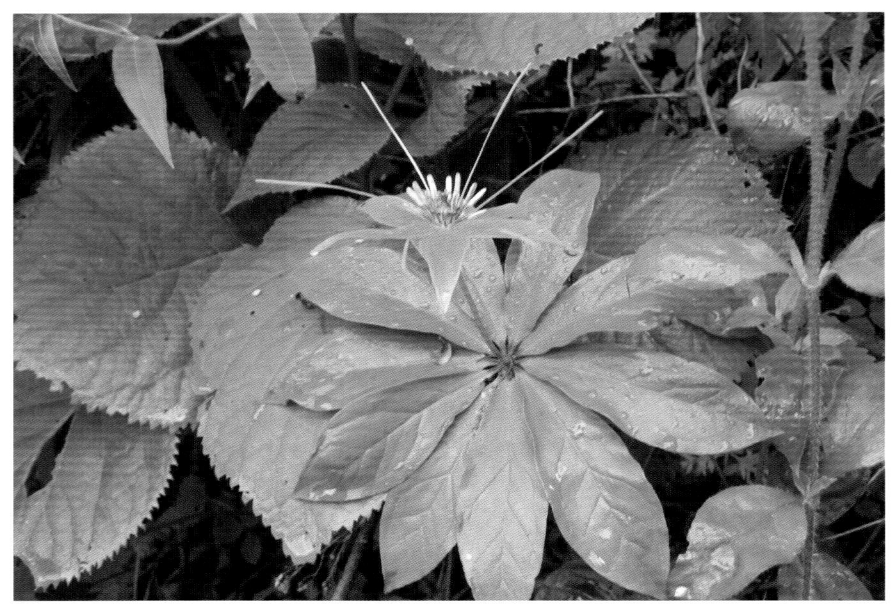

实用指南

精选验方

①**乳汁不通或小儿吹乳**：重楼15克。水煎，点水酒服。②**肺痨久咳及哮喘**：重楼25克。加水适量，同鸡肉或猪肺煲服。③**脱肛**：重楼适量。用醋磨汁，外搽患部后，用纱布压送复位，每日可搽2～3次。④**无名肿毒**：重楼9克，蒲公英30克。水煎服。⑤**神经性皮炎**：重楼适量。研为细末，以香油调和，外敷患处；糜烂者可用干粉直接撒布，一般治疗2～3日。⑥**宫颈糜烂**：重楼根状茎适量。研细末，调甘油搽局部，每日2～3次。⑦**流行性腮腺炎**：重楼根状茎适量。磨醋外搽，每日4～5次；另用6～9克，水煎服，每日3次。⑧**疖肿**：鲜重楼根状茎、鱼腥草各50克，捣烂外敷患处，每日1次。

传统药膳

重楼瘦肉汤

原料：重楼15克，猪瘦肉150克，调味品适量。

制法：将重楼洗净，布包；猪肉洗净，切丝，勾芡。将重楼放入锅中，加清水适量，煮沸后下猪肉及调味品等，煮至肉熟，去重楼。

用法：饮汤食肉，每日1剂。

功效：清热解毒，扶正抗癌。

适用：肺癌、胃癌，痈疽疖肿等。

重楼粥

原料：重楼10克，大米100克，白糖适量。

制法：将重楼择洗干净，放入锅中，加清水适量，浸泡5～10分钟后，水煎取汁，加大米煮粥，待熟时调入白糖，再煮一二沸即成。

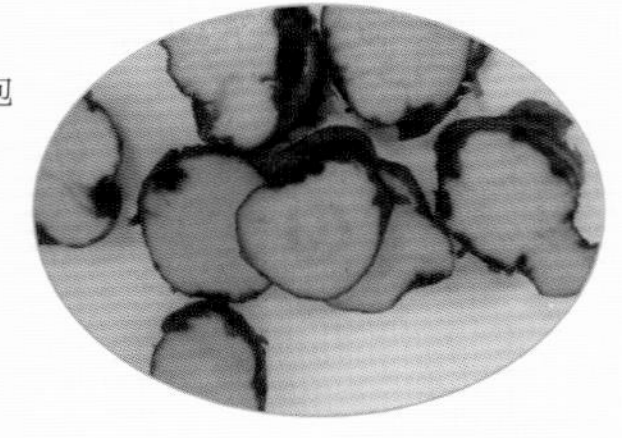

用法：每日1～2剂，连续服3～5日。

功效：清热解毒。

适用：多种热毒、咽喉肿痛、痄腮等。

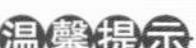

温馨提示

虚证及妊娠者慎用。

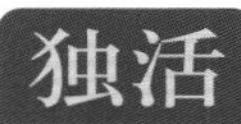

独活 Du Huo

别名 大活、独滑、川独活、巴东独活、胡王使者。

来源 本品为伞形科植物重齿毛当归 *Angelica pubescens* Maxim. f. biserrata Shanet Yuan 的干燥根。

形态特征 重齿毛当归：多年生草本，高60～100厘米，根粗大。茎直立，带紫色。基生叶和茎下部叶的叶柄细长，基部呈鞘状；叶为2～3回3出羽状复叶，小叶片3裂，最终裂片长圆形，两面均被短柔毛，边缘有不整齐重锯齿；茎上部叶退化成膨大的叶鞘。复伞形花序顶生或侧生，密被黄色短柔毛，伞幅10～25，极少达45，不等长；小伞形花序具花15～30；小总苞片5～8；花瓣5，白色，雄蕊5；子房下位。双悬果背部扁平，长圆形，侧棱翅状，分果槽棱间有油管1～4，合生面有油管4～5。

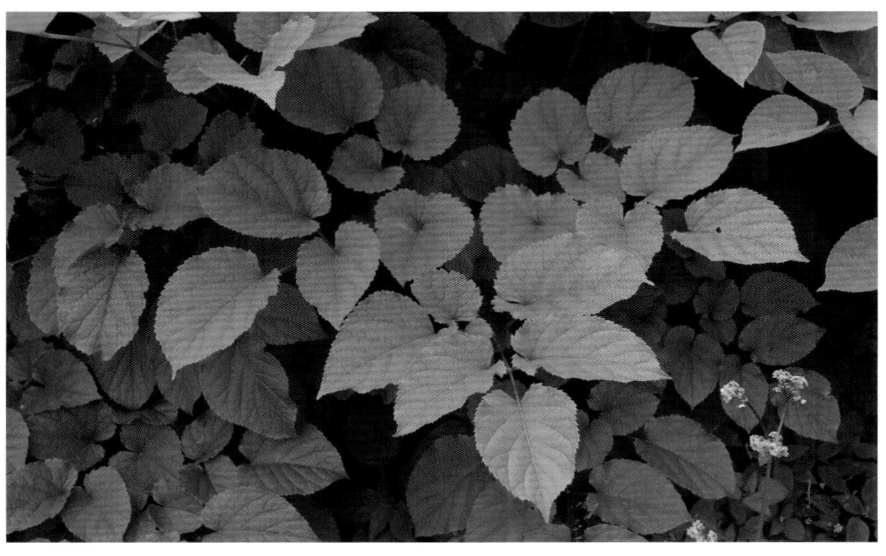

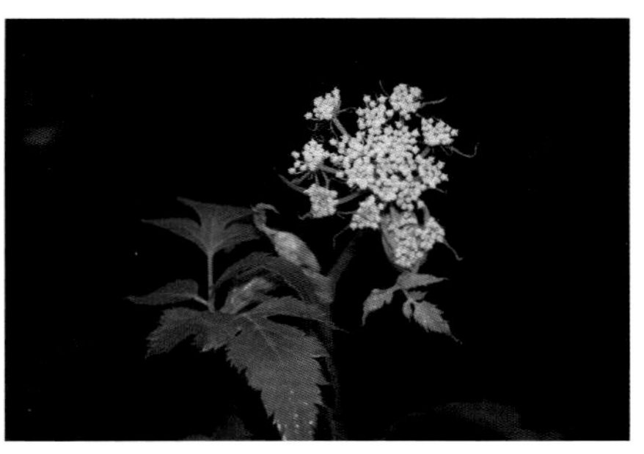

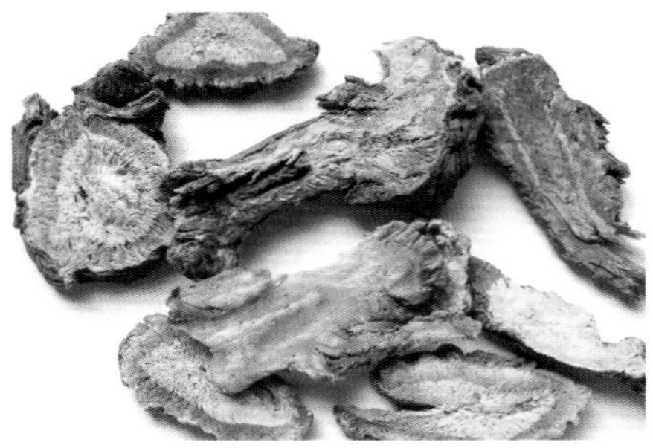

生境分布 生长于山谷沟边或草丛中，有栽培。分布于湖北、四川等地。

采收加工 春初苗刚发芽或秋末茎叶枯萎时采挖，除去须根及泥沙，烘至半干，堆置2～3日，发软后再烘至全干。

性味归经 辛、苦，微温。归肾、膀胱经。

功效主治 祛风除湿，通痹止痛。用于风寒湿痹，腰膝疼痛，少阴伏风头痛，风寒夹湿头痛。

用法用量 煎服，3～10克。

实用指南

精选验方

①**慢性气管炎：**独活15克，红糖25克。加水煎成100毫升，分3～4次服。②**青光眼：**独活、羌活、五味子各6克，白芍12克。水煎服。③**面神经炎：**独活、薄荷、白芷各30克。共研为细末，炼蜜为丸，每丸3克，每日3丸，口含服。④**风湿腰痛：**独活50克，杜仲、续断各15克。米酒1杯为引，水煎服。⑤**阴寒头痛：**独活10克，细辛3克，川芎12克。水煎服。

传统药膳

独活当归酒

原料：独活、川芎、杜仲、丹参、熟地黄各30克，白酒1000毫升。

制法：将独活、杜仲、川芎、熟地黄、丹参细锉后置于容器中，加入白酒密封，用近火煨。

用法：每日候冷，即可饮用。

功效：祛风活血，壮腰通络。

适用：风湿性腰腿痛、腰痛等。

羌独活酒

原料：独活（去芦头）60克，五加皮90克，羌活（去芦头）180克，生地黄汁200毫升，黑豆（炒熟）700克，清酒5000毫升。

制法：上5味药，先将生地黄汁煎十余沸后滤过，羌活、独活、五加皮均切如麻子大，放铛中，入清酒内煮熟，下黑豆及地黄汁，再煮至如鱼眼沸，取出去渣候冷。

用法：每次任意服之，常令有酒力为佳。

功效：祛风止痛，通经络。

适用：腰痛强直、难以俯仰等。

温馨提示

本品辛温燥散，凡非风寒湿邪而属气血不足之痹症者忌用。

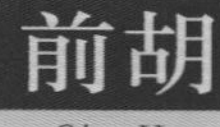

前胡

Qian Hu

别名 土当归、水前胡、野当归、野芹菜、鸡脚前胡。

来源 本品为伞形科植物白花前胡 *Peucedanum praeruptorum* Dunn 的干燥根。

形态特征 多年生草本，高30～120厘米。主根粗壮，根圆锥形。茎直立，上部呈叉状分枝。基生叶为2～3回3出式羽状分裂，最终裂片菱状倒卵形，不规则羽状分裂，有圆锯齿；叶柄长，基部有宽鞘，抱茎；茎生叶较小，有短柄。复伞形花序，无总苞片，小总苞片呈线状披针形，花瓣白色。双悬果椭圆形或卵圆形，光滑无毛，背棱和中棱线状，侧棱有窄翅。

生境分布 生长于向阳山坡草丛中。分布于浙江、江西、四川等地。

采收加工 冬季至次春茎叶枯萎或未抽花茎时采挖，除去须根，洗净，晒干或低温干燥。

性味归经 苦、辛，微寒。归肺经。

功效主治 散风清热，降气化痰。用于风热咳嗽痰多，痰热喘满，咳痰黄稠。

用法用量 煎服，3～10克。

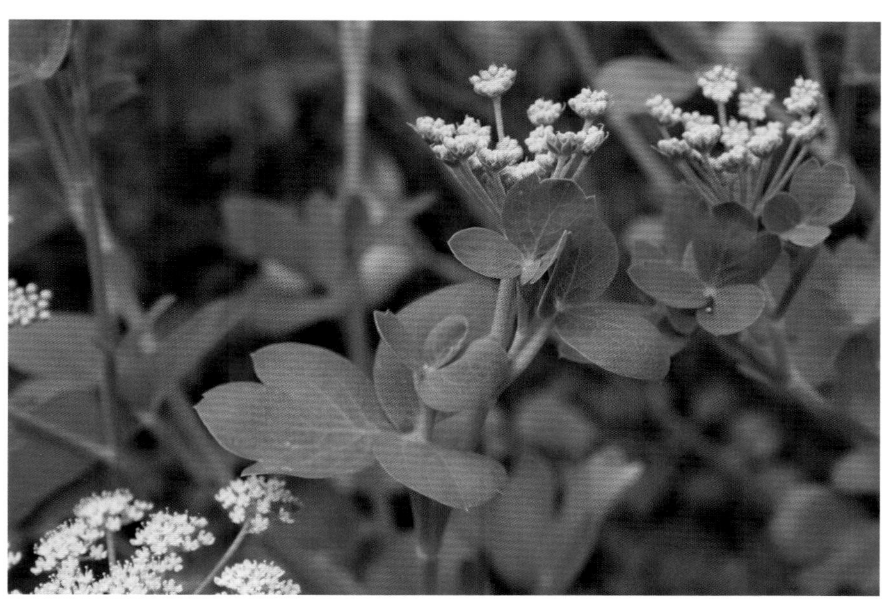

实用指南

精选验方

①**小儿夜啼：**前胡适量。捣筛，合蜜丸小豆大，每日1丸，熟水下。②**细菌性痢疾：**前胡粉。每次6克，水煎服，每日3次。③**白癜风：**前胡20克，防风10克，补骨脂30克。研为细末，加入75%乙醇100毫升中，浸泡7日，过滤取汁，用棉签蘸药液搽患处，每次5～15分钟，每日早、晚各1次。④**风寒感冒：**前胡、防风、桔梗、荆芥、羌活、柴胡各10克，枳壳5克，川芎3克。水煎服。

传统药膳

前胡粥

原料：前胡10克，大米100克。

制法：将前胡择净，放入锅中，加清水适量，浸泡5～10分钟后，水煎取汁，加大米煮粥，服食。

用法：每日1剂，连续2～3日。

功效：降气祛痰，宣散风热。

适用：外感风热，或风热郁肺所致的咳嗽、气喘、痰稠、胸闷不舒等。

止咳梨膏糖

原料：鸭梨1000克，前胡、茯苓、制半夏、川贝母、杏仁各30克，百部50克，款冬花20克，生甘草10克，白糖700克。

制法：鸭梨洗净切碎，与其他各药同放人铝锅内，加水适量煎煮，每20分钟取煎液1次。加水再煮，共取4次，将4次煎液合并。再以文火煎煮浓缩，至煎煮液较稠厚时，加白糖500克调匀，继续煎熬至用铲挑起即成丝状而不粘手时停火。趁热将糖倒在表面涂过食油的大搪瓷盘中。稍冷后，分割成若干小块，外撒白糖即成。

用法：随时食用。

功效：清热润燥，止咳平喘。

适用：肺热型外感、支气管炎咳嗽、咳嗽多黄痰、口渴等症。

温馨提示

阴虚气弱咳嗽者慎服。

秦艽

Qin Jiao

别名 秦胶、大艽、左扭、左秦艽、西秦艽、萝卜艽。

来源 本品为龙胆科植物秦艽 *Gentiana macrophylla* Pall.、麻花秦艽 *G.straminea* Maxim.、粗茎秦艽 *G.crassicaulis* Duthie. et Burk. 或小秦艽 *G. dahurica* Fisch. 的干燥根。

形态特征 多年生草本植物，高30～60厘米。茎单一，圆形，节明显，斜升或直立，光滑无毛。基生叶较大，披针形，先端尖，全缘，平滑无毛；茎生叶较小，对生，叶基联合，叶片平滑无毛。聚伞花序由多数花簇生枝头或腋生作轮状，花冠蓝色或蓝紫色。蒴果长椭圆形。种子细小，矩圆形，棕色，表面细网状，有光泽。

生境分布 生长于山地草甸、林缘、灌木丛与沟谷中。分布于陕西、甘肃等地。

采收加工 春、秋两季采挖，挖取后去除泥土、须根、茎叶，晒干，或堆晒至颜色呈红黄色或灰黄色时，再摊开晒干，切片用。

性味归经 辛、苦，平。归胃、肝、胆经。

功效主治 祛风湿，清湿热，止痹痛，退虚热。用于风湿痹痛，中风半身不遂，筋脉拘挛，骨节酸痛，湿热黄疸，骨蒸潮热，小儿疳积发热。

用法用量 煎服，3～10克，大剂量可用至30克。

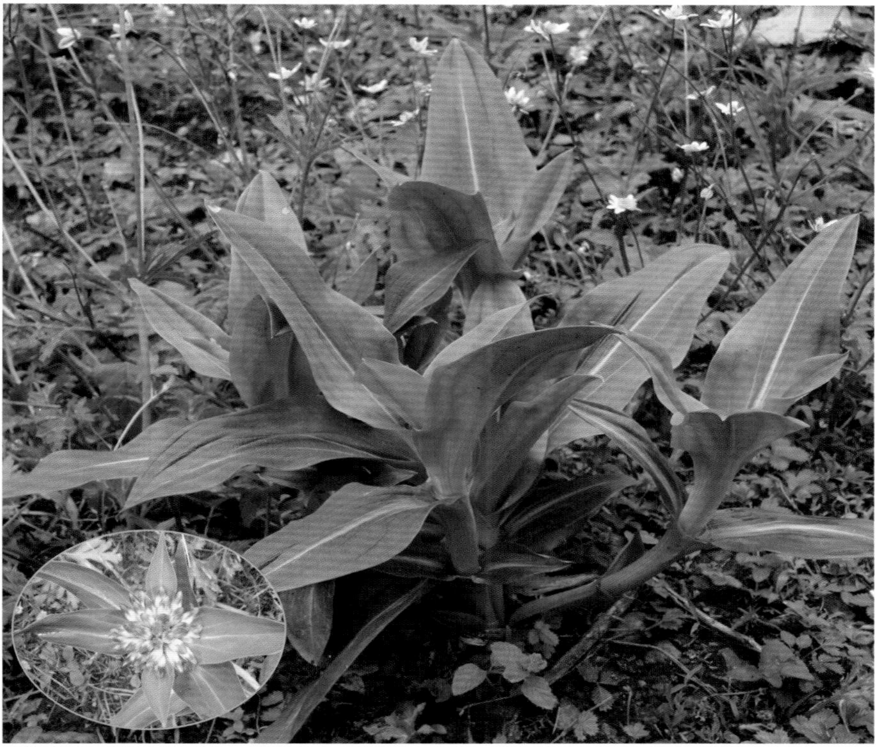

实用指南

传统药膳

秦艽牛奶

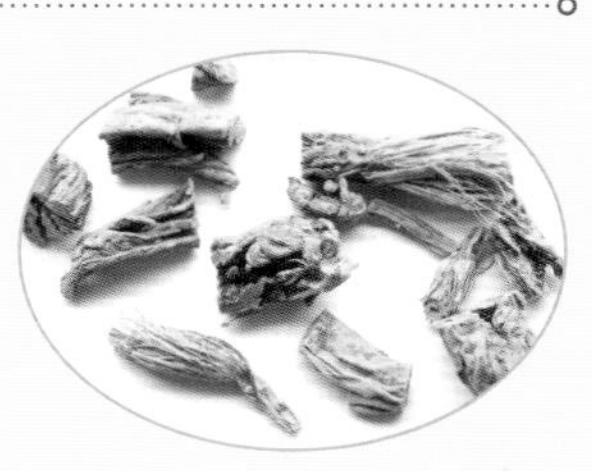

原料：秦艽20克，牛奶500毫升。

制法：将秦艽与牛乳一同煮沸后去渣。

用法：温服，每日2次。

功效：补虚，解毒，燥湿，利胆。

适用：黄疸、心烦热、口干、尿黄少。

秦艽酒

原料：秦艽50克，黄酒300毫升。

制法：将秦艽捣碎后置于容器中；加入黄酒密封浸泡7日后，过滤去渣即成。

用法：每次服10毫升，每日2次。

功效：祛风湿，退黄疸。

适用：风湿患者。

温馨提示

久痛虚羸，溲多、便滑者忌服。

莪术

E Zhu

别名 绿姜、姜七、山姜黄、蓝心姜、黑心姜。

来源 本品为姜科植物蓬莪术 *Curcuma phaeocaulis* Val.、广西莪术 *Curcuma kwangsiensis* S. G. Lee et C. F. Liang 或温郁金 *Curcuma wenyujin* Y. H. Chen et C. Ling 的干燥根茎。后者习称“温莪术”。

形态特征 多年生草本，全株光滑无毛。叶椭圆状长圆形至长圆状披针形，长25～60厘米，宽10～15厘米，中部常有紫斑；叶柄较叶片为长。花茎由根茎单独发出，常先叶生；穗状花序长约15厘米；苞片多数，下部的绿色，缨部的紫色；花萼白色，顶端3裂；花冠黄色，裂片3，不等大；侧生退化雄蕊小；唇瓣黄色，顶端微缺；药隔基部具叉开的距。蒴果卵状三角形。花期3～5月。

生境分布 野生于山谷、溪旁及林边等阴湿处。分布于四川、广西、浙江等地。

采收加工 秋、冬两季采挖其地下根茎，洗净泥土，除去须根。蒸熟或煮至透心，晒干。

性味归经 辛、苦，温。归肝、脾经。

功效主治 行气破血，消积止痛。用于癥瘕痞块，瘀血经闭，胸痹心痛，食积胀痛。

用法用量 煎服，6～9克。醋制加强止痛之功。

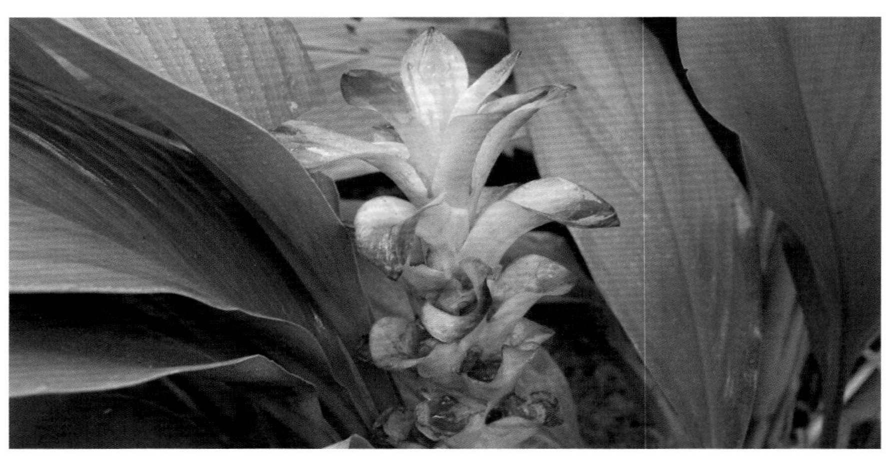

实用指南

精选验方

①**肝硬化腹水**：莪术、厚朴、三棱各6克，鳖甲、小蓟、瞿麦各30克，车前子20克，茯苓、大腹皮各12克，泽泻18克，赤芍10克，桃仁9克，葫芦半个。水煎服，每日1剂。②**门脉性肝硬化（合并脾功能亢进）**：莪术、川芎、炒三棱、炒桃仁、土鳖虫各9克，丹参30克，当归15克，柴胡、陈皮各12克。水煎服，每日1剂。③**血吸虫病合并肝（脾）大**：莪术、苏木、当归、乌药、西党参、白术、云茯苓各12克，法半夏10克，甘草6克。每剂浓煎，分2次服，每日1剂。④**慢性胆道感染**：莪术、柴胡、白芍各12克，青皮10克，太子参30克。水煎服，每日1剂。⑤**特发性水肿**：莪术、防风、三棱、制附片各10克，黄芪、车前子各15克，郁金12克，山药13克，甘草6克，云苓皮30克。水煎服，每日1剂。

传统药膳

化积兔肉煲

原料：莪术5克，三棱6克，枸杞子15克，黑木耳30克，香菇40克，兔肉250克。

制法：先把黑木耳、香菇用温水泡发、洗净，并去杂质；兔肉，切块后放锅中煮沸，去浮沫；三棱、莪术用纱布包成药包；枸杞子温水浸泡15分钟。沙锅中放入药包、兔肉块、香菇、黑木耳、料酒、盐、胡椒等，用中火煲1小时，捞去药包，加入味精、枸杞子，再煲15分钟，即可食用。

用法：吃肉喝汤。

功效：补益肝肾，化瘀散积。

适用：子宫肌瘤、月经失调者。

山豆根莪术汤

原料：莪术、山豆根、山慈菇、土茯苓、金银花、连翘、虎杖、焦栀子、半枝莲、浙贝母、三棱、丹参、赤芍、穿山甲、土鳖虫、党参、黄芪、焦三仙各10克。

制法：水煎取药汁。

用法：每日1剂，分2次服。

功效：益气活血，解毒散结。

适用：胃癌。

温馨提示

月经过多者及孕妇忌用。

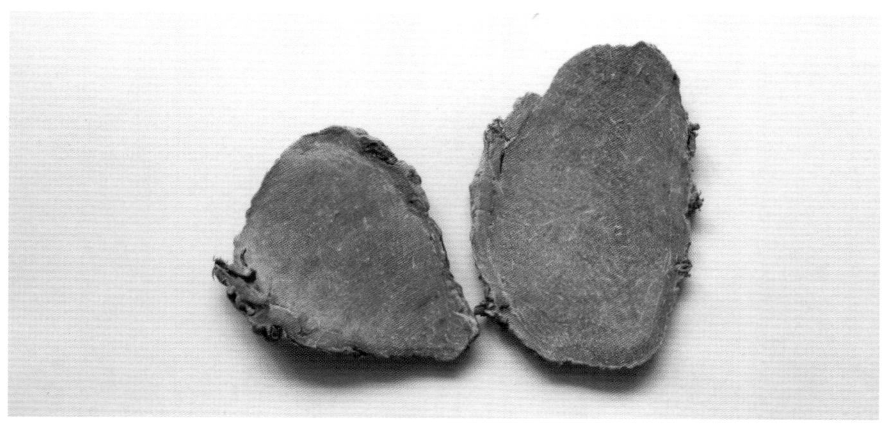

桔梗 Jie Geng

别名 白药、梗草、卢茹、苦梗、大药、苦菜根。

来源 本品为桔梗科植物桔梗 *Platycodon grandiflorum* (Jacq.) A. DC. 的干燥根。

形态特征 多年生草本，体内有白色乳汁，全株光滑无毛。茎直立，有分枝。叶多为互生，少数对生，近无柄，叶片长卵形。花大型，单生于茎顶或数朵成疏生的总状花序；花冠钟形，蓝紫色、蓝白色、白色、粉红色。

生境分布 生长于山地草坡、林缘或有栽培。全国大部分地区均产，以东北、华北地区产量较大，华东地区质量较优。

采收加工 春、秋两季采挖，洗净，除去须根，趁鲜剥去外皮或不去外皮，干燥。

性味归经 苦、辛，平。归肺经。

功效主治 宣肺，利咽，祛痰，排脓。用于咳嗽痰多，胸闷不畅，咽痛音哑，肺痈吐脓，疮疡脓成不溃。

用法用量 煎服，3～10克。

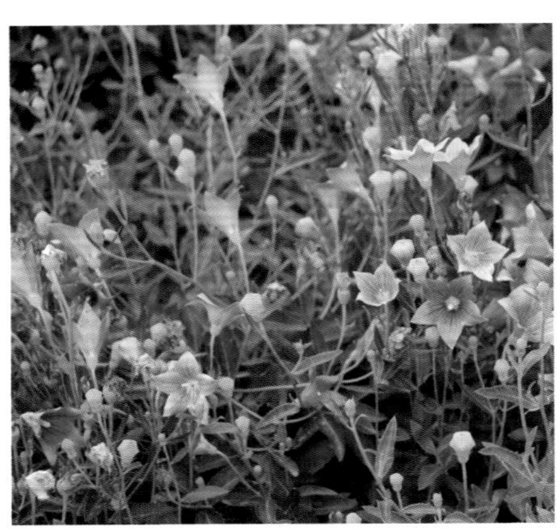

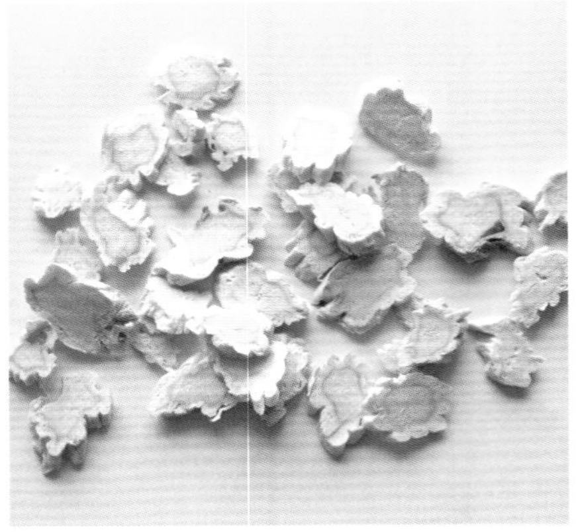

实用指南

精选验方

①**小儿喘息性肺炎：**桔梗、枳壳、半夏、陈皮各4克，神曲、茯苓各5克，甘草1.5克。以上为3岁小儿用量，每日服1～2剂。②**肺痈唾脓痰：**桔梗15克，冬瓜子12克，鱼腥草30克，甘草6克。加水煎汤服。③**咽喉肿痛：**桔梗、生甘草各6克，薄荷、牛蒡子各9克。水煎服。④**风热咳嗽痰多、咽喉肿痛：**桔梗、甘草各9克，桑叶15克，菊花12克，杏仁6克。水煎服。⑤**热咳痰稠：**桔梗6克，桔梗叶、桑叶各9克，甘草3克。水煎服，每日1剂，连服2～4日。⑥**咳痰不爽：**桔梗30克，甘草60克。加水煎汤，分2次温服。

传统药膳

桔梗冬瓜汤

原料：桔梗9克，冬瓜150克，杏仁10克，甘草6克，盐、大蒜、葱、酱油、味精各适量。

制法：将冬瓜洗净、切块，放入锅中，加入食油、盐煸炒后，加适量清水，下杏仁、桔梗、甘草一并煎煮，至熟后以盐、大蒜等调料调味即成。

用法：食冬瓜饮汤。每日1剂，佐餐服食。

功效：疏风清热，宣肺止咳。

适用：风邪犯肺型急性支气管炎患者。

温馨提示

凡阴虚久咳及有咳血倾向者均不宜用。

柴胡

Chai Hu

别名 山菜、地薰、茈胡、茹草、柴草。

来源 本品为伞形科植物柴胡 *Bupleurum chinense* DC. 等的干燥根。

形态特征 多年生草本植物。主根圆柱形，有分枝。茎丛生或单生，实心，上部多分枝，略呈“之”字形弯曲。基生叶倒披针形或狭椭圆形，早枯；中部叶倒披针形或宽条状披针形，长3～11厘米，下面具有粉霜。复伞形花序腋生兼顶生，花鲜黄色。双悬果椭圆形，棱狭翅状。

生境分布 生长于较干燥的山坡、林中空隙地、草丛、路旁、沟边。分布于河北、河南、辽宁、湖北、陕西等地。

采收加工 春、秋两季采挖，除去茎叶及泥沙，干燥。

性味归经 辛、苦，微寒。归肝、胆、肺经。

功效主治 疏散退热，疏肝解郁，升举阳气。用于感冒发热，寒热往来，胸胁胀痛，月经不调，子宫脱垂，脱肛。

用法用量 煎服，3～10克。退热宜用生品，疏肝解郁用醋制品。

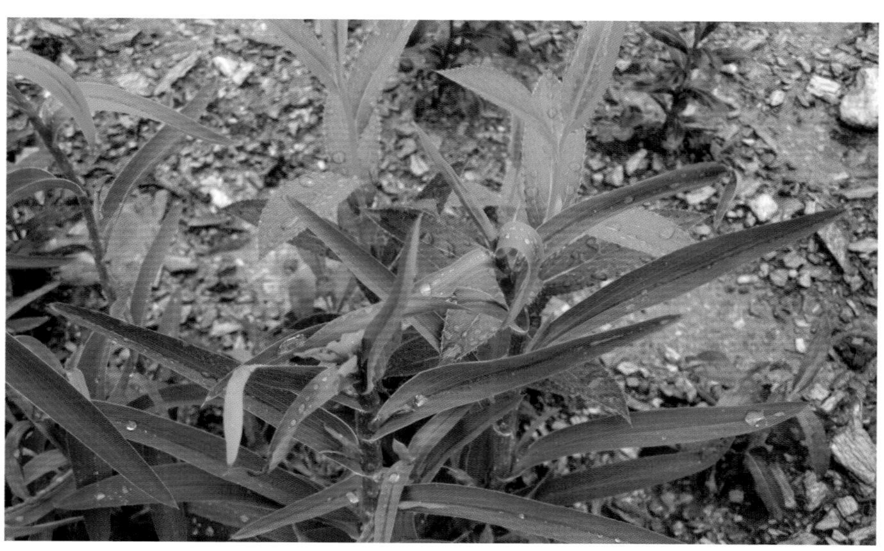

实用指南

精选验方

①**黄疸：**柴胡6克，甘草3克，白茅根15克。水煎服。②**黄疸型肝炎：**柴胡10克，茵陈蒿15克，栀子8克。水煎服。③**流行性感冒：**柴胡12克，黄芩、半夏各10克，太子参、炙甘草各5克，生姜6克，大枣（去核）3枚，板蓝根15克。水煎服，每日1剂。④**感冒发热：**柴胡、葛根各10克，黄芩8克，石膏15克。水煎服。⑤**疟疾寒热往来：**柴胡10克，黄芩8克，青蒿15克。水煎服。

传统药膳

柴胡青叶粥

原料：柴胡、大青叶各15克，粳米30克。

制法：先把大青叶、柴胡加水1500毫升，煎至约1000毫升时，去渣取汁，入粳米煮粥，待粥将成时，入白糖调味。

用法：早、晚分食，每日1剂，可连服数日。

功效：清泻肝火。

适用：慢性肝炎。

柴胡疏肝粥

原料：柴胡、香附子、白芍、川芎、枳壳、麦芽、甘草各10克，粳米100克，白糖适量。

制法：将上7味药煎取浓汁，去渣，粳米淘净，与药汁同煮成粥，加入白糖稍煮即可。

用法：每日2次，温热食用。

功效：疏肝解郁，理气宽中。

适用：慢性肝炎、肝郁气滞之胁痛低热者。

柴胡黄芩粥

原料：柴胡、黄芩各10克，大米100克，白糖适量。

制法：将柴芩水煎取汁，加大米煮为稀粥，待熟时调入白糖，再煮一二沸服食。

用法：每日1剂，连续5～7日。

功效：清热解毒，泻火解肌。

适用：肝炎患者。

柴草粥

原料：柴胡10克，紫草12克，粳米50克。

制法：将柴胡、紫草布包。加水适量，与粳米同煮，待米将熟时捞出药包，再煮至米熟成粥。

用法：顿食，每日1次。

功效：调和肝脾。

适用：肝郁脾虚所致之面部蝴蝶斑。

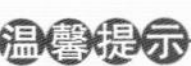

温馨提示

肝阳上亢、肝风内动、阴虚火旺、气机上逆者慎用。

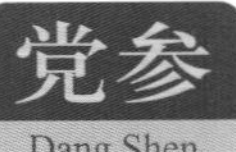

党参 Dang Shen

别名 潞党参、汶党参、上党参、仙草根、叶子菜、防风党参。

来源 本品为桔梗科植物党参 *Codonopsis pilosula* (Franch.) Nannf. 等的干燥根。

形态特征 多年生草本，有白色乳汁。根肥大肉质，呈长圆柱形，顶端有膨大的根头，具多数瘤状茎痕；茎缠绕，长而多分枝。叶在主茎及侧枝上互生，在小枝上近对生，叶卵形，全缘或微波状，上面绿色，被糙伏毛，下面粉绿色，密被柔毛。花单生于枝端；花萼贴生至子房中部，花冠阔钟状，黄绿色，内面有紫斑。蒴果短圆锥状，种子细小，多数。

生境分布 生长于山地林边及灌丛中。分布于山西、陕西、甘肃、四川、云南、贵州、湖北、河南、内蒙古及东北等地；现大量栽培。

采收加工 秋季采挖，洗净，晒干。

性味归经 甘，平。归脾、肺经。

功效主治 养血生津，健脾益肺。用于脾肺虚弱，气短心悸，食少便溏，虚喘咳嗽，内热消渴。

用法用量 水煎服，9～30克，大剂量可用至30克；或入丸、散。

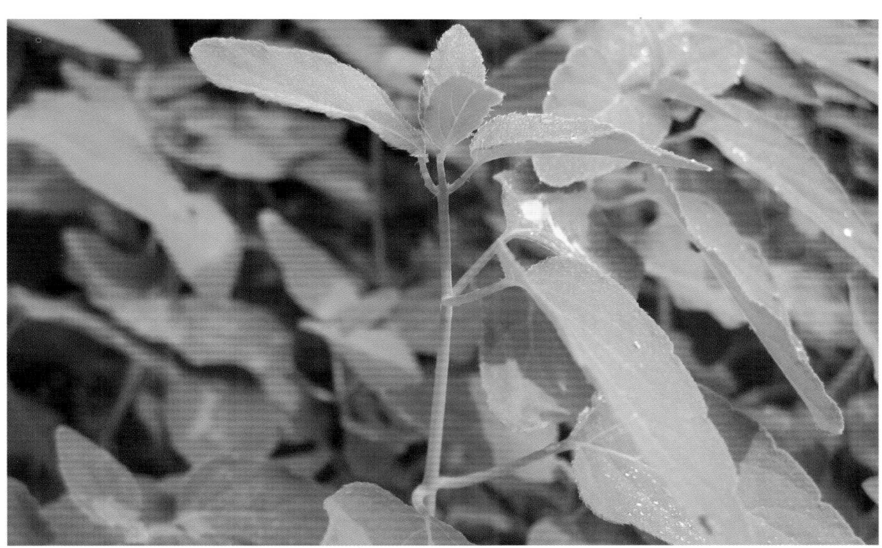

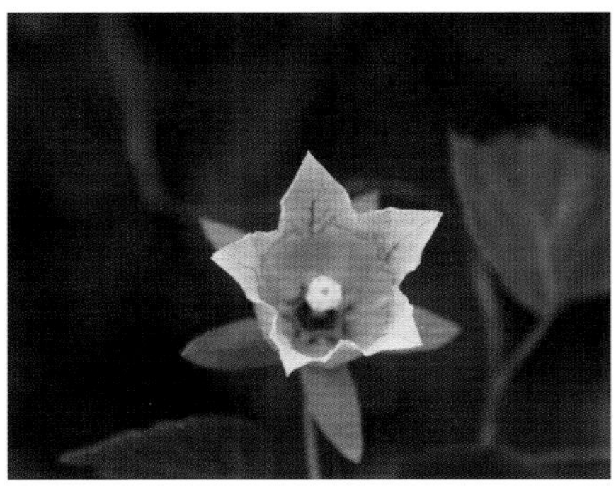

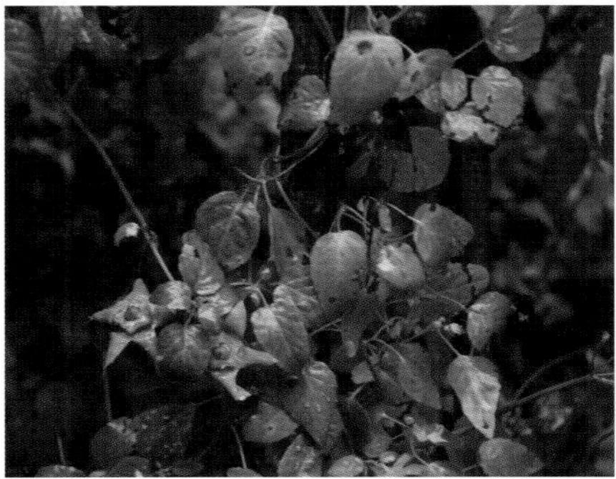

实用指南

精选验方

①**小儿口疮：**党参50克，黄柏25克。共研为细末，吹撒患处。②**心律失常：**党参10克，麦冬8克，五味子3克。共研为细末，每日1剂，分2次服。③**肝癌：**党参、茯苓、白术、炙黄芪、炒扁豆各9克，薏苡仁15～30克，橘皮6克，炙甘草3克。每日1剂，水煎服。④**心绞痛：**党参20克，麦冬、黄芪、生地黄各15克，茯苓12克，丹参18克，甘草6克，五味子9克。水煎服。

传统药膳

党参炖乳鸽

原料：乳鸽2只，鸽肾2个，党参50克，猪瘦肉200克，调料适量。

制法：将乳鸽剖开洗净内脏，将猪肾破开去黄衣，用盐腌后冲洗干净；将猪瘦肉切成大块。将乳鸽和鸽肾在滚水中拖一下，用清水洗净；将乳鸽、鸽肾、党参、猪瘦肉放入炖盅内，上面放几片姜，倒少许绍酒，并加适量水，将盅盖盖好，隔水炖3小时左右，调味后可以食用。

用法：佐餐食用，每日1～2次。

功效：补益气血，温肾壮阳。

适用：气血不足、脾肾虚损者。

党参桃仁饮

原料：党参9克，核桃仁15克。

制法：加水煎取药汁。

用法：每日1剂，分1～2次食用。

功效：补气养阴。

适用：小儿百日咳恢复期。

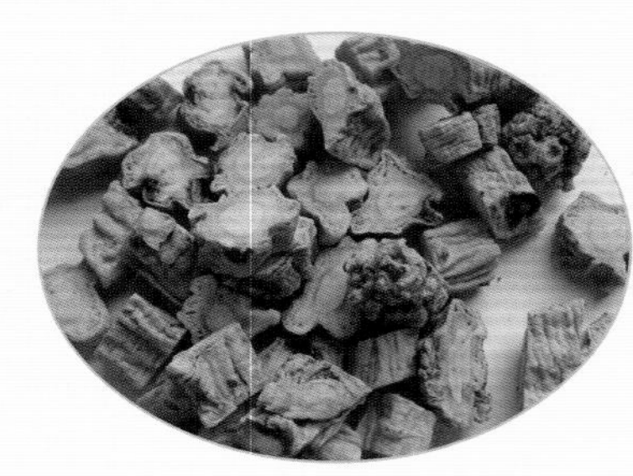

温馨提示

本品虽药性平和，但味甘能补气生热助邪，虚弱无实邪者宜用。气滞者禁用，正虚邪实者不宜单独用。反藜芦，畏五灵脂。

射干 She Gan

别名 寸干、乌扇、鬼扇、乌蒲、山蒲扇、野萱花、金蝴蝶。

来源 本品为鸢尾科植物射干 *Belamcanda chinensis* (L.) DC. 的干燥根茎。

形态特征 多年生草本，高50～120厘米。根茎横走，呈结节状。叶剑形，扁平，嵌迭状排成两列，叶长25～60厘米，宽2～4厘米。伞房花序，顶生，总花梗和小花梗基部具膜质苞片，花橘红色，散生暗色斑点，花被片6，雄蕊3，子房下位，柱头3浅裂。蒴果倒卵圆形，种子黑色。根茎呈不规则结节状，有分枝，长3～10厘米，直径1～2厘米。

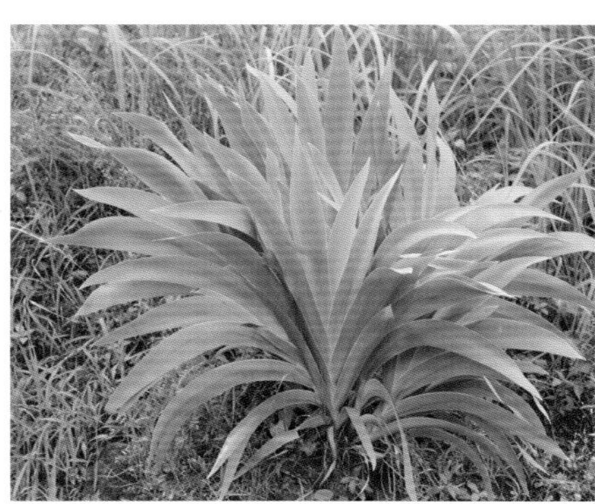

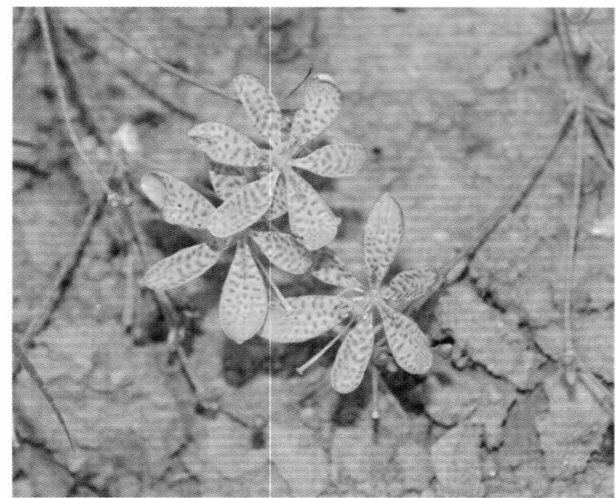

生境分布 生长于林下或山坡。分布于湖北、河南、江苏、安徽等地。

采收加工 春初刚发芽或秋末茎叶枯萎时采挖，除去须根及泥沙，干燥。

性味归经 苦，寒。归肺经。

功效主治 清热解毒，消痰，利咽。用于热毒痰火郁结，咽喉肿痛，痰涎壅盛，咳嗽气喘。

用法用量 煎服，3～10克。

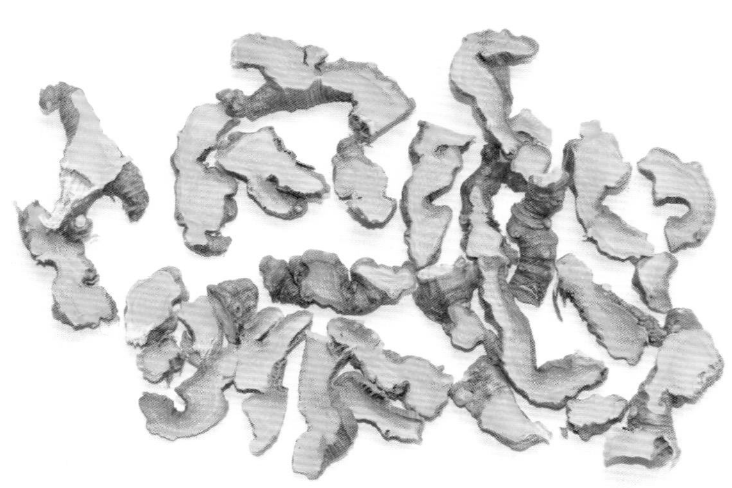

实用指南

精选验方

①**血淤闭经：**射干、莪术各9克，当归、川芎各10克。水煎服。②**淋巴结结核肿痛：**射干9克，玄参、夏枯草各15克。水煎服。③**慢性咽喉炎：**射干、金银花、玉竹、麦冬、知母各10克，红糖适量。水煎服，10日为1个疗程。④**风热郁结、咽喉红肿热痛：**射干12克。水煎服。⑤**跌打损伤：**鲜射干60克。捣烂敷患处。⑥**腮腺炎：**鲜射干根3～5克。水煎，饭后服，每日2次。

传统药膳

豆根射干栀子汤

原料：山豆根、射干、栀子各9克。

制法：水煎服。

用法：每日1剂。

适用：扁桃体炎。

温馨提示

孕妇忌用或慎用。

徐长卿
Xu Chang Qing

别名 逍遥竹、遥竹逍、对节莲、铜锣草、一枝香、英雄草、竹叶细辛。

来源 本品为萝藦科植物徐长卿 *Cynanchum paniculatum* (Bge.) Kitag. 的干燥根及根茎。

形态特征 多年生草本，高约65厘米。根茎短，须状根多数。茎细，刚直，节间长。叶对生，披针形至线形，长5～14厘米，宽2～8毫米，先端尖，全缘，边缘稍外反，被缘毛，基部渐狭，下面中脉隆起。圆锥花序顶生于叶腋，总花柄多分枝，花梗细柔，花多数；花萼5深裂，卵状披针形，花冠5深裂，广卵形，平展或下反，黄绿色；副花冠5，黄色，肉质，肾形，基部与雄蕊合生；雄蕊5，连成筒状，花药2室；雌蕊1，子房上位，由2个离生心皮组成，花柱2，柱头合生。蓇葖果角状。种子顶端被多数银白色茸毛。花期6～7月，果期9～10月。

生境分布 野生于山坡或路旁。全国大部分地区均产，以江苏、安徽、河北、湖南等地较多。

采收加工 秋季采挖，除去杂质，阴干。切碎生用。

性味归经 辛，温。归肝、胃经。

功效主治 祛风，化湿，止痛，止痒。用于风湿痹痛，胃痛胀满，牙痛，腰痛，跌扑伤痛，风疹、湿疹。

用法用量 煎服，3～12克；散剂，1.5～3克。外用：适量。

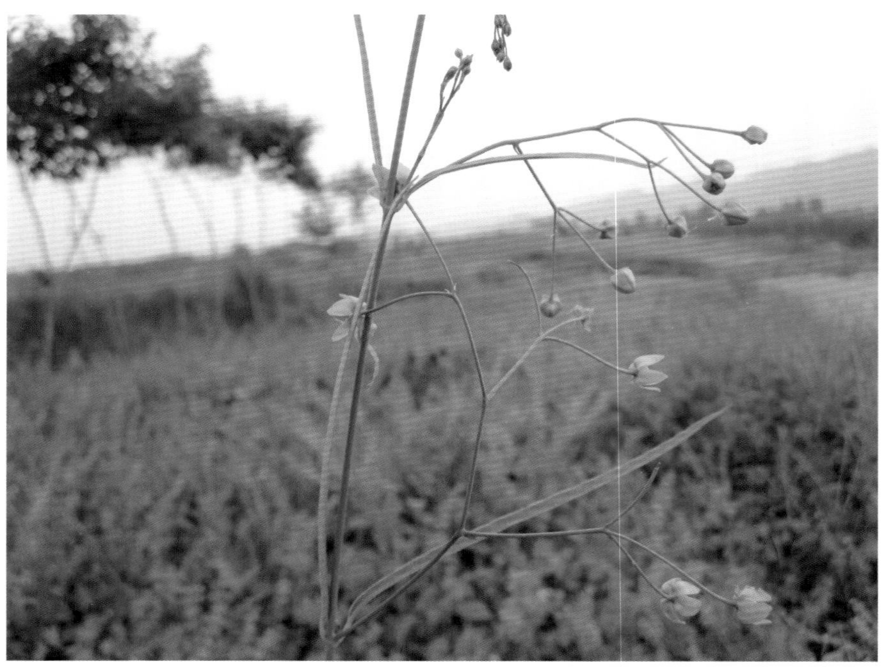

精选验方

①**风湿痹痛、肩周炎**：徐长卿10克，炙甘草3克。洗净，用水煎煮，取汁200毫升，代茶饮用，每日1剂。②**精神分裂症（啼哭、悲伤、恍惚）**：徐长卿15克。泡水当茶饮。③**皮肤瘙痒**：徐长卿适量。煎水洗。④**跌打肿痛、接骨**：鲜徐长卿适量。捣烂敷患处。

传统药膳

徐长卿猪肉酒

原料：徐长卿根24～30克，猪瘦肉200克，老酒100毫升。

制法：将上3味酌加水煎成半碗。

用法：饭前服，每日2次。

功效：祛风除湿，活血镇痛。

适用：风湿痛。

徐长卿茶

原料：徐长卿10克，炙甘草3克，茶叶2克。

制法：将徐长卿、炙甘草洗净，用水煎煮，入茶叶取汁200毫升。

用法：代茶饮用，每日1剂。

功效：祛风通络，止痛。

适用：风湿痹痛、肩周炎等。

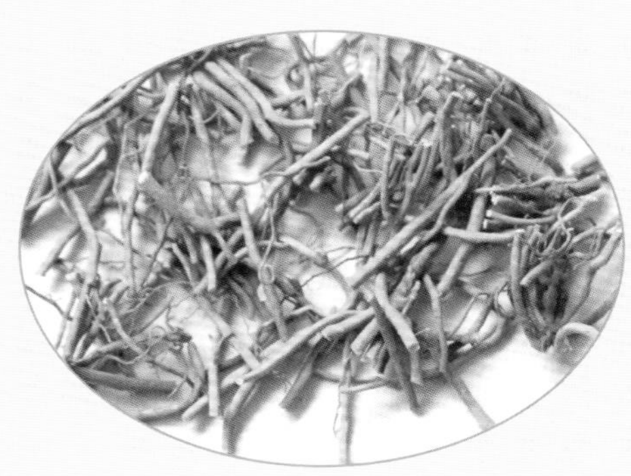

温馨提示

本品气味芳香，入汤剂不宜久煎。

高良姜

Gao Liang Jiang

别名 良姜、小良姜、海良姜、膏良姜。

来源 本品为姜科植物高良姜 *Alpinia officinarum* Hance 的干燥根茎。

形态特征 多年生草本，高30～110厘米。根茎棕红色或紫红色。叶互生，叶片线状披针形，先端渐尖或尾尖，基部渐窄，全缘或具不明显的疏钝齿，两面颓净；叶鞘开放抱茎，叶舌膜质，长达3厘米，棕色。总状花序顶生，花序轴被茸毛，小苞片极小，花萼先端不规则3浅圆裂，外被短毛；花冠管漏斗状。蒴果球形，不开裂，被茸毛，熟时橙红色。

生境分布 生长于山坡、旷野的草地或灌木丛中。分布于广东、海南、广西、云南等地。

采收加工 夏末秋初采挖，除去须根及残留的鳞片，洗净，切段，晒干。

性味归经 辛，热。归脾、胃经。

功效主治 温胃散寒，消食止痛。用于脘腹冷痛，胃寒呕吐，嗳气吞酸。

用法用量 煎服，3～6克；研末服，每次3克。

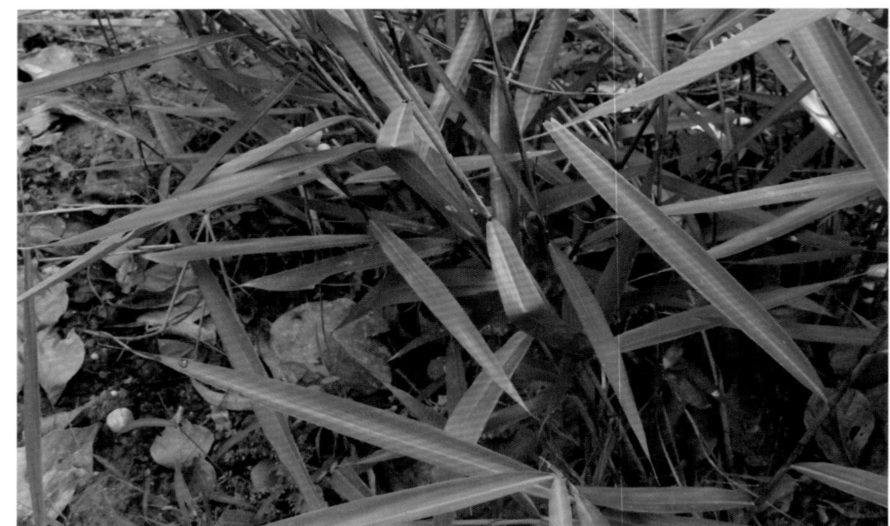

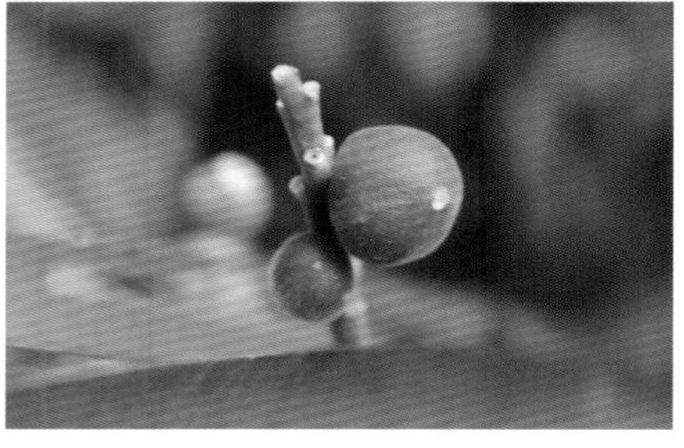

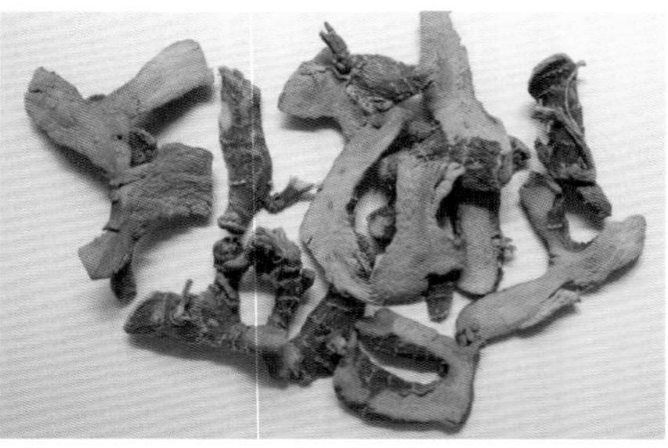

实用指南

精选验方

①**霍乱吐泻：**高良姜（炙令焦香）250克。加酒1升，煮三四沸，1次服完。②**养脾温胃、去冷消痰、宽胸下气：**高良姜、干姜各等份。炮过，研细，加面糊做成丸子，如梧桐子大，每次15丸，饭后服，橘皮汤送下；孕妇忌服。③**牙痛：**高良姜9克，荜茇10克，细辛4克，冰片3克。共研细末，过筛装瓶备用；牙痛时取药粉少许，塞入鼻孔内用力吸入。

传统药膳

高良姜酒

原料：高良姜70克，藿香50克，黄酒500毫升。

制法：先将高良姜用火炙出焦香，打碎，藿香切碎，置沙锅中，加入黄酒，煮沸至三四沸，过滤去渣即成。

用法：每次服15～20毫升，每日2次。霍乱，1次顿服150～200毫升。

功效：暖胃散寒，芳香化浊，理气止痛。

适用：胃寒呕吐、脘腹冷痛、霍乱吐痢等。

香附良姜鸡肉汤

原料：高良姜15克，香附12克，鸡肉250克，红枣5枚。

制法：鸡肉洗净，去肥油斩件，用开水稍烫过，沥干水；香附、高良姜、红枣（去核）洗净，与鸡肉一起放入沙煲内，加清水适量，大火煮沸后，改用小火煲2小时。

用法：调味随量食用。

功效：行气疏肝，祛寒止痛。

适用：用于溃疡病属肝气犯胃或寒邪犯胃者，症见胃脘胀痛、时发时止、痛连脑胁、呕吐、口淡食少等。

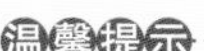

温馨提示

阴虚有热者忌服。

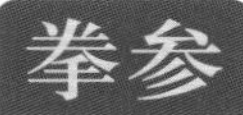

拳参 Quan Shen

别名 石蚕、紫参、牡参、刀枪药、红三七、活血莲。

来源 本品为蓼科植物拳参 *Polygonum bistorta* L. 的干燥根茎。

形态特征 多年生草本，高35～85厘米。根茎肥厚，黑褐色。茎单一，无毛，具纵沟纹。基生叶有长柄，叶片长圆披针形或披针形，长10～20厘米，宽2～5厘米，叶基圆钝或截形，延叶柄下延成窄翅，茎生叶互生，向上柄渐短至抱茎；托叶鞘筒状，膜质。总状花序成穗状圆柱形顶生；花小密集，淡红色或白色。瘦果椭圆形，棕褐色，有3棱，稍有光泽。

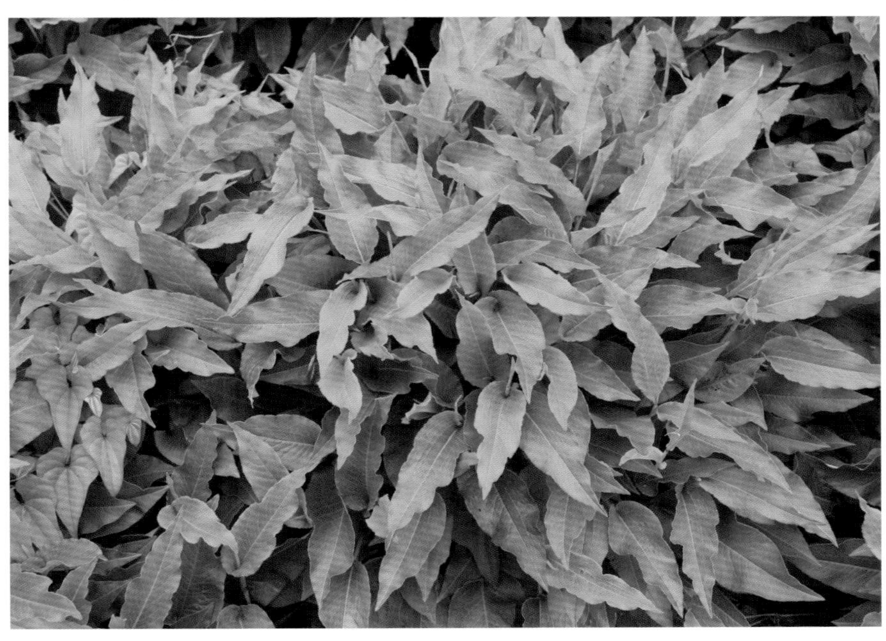

生境分布 生长于草丛、阴湿山坡或林间草甸中。分布于华北、西北及山东、江苏、湖北等地。

采收加工 春初发芽时或秋季茎叶将枯萎时采挖，除去泥沙，晒干，去须根。

性味归经 苦、涩，微寒。归肺、肝、大肠经。

功效主治 清热解毒，消肿，止血。用于赤痢热泻，肺热咳嗽，痈肿瘰疬，口舌生疮，血热吐衄，痔疮出血，毒蛇咬伤。

用法用量 煎服，5～10克。外用：适量。

实用指南

精选验方

①**细菌性痢疾、肠炎：**拳参50克。水煎服，每日1～2次。②**肺结核：**拳参适量。洗净晒干粉碎，加淀粉适量调匀压成0.3克的片剂，成人每次4～6片，小儿酌减。③**阴虚久咳、喘嗽：**拳参、蜜百合各9克，沙参、炙甘草各6克。水煎服。④**蛇咬伤：**鲜拳参适量。捣烂外敷，随干随换药。⑤**细菌性痢疾：**鲜拳参、鲜蒲公英各12克，鲜黄芩9克。水煎服，小儿酌减。

温馨提示

无实火热毒及阴证外疡者忌用。

黄芩 Huang Qin

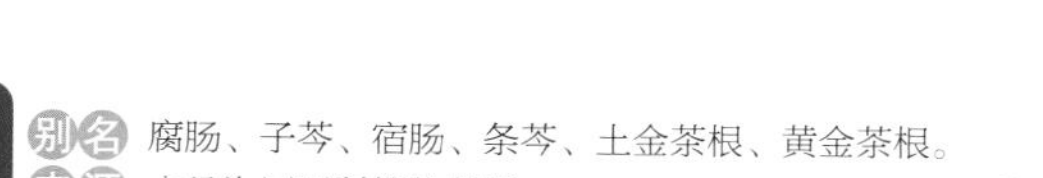

别名 腐肠、子芩、宿肠、条芩、土金茶根、黄金茶根。

来源 本品为唇形科植物黄芩 *Scutellaria baicalensis* Georgi 的干燥根。

形态特征 多年生草本。茎高20～60厘米，四棱形，多分枝。叶披针形，对生，茎上部叶略小，全缘，上面深绿色，无毛或疏被短毛，下面有散在的暗腺点。圆锥花序顶生，花蓝紫色，二唇形，常偏向一侧。小坚果，黑色。

生境分布 生长于山顶、林缘、路旁、山坡等向阳较干燥的地方。分布于河北、山西、内蒙古等地。以河北承德所产质量最佳。

采收加工 春、秋两季采挖，除去须根及泥沙，晒后撞去粗皮，晒干。

性味归经 苦，寒。归肺、胆、脾、大肠、小肠经。

功效主治 清热燥湿，泻火解毒，止血，安胎。用于湿温、暑温，胸闷呕恶，湿热痞满，泻痢，黄疸，肺热咳嗽，高热烦渴，血热吐衄，痈肿疮毒，胎动不安。

用法用量 煎服，3～10克。清热多生用，安胎多炒用，止血多炒炭用，清上焦热多酒炒用。子芩偏泻大肠火，清下焦湿热；枯芩偏泻肺火，清上焦热。

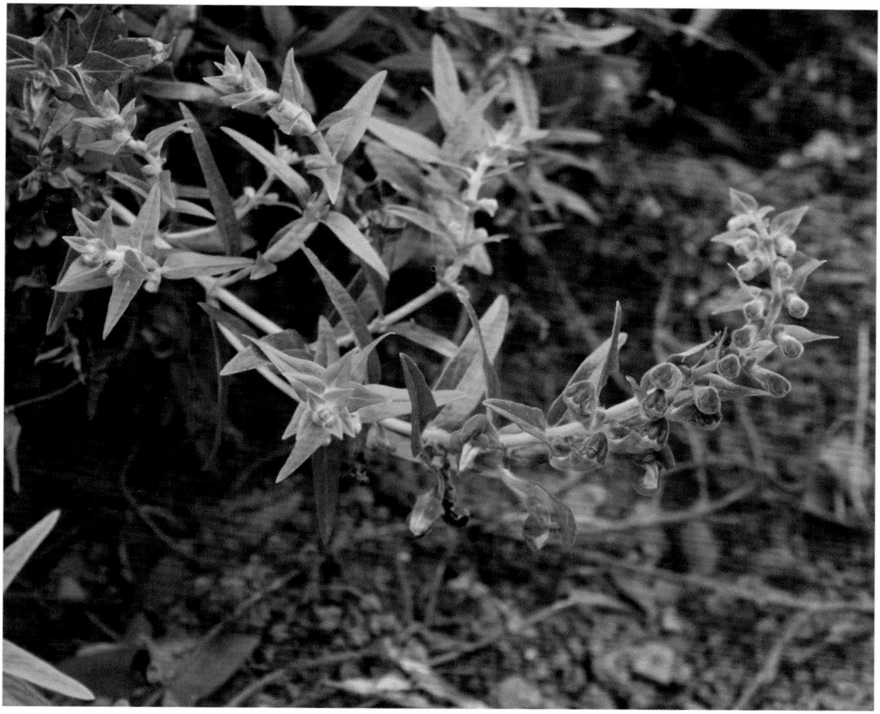

实用指南

精选验方

①**泄泻热痢：**黄芩、白芍、葛根各10克，白头翁15克。水煎服。②**偏、正头痛：**黄芩片适量。酒浸透，晒干研为末，每次3克，茶、酒下。③**慢性气管炎：**黄芩、葶苈子各等份。共研为细末，糖衣为片，每片含生药0.8克，每次服5片，每日3次。④**胎热胎动不安：**黄芩10克，生地黄、竹茹各15克。水煎服。⑤**尿路感染、血尿：**黄芩24克。水煎，分3次服。⑥**孕妇有热，胎动不安：**黄芩、白术、芍药、当归各9克。水煎服。

传统药膳

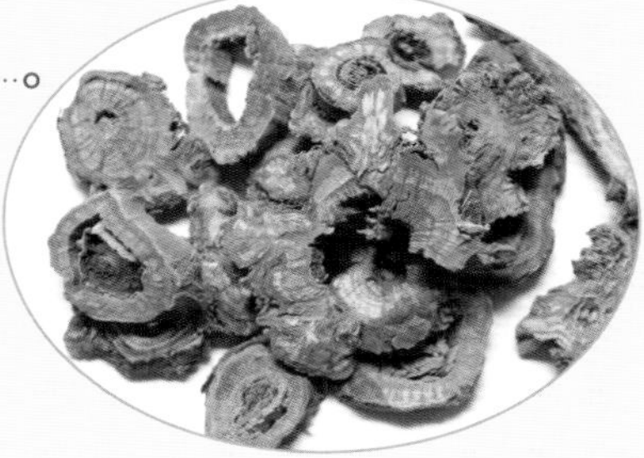

蒲公英黄芩甘草饮

原料：黄芩6克，蒲公英16克，生甘草3克。

制法：水煎取药汁。

用法：每日1剂，分2次服。

功效：清热解毒。

适用：猩红热。

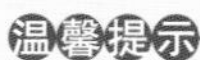

温馨提示

苦寒伤胃，脾胃虚寒者不宜使用。

黄芪 Huang Qi

别名 黄耆、箭芪、绵芪、绵黄芪。

来源 本品为豆科植物蒙古黄芪 *Astragalus membranaceus* (Fisch.) Bge. var. *mongholicus* (Bge.) Hsiao的干燥根。

形态特征 多年生草本。茎直立。奇数羽状复叶，小叶12～18对，小叶片小，宽椭圆形或长圆形，两端近圆形，上面无毛，下面被柔毛，托叶披针形。总状花序腋生，常比叶长，花数5～20。

生境分布 生长于土层深厚、土质疏松、肥沃、排水良好、向阳干燥的中性或微酸性沙质壤土，平地或向阳的山坡均可种植。分布于山西、黑龙江、辽宁、河北、四川、内蒙古等地。

采收加工 春、秋两季采挖，除去须根及根头，晒干。

性味归经 甘，微温。归肺、脾经。

功效主治 补气升阳，固表止汗，利水消肿，生津养血，利尿托毒，排脓，敛疮生肌。用于气虚乏力，食少便溏，中气下陷，久泻脱肛，便血崩漏，表虚自汗，气虚水肿，痈疽难溃，久溃不敛，血虚萎黄。

用法用量 煎服，9～30克，大剂量可用至30～120克。补气升阳蜜炙用，其他方面多生用。

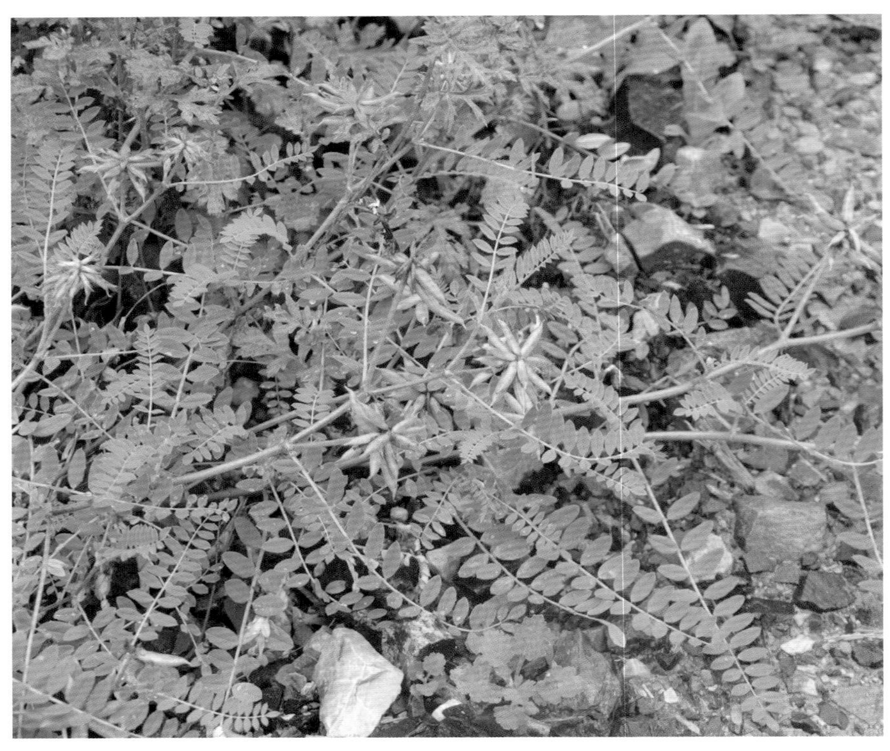

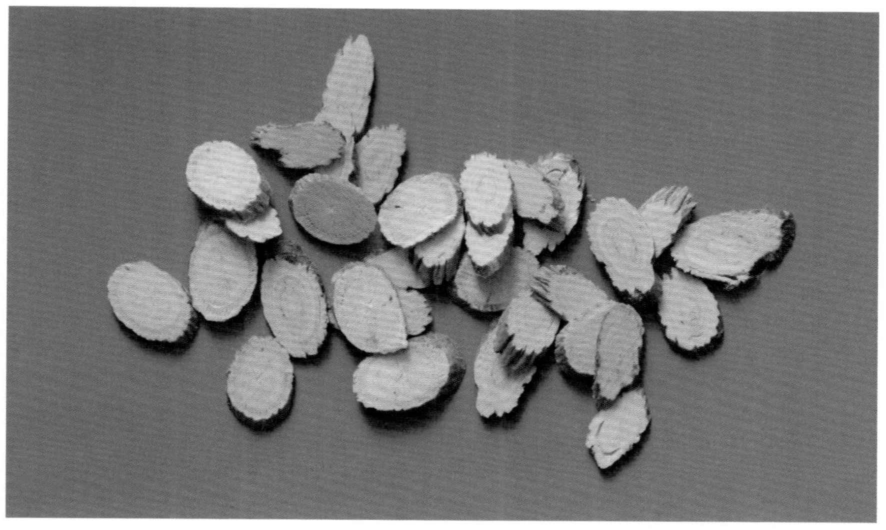

实用指南

精选验方

①**气虚自汗**：黄芪120克，大枣5枚，浮小麦15克。水煎服。②**半身不遂**：黄芪60克，桂枝、当归各15克，白芍、木瓜、伸筋草、络石藤、海风藤各10克，炙甘草5克。水煎服。③**气虚发热盗汗**：黄芪60克，白术、五味子各15克，白芍、防风各9克。水煎服。④**银屑病**：黄芪、生地黄、当归、白蒺藜各30克。水煎2次，早、晚分服。

传统药膳

鲤鱼黄芪汤

原料：黄芪30克，鲫鱼1尾（约400克），生姜5片，植物油适量。

制法：鲫鱼去鱼鳞、鳃和内脏，用植物油煎至鱼皮成金黄色，加入黄芪、生姜，再加适量水共煮成汤，调味后即成。

用法：食肉喝汤，每日1次。

功效：益气升举。

适用：老年性脾胃虚弱型脏器下垂出现的腹胀纳差、气短乏力等。

黄芪炖鲈鱼

原料：黄芪30克，鲈鱼1条，盐、黄酒、味精、花椒、鸡汤、葱段、姜片、素油各适量。

制法：将黄芪浸润后洗净，切片；鲈鱼去鳞、鳃和内脏后洗净，入热油锅煎至色金黄，放入黄芪、盐、黄酒、味精、花椒、鸡汤、葱段、姜片，用大火烧沸后转用小火炖至鱼肉熟烂，拣去葱段、姜片、黄芪即成。

用法：佐餐食用，每日1次。

功效：补气养血，健脾行水。

适用：气血两虚、眩晕、心悸健忘、面色无华，以及用作术后促进伤口生肌愈合等。

温馨提示

疮疡初起、表实邪盛及阴虚阳亢等证患者不宜用。

黄连
Huang Lian

别名 味连、王连、雅连、支连、云连、川连。

来源 本品为毛茛科植物黄连 *Coptis chinensis* Franch. 等的干燥根茎。

形态特征 多年生草本，高15～25厘米。根茎黄色，成簇生长。叶基生，具长柄，叶片稍带革质，卵状三角形，3全裂，中央裂片稍呈棱形，具柄，长为宽的1.5～2倍，羽状深裂，边缘具锐锯齿；侧生裂片斜卵形，比中央裂片短，叶面沿脉被短柔毛。花葶1～2，2歧或多歧聚伞花序，有花3～8，萼片5，黄绿色，长椭圆状卵形至披针形，长9～12.5毫米；花瓣线形或线状披针形，长5～7毫米，中央有蜜槽；雄蕊多数，外轮比花瓣略短；心皮8～12。蓇葖果具柄。

三角叶黄连：与上种不同点为，叶的裂片均具十分明显的小柄，中央裂片三角状卵形，4～6对羽状深裂，2回裂片彼此密接；雄蕊长为花瓣之半。种子不育。

生境分布 生长于海拔1000～1900米的山谷、凉湿荫蔽密林中，也有栽培品。分布于四川、湖北、山西、甘肃等地。

采收加工 秋季采挖，除去须根及泥沙，干燥，撞去残留须根。

性味归经 苦，寒。归心、脾、胃、肝、胆、大肠经。

功效主治 清热燥湿，泻火解毒。用于湿热痞满，呕吐吞酸，泻痢，黄疸，高热神昏，心火亢盛，心烦不寐，血热吐衄，目赤，牙痛，消渴，痈肿疔疮；外治湿疹，湿疮，耳道流脓。

用法用量 煎服，3～10克；入丸、散1～1.5克。外用：适量。炒用制其寒性，姜汁炒清胃止呕，酒炒清上焦火，吴茱萸炒清肝胆火。

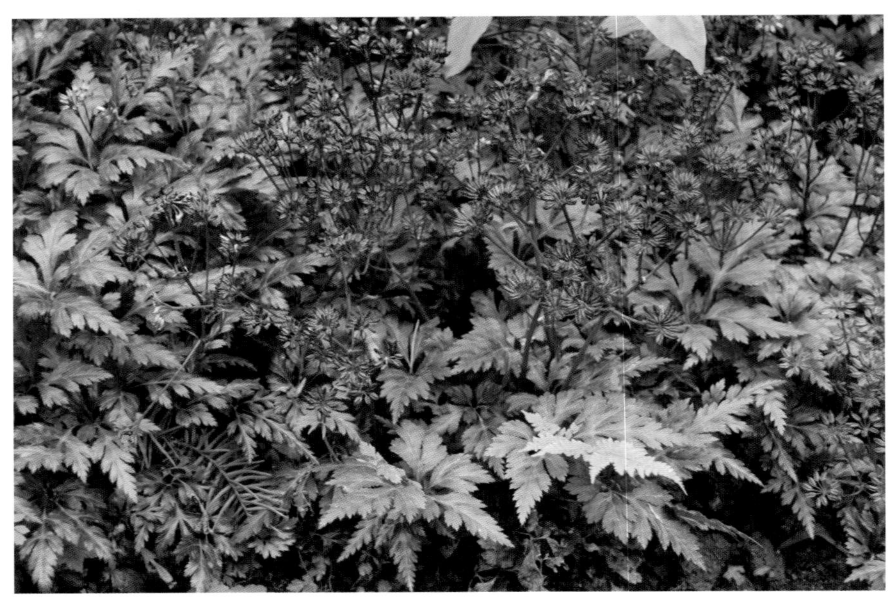

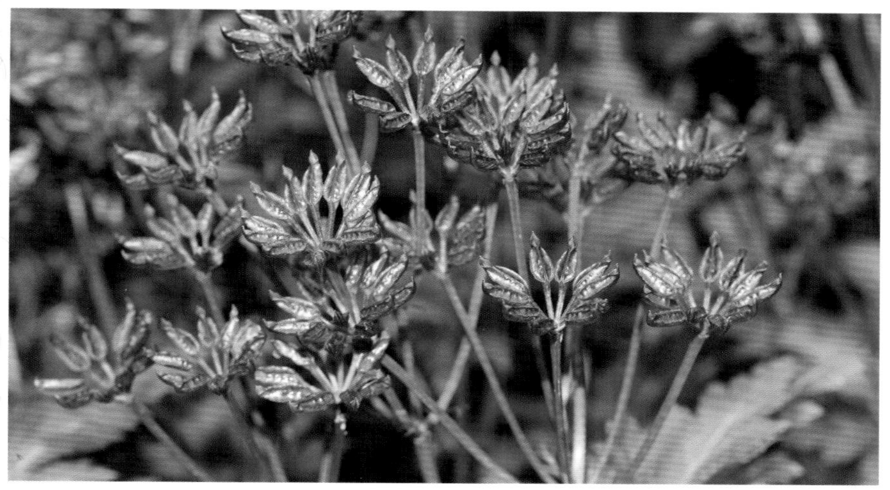

实用指南

精选验方

①**妊娠恶阻**：黄连6克。研细末，米糊制成1丸，开水送服，每次3丸。②**黄疸**：黄连5克，茵[illegible]克，栀子10克。水煎服。③**痈疮、湿疮、耳道流脓**：黄连适量研末，茶油调涂患处。④**颈痛、[illegible]**：[illegible]黄连、黄芩、炙甘草各6克，栀子、枳实、柴胡、赤芍、金银花各9克。水煎服。⑤**心肾不交失眠**：[illegible]连、肉桂各5克，半夏、炙甘草各20克。水煎服。

传统药膳

黄连鸡子炖阿胶

原料：黄连、生白芍[illegible]10克，阿胶50克，鲜鸡蛋（去蛋清）2个。

制法：先将黄连、生[illegible]芍加水煮取浓汁约150毫升，然后去药渣；再将阿胶加水50毫[illegible]隔水炖化，把药汁倒入用慢火煎膏，将成时放入蛋黄拌匀即[illegible]。

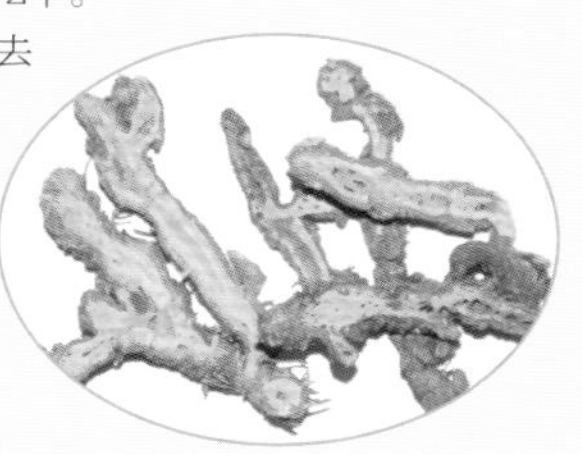

用法：每晚睡前服1次。

功效：滋阴养血，交通[illegible]肾。

适用：心肾不交之不[illegible]

黄连白头翁粥

原料：黄连10[illegible]粳米30克，白头翁50克。

制法：将[illegible]连、白头翁入沙锅，加清水300毫升，浸透，煎至150毫升，去渣取汁。粳米加[illegible]，煮至米开花时，兑入药汁，煮成粥，待食。

用法：每日3次，温热服食。

功效：清热凉血，解毒。

适用：中毒性痢疾，症见起病暴急、痢下鲜紫脓血、腹痛里急后重尤甚、壮热烦躁等。

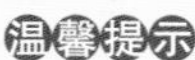

温馨提示

苦寒易伤脾胃，故脾胃虚寒者慎用。

黄精 Huang Jing

别名 菟竹、鹿竹、重楼、鸡头参、白及黄精、玉竹黄精。

来源 本品为百合科植物黄精 *Polygonatum sibiricum* Red. 等的干燥根茎。

形态特征 滇黄精：多年生草本，高可达1米。根茎横生，有节。茎直立，单一。叶4～6片轮生，线形，长8～13厘米，宽1.5～2厘米，先端渐尖而卷曲，基部渐狭；无柄。花1～3朵腋生；花被筒状，淡绿色，6裂。浆果球形，熟时橙红色。花期4～5月。

黄精：多年生草本。根茎横生，肥大肉质，黄白色，略呈扁圆形。有数个茎痕，茎痕处较粗大，最粗处直径可达2.5厘米，生少数须根。茎直立，圆柱形，单一，高50～80厘米，光滑无毛。叶无柄；叶片线状披针形至线形，长7～11厘米，宽5～12毫米，先端渐尖并卷曲，上面绿色，下面淡绿色。花腋生，下垂；花被筒状。浆果球形，直径7～10毫米，成熟时黑色。花期5～6月，果期6～7月。

多花黄精：多年生草本。根茎横生，肥大肉质，近圆柱形，节处较膨大，直径约1.5厘米。茎圆柱形，高40～80厘米，光滑无毛，有时散生锈褐色斑点。叶无柄，互生；叶片革质，椭圆形，有时为长圆状或卵状椭圆形，长8～14厘米，宽3～6厘米，先端钝尖，两面均光滑无毛，叶脉5～7。花腋生，总花梗下垂，长约2厘米，通常着花3～5朵或更多，略呈伞形；小花梗长约1厘米；花被绿白色，筒状，长约2厘米，先端6齿裂；雄蕊6，花丝上有柔毛或小乳突；雌蕊1，与雄蕊等长。浆果球形，成熟时暗紫色，直径1～1.5厘米。种子圆球形。花期4～5月，果期6～9月。

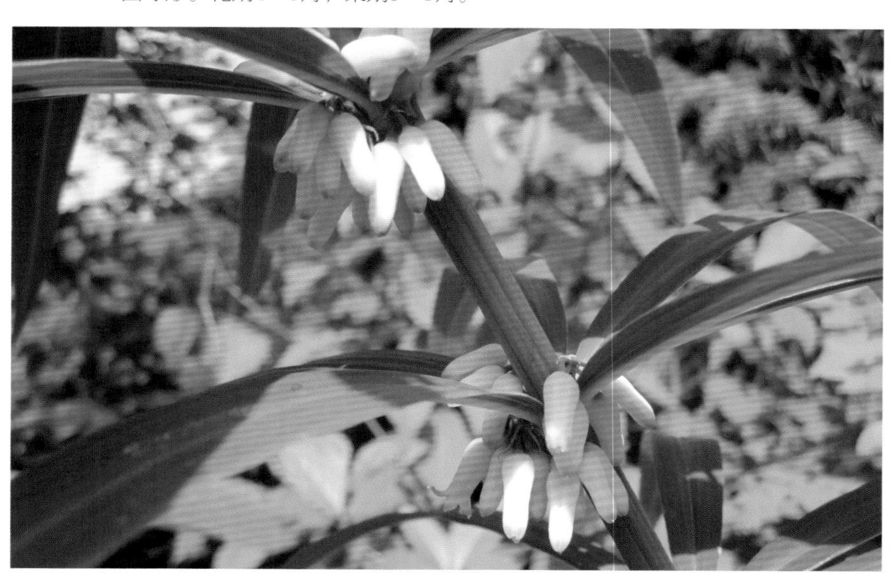

生境分布 生长于土层较深厚、疏松肥沃、排水和保水性能较好的土壤中。分布于河北、陕西、内蒙古等地。

采收加工 春、秋两季采挖，除去须根，洗净，置沸水中略烫或蒸至透心，干燥。

性味归经 甘，平。归脾、肺、肾经。

功效主治 补气养阴，健脾，润肺，益肾。用于脾胃虚弱，体倦乏力，口干食少，肺虚燥咳，精血不足，内热消渴。

用法用量 煎汤，9～15克，鲜品30～60克；或入丸、散；或熬膏。外用：适量，煎水洗，或以酒、醋泡搽。

实用指南

精选验方

①**肺结核、病后体虚**：黄精25～50克。水煎服或炖猪肉食。②**脾胃虚弱、体倦无力**：黄精、山药、党参各50克。蒸鸡食。③**胃热口渴**：黄精30克，山药、熟地黄各25克，麦冬、天花粉各20克。水煎服。④肺结核咯血、白带异常：鲜黄精根头100克，冰糖50克。开水炖服。⑤**蛲虫病**：黄精40克，加冰糖50克，炖服。⑥**小儿下肢痿软**：黄精、冬蜜各50克。开水炖服。

传统药膳

黄精炖龟肉

原料：制黄精20克，乌龟1只（500克），料酒、姜、葱、盐、味精、胡椒粉、鸡油各适量。

制法：制黄精切片，乌龟宰杀后去头、尾及内脏；姜拍松、葱切段。将黄精、乌龟、料酒、姜、葱同放炖锅内，加水适量，置大火烧沸，再用小火炖煮1小时，加入盐、味精、胡椒粉、鸡油即成。

用法：每次吃龟肉100克，喝汤，每日1次。

功效：补中益气，润心肺，强筋骨。

适用：虚损寒热、肺痨咯血、病后体虚食少、筋骨软弱、风湿疼痛等。

黄精蒸鸡

原料：黄精、党参、山药各30克，母鸡1只（约1000克），生姜、花椒、盐、味精各适量。

制作：将鸡宰杀，去毛及内脏，洗净，剁成1寸见方的块，放入沸水锅烫3分钟捞出，洗净血沫，装入锅内，加入葱、姜、盐、花椒、味精，再加入黄精、党参、山药，盖好锅盖，上笼蒸3小时即成。

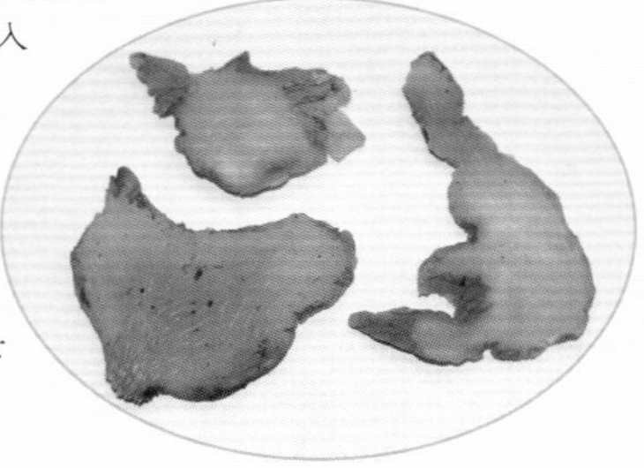

服法：空腹分顿食用，吃鸡喝汤。

功效：益气补虚。

适用：体倦无力、精神疲惫、体力及智力下降者。

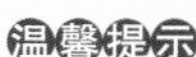

脾胃功能减退者慎用。

常山
Chang Shan

别名 恒山、黄常山、鸡骨风、翻胃木、鸡骨常山。

来源 本品为虎耳草科植物常山 *Dichroa febrifuga* Lour. 的干燥根。

形态特征 落叶灌木，高可达2米。茎枝圆形，有节，幼时被棕黄色短毛。叶对生，椭圆形，广披针形或长方状倒卵形，先端渐尖，基部楔形，边缘有锯齿，幼时两面均疏被棕黄色短毛。伞房花序，着生于枝顶或上部的叶腋；花浅蓝色；苞片线状披针形，早落；花萼管状，淡蓝色。花瓣蓝色，长圆状披针形或卵形。浆果圆形，蓝色，有宿存萼和花柱。

生境分布 生长于林荫湿润山地，或栽培于林下。分布于四川、贵州等地。

采收加工 秋季采挖，除去须根，洗净，晒干。

性味归经 苦、辛，寒；有毒。归肺、肝、心经。

功效主治 截疟，涌吐痰涎。用于痰饮停聚，疟疾。

用法用量 煎服，5～10克；入丸、散酌减。涌吐者生用，截疟宜酒炒用。治疗疟疾宜在寒热发作前半日或2小时服。

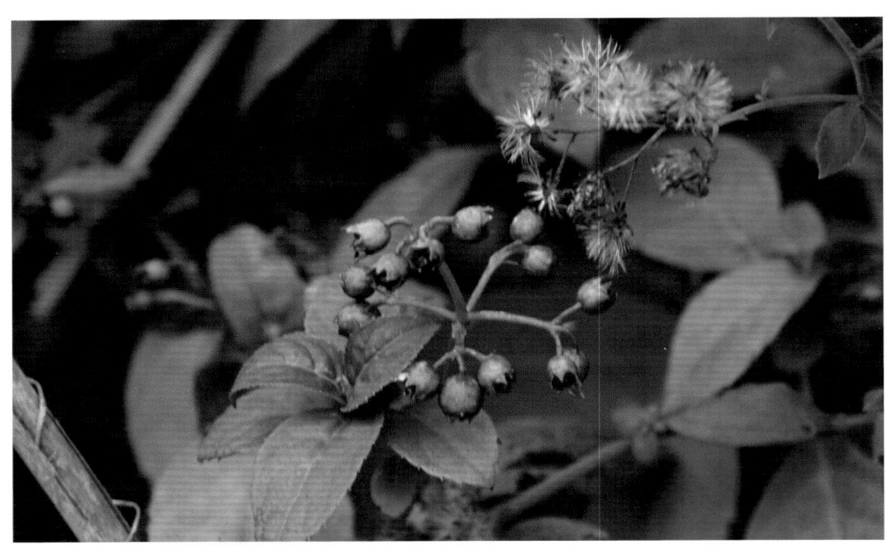

实用指南

精选验方

①**疟疾寒热往来**：常山（锉）、厚朴（去粗皮，生姜汁炙熟）各50克，草豆蔻（去皮）、肉豆蔻（去壳）各2枚，乌梅（和核）7枚，槟榔（锉）、炙甘草各25克。上7味，粗捣筛，每次6克，水煎，去滓，候冷，未发前服。②**蓝氏贾第鞭毛虫病**：常山10克。煎服，每日1次，连服7日。③**疟疾**：常山、槟榔、知母各9克，草果、贝母各6克，乌梅、红枣各3枚，生姜3片。水煎，于发作前4小时服。

传统药膳

常山酒

原料：常山、鳖甲各1.5克，虎头骨25克，淡豆豉0.5克，桃枝、柳枝各30克，桃仁10克，干枣3枚，乌梅7枚。

制法：将上9味细锉，以酒500毫升浸1宿，第2日入生姜5片，煎取150毫升去渣。

用法：空腹分2次服。

功效：截疟。

适用：疟疾。

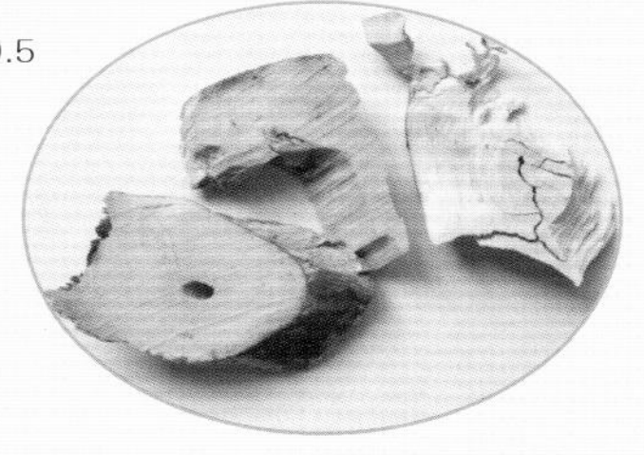

温馨提示

因能催吐，用量不宜过大，体虚者及孕妇不宜用。故治疟时，均应酒制，用量不宜大。

银柴胡

Yin Chai Hu

别名 土参、银胡、山菜根、沙参儿、牛肚根、银夏柴胡。

来源 本品为石竹科植物银柴胡 *Stellaria dichotoma* L.var. *lanceolata* Bge. 的干燥根。

形态特征 多年生草本，高20～40厘米。主根圆柱形，直径1～3厘米，外皮淡黄色，顶端有许多疣状的残茎痕迹。茎直立，节明显，上部2叉状分枝，密被短毛或腺毛。叶对生，无柄；茎下部叶较大，披针形，长4～30毫米，宽1.5～4毫米，先端锐尖，基部圆形，全缘，上面绿色，疏被短毛或几无毛，下面淡绿色，被短毛。花单生，花梗长1～4厘米；花小，白色；萼片5，绿色，披针形，外被腺毛，边缘膜质；花瓣5，较萼片为短，先端2深裂，裂片长圆形；雄蕊10，着生在花瓣的基部，稍长于花瓣；雌蕊1，子房上位，近于球形，花柱3，细长。蒴果近球形，成熟时顶端6齿裂。花期6～7月，果期8～9月。

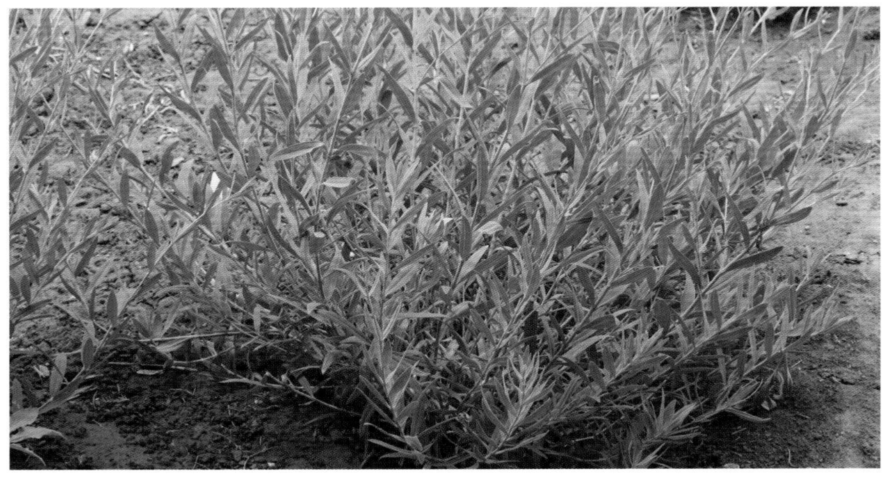

生境分布 生长于干燥的草原、悬崖的石缝或碎石中。分布于宁夏、甘肃、陕西等地。

采收加工 春、夏间植株萌发或秋后茎叶枯萎时采挖；栽培品于种植后第3年9月中旬或第4年4月中旬采挖，除去残茎、须根及泥沙，晒干。

性味归经 甘，微寒。归肝、胃经。

功效主治 清虚热，除疳热。用于阴虚发热，骨蒸劳热，小儿疳积发热。

用法用量 煎服，3～10克；或入丸、散。

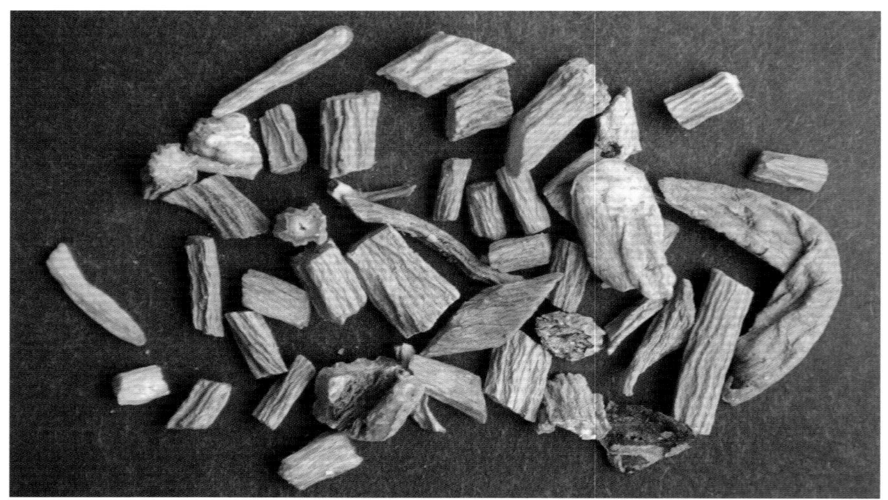

实用指南

精选验方

①**肺结核咯血**：银柴胡10克，白及12克，仙鹤草15克。水煎服。②**阴虚骨蒸潮热**：银柴胡10克，青蒿12克，鳖甲15克。水煎服。③**小儿疳积发热、食少纳呆、肚腹臌胀**：银柴胡、地骨皮、山楂、胡黄连、白术、太子参各6克，山药10克，鸡内金3克。水煎服。④**小儿低热不退**：银柴胡、青蒿各12克，白薇、牡丹皮各10克，地骨皮15克。水煎服。

温馨提示

外感风寒、血虚无热者忌用。

麻黄
Ma Huang

别名 龙沙、卑相、狗骨、卑盐。

来源 本品为麻黄科植物草麻黄 *Ephedra sinica* Stapf 等的干燥草质茎。

形态特征 小灌木，分枝较少。木质茎短小，匍匐状。叶膜质鞘状，上部2裂（稀3），裂片锐三角形，反曲。鳞球花序，雌雄异株，少有同株者；雄花序成熟时苞片增大，呈浆果状。种子2，卵形。花期5月，种子成熟期7月。

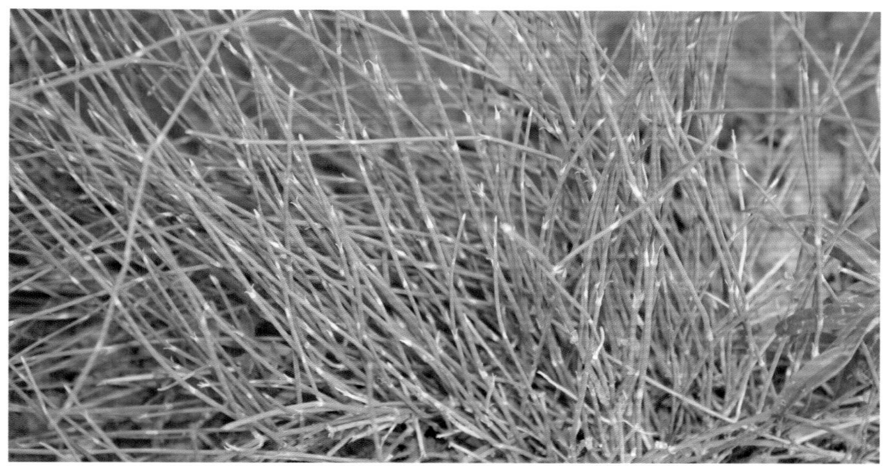

生境分布 生长于干燥的山冈、高地、山田或干枯的河床中。分布于吉林、辽宁、内蒙古、河北、山西、河南等地。

采收加工 秋季采割绿色的草质茎，晒干，除去木质茎、残根及杂质，切段。

性味归经 辛、微苦，温。归肺、膀胱经。

功效主治 发汗散寒，宣肺平喘，利水消肿。用于风寒感冒，胸闷喘咳，风水浮肿，支气管哮喘。

用法用量 煎服，3～10克。发汗解表常用生麻黄，止咳平喘多用炙麻黄。

实用指南

精选验方

①**小儿腹泻**：麻黄2～4克，前胡4～8克。水煎，加少量白糖送服，每日1剂。②**小儿百日咳**：麻黄、甘草各3克，化橘红5克，杏仁、百部各9克。水煎服。③**荨麻疹**：麻黄、蝉蜕、槐花、黄柏、乌梅、板蓝根、甘草、生大黄各10克。水煎服。④**头痛发热（恶风无汗而喘）**：麻黄9克，桂枝6克，炙甘草3克，杏仁10克，煎服发汗。

传统药膳

麻黄粥

原料：麻黄10克，糯米1匙，淡豆豉汁60毫升，米50克。

制法：以水1500毫升，煮麻黄，去沫，取汁750毫升，去渣，后入米、淡豆豉汁，煮为稀粥。

用法：不计时候，顿服。衣覆取汗。

功效：发汗解表。

适用：时气一日、初觉等。

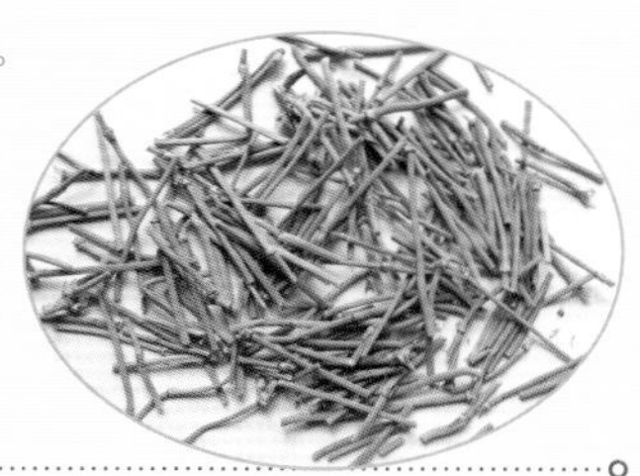

温馨提示

高血压及心功能不全者慎用。多汗及虚喘者忌用。

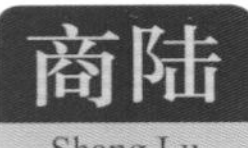

商陆 Shang Lu

别名 当陆、章陆、山萝卜、章柳根、见肿消。

来源 本品为商陆科植物商陆 *Phytolacca acinosa* Roxb. 等的干燥根。

形态特征 多年生草本，全株光滑无毛。根粗壮，圆锥形，肉质，外皮淡黄色，有横长皮孔，侧根甚多。茎绿色或紫红色，多分枝。单叶互生，具柄，柄的基部稍扁宽；叶片卵状椭圆形或椭圆形，先端急尖或渐尖，基部渐狭，全缘。总状花序生长于枝端或侧生于茎上，花序直立；花初为白色，后渐变为淡红色。浆果，扁圆状，有宿萼，熟时呈深红紫色或黑色。种子肾形，黑色。

生境分布 生长于路旁、疏林下或栽培于庭园。分布于全国大部分地区。

采收加工 秋季至次春采挖，除去须根及泥沙，切成块或片，晒干或阴干。

性味归经 苦，寒；有毒。归肺、脾、肾、大肠经。

功效主治 逐水消肿，通利二便，解毒散结。用于水肿胀满，二便不通，外治痈肿疮毒。

用法用量 煎服，3～9克。外用：适量，鲜品捣烂或干品研末搽敷。

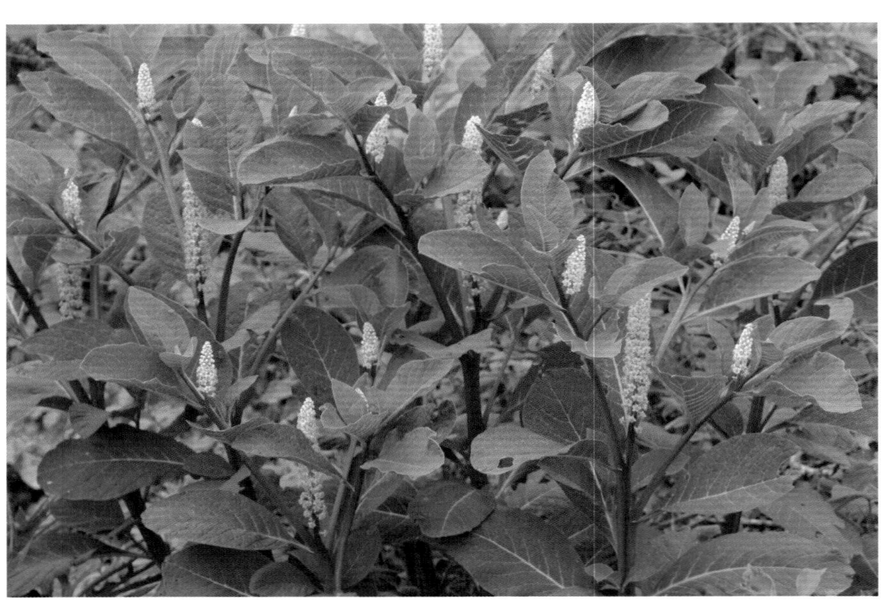

实用指南

精选验方

①**足癣：**商陆、苦参各100克，花椒20克，赤芍50克。煎汤，每日1～2次浸泡患足，每次15～30分钟，保留药液，加热重复使用。②**腹中如有石、痛如刀刺者：**商陆根适量，捣烂蒸之，布裹熨痛处，冷更换。③**淋巴结结核：**商陆9克。加红糖适量，水煎服。④**腹水：**商陆6克，赤小豆、冬瓜皮各50克，泽泻12克，茯苓皮24克。水煎服。

传统药膳

商陆赤豆鲫鱼汤

原料：商陆、赤小豆各适量，鲫鱼3条。

制法：商陆、赤小豆用清水冲洗，待用。把鲫鱼留鳞去内脏，装入前2药（等份），装满鱼腹扎口，用清水3000毫升煮烂，去鱼及商陆即可。

用法：饮汤食豆。每2日1次。

功效：清热解毒，利水填精。

适用：湿热水肿、小便黄少、尿蛋白多，以及肝硬化腹水者。

羊肉商陆臛

原料：商陆500克，精羊肉180克，葱、淡豆豉各适量。

制法：将商陆入锅内，加葱、豉和适量水，煎煮40分钟，去渣留汤1000克，放入切成片的羊肉，煮为臛。

用法：分3次食肉饮汤。

功效：温肾补脾，利尿逐水。

适用：肝硬化腹水。

商陆根煲肉

原料：商陆根30克，猪瘦肉60克。

制法：将猪肉与商陆根加水共炖，煲至肉熟烂为宜，去药渣。

用法：服汤食肉。

功效：解毒，逐水，补虚养血。

适用：水肿腹胀。

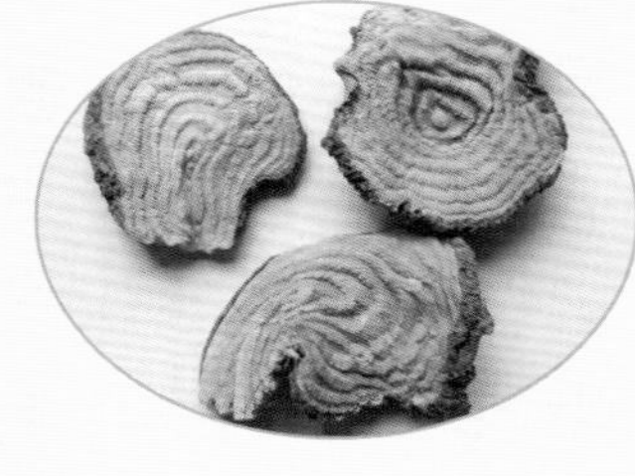

温馨提示

孕妇忌用。

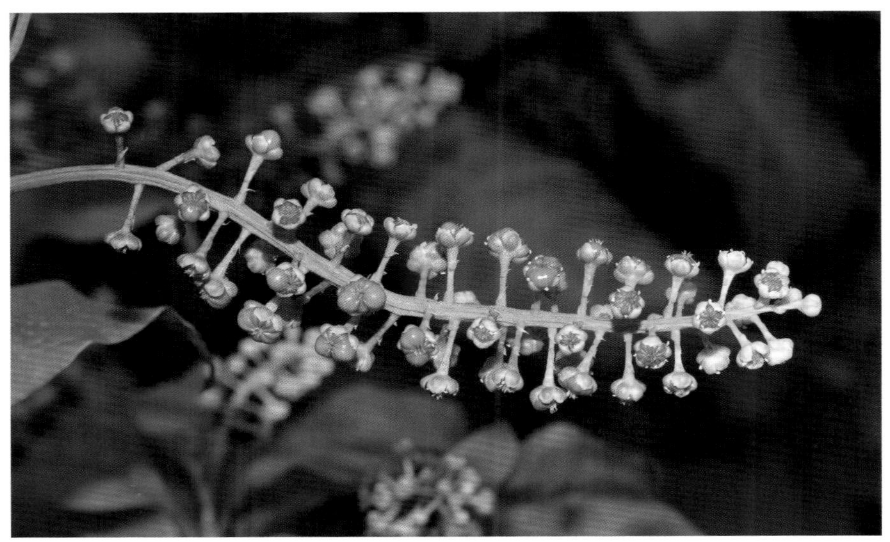

续断
Xu Duan

别名 南草、川断、接骨草、续断藤、川萝卜根。
来源 本品为川续断科植物川续断 *Dipsacus asperoides* C. Y. Cheng et T. M. Ai 的干燥根。

形态特征 多年生草本，高50～100厘米。茎直立，有棱，并有刺毛。叶对生，基生叶有长柄，叶片羽状分裂，茎生叶有短柄。头状花序，总苞片窄线形，数枚，苞片倒卵形，顶端有尖头状长喙，花冠白色或淡黄色。

生境分布 生长于土壤肥沃、潮湿的山坡、草地。分布于湖北、四川、重庆、湖南等地。

采收加工 秋季采挖，除去根头及须根，用微火烘至半干，堆置“发汗”至内部变绿色时再烘干。

性味归经 苦、辛，微温。归肝、肾经。

功效主治 补肝肾，强筋骨，续折伤，止崩漏。用于腰膝酸软，风湿痹痛，崩漏，胎漏，跌打损伤。酒续断多用于风湿痹痛，跌打损伤。盐续断多用于腰膝酸软。

用法用量 煎服，10～15克；或入丸、散。外用：适量，捣烂外敷。治崩漏下血宜炒用。

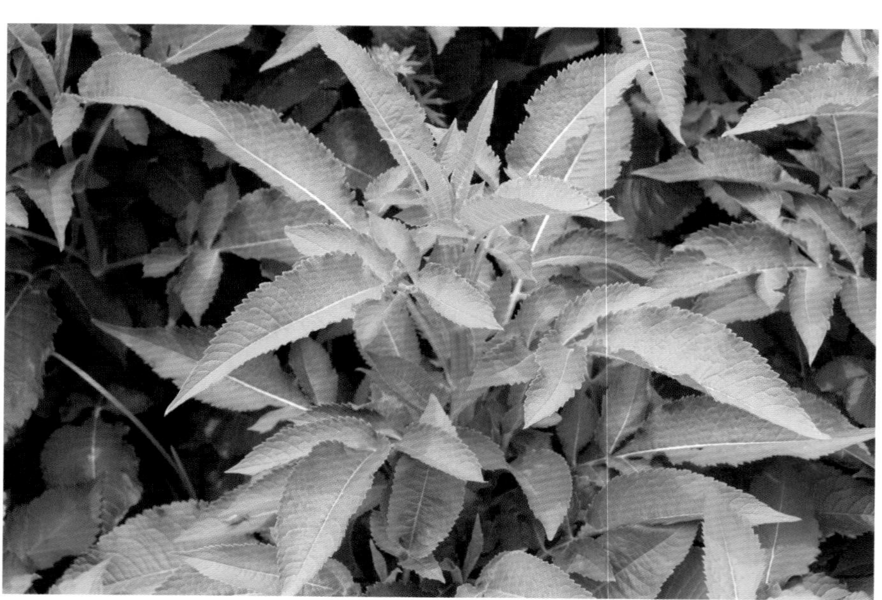

实用指南

精选验方

①**老人风冷、转筋骨痛：**续断、牛膝（去芦，酒浸）各等份。共研为细末，温酒调下10克，食前服。②**水肿：**续断根适量。炖猪腰子食。③**乳汁不行：**续断25克，川芎、当归各7.5克，穿山甲（火煅）、麻黄各10克，天花粉15克。水两大碗，煎八分，食后服。④**跌打损伤：**续断适量。捣烂外敷。⑤**产后血运：**续断150克。粗捣筛，每次3克，水煎去渣温服。

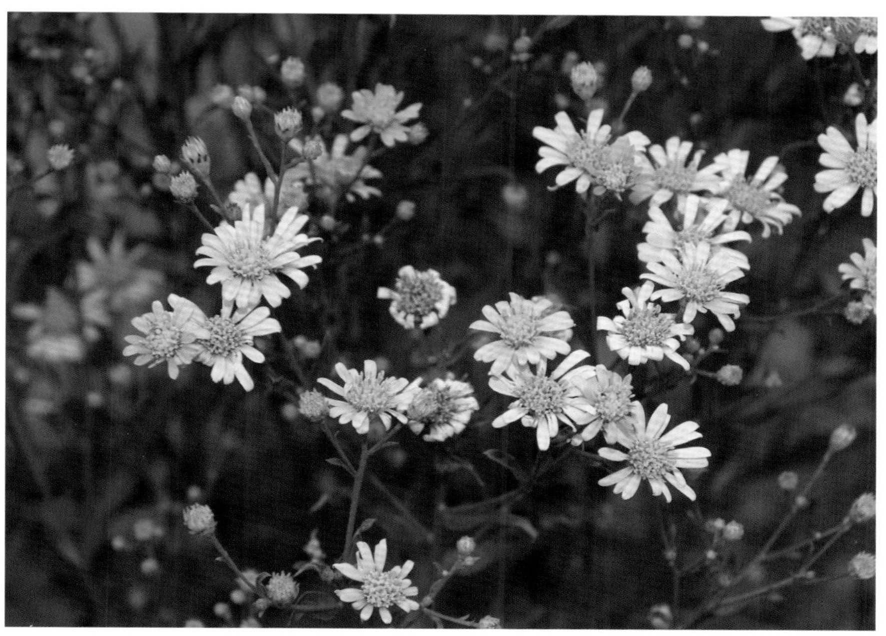

功效主治 润肺，化痰，止咳。用于痰多喘咳，新久咳嗽，劳嗽咳血。

用法用量 煎服，5～10克。外感暴咳多生用，肺虚久咳蜜炙用。

实用指南

精选验方

①**慢性气管炎、肺结核咳嗽**：紫菀9克，前胡、荆芥、百部、白前各6克，桔梗、甘草各3克。水煎服。②**百日咳、肺炎、气管炎**：紫菀9克。水煎服。③**咳嗽劳热**：炙紫菀、天冬、桑白皮各9克，黄芩4.5克，桔梗、知母、党参各6克，甘草1.5克。水煎服。

传统药膳

天冬紫菀酒

原料：紫菀、饴糖各10克，天冬200克，白酒1000毫升。

制法：将上药洗净捣碎，装入纱布袋内，与饴糖一起放入净器中，倒入白酒浸泡，密封7～10日后开启，去掉药袋，过滤装瓶备用。

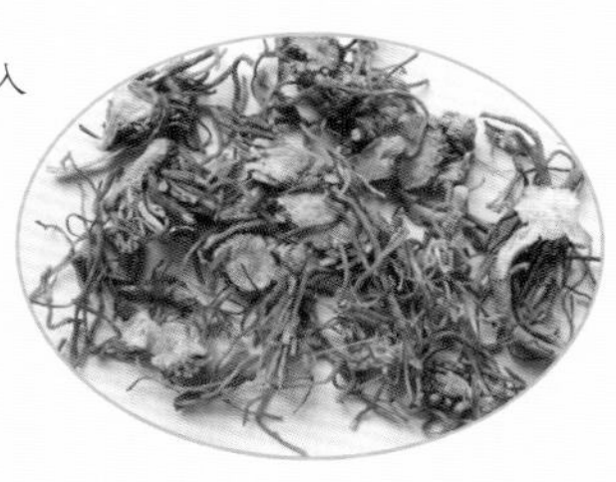

用法：每次服10～30毫升，每日2次。

功效：润肺止咳。

适用：慢性支气管炎。

温馨提示

有实热者忌服。

锁阳
Suo Yang

别名 锁燕、地毛球、锈铁棒、锁严子、地毛球。

来源 本品为锁阳科植物锁阳 *Cynomorium songaricum* Rupr. 的干燥肉质茎。

形态特征 多年生肉质寄生草本。地下茎粗短，具有多数瘤突吸收根。茎圆柱形，暗紫红色，高20～100厘米，直径3～6厘米，大部埋于沙中，基部粗壮，具鳞片状叶。鳞片状叶卵圆形、三角形或三角状卵形，长0.5～1厘米，宽不及1厘米，先端尖。穗状花序顶生，棒状矩圆形，长5～15厘米，直径2.5～6厘米；生密集的花和鳞状苞片，花杂性，暗紫色，有香气，雄花有2种：一种具肉质花被5，长卵状楔形，雄蕊1，花丝短，退化子房棒状；另一种雄花具数枚线形肉质总苞片，无花被，雄蕊1，花丝较长，无退化子房；雌花具数枚线状肉质总苞片；其中有1枚常较宽大，雌蕊1，子房近圆形，上部着生棒状退化雄蕊数枚，花柱棒状；两性花多先于雄花开放，具雄蕊、雌蕊各1，雄蕊着生子房中部。小坚果，球形，有深色硬壳状果皮。花期6～7月。

生境分布 生长于干燥多沙地带，多寄生于白刺的根上。主产于内蒙古、甘肃、青海等地。

采收加工 春、秋两季均可采收。以春采者为佳。除去花序，置沙土中半埋半露，连晒带烫，使之干燥。

性味归经 甘，温。归肝、肾、大肠经。

功效主治 补肾阳，益精血，润肠通便。用于肾阳不足，精血亏虚，腰膝痿软，阳痿滑精，肠燥便秘。

用法用量 煎服，5～10克。

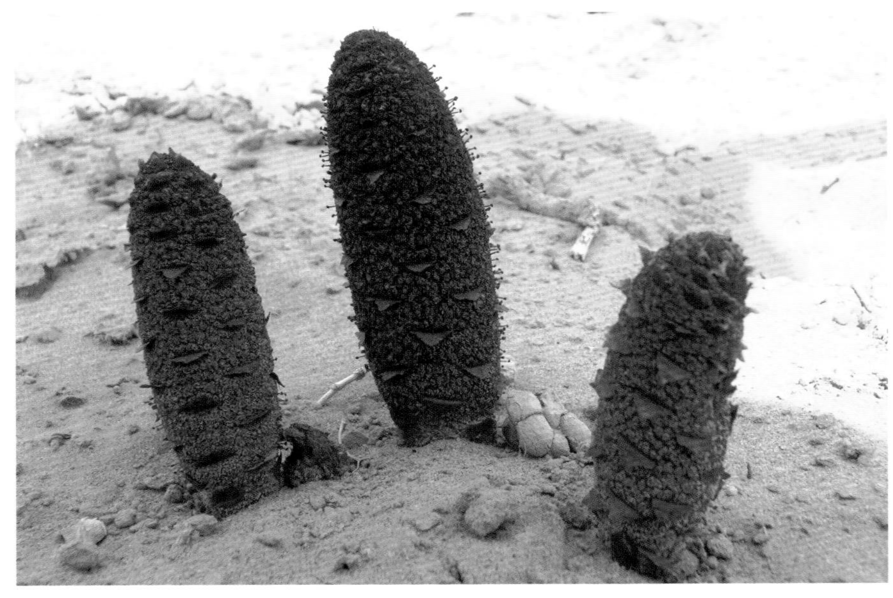

精选验方

①**周围神经炎**：锁阳、枸杞子、五味子、黄柏、知母、干姜、炙龟甲各适量。研末，酒糊为丸，盐汤送下。②**阳痿不孕**：锁阳、肉苁蓉、枸杞子各6克，菟丝子9克，淫羊藿15克。水煎服。③**肾虚滑精、腰膝酸弱、阳痿**：锁阳、肉苁蓉、桑螵蛸、茯苓各9克，龙骨3克。研末，炼蜜为丸服。④**阳痿、早泄**：锁阳、党参、山药、覆盆子各适量。水煎服。

传统药膳

锁阳粥

原料：锁阳15克，大米50克。

制法：将锁阳择净，放入锅中，加清水适量，浸泡5～10分钟，水煎取汁，加大米煮粥服食。

用法：每日1剂，连续3～5日。

功效：补肾壮阳，润肠通便。

适用：肾阳不足，精血亏虚所致的阳痿、遗精、不孕、腰膝酸软、筋骨无力等。

锁阳酒

原料：锁阳30克，白酒500毫升。

做法：锁阳切成薄片，泡酒中7日。

用法：每次1小杯，每日2次。

功能：补肾壮阳。

适用：肾虚阳痿、性功能减退。

锁阳油茶

原料：锁阳60克，猪油（或奶油）适量。

制法：用猪油或奶油炸锁阳，研为末。

用法：每次10克，沸水冲闷，代茶频饮。

功效：益精血，补气兴阳。

适用：心脏病、心闷痛。

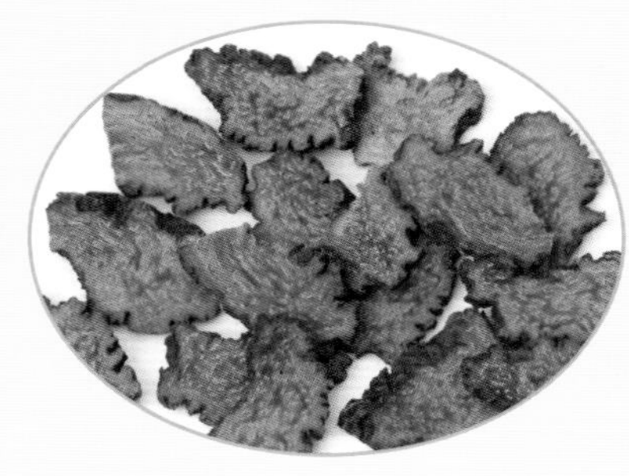

温馨提示

阴虚阳旺、脾虚泄泻、实热便秘者忌服。

薤白

Xie Bai

别名 薤根、藠子、野蒜、小独蒜、薤白头。

来源 本品为百合科植物小根蒜 *Allium macrostemon* Bge. 的鳞茎。

形态特征 多年生草本，高达70厘米。鳞茎近球形，外被白色膜质鳞皮。叶基生；叶片线形，长20～40厘米，宽3～4毫米，先端渐尖，基部鞘状，抱茎。花茎由叶丛中抽出，单一，直立，平滑无毛；伞形花序密而多花，近球形，顶生；花梗细，长约2厘米；花被6，长圆状披针形，淡紫粉红色或淡紫色；雄蕊6，长于花被，花丝细长；雌蕊1，子房上位，3室，有2棱，花柱线形，细长。果为蒴果。花期6～8月，果期7～9月。

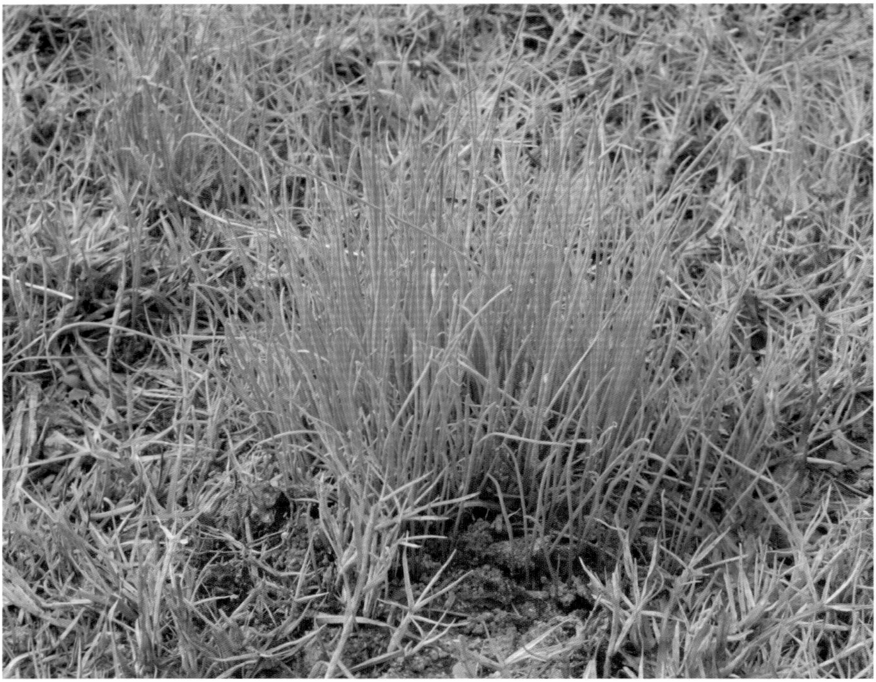

生境分布 生长于耕地杂草中及山地较干燥处。全国各地均有分布。主产于江苏、浙江等地。

采收加工 夏、秋两季采挖，洗净，除去须根，蒸透或置沸水中烫透，晒干。

性味归经 辛、苦，温。归心、肺、胃、大肠经。

功效主治 通阳散结，行气导滞。用于胸痹心痛，脘腹痞满胀痛，泻痢后重。

用法用量 煎服，5~10克。

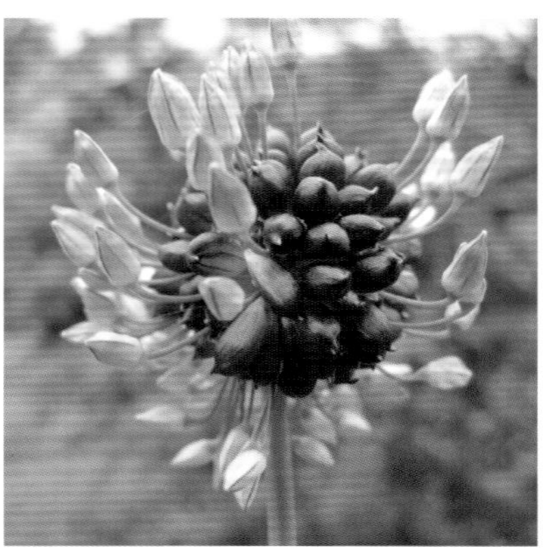

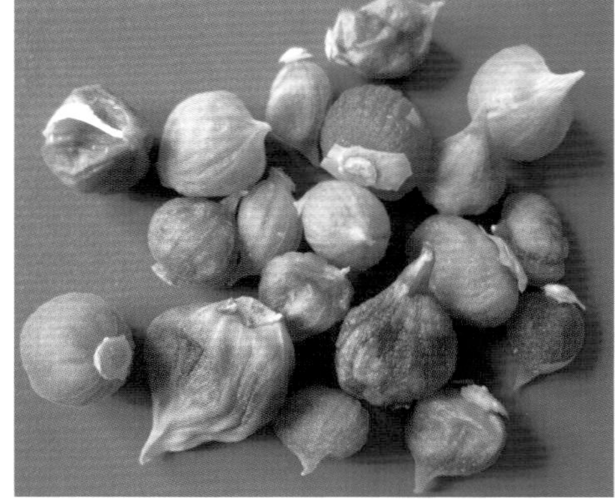

精选验方

①**痢疾**：薤白、苦参、山楂各15克，木香、当归、甘草各10克，白芍30克，随症加减。水煎服。②**室性早搏**：薤白12克，丹参30克，苦参20克，红参5克，桂枝9克，随症加减。水煎服。

传统药膳

薤白炖猪肚

原料：薤白150克，猪肚1个，薏苡仁适量，盐、胡椒各适量。

制法：薏苡仁、薤白洗净，混合，装入猪肚中，用绳扎住。加水和盐、胡椒，炖至猪肚烂熟。

用法：分3～4次服食。

功效：强身健体，消食。

适用：脾胃虚弱、少食羸瘦、饮食不消。

薤白葱粥

原料：薤白10～15克（鲜品30～60克），粳米50～100克，葱白3根。

制法：先把薤白、葱白洗净切碎，与粳米同时入锅内，加水适量煮成稀粥。

用法：每日分2～3次温服。

功效：行气宽胸。

适用：冠心病胸闷、心前区疼痛等。

杞叶薤白粥

原料：薤白6克，淡豆豉10克，枸杞叶20克，粳米50克，葱白7根，香油、味精、姜末、盐各适量。

制法：先将枸杞叶与薤白倒入沙罐，加水煎煮1小时，滤渣留汁，下粳米煮粥，粥将成时加入葱白、淡豆豉等佐料，继续煮至粥稠味香，再调味至鲜即可。

用法：每日1剂，分2次作早、晚餐或当午后点心食用。

功效：补肾益精，清热生津，通阳导滞。

适用：肾虚精亏、相火妄动、阳气闭郁之腰膝酸痛、腿脚软弱、烦热口渴、胸胁懑闷等。

藁本 Gao Ben

别名 藁茇、藁板、薇茎、野芹菜。

来源 本品为伞形科植物藁本 *Ligusticum sinense* Oliv. 等的根茎及根。

形态特征 藁本：多年生草本，高约1米。根茎呈不规则团块状，生有多数须根。基生叶三角形，2回奇数羽状全裂，最终裂片3～4对，边缘不整齐羽状深裂；茎上部叶具扩展叶鞘。复伞形花序，具乳头状粗毛，伞幅15～22，总苞片及小总苞片线形，小总苞片5～6；花白色。双悬果，无毛，分果具5棱，各棱槽中有油管5。

辽藁本：与上种不同点为根茎粗壮，基生叶在花期凋落，茎生叶广三角形，2～3回羽状全裂。复伞形花序，伞幅6～19，小总苞片10左右。双悬果，果棱具窄翅，每棱槽有油管1～2，合生面有油管2～4。

生境分布 生长于湿润的水滩边或向阳山坡草丛中。分布于四川、重庆、湖北、湖南、陕西等地。

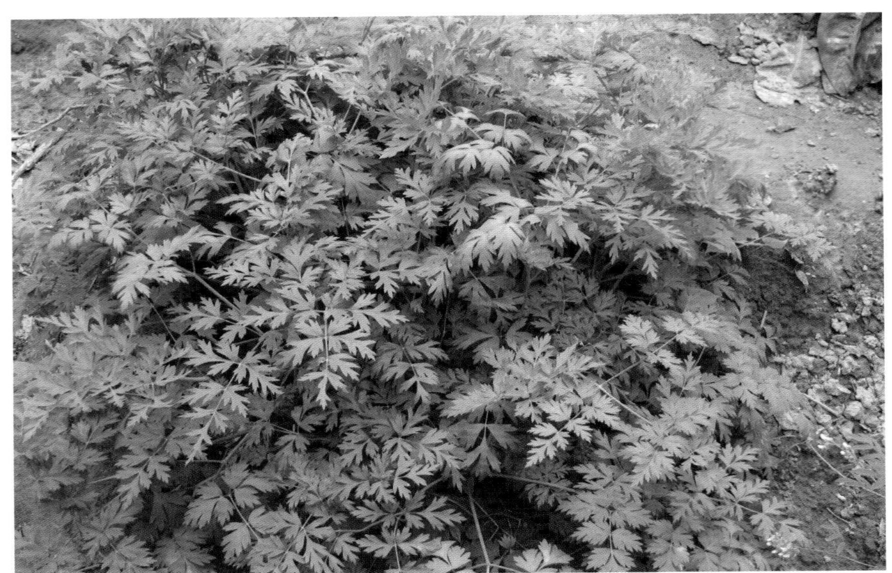

采收加工 秋季茎叶枯萎或次春出苗时采挖，除去地上部分及泥沙，晒干或烘干。

性味归经 辛，温。归膀胱经。

功效主治 祛风，散寒，除湿，止痛。用于风寒感冒，巅顶疼痛，风湿痹痛。

用法用量 水煎服，3～10克。外用：适量，煎水洗或研末调涂。

实用指南

精选验方

①**胃痉挛、腹痛：**藁本25克，苍术15克。水煎服。②**头屑多：**藁本、白芷各等份。研为末，夜掺发内，早起梳之，垢自去。③**风寒头痛及巅顶痛：**藁本、川芎、细辛、葱头各等份。水煎服。④**鼻上面上赤：**藁本适量。研细末，以皂角水擦洗赤处，拭干，以冷水或蜜水调涂，干后再用。⑤**疥癣：**藁本适量。煎汤洗浴，并烫洗换洗衣服。

传统药膳

藁本蒸猪脑髓

原料：藁本、天麻、红木子、决明子、夏枯草各15克，猪脑髓250克。

制法：将前5味与猪脑髓一起蒸熟即可。

用法：食猪脑髓。

功效：平肝，健脑。

适用：头闷、健忘等。

温馨提示

血虚头痛者忌服。

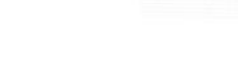

藕节
Ou Jie

别名 光藕节、藕节巴。

来源 本品为睡莲科植物莲 *Nelumbo nucifera* Gaertn. 的根茎节部。

形态特征 多年生水生草本。根茎肥厚横走，外皮黄白色，节部缢缩，生有鳞叶与不定根，节间膨大，内白色，中空而有许多条纵行的管。叶片圆盾形，高出水面，直径30～90厘米，全缘，稍呈波状，上面暗绿色，光滑，具白粉，下面淡绿色，叶柄着生于叶背中央，圆柱形，中空，高达1～2米，表面散生刺毛。花梗与叶柄等高或略高；花大，单一，顶生，直径12～23厘米，粉红色或白色，芳香；萼片4或5，绿色，小形，早落；花瓣多数，长圆状椭圆形至倒卵形，先端钝，由外向内逐渐变小；雄蕊多数，早落，花药线形，黄色，药隔先端成一棒状附属物，花丝细长，着生于花托下；心皮多数，埋藏于花托内，花托倒圆锥形，顶部平，有小孔20～30，每个小孔内有1椭圆形子房，花柱很短，果期时花托逐渐增大，内部海绵状，俗称莲蓬，长、宽均5～10厘米。坚果椭圆形或卵形，长1.5～2.5厘米，果皮坚硬、革质；内有种子1，俗称莲子。花期7～8月，果期9～10月。

生境分布 自生或栽培于池塘内。全国大部分地区均有，分布于浙江、江苏、安徽、湖南、湖北等地。

采收加工 秋、冬两季采挖根茎，切取节部，洗净，晒干，除去须根。

性味归经 甘、涩，平。归肝、肺、胃经。

功效主治 收敛止血，化瘀。用于吐血，咯血，衄血，尿血，崩漏。

用法用量 煎服，9～15克。

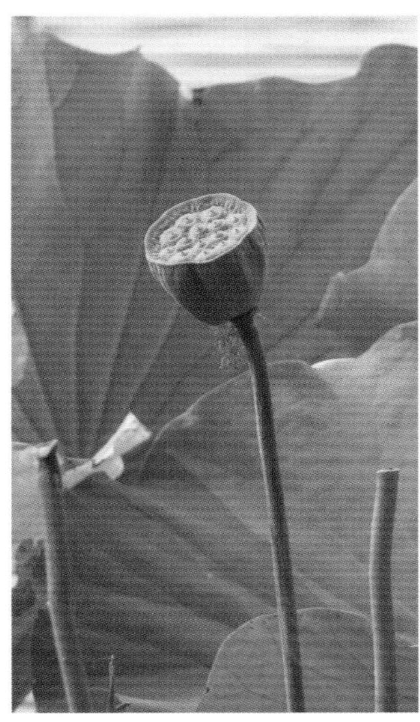

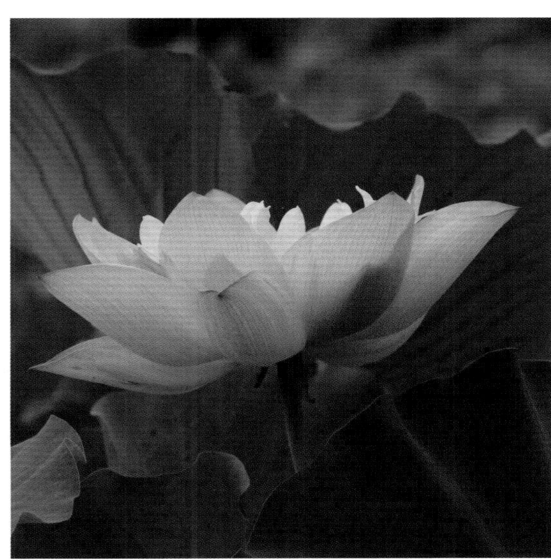

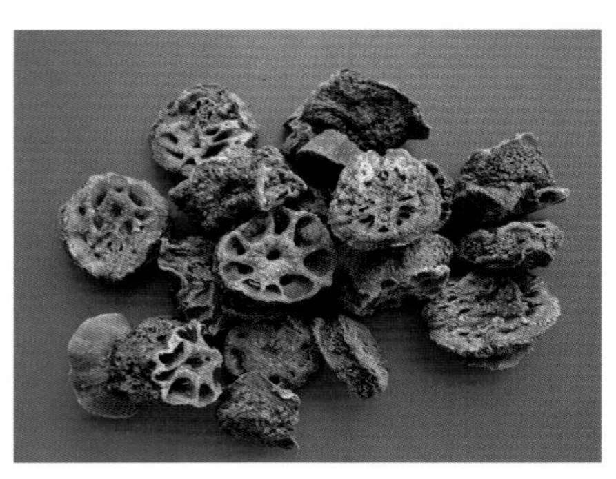

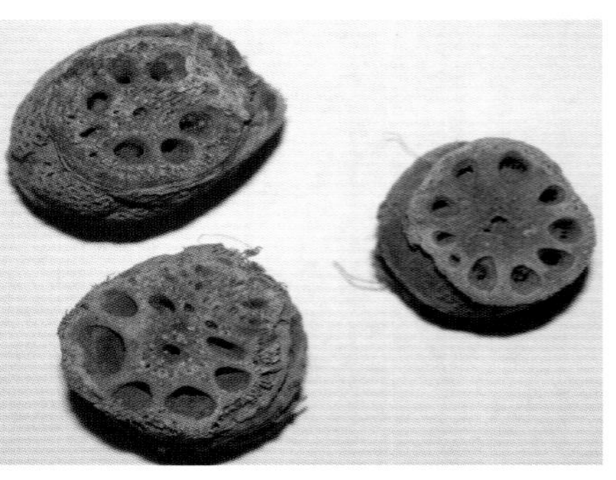

实用指南

精选验方

①小儿肺炎咳嗽带血：生藕节1节。切除一端，蜂蜜灌满藕孔，盖好纸封，蒸熟热服。②急性咽喉炎：藕节适量。去毛洗净，放入盐里贮存2周以上备用；用时取出，以开水冲洗后放入口中含服，每日2次，每次1枚。③鼻息肉：生藕节（连须，新瓦上焙焦）60克，乌梅肉（焙焦）30克，白矾15克，冰片3克。共研细末，贮瓶备用；勿令泄气，每次取少许药末吹患侧鼻孔，每小时1次，5日为1个疗程。

传统药膳

黄花藕节汤

原料：藕节60克，黄花菜30克。

制法：将黄花菜、藕节洗净，共入锅中，加水适量，煮沸，取汁。晾凉即可饮用。

用法：每日1次，服至血止。

功效：疏肝解郁，清热凉血。

适用：肝经郁热、血热妄行之倒经等。

温馨提示

忌铁器。

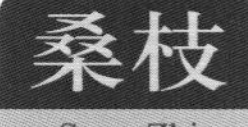

桑枝 Sang Zhi

别名 桑条。

来源 本品为桑科植物桑 *Morus alba* L. 的嫩枝。

形态特征 落叶灌木或小乔木，高3～15米。树皮灰白色，有条状浅裂；根皮黄棕色或红黄色，纤维性强。单叶互生，叶柄长1～2.5厘米；叶片卵形或宽卵形，长5～20厘米，宽4～10厘米，先端锐尖或渐尖，基部圆形或近心形，边缘有粗锯齿或圆齿，有时有不规则的分裂，上面无毛，有光泽，下面脉上被短毛，腋间有毛，基出脉3条与细脉交织呈网状，背面较明显；托叶披针形，早落。花单性，雌雄异株；雌、雄花序均排列成穗状葇荑花序，腋生；雌花序长1～2厘米，被毛，总花梗长5～10毫米；雄花序长1～2.5厘米，下垂，略被细毛；雄花具花被片4，雄蕊4，中央有不育的雌蕊；雌花具花被片4，基部合生，柱头2裂。瘦果，多数密集成一卵圆形或长圆形的聚合果，长1～2.5厘米，初时绿色，成熟后变肉质，色变为黑紫色或红色。种子小。花期4～5月，果期5～6月。

生境分布 生长于丘陵、山坡、村旁、田野等处，各地均有栽培。以南部各省（区）育蚕区产量较大。

采收加工 春末夏初采收，去叶晒干，或趁鲜切片晒干。生用，个别炒微黄用。

性味归经 微苦，平。归肝经。

功效主治 祛风通络，利关节。用于风湿痹病，肩臂、关节酸痛麻木。

用法用量 煎服，或熬膏服，15～30克。外用：适量，煎水熏洗。

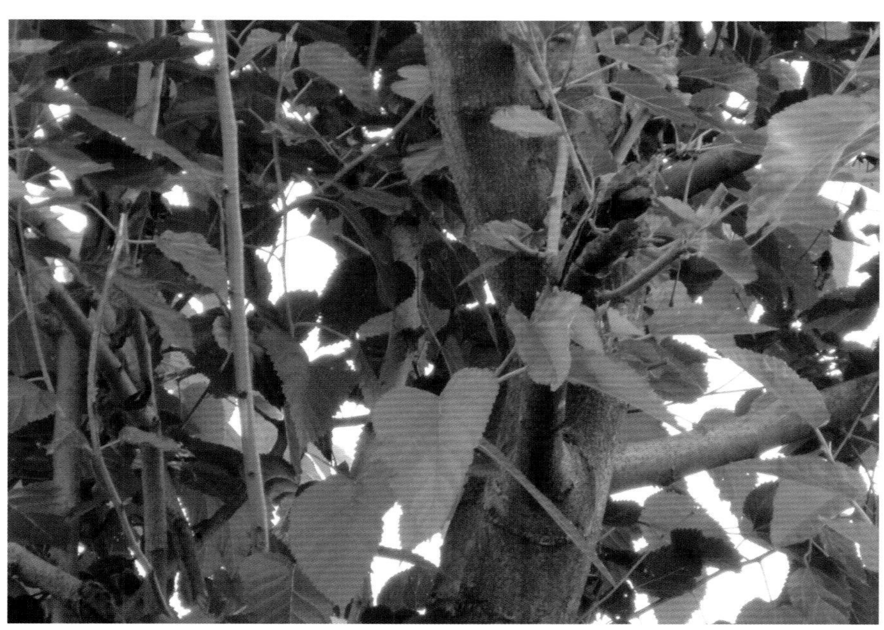

实用指南

精选验方

①**风痹：**嫩桑枝30克。酒炒，水煎服。②**风湿性肌炎对肌体疼痛者：**桑枝30克，秦艽、防己各9克。水煎服。③**肩周炎：**桑枝、当归各20克，鸡血藤、威灵仙各30克，羌活、桂枝、白芍、姜黄、防风各15克，细辛（后下）5克。水煎服，每日1剂。④**淋转率低下：**桑枝（鲜品疗效较好）30克。水煎服，每日1剂。⑤**水气脚气：**桑枝60克。炒香，以水1000毫升，煎至100毫升，每日空腹服。⑥**高血压：**桑枝、桑叶、茺蔚子各15克。加水1000毫升，煎至600毫升，睡前洗脚30～40分钟后即卧。

传统药膳

桑枝酒

原料：花桑枝、垂柳枝、槐枝各50克，黑豆30克，羌活、牛膝、附子、桂心、熟地黄各15克。

制法：将上药细锉和匀，以生绢袋盛，用好酒2500毫升，浸泡7日后可用。

用法：每日饭前、饭后，任意暖饮10毫升，不得令过度。

功效：祛风除湿。

适用：头风。

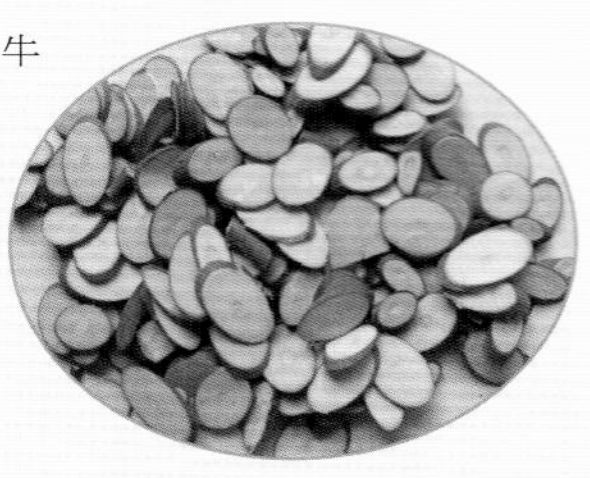

温馨提示

本品性寒，不宜用于风寒湿所致的关节冷痛、肌肉酸痛，也不宜用于肝肾亏损的虚劳骨痛、腰膝酸软乏力。

桂枝
Gui Zhi

别名 柳桂、嫩桂枝、桂枝尖。

来源 本品为樟科植物肉桂 *Cinnamomum cassia* Presl 的干燥嫩枝。

形态特征 常绿乔木，高12～17米。树皮呈灰褐色，有芳香，幼枝略呈四棱形。叶互生，革质；长椭圆形至近披针形，长8～17厘米，宽3.5～6厘米，先端尖，基部钝，全缘，上面绿色，有光泽，下面灰绿色，被细柔毛；具离基3出脉，于下面明显隆起，细脉横向平行；叶柄粗壮，长1～2厘米。圆锥花序腋生或近顶生，长10～19厘米，被短柔毛；花小，直径约3厘米；花梗长约5毫米；花被管长约2毫米，裂片6，黄绿色，椭圆形，长约3毫米，内外密被短柔毛；发育雄蕊9，3

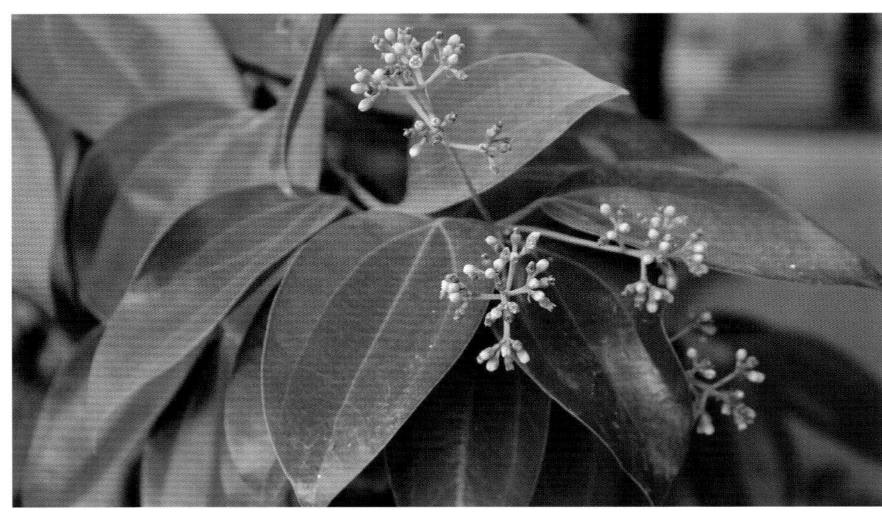

轮，花药矩圆形，4室，瓣裂，外面2轮花丝上无腺体，花药内向，第3轮雄蕊外向，花丝基部有2腺体，最内尚有1轮退化雄蕊，花药心脏形；雌蕊稍短于雄蕊，子房椭圆形，1室，胚珠1，花柱细，与子房几等长，柱头略呈盘状。浆果椭圆形或倒卵形，先端稍平截，暗紫色，长12～13毫米，外有宿存花被。种子长卵形，紫色。花期5～7月，果期至次年2～3月。

生境分布 以栽培为主。分布于广东、广西、云南等地。

采收加工 春、夏两季采收，除去叶，晒干，或切片晒干。以幼嫩、色棕红、气香者为佳。

性味归经 辛、甘，温。归心、肺、膀胱经。

功效主治 发汗解肌，温通经脉，助阳化气，平冲降气。用于风寒感冒，脘腹冷痛，血寒经闭，关节痹痛，痰饮，水肿，心悸，奔豚。

用法用量 水煎服，3～10克。

实用指南

精选验方

①**面神经麻痹：**桂枝30克，防风20克，赤芍15克。水煎，趁热擦洗患部，每次20分钟，每日2次，以局部皮肤潮红为度。②**关节炎疼痛：**桂枝、熟附子各9克，姜黄、威灵仙各12克。水煎服。③**低血压：**桂枝、肉桂各40克，甘草20克。混合煎煮，分3次当茶饮服。④**闭经：**桂枝10克，当归、川芎各8克，吴茱萸、艾叶各6克。水煎服。

传统药膳

桂枝酒

原料：桂枝、川芎、独活、牛膝、山药、甘草各30克，附子20克，防风、茯苓、天雄、茵芋、杜仲、白术各40克，大枣30枚，踯躅25克，白酒1000毫升。

制法：将以上各味共研为粗末，入白酒中浸泡7日。

用法：每次服10～20毫升，每日2次。

功效：祛风散寒，壮阳暖肝。

适用：肝虚寒、卒然音哑不声、踞坐不得、面目青黑、四肢缓弱、遗失便利、疠风所损等。

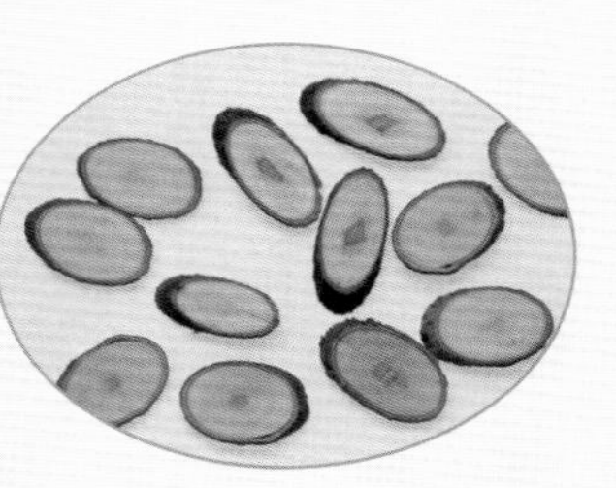

黄芪桂枝五物汤

原料：黄芪15克，桂枝、白芍、大枣各10克，生姜18克。

制法：水煎服。

用法：每日2次。

功效：益气和营，温经通痹。

适用：气血不足，营卫不和所致的肌肉麻木不仁、手足无力、肢体关节屈伸不利、活动不灵、常自汗出等；风湿性关节炎、肩关节周围炎、中风偏瘫后遗症、产后腰腿痛、小儿麻痹后遗症等而属气虚血亏、营卫不和者。

温馨提示

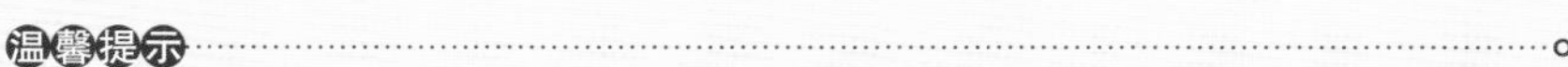

本品辛温助热，易伤阴动血，温热病、阴虚火旺和血热妄行者忌服。孕妇及月经过多者慎用。

附子

Fu Zi

别名 侧子、刁附、虎掌、漏篮子、黑附子、明附片、川附子、熟白附子。

来源 本品为毛茛科植物乌头 *Aconitum carmichaelii* Debx. 的子根的加工品。

形态特征 多年生草本，高60～150厘米。主根纺锤形至倒卵形，中央的为母根，周围数个子根（附子）。叶片五角形，3全裂，中央裂片菱形，两侧裂片再2深裂。总状圆锥花序狭长，密被反曲的微柔毛；萼片5，蓝紫色（花瓣状），上裂片高盔形，侧萼片近圆形；花瓣退化，其中2枚变成蜜叶，紧贴盔片下有长爪，距部扭曲；雄蕊多数分离，心皮3～5，通常有微柔毛。种子有膜质翅。

生境分布 生长于山地草坡或灌木丛中。分布于四川，湖北、湖南等地也有栽培。

采收加工 6月下旬至8月上旬采挖，除去母根、须根及泥沙，习称“泥附子”，加工成下列品种：选择个大、均匀的泥附子，洗净，浸入食用胆巴的水溶液中，过夜，再加食盐，继续浸泡，每日取出晾晒，并逐渐延长晾晒时间，直到附子表面出现大量结晶盐粒（盐霜）、体质变硬为止，习称“盐附子”。取泥附子，按大小分别洗净，浸入食用胆巴的水溶液中数日，连同浸液煮至透心，捞出，水漂，纵切成约0.5厘米的厚片，再加水浸漂，用调色液使附片染成浓茶色，取出，蒸到出现油面、光泽后，烘至半干，再晒干或继续烘干，习称“黑附片”。选择大小均匀的泥附子，洗净，浸入食用胆巴的水溶液中数日，连同浸液煮至透心，捞出，剥去外皮，纵切成约0.3厘米的薄片，用水浸漂，取出，蒸透，晒至半干，以硫黄熏后晒干，习称“白附片”。

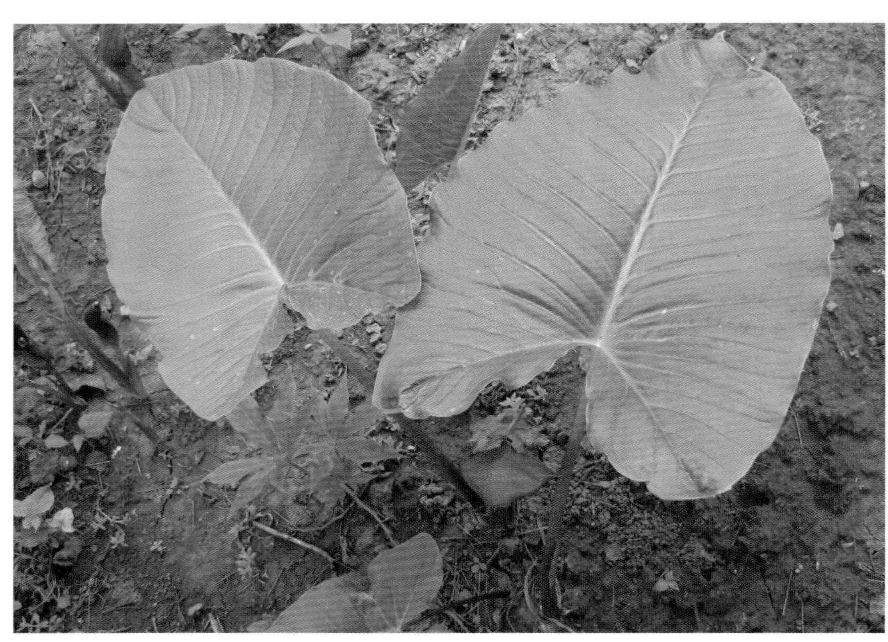

性味归经 辛、甘，大热；有毒。归心、肾、脾经。

功效主治 回阳救逆，补火助阳，散寒止痛。用于亡阳虚脱，肢冷脉微，心阳不足，胸痹心痛，虚寒吐泻，脘腹冷痛，肾阳虚衰，阳痿宫冷，阴寒水肿，阳虚外感，寒湿痹痛。

用法用量 煎服，宜先煎0.5～1小时，至口尝无麻辣感为度，

实用指南

精选验方

①**血栓闭塞性脉管炎：**附子、大黄、丹参、细辛、赤芍、黄芪、肉桂、甘草、当归、海马、桃仁、金银花各适量。水煎服，并外敷萆芰膏。②**冻疮未破溃：**附子10克。浸入白酒50毫升中半小时后文火慢煎，煎沸3分钟后，趁热用棉球蘸酒液搽患处，每晚睡前搽5次。③**高血压：**盐附子、生地黄各等量。压碾成细末，用水调匀，晚上临睡贴敷脚心固定，次晨起揭掉，每日1次，连贴敷3～5日。④**胃下垂：**淡附片（先煎30分钟）9～30克，炒白术9～15克，焦艾叶12～30克。水煎服，每日1剂，连服50日。

传统药膳

附子生姜炖狗肉

原料：熟附子10克，生姜100克，狗肉500克，调味料各适量。

制法：先将狗肉洗净，切块；生姜切片，备用。先用沙锅加水煨炖狗肉，煮沸后加入生姜片。熟附子，再加盐、生油、料酒、五香八角、葱段等，共炖2小时左右，至狗肉熟烂即成。

用法：佐餐当菜食用。

功效：温阳散寒，温化寒痰。

适用：阳虚型老年慢性支气管炎，对兼见寒痰伏肺的老年慢性支气管炎患者尤为适宜。

附子粥

原料：制附子、炮姜各10克，粳米100克。

制法：先将制附子、炮姜捣细，过罗为末，与粳米同煮为粥。

用法：可供冬季早餐食用。阴虚火旺者忌食。

功效：温中，散寒，止痛。

适用：脾肾阳虚、畏寒肢冷、腹中冷痛尿频、阳痿及大便溏泄等。

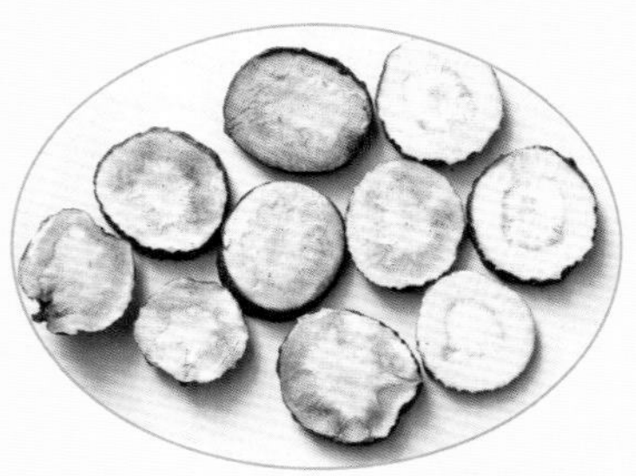

附子酒

原料：生附子片30克，白酒250毫升。

制法：先将附片捣粗末，入白酒中浸泡，春冬5日，夏秋3日。

用法：每次服10～15毫升，每日2次。

功效：壮阳，散寒，通络。

适用：偏风、半身不遂及大风冷、痃癖胀满等。

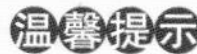

本品辛热燥烈，凡阴虚阳亢者及孕妇忌用。反半夏、瓜蒌、贝母、白蔹、白及。因有毒，内服须经炮制。若内服过量，或煮煎方法不当，可引起中毒。

细辛
Xi Xin

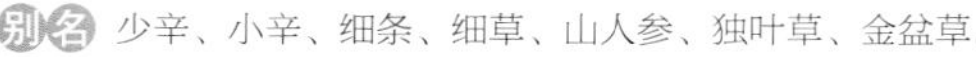

别名 少辛、小辛、细条、细草、山人参、独叶草、金盆草。

来源 本品为马兜铃科植物北细辛 *Asarum heterotropoides* Fr. Schmidt var. *mandshuricum* (Maxim.) Kitag. 的根及根茎。

形态特征 北细辛：多年生草本，高10～25厘米。叶基生，1～3片，心形至肾状心形，顶端短锐尖或钝，基部深心形，全缘，两面疏被短柔毛或近于无毛；有长柄。花单生，花被钟形或壳形，污紫色，顶端3裂，裂片由基部向下反卷，先端急尖；雄蕊12，花丝与花药等长；花柱6。蒴果肉质，半球形。

华细辛：与上种类似，唯叶先端渐尖，上面疏被短毛，下面仅叶脉疏被较长的毛。花被裂片由基部沿水平方向开展，不反卷。花丝较花药长1.5倍。

生境分布 生长于林下腐殖层深厚稍阴湿处，常见于针阔叶混交林及阔叶林下、密集的灌木丛中、山沟底稍湿润处、林缘或山坡疏林下的湿地。分布于东北。

采收加工 夏季果熟期或初秋采挖，除净泥沙，阴干。

性味归经 辛，温。归心、肺、肾经。

功效主治 祛风散寒，祛风止痛，通窍，温肺化饮。用于风寒感冒，头痛，牙痛，鼻塞流涕，鼻鼽，鼻渊，风湿痹痛，痰饮喘咳。

用法用量 煎服，1～3克；散剂，每次服0.5～1克。外用：适量。

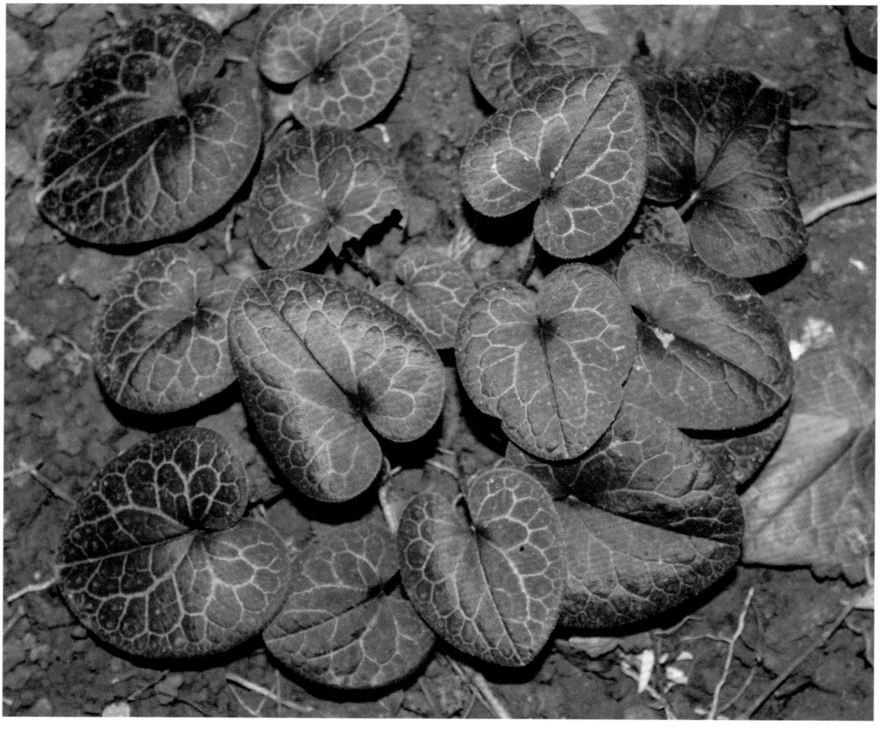

精选验方

①**风火牙痛**：细辛4.5克，生石膏45克。水煎2次，药液混匀，一半漱口，一半分2次服下，每日1剂。②**阳虚感冒**：细辛、麻黄各3克，附子10克。水煎温服。③**偏头痛**：细辛5克，川芎、当归各30克，辛夷、蔓荆子各10克。水煎服，每日1剂。④**鼻塞不通**：细辛末少许。吹入鼻中。⑤**外感风寒，头痛咳嗽**：细辛1～3克。水煎服。⑥**小儿目疮**：细辛末适量。醋调，贴脐上。⑦**肩周炎**：细辛、姜黄各10克，甘草、桂枝各6克，白芥子12克，茯苓20克，白芍30克，蜈蚣3条。水煎取药汁，每日1剂，分2次服。10日为1个疗程；寒痛者加制川乌、麻黄；甚者加重细辛至20克。

传统药膳

细辛粥

原料：细辛3克，大米100克。

制法：将细辛择净，放入锅中，加清水适量，浸泡5～10分钟后，水煎取汁，加大米煮为稀粥。

用法：每日1～2剂，连续服2～3日。

功效：祛风散寒，温肺化饮，宣通鼻窍。

适用：外感风寒头痛、身痛、牙痛、痰饮咳嗽、痰白清稀、鼻塞等。

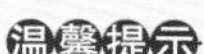

温馨提示

阴虚阳亢头痛、肺燥伤阴干咳者忌用。不宜与藜芦同用。

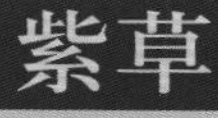

紫草 Zi Cao

别名 紫根、紫丹、紫草茸、紫草根、山紫草、硬紫草。

来源 本品为紫草科植物新疆紫草 *Arnebia euchroma* (Royle) Johnst.、紫草 *Lithospermum erythrorhizon* Sieb. et Zucc. 或内蒙紫草 *A. guttata* Bunge 的干燥根。

形态特征 紫草：多年生草本。高50～90厘米。全株被糙毛。根长条状，略弯曲，肥厚，紫红色。茎直立，上部分枝。叶互生，具短柄或无柄，叶片粗糙，卵状披针形，全缘或稍呈不规则波状。总状聚伞花序；苞片叶状，披针形或窄卵形，两面被粗毛；萼片5披针形，基部微合生；花冠白色，筒状，先端5裂，喉部有5个小鳞片，基部被毛；雄蕊5；子房4深裂，花柱单一，线形，柱头2裂。小坚果卵圆形，灰白色或淡褐色，平滑有光泽。花期5～6月，果期7～8月。

新疆紫草：多年生草本，高15～35厘米，全株被白色糙毛。根粗状。基生叶丛生，线状披针形，长5～12厘米，宽2～5毫米；茎生叶互生，较小，无柄。蝎尾状聚伞花序，集于茎顶近头状，苞片线状披针形；花冠长筒状，淡紫色或紫色，先端5裂，喉部及基部无附属物及毛；雄蕊5，着生于花冠管中部，子房4深裂。小坚果骨质，宽卵质。

生境分布 生长于路旁、荒山、田野及干燥多石山坡的灌木丛中。分布于黑龙江、吉林、辽宁、河北、河南、山西等地。

采收加工 春、秋两季采挖，除去泥沙，干燥。

性味归经 甘、咸，寒。归心、肝经。

功效主治 清热凉血，活血解毒，透疹消斑。用于血热毒盛，斑疹紫黑，麻疹不透，疮疡，湿疹，水火烫伤。

用法用量 煎服，5～10克。外用：适量，熬膏或用植物油浸泡涂搽。

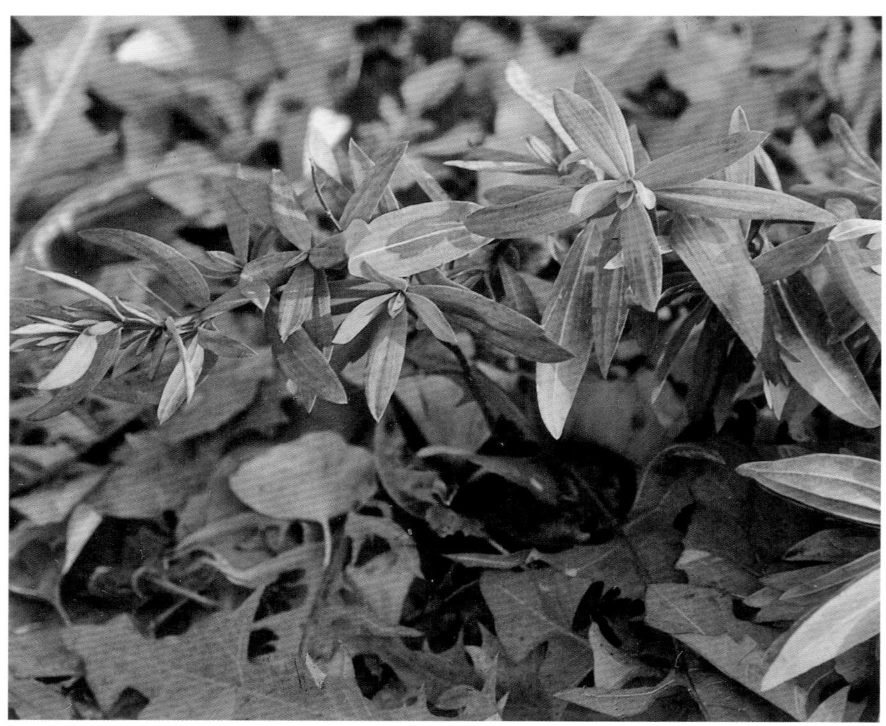

实用指南

精选验方

①**病毒性肝炎：**紫草30克。加水适量，煎煮2次，每次煮沸30分钟，过滤，合并2次滤液，每日1剂，每日2次。②**过敏性紫癜：**紫草6～9克，大枣15～20克。水煎，每日1剂，分2次吃枣饮汤。③**斑疹不快：**紫草、赤芍各3克，木通2次，甘草1.5克，蝉蜕7枚。水煎2次，为紫草祛斑汤，早、晚分服。④**混合痔：**紫草12克，黄连、当归各10克。水煎，每日1剂，分3次服。⑤**婴儿玫瑰疹：**紫草7.5～15克。水煎服；或与板蓝根15克，水煎服，每日2次，每日1剂，10日为1个疗程。⑥**湿热黄疸：**紫草9克，茵陈30克。水煎服。⑦**宫颈癌：**紫草末60克。加蒸馏水500毫升共浸泡30分钟，再用沙锅煮沸，过滤服，每日100毫升，分4次服。⑧**病毒性心肌炎：**紫草、马勃、白薇、苦参、玉竹、白术、防风各10克，黄芪30克，炙甘草40克，蒲公英20克，大青叶、板蓝根各15克，龙齿12克，琥珀（冲服）3克。水煎取药汁，每日服2次，每日1剂。⑨**痱子：**紫草、白糖各30克。将紫草加水500毫升，煎取汁300毫升，兑入白糖即可；每日1剂，代茶饮。

传统药膳

紫草薏苡仁汁

原料：紫草、薏苡仁、白糖各15克。

制法：将前2味同放锅中，加水1000毫升，煮取汁750毫升，趁热放入白糖，搅至溶化，晾凉服用。

用法：每日1剂，代茶饮之。14日为1个疗程。

功效：清热凉血，解毒除湿。

适用：湿郁化毒所致的扁平疣。

紫草大枣汤

原料：紫草50克，大枣30克。

制法：将紫草、大枣同放入沙锅内，加水适量，置火上煎20分钟。

用法：吃枣喝汤，每日1次，连用7日。

功效：清热凉血化斑。

适用：血热妄行引起的紫癜。

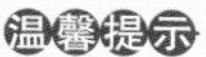

温馨提示

本品性寒而滑利，脾虚便溏者忌服。

贯众

Guan Zhong

别名 黄钟、贯节、渠母、贯渠、药渠、绵马贯众。

来源 本品为鳞毛蕨科植物粗茎鳞毛蕨 *Dryopteris crassirhizoma* Nakai 的带叶柄基部的干燥根茎。

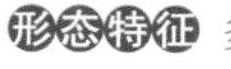

形态特征 多年生草本。地下茎粗大，有许多叶柄残基及须根，密被锈色或深褐色大型鳞片。叶簇生于根茎顶端，具长柄。叶片广倒披针形，最宽在上部1/3处，长40～80厘米，宽16～28厘米，2回羽状全裂或浅裂，羽片无柄，线状披针形，先端渐尖，羽片再深裂，小裂片多数，密接，矩圆形，圆头，叶脉开放。孢子囊群圆形，着生于叶背近顶端1/3的部分，每片有2～4对，近中肋下部着生；囊群盖圆肾形，直径约1毫米，棕色。

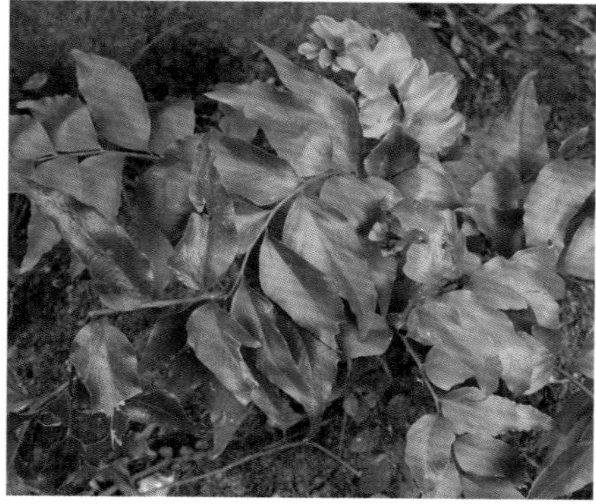

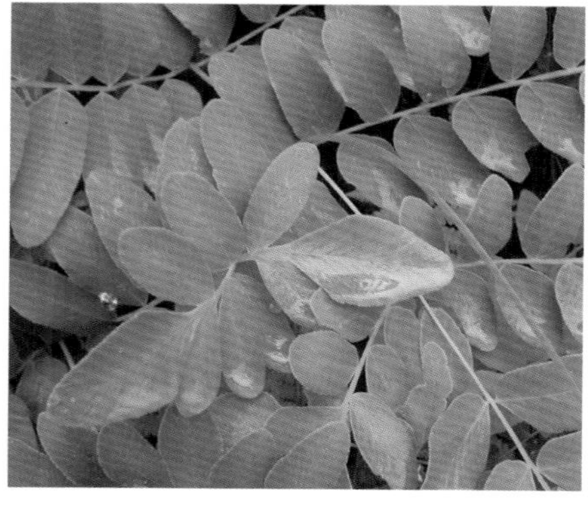

生境分布 生长于山阴近水处。分布于辽宁、吉林、黑龙江等地。

采收加工 秋季采挖，削去叶柄，须根，除去泥沙，晒干。

性味归经 苦，微寒；有小毒。归肝、胃经。

功效主治 清热解毒，驱虫。用于虫积腹痛，疮疡。

用法用量 煎服，4.5～9克。杀虫及清热解毒宜生用；止血宜炒炭用。外用：适量。

实用指南

精选验方

①**钩虫病：**贯众9～15克。水煎服。②**肺结核、支气管扩张之咳血，上消化道出血：**贯众60克。水煎服，每日1剂，分3～4次服。③**慢性铅中毒：**贯众、萆薢各24克，党参15克，鸡血藤12克。水煎2次，使成200毫升药液，每日分2次服，10日为1个疗程，间歇5日，共用4个疗程。④**预防感冒、流行性感冒、流行性脑脊髓膜炎、流行性乙型脑炎：**贯众、金银花各15克，黄芩6克，甘草3克。开水泡服，当茶饮。⑤**吐血不止：**贯众、黄连按2：1之比配合。共研粉，以糯米饮调服6克。⑥**钩虫病、绦虫病、蛲虫病：**贯众12克，乌梅9克，大黄6克。水煎空腹服。

传统药膳

贯众板蓝根茶

原料：贯众、板蓝根各30克，甘草15克。

制法：将上3药放入茶杯内，冲入开水，加盖闷泡15分钟，代茶饮用。

用法：每日1剂，频频冲泡饮服。连饮6～8次。

功效：祛风，清热，利咽。

适用：流行性感冒、发热、头痛、周身酸痛等。

温馨提示

本品有小毒，用量不宜过大。服用本品时忌油腻。脾胃虚寒者及孕妇慎用。

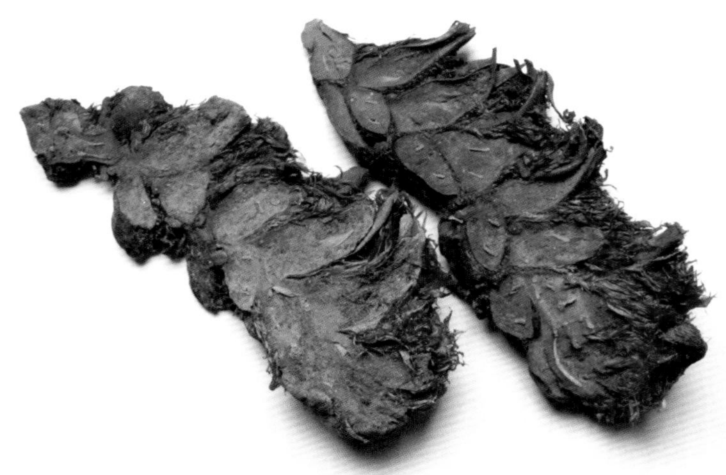

土茯苓

Tu Fu Ling

别名 过山龙、土太片、地茯苓、山地栗、冷饭团。

来源 本品为百合科植物光叶菝葜 *Smilax glabra* Roxb. 的干燥根茎。

形态特征 多年生常绿攀缘状灌木。茎无刺。单叶互生，薄革质，长圆形至椭圆状披针形，先端渐尖，全缘，表面通常绿色，有时略有白粉，有卷须。花单性异株，腋生伞形花序；花被白色或黄绿色。浆果球形，红色，外被白粉。

生境分布 生长于林下或山坡。分布于广东、湖南、湖北、浙江、四川、安徽等地。

采收加工 夏、秋两季采挖，除去须根。洗净，干燥；或趁鲜切成薄片，干燥。

性味归经 甘、淡，平。归肝、胃经。

功效主治 解毒，除湿，通利关节。用于梅毒及汞中毒所致的肢体拘挛，筋骨疼痛；湿热淋浊，带下，痈肿，瘰疬，疥癣。

用法用量 煎服，15～60克。外用：适量。

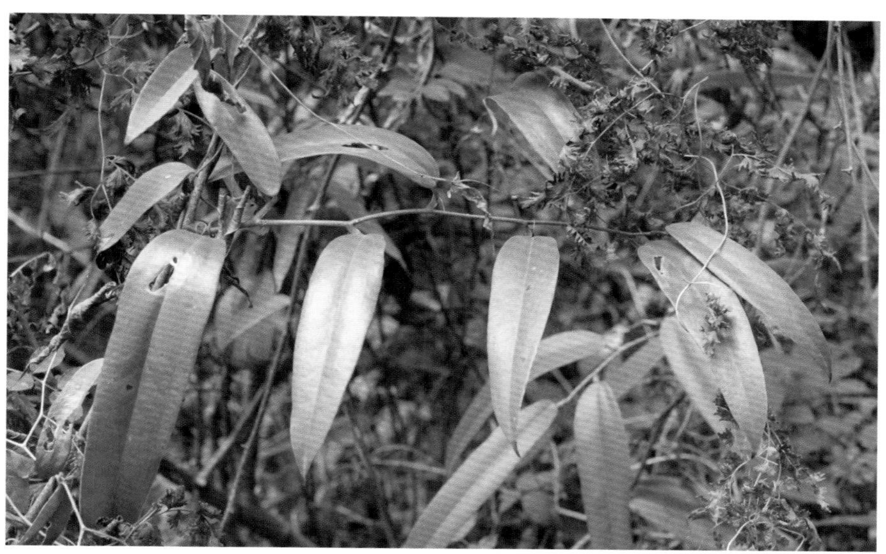

实用指南

精选验方

①**梅毒：**土茯苓60～240克，苍耳子、白鲜皮各15克，甘草10克。水煎取药汁，每日1剂，分2次服。②**女性尖锐湿疣：**土茯苓、黄芪各30克，冬虫夏草9克，紫草根、蒲公英、蜂房、赤芍、板蓝根各20克，败酱草15克，蜈蚣2条，甘草6克。水煎取药汁，每日1剂，分2次服。③**牛皮癣：**土茯苓30～50克。研成粗末，包煎，每日1剂，分早、晚2次服，连用10～15日。④**血淋：**土茯苓、茶根各25克。水煎服，白糖为引。⑤**皮炎：**土茯苓100～150克。水煎当茶饮。⑥**瘿瘤：**土茯苓、白英各25克，蒲公英、乌蔹莓根各20克，金锁银开、黄药子各15克，甘草、金银花各10克。水煎服。

传统药膳

土茯苓茶

原料：土茯苓60克，绿茶2克。

制法：将上2味水煎取药汁。

用法：代茶频饮，每日1次，连服15日为1个疗程。

功效：解毒化瘀。

适用：梅毒。

土茯苓眉豆蟾蜍粥

原料：土茯苓120克，白扁豆60克，粳米30克，蟾蜍2只，姜、蒜、红枣各适量。

制法：蟾蜍去头、皮、内脏，用清水冲洗干净，入清水锅中，再加进粳米、土茯苓、白扁豆、红枣、姜、蒜一同熬煮，待粥熟后适当地调入一些调味料即可。

用法：温热服食，每日2次。

功效：清湿毒。

适用：疳疮，症见阴茎龟头出现小疮、四周焮肿、亮如水晶、逐渐增大、破后糜烂等。

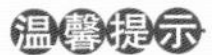

温馨提示

肝肾阴虚者慎服。服药时忌茶。

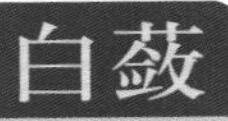

白蔹 Bai Lian

别名 白根、昆仑、山地瓜、地老鼠、见肿消、鹅抱蛋。

来源 本品为葡萄科植物白蔹 *Ampelopsis japonica* (Thunb.) Makino 的干燥块根。

形态特征 木质藤本。茎多分枝，带淡紫色，散生点状皮孔，卷须与叶对生。掌状复叶互生，一部分羽状分裂，一部分羽状缺刻，边缘疏生粗锯齿，叶轴有宽翅，裂片基部有关节，两面无毛。聚伞花序与叶对生，序梗细长而缠绕，花淡黄色，花盘杯状，边缘稍分裂。浆果球形或肾形，熟时蓝色或白色，有针孔状凹点。

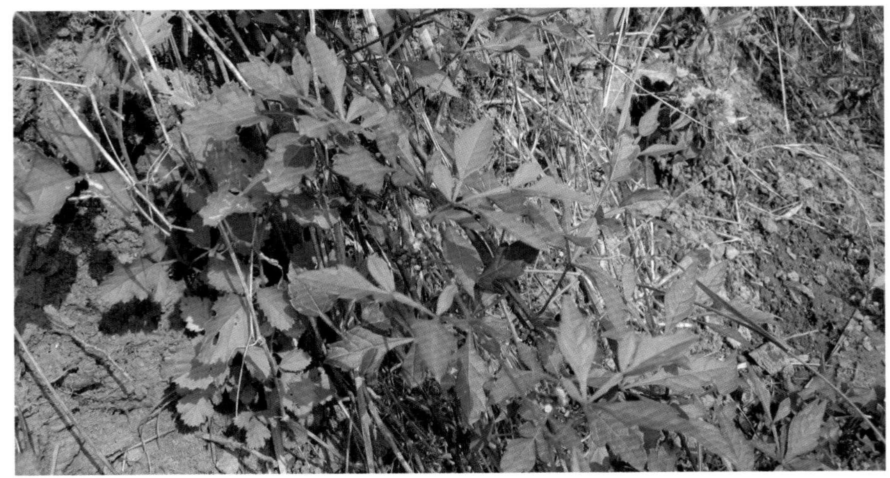

生境分布 生长于荒山的灌木丛中。分布于华东、华北及中南各地，广东、广西也有生产。多为野生。

采收加工 春、秋两季采挖，除去泥沙及细根，切成纵瓣或斜片，晒干。

性味归经 苦，微寒。归心、胃经。

功效主治 清热解毒，消痈散结，敛疮生肌。用于痈疽发背，疔疮，瘰疬，水火烫伤。

用法用量 煎服，5～10克。外用：适量，煎汤洗或研成极细粉敷患处。

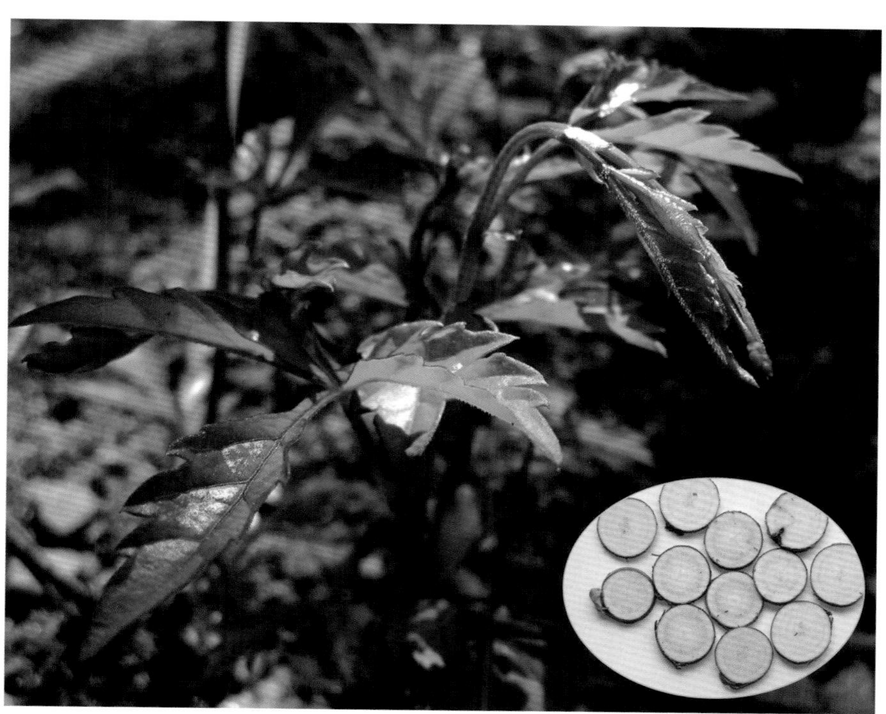

实用指南

精选验方

①**扭挫伤**：白蔹2个，盐适量。捣烂如泥外敷。②**妇女赤白带下**：白蔹（葡萄科）、苍术各10克，黄柏6克。水煎服。③**痈肿疮疡**：白蔹、大黄、黄芩各等份。研粉，以鸡蛋白调敷患处，每日数次。④**扭挫伤痛**：白蔹适量。捣烂外敷。⑤**各种瘰疬无肿痛**：白蔹3个，鸭蛋1个。共煮，去渣服，每日1剂，连服15日为1个疗程。⑥**手足皲裂**：白蔹、白及各30克，大黄（焙黄研末）50克，冰片3克，蜂蜜适量。研极细粉，和匀过筛，加蜂蜜调成糊状，将患处洗净拭干后涂药，每日3～5次，以愈为度。

温馨提示

脾胃虚寒者不宜服。反乌头。

灯心草
Deng Xin Cao

别名 赤须、灯草、灯心、虎须草、碧玉草。

来源 本品为灯心草科植物灯心草 *Juncus effusus* L.的干燥茎髓。

形态特征 多年生草本，高40～100厘米。根茎横走，密生须根；茎簇生，直立，细柱形。叶鞘红褐色或淡黄色，叶片退化呈刺芒状。花序假侧生，聚伞状，多花，密集或疏散，花淡绿色，具短柄。蒴果长圆状，先端钝或微凹，长约与花被等长或稍长，内有3个完整的隔膜。

生境分布 生长于池旁、河边、稻田旁、水沟边、草地上或沼泽湿处。分布于江苏、湖南、四川、云南、贵州等地。

采收加工 夏末至秋季割取茎，晒干，取出茎髓，理直，扎成小把。生用或制用。

性味归经 甘、淡，微寒。归心、肺、小肠经。

功效主治 清心火，利小便。用于心烦失眠，尿少涩痛，口舌生疮。

用法用量 煎服，1～3克。外用：适量。

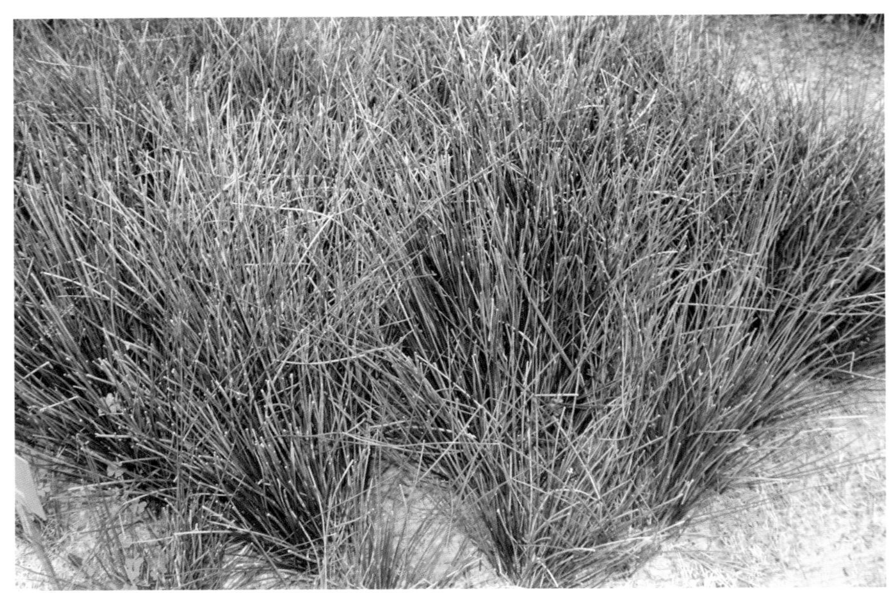

实用指南

精选验方

①**黄疸**：灯心草根、阴行草、枸杞根各30克。水煎，糖调服。②**肾炎**：鲜灯心草30克，鲜木槿根60克。水煎服。③**口腔糜烂**：灯心草10克，车前草15克。水煎服。④**尿路感染**：灯心草6克，干柿饼2个，白糖适量。水煎服。⑤**小儿夜啼**：灯心草15克。水煎2次，混合后分上、下午2次服，每日1剂，连服3～5剂。⑥**急、慢性咽炎及口腔炎**：灯心草、麦冬各适量。泡茶饮用。

传统药膳

灯心苦瓜汤

原料：灯心草5扎，苦瓜（去瓤，核）200克，盐适量。

制法：苦瓜洗净后切成块状。将苦瓜块与灯心草一起放进沙锅内，用适量清水煎煮，加盐调味便可。

用法：佐餐食用，每次150～200毫升，每日1～2次。

功效：清心降火。

适用：夏季风热上攻所引起的目赤肿痛、眼眵增多、口干心烦、小便黄赤等。

灯心草粥

原料：灯心草6克，粳米30克，栀子3克，熟石膏粉（食用）10克。

制法：先煎石膏、栀子、灯心草，久煎取汁去渣，再加入粳米共煮成粥。

用法：早、晚餐分食。

功效：清热泻脾。

适用：小儿流涎、口舌生疮、烦躁不宁等。

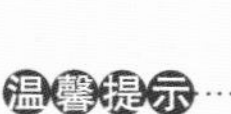

温馨提示

气虚小便不禁者忌服。

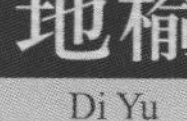

地榆

Di Yu

别名 山枣、白地榆、红地榆、紫地榆、赤地榆、线形地榆。

来源 本品为蔷薇科植物地榆 *Sanguisorba officinalis* L. 或长叶地榆 *S.officinalis* L. var. *longifolia* (Bert.) Yü et Li.的干燥根。

形态特征 多年生草本，高50～100厘米。茎直立，有细棱。奇数羽状复叶，基生叶丛生，具长柄，小叶通常4～9对，小叶片卵圆形或长卵圆形，边缘具尖锐的粗锯齿，小叶柄基部常有小托叶；茎生叶有短柄，托叶抱茎，镰刀状，有齿。花小，暗紫红色，密集成长椭圆形穗状花序。瘦果暗棕色，被细毛。

生境分布 生长于山地的灌木丛、山坡、草原或田岸边。前者产于我国南北各地，后者习称“绵地榆”，主产于安徽、浙江、江苏、江西等地。

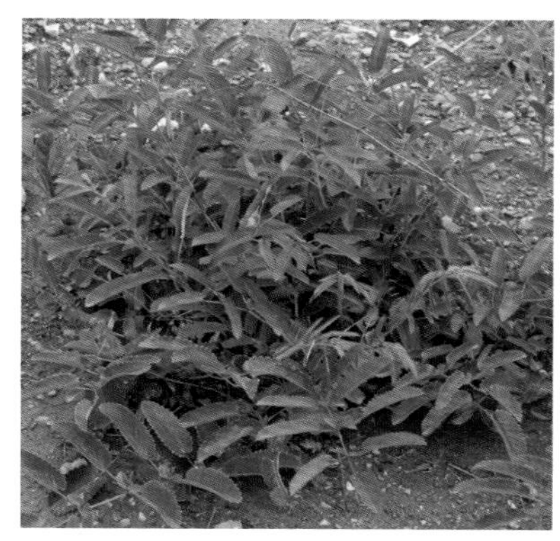

采收加工 春季将发芽时或秋季植株枯萎后采挖。除去须根，洗净，晒干生用，或炒炭用。

性味归经 苦、酸、涩，微寒。归肝、大肠经。

功效主治 凉血止血，解毒敛疮。用于便血，痔血，血痢，崩漏，水火烫伤，痈肿疮毒。

用法用量 煎服，9～15克；或入丸、散。外用：适量，研末涂敷患处。止血多炒用。炭用，解毒敛疮多生用。

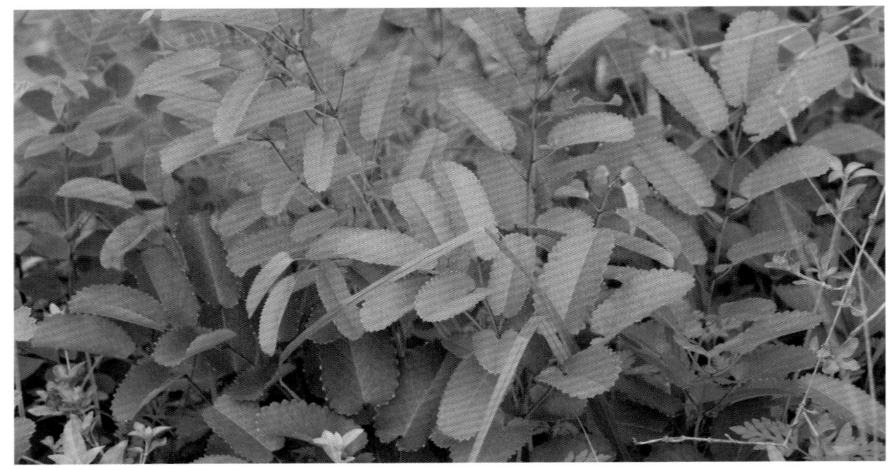

实用指南

精选验方

①**湿疹**：地榆50克。加水二碗，煎成半碗，用纱布蘸药液湿敷。②**赤带**：地榆、白及各9克，侧柏叶3～5克，每日1剂，水煎，分2次服，连服3～5剂。③**原发性血小板减少性紫癜**：生地榆、太子参各50克。水煎服，连服2个月。④**无名肿毒、疖肿、痈肿、深部脓肿**：地榆500克，田基黄200克，研末，三七粉5～15克。调入700克凡士林中成膏，外敷患处。⑤**久病肠风、痛痒不止**：地榆25克，苍术50克。水300毫升，煎150毫升，空腹服，每日1次。⑥**烧烫伤**：地榆根适量。炒炭存性，磨粉，用麻油调成50%软膏，涂于创面，每日数次。

传统药膳

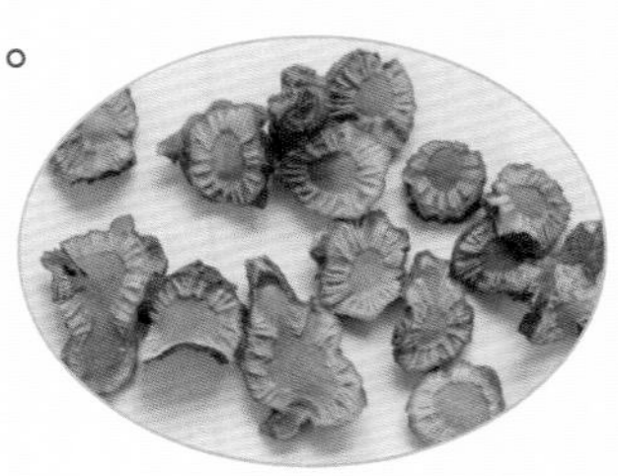

地榆酒

原料：地榆60克，甜酒适量。

制法：将地榆洗净切段，焙干研成细末，用甜酒煎服。

用法：每次6克，每日2次。

功效：调经止漏。

适用：崩漏。

地榆粥

原料：地榆20克，大米100克，白糖适量。

制法：将地榆择净，放入锅中，加清水适量，浸泡5～10分钟后，水煎取汁，加大米煮粥，待粥熟时下白糖，再煮一二沸即成。

用法：每日1剂，连续服3～5日。

功效：凉血止血，解毒敛疮。

适用：衄血、咯血、吐血、尿血、痔疮出血、崩漏、血痢不止及水火烫伤等。

温馨提示

本品性寒酸涩，凡虚寒性便血、下痢、崩漏及出血有瘀者慎用。对于大面积烧伤患者，不宜使用地榆制剂外涂，以防其所含鞣质被大量吸收而引起中毒性肝炎。

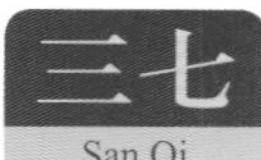

三七 San Qi

别名 田三七、金不换、盘龙七、人参三七、开化三七。

来源 本品为五加科植物三七 *Panax notoginseng* (Burk.) F. H. Chen 的干燥根。

形态特征 多年生草本，高达60厘米。根茎短；茎直立，光滑无毛。掌状复叶，具长柄，3～4片轮生于茎顶；小叶3～7，椭圆形或长圆状倒卵形，边缘有细锯齿。伞形花序顶生，花序梗从茎顶中央抽出，花小，黄绿色。核果浆果状，近肾形，熟时红色。

生境分布 生长于山坡丛林下。分布于云南、广西、贵州、四川等地。

采收加工 夏末秋初开花前或冬季种子成熟后采挖，去尽泥土，洗净，晒干。分开主根、支根及根茎，干燥。支根习称“筋条”，根茎习称“剪口”。生用或研细粉用。

性味归经 甘、微苦，温。归肝、胃经。

功效主治 散瘀止血，消肿定痛。用于咯血，吐血，衄血，便血，崩漏，外伤出血，胸腹刺痛，跌扑肿痛。

用法用量 煎服，3～9克；多研末吞服，每次1～3克；也入丸、散。外用：适量，研末外掺或调敷。

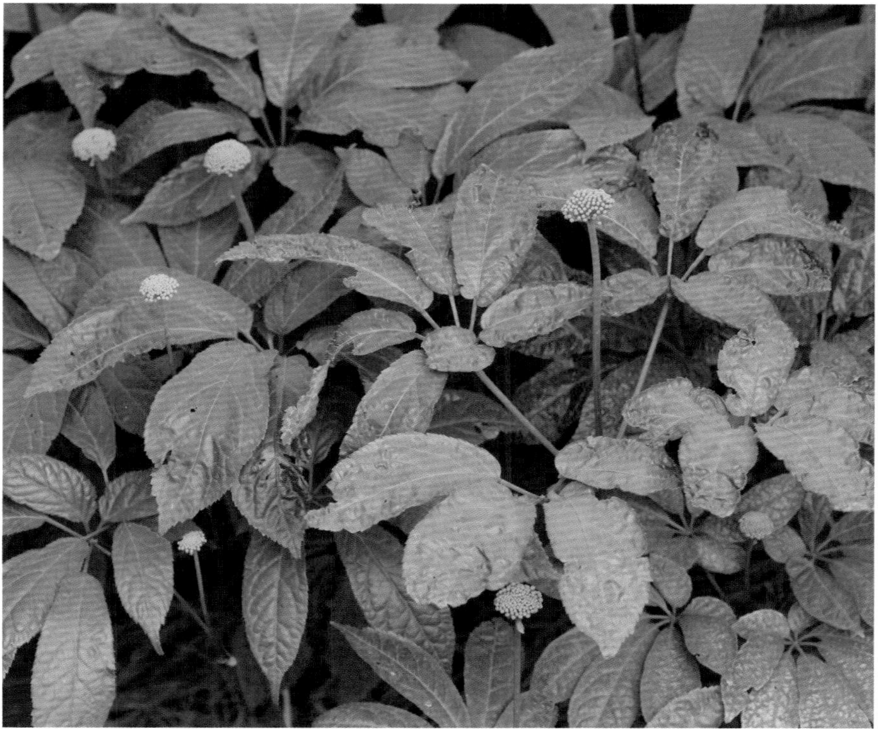

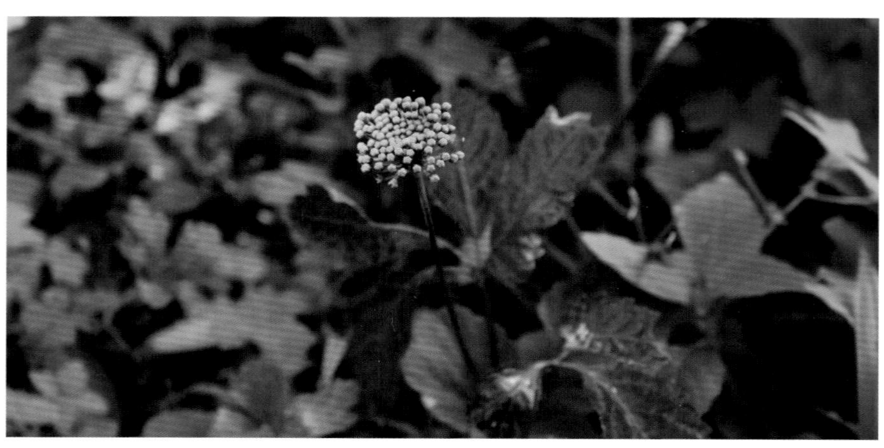

实用指南

精选验方

①**血瘀性心痛**：三七粉适量。冲服，每次0.5克，每日3次。②**胆结石**：三七250克，老陈醋2500毫升。放一起泡3个月，将三七捞出放阴凉处阴干，磨成粉面状，每日早、晚各服1小勺，温开水送服。③**跌打损伤等各种出血症**：三七粉适量。撒布伤口即可；伤口较大的，撒布三七粉后，再用消毒纱布加压包扎，可迅速止血。④**皮肤光洁、细嫩**：三七粉、蜂蜜各适量。将2味调和成糊状，直接敷面10～20分钟。⑤**急性咽喉炎**：三七花3～5朵，青果适量。开水冲泡。

传统药膳

三七粉粥

原料：三七粉6克，粳米100克，白糖适量。

制法：先将粳米洗净，放入沙锅，加水适量，煮至米烂汤稠，再调入三七粉和白糖，煮一二沸即可。

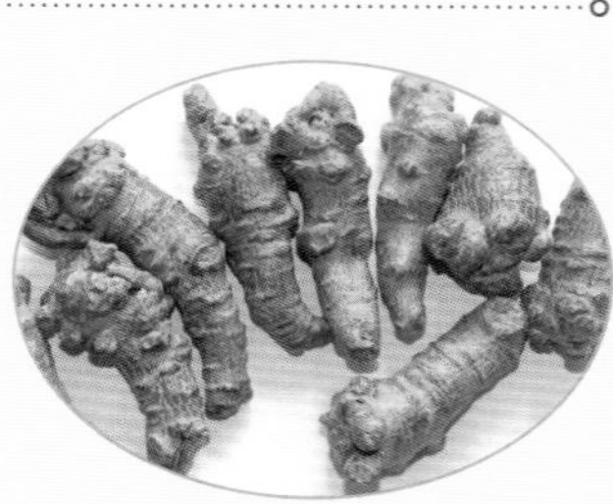

用法：每日2次，温热服，30日为1个疗程。

功效：活血散瘀，止血定痛。

适用：高脂血症及冠心病、动脉理化、各种出血症等。

三七猪心

原料：三七粉4克，猪心200克，水发木耳2克，蛋清50克。

制法：将猪心切成薄片，用蛋清、盐、胡椒粉、淀粉上浆；再把三七粉、绍酒、酱油、白糖、味精、生姜末加水兑成卤汁。炒勺内放油适量，烧至四五成热，把猪心片放油中滑开，倒入漏勺内，在原炒勺内放姜末少许，待炒出味后，把滑好的猪心片和木耳倒入，翻炒几下，再加卤汁炒匀煮沸，淋入香油即成。

用法：佐餐食用，可常食。

功效：益气养血，活血化瘀。

适用：各种出血症。

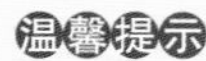

温馨提示

孕妇慎用。

熟地黄

Shu Di Huang

别名 熟地。

来源 本品为玄参科植物地黄 *Rehmannia glutinosa* Libosch. 的块根，经加工炮制而成。

形态特征 多年生草本，高25～40厘米，全株密被长柔毛及腺毛。块根肥厚，茎生叶小。叶多基生，倒卵形或长椭圆形，基部渐狭下延成长叶柄，边缘有不整齐钝锯齿。总状花序，花微下垂，花萼钟状，花冠筒状，微弯曲，二唇形，外紫红色，内黄色有紫斑。蒴果卵圆形，种子多数。

生境分布 主要为栽培，亦野生于山坡及路旁荒地等处。主产于河南孟县、温县、武陟、博爱，浙江苋桥、仙居等地，陕西、山西、江苏等地均产。以河南产量最大，质量最佳。

采收加工 通常以酒、砂仁、陈皮为辅料经反复蒸晒，至内外色黑油润，质地柔软黏腻。切片用，或炒炭用。

性味归经 甘，微温。归肝、肾经。

功效主治 滋阴补血，益精填髓。用于血虚萎黄，心悸怔忡，月经不调，崩漏下血，肝肾阴虚，腰膝酸软，骨蒸潮热，盗汗遗精，内热消渴，眩晕，耳鸣，须发早白。

用法用量 煎服，9～15克。

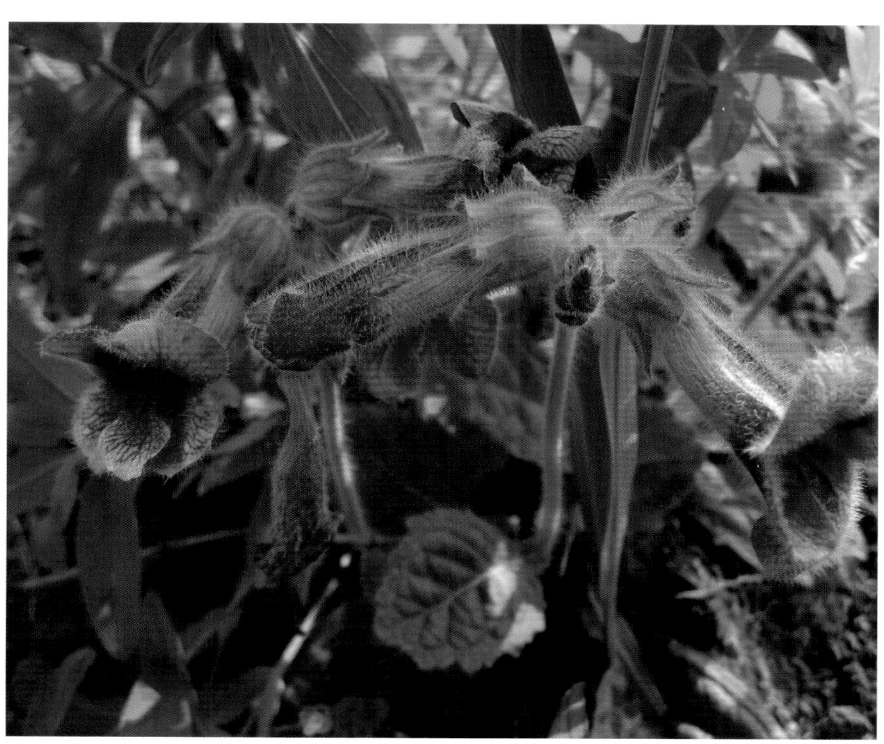

实用指南

精选验方

①**口腔炎**：生地黄10克。捣烂，冷开水调匀滴口腔，每日数次。②**小儿疮疖**：生地黄、新鲜猪瘦肉各30克。水煮熟，1次或分2次服，每日1剂。③**中耳炎**：鲜生地黄适量。捣汁，滴入耳内，每日2～3次。④**贫血**：熟地黄、白芍各12克，当归10克，阿胶（另包烊化冲服）10克，鹿角胶（另包烊化冲服）10克。水煎服。⑤**各种出血**：生地黄、白茅根各30克，仙鹤草15克，小蓟12克。水煎服。⑥**咽喉红肿疼痛、热病高热、吐血、衄血**：鲜地黄30克。捣烂，榨汁，开水冲，冷服。⑦**吐血咳嗽**：熟地黄末适量。酒服5克，每日3次。⑧**肝肾阴亏、虚热动血，胸腹膨胀**：地黄、白茅根各30克，丹参15克，川楝子9克。水煎服。⑨**风湿性关节炎**：生地黄90克。切碎，加水600～800毫升，煮沸约1小时，滤去药液约300毫升，为1日量，1次或2次服完。

传统药膳

生地黄粥

原料：生地黄汁50毫升（或干地黄60克），粳米60克，生姜2片。

制法：用粳米加水煮粥，煮沸数分钟后加入生地黄汁（或去渣后之干地黄煎液）及生姜，煮成稀粥即可。

用法：每次食适量。

功效：清热生津，凉血止血。

适用：热病后期，低热不退；或热入营血、高热心烦、发斑吐衄等。

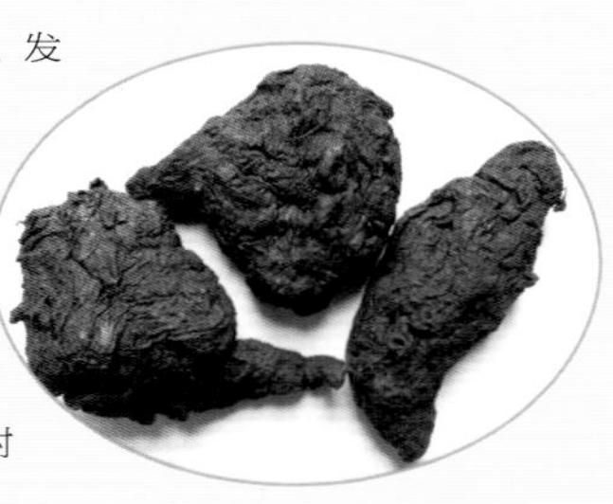

地黄羊肾粥

原料：生地黄120克，粳米50克，羊肾1对，胡椒30粒，生姜15克，盐5克。

制法：先将生地黄捣烂，取汁盛碗中；将胡椒、姜装入纱布袋；将羊肾去脂膜，洗净，切成韭叶状。先将粳米煮粥，候粥半熟，兑生地黄汁，下胡椒、姜布袋，粥熟时取出布袋，下切好的羊肾，稍煮后加少许盐调味即得。

用法：每日1剂，分早、晚佐膳食用。

功效：补血生津，滋肾益肝。

适用：肝肾亏虚、阴血不足所致的头晕目眩、面色萎黄、唇甲淡白无华、肢体麻木、须发花白等。

生地黄鸡

原料：生地黄250克，饴糖150克，乌鸡1只。

制法：先将乌鸡去毛及内脏，洗净；生地黄切碎，与饴糖一同放入鸡腹内，缝合，放入铜盘中，再将铜盘上笼，将鸡蒸熟烂，取出即可食用。

用法：食肉饮汁，每日2次。

功效：益精血，补脾肾。

适用：腰背疼痛、骨髓虚损、不能久立、肢体无力、盗汗、食少等。

温馨提示

本品性质黏腻，较生地黄更甚，有碍消化，凡气滞痰多、脘腹胀痛、食少便溏者忌服。重用久服宜与砂仁、陈皮等同用，以免黏腻碍胃。

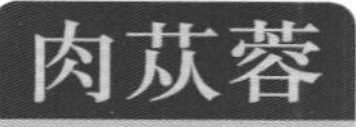

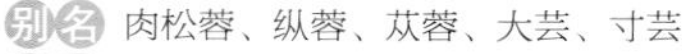

别名 肉松蓉、纵蓉、苁蓉、大芸、寸芸。

来源 本品为列当科植物肉苁蓉 *Cistanche deserticola* Y. C. Ma. 或管花肉苁蓉 *C. tubulosa* (Schrenk) Wight 的干燥带鳞叶的肉质茎。

形态特征 肉苁蓉：多年生寄生草本，高80～100厘米。茎肉质肥厚，不分枝。鳞叶黄色，肉质，覆瓦状排列，披针形或线状披针形。穗状花序顶生于花茎；每花下有苞片1，小苞片2，基部与花萼合生；背面被毛，花萼5浅裂，有缘毛；花冠管状钟形，黄色，顶端5裂，裂片蓝紫色；雄蕊4。蒴果卵形，褐色。种子极多，细小。花期5～6月。

管花肉苁蓉：高60～100厘米，地上部分高30～35厘米。茎不分枝，基部直径3～4厘米。叶乳白色，干后变褐色，三角形，生于茎上部的渐狭为三角状披针形或披针形。穗状花序，苞片长圆状披针形或卵状披针形，边缘被柔毛，两面无毛；小苞片2，线状披针形或匙形，近无毛；花萼筒状，顶端5裂至近中部，裂片与花冠筒部一样，乳白色，干后变黄白色，近等大，长卵状三角形或披针形，花冠筒状漏斗形，顶端5裂，裂片在花蕾时带紫色，干后变棕褐色，近等大，近圆形，两面无毛，雄蕊4，花丝着生于距筒基部7～8毫米处，基部膨大并密被黄白色长柔毛，花药卵形，密被黄白色长柔毛，药室基部钝圆，不具小尖头；子房长卵形，柱头扁圆球形，2浅裂。蒴果长圆形。种子多数，近圆形，干后变黑色，外面网状。花期5～6月，果期7～8月。

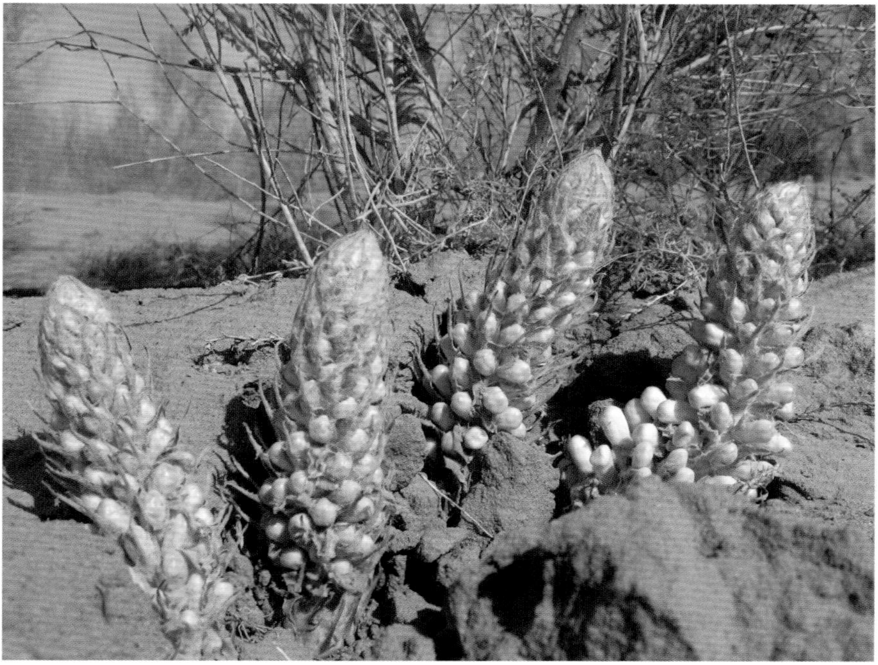

生境分布 肉苁蓉生长于盐碱地、干河沟沙地、戈壁滩一带。寄生于红沙、盐爪爪、着叶盐爪、珍珠、西伯利亚白刺等植物的根上。分布于内蒙古、陕西、甘肃、宁夏、新疆等地。管花肉苁蓉生长于水分较充足的柽柳丛中及沙丘地，常寄生于柽柳属植物的根上。

采收加工 春季苗未出土或刚出土时采挖，除去花序。切片生用，或酒制用。

性味归经 甘、咸，温。归肾、大肠经。

功效主治 补肾阳，益精血，润肠通便。用于肾阳不足，精血亏虚，阳痿不孕，腰膝酸软，筋骨无力，肠燥便秘。

用法用量 煎服，6～10克。

实用指南

精选验方

①**老年阴虚血亏、大便秘结：**肉苁蓉20克，当归15克，火麻仁10克。水煎好，待适温时加蜂糖适量服。②**中老年人久病体质虚弱、体倦乏力、性功能减退：**肉苁蓉片20克，狗肉200克。将狗肉洗净切为小块，放入肉苁蓉，加水适量，炖煮1～2小时，食肉喝汤。③**病后体虚、全身无力，消化不良者：**肉苁蓉10克，大米100克。加水适量，煮粥食用。④**肾虚精亏、肾阳不足所致阳痿：**肉苁蓉、韭菜籽各9克。水煎服，每日1剂，连服1周，停3日再服1周。⑤**习惯性便秘：**肉苁蓉30克，火麻仁、当归各15克。水煎服，每日1剂，连服5剂，改为间日1剂，再服5剂。

传统药膳

苁蓉强身粥

原料：肉苁蓉30克，精羊肉、大米各100克。

制法：先将肉苁蓉放入沙罐中，加水煮熟后，捞出切成薄片备用；将切细的羊肉、洗净的大米与苁蓉片同放入沙罐，熬煮至粥熟加葱、姜、盐等调味料，再煮二沸即成。

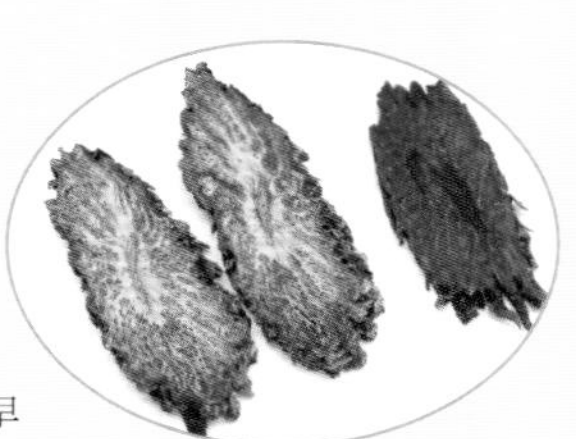

用法：每日1剂，分2次于空腹时食粥。

功效：补肾温阳，填精健骨，益气和中。

适用：脾肾阳虚，精血不足之腰膝酸冷、下肢软弱、阳痿早泄、遗精遗尿等。

肉苁蓉豆豉汤

原料：肉苁蓉12克，淡豆豉150克，萝卜90克，芋头5个，豆腐2块。

制法：将淡豆豉压碎，萝卜切丝，芋头切成细块，豆腐切小方块。肉苁蓉用6杯水慢火煎约1小时，煮至约4杯份量，隔渣留汁待用。肉苁蓉汁加放适量水，放入淡豆豉和少许盐，搅匀溶开，加盖煮。煮滚后放萝卜丝和芋头，加盖煮滚，再放入豆腐，煮至豆腐浮起，调味即可。

服法：不拘时饮用。

功效：补脾益肾，延年益寿。

适用：男子性功效减退。

温馨提示

本品能助阳、滑肠，故阴虚火旺及大便泄泻者不宜服。肠胃实热、大便秘结者亦不宜服。

黄药子

Huang Yao Zi

别名 黄独、黄药、黄药根、木药子、黄药脂、金线吊虾蟆。

来源 本品为薯蓣科植物黄独 *Dioscorea bulbifera* L. 的块茎。

形态特征 多年生草质缠绕藤本。块茎单生，球形或圆锥形，直径3～10厘米，外皮暗黑色，密生须根。茎圆柱形，长可达数米，绿色或紫色，光滑无毛；叶腋内有紫棕色的球形或卵形的珠芽。叶互生；叶片心状广卵形，长7～22厘米，宽7～8厘米，先端尾状，基部宽心形，全缘，基出脉7～9；叶柄扭曲，与叶等长或稍短。花单性，雌雄异株；小花多数，黄白色，呈穗状花序，腋生；花基部均有苞片2，卵形，先端锐尖；雄花花被6，披针形，雄蕊6，花丝很短；雌花花被6，披针形，先端钝尖，子房下位，3室，花柱3裂。蒴果下垂，长椭圆形，有3个膜质的翅。花期8～9月，果期9～10月。

生境分布 生长于山谷、河岸、路旁或杂林边缘。分布于湖北、湖南、江苏等地。

采收加工 秋冬两季采挖。除去根叶及须根，洗净，切片晒干生用。

性味归经 苦，寒。有毒。归肺、肝经。

功效主治 化痰散结消瘿，清热解毒。

用法用量 煎服，5～15克；研末服，每次1～2克。外用：适量。鲜品捣敷，或研末调敷，或磨汁涂。

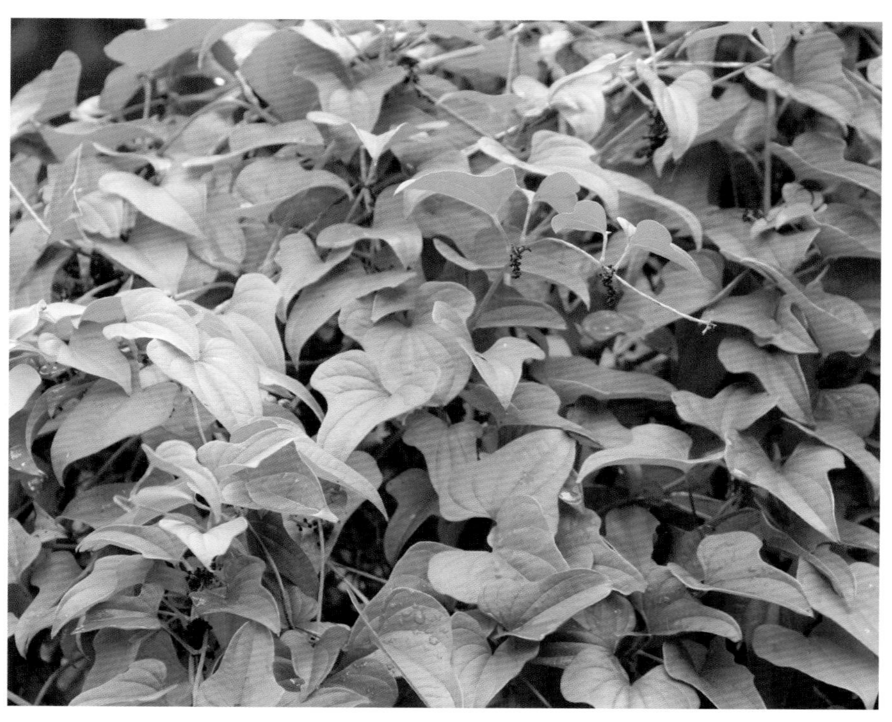

实用指南

精选验方

①**梅毒溃烂**：黄药子20克，土茯苓15克。水煎当茶饮。②**恶性黑色素瘤**：黄药子、牡蛎、玄参、陈皮、当归、黑木耳、金银花各30克，夏枯草、半枝莲各60克，紫荆皮20克，贝母12克，儿茶15克。水煎取药汁，每日1剂，分2次服。③**附睾炎**：黄药子、血见草各12克。水煎服，每日1剂。④**辅助治疗甲状腺功能亢进症**：黄药子6克。水煎服，每日1次。

传统药膳

黄药子酒

原料：黄药子500克，白酒2500毫升。

制法：将上药置容器中，加入白酒，密封，浸泡7日后即成。或用火烧1小时，烧至酒气香味出，瓶头有津即止火。不待经宿，候酒冷，即可。过滤去渣，贮瓶备用。

用法：每次10～15毫升，每日早、晚各服1次。

功效：散结消瘦，清热解毒。

适用：痰热互结所致的瘿瘤，如甲状腺腺瘤、淋巴结肿大等。

黄药子半枝莲木耳汤

原料：黄药子、玄参、当归、牡蛎、黑木耳、陈皮、金银花各30克，半枝莲、夏枯草各60克，紫荆皮20克，贝母12克，儿茶15克。

制法：将以上各味水煎取药汁。

用法：每日1剂，分2次服。

功效：化痰祛瘀，软坚抗癌。

适用：恶性黑色素瘤。

黄药子烧鸡

原料：黄药子30克，母鸡1只。

制法：取黄药子置黄母鸡腹中同煮。

用法：吃肉喝汤。

功效：化痰祛瘀。

适用：瘿瘤或瘰疬。

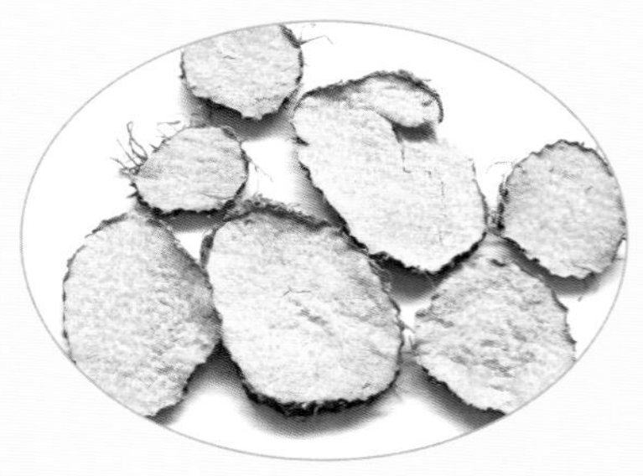

温馨提示

本品有毒，不宜过量。如多服、久服可引起吐泻腹痛等消化道反应，并对肝肾有一定损害，故脾胃虚弱及肝肾功能损害者慎用。

茜草

Qian Cao

别名 金草、地血、茜根、血见愁、四轮草。

来源 本品为茜草科植物茜草 *Rubia cordifolia* L. 的干燥根及根茎。

形态特征 多年生攀缘草本。根细长，从生于根茎上；茎四棱形，棱及叶柄上有倒刺。叶4片轮生，叶片卵形或卵状披针形。聚伞花序顶生或腋生，排成圆锥状，花冠辐射状。浆果球形，熟时紫黑色。

生境分布 生长于山坡岩石旁或沟边草丛中。分布于安徽、江苏、山东、河南、陕西等地。

采收加工 春、秋两季采挖，除去茎苗、泥土及细须根，洗净，晒干，生用或炒用。

性味归经 苦，寒。归肝经。

功效主治 凉血，祛瘀，止血，通经。用于吐血，衄血，崩漏，外伤出血，瘀阻经闭，关节痹痛，跌扑肿痛。

用法用量 煎服，6～10克；亦入丸、散。止血炒炭用，活血通经生用或酒炒用。

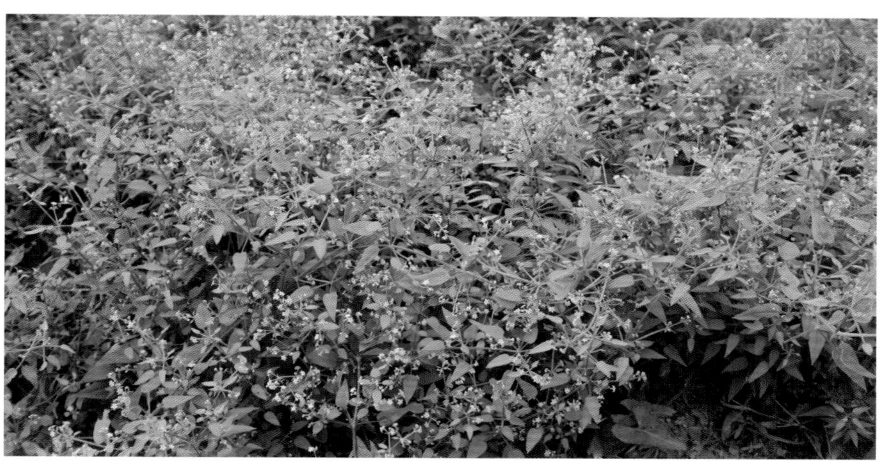

实用指南

精选验方

①**假丝酵母菌引发的口腔溃疡：**茜草10～20克。水煎，每日1剂，分早、晚服，连服12日；用药期间不加用其他对霉菌有治疗作用的药物。②**软组织损伤：**茜草根200克，虎杖120克。用白布包煮20分钟，先浸洗，温后敷局部，冷后再加热使用，连续用5～7日。③**龋齿牙痛：**茜草根1克。用纱布包好放在消毒碗内，加乳汁10毫升，浸泡数分钟，待液体呈淡红色即可；用时将浸液用棉球或滴管滴入牙痛患者双眼的泪囊口处，每1～2分钟滴1次。④**外伤出血：**茜草根适量。研细末，外敷伤处。⑤**跌打损伤：**茜草根120克，白酒750毫升。将茜草置白酒中浸泡7日，每次30毫升，每日2次。

传统药膳

茜草乌龟汤

原料：乌龟1只，海螵蛸30克，茜草根20克。

制法：将乌龟用沸水烫死后，去壳及内脏，洗净，斩成小块，与海螵蛸、茜草根一起放入沙锅内，加清水适量，大火烧沸后，改用小火煮3小时，调味即可。

用法：喝汤吃肉，温热食用。

功效：滋阴凉血，调经止血。

适用：月经不调。

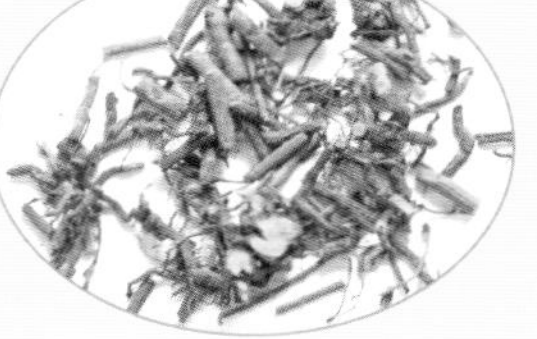

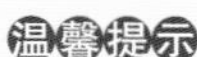

温馨提示

脾胃虚寒及无瘀滞者慎服。

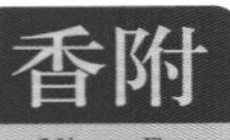

香附
Xiang Fu

别名 莪草、香附米、莎草根、香附子、三棱草根。

来源 本品为莎草科植物莎草 *Cyperus rotundus* L. 的干燥根茎。

形态特征 多年生草本。根茎匍匐，块茎椭圆形；茎三棱形，光滑。叶丛生，叶鞘闭合抱茎。叶片长线形。复穗状花序，顶生，3～10个排成伞状，花深茶褐色，有叶状苞片2～3，鳞片2列，排列紧密，每鳞片着生1花，雄蕊3，柱头3裂，呈丝状。小坚果长圆倒卵形，具3棱。

生境分布 生长于路旁、荒地、沟边或田间向阳处。分布于山东、浙江、河南等地。

采收加工 秋季采挖，燎去毛须，置沸水中略煮或蒸透后晒干，或燎后直接晒干。生用，或醋炙用。用时碾碎。

性味归经 辛、微苦、微甘，平。归肝、脾、三焦经。

功效主治 疏肝解郁，理气宽中，调经止痛。用于肝郁气滞，胸胁胀痛，疝气疼痛，乳房胀痛，脾胃气滞，脘腹痞闷，胀满疼痛，月经不调，经闭痛经。

用法用量 煎服，6～10克。醋炙止痛力增强。

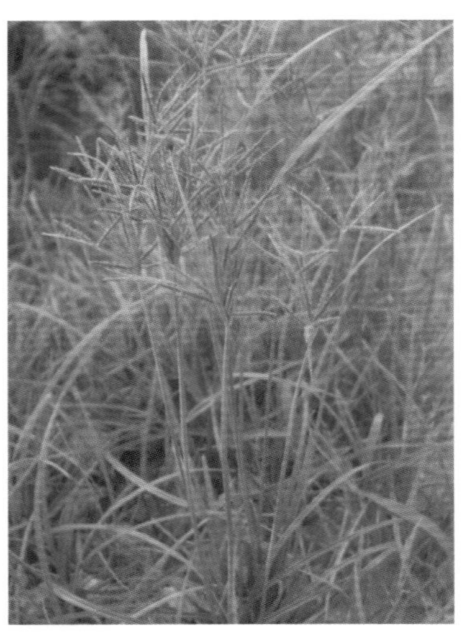

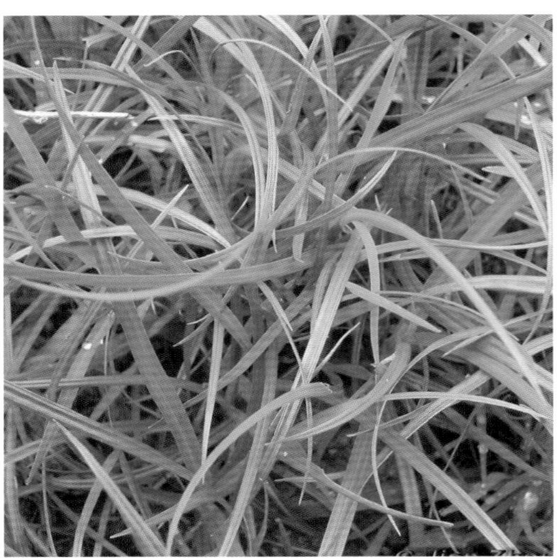

实用指南

精选验方

①**地方性甲状腺肿：**香附20克，干姜15克，白芷、夏枯草各30克，贝母、玄参、丹参各60克，紫草120克。共研为极细末，水泛或炼蜜为丸，每次服6克，每日2次。②**痛经：**香附9克，益母草30克。水煎，冲酒服。③**妇女月经痛：**香附、当归、川芎、苦楝子各10克。水煎服。④**胃痛、腹痛：**香附、苦楝子、延胡索各等份。研细末，每次4.5克，每日3次，开水送服。⑤**腹痛胀气：**香附12克，延胡索、小茴香、苦楝子各10克。水煎服。⑥**消化不良：**香附3克，石榴皮、乌药各10克。水煎服。

传统药膳

明目茶

原料：香附、夏枯草各30克，腊茶适量。

制法：将前2味捣为散备用。

用法：每次服5克，腊茶调下，不计时候。

功效：精肝补虚，明目。

适用：肚虚目睛眩疼、冷泪不止、筋脉疼痛，及眼羞明怕日等。

香附子饼

原料：香附300克，米酒、面粉各适量，菜油少许。

制法：把香附用米酒炒，研成细粉，再加面粉与水适量，做成饼，每个饼约30克；另锅中放菜油少许，加热，把饼放入烙熟即成。

用法：每次吃饼1个，每日3次，连用10日，于经前用之效佳。

功效：理气调经。

适用：肝气不疏所致月经先后无定期。

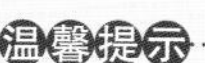

温馨提示

血虚气弱者不宜单用，阴虚血热者慎服。

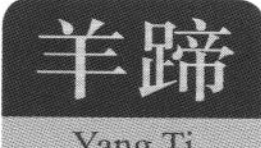

羊蹄 Yang Ti

别名 鬼目、土大黄、东方宿、羊蹄大黄、鸡脚大黄、牛舌大黄。

来源 本品为蓼科植物羊蹄 *Rumex japonicus* Houtt. 或尼泊尔羊蹄 *R. nepalensis* Spreng 的根。

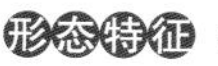

形态特征 羊蹄：多年生草本。根粗大，黄色。茎直立，高1米许。根生叶丛生，有长柄，叶片长椭圆形，长10～25厘米，宽4～10厘米，先端钝，基部圆或带楔形，边缘呈波状；茎生叶较小，有短柄。总状花序顶生，每节花簇略下垂；花被6，淡绿色，外轮3片展开，内轮3片成果被；果被广卵形，有明显的网纹，背面各具1卵形疣状突起，其表有细网纹，边缘具不整齐的微齿；雄蕊6，成3对；子房具棱，1室，1胚珠，花柱3，柱头细裂。瘦果三角形，先端尖，角棱锐利，长约2毫米，褐色，光亮，有3片增大的果被包覆。花期4月，果期5月。

尼泊尔羊蹄：多年生草本。根粗大。茎圆形，有浅棱，高0.7～1.5米，直立。单叶互生，叶柄细；茎生叶长椭圆形、卵状长椭圆形至三角状卵形，长20～40厘米，宽3～5厘米，或更大，先端短尖，基部心脏形或圆形，边缘不整齐波状，上部偶有杂于花序中的少数叶。总状花序，花簇之间有距离，花梗中部有明显的关节；花被6，内轮3枚扩大为果被，卵圆形，网脉突出而明显，中央有长椭圆形的疣状突起，边缘有针状齿，每侧约10枚，齿端呈钩状；雄蕊6；子房三棱形，花柱3，柱头流苏状。瘦果三角形，有光泽。花期5月。

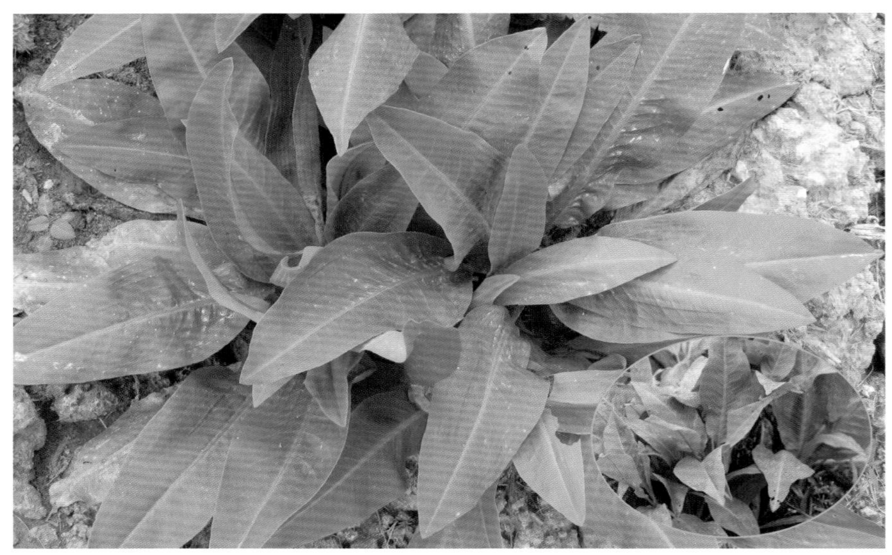

生境分布 羊蹄生长于山野、路旁或湿地。尼泊尔羊蹄生长于低山温暖地区的路旁及沟边。全国大部分地区均有，分布于江苏、浙江、安徽、湖北、江西、湖南、广东、广西、四川等地。

性味归经 苦、涩，寒。归心、肝、大肠经。

功效主治 凉血止血，解毒杀虫，泻下。

用法用量 煎服，10～15克；鲜品30～50克，也可绞汁去渣服用。外用：适量。

实用指南

精选验方

①**习惯性便秘**：羊蹄根30克，芝麻仁60克，香油适量。将前2味研细末，用香油适量调丸，分3日服完。②**胃癌瘤积毒**：羊蹄30克，黄芩、黄连各9克。水煎2次，早、晚各兑制硇砂1克，服，能使症状缓解，亦宜于食管癌。③**尿淋赤浊**：羊蹄、车前草各15克。水煎服。

传统药膳

羊蹄根煮肉

原料：羊蹄根24～30克，猪肉（较肥者）120克。

制法：将猪肉切块，与羊蹄根共入沙锅内，加入清水，煮至极烂时，去药渣。

用法：吃肉喝汤。

功效：清热，通便，止血，补虚。

适用：内痔便血。

温馨提示

脾胃虚寒、大便溏薄者慎服。含草酸大剂量可中毒。

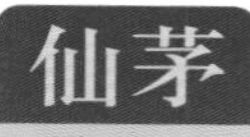

仙茅 Xian Mao

别名 仙茅参、番龙草、独茅、蟠龙草、独茅根、独脚仙茅。

来源 本品为石蒜科植物仙茅 *Curculigo orchioides* Gaertn. 的干燥根茎。

形态特征 多年生草本。根茎延长，长可达30厘米，圆柱状，肉质，外皮褐色；根粗壮，肉质，地上茎不明显。叶3～6片根出，狭披针形，长10～25厘米，先端渐尖，基部下延成柄，再向下扩大呈鞘状，绿白色，边缘膜质，叶脉显明，有中脉，两面疏被长柔毛，后渐光滑。花腋生，藏在叶鞘内，花杂性，上部为雄花，下部为两性花；苞片披针形，绿色，膜质，被长柔毛。

生境分布 生长于平原荒草地阳处或混生在山坡茅草及芒箕谷丛中。产于西南及长江以南各地省（区），四川产量较大。

采收加工 春初发芽前及秋末地上部分枯萎时采挖，除去须根，晒干，防蛀。切片生用，或经米泔水浸泡切片。

性味归经 辛，热；有毒。归肾、肝、脾经。

功效主治 补肾阳，强筋骨，祛寒湿。用于阳痿精冷，筋骨痿软，腰膝冷痛，阳虚冷泻。

用法用量 或酒浸服，亦入丸、散，煎服；3～10克。

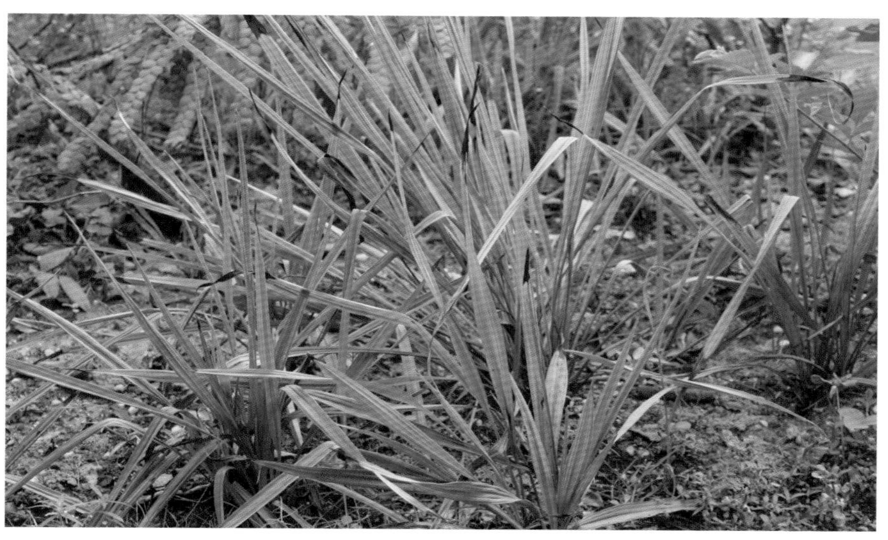

实用指南

精选验方

①**妇女更年期高血压**：仙茅、淫羊藿、巴戟天、知母、黄柏、当归各10克。水煎取药汁，每日1剂，每日2次，20日为1个疗程。②**阳痿、遗精**：仙茅根、金樱子根及果实各15克。炖肉吃。③**老人遗尿**：仙茅30克。泡酒服，每日饮用适量。④**月经过多**：仙茅、艾叶各10克，仙鹤草15克。水煎服，每日1剂。⑤**小儿肺炎咳嗽**：仙茅全草9～15克。加猪精肉水煎服。

传统药膳

仙茅酒

原料：仙茅50克，白酒500毫升。

制法：将仙茅洗净，装入纱布袋内，扎紧口，放入盛有白酒的瓶或罐中，浸泡7日即可。

用法：每次服10毫升，每日1次。

功效：温肾壮阳。

适用：肝肾不足之遗精、阳痿、早泄小便频教或小便不禁等。

仙茅雀肉

原料：仙茅15克，麻雀10只，芡实60克，红枣5枚。

制法：将麻雀剖净，去内脏、脚爪。仙茅、芡实、红枣（去核）洗净，与麻雀肉一齐放入锅内，加清水适量，大火煮沸后，小火煲2小时，调味供用。

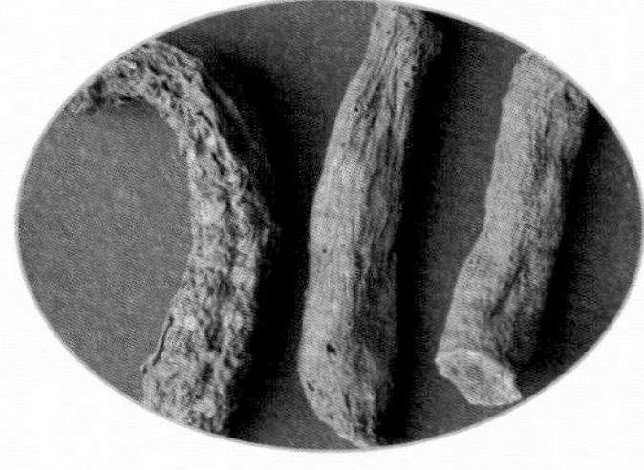

用法：每日1次。

功效：温肾壮阳。

适用：肾阳不足。

温馨提示

阴虚火旺者忌服。本品燥烈有毒，不宜久服。

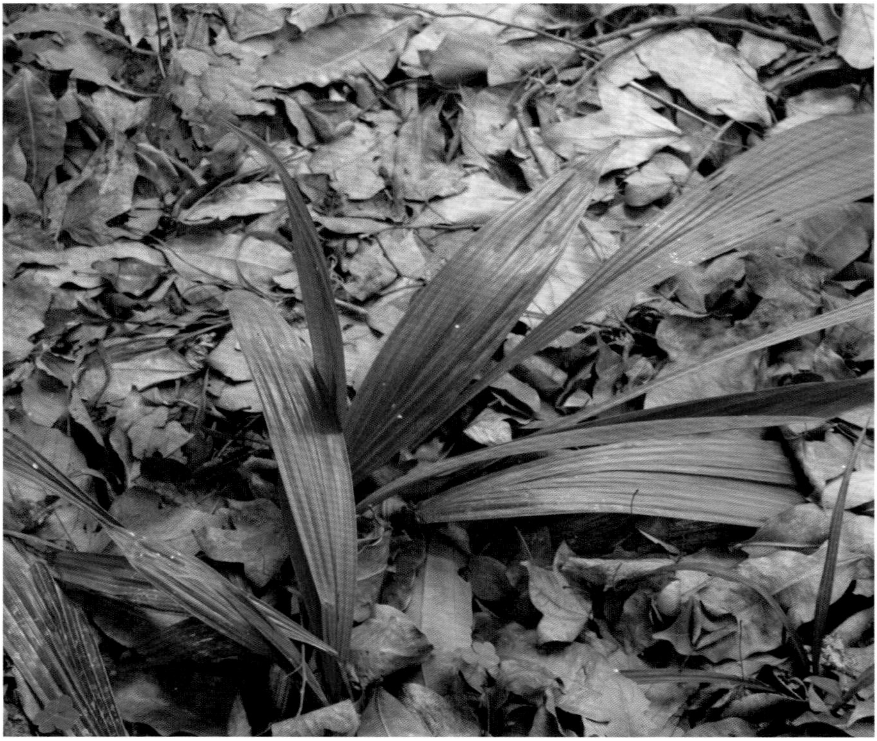

苎麻根
Zhu Ma Gen

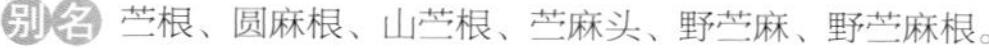

别名 苎根、圆麻根、山苎根、苎麻头、野苎麻、野苎麻根。

来源 本品为荨麻科植物苎麻 *Boehmeria niyea* (L.) Gaud. 的干燥根和根茎。

形态特征 多年生草本或亚灌木，高1～2米。根呈不规则圆柱形，略弯曲。茎直立，分枝，绿色，有短或长毛。叶互生，阔卵形或近圆形，长5～16厘米，宽3.5～14厘米，先端尾尖，基部宽楔形或圆形，边缘具粗齿，上面粗糙，下面密被白色绵毛。花单性同株，花序圆锥形；雄花序在雌花序下，雄花花被片4，雄花4，有退化雌蕊；雌花序簇生或球形，花被管状，4齿裂，子房1室，内含1胚珠。瘦果椭圆形，有毛，外被宿存花被，顶有宿存柱头，丝状。花期5～8月，果期8～10月。

生境分布 生长于荒地、山坡或栽培。我国中部、南部、西南均产，分布于江苏、浙江、安徽、山东、陕西等地。

采收加工 冬、春两季采挖，洗净，晒干，切段生用。

性味归经 甘，寒。归心、肝经。

功效主治 凉血止血，安胎，清热解毒。

用法用量 煎服，10～30克；捣汁服，鲜品30～60克。外用：适量，煎汤外洗，或鲜品捣敷。

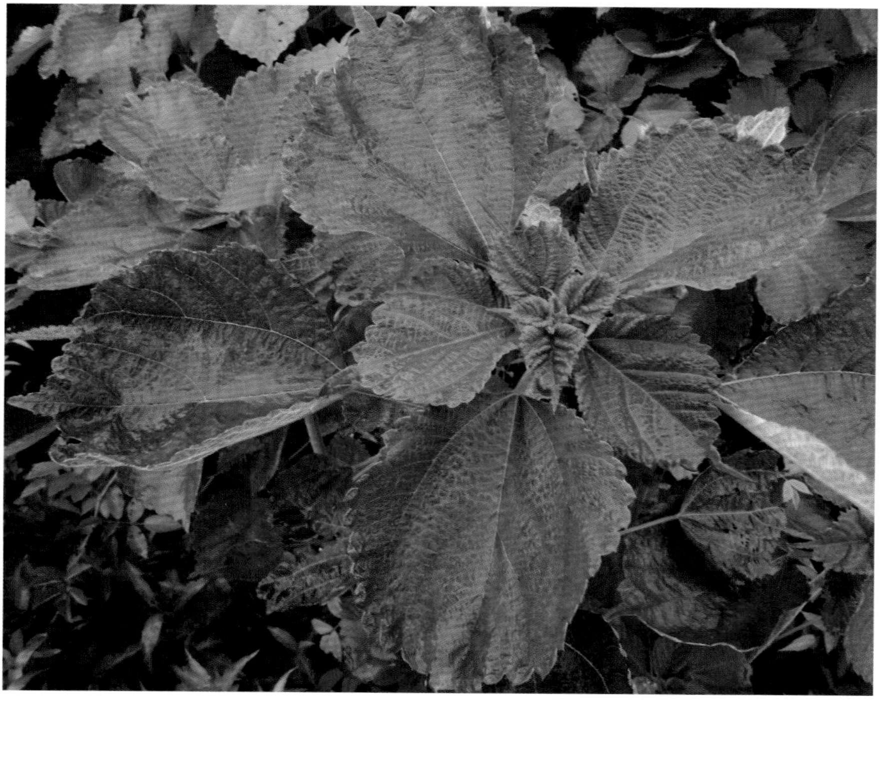

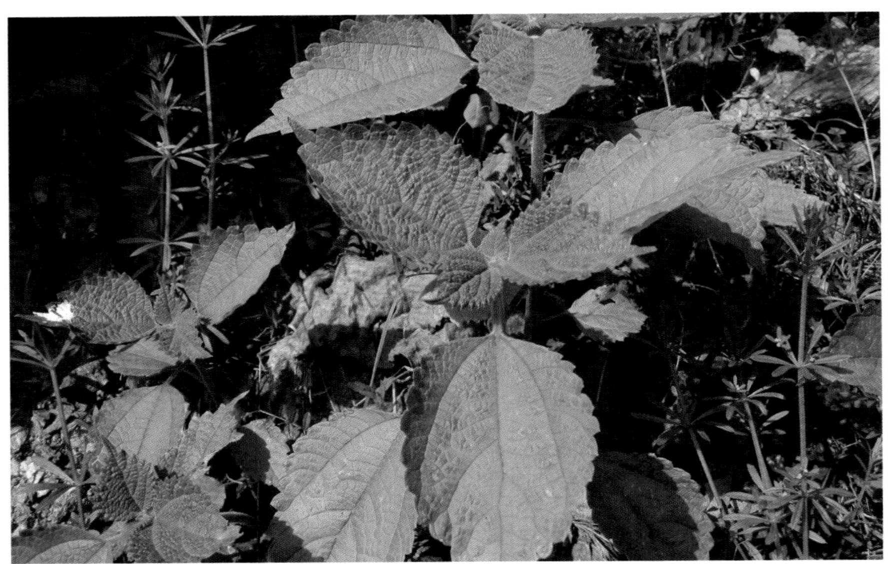

实用指南

精选验方

①**哮喘**：苎麻根、白糖各适量。同煮烂，时时嚼咽下。②**蛇咬伤**：鲜苎麻根适量。捣烂罨包。③**鸡鱼骨鲠**：苎麻根适量。捣汁，以匙挑灌之。④**跌打损伤**：苎麻根、野麻草各30克。水煎服。⑤**胎动不安**：苎麻根、白葡萄干各15克，莲子30克。水煎服。⑥**金疮折损**：苎麻叶（5月收取）适量。和石灰捣作团，晒干，研末敷。

传统药膳

苎麻粥

原料：生苎麻根30克，炒陈皮10克，大麦仁、粳米各50克，盐少许。

制法：先煎苎麻根、陈皮，去渣取汁，后入粳米及大麦仁煮粥，临熟，入盐拌匀即可。

用法：分2次服，每日空腹趁热食。

功效：凉血，止血，安胎。

适用：血热崩漏、妊娠胎动下血及尿血、便血等。

苎麻鲤鱼粥

原料：苎麻根、糯米各50克，鲜鲤鱼1条（约500克），调料适量。

制法：将鲤鱼常法治净，切片煎汤，再取苎麻根加水200毫升，煎至100毫升，去渣留汁，入鲤鱼汤中，并加糯米，葱、姜、油、盐各适量，煮成稀稠粥。

用法：每日早、晚趁热服食，3～5日为1个疗程。

功效：健脾，补肾，安胎。

适用：脾肾两亏所致之胎动不安、胎漏下血等。

温馨提示

胃弱泄泻者勿服；诸病不有血热者，亦不宜用。

金荞麦

Jin Qiao Mai

别名 赤地利、赤薜荔、金锁银开、天荞麦根、开金锁、贼骨头、透骨消。

来源 本品为蓼科植物金荞麦 *Fagopyrum dibotrys* (D. Don) Hara 的干燥根茎。

形态特征 多年生宿根草本，高0.5～1.5米。主根粗大，呈结节状，横走，红棕色。茎直立，多分枝，具棱槽，淡绿微带红色，全株微被白色柔毛。单叶互生，具柄，柄上被白色短柔毛；叶片为戟状三角形，长、宽约相等，但顶部叶长大于宽，一般长4～10厘米，宽4～9厘米，先端长渐尖或尾尖状，基部心状戟形，顶端叶狭窄，无柄抱茎，全缘或微波状，下面脉上被白色细柔毛；托叶鞘抱茎。秋季开白色小花，为顶生或腋生、稍有分枝的聚伞花序；花被片5，雄蕊8，2轮；雌蕊1，花柱3。瘦果卵状三棱形，红棕色。花期7～8月，果期10月。

生境分布 生长于山坡、旷野、路旁及溪沟较阴湿处。分布于长江流域以南各省（区）。

采收加工 冬季采挖，除去茎及须根，洗净，晒干。

性味归经 微辛、涩，凉。归肺经。

功效主治 清热解毒，排脓祛瘀。用于肺痈叶脓，肺热喘咳，乳蛾肿痛。

用法用量 煎服，15～45克；用水或黄酒隔水密闭炖服。

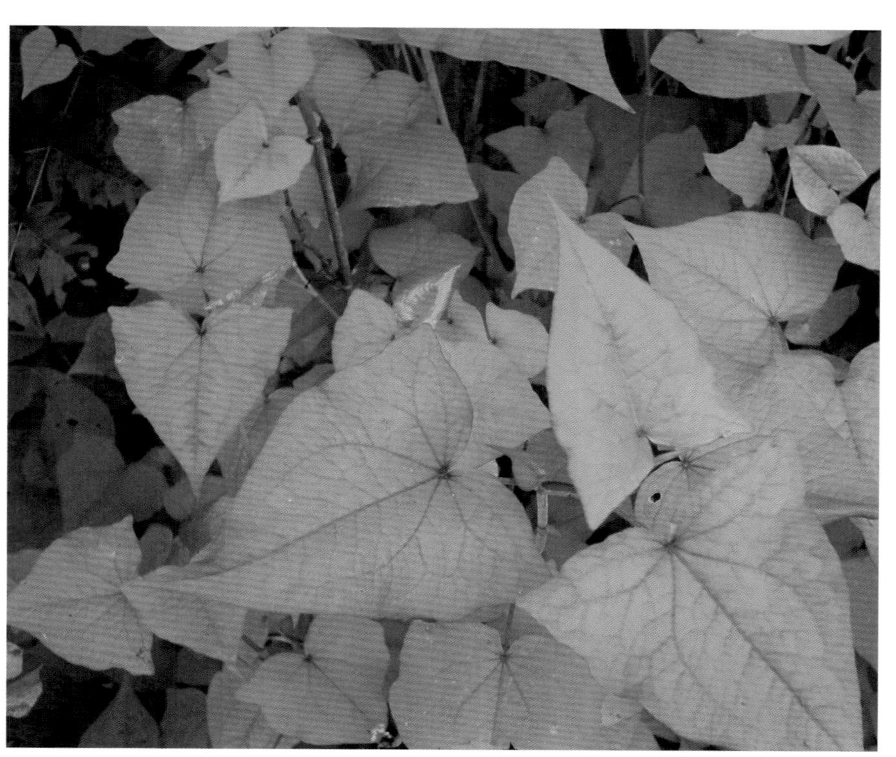

实用指南

精选验方

①**偏头痛：**荞麦子、蔓荆子各等份。研细末，以烧酒调敷患部。②**慢性泻痢、妇女白带：**炒荞麦适量。研细末，水泛为丸，每次6克，每日2次，开水送服。③**夏季痧症：**荞麦面适量。炒香，用适量开水搅成糊状服食。④**出黄汗，亦可治发热、泄痢症：**荞麦子适量。磨粉后筛去壳，加红糖烙饼或煮熟食之。⑤**高血压、眼底出血、紫癜：**鲜荞麦叶60克，藕节4个。水煎服。⑥**疮毒、疖肿、丹毒、乳痈和无名肿毒：**鲜荞麦叶60克。水煎服，每日1剂；或荞麦面炒黄，用米醋调成糊状，涂于患处，早、晚更换。

传统药膳

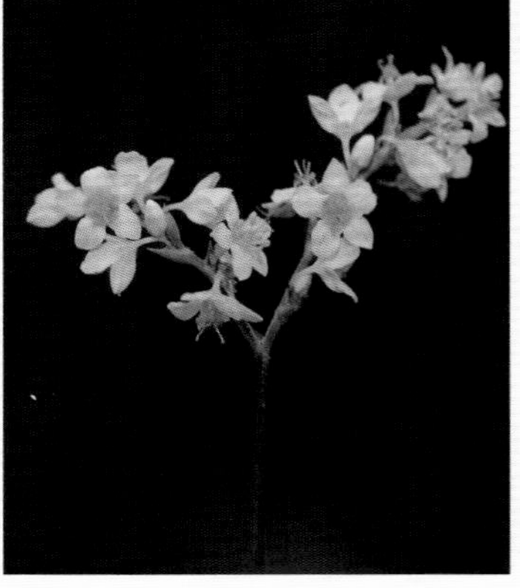

炒荞面

原料：荞面30克，白糖适量。

制法：将面小火炒熟黄。

用法：加白糖拌匀，开水调服。

功效：益气补虚，开胃润肠，消积。

适用：白浊、白带、脾积久泻、休息痢等。

荞麦炖瘦肉

原料：荞麦120克，瘦肉200克，冬瓜子、甜桔梗各150克，生姜2片，调料适量。

制法：先分别将上5味清洗干净，放在一起搅拌均匀，放入炖盅内，加沸水适量，盖好，隔沸水慢火炖2小时即可。

用法：佐餐食用。

功效：清热解毒，排脓化痰。

适用：肺炎咳嗽、痰多黄稠、胸肋胀满、身热口渴、舌红等。

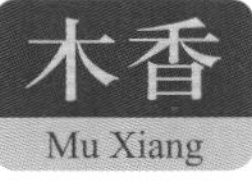

木香 Mu Xiang

别名 蜜香、广木香、五木香、南木香、青木香。

来源 本品为菊科植物木香 *Aucklandia lappa* Decne. 的干燥根。

形态特征 多年生草本，高1～2米。主根粗壮，圆柱形。基生叶大型，具长柄；叶片三角状卵形或长三角形，基部心形，边缘具不规则的浅裂或呈波状，疏生短刺；基部下延成不规则分裂的翼，叶面被短柔毛；茎生叶较小，呈广椭圆形。头状花序2～3个丛生于茎顶，叶生者单一，总苞由10余层线状披针形的薄片组成，先端刺状；花全为管状花。瘦果线形，有棱，上端着生一轮黄色直立的羽状冠毛。

生境分布 生长于高山草地和灌木丛中。木香产于印度、巴基斯坦、缅甸者称广木香。现我国已栽培成功，分布于云南、广西等地者称云木香；分布于四川、西藏等地者称川木香。

采收加工 秋、冬两季采挖，除去泥沙及须根，切段，大的再纵剖成瓣，干燥后撞去粗皮。生用或煨用。

性味归经 辛、苦，温。归脾、胃、大肠、三焦、胆经。

功效主治 行气止痛，健脾消食。用于胸胁、脘腹胀痛，泻痢后重，食积不消，不思饮食。煨木香实肠止泻，用于泄泻腹痛。

用法用量 煎服，3～6克。生用行气力强；煨用行气力缓而实肠止泻，用于泄泻腹痛。

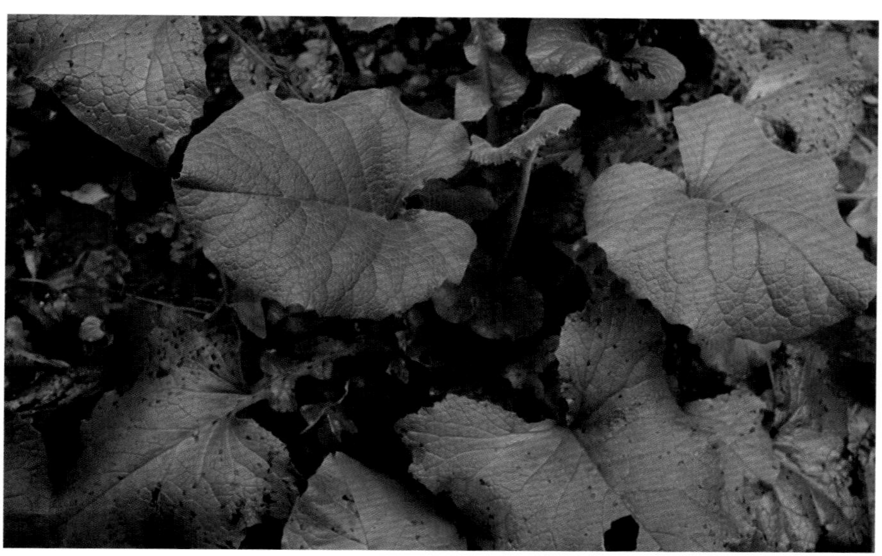

实用指南

精选验方

①**肝炎：**木香适量。研细末，每日9～18克，分3～4次服。②**痢疾腹痛：**木香6克，黄连12克。水煎服。③**预防脚气冲心症：**木香、干姜各4克，李子2克，陈酒4毫升。加水400毫升，煎至200毫升，此煮汁为1日量，分3次饮用。④**糖尿病血瘀证：**木香10克，当归、川芎各15克，葛根、丹参、黄芪、益母草、山药各30克，赤芍、苍术各12克。水煎服。⑤**便秘：**木香、番泻叶、厚朴各10克。用开水冲泡，当茶频饮。

传统药膳

木香砂藕粉

原料：木香2克，砂仁3克，藕粉30克，糖适量。

制法：先将砂仁、木香研粉，和藕粉用温水调糊，再用滚开水冲熟，入糖调匀即可。

用法：做早餐食用。

功效：理气开胃，和中止呕。

适用：食气相结，或气郁所致之呕吐。

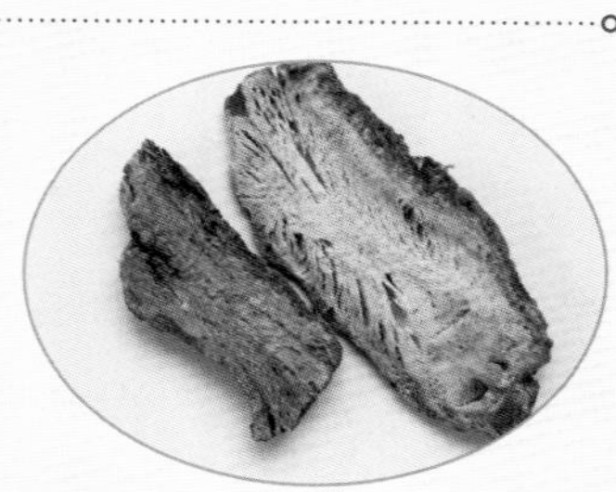

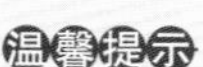

温馨提示

阴虚、津亏、火旺者慎服。

通草

Tong Cao

别名 寇脱、葱草、通脱木、白通草、大通草、大叶五加皮。

来源 本品为五加科植物通脱木 *Tetrapanax papyriferus* (Hook) K. Koch 的干燥茎髓。

形态特征 灌木，高可达6米。茎木质而不坚，中有白色的髓，幼时呈片状，老则渐次充实，幼枝密被星状毛，或稍被脱落性灰黄色茸毛。叶大，通常聚生于茎的上部，掌状分裂，长可达1米，基部心脏形，叶片5～7裂，裂片达于中部或仅为边裂，头锐尖，边缘有细锯齿，上面无毛，下面被白色星状茸毛；叶柄粗壮，长30～50厘米；托叶2，大型，膜质，披针状凿形，基部鞘状抱茎。花小，有柄，多数球状伞形花序排列成大圆锥花丛；苞片披针形；萼不明显；花瓣4，白色，卵形，头锐尖；雄蕊4；花盘微凸；子房下位，2室，花柱2，离生，柱头头状。核果状浆果近球形而扁，外果皮肉质，硬而脆。花期8月，果期9月。

生境分布 生长于向阳肥厚的土壤中，或栽培于庭园中。分布于贵州、云南、四川、台湾、广西等地。多为栽培。

采收加工 秋季割取茎，裁成段，趁鲜时取出茎髓，理直，晒干，切片，生用。

性味归经 甘、淡，微寒。归肺、胃经。

功效主治 清热利尿，通气下乳。用于湿热尿赤，水肿尿少，乳汁不下。

用法用量 煎服，3～5克。

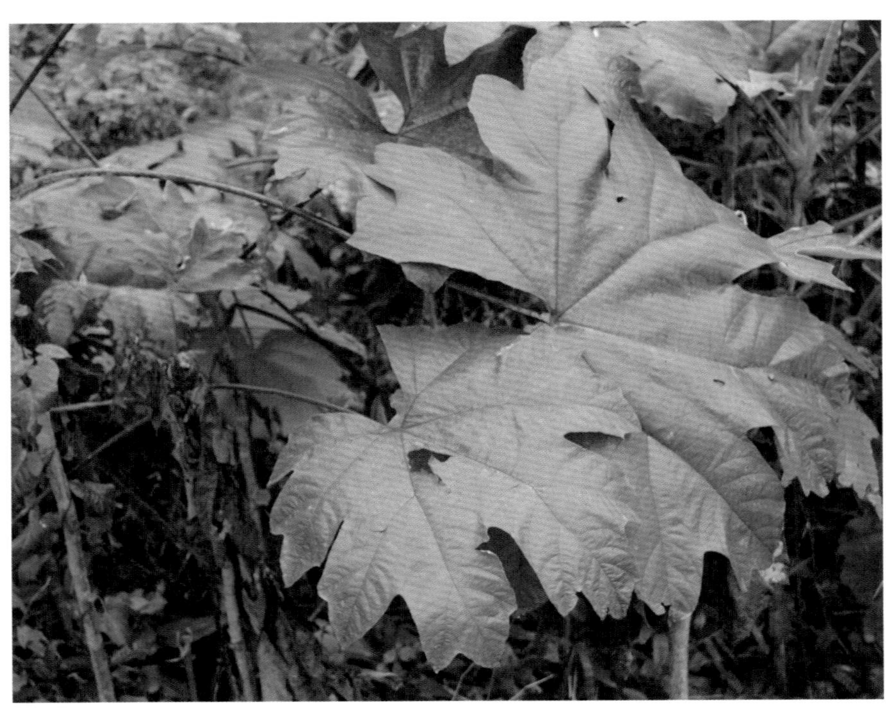

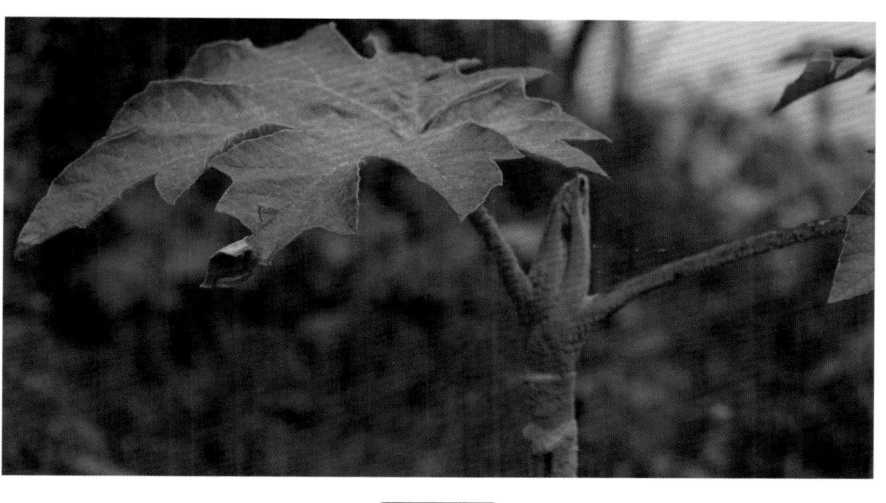

实用指南

精选验方

①**热气淋涩，小便赤如红花汁色等**：通草、葵子、白茅根、王不留行、蒲黄、桃胶、瞿麦、滑石各30克，甘草21克。上几味切细，以水1000毫升，煮取6毫升，去渣，分5～6次温服。②**鼻塞兼生息肉**：通草30克。与等量细辛共捣末，取药如豆大，纳鼻中，每日2次。③**产后乳少**：通草6克，炙穿山甲、王不留行各9克。水煎服。④**浮汁不下或乳少**：通草10克，炒王不留行、炮穿山甲各6克。与猪蹄1对同煎服。⑤**尿路感染**：通草15克，石韦、冬葵子各10克，滑石20克。水煎服，每日1剂。⑥**急性肾小球肾炎**：通草、猪苓各等份，地龙、麝香各少许。研细末，每次1～3克，米饮调服。

传统药膳

磁石木通酒

原料：磁石（捣碎绵裹）15克，通草250克，酒5000毫升。

制法：先将木通、磁石捣细，以绢袋盛，用酒浸泡，冬7日，夏3日。

用法：每日2次，每次取酒3杯饮服。不饮酒者，可适当减量。

功效：聪耳明目。

适用：耳聋，常如有风水声。

通草鲫鱼汤

原料：鲜鲫鱼1尾，黑豆芽30克，通草3克，盐适量。

制法：将鲫鱼去鳞、鳃、内脏，洗净；黑豆芽洗净。锅置火上，加入适量清水，放入鱼，用小火炖煮15分钟后，加入黑豆芽、通草、盐，等鱼熟汤成后，去黑豆芽、通草即可。

用法：喝汤吃鱼，每日1次。

功效：温中下气，利水通乳。

适用：妇女产后乳汁不下以及水肿等。

温馨提示

孕妇慎用。

白鲜皮

Bai Xian Pi

别名 藓皮、北鲜皮、臭根皮、白膻皮。

来源 本品为芸香科植物白鲜 *Dictamnus dasycarpus* Turcz. 的干燥根皮。

形态特征 多年生草本，基部木本，高可达1米，全株有强烈香气。根肉质，黄白色，多分枝。茎幼嫩部分密被白色的长毛及凸起的腺点。单数羽状复叶互生，小叶9～13，卵形至卵状披，针形，边缘有锯齿，沿脉被柔毛，密布腺点（油室），叶柄及叶轴两侧有狭翅。总状花序顶生，花梗具条形苞片1，花白色，有淡红色条纹，萼片5，花瓣5，雄蕊10。蒴果5裂，密被白色毛及棕黑色腺点。

生境分布 生长于土坡、灌木丛中、森林下及山坡阳坡。分布于辽宁、河北、山东、江苏等地。均为野生。

采收加工 春、秋两季采挖根部，除去泥沙及粗皮，剥取根皮，干燥。

性味归经 苦，寒。归脾、胃、膀胱经。

功效主治 清热燥湿，祛风解毒。用于湿热疮毒，黄水淋漓，湿疹，风疹，疥癣疮癞，风湿热痹，黄疸尿赤。

用法用量 煎服，5～10克。外用：适量，煎汤洗或研粉敷。

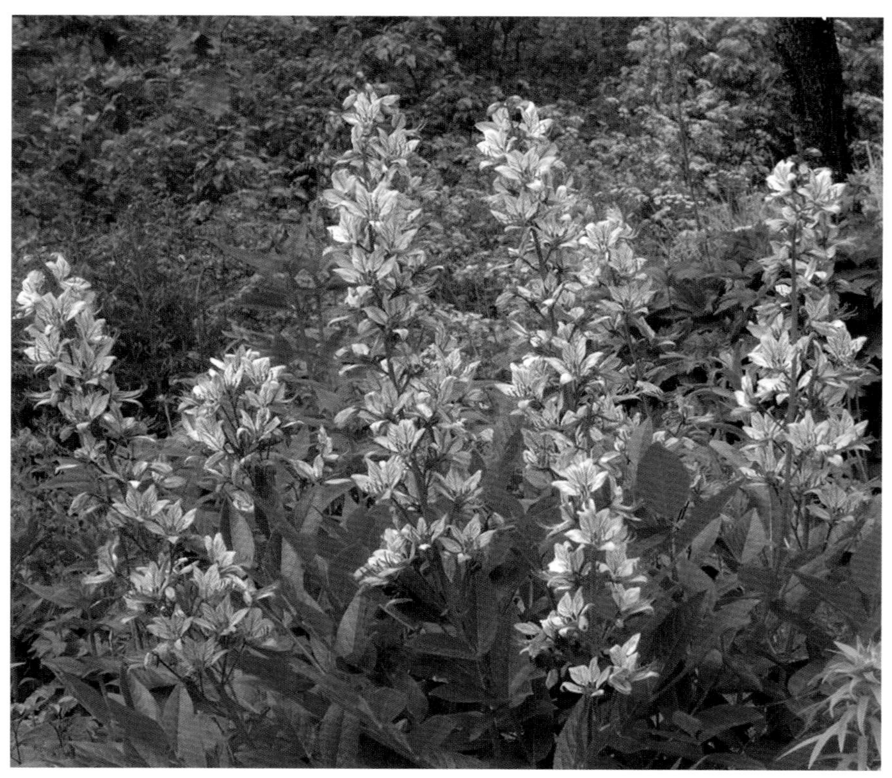

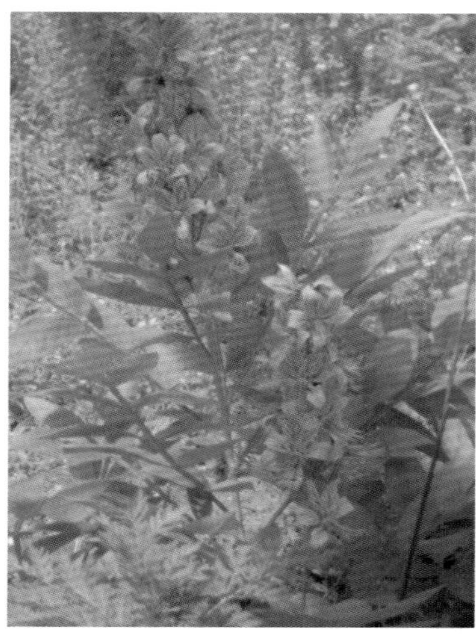

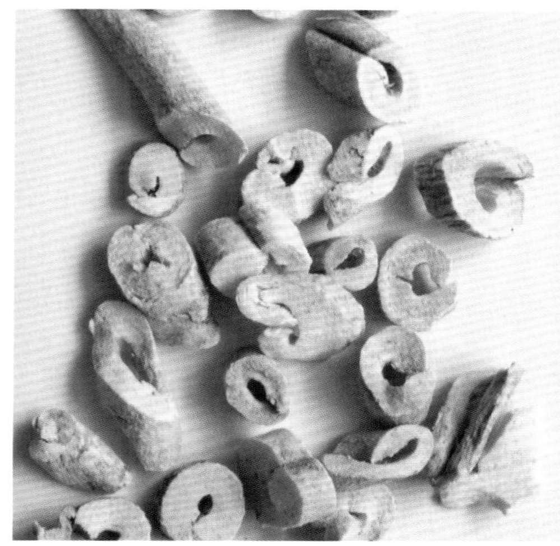

实用指南

精选验方

①**生殖器疱疹：**白鲜皮、连翘、土茯苓各12克，牡丹皮、黄芪、赤芍、桑叶各10克，金银花15克，当归、苦参、生甘草、苍术各6克。水煎取药汁，每日1剂，分2次服。②**荨麻疹：**白鲜皮、防风各25克，蝉蜕15克，金银花50克。水煎服。③**神经性皮炎：**白鲜皮、蛇床子、苦参、地肤子各30克。水煎，趁热熏洗患处。④**急性肝炎：**白鲜皮、栀子、大黄各9克，茵陈15克。水煎服。⑤**外伤出血：**白鲜皮适量。研细末，外敷。⑥**湿热黄疸：**白鲜皮、茵陈各9克。水煎服。

传统药膳

白鲜皮茶

原料：白鲜皮15～30克，丹参、赤芍各15克，防风、黄芩、蝉蜕、荆芥、苍术、当归各9克，甘草6克，茶叶3克。

制法：将以上各种原料水煎，取药汁200毫升。

用法：每日1剂，分2次服。

功效：清热祛风，凉血活血。

适用：神经性皮炎。

竹林霄鸡

原料：白鲜皮、竹林霄（百尾笋）、鹿衔草各30克，鸡1只。

制法：将鸡去毛、内脏，洗净，与前3味药加水共炖，小火炖至鸡肉熟烂为度，去渣。

用法：食鸡、喝汤，每次适量，可加少许调味品。

功效：清肺止咳，润肺补虚。

适用：肺气肿。

温馨提示

脾胃虚寒者慎用。

桑寄生

Sang Ji Sheng

别名 寄生、寄生树、寄生草、桑上寄生。

来源 本品为桑寄生科植物桑寄生 *Taxillus chinensis* (DC.) Danser 的干燥带叶茎枝。

形态特征 常绿寄生小灌木，老枝无毛，有凸起灰黄色皮孔，小枝稍被暗灰色短毛。叶互生或近于对生，革质，卵圆形至长椭圆状卵形，先端钝圆，全缘，幼时被毛。花两性，紫红色花1～3个聚生于叶腋，具小苞片；总花梗、花梗、花萼和花冠均被红褐色星状短柔毛；花萼近球形，与子房合生；花冠狭管状，稍弯曲。浆果椭圆形，有瘤状突起。

生境分布 寄生于构、槐、榆、木棉、朴等树上。分布于福建、台湾、广东、广西、云南等地。

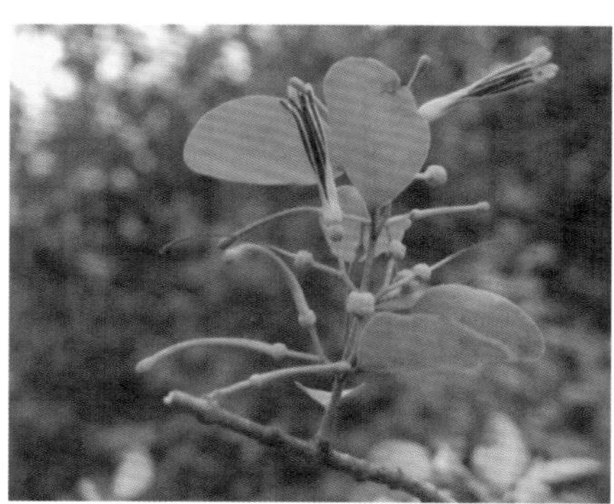

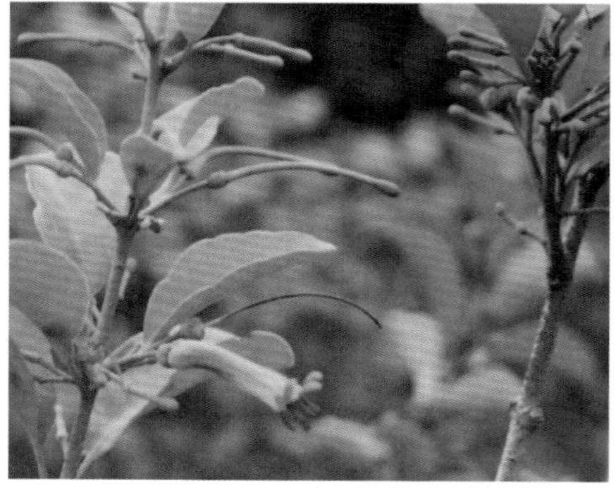

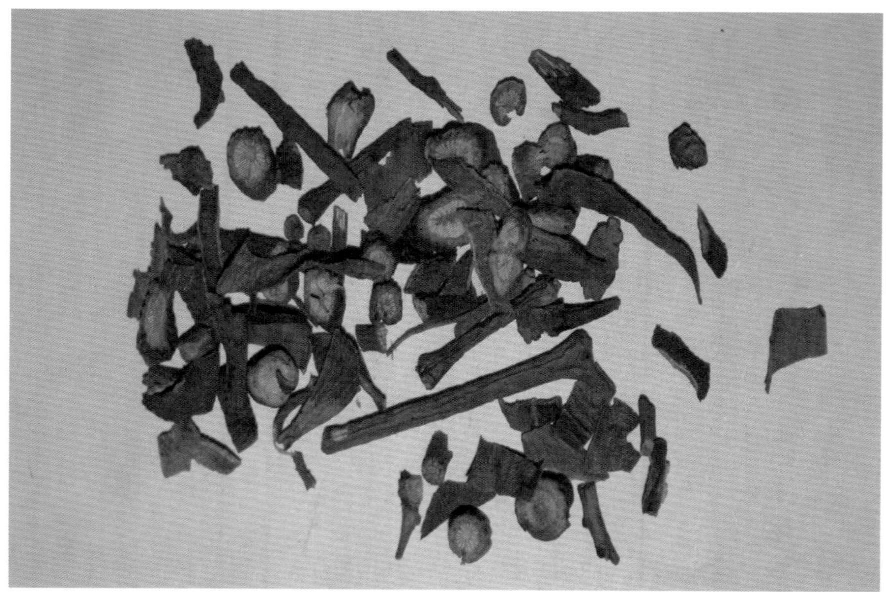

采收加工 冬季至次春采割，除去粗茎，切段，干燥，或蒸后干燥。切厚片，生用。

性味归经 苦、甘，平。归肝、肾经。

功效主治 祛风湿，补肝肾，强筋骨，安胎元。用于风湿痹痛，腰膝酸软，筋骨无力，崩漏经多，妊娠漏血，胎动不安，头晕目眩。

用法用量 煎服，9～15克。

实用指南

精选验方

①**膈气：**生桑寄生适量。捣汁服。②**风湿性关节炎：**桑寄生、玉竹各30克，鹿衔草、白术、茯苓、牛膝、白芍各15克，炙甘草9克。水煎服，每日2次，每日1剂。③**硅沉着病（矽肺）：**桑寄生、夏枯草各20克，丹参、赤芍、郁金各15克，莪术、鹅管石各18克，海蛤壳30克，陈皮10克，白芥子6克。水煎服，每日1剂，3个月为1个疗程。④**肝肾不足风湿痹痛：**桑寄生30～50克。水煎频服。⑤**高血压：**桑寄生50克。水煎服。⑥**眩晕症：**桑寄生60～120克。水煎频服。⑦**肾虚不固引起的更年期经乱：**桑寄生、菟丝子、续断各15克，白芍12克，泽兰、枳实各6克。水煎服。⑧**高血压：**桑寄生15克。煎煮约5分钟后饮用，每日早、晚各1次。

传统药膳

桑寄生麦冬鸡蛋茶

原料：鸡蛋2个，红枣24枚，桑寄生100克，麦冬30克，水7碗，冰糖适量。

制法：鸡蛋用水煮熟、去壳；红枣去核、洗净；麦冬浸洗，连同其他材料放入堡内，煮滚后改用中火煲1.5小时，放入冰糖调味即可饮用。

用法：代茶频饮。

功效：宁心，补血养颜。

适用：虚不受补的产妇。

络石藤

Luo Shi Teng

别名 络石、白花藤、爬山虎、钻骨风、石龙藤、沿壁藤。

来源 本品为夹竹桃科植物络石 *Trachelospermum jasminoides* (Lindl.) Lem.的干燥带叶藤茎。

形态特征 常绿木质藤本，长达10米。茎圆柱形，有皮孔；嫩枝被黄色柔毛，老时渐无毛。叶对生，革质或近革质，椭圆形或卵状披针形；上面无毛，下面被疏短柔毛。聚伞花序顶生或腋生，2歧，花白色，花柱圆柱状，柱头卵圆形。

生境分布 生长于温暖、湿润、疏荫的沟渠旁、山坡林木丛中。分布于江苏、安徽、湖北、山东等地。

采收加工 冬季至次春采割，除去杂质，晒干。切段，生用。

性味归经 苦，微寒。归心、肝、肾经。

功效主治 祛风通络，凉血消肿。用于风湿热痹，筋脉拘挛，腰膝酸痛，喉痹，痈肿，跌扑损伤。

用法用量 煎服，6～12克。外用：鲜品适量，捣敷患处。

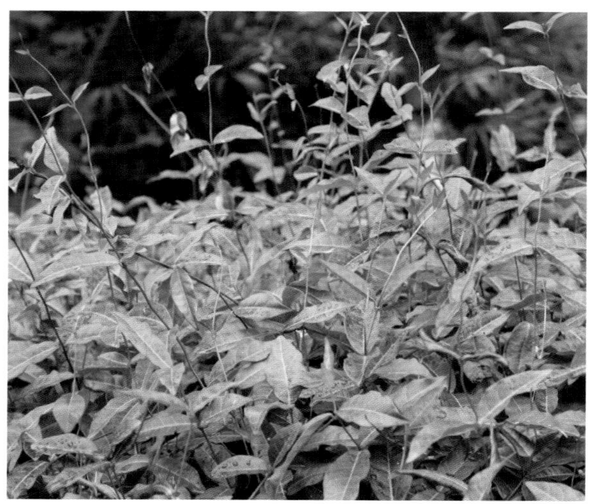

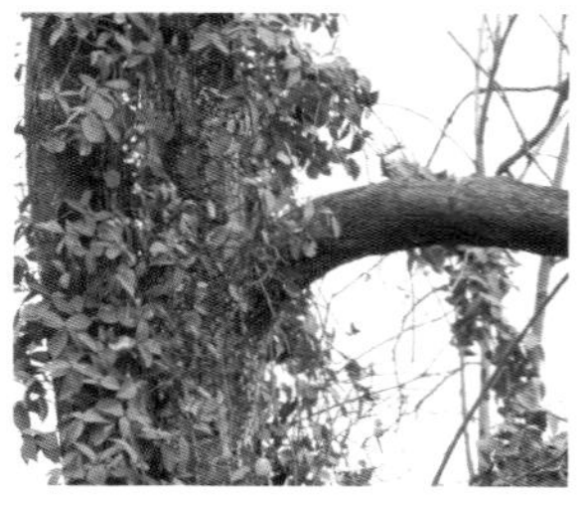

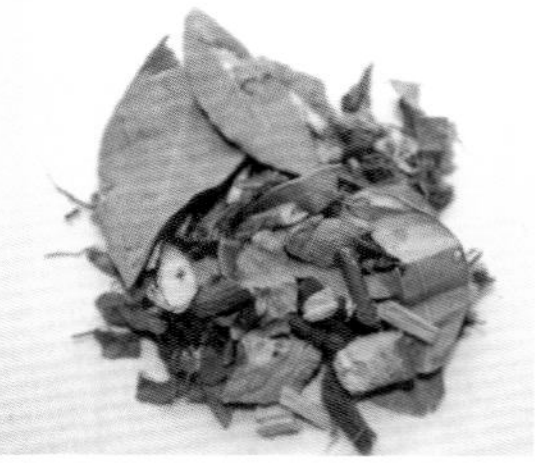

实用指南

精选验方

①**外伤出血**：络石藤适量。晒干研末，撒敷，外加包扎。②**筋骨痛**：络石藤50～100克。浸酒服。③**关节炎**：络石藤、五加根皮各50克，牛膝根25克。水煎服，白酒引。④**肺结核**：络石藤、地菍各50克，猪肺200克。同炖，服汤食肺，每日1剂。⑤**吐血**：络石藤叶50克，乌韭、雪见草各25克。水煎服。⑥**外伤出血**：络石藤适量。晒干研末，撒敷，外加包扎。⑦**风湿性关节痛**：络石藤、忍冬藤30克，鸡血藤25克，牛膝、威灵仙各20克，防风15克。水煎服；药渣再煎，烫洗患处。⑧**痈肿**：络石藤30克，大青叶、金银花50克，赤芍25克。水煎服。

传统药膳

络石藤炖猪肺

原料：络石藤、地菍各30克，猪肺200克。

制法：将上几味加适量水同炖。

用法：服汤食肺，每日1剂。

功效：祛风活络，凉血止血，补气益肺。

适用：肺结核。

络石藤酒

原料：络石藤、骨碎补各60克，川萆薢、仙茅各15克，生地黄、狗脊、薏苡仁、当归身各30克，黄芪、白术、枸杞子、玉竹、白芍、山茱萸、红花、木瓜、续断、牛膝、杜仲各15克，黄酒5000毫升。

制法：将上药切片，绢袋装，浸酒内，封固，隔水加热半小时，静置数日即可饮用。

用法：视酒量，每日饮1～2小杯，不可过量服，所余药渣还可依法再浸1次。

适用：肝肾不足，脾虚血弱，夹有风湿的肢体麻木、疼痛、腰膝酸软、体倦身重等。

温馨提示

阳虚畏寒、便溏者慎服。

青风藤
Qing Feng Teng

别名 青藤、毛青藤。

来源 本品为防己科植物青藤 *Sinomenium acutum* (Thunb.) Rehd. et Wils. 及毛青藤 *S.acutum* (Thunb.) Rehd. et Wils. var. *cinereum* Rehd. et Wils.的干燥根茎。

形态特征 多年生木质藤本，长可达20米。茎圆柱形，灰褐色，具细沟纹。叶互生，厚纸质或革质，卵圆形，先端渐尖或急尖，基部稍心形或近截形，全缘或3~7角状浅裂，上面绿色，下面灰绿色，近无毛。花单性异株，聚伞花序排成圆锥状，花淡黄色。核果扁球形，熟时暗红色，种子半月形。

生境分布 生长于沟边、山坡林缘及灌丛中，攀缘于树上或岩石上。分布于长江流域及其以南各省（区）。

采收加工 秋末冬初采割，晒干。切片，生用。

性味归经 苦、辛，平。归肝、脾经。

功效主治 祛风湿，通经络，利小便。用于风湿痹痛，关节肿胀，麻痹瘙痒。

用法用量 煎服，6~12克。外用：适量。

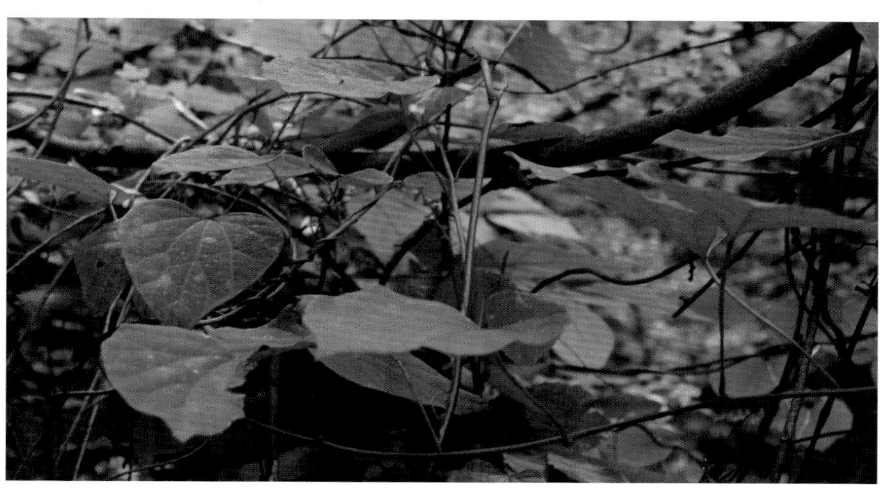

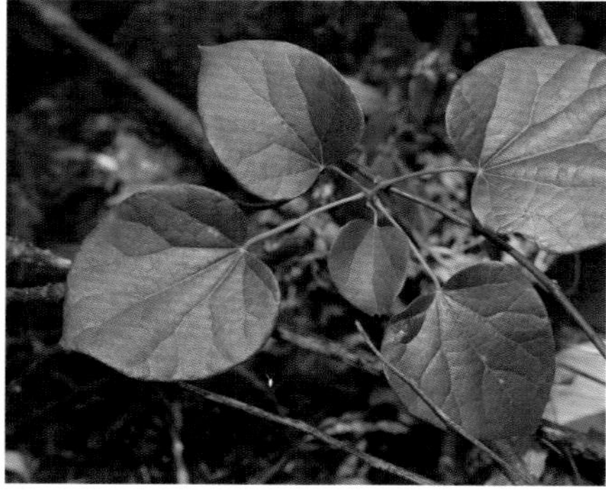

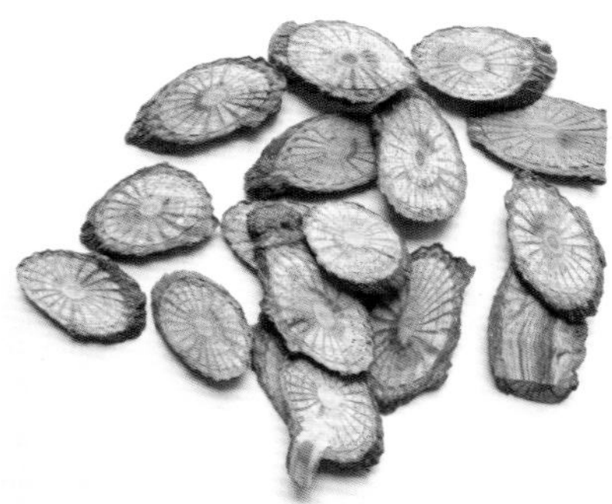

实用指南

精选验方

①**肩周炎：**清风藤、淡豆豉、姜各30克，桂枝10克，透骨草20克，伸筋草、片姜黄、川芎、威灵仙各15克，羌活12克。煮成药汁，再用麦麸皮300～400克放锅中炒黄，趁热加入药汁和1匙陈醋，拌后盛入纱袋内热敷肩关节痛处，每袋可用1周，从初伏起，每日1次，每次6～8小时，一直敷到三伏末。②**关节炎：**清风藤根100克，五加根皮50克，寮刁竹根25克，白酒500毫升。浸泡1周，每次服50毫升，每日2次，或水煎服，每日1剂。③**跌打损伤、陈旧腰痛：**清风藤根100克，五加根皮、八角枫根各50克。水煎服，每日1剂。

温馨提示

脾胃虚寒者慎服。

芦根 Lu Gen

别名 苇根、芦头、苇子根、甜梗子、芦茅根、芦柴头。

来源 本品为禾本科植物芦苇 *Phragmites communis* Trin. 的新鲜或干燥根茎。

形态特征 多年生高大草本，具有匍匐状地下茎，粗壮，横走，节间中空，每节上具芽。茎高2～5米，节下通常具白粉。叶2列式排列，具叶鞘；叶鞘抱茎，无毛或具细毛；叶灰绿色或蓝绿色，较宽，线状披针形，粗糙，先端渐尖。圆锥花序大型，顶生，直立，有时稍弯曲，暗紫色或褐紫色，稀淡黄色。

生境分布 生长于池沼地、河溪地、湖边及河流两岸沙地及湿地等处，多为野生。全国大部地区均产。

采收加工 全年均可采挖，除去芽、须根及膜状叶，鲜用或晒干。

性味归经 甘，寒。归肺、胃经。

功效主治 清热泻火，生津止渴，除烦，止呕，利尿。用于热病烦渴，肺热咳嗽，肺痈吐脓，胃热呕哕，热淋涩痛。

用法用量 煎服，15～30克，鲜品用量加倍，或捣汁用。

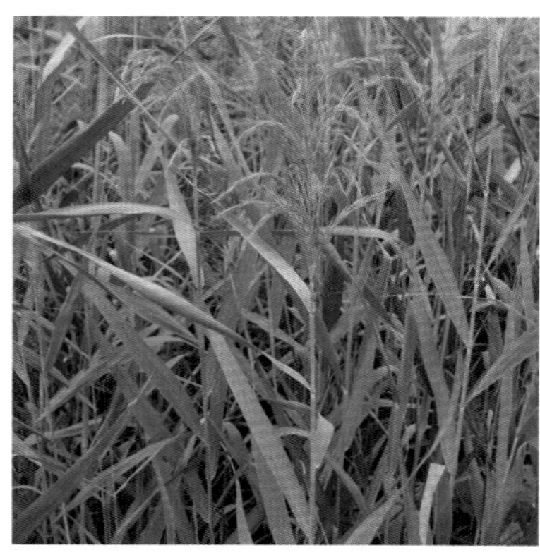

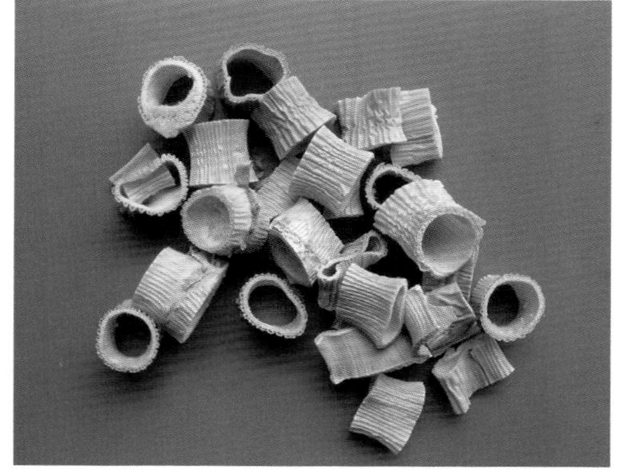

实用指南

精选验方

①**小儿慢性支气管炎：**鲜芦根30克，薏苡仁、冬瓜子各12克，杏仁、桃仁、白前、前胡各4.5克，莱菔子、紫苏子、玉蝴蝶各6克，胆南星3克。水煎服。②**肺脓肿：**芦根、薏苡仁、冬瓜子各30克，桔梗、金银花各9克。水煎服。③**麻疹初起，疹出不透：**芦根30克，浮萍、葛根各10克。水煎服。④**热病口渴：**鲜芦根、葛根各60克，狗肝菜30克。水煎服。⑤**小便赤涩、小便涩疼、口干渴：**鲜芦根60克，车前草、白茅根各30克。水煎服。⑥**牙龈出血：**芦根适量。水煎，代茶饮。

传统药膳

生芦根粥

原料：生芦根（洗净）30克，粳米50克。

制法：先用水煮芦根，取汁去滓，再用汁煮米做粥。

用法：可供早、晚服食。

功效：清热生津，除烦止呕。

适用：热病烦渴、胃热呕吐、噎膈、反胃等。

芦根粥

原料：芦根、粳米各50克，白糖适量。

制法：将芦根洗净，切碎入沙锅内，加清水300毫升，浸透后大火煎至100毫升，过滤去渣取汁备用。粳米加清水500毫升，煮成粥后，兑入芦根汁，加入白糖，再煮一二沸待用。

用法：每日2～3次，宜温热服食。

功效：清热，生津，止渴。

适用：热病伤律、烦热口渴、食欲欠佳、口燥咽干、咳嗽、痰少而黏以及胆石症和胆结石梗阻性黄疸。

温馨提示

脾胃虚寒者忌服。

山豆根

Shan Dou Gen

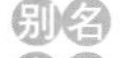

别名 黄结、豆根、广豆根、小黄连、南豆根、山大豆根。

来源 本品为豆科植物越南槐 *Sophora tonkinensis* Gapnep. 的干燥根及根茎。

形态特征 灌木，高1～2米。羽状复叶互生，小叶11～17，卵形或长圆状卵形，长1～2.5厘米，宽0.5～1.5厘米，顶端一小叶较大，上面疏被短柔毛，下面密被灰棕色短柔毛；小叶柄短，被毛。总状花序顶生及腋生，有毛；花萼阔钟形；花冠蝶形，黄白色；雄蕊10；子房密被柔毛，花柱弯曲，柱头上簇生长柔毛。荚果连珠状。花期5～6月，果期7～8月。

生境分布 生长于坡地、平原等地。分布于广西、广东、贵州、云南等地。

采收加工 秋季采挖，除去杂质，洗净，晒干。

性味归经 苦，寒；有毒。归肺、胃经。

功效主治 清热解毒，消肿利咽。用于火毒蕴结，乳蛾喉痹，咽喉肿痛，齿龈肿痛，口舌生疮。

用法用量 煎服，3～6克。外用：适量。

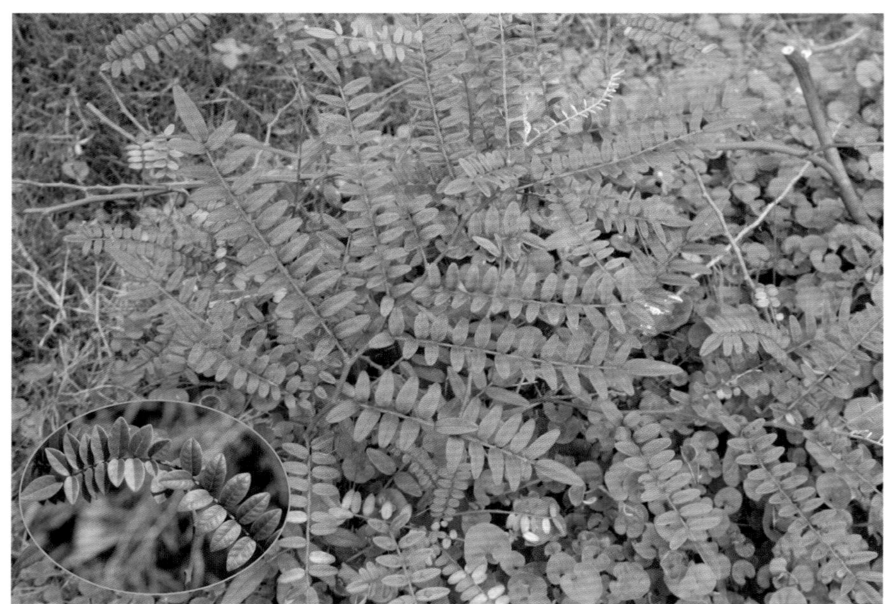

实用指南

精选验方

①**热盛头痛：**山豆根、白芷、栀子各10克，薄荷6克。共研细末，用浓茶调匀，敷于前额。②**化脓性扁桃体炎：**山豆根、赤芍、牡丹皮、炙僵蚕、牛蒡子、锦金灯、菊花、金银花、黄芩、知母各9克，桔梗、生甘草、射干各3克。水煎服，每日1剂，每日2次。③**子宫颈糜烂：**山豆根适量。研成细粉，高压消毒；先以1：1000苯扎溴铵消毒子宫颈，后用棉球蘸山豆根粉涂子宫颈糜烂处，1～3日1次，10次为1个疗程。④**痔疮：**鲜山豆根20克，猪大肠250克。同炖食。⑤**牙龈肿痛：**山豆根6克。水煎服。⑥**流行性腮腺炎：**山豆根9克，板蓝根（或南板蓝根）30克。水煎服。⑦**热毒咽喉肿痛：**山豆根9克。水煎服。⑧**肺热咳嗽、咽喉燥痛：**山豆根9克，前胡、枇杷叶各10克，桔梗5克，甘草3克。水煎服。⑨**痢疾：**山豆根6克。水煎服。

传统药膳

双根大海汁

原料：板蓝根、山豆根各15克，甘草10克，胖大海5克。

制法：将上几味共放置于保温瓶中，用沸水冲泡，闷盖20分钟后当茶水饮用。

用法：代茶频饮。

功效：清肺化痰。

适用：慢性咽炎。

山豆根野菊花茶

原料：山豆根60克，野菊花120克。

制法：将上2味水煎取药汁。

用法：10岁以上者顿服，3岁以下分3次服。

功效：清热解毒。

适用：猩红热。

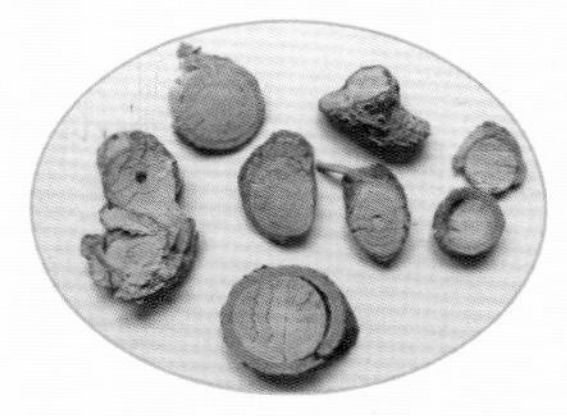

温馨提示

本品有毒，过量服用易引起呕吐、腹泻、胸闷、心悸等，故用量不宜过大。脾胃虚寒者慎用。

漏芦 Lou Lu

别名 野兰、毛头、大头翁、鬼油麻、大花蓟、龙葱根。

来源 本品为菊科植物祁州漏芦 *Rhaponticum uniflorum* (L.) DC. 的干燥根。

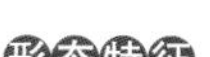

形态特征 多年生草本，高30～80厘米，全体密被白色柔毛。主根粗大，上部密被残存叶柄。基生叶丛生，茎生叶互生；叶长椭圆形，长10～20厘米，羽状全裂至深裂，裂片矩圆形，边缘具不规则浅裂，两面密被白色茸毛。头状花序，总苞多列，具干膜质苞片，多列，花全为管状花，淡紫色，雄蕊5，聚药。瘦果卵形，有4棱，棕褐色，冠毛刚毛状。

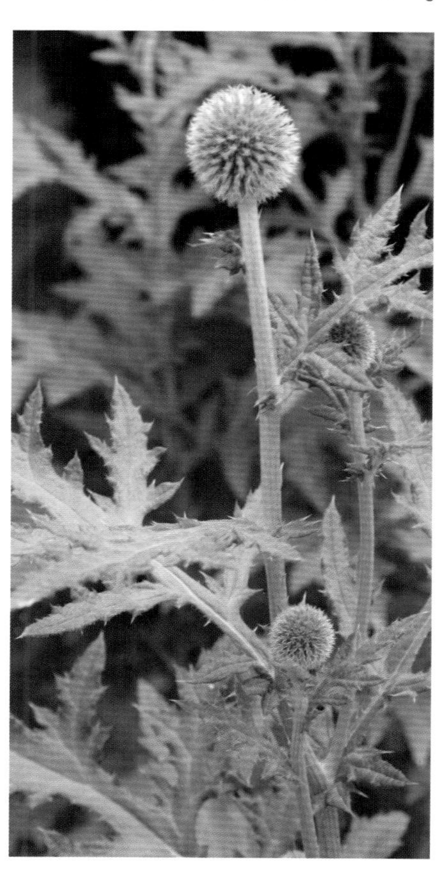

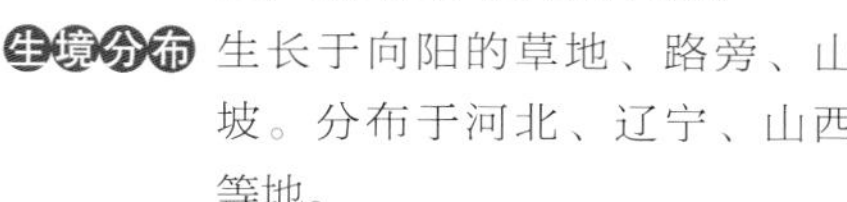

生境分布 生长于向阳的草地、路旁、山坡。分布于河北、辽宁、山西等地。

采收加工 春、秋两季采挖，除去须根及泥沙，晒干。

性味归经 苦，寒。归胃经。

功效主治 清热解毒，消痈，下乳，舒筋通脉。用于乳痈肿痛，痈疽发背，瘰疬疮毒，乳汁不通，湿痹拘挛。

用法用量 煎服，5～9克。外用：研末调敷或煎水洗。

实用指南

精选验方

①**肥胖症：**漏芦、决明子、泽泻、荷叶、汉防己各15克。水煎浓缩至100毫升，每日2次，服药1周。②**功能失调性子宫出血：**漏芦、地榆、三颗针、广升麻各15克。水煎服。③**蛋白尿：**漏芦、白茅根、黄柏、山楂、甘草各20克。水煎服，每日1剂。④**缺乳症：**漏芦、通草、炮穿山甲、皂刺、天花粉各6克，炒王不留行10克。研为细末，以猪蹄汁煎后顿服。

传统药膳

猪蹄漏芦汤

原料：漏芦15克，猪蹄2只，通草5克，姜块10克，葱3根，花椒12粒，绍酒10毫升，盐6克，味精2克。

制法：将猪蹄去残毛，洗净，用刀劈开或砍成小块。漏芦、通草洗净，共煎，去净残渣和沉淀。姜、葱洗净，姜拍破，葱挽结。猪蹄块放入沙罐内，加清水适量，置旺火上烧开后撇净血泡，加姜、葱、花椒和药汁，改为中火炖至猪蹄刚熟时，以小火炖熟透，加入味精、盐调味即成。

用法：不拘时饮汤食蹄肉。

功效：通乳汁。

适用：乳汁不下。

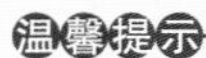

温馨提示

气虚、疮疡平塌者及孕妇忌服。

北沙参

Bei Sha Shen

别名 莱阳参、银沙参、海沙参、辽沙参。

来源 本品为伞形科植物珊瑚菜 *Glehnia littoralis* Fr. Schmidt ex Miq. 的干燥根。

形态特征 多年生草本，高5～35厘米。主根细长圆柱形。茎大部埋在沙中，一部分露出地面。叶基出，互生；叶柄长，基部鞘状；叶片卵圆形，3出式分裂至2回羽状分裂，最后裂片圆卵形，先端圆或渐尖，基部截形，边缘刺刻，质厚。复伞形花序顶生，被粗毛；伞梗10～20，长1～2厘米；无总苞，小总苞由数个线状披针形的小苞片组成；花白色，每一小伞形花序有花15～20；花萼5齿裂，狭三角状披针形，疏被粗毛；花瓣5，卵状披针形；雄蕊5，与花瓣互生；子房下位，花柱基部扁圆锥形。果实近圆球形，被茸毛，果棱有翅。花期5～7月，果期6～8月。

生境分布 生长于海边沙滩，或为栽培。分布于山东、江苏、河北、辽宁等地，以山东莱阳胡城村产者最为著名。

采收加工 夏、秋两季采挖根部，除去地上部分及须根，洗去泥沙，稍晾，置沸水中烫后，除去外皮，晒干或烘干即得。

性味归经 甘、微苦，微寒。归肺、胃经。

功效主治 养阴清肺，益胃生津。用于肺热燥咳，干咳少痰，劳嗽痰血，胃阴不足，热病津伤，咽干口渴。

用法用量 煎服，5～12克；鲜品用至20～30克。

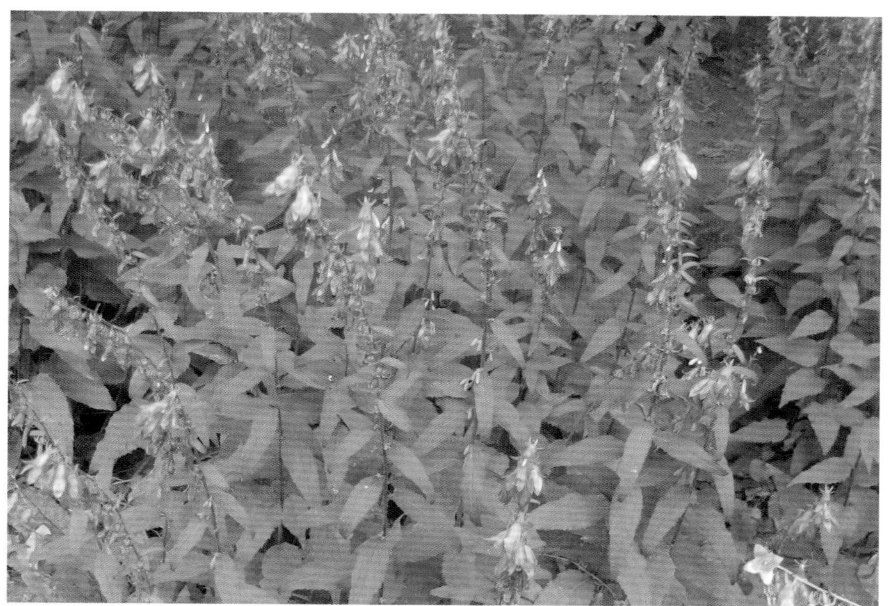

实用指南

精选验方

①**阴虚火炎、咳嗽无痰、骨蒸劳热、肌皮枯燥、口苦烦渴等**：北沙参、麦冬、知母、川贝母、熟地黄、鳖甲、地骨皮各120克。或作丸，或作膏，每日早晨服15克，白汤下。②**一切阴虚火炎，似虚似实，逆气不降，消气不升，烦渴咳嗽，胀满不食**：北沙参15克。水煎服。

传统药膳

北沙参粥

原料：北沙参15克，粳米50克。

制法：先将北沙参洗净后入锅，加入清水适量，煎至100～150毫升，然后去渣取汁，再加入粳米及清水400毫升，煮成粥即可。

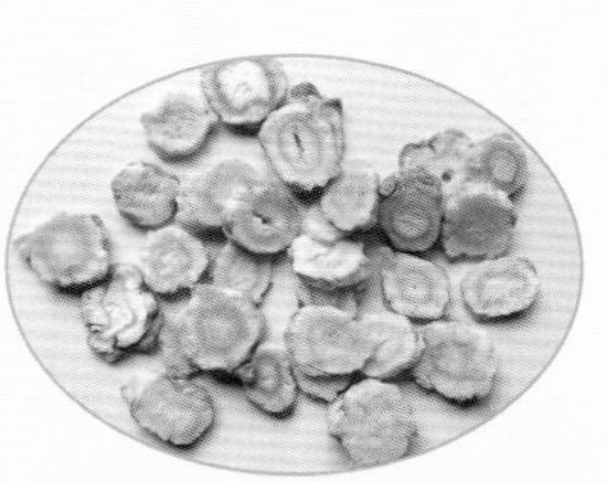

用法：每日1剂，早餐食用。

功效：清热养阴，止咳化痰。

适用：燥热咳嗽或劳嗽咳血、哮喘、舌干口燥、食欲不振等。

温馨提示

本品性寒，风寒咳嗽、脾胃虚寒及寒饮喘咳者忌用。

生姜

Sheng Jiang

别名 母姜、姜根、鲜姜。

来源 本品为姜科植物姜 *Zingiber officinale* Rosc. 的新鲜根茎。

形态特征 多年生草本，高40～100厘米。叶2列，线状披针形，光滑无毛。花茎自根茎生出，高约20厘米；穗状花序卵形至椭圆形；苞片淡绿色，卵圆形；花冠黄绿色，裂片披针形；唇瓣中央裂片长圆状倒卵形，较花冠裂片短，有淡紫色条纹及淡黄色斑点；雄蕊微紫色。蒴果。种子多数，黑色。花期8月。

生境分布 生长于阳光充足、排水良好的沙质地。全国大部分地区有栽培。分布于四川、贵州等地。

采收加工 秋、冬两季采挖，除去须根及泥沙，切片，生用。

性味归经 辛，微温。归肺、脾、胃经。

功效主治 解表散寒，温中止呕，化痰止咳。用于风寒感冒，胃寒呕吐，寒痰咳嗽。

用法用量 煎服，或捣汁服，3～10克。外用：适量，可捣敷、擦、熨患处。

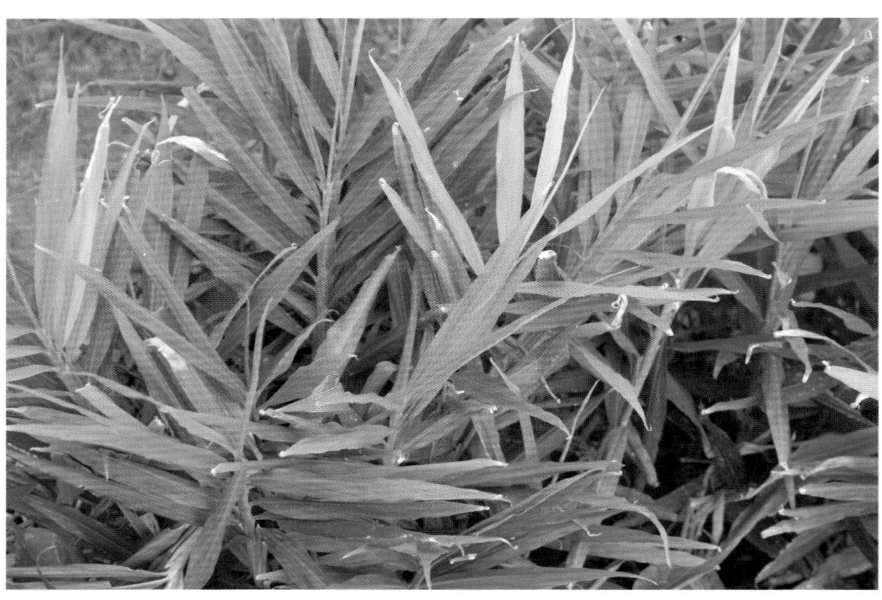

实用指南

精选验方

①**牙痛：**生姜1片。咬在痛牙处。②**咽喉肿痛：**热姜水适量。加少许食盐，漱口，每日早、晚各1次。③**口腔溃疡：**生姜20克。捣汁，频频漱口吐出，每日2～3次。④**斑秃：**生姜适量。切片，近火烤热擦患处，每日2次。⑤**止呕：**生姜片少许。放口中。⑥**呃逆：**生姜30克。取汁，以蜂蜜30毫升调服。⑦**冻疮未破：**生姜适量。切片，烤热后用其平面摩擦冻伤处。

传统药膳

生姜粥

原料：生姜6～9克，粳米或糯米100～150克，大枣3枚。

制法：将生姜切为薄片或细粒，同米、大枣同煮为粥。

用法：早餐食用。

功效：暖脾胃，散风寒。

适用：脾胃虚寒、反胃羸弱、呕吐清水、腹痛泄泻、感受风寒、头痛鼻塞，以及慢性气管炎、肺寒喘咳等。

生姜白芥酒

原料：生姜30克，白芥子10克，烧酒适量。

制法：切细，捣烂绞汁，加烧酒调和为糊。

用法：以棉球蘸药糊，擦调肺俞、大椎、膻中3个穴位，每穴擦抹10分钟，以局部灼热有痛感为度。或以纱布蘸药液敷于以上3个穴位1～3小时，痛则去掉，以不起疱为度。

功效：止咳平喘。

适用：支气管哮喘。

姜糖醋汁

原料：生姜50克，红糖100克，醋100毫升。

制法：将生姜洗净，切成细丝，放锅中，加水200毫升，煮取汁100毫升，与红糖、醋同放锅内，再煎至糖溶化为度，取出晾凉即可饮用。

用法：每日1剂，分3次服，连服5～7日。

功效：健脾胃，抗过敏。

适用：食物过敏引起的荨麻疹。

温馨提示

阴虚内热者忌服。

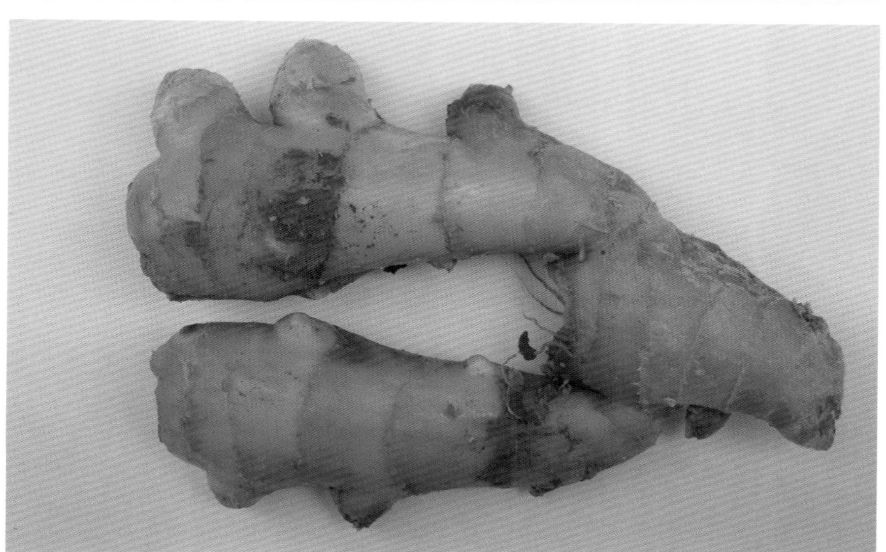

三、果实和种子类

八角茴香
Ba Jiao Hui Xiang

别名 八角、大茴香、八月珠、五香八角。

来源 本品为木兰科植物八角茴香 *Illicium verum* Hook. f. 的干燥成熟果实。

形态特征 常绿乔木，高达20米，树皮灰色至红褐色。叶互生或螺旋状排列，革质，椭圆形或椭圆状披针形，长6～12厘米，宽2～5厘米，上面深绿色，光亮无毛，有透明油点，下面淡绿色，被疏毛。花单生于叶腋，有花梗；萼片3，黄绿色；花瓣6～9，淡红色至深红色；雄蕊15～19；心皮8～9；胚珠倒生。聚合果星芒状。花期春、秋两季，果期秋季至翌年春季。

生境分布 生长于阴湿、土壤疏松的山地。分布于广东、广西等地。

采收加工 秋、冬两季果实由绿变黄时采摘，置沸水中略烫后干燥或直接干燥。

性味归经 辛，温。归肝、肾、脾、胃经。

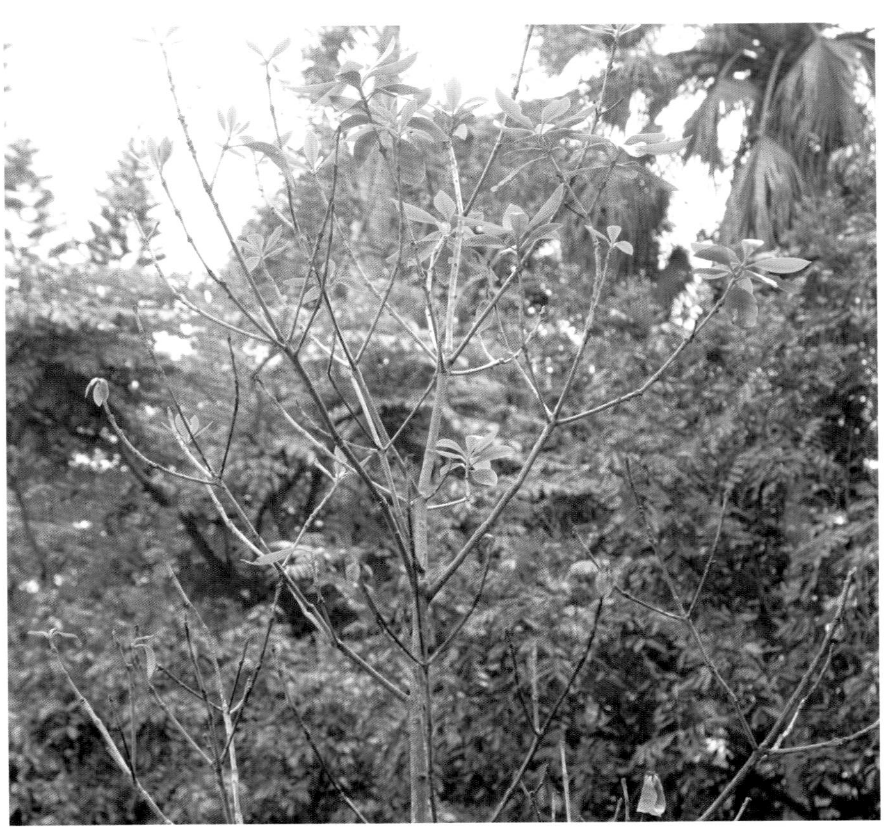

功效主治 温阳散寒，理气止痛。用于寒疝腹痛，肾虚腰痛，胃寒呕吐，脘腹冷痛。

用法用量 煎服，3～6克；或入丸、散。外用：适量，研末调敷。

实用指南

精选验方

①**腰重刺胀**：八角茴香10克。炒后研为末，饭前酒调服。②**小肠气坠**：八角茴香50克，花椒25克。炒后研为末，每次5克，酒下。③**大小便闭、臌胀气促**：八角茴香7个，火麻仁25克。研为末，加生葱白7根，同研煎汤，调五苓散末服之，每日1剂。④**风火牙痛**：八角茴香适量。烧灰，与乌头10克熬水一茶杯送下。

传统药膳

大茴核桃仁

原料：核桃1个，八角茴香1枚。

制法：核桃取仁，八角茴香捣碎。

用法：饭前共咀嚼烂如泥，吞下。每日3次。

适用：乳腺增生。

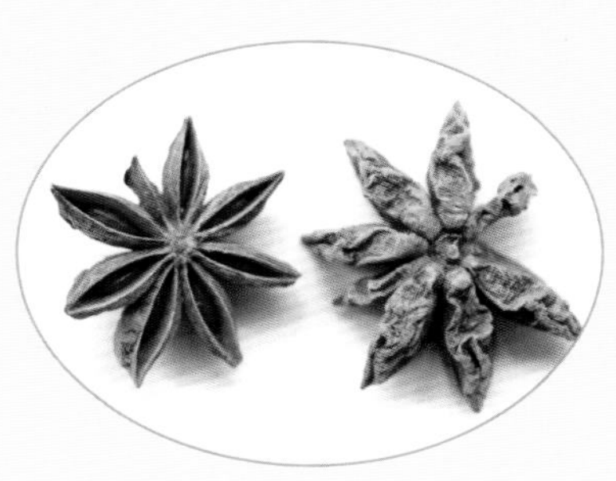

大茴花椒枣饮

原料：八角茴香、花椒各3克，大枣10枚。

制法：水煎服。

用法：每日1或2次。

适用：肩周炎。

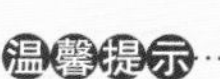

温馨提示

阴虚火旺者慎服。

山茱萸

Shan Zhu Yu

别名 药枣、茱萸肉、实枣儿。

来源 本品为山茱萸科植物山茱萸 *Cornus officinalis* Sieb. et Zucc. 的干燥成熟果肉。

形态特征 落叶小乔木。单叶对生，卵形至椭圆形，稀卵状披针形，长5～7厘米，全缘，脉腋间有黄褐色毛丛，侧脉5～8对，弧形平行排列。伞形花序，具卵状苞片4，花先叶开放，黄色。核果长椭圆形，熟时樱红色。

生境分布 生长于山沟、溪旁或较湿润的山坡。分布于浙江、河南、安徽、陕西、山东、四川、山西等地。

采收加工 秋末冬初果皮变红时采收果实，用文火烘或置沸水中略烫后，及时除去果核，干燥。

性味归经 酸、涩，微温。归肝、肾经。

功效主治 补益肝肾，涩精固脱。用于眩晕耳鸣，腰膝酸痛，阳痿遗精，遗尿尿频，崩漏带下，大汗虚脱，内热消渴。

用法用量 煎服，6～12克。

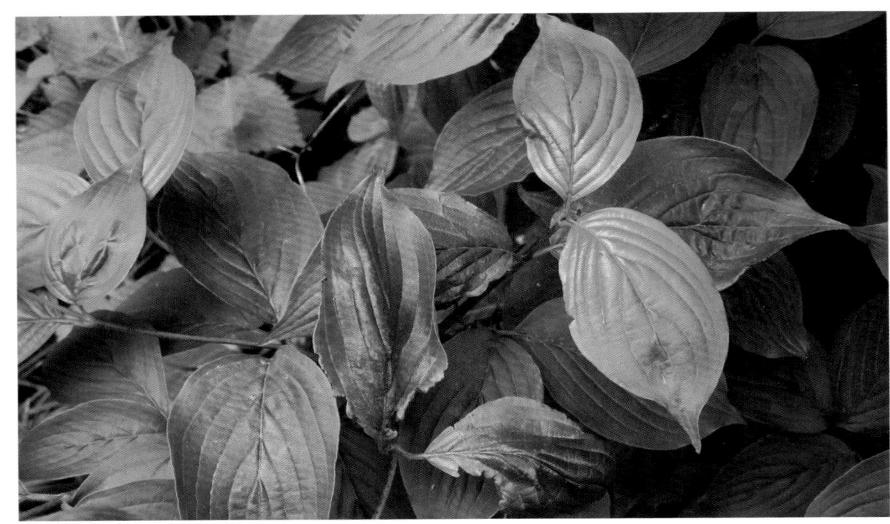

实用指南

精选验方

①**自汗、盗汗：**山茱萸、黄芪、防风各9克。水煎服。②**大汗不止、四肢发冷、脉搏微弱、体虚欲脱：**山茱萸50～100克。水煎服。③**肩周炎：**山茱萸35克。水煎，分2次服，每日1剂；病情好转后，剂量减为10～15克，煎汤或代茶泡服。④**遗尿：**山茱萸、茯苓、覆盆子各10克，附子3克，熟地黄12克。水煎服。

传统药膳

山萸二皮茶

原料：山茱萸20克，地骨皮、黄芪皮各3克，红糖适量。

制法：将上述3味共研为粗末，置茶杯中用沸水冲泡闷15分钟，加红糖适量调味，代茶饮用；也可用水煎，取汁去渣。

用法：代茶频饮，每日1剂，连服5日。

功效：滋阴清热，生津止渴，补虚敛汗。

适用：阴虚型产后盗汗。

山茱萸酒

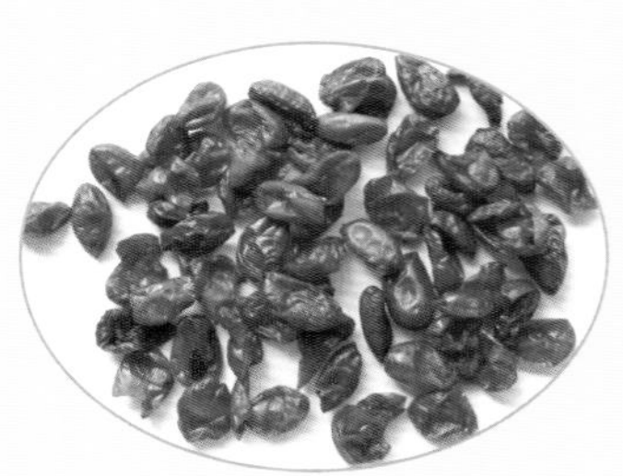

原料：山茱萸250克，白酒2500毫升。

制法：将山茱萸加工捣碎，放入酒坛中，倒入白酒，密封坛口，置于阴凉处，经常摇动，7日后即成。

用法：每日2次，每次10～20毫升。

功效：益肝补肾，敛汗涩精。

适用：肾虚、腰痛、遗精、体虚自汗、月经过多。

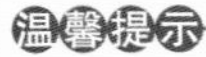

温馨提示

本品酸涩收敛，实邪、湿热证者不宜用。

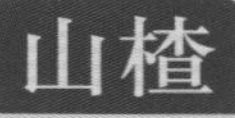

山楂

Shan Zha

别名 酸枣、赤瓜实、棠梨子、山里红果。

来源 本品为蔷薇科植物山楂 *Crataegus pinnatifida* Bge. 等的干燥成熟果实。

形态特征 落叶乔木，高达7米。小枝紫褐色，老枝灰褐色，枝有刺。单叶互生或多数簇生于短枝先端；叶片宽卵形或三角状卵形，叶片小，分裂较深。叶柄无毛。伞房花序，花白色，萼筒扩钟状。梨果近球形，深红色。

生境分布 生长于山谷或山地灌木丛中。分布于山西、河北、山东、辽宁、河南等地。

采收加工 秋季果实成熟时采收，切片，干燥。

性味归经 酸、甘，微温。归脾、胃、肝经。

功效主治 消食健胃，行气散瘀。用于肉食积滞，胃脘胀满，泻痢腹痛，瘀血经闭，产后瘀阻，心腹刺痛，疝气疼痛，高脂血症。焦山楂消食导滞作用增强，用于肉食积滞，泻痢不爽。

用法用量 煎服（生用消食散瘀；炒山楂收敛止泻），9～12克，大剂量可用至30克；或入丸、散。

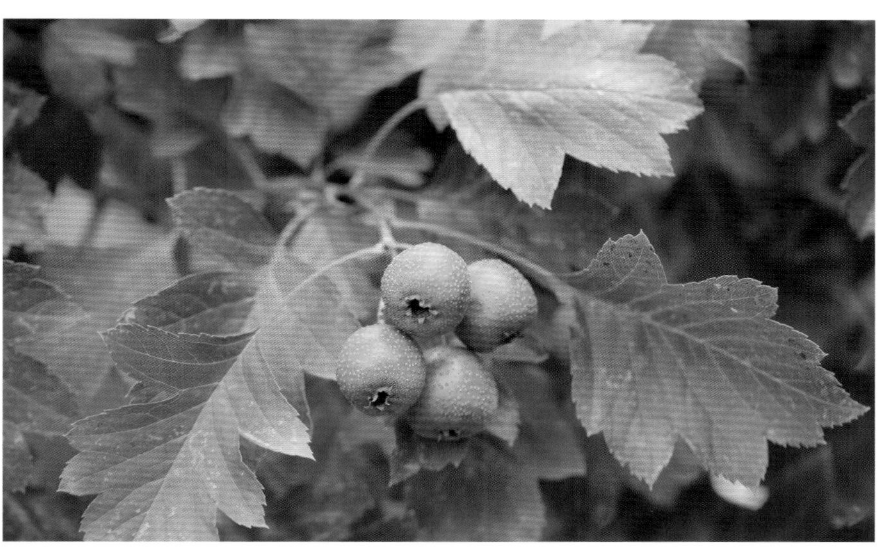

实用指南

精选验方

①**消化不良：**焦山楂10克。研末加适量红糖，开水冲服，每日3次。②**痢疾初起：**山楂30克，红、白糖各15克。水煎冲细茶5克饮服。③**产后腹痛：**山楂30克，香附15克。浓煎顿服，每日2次。④**闭经：**山楂60克，鸡内金、红花各10克，红糖30克，水煎服，每日1剂。⑤**腹泻：**山楂适量。炒焦研细末，白糖水送服，每次10克，每日3次。⑥**小儿脾虚久泻：**鲜山楂、山药各等份。加白糖调匀蒸服。⑦**消化不良：**生山楂、炒麦芽各10克。水煎服，每日2次。

传统药膳

山楂粥

原料：山楂40克（或鲜品60克），粳米100克，白糖10克。

制法：将山楂放入沙锅，煎取浓汁，去渣后加入粳米、白糖一起煮粥。

用法：每日早、晚餐食用。

功效：健脾胃，消食积，散瘀血。

适用：食积停滞、内积不消、腹痛、便秘，妇女产后血瘀恶漏不尽、月经过期不通、痛经，小儿乳食不消以及高血压、冠心病、心绞痛、高脂血症等。

山楂炖兔肉

原料：净兔肉500克，山楂40克，糖色5克，料酒10毫升，姜、葱、盐、味精各适量。

做法：首先把洗净的兔肉切成块，然后放入沙锅内和山楂同煮至烂，再放入盐、料酒、葱、姜、味精、糖色烧至汁浓，盛于盘中即可。

用法：佐酒、佐餐食用。

功效：补益气血，开胃消食。

适用：老年体弱或久病恢复期。

山楂粳米粥

原料：山楂50克，粳米100克，白糖20克。

制法：将山楂洗净，切成薄片备用；粳米洗净放入锅内，加适量水煮至将熟时，加入山楂、白糖，熬成稠粥后食用即可。

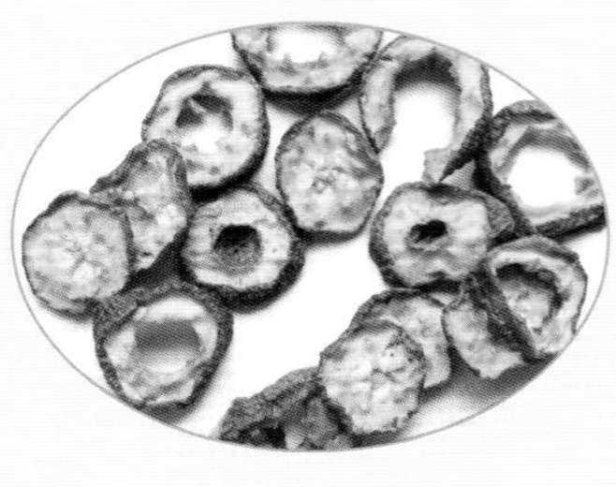

用法：每日1剂，分2～3次食用。

功效：开胃消食。

适用：消化不良。

温馨提示

胃酸过多、胃溃疡患者慎用；脾胃虚弱无积滞者慎用。

千金子

Qian Jin Zi

别名 联步、小巴豆、千两金、续随子、菩萨豆。

来源 本品为大戟科植物续随子 *Euphorbia lathyris* L. 的干燥成熟种子。

形态特征 二年生草木，高达1米，全株表面微被白粉，含白色乳汁。茎直立，粗壮，无毛，多分枝。单叶对生，茎下部叶较密而狭小，线状披针形，无柄；往上逐渐增大，茎上部叶具短柄，叶片广披针形，长5～15厘米，基部略呈心形而多少抱茎，全缘。花单性，成圆球形杯状聚伞花序，再排成聚伞花序；各小聚伞花序有卵状披针形苞片2，总苞杯状，4～5裂；裂片三角状披针形，腺体4，黄绿色，肉质，略呈新月形；雄花多数，无花被，每花有雄蕊1，略长于总苞，药黄白色；雌花1，子房三角形，3室，每室具1胚珠，花柱3裂。蒴果近球形。

生境分布 生长于向阳山坡，各地也有野生。分布于河南、浙江、河北、四川、辽宁、吉林等地。

采收加工 夏、秋两季果实成熟时采收，除去杂质，干燥。

性味归经 辛，温；有毒。归肝、肾、大肠经。

功效主治 逐水消肿，破血消，外用疗癣蚀疣。用于水肿，痰饮，积滞胀满，二便不通，血瘀经闭；外治顽癣，赘疣。

用法用量 去壳，去油用，多入丸、散服，1～2克。外用：适量，捣烂敷患处。

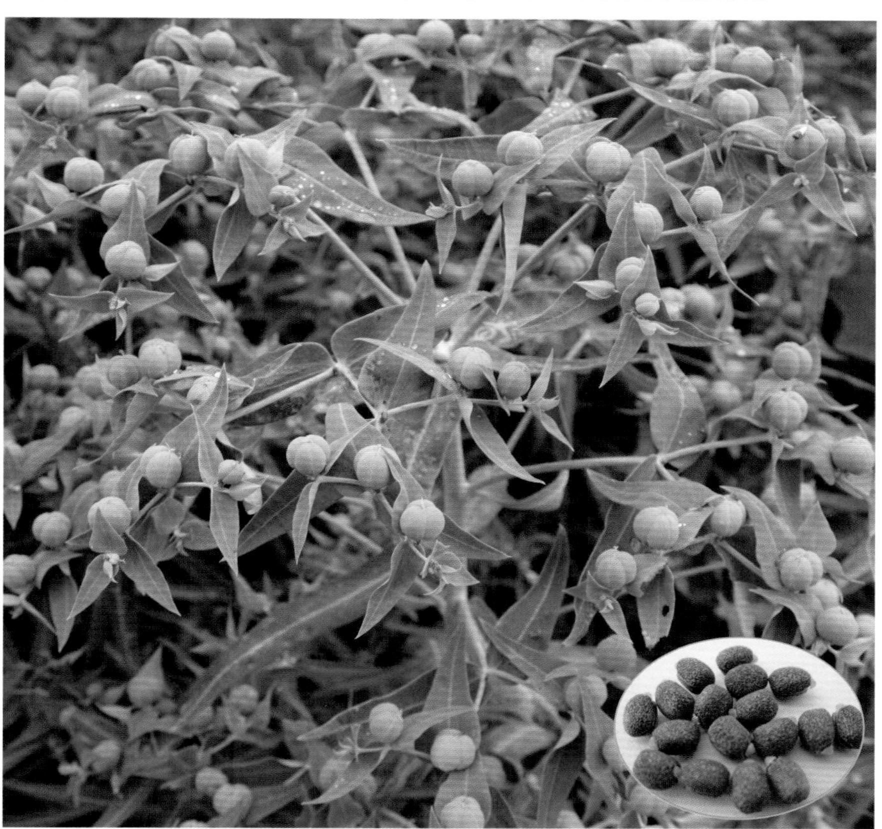

实用指南

精选验方

①**血瘀经闭：**千金子3克，丹参、制香附各9克。水煎服。②**疣赘：**千金子适量。熟时破开，涂患处。③**晚期血吸虫病腹水：**取新鲜千金子去壳捣泥装入胶囊，根据腹围大小决定用量。腹围较大者，每次6～9克，早晨空腹服用，每5日服药1次。④**毒蛇咬伤：**千金子20～30粒（小儿酌减）。捣烂，用米泔水调服，一般需用1～3次。

温馨提示

孕妇及体虚便溏者忌服。

川楝子
Chuan Lian Zi

别名 楝实、金铃子、川楝实。

来源 本品为楝科植物川楝 *Melia toosendan* Sieb. et Zucc. 的干燥成熟果实。

形态特征 落叶乔木，高可达10余米，树皮灰褐色，有纵沟纹，幼嫩部分密被星状鳞片。叶互生，2～3回单数羽状复叶，小叶3～11，长卵圆形，长4～7厘米，宽2～3.5厘米，先端渐尖，基部圆形，两侧常不对称，全缘或部分具稀疏锯齿。紫色花，腋生圆锥状排列的聚伞花序，花直径6～8毫米，萼片5～6；花瓣5～6；雄蕊为花瓣的2倍，花丝连合成一管；子房瓶状。核果大，椭圆形或近圆形，长约3厘米，黄色或栗棕色，有光泽，核坚硬木质，有棱，6～8室。种子3～5。花期夏季。

生境分布 生长于丘陵、田边；有栽培。分布于四川、云南等地。

采收加工 冬季果实成熟时采收，除去杂质，干燥。

性味归经 苦，寒；有小毒。归肝、小肠、膀胱经。

功效主治 疏肝泄热，行气止痛，驱虫。用于肝郁化火，胸胁、脘腹胀痛，疝痛疼痛，虫积腹痛。

用法用量 煎服，5～10克。外用：适量，研末调涂。

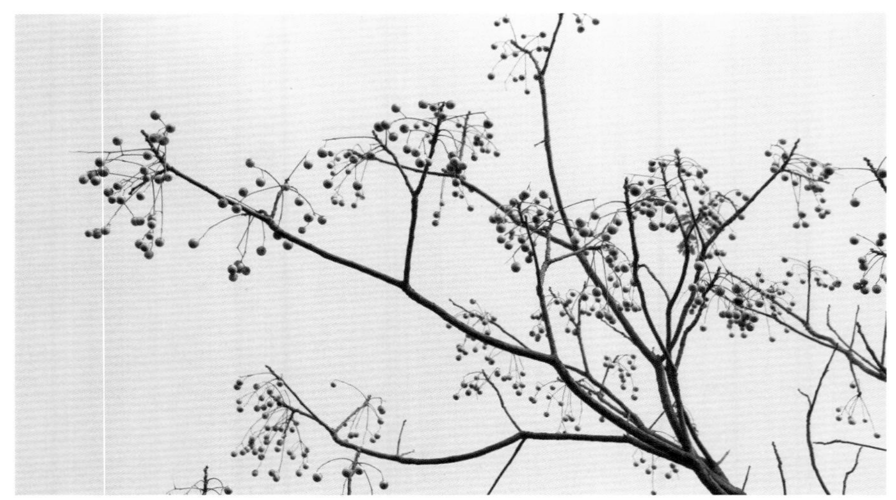

实用指南

精选验方

①**慢性胃炎**：川楝子、枳实、木香、白芍、柴胡、延胡索各10克，大血藤15克，甘草5克。水煎2次，每日1剂，早、晚分服。②**头癣**：川楝子30克。研成粉，与70克凡士林（或熟猪油）混匀，每日搽患处，早、晚各1次；搽药前，应用食盐水将患处洗净，有脓或痂者应清除。③**胆道蛔虫病偏热型**：川楝子、槟榔各15克，乌梅30克，花椒10克，栀子20克，黄连、黄柏各9克。水煎服。

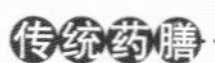

传统药膳

茴香汤

原料：炒茴香500克，川楝子250克，陈皮250克，炒甘草120克，炒盐适量。

制法：将上5物合研成细末。

用法：用滚开水冲调约5克，每日晨起空腹食用。

功效：温肾散寒，理气止痛。

适用：寒气下流而引起的疝气、小腹胀痛等症。

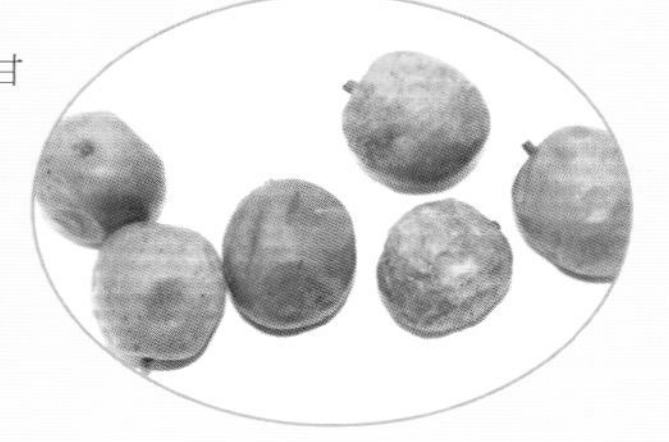

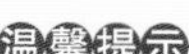

温馨提示

本品有毒，不宜过量或持续服用。脾胃虚寒者慎用。

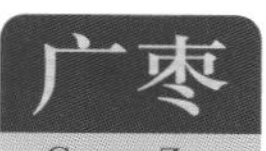

广枣 Guang Zao

别名　山枣、五眼果、人面子、山枣子。

来源　本品系蒙古族习用药材。为漆树科植物南酸枣 *Choerospondias axillaris* (Roxb.) Burtt et Hill 的干燥果实。

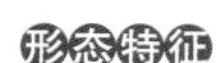

形态特征　落叶乔木，高7～18米。茎直立，树皮灰褐色，纵裂，枝紫黑色。单数羽状复叶互生；具长柄；小叶7～15，对生，斜长圆形至长圆状椭圆形，长4～10厘米，宽2～4.5厘米，先端长尖或渐尖，基部偏斜，全缘，两面无毛或下面叶腋有时具丛毛；小叶柄长3～5毫米，顶端的一片长10～15毫米。花杂性，异株；雄花和假两性花淡紫，直径3～4毫米，成聚伞状圆锥花序；雌花较大，单生于上部叶腋，具梗；萼杯状，钝5裂；花瓣5；雄蕊10，花丝基部与10裂的花盘黏合，在假两性花中的花药与花瓣几等长；子房上位，5室，每室有下垂之胚珠1枚，花柱5，分离。浆果椭圆形或卵形长2～3厘米，宽1.4～2.5厘米，成熟时黄色；核坚硬，近先端有4～5个显明的小孔。

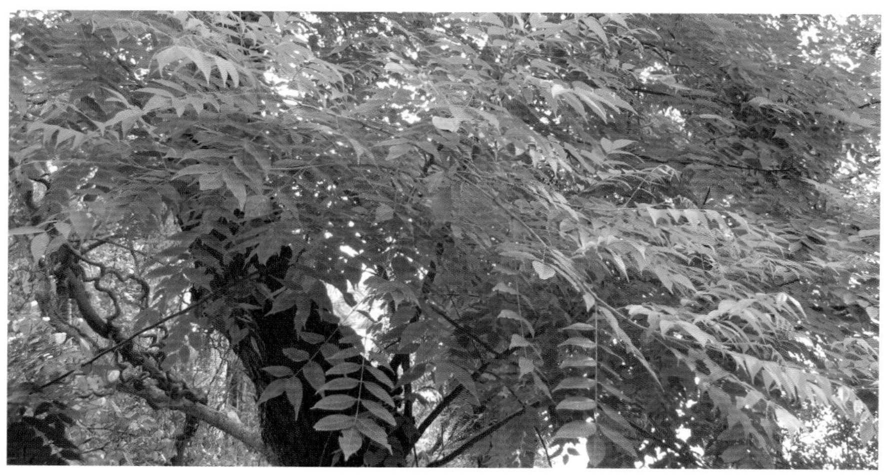

生境分布 分布于浙江、福建、湖北、湖南、广东、广西、贵州、云南等地。

采收加工 8～10月采摘成熟果实，晒干。

性味归经 甘、酸，平。归心经。

功效主治 行气活血，养心，安神。用于气滞血瘀，胸痹作痛，心悸怔忡，胸闷气短，心神不安，失眠健忘。

用法用量 煎服，1.5～2.5克；或入丸、散。

实用指南

精选验方

①**胸闷疼痛、心悸气短、心神不安、失眠健忘：**广枣450克，木香、肉豆蔻、丁香、牛心粉、枫香脂、沉香各75克。以上7味，粉碎成细粉，过筛，混匀，每100克粉末加炼蜜80～100克制成大蜜丸，另取朱砂粉末包衣，即得；口服，每次1丸，每丸6克，每日1～2次。②**心肺火盛、胸闷不舒、胸胁闷痛、心悸气短：**广枣、沉香各180克，檀香、红花、紫檀香各90克，天竺黄、肉豆蔻、北沙参各60克。以上8味，粉碎成细粉，过筛，混匀即可；口服，每次3克，每日1～2次。

女贞子

Nü Zhen Zi

别名 女贞实、冬青子、鼠梓子、白蜡树子。

来源 本品为木犀科植物女贞 *Ligustrum lucidum* Ait. 的干燥成熟果实。

形态特征 常绿乔木，树皮光滑不裂。叶对生，叶片卵圆形或长卵状披针形，全缘，无毛，革质，背面密被细小的透明腺点。圆锥花序顶生，花白色，花萼钟状，花冠裂片长方形。浆果状核果，成熟时蓝黑色，内有种子1～2。

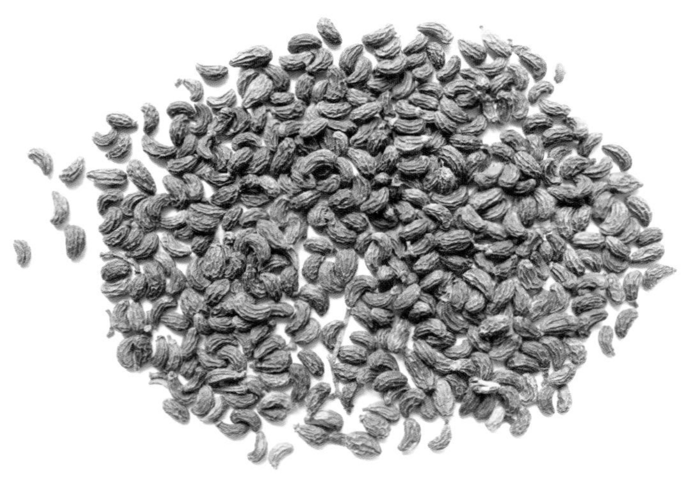

生境分布 生长于湿润、背风、向阳的地方，尤适合深厚、肥沃、腐殖质含量高的土壤中。分布于江苏、浙江、湖南、福建、广西等地。

采收加工 冬季果实成熟时采收，除去枝叶，稍蒸或置沸水中略烫后，干燥；或直接干燥。

性味归经 甘、苦，凉。归肝、肾经。

功效主治 滋补肝肾，明目乌发。用于眩晕耳鸣，腰膝酸软，须发早白，目暗不明，内热消渴，骨蒸潮热。

用法用量 煎服，6～12克；或入丸、散。

实用指南

精选验方

①**肾虚腰酸**：女贞子9克，桑椹、墨旱莲、枸杞子各12克。水煎服，每日1剂。②**肝虚视物模糊**：女贞子、枸杞子、生地黄、菊花、蒺藜各10克。水煎服，每日1剂。③**便秘**：女贞子、黄芪各20克，桔梗9克，甘草、桂枝各6克，白芍、当归各15克，大枣12枚，生姜3片，饴糖适量。每日1剂，水煎服，10日为1个疗程，一般服药1～2个疗程。④**神经衰弱**：女贞子、桑椹、鳢肠各25克。水煎服。

传统药膳

女贞枸杞粥

原料：女贞子15克，枸杞子10克，粳米100克。

制法：先将女贞子洗净，装入纱袋内，系好；枸杞子洗净，去杂；粳米淘洗干净。将粳米和纱布药袋同放锅内，加入清水，置旺火上煮沸数滚后，加入枸杞子，改用小火煮至米烂粥熟为止，除去药袋，加入白糖稍煮沸即可。

用法：每日1次，早餐食用。

功效：滋补肝紧，清热明目。

适用：胆石症伴有肝肾不足者。

温馨提示

脾胃虚寒泄泻及阳虚者忌服。

小茴香
Xiao Hui Xiang

别名 谷茴香、土茴香、野茴香、茴香子。

来源 本品为伞形科植物茴香 *Foeniculum vulgare* Mill. 的干燥成熟果实。

形态特征 多年生草本，高1～2米，全株有香气。茎直立，有纵棱。叶互生，3～4回羽状全裂，裂片丝状线形；叶柄基部鞘状抱茎。复伞形花序顶生；花小、黄色。双悬果，每分果有5纵棱。

生境分布 各地有栽培。分布于山西、内蒙古、甘肃、辽宁等地。

采收加工 秋季果实初熟时采割植株，晒干，打下果实，除去杂质。

性味归经 辛，温。归肝、肾、脾、胃经。

功效主治 散寒止痛，理气和胃。用于寒疝腹痛，睾丸偏坠，痛经，睾丸鞘膜积液。

用法用量 煎服，3～6克。外用：适量。

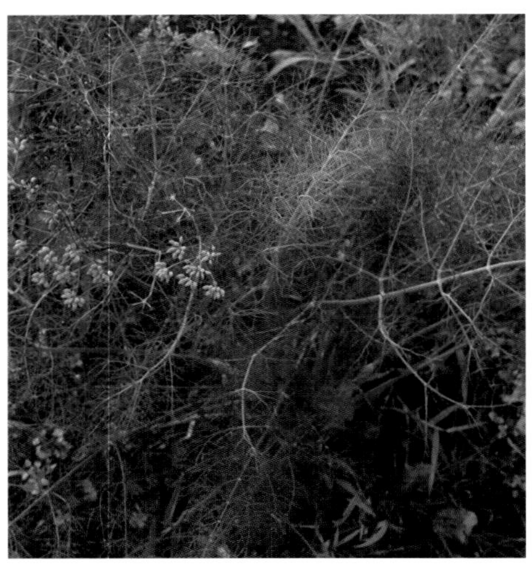

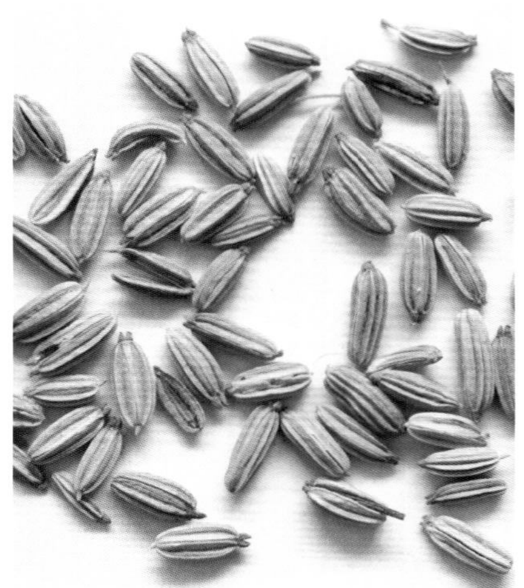

实用指南

精选验方

①**疝气、小腹冷痛、胀满：**小茴香、胡椒各15克。酒糊为丸，每次3克，温酒送下。②**肝胃气滞、脘腹胁下胀痛：**小茴香30克，枳壳15克。微炒研末，每次6克，温开水送下。③**痛经：**小茴香、当归、川芎、香附各10克，淡吴茱萸3克，姜半夏、炒白芍各12克，党参、延胡索各15克，炙甘草8克。加水煎成400毫升，温服，每日2次。④**睾丸鞘膜积液：**小茴香15～18克，川楝子（炒香）15克，橘核12～15克，猪苓18克，台乌药、海藻（另包，用水洗去盐分）各12克，青皮、赤芍各10克，蜜枣4枚。加水煎至400毫升，温服，每日2次。

传统药膳

小茴香大蒜蒸黑鱼

原料：小茴香15克，大蒜30克，黑鱼1条（300克），绍酒、姜、葱、大蒜、盐、酱油、白糖各适量。

制法：把小茴香洗净；黑鱼宰杀后，去鳃及内脏；大蒜去皮，切片；姜切片，葱切段。把黑鱼放入蒸盆内，注入清水300毫升，加入小茴香、大蒜、绍酒、姜、葱、盐、酱油、白糖。把蒸盆放入蒸笼内，用大火大汽蒸30分钟即成。

用法：每次吃黑鱼50克，每日2次。

功效：温化利水。

适用：肝病水肿患者。

温馨提示

阴虚火旺者慎服。

马钱子

Ma Qian Zi

别名 马前、大方八、马前子、油马钱子。

来源 本品为马钱科植物马钱 *Strychnos nux-vomica* L. 的干燥成熟种子。

形态特征 乔木，高10～13米。树皮灰色，具皮孔，枝光滑。叶对生，叶柄长4～6毫米；叶片革质，广卵形或近圆形，长6～15厘米，宽3～8.5厘米，先端急尖或微凹，基部广楔形或圆形，全缘，两面均光滑无毛，有光泽，主脉5，罕3，在背面凸起，两侧者较短，不达叶端，细脉呈不规则的网状，在叶的两面均明显；叶腋有短卷须。聚伞花序顶生枝端，长3～5厘米，直径2.5～5厘米，被短柔毛；总苞片及小苞片均小，三角形，先端尖，被短柔毛；花白色，几无梗，花萼绿色，先端5裂，被短柔毛；花冠筒状，长10～12毫米，先端5裂，裂片卵形，长2.5～4毫米，内面密被短毛；雄蕊5，花药黄色，椭圆形，无花丝；子房卵形，光滑无毛，花柱细长，柱头头状。浆果球形，直径6～13厘米，幼时绿色，成熟时橙色，表面光滑。种子3～5枚或更多，圆盘形，直径1.5～2.5厘米，表面灰黄色，密被银色茸毛，柄生于一面的中央，另一面略凹入，有丝光。

生境分布 生长于山地林中。主产于印度、越南、缅甸、泰国等地。

采收加工 冬季采收成熟果实，取出种子，晒干。

性味归经 苦，温；有大毒。归肝、脾经。

功效主治 通络止痛，散结消肿。用于跌打损伤，骨折肿痛，风湿顽痹，肢体拘挛，麻木瘫痪，外伤肿痛，痈疽疮毒，咽喉肿痛。

用法用量 炮制后入丸、散，0.3～0.6克。外用：适量，研末，吹喉或调搽。

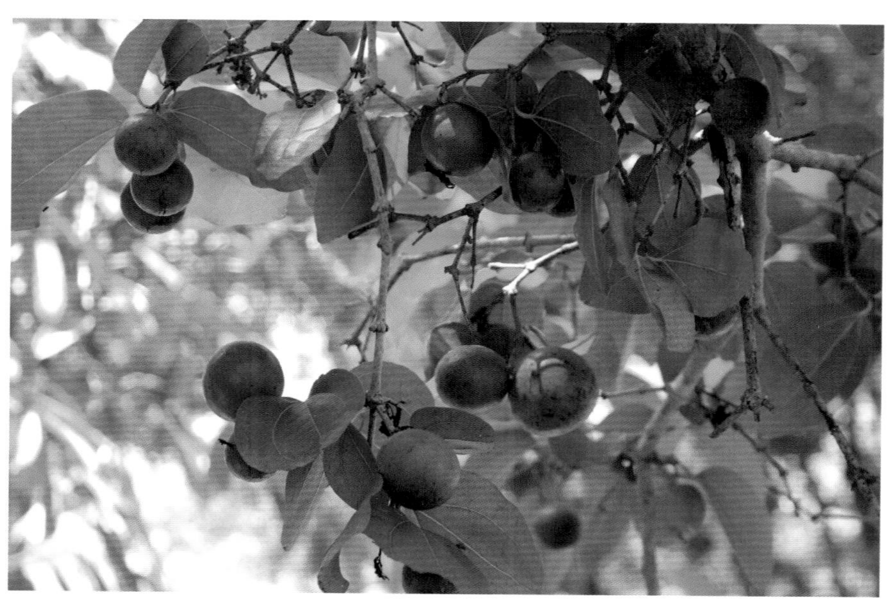

实用指南

精选验方

①**喉炎肿痛：**马钱子、青木香、山豆根各等份。研为末，吹入喉中。②**面神经麻痹：**马钱子适量。湿润后切成薄片，6克可切18～24片，排列于橡皮膏上，贴敷于患侧面部（向左歪贴右脸，向右歪贴左脸），7～10日调换1张，至恢复正常为止。

传统药膳

马钱子酒

原料：制马钱子、当归、川牛膝、红花、乌梢蛇、蚕沙各60克，蜈蚣60克，白花蛇2条，白酒1500毫升。

制法：上8味共研粗末，水煎3次，合并滤液，浓缩至1500毫升，兑入白酒，装瓶备用。

用法：每次10毫升，每日3次。

功效：祛风散寒，通经活络，强筋壮骨。

适用：多发性神经炎。

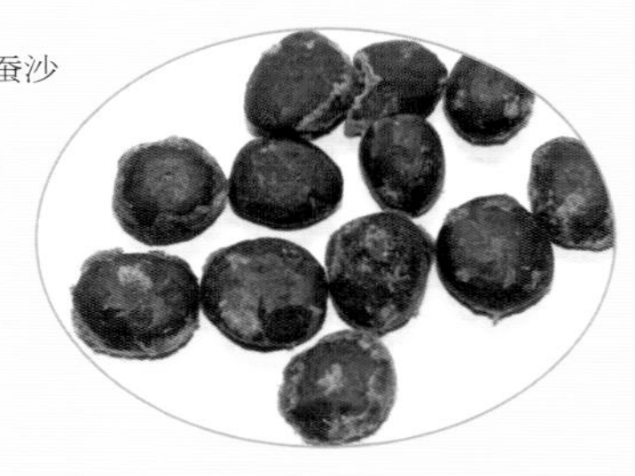

温馨提示

孕妇禁用；不宜多服、久服及生用；运动员慎用；有毒成分能经皮肤吸收，外用不宜大面积搽敷。

马兜铃

Ma Dou Ling

别名 兜苓、臭铃铛、都淋藤、水马香果。

来源 本品为马兜铃科植物北马兜铃 *Aristolochia contorta* Bge. 等的干燥成熟果实。

形态特征 多年生缠绕草本，基部木质化，全株无毛。根细长，在土下延伸，到处生苗。叶三角状椭圆形至卵状披针形或卵形，顶端短尖或钝，基部两侧有圆形的耳片。花单生于叶腋；花柄长约1厘米，花被管状或喇叭状，略弯斜，基部膨大呈球形，中部收缩呈管状，缘部卵状披针形，上部暗紫色，下部绿色。

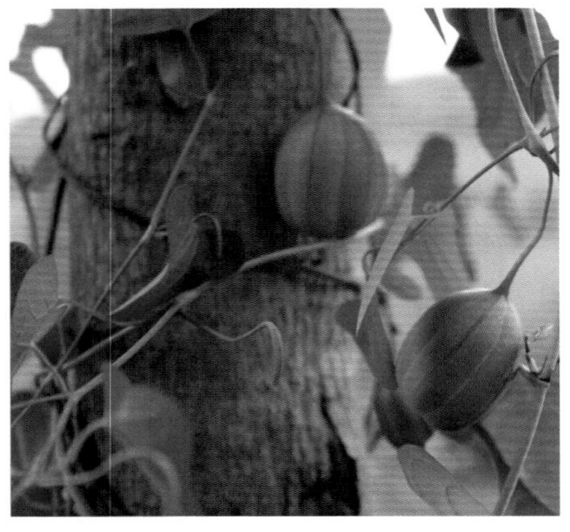

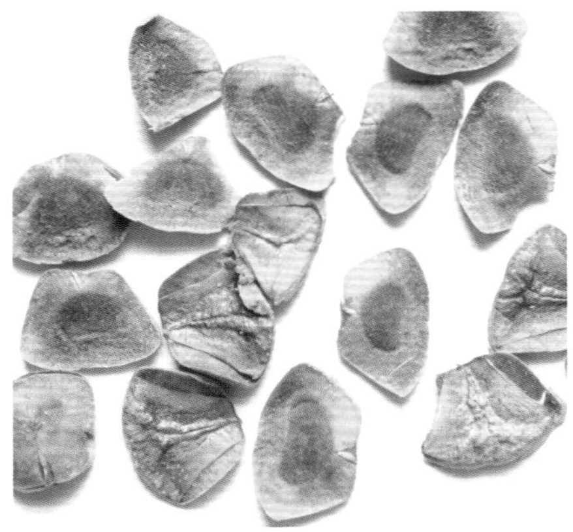

生境分布 生长于郊野林缘、路旁、灌丛中散生。分布于黑龙江、吉林、河北等地。

采收加工 秋季果实由绿变黄时采收，干燥。

性味归经 苦，微寒；有毒。归肺、大肠经。

功效主治 清肺降气，止咳平喘，清肠消痔。用于肺热喘咳，痰中带血，肠热痔血，痔疮肿痛。

用法用量 煎服，3～9克。外用：适量，煎汤熏洗。一般生用，肺虚久咳炙用。

实用指南

精选验方

①**肺热咳嗽、咳痰壅盛：**马兜铃、甘草各6克，杏仁、黄芩、桑白皮、陈皮各10克。水煎服。②**肠热痔疮肿痛、出血：**马兜铃6克，白术、生地黄各12克，甘草3克。水煎服；并以马兜铃适量，水煎熏洗患处。③**心痛：**大马兜铃1个。灯上烧存性，研为末，温酒服。

温馨提示

本品含马兜铃酸，可引起肾脏损害等不良反应；儿童及老人慎用；孕妇、婴幼儿及肾功能不全者禁用。

天仙子
Tian Xian Zi

别名 莨菪子。

来源 本品为茄科植物莨菪 *Hyoscyamus niger* L. 的干燥成熟种子。

形态特征 二年生草本植物，高15～70厘米，有特殊臭味，全株被黏性腺毛。根粗壮，肉质，茎直立或斜上伸，密被柔毛。单叶互生，叶片长卵形或卵状长圆形，顶端渐尖，基部包茎，茎下部的叶具柄。花淡黄绿色，基部带紫色，花萼筒状钟形，花冠钟形，花药深紫色，子房略呈椭圆形。蒴果包藏于宿存萼内。种子多数，近圆盘形，淡黄棕色。

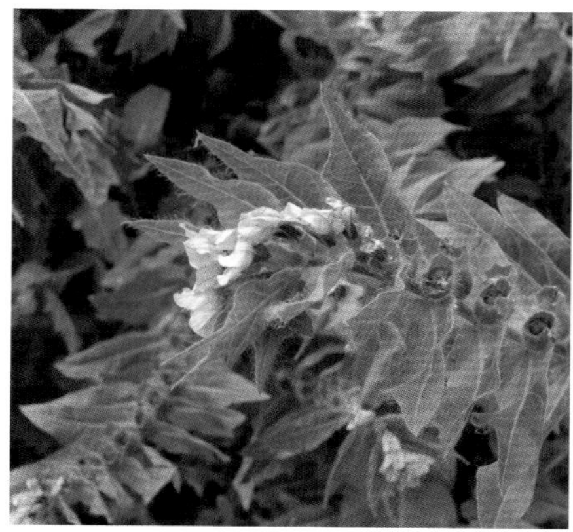

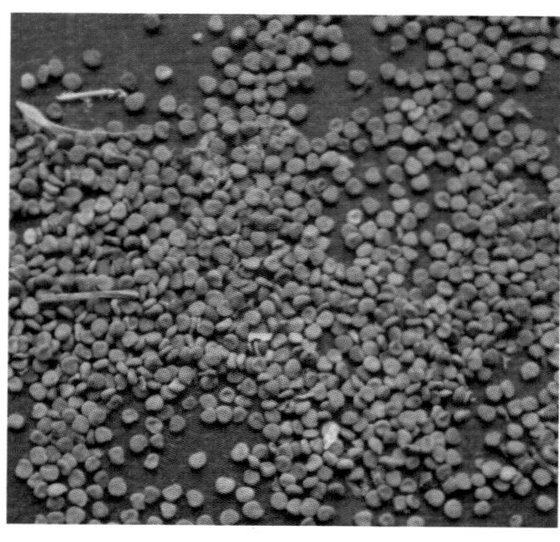

生境分布 生长于海拔1700～2600米的山坡，林旁和路旁。分布于华北、东北、西北诸省（区），主要分布于河南、河北、辽宁等地。

采收加工 夏、秋两季果实成熟、果皮变黄色时割取全株或果枝，曝晒，打下种子，筛去枝梗、果皮，晒干。

性味归经 苦、辛，温；有大毒。归心、胃、肝经。

功效主治 解痉止痛，平喘，安神。用于胃脘挛痛，喘咳，癫狂风痫。

用法用量 研末服，0.06～0.6克。外用：适量，煎水外洗或研末调敷。

实用指南

精选验方

①**恶疮似癞者：**烧天仙子末适量。调敷。②**风痹厥痛：**炒天仙子15克，草乌、甘草各25克，五灵脂50克。研为细末，糊丸，梧子大，以螺青为衣，每次10丸，男以菖蒲酒下，女以芫花汤下。③**积冷痃癖、不思饮食、四肢羸困：**天仙子1.5克（水淘去浮者），大枣49枚。上药以水3升相和，煮至水尽，取枣去皮核，每次于饭前吃1枚，也可用粥饮下，觉热即止。④**石痈坚如石，不作脓者：**醋和天仙子末适量。敷头上。⑤**赤白痢、脐腹疼痛、肠滑后重：**天仙子50克，大黄25克。上捣罗为散，每次5克，饭前以米饮调下。

传统药膳

天仙饼

原料：天仙子（去土，炒）30克，飞罗面（微炒）60克。

制法：将上2味研为细末，汤和作饼，每个6克左右，临睡湿纸裹，慢火煨熟，去纸。

用法：米饮嚼下。

功效：益气敛汗。

适用：盗汗。

温馨提示

本品大毒，内服宜慎重，不能过量或持续服用。心脏病、心动过速、青光眼患者及孕妇禁用。

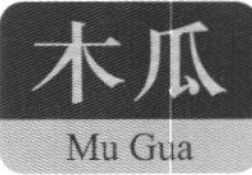

别名 酸木瓜、铁脚梨、秋木瓜、皱皮木瓜、贴梗海棠。

来源 本品为蔷薇科植物贴梗海棠 *Chaenomeles speciosa* (Sweet) Nakai 的干燥近成熟果实。

形态特征 落叶灌木，高达2米，小枝无毛，有刺。叶片卵形至椭圆形，边缘有尖锐重锯齿；托叶大，肾形或半圆形，有重锯齿。花3～5朵簇生于二年生枝上，先叶开放，绯红色，稀淡红色，或白色；萼筒钟状，基部合生，无毛。梨果球形或长圆形，木质，黄色或带黄绿色，干后果皮皱缩。

生境分布 生长于山坡地、田边地角、房前屋后。分布于山东、河南、陕西、安徽、江苏、湖北、四川、浙江、江西、广东、广西等地。

采收加工 夏、秋两季果实绿黄时采收，置沸水中烫至外皮灰白色，对半纵剖，晒干。

性味归经 酸，温。归肝、脾经。舒筋活络，和胃化湿。

功效主治 用于湿痹拘挛，腰膝关节酸重疼痛，吐泻转筋，脚气水肿。

用法用量 煎服，6～9克。

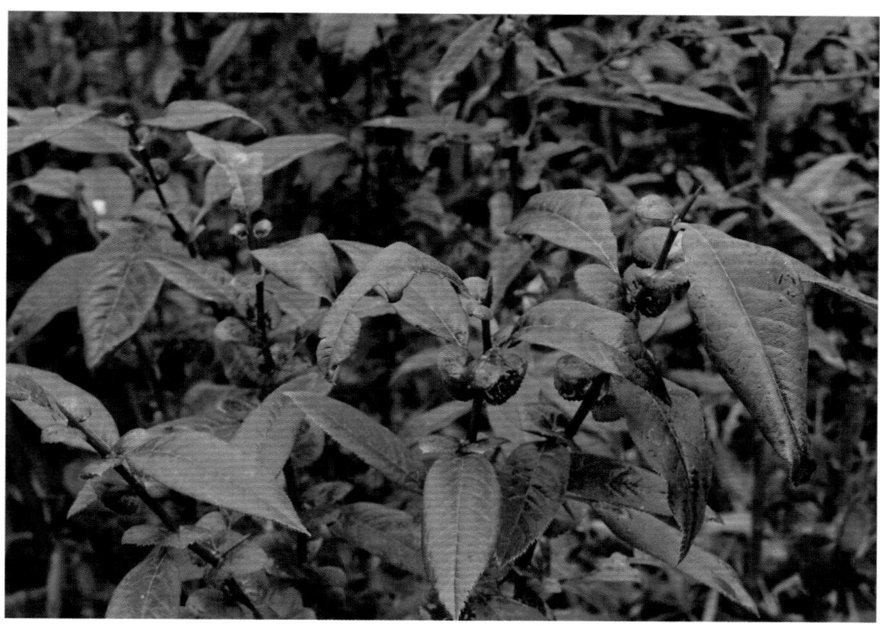

实用指南

精选验方

①**消化不良**：木瓜10克，麦芽、谷芽各15克，木香3克。水煎服。②**产后体虚、乳汁不足**：鲜木瓜250克。切块，猪蹄500克，加水适量，炖熟，再将鲜木瓜放入汤中，炖至烂熟，食用即可。③**脚气**：木瓜1个，明矾50克。煎水，乘热熏洗。④**荨麻疹**：木瓜18克。水煎，分2次服，每日1剂。⑤**银屑病**：木瓜片100克，蜂蜜300毫升，生姜2克。加水适量共煮沸，改文火再煮10分钟，吃瓜喝汤。

传统药膳

木瓜牛奶

原料：木瓜1个（100克），鸡蛋黄1个，白糖35克，牛奶220毫升，冰块100克。

制法：将木瓜去皮、去子后，切成小块。木瓜、鸡蛋黄、白糖、牛奶一起放入粉碎机中，一面粉碎，一面倒入冰块，约1分钟即成。

用法：上、下午分别服用。

功效：清热利湿，益气健脾。

适用：湿热下注型直肠脱垂，对伴体质虚弱者尤为适宜。

菖蒲木瓜酒

原料：鲜石菖蒲、鲜木瓜、九月菊各28克，桑寄生50克，小茴香10克，白酒2500毫升。

制法：将上药研碎，放入酒坛中，倒入白酒，密封坛口，浸泡7日后滤出药渣即成。

用法：每次服15～20毫升，每日1次。

功效：清心补肾。

适用：耳鸣、眩晕、消化不良、行走无力等。

温馨提示

本品味酸收敛，凡表证未解、痢疾初期，或胃酸过多者不宜用。

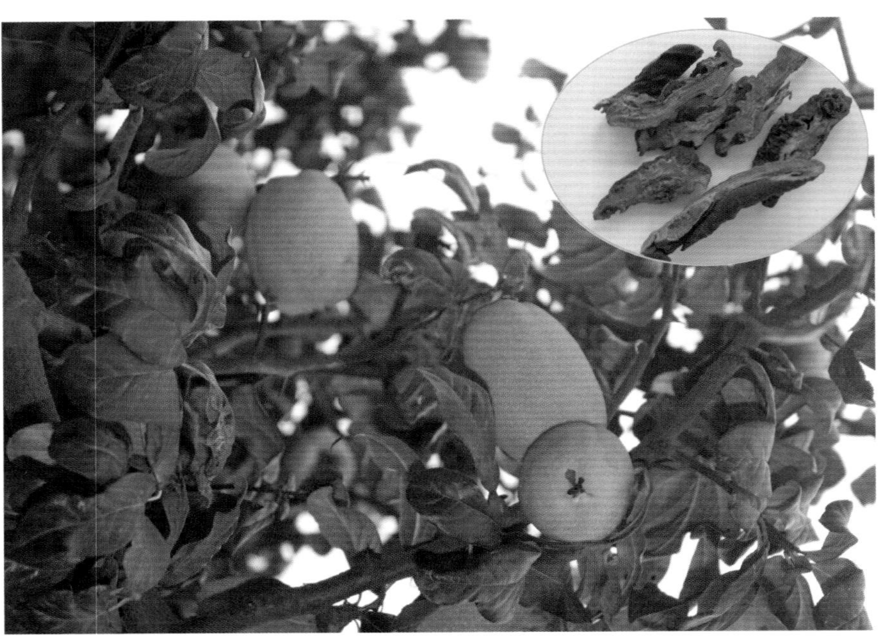

木蝴蝶 Mu Hu Die

别名 玉蝴蝶、千层纸、云故纸、千张纸、白玉纸。

来源 本品为紫葳科植物木蝴蝶 *Oroxylum indicum* (L.) Vent. 的干燥成熟种子。

形态特征 大乔木。叶对生，2～3回羽状复叶，着生于茎的近顶端；小叶多数，卵形，全缘。总状花序顶生，长约25厘米。花大，紫红色，两性。花萼肉质，钟状。蒴果长披针形，扁平，木质。种子扁圆形，边缘具白色透明的膜质翅。

生境分布 生长于山坡、溪边、山谷及灌木丛中。分布于云南、广西、贵州等地。均为野生。

采收加工 秋、冬两季采收成熟果实，曝晒至果实开裂，取出种子，晒干。

性味归经 苦、甘，凉。归肺、肝、胃经。

功效主治 清肺利咽，疏肝和胃。用于肺热咳嗽，喉痹，音哑，肝胃气痛。

用法用量 煎服，1～3克；或研末。外用：适量，敷贴。

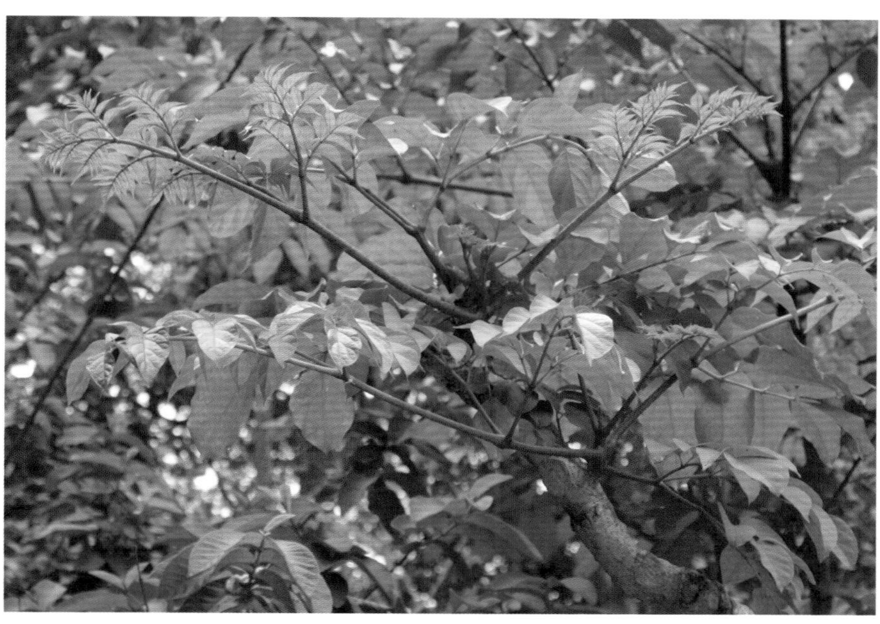

实用指南

精选验方

①**久咳音哑：**木蝴蝶、桔梗、甘草各6克。水煎服。②**胁痛、胃脘疼痛：**木蝴蝶2克。研粉，好酒调服。③**慢性咽喉炎：**木蝴蝶3克，金银花、菊花、沙参、麦冬各9克。煎水当茶饮。④**久咳音哑：**木蝴蝶6克，玄参9克，冰糖适量。水煎服。⑤**干咳、音哑、咽喉肿痛：**木蝴蝶、甘草各6克，胖大海9克，蝉蜕3克，冰糖适量。水煎服。

传统药膳

木蝴蝶茶

原料：木蝴蝶、玄参、麦冬各10克，薄荷3克，蜂蜜20毫升。

制法：将木蝴蝶、薄荷、玄参、麦冬入锅，加水小火煮15分钟，去药渣，兑入蜂蜜。

用法：稍温服用。

功效：消炎去火。

适用：虚火上炎、咽部有灼热感的患者。

使用注意：此方偏凉，脾胃虚寒、便溏者不适合服用。

温馨提示

本品苦寒，脾胃虚弱者慎用。

木鳖子
Mu Bie Zi

别名 木蟹、木鳖瓜、土木鳖、藤桐子、漏苓子、鸭屎瓜子。

来源 本品为葫芦科植物木鳖 *Momordica cochinchinensis* (Lour.) Spreng. 的干燥成熟种子。

形态特征 多年生草质藤本。叶互生，圆形至阔卵形，长7～14厘米，通常3浅裂或深裂，裂片略呈卵形或长卵形，全缘或具微齿，基部近心形，先端急尖，上面光滑，下面密生小乳突，3出掌状网脉；叶柄长5～10厘米，具纵棱，在中部或近叶片处具2～5腺体。花单性，雌雄同株，单生叶腋，花梗细长，每花具1片大型苞片，黄绿色；雄花：萼片5，革质，粗糙，卵状披针形，基部连合，花瓣5，浅黄色，基部连合，雄蕊5，愈合成3体；雌花：萼片线状披针形，花冠与雄花相似，子房下位。瓠果椭圆形，成熟后红色，肉质，外被软质刺针，种子略呈扁圆形或近椭圆形，边缘四周具不规则的突起，呈龟板状，灰棕色。

生境分布 生长于林缘、山坡、土层较深厚的地方，多为野生，也有栽培。分布于广西、四川等地。

采收加工 冬季采收成熟果实，剖开，晒至半干，除去果肉，取出种子，干燥。

性味归经 苦、微甘，凉；有毒。归肝、脾、胃经。

功效主治 散结消肿，攻毒疗疮。用于疮疡肿毒，乳痈，瘰疬，痔瘘，干癣，秃疮。

用法用量 煎服，0.9～1.2克。外用：适量，研末，用油或醋调涂患处。

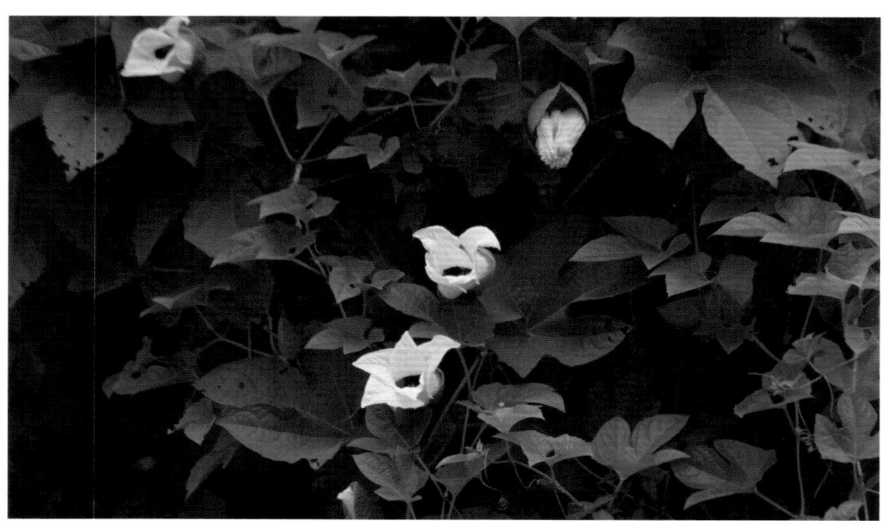

实用指南

精选验方

①**痔疮**：木鳖子、荆芥、朴硝各等份。上药煎汤，放入瓶内，熏后，汤温洗之。②**血管瘤**：鲜木鳖子适量。去壳研如泥，以醋调敷患处，每日3～5次。

传统药膳

煨甘遂猪肾

原料：木鳖子2枚，甘遂5克，猪肾1个。

制法：将甘遂、木鳖子（去壳）研为细末；猪腰去膜，切片。以药末1克拌和猪腰片，湿纸包裹，煨熟。

用法：空腹食之，米饮送下。每日1次，得畅泻后，喝粥2～3日调养。

功效：逐水，利尿，退肿。

适用：水肿。

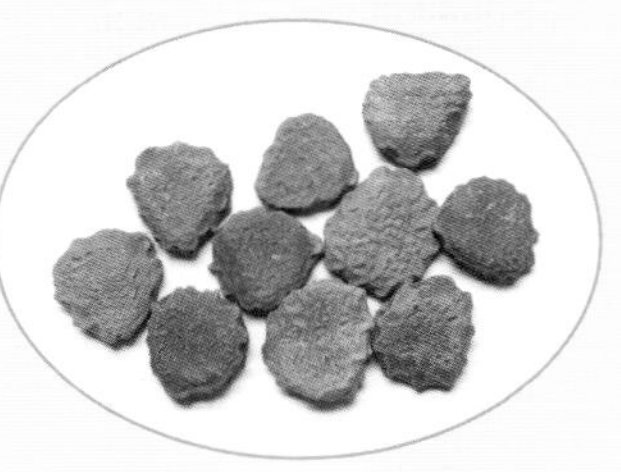

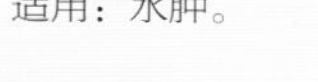

温馨提示

孕妇慎用。

五味子

Wu Wei Zi

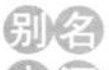

别名 玄及、会及、山花椒、乌梅子、软枣子。

来源 本品为木兰科植物南五味子 *Schisandra chinensis* (Turcz) Baill. 等的干燥成熟果实。

形态特征 落叶木质藤本，长达8米。茎皮灰褐色，皮孔明显，小枝褐色，稍具棱角。叶互生，柄细长；叶片薄而带膜质；卵形、阔倒卵形以至阔椭圆形，长5～11厘米，宽3～7厘米，先端尖，基部楔形、阔楔形至圆形，边缘有小齿牙，上面绿色，下面淡黄色，有芳香。花单性，雌雄异株；雄花具长梗，花被6～9，椭圆形，雄蕊5，基部合生；雌花花被6～9，雌蕊多数，螺旋状排列在花托上，子房倒梨形，无花柱，受粉后花托逐渐延长呈穗状。浆果球形，直径5～7毫米，成熟时呈深红色，内含种子1～2。花期5～7月，果期8～9月。

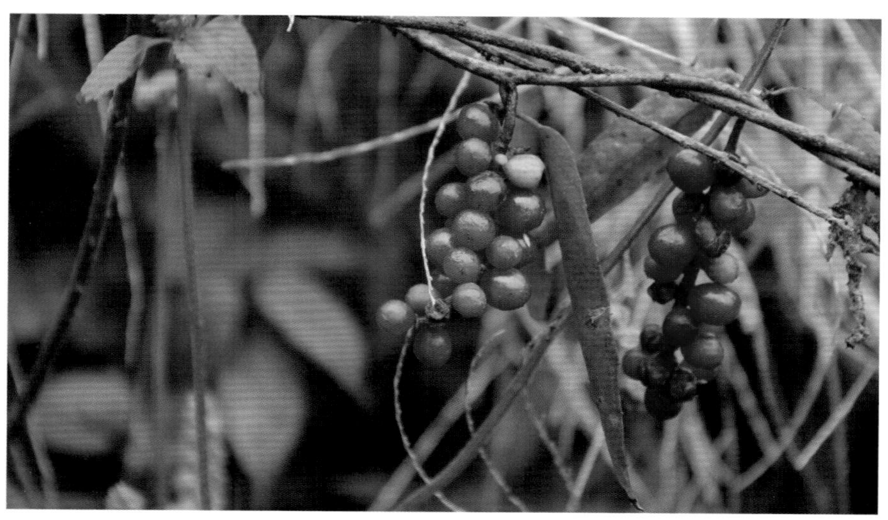

生境分布 生长于半阴湿的山沟、灌木丛中。分布于辽宁、黑龙江、吉林等地。

采收加工 秋季果实成熟时采摘，晒干或蒸后晒干，除去果梗及杂质。

性味归经 酸、甘，温。归肺、心、肾经。

功效主治 收敛固涩，益气生津，补肾宁心。用于久嗽虚喘，梦遗滑精，遗尿尿频，心悸失眠，自汗盗汗。

用法用量 煎服，2～6克；或研末服，每次1～3克。

实用指南

精选验方

①**肾虚遗精、滑精、虚羸少气：**五味子250克。加水适量，煎熬取汁，浓缩成稀膏，加适量蜂蜜，以小火煎沸，待冷备用；每次服1～2匙，空腹时沸水冲服。②**失眠：**五味子6克，丹参15克，远志3克。水煎服，午休及晚上睡前各服1次。③**耳源性眩晕：**五味子、山药、当归、酸枣仁各10克，龙眼肉15克。水煎2次，取汁40毫升，分早、晚2次服。

传统药膳

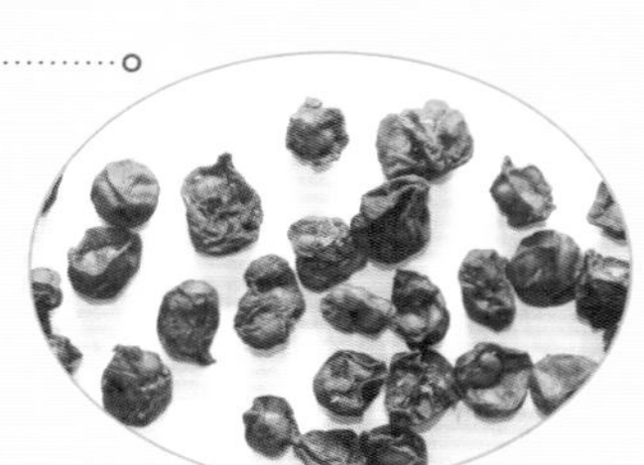

五味子参枣茶

原料：五味子30克，人参9克，大枣10枚，红糖适量。

制法：将以上几味加水共煮。取药汁加红糖适量。

用法：代茶频饮，每日1剂。

功效：益气固脱。

适用：血虚气脱型产后血晕。

五味子核桃酒

原料：五味子250克，核桃仁100克，白酒2500毫升。

制法：将五味子同核桃仁一同放入酒坛，倒入白酒，密封坛口，每日摇晃3次，浸泡15日后即成。

用法：每次10毫升，每日3次。

功效：敛肺滋肾，涩精安神。

适用：健忘、失眠、头晕、心悸、倦怠乏力、烦躁等。

温馨提示

本品酸涩收敛，凡新病、实邪者不宜用。

车前子

Che Qian Zi

别名 车前实、虾蟆衣子、凤眼前仁、猪耳朵穗子。

来源 本品为车前科植物车前 *Plantago asiatica* L. 等的干燥成熟种子。

形态特征 多年生草本。叶丛生，直立或展开，方卵形或宽卵形，长4～12厘米，宽4～9厘米，全缘或有不规则波状浅齿，弧形脉。花茎长20～45厘米，顶生穗状花序。蒴果卵状圆锥形，周裂。

生境分布 生长于山野、路旁、沟旁及河边。分布于全国各地。

采收加工 夏、秋两季种子成熟时采收果穗，晒干，搓出种子，除去杂质。

性味归经 甘，微寒。归肝、肾、肺、小肠经。

功效主治 清热利尿，渗湿止泻，通淋，明目，祛痰。用于水肿胀满，热淋涩痛，暑湿泄泻，目赤肿痛，痰热咳嗽。

用法用量 入煎剂宜包煎，9～15克。

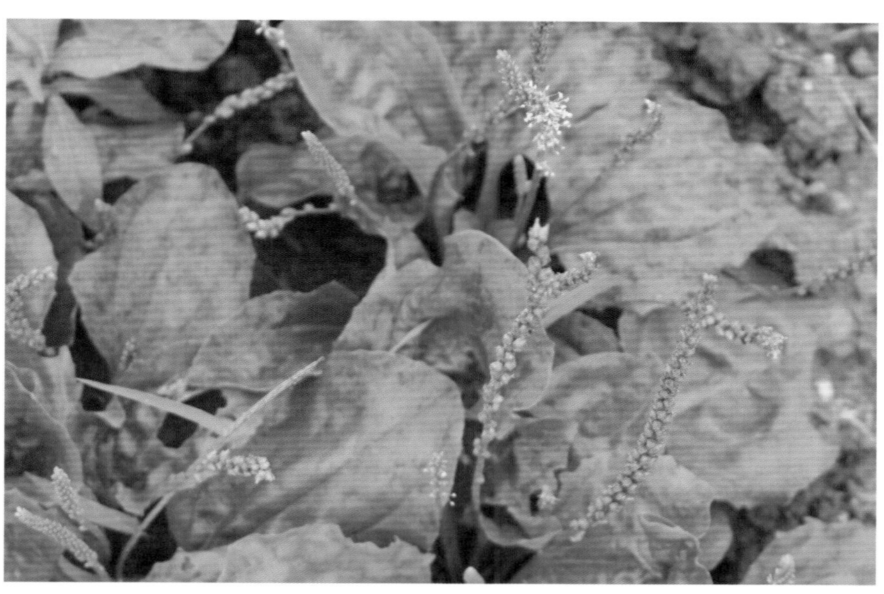

实用指南

精选验方

①**尿血、尿痛（热性病引起的）：**车前子适量。晒干研为末，每次10克，车前叶煎汤下。②**阴下痒痛：**车前子适量。煮汁频洗。③**风热目暗、涩痛：**车前子、黄连各50克。研为末，饭后用温酒服5克，每日2次。④**白带多、腹泻：**车前子30克。用纱布包裹煎煮半小时后取出，再加粳米60克，茯苓粉30克同煮成粥，食用即可。⑤**寒湿泻：**车前子20克，藿香、炮姜各10克，水煎服。

传统药膳

车前子粥

原料：车前子60克，青粱米100克。

制法：先将车前子绵裹煮汁，入青粱米煮粥食。

用法：不拘多少，适量。

功效：益气，清热，利小便，明目。

适用：老人淋病、身体热甚等。

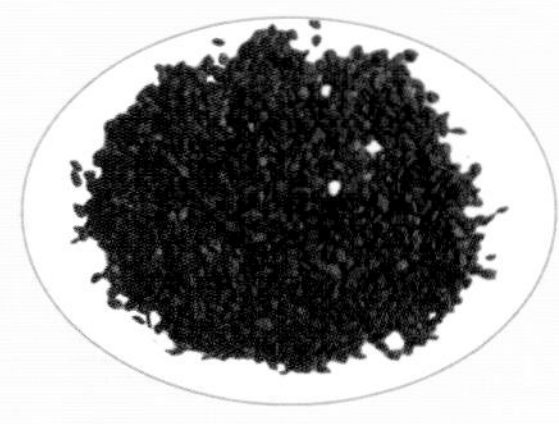

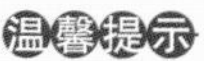

温馨提示

内伤劳倦、阳气下陷、肾虚精滑、内无湿热者慎服。

牛蒡子
Niu Bang Zi

别名 恶实、牛子、大力子、鼠黏子。

来源 本品为菊科植物牛蒡 *Arctium lappa* L. 的干燥成熟果实。

形态特征 二年生草本，高1～2米，上部多分枝，带紫褐色，有纵条棱。根粗壮，肉质，圆锥形。基生叶大型，丛生，有长柄；茎生叶互生，有柄；叶片广卵形或心形，长30～50厘米，宽20～40厘米，边缘微波状或有细齿，基部心形，下面密被白色短柔毛。茎上部的叶逐渐变小。头状花序簇生于茎顶或排列成伞房状，花序梗长3～7厘米，表面有浅沟，密被细毛；总苞球形，苞片多数，覆瓦状排列，披针形或线状披针形，先端延长呈尖状，末端钩曲。花小，淡红色或红紫色，全为管状花，两性，聚药雄蕊5；子房下位，顶端圆盘状，着生短刚毛状冠毛，花柱细长，柱头2裂。瘦果长圆形，具纵棱，灰褐色，冠毛短刺状，淡黄棕色。

生境分布 生长于沟谷林边、荒山草地中；有栽培。分布于吉林、辽宁、黑龙江、浙江等地。

采收加工 秋季果实成熟时采收果序。晒干，打下果实，除去杂质，再晒干。

性味归经 辛、苦，寒。归肺、胃经。

功效主治 疏散风热，宣肺透疹，解毒利咽。用于风热感冒，咳嗽痰多，麻疹，风疹，咽喉肿痛，腮腺炎，丹毒，痈肿疮毒。

用法用量 煎服，6～12克。

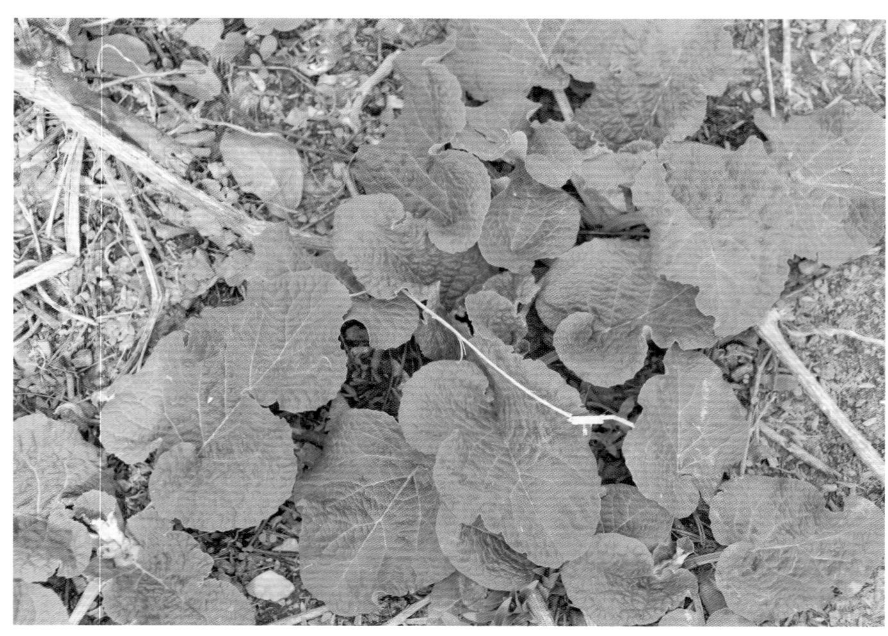

精选验方

①**咽喉肿痛**：牛蒡子、板蓝根、桔梗、薄荷、甘草各适量。水煎服。②**麻疹不透**：牛蒡子、葛根各6克，蝉蜕、荆芥各3克。水煎服。③**痔疮**：牛蒡根、漏芦根各适量。与嫩猪大肠煮服。④**急性中耳炎**：鲜牛蒡根适量。捣烂榨汁滴耳，每日数次。

传统药膳

牛蒡酒

原料：牛蒡子15克，茵芋1.5克，茯苓、干姜各7.5克，花椒、火麻仁、杜若各5克，石斛、枸杞子、牛膝、大豆、侧子各10克。

制法：上几味细锉，以生绢袋盛，纳瓷瓶中，以好酒1000毫升浸，密封7日后开瓶即用。

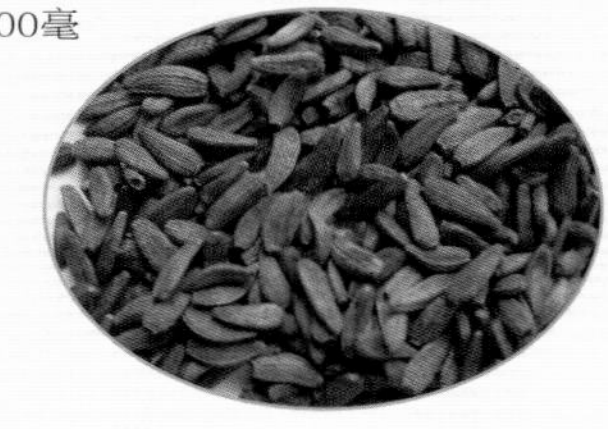

用法：每次食前暖10毫升饮用。

功效：祛风除湿。

适用：风湿气，着于腰间疼痛、坐卧不安等。

温馨提示

本品性寒滑肠，便溏者慎用。

乌梅 Wu Mei

别名 梅实、酸梅、杏梅、熏梅、合汉梅、干枝梅。

来源 本品为蔷薇科植物梅 *Prunus mume* (Sieb.) Sieb. et Zucc. 的干燥近成熟果实。

形态特征 落叶小乔木或灌木。叶互生，托叶1对，早落，叶片阔卵形或卵形，先端尾状渐尖。花单生或2朵簇生枝上，先叶开放，白色或红色，花梗极短；花萼5；子房密被柔毛。核果球形，成熟时黄色。

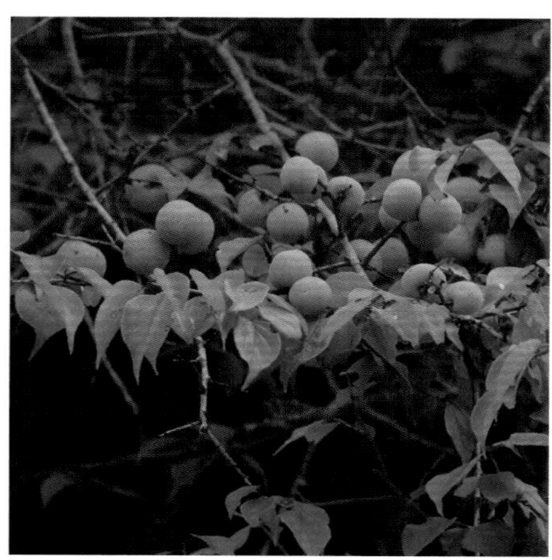

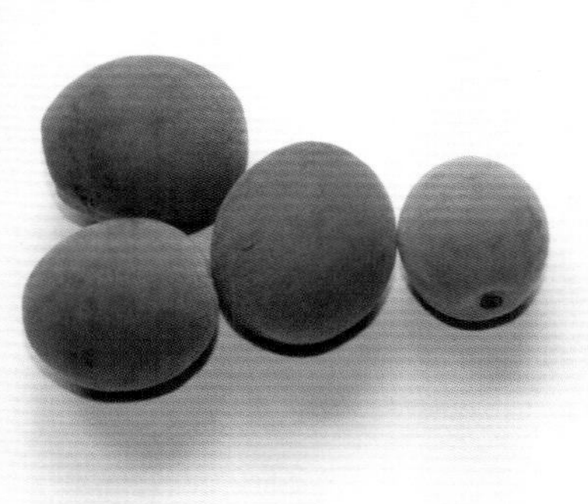

生境分布 以栽培为主。分布于四川、浙江、福建、广东、湖南、贵州等地。

采收加工 夏季果实近成熟时采收，低温烘干后闷至色变黑。

性味归经 酸、涩，平。归肝、脾、肺、大肠经。

功效主治 敛肺，涩肠，生津，安蛔。用于肺虚久咳，久痢滑肠，虚热消渴，蛔厥呕吐腹痛，胆道蛔虫病。

用法用量 煎服，6～12克，大剂量可用至30克。外用：适量。

实用指南

精选验方

①**蛔虫病：**乌梅若干。去核捣烂，每次6～9克，每日2次。②**水气满急：**乌梅、大枣各3枚。水4升，煮至2升，纳蜜和匀，含咽之。③**久泻久痢：**乌梅15～20克，粳米100克，冰糖适量。将乌梅煎取浓汁去渣，入粳米煮粥，粥熟后加冰糖适量，稍煮即可，每日2次，温热食用。

传统药膳

乌梅粥

原料：乌梅15～20克，粳米100克，冰糖适量。

制法：将乌梅煎取浓汁去渣，入粳米煮粥，粥熟后加冰糖适量，稍煮即可。

用法：每日2次，温热食用。

功效：生津止渴，敛肺止咳，涩肠止泻。

适用：久泻、久痢等。

温馨提示

急性泻痢和感冒咳嗽者禁用。表邪、实热积滞者不宜用。

火麻仁

Huo Ma Ren

别名 火麻、麻仁、大麻仁、线麻子。

来源 本品为桑科植物大麻 *Cannabis sativa* L. 的干燥成熟果实。

形态特征 一年生直立草本，高1～3米。掌状叶互生或下部对生，全裂，裂片3～11，披针形至条状披针形，下面密被灰白色毡毛。花单性，雌雄异株；雄花序为疏散的圆锥花序，黄绿色，花被片5；雌花簇生于叶腋，绿色，每朵花外面有1卵形苞片。瘦果卵圆形，质硬，灰褐色，有细网状纹，为宿存的黄褐色苞片所包裹。

生境分布 生长于土层深厚、疏松肥沃、排水良好的沙质土壤或黏质土壤里。分布于东北、华北、华东、中南等地。

采收加工 秋季果实成熟时采收，除去杂质，晒干。

性味归经 甘，平。归脾、胃、大肠经。

功效主治 润肠通便。用于血虚津亏，肠燥便秘。

用法用量 打碎入煎；或捣、取汁、煮、粥，10～15克。外用：适量。

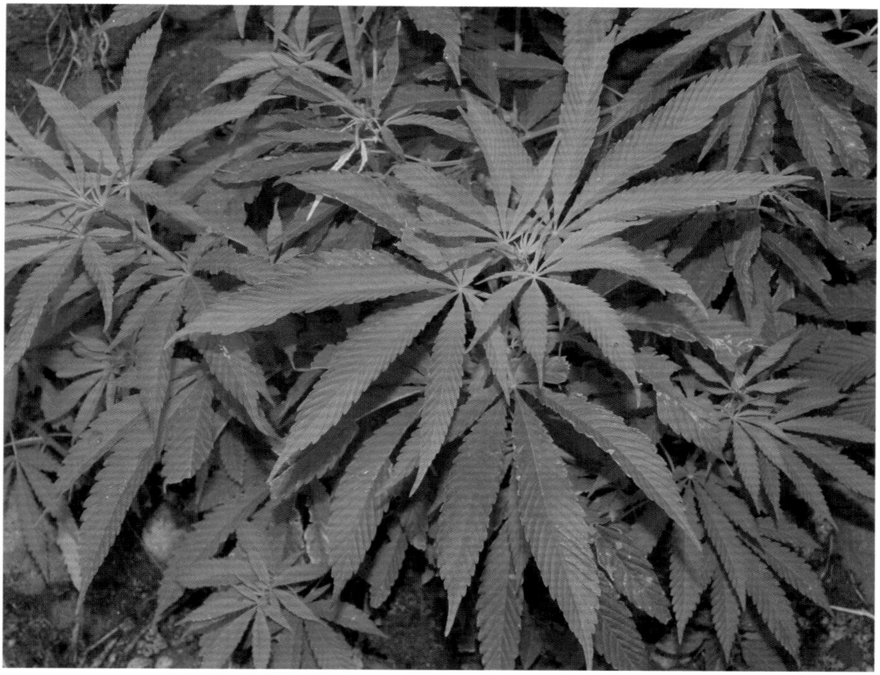

实用指南

精选验方

①**大便不通：**火麻仁适量。研末，同米煮粥食用。②**烫伤：**火麻仁、黄柏、黄栀子各适量。共研末，调猪油涂。③**跌打损伤：**火麻仁200克。煅炭，兑黄酒服。④**大便秘结：**火麻仁、大黄、枳实、白芍各50克，杏仁、厚朴各15克。共研细粉，炼蜜为丸，每次服9克，每日1～2次。⑤**妇女产后头昏、多汗、大便秘结：**火麻仁15克，紫苏子10克，粳米适量。前2者加水研磨，取汁与粳米煮粥食，每日2次。

传统药膳

四物火麻仁蜜饮

原料：火麻仁30克，当归、熟地黄各15克，生地黄12克，蜂蜜30毫升。

制法：将当归、生地黄、熟地黄、火麻仁洗净，同入锅中，加适量水，煎煮2次，每次30分钟，合并滤液，待药汁转温后，调入蜂蜜，搅匀即成。对大便干燥者尤为适宜。

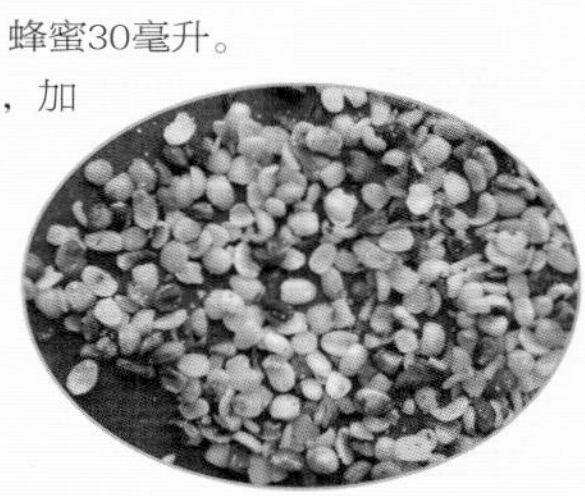

用法：上、下午分别服用。

功效：养血润肠通便。

适用：血亏肠燥型肛裂。

温馨提示

火麻仁大量食入，可引起中毒。

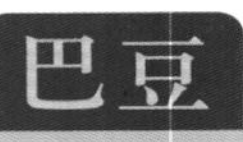

巴豆

Ba Dou

别名 巴果、巴米、刚子、江子、老阳子、双眼龙、猛子仁。

来源 本品为大戟科植物巴豆 *Croton tiglium* L. 的干燥成熟果实。

形态特征 常绿小乔木。叶互生，卵形至矩圆状卵形，顶端渐尖，两面被稀疏的星状毛，近叶柄处有2腺性。花小，成顶生的总状花序，雄花在上，雌花在下。蒴果类圆形，3室，每室内含种子1。

生境分布 多为栽培植物；野生于山谷、溪边、旷野，有时也见于密林中。分布于四川、广西、云南、贵州等地。

采收加工 秋季果实成熟时采收，堆置2～3日，摊开，干燥。

性味归经 辛，热；有大毒。归胃、大肠经。

功效主治 外用蚀疮。用于恶疮疥癣，疣痣。

用法用量 外用：适量，研末搽患处，或捣烂以纱布包擦患处。

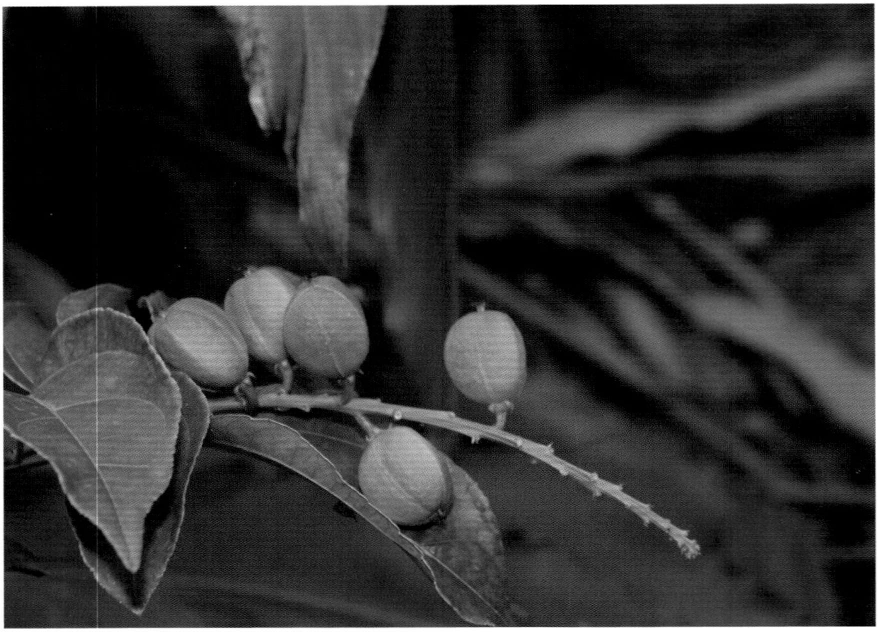

实用指南

精选验方

①**小儿腹泻不止、时多时少、寒热水泻：**巴豆3粒。与黄醋9毫升共捣成饼，敷肚脐。②**体癣（圆癣、钱癣）、股癣：**巴豆仁3～5个。捣成泥状，用生绢包住，搽患处，每日1～2次。③**痈溃后腐肉不脱：**巴豆适量。瓦上炙（存性），研末，撒患处。④**喉痹气闭：**巴豆1～2粒，细辛1克。共研末，纸卷成条烧烟熏喉；巴豆有剧毒，使用时口离烟卷须有一定距离，切勿内服。

传统药膳

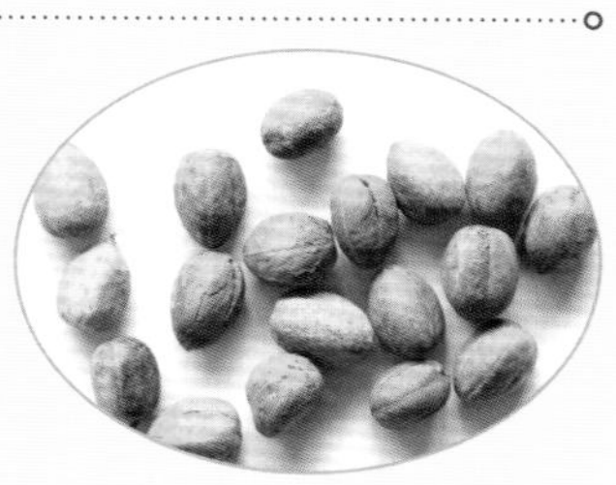

烤鲤鱼

原料：大鲤鱼1条（250克以上），巴豆40粒。

制法：将鱼洗净，从鱼脊割开两刀，将巴豆下在两刀路合住，用纸包裹，慢火烧熟。

用法：去豆食鱼，米汤下。

功效：补虚，泻下。

适用：腹胀。

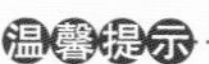

温馨提示

孕妇禁用；不宜与牵牛子同用。生品不作内服。

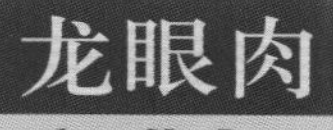

龙眼肉

Long Yan Rou

别名 蜜脾、龙眼、益智、比目、桂圆肉、龙眼干。

来源 本品为无患子科植物龙眼 *Dimocarpus longan* Lour. 的假种皮。

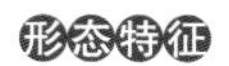

形态特征 常绿乔木，高达10米以上。幼枝被锈色柔毛。双数羽状复叶，互生，长15～20厘米；小叶2～5对，通常互生，革质，椭圆形至卵状披针形，长6～15厘米。先端短尖或钝，基部偏斜，全缘或波浪形，暗绿色，嫩时褐色，下面通常粉绿色。花两性，或单性花与两性花共存；为顶生或腋生的圆锥花序；花小，黄白色，直径4～5毫米，被锈色星状小柔毛；花萼5深裂，裂片卵形；花瓣5，匙形，内面有毛；雄蕊通常8；子房2～3室，柱头2裂。核果球形，直径1.5～2厘米，外皮黄褐色，粗糙，假种皮白色肉质，内有黑褐色种子1。花期3～4月，果期7～9月。

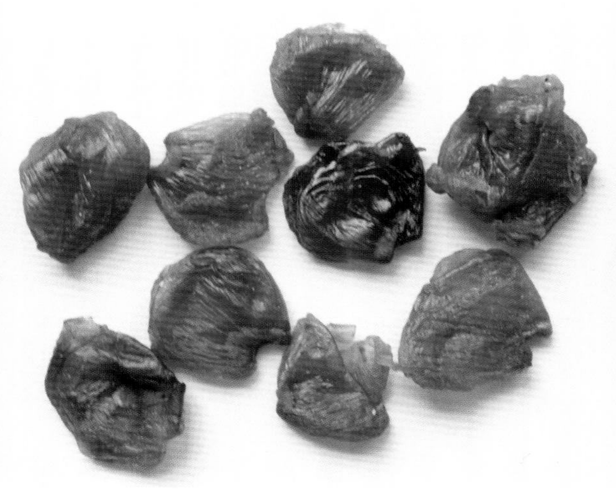

生境分布 生长于低山丘陵台地半常绿季雨林。分布于广西、福建、广东、四川及台湾等地。

采收加工 夏、秋两季采收成熟果实，干燥，除去壳、核，晒至干爽不黏。

性味归经 甘，温。归心、脾经。

功效主治 补益心脾，养血安神。用于气血不足，心悸怔忡，健忘失眠，血虚萎黄。

用法用量 煎服，9～15克。

实用指南

精选验方

①**产后水肿：**龙眼肉、大枣、生姜各等份。煎汤服。②**虚弱衰老：**龙眼肉30克。加白糖少许，一同蒸至稠膏状，分2次用沸水冲服。③**贫血、神经衰弱、心悸怔忡、自汗盗汗：**龙眼肉4～6枚，莲子、芡实各适量。加水炖汤于睡前服。④**脾虚泄泻：**干龙眼肉14粒，生姜3片。煎汤服。⑤**思虑过度、劳伤心脾、虚烦不眠：**干龙眼肉、芡实各15克，粳米60克，莲子10克。加水煮粥，并加白糖少许煮食。

传统药膳

栗子龙眼粥

原料：龙眼肉15克，栗子10个，粳米50克，白糖适量。

制法：栗子去外壳、内皮，切碎，粳米洗净，与栗子、龙眼肉加水适量同熬粥，粥成加白糖拌匀食用即可。

用法：每日1次。

功效：补心益肾，宁心安神。

适用：心肾不交之失眠症。

龙眼莲子粥

原料：龙眼肉、莲子各15～30克，红枣5～10克，糯米30～60克，白糖适量。

制法：先将龙眼肉用清水略冲洗，莲子去皮心，大枣去核，与糯米同煮，烧开后，改用中火熬煮30～40分钟即可，食时加糖适量。

用法：早餐食用。

功效：益心安神，养心扶中。

适用：心脾两虚、贫血体弱、心悸怔忡、健忘、少气、面黄肌瘦、大便溏软等。

温馨提示

湿阻中满及有停饮者不宜用。

白果

Bai Guo

别名 灵眼、银杏核、公孙树子、鸭脚树子。

来源 本品为银杏科植物银杏 *Ginkgo biloba* L. 的干燥成熟种子。

形态特征 落叶乔木，高至数丈。叶扁圆，鸭脚形，叶脉平行，至秋则变黄色而脱落。夏季开花。结果如杏桃状，生时青色，熟呈淡黄色，核有2棱或3棱，中有绿白色仁肉，霜降后采集。其树质肌理白腻，为雕刻的绝好材料。

生境分布 生长于海拔500～1000米的酸性土壤，排水良好地带的天然林中。全国各地均有栽培，分布于广西、四川、河南、山东等地。以广西产者品质最优。

采收加工 秋季种子成熟时采收，除去肉质外种皮，洗净，稍蒸或略煮后，烘干。

性味归经 甘、苦、涩，平；有毒。归肺、肾经。

功效主治 敛肺定喘，止带缩尿。用于痰多喘咳，带下，白浊，尿频遗尿。

用法用量 捣碎煎服；或入丸、散，5～10克。入煎剂可生用，制散剂或嚼食宜煨熟用。

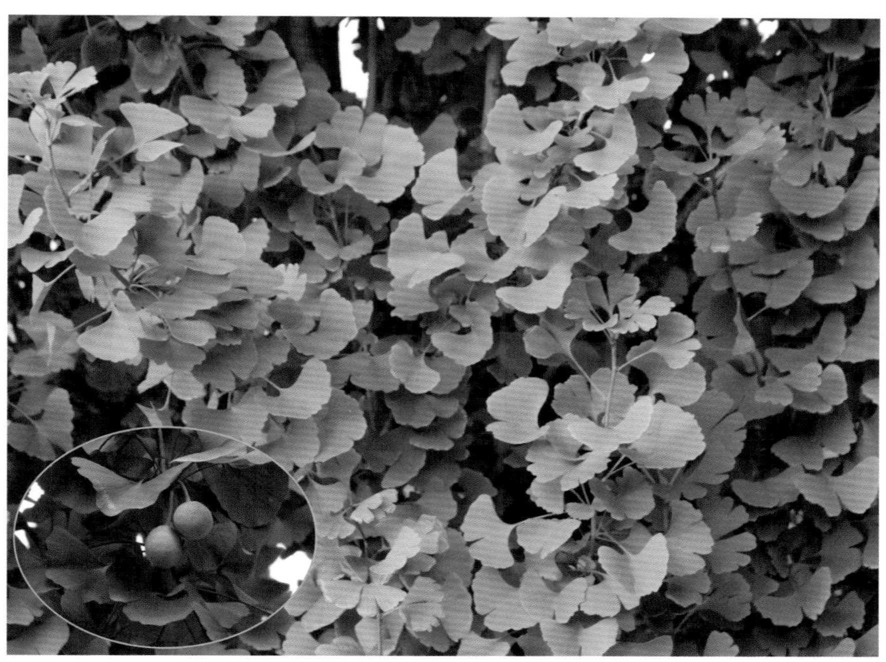

实用指南

精选验方

①**内耳性眩晕：**白果仁60克，干姜12克。焙干共研细末，分成8份，每份9克，每日早、晚于饭后以红枣12克，黄芪20克，煎水送服1份。②**支气管哮喘：**炒白果（打碎）、炙桑白皮各12克，炙麻黄、瓜蒌、旋覆花（包煎）各10克，炒杏仁9克，地龙30克，防风、全蝎、制僵蚕各15克。水煎服，每日1剂。③**胸膜炎恢复期：**白果、黄精、木瓜、紫草各9克，青黛3克，草豆蔻6克，水煎服。④**空洞型肺结核：**白果、蛤粉各30克，百部、百合、青黛各60克，儿茶25克，白矾15克，沙参120克。共研细粉，水泛为丸，每次服6～9克，早、晚各1次。⑤**肺炎初期咳嗽气喘：**白果适量。研末，与蜂蜜和匀，每次25克，开水冲服。⑥**阴道炎：**白果、焦栀子、醋柴胡各10克，苍术、茯苓、芡实、车前子、鸡冠花各15克，龙胆、山药各12克，薏苡仁30克。水煎服，每日1剂，15剂为1个疗程。⑦**头痛：**带壳生白果60克。捣裂放入沙锅内，加水500毫升，小火煎至300毫升，取药液于1日内分2次服完，1剂可连煎3次，连服3日。

传统药膳

四仁鸡子汤

原料：白果仁、甜杏仁各100克，核桃仁、花生仁各200克，鸡蛋1个，冰糖适量。

制法：将前面4仁共捣碎，每次20克，加水300毫升，煮沸一小会儿后打入鸡蛋1个，调入冰糖。

用法：晨起服用。

功能：扶正固本，补肾润肺，纳气平喘。

适用：肺肾气虚、咳嗽时作、面白少华、声低气促等。

白果排骨汤

原料：白果30克，猪排骨500克，盐、味精、黄酒、姜、葱、高汤各适量。

制法：剥去白果的壳，去掉其红衣；将猪排骨洗净，用刀宰成小块，投入沸水锅中焯去血水，捞出沥干水待用；姜切成片，葱切末。沙锅置火上，加入高汤，放进排骨块用大火烧开，撇去浮沫，加进姜片、黄酒、白果，改用小火炖至排骨肉烂，加盐、味精再炖片刻，撒上葱末即可。

用法：佐餐食用。

功效：止咳平喘。

适用：阴虚久咳。

温馨提示

生食有毒。

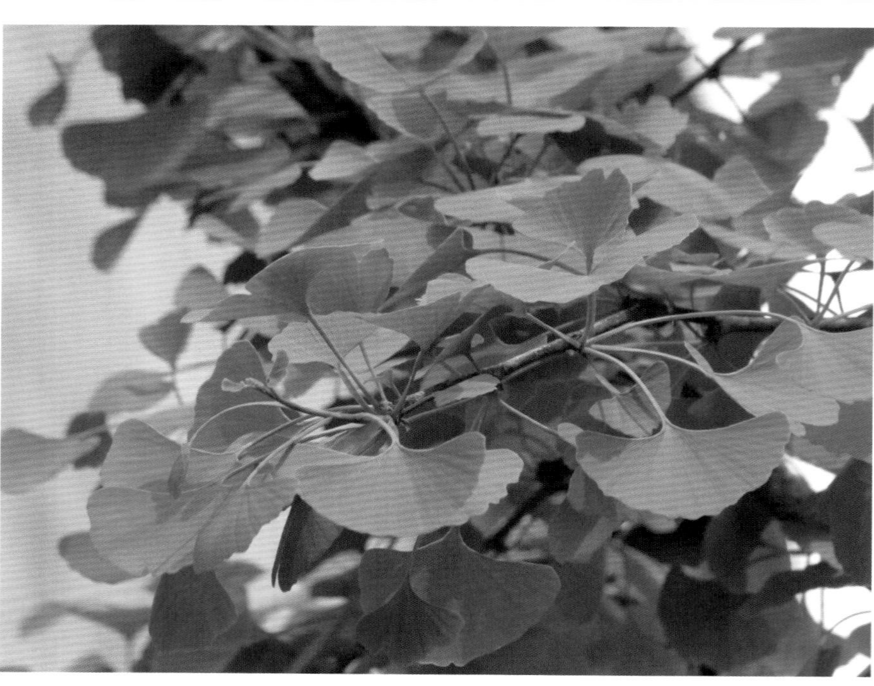

白扁豆

Bai Bian Dou

别名 眉豆、树豆、藤豆、沿篱豆、蛾眉豆、火镰扁豆。

来源 本品为豆科植物扁豆 *Dolichos lablab* L. 的干燥成熟种子。

形态特征 一年生缠绕草本。3出复叶，先生小叶菱状广卵形，侧生小叶斜菱状广卵形，长6～11厘米，宽4.5～10.5厘米，顶端短尖或渐尖，两面沿叶脉处被白色短柔毛。总状花序腋生，花2～4朵丛生于花序轴的节上。花冠白色或紫红色；子房有绢毛，基部有腺体，花柱近顶端有白色髯毛。

生境分布 均为栽培品，主产于湖南、安徽、河南等地。

采收加工 秋、冬两季采收成熟果实，晒干，取出种子，再晒干。

性味归经 甘，微温。归脾、胃经。

功效主治 健脾化湿，和中消暑。用于脾胃虚弱，食欲不振，大便溏泻，白带过多，暑湿吐泻，胸闷，脘腹胀痛。炒白扁豆健脾化湿，用于脾虚泄泻，白带过多。

用法用量 煎服，9～15克；或入丸、散。

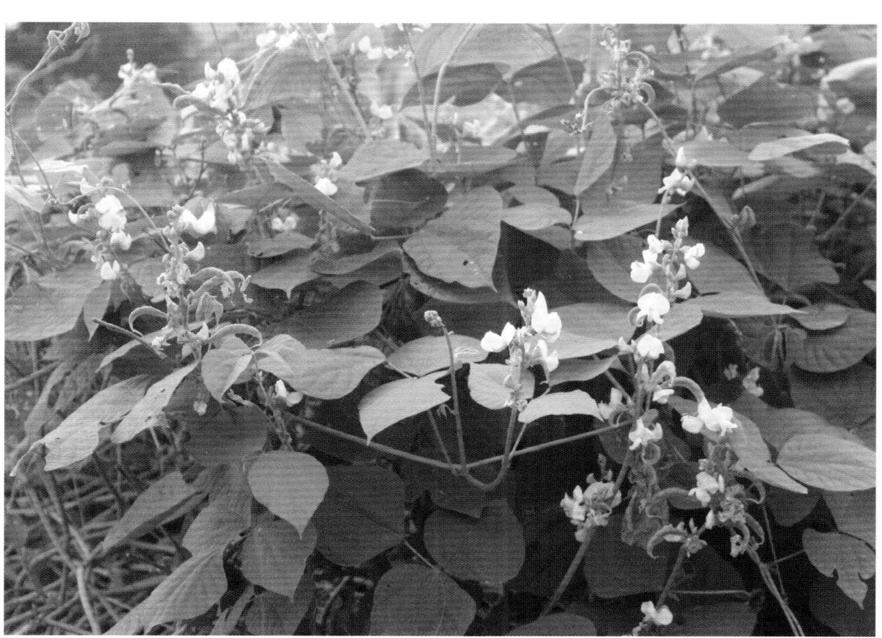

实用指南

精选验方

①**脾虚浮肿：**炒白扁豆30克，茯苓15克。研为细末，每次3克，加红糖适量，用沸水冲调服。②**妇女脾虚带下：**白扁豆60克（或嫩扁豆荚果120克）。以油、盐煸炒后，加水煮熟食，每日2次，连食1周。③**呕吐腹泻、小便不利：**白扁豆30克，香薷15克。加水煎汤，分2次服。

传统药膳

扁豆山药粥

原料：白扁豆、山药各60克，大米50克。

制法：将白扁豆、山药、大米淘洗干净，然后同煮成粥。

用法：可经常服食，小儿量减半。

功效：健脾益胃，消暑止泻。

适用：脾虚胃弱、呕逆泄泻、食欲不振、食积痞块、小儿疳积、消渴等。

扁豆粳米粥

原料：白扁豆15克，粳米50克，人参5～10克。

制法：先煮扁豆，将熟，入粳米煮粥；同时单煎人参取汁，粥熟时，再将参汁加入，调匀即可。

用法：每日2次，空腹服食。

功效：益精补肺，健脾止泄。

适用：久泄不止、脾胃虚弱或小儿吐泻等。

温馨提示

多食能壅气，伤寒邪热炽者勿服。患疟者忌用。因含毒性蛋白质，生用有毒，加热毒性大减。故生用研末服宜慎。

瓜蒌 Gua Lou

别名 吊瓜、药瓜、栝楼、药瓜皮、栝楼实。

来源 本品为葫芦科植物栝楼 *Trichosanthes kirilowii* Maxim. 等的干燥成熟果实。

形态特征 多年生草质藤本。茎有棱线，卷须2～3歧。叶互生，叶片宽卵状心形，长宽相近，5～14厘米，3～5浅裂至深裂，边缘常再分裂，小裂片较圆，两面稍被毛。雄花生长于上端1/3处，3～8朵成总状花序，有时单生，萼片线形，花冠白色，裂片扇状倒三角形，先端流苏长1.5～2厘米；雌花单生，花梗长约6厘米。果实椭圆形至球形，长7～11厘米，果瓤橙黄色。种子扁椭圆形。

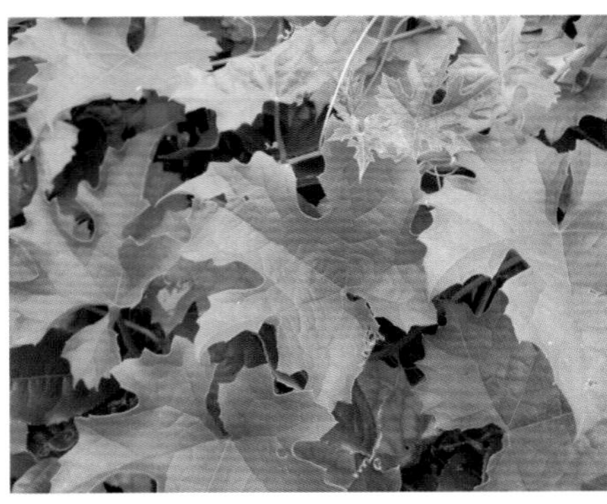

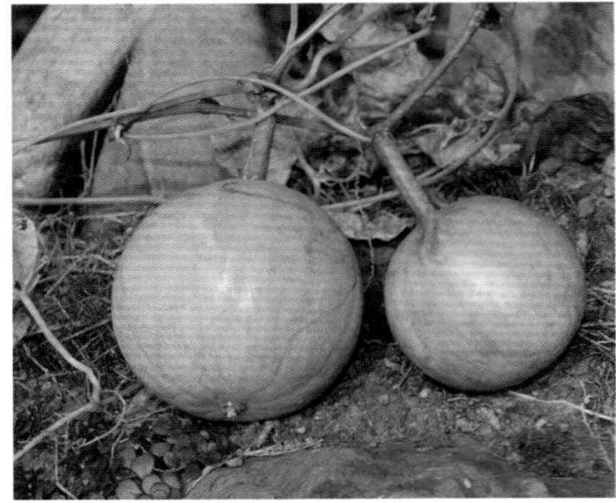

生境分布 生长于山坡、草丛、林缘半阴处。分布于山东、河南、河北等地。

采收加工 秋季果实成熟时，连果梗剪下，置通风处阴干。

性味归经 甘、微苦，寒。归肺、胃、大肠经。

功效主治 清热涤痰，宽胸散结，润燥滑肠。用于肺热咳嗽，痰浊黄稠，胸痹心痛，结胸痞满，乳痈，肺痈，肠痈肿痛，大便秘结。

用法用量 煎服，9～15克。

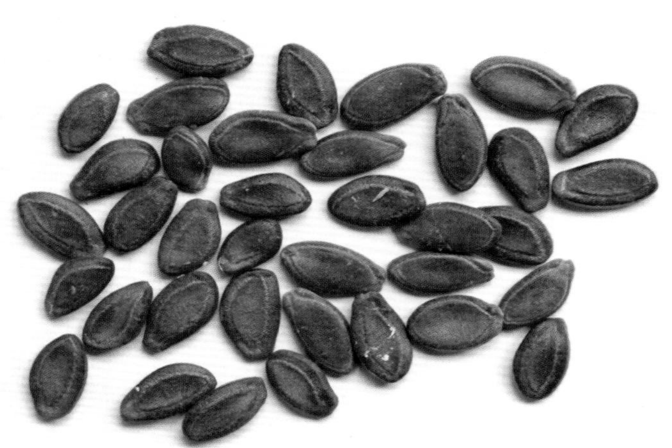

实用指南

精选验方

①**发热头痛：**瓜蒌1枚。取瓤细锉，置瓷碗中，加热水浸泡，去滓服。②**小便不通、腹胀：**瓜蒌适量。焙研，每次10克，热酒下，频服，以通为度。③**化痰通腑：**瓜蒌30～40克，胆南星6～10克，生大黄、芒硝（熔化）各10～15克。水煎服。④**热毒蕴结型乳腺癌：**瓜蒌25枚，全蝎160克。将全蝎晒干或烘干，碾成细粉，均匀地纳入瓜蒌焙干存性，碾成细粉，装瓶备用；口服，每次3克，每日3次，连服1个月。

传统药膳

瓜蒌饼

原料：瓜蒌200克，面粉600克，白糖75克，清水适量。

制法：瓜蒌去籽，放在锅内，加水少许，加白糖，以小火煨熬，拌成馅。另取面粉，加水适量经发酵加面碱，揉成面片，把瓜蒌夹在面片中制成面饼，烙熟或蒸熟。

用法：佐餐或随意服用。

功效：润肺化痰，散结宽胸。

适用：肺癌胸痛。

温馨提示

脾胃虚寒，大便不实，有寒痰、湿痰者不宜服用。

肉豆蔻

Rou Dou Kou

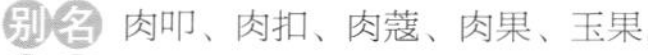

别名 肉叩、肉扣、肉蔻、肉果、玉果。

来源 本品为肉豆蔻科植物肉豆蔻 *Myristica fragrans* Houtt. 的干燥种仁。

形态特征 高大乔木，全株无毛。叶互生，革质，叶柄长4～10毫米，叶片椭圆状披针形或椭圆形，长5～15厘米，先端尾状，基部急尖，全缘，上面暗绿色，下面常粉绿色并有红棕色的叶脉。花单性，雌雄异株，总状花序腋生，具苞片。浆果肉质，梨形或近于圆球形，黄棕色，成熟时纵裂成两瓣，露出绯红色肉质的假种皮，内含种子1，种皮壳状，木质坚硬。

生境分布 在热带地区广为栽培。分布于马来西亚、印度尼西亚；我国广东、广西、云南等省（区）也有栽培。

采收加工 每年4～6月及11～12月各采1次。早晨摘取成熟果实，剖开果皮、剥去假种皮，再敲脱壳状的种皮，取出种仁用石灰乳浸1日后，小火焙干。

性味归经 辛，温。归脾、胃、大肠经。

功效主治 温中行气，涩肠止泻。用于脾胃虚寒，久泻不止，脘腹胀痛，食少呕吐。

用法用量 煎服，3～10克；或入散剂，1.5～3克。

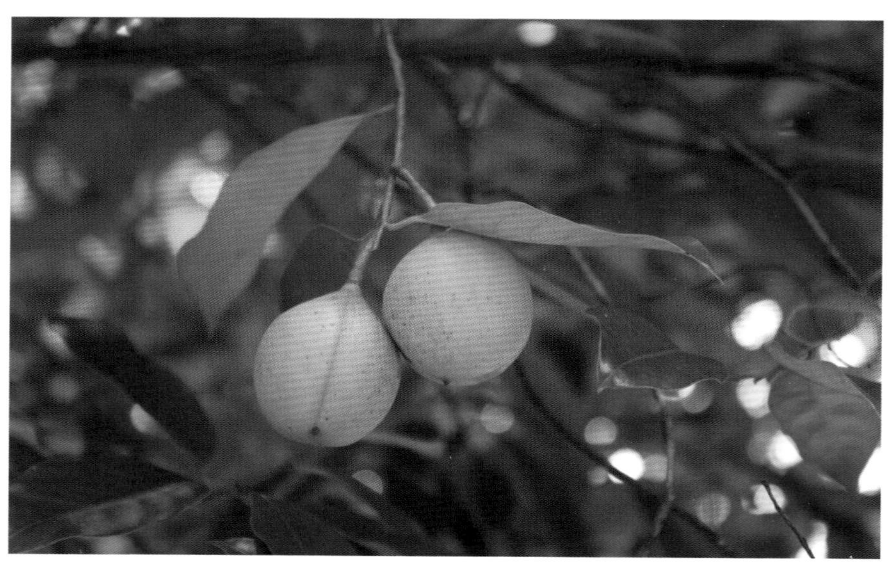

实用指南

精选验方

①**脾虚泄泻、肠鸣不食**：肉豆蔻1枚。挖小孔，入乳香3小块在内，以面裹煨，面熟为度，去面，碾为细末，每次5克，米饮送下，小儿0.25克。②**五更泄泻**：肉豆蔻10克，吴茱萸、五味子各6克，补骨脂8克。水煎服。

传统药膳

肉豆蔻粥

原料：肉豆蔻1枚，粳米100克。

制法：先将肉豆蔻研末，粳米如常法作稀粥，粥熟后入肉豆蔻末，搅匀即可。

用法：温热顿服。

功效：温中健脾。

适用：伤寒后、脾胃虚冷、呕逆不下食等。

肉豆蔻莲子粥

原料：莲子60克，肉豆蔻5克，米、盐各少许。

制法：莲子用开水烫过，备用。米洗净后加水、肉豆蔻、莲子一同用小火煮，煮至呈粥状，加盐，即可。

用法：早餐食用。

功效：温中健胃，行气止痛。

适用：食欲不振、脾胃虚寒、胃寒呕吐、虚寒性胃痛等。

肉豆蔻蒸鱼

原料：肉豆蔻6克，白术8克，干姜、姜片、花椒、党参各10克，鲜草鱼1条（约600克），胡椒面1克，葱节15克，红油50毫升，黄酒10毫升，猪网油半张。

制法：将中药洗净烘干研成末。草鱼去鳞除鳃及内脏，洗净，用刀在鱼两边斜划几道花纹，将绍酒、盐、味精、胡椒面、中药末调匀，抹满鱼身内外，待几分钟后抹上红油，把姜片、葱丝分放在鱼身上，用猪网油包好，放于盘中入笼蒸约40分钟，去掉猪网油、姜、葱即成。

用法：佐餐食用。

功效：补气温中，行气止痛，涩肠止泻。

适用：脾胃虚寒食少乏力、胃脘冷痛、腹痛久泻等。

温馨提示

凡湿热泻痢者忌用。

决明子

Jue Ming Zi

别名 决明、羊明、草决明、还瞳子、羊角豆、假绿豆。

来源 本品为豆科植物决明 *Cassia obtusifolia* L. 等的干燥成熟种子。

形态特征 决明：一年生半灌木状草本，高1～2米，上部多分枝，全体被短柔毛。双数羽状复叶互生，有小叶2～4对，在下面两小叶之间的叶轴上有长形暗红色腺体；小叶片倒卵形或倒卵状短圆形，长1.5～6.5厘米，宽1～3厘米，先端圆形，有小突尖，基部楔形，两侧不对称，全缘。幼时两面疏被柔毛。花成对腋生，小花梗长1～2.3厘米；萼片5，分离；花瓣5，黄色，倒卵形，长约12毫米，具短爪，最上瓣先端有凹，基部渐窄；发育雄蕊7，3枚退化。子房细长弯曲，柱头头状。荚果四棱柱状，略扁，稍弯曲，长15～24厘米，果柄长2～4厘米。种子多数，菱状方形，淡褐色或绿棕色，有光泽，两侧面各有1条线形的宽0.3～0.5毫米的浅色斜凹纹。

小决明：与决明形态相似，但植株较小，通常不超过130厘米。下面两对小叶间各有1个腺体；小花梗、果实及果柄均较短；种子较小，两侧各有1条宽1.5～2毫米的绿黄棕色带。具臭气。

生境分布 生长于村边、路旁和旷野等处。分布于安徽、江苏、浙江、广东、广西、四川等地。

采收加工 秋季采收成熟果实，晒干，打下种子，除去杂质。

性味归经 甘、苦、咸，微寒。归肝、大肠经。

功效主治 清热明目，润肠通便。用于目赤涩痛，羞明多泪，头痛眩晕，目暗不明，大便秘结。

用法用量 煎服，9～15克。

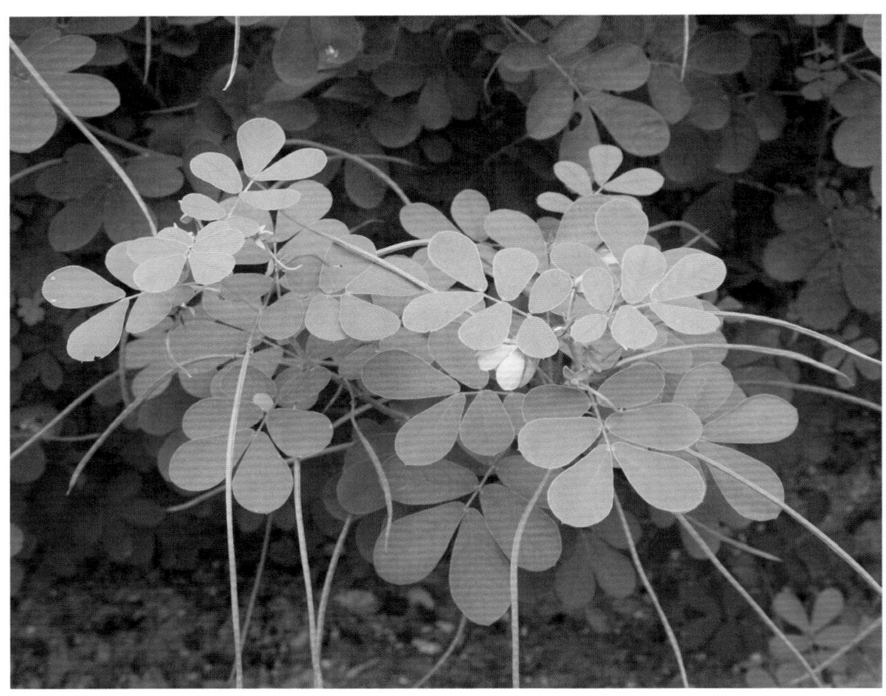

实用指南

精选验方

①**急性结膜炎：**决明子、菊花、蝉蜕、青葙子各15克。水煎服。②**夜盲症：**决明子、枸杞子各9克，猪肝适量。水煎，食猪肝服汤。③**习惯性便秘：**决明子、郁李仁各18克。沸水冲泡代茶饮。④**外感风寒头痛：**决明子50克。用火炒后研成细粉，然后用凉开水调和，搽头部两侧太阳穴处。⑤**高血压：**决明子适量。炒黄捣成粗粉，加糖泡开水服，每次3克，每日3次；或决明子15克，夏枯草9克，水煎服，连服30日。

传统药膳

决明子茶

原料：决明子15克。

制法：先将决明子炒黄，加适量水煎。

用法：代茶频饮。

功效：清肝，利水，通便。

适用：高血压。

苍术决明煮鸡肝

原料：决明子、苍术各10克，鸡肝5具，油、盐各适量。

制法：先将苍术、决明子水煎，取汁，再与鸡肝、油、盐蒸熟。

用法：每次食适量，每日2次，宜常食。

功效：养肝、健脾，消食除积。

适用：小儿疳积。

温馨提示

气虚便溏者慎用。

苍耳子

Cang Er Zi

别名 苍耳实、野茄子、苍耳仁、刺儿棵、胡苍子、疔疮草、黏黏葵。

来源 本品为菊科植物苍耳 *Xanthium sibiricum* Patr. 的干燥成熟带总苞的果实。

形态特征 一年生草本，高30～90厘米，全体密被白色短毛。茎直立。单叶互生，具长柄；叶片三角状卵形或心形，通常3浅裂，两面均被短毛。头状花序顶生或腋生。瘦果，纺锤形，包在有刺的总苞内。

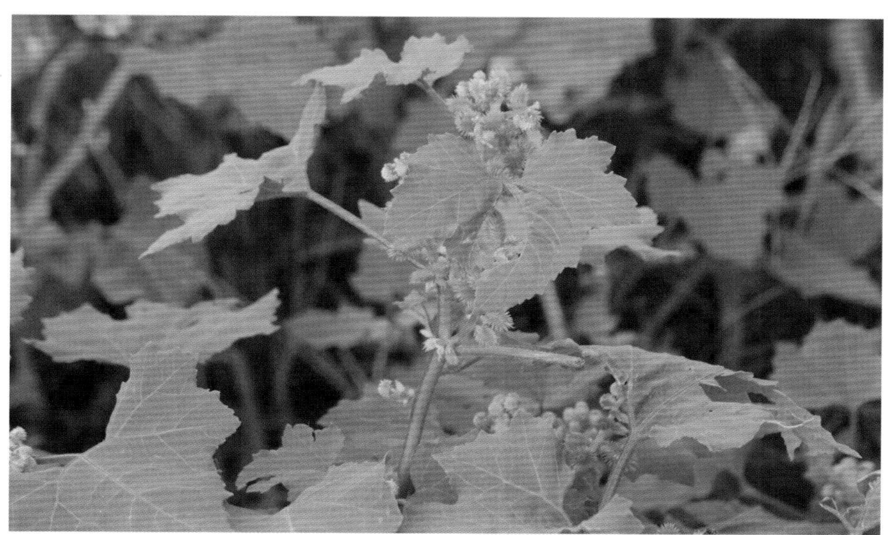

生境分布 生长于荒地、山坡等干燥向阳处。分布于全国各地。

采收加工 9～10月割取地上部分，打下果实，晒干，去刺，生用或炒用。

性味归经 辛、苦，温；有毒。归肺经。

功效主治 散风寒，祛风湿，通鼻窍。用于风寒头痛，鼻塞流涕，风疹瘙痒，湿痹拘挛。

用法用量 煎服，3～10克；或入丸、散剂。

实用指南

精选验方

①**腹水：**苍耳子灰、葶苈末各等份。每次10克，每日2次，水下。②**鼻窦炎流涕：**苍耳子适量。炒研为末，每次10克，每日白汤点服1次。③**鼻窦炎引起的头痛：**苍耳子15克。炒黄，水煎当茶饮。④**顽固性牙痛：**苍耳子6克。焙黄去壳，研末，与1个鸡蛋和匀，不放油盐，炒熟食之，每日1次，连服3剂。⑤**各种鼻炎、鼻窦炎：**苍耳子适量。小火炒至微黄，水煎或加水蒸，口服。

传统药膳

苍耳子粥

原料：苍耳子10克，粳米50克。

制法：先煮苍耳子取汁去渣，再入米煮粥。

用法：早餐食用。

功效：散风除湿。

适用：因风湿上扰引起的头痛、鼻渊，或因湿热下注引起的老年痔疮，以及风湿阻痹之肢体作痛或皮肤瘙痒等。

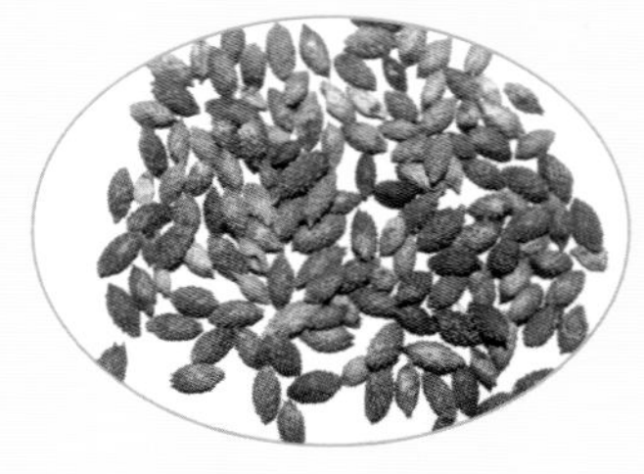

温馨提示

血虚头痛者不宜服用。过量服用易致中毒。

芡实

Qian Shi

别名 肇实、鸡头米、鸡头苞、鸡头莲、刺莲藕。

来源 本品为睡莲科植物芡 *Euryale ferox* Salisb. 的干燥成熟种仁。

形态特征 一年生水生草本，具白色须根及不明显的茎。初生叶沉水，箭形；后生叶浮于水面，叶柄长，圆柱形中空，表面生多数刺，叶片椭圆状肾形或圆状盾形，直径65～130厘米，表面深绿色，有蜡被，具多数隆起，叶脉分歧点有尖刺，背面深紫色，叶脉凸起，有茸毛。花单生；花梗粗长，多刺，伸出水面；萼片4，直立，披针形，肉质，外面绿色，有刺，内面带紫色；花瓣多数，分3轮排列，带紫色；雄蕊多数；子房半下位，8室，无花柱，柱头红色。浆果球形，海绵质，污紫红色，外被皮刺，上有宿存萼片。种子球形，黑色，坚硬，具假种皮。花期6～9月，果期7～10月。

生境分布 生长于池沼湖泊中。主产于湖南、江苏、安徽、山东等地。

采收加工 秋末冬初采收成熟果实，除去果皮，取出种子，洗净，再除去硬壳（外种皮），晒干。

性味归经 甘、涩，平。归脾、肾经。

功效主治 益肾固精，补脾止泻，除湿止带。用于遗精滑精，遗尿尿频，脾虚久泻，白浊，带下。

用法用量 煎服，9～15克。

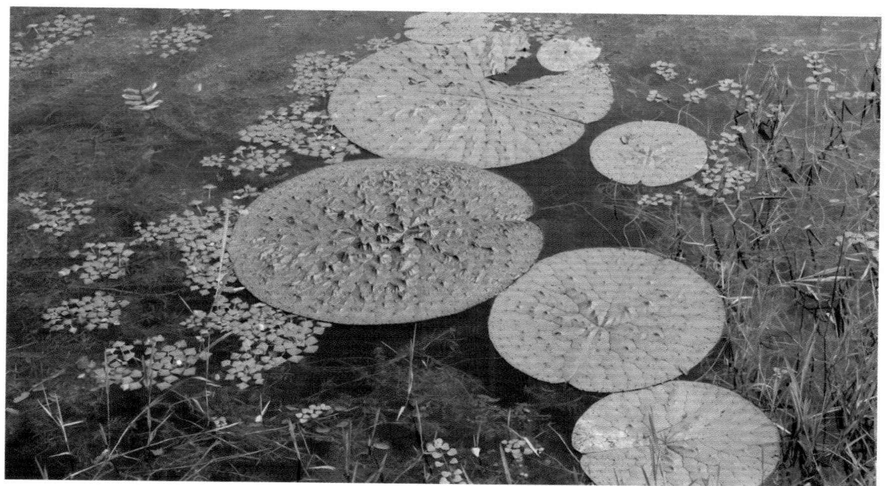

实用指南

精选验方

①**白浊**：芡实、茯苓各适量。为蜜丸服。②**尿频**：芡实、桑螵蛸、益智各适量。水煎服。③**梦遗、早泄**：生芡实、生牡蛎、生龙骨、生莲子各30克，知母，麦冬各20克，五味子15克。夫妻分居或未婚者，加滑石30克，淡竹叶10克，以引火从小便出；肝肾不足者，加炒黄柏10克，生杭芍20克；精关不固较重者，加生山药45克，菟丝子20克；水煎2次，每次约50分钟，两次煎液混合，每日分3次温服，每日1剂。④**白带症**：芡实、桑螵蛸各30克，白芷20克。共研为细末，以醋调敷脐部，每日1换，连用1周。⑤**肾炎**：芡实、生龙骨、生牡蛎各50克。水煎服，可消除肾炎蛋白尿。⑥**慢性肠炎对于脾虚不运，久泻不止者**：芡实、党参、白术、茯苓各适量。水煎服。

传统药膳

芡实鸡蛋羹

原料：鸡蛋2个，芡实3克，骨头汤2碗，鸡肉或猪肉末适量，油、葱花、盐、醋、酱油、香油各少许。

制法：将鸡蛋打在碗里，用力搅散，以筷子挑不起丝为度。把芡实放入骨头汤里熬至1碗，趁热倒入调好的鸡蛋碗内，加盐拌匀，然后放蒸锅内蒸熟。蒸时注意不要太老，成形即可。锅内放油烧至七成热，把肉末放入锅内速炒，接着放入葱花、盐、醋、酱油、香油，随后出锅，倒入蒸好的蛋羹内。

用法：每日1次，早餐食用。

功效：滋阴养血，补脾止泄。

适用：脾虚泄泻。

芡实烧鸭

原料：芡实120克，鸭子1只，盐、味精、酱油、料酒、葱段、姜片、胡椒粉各适量。

制法：将鸭子宰杀治净，入沸水焯一下待用；芡实去杂质洗净。将芡实装入鸭腹内，入锅注入适量清水煮沸，撇去浮沫，加入盐、味精、料酒、酱油、葱段、姜片，改用小火烧至鸭肉烂熟，撒入胡椒粉出锅即成。

用法：佐餐食用。

功效：滋补五脏，清虚劳热，补血行水，养胃生津，补肾固津，健脾止泻，祛湿止带。

适用：糖尿病、脾虚水肿、肾虚遗精等。

桂花芡实羹

原料：芡实250克，白糖350克，蜜桂花1克。

制法：将芡实去净渣壳淘净，放入锅内，掺清水约900毫升，烧开后撇净浮沫，待芡实熟时，加入白糖溶化，注入汤碗内，撒入桂花即成。

用法：每次食适量。

功效：健脾止泻，固肾涩精。

适用：脾肾气虚运代力弱、泄泻、遗精、早泄、白带、小便频多等。

芡实糯米粥

原料：鲜芡实100克（干品50克），糯米适量。

制法：将芡实、糯米清洗干净，加适量清水共煮粥。

用法：每日2～3次。

功效：健脾调中，固肾清热。

适用：尿频失禁。

温馨提示

芡实为滋补敛涩之品，故大小便不利者不宜用。

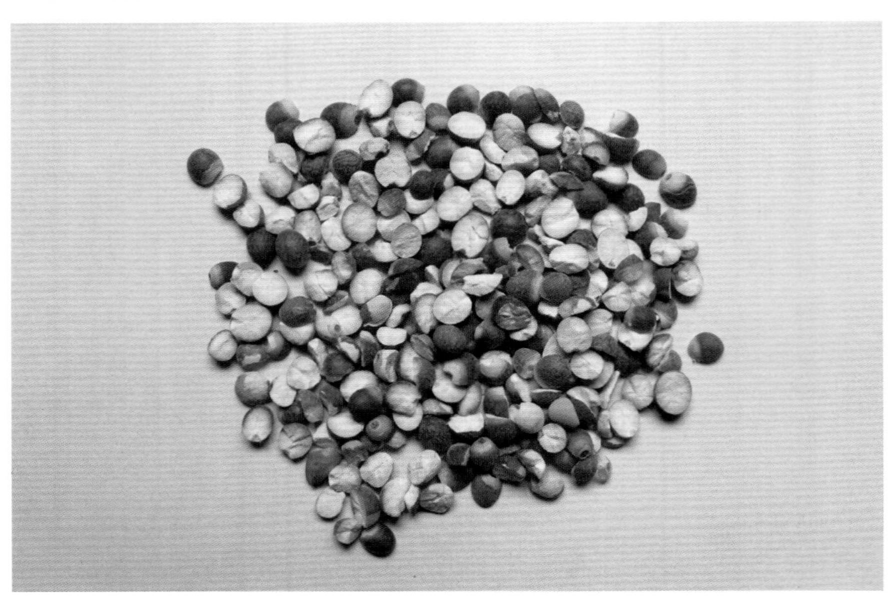

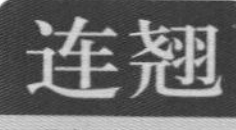

连翘

Lian Qiao

别名 空壳、空翘、落翘、黄花条、旱莲子。

来源 本品为木犀科植物连翘 *Forsythia suspensa* (Thunb.) Vahl 的干燥果实。

形态特征 落叶灌木，高2～3米。茎丛生，小枝通常下垂，褐色，略呈四棱状，皮孔明显，中空。单叶对生或3小叶丛生，卵形或长圆状卵形，长3～10厘米，宽2～4厘米，无毛，先端锐尖或钝，基部圆形，边缘有不整齐锯齿。花先叶开放，1至数朵，腋生，金黄色，长约2.5厘米。花萼合生，与花冠筒约等长，上部4深裂；花冠基部联合呈管状，上部4裂，雄蕊2，着生花冠基部，不超出花冠，子房卵圆形，花柱细长，柱头2裂。蒴果狭卵形，稍扁，木质，长约1.5厘米，成熟时2瓣裂。种子多数，棕色、扁平，一侧有薄翅。

生境分布 生长于山野荒坡或栽培。分布于山西、河南、陕西等地。

采收加工 秋季果实初熟尚带绿色时采收，除去杂质，蒸熟，晒干，习称“青翘”；果实熟透时采收，晒干，除去杂质。

性味归经 苦，微寒。归肺、心、小肠经。

功效主治 清热解毒，消肿散结，疏散风热。用于痈疽，瘰疬，乳痈，丹毒，风热感冒，温病初起，温热入营，高热烦渴，神昏发斑，热淋涩痛。

用法用量 煎服，6～15克。

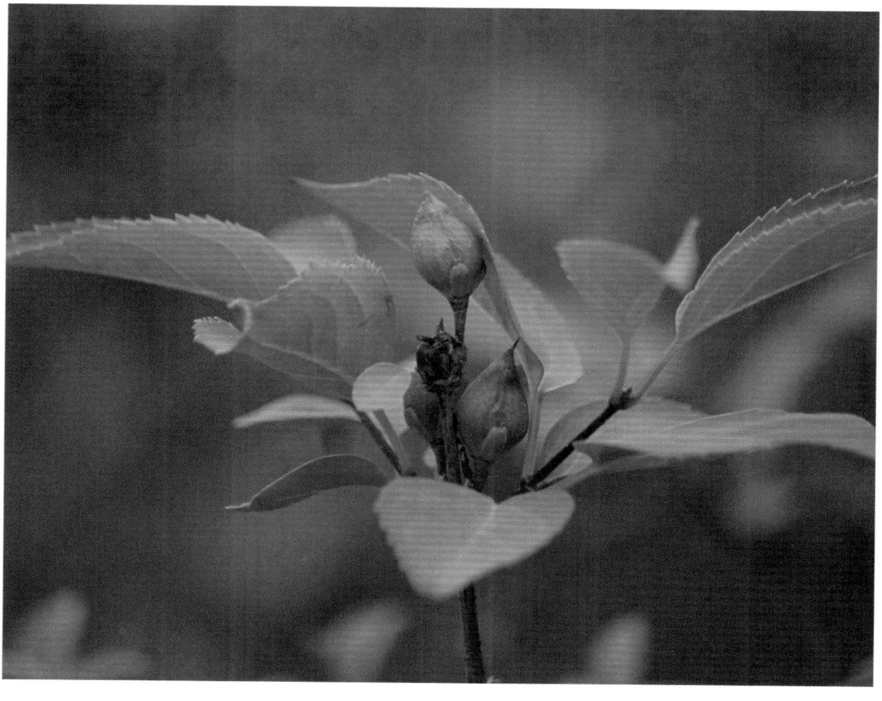

实用指南

精选验方

①**急、慢性阑尾炎：**连翘15克，黄芩、栀子各12克，金银花18克。水煎服。②**舌破生疮：**连翘25克，黄柏15克，甘草10克。水煎含漱。③**麻疹：**连翘6克，牛蒡子5克，绿茶1克。研末，沸水冲泡。④**风热感冒：**连翘、金银花各10克，薄荷6克。水煎服。⑤**乳腺炎：**连翘、蒲公英、川贝母各6克。水煎服。

传统药膳

连翘菊花猪腰汤

原料：金银花、连翘、茯苓皮、大腹皮、冬瓜皮、白茅根、茜草各9克，大蓟、小蓟各12克，猪腰1个。

制法：将金银花等药水煎取汁。猪腰对剖两半，片去腰臊，切片，用药汁煮熟即成。

用法：每日1～2次淡服。

功效：清热解毒，利尿消肿，凉血止血。

适用：急性肾小球肾炎尿血、水肿等。

金翘大青叶茶

原料：连翘、大青叶、金银花、芦根、甘草各9克。

制法：用以上5味加水煎汤，去渣取汁。

用法：代茶饮用，每日1剂，连用3～5日。

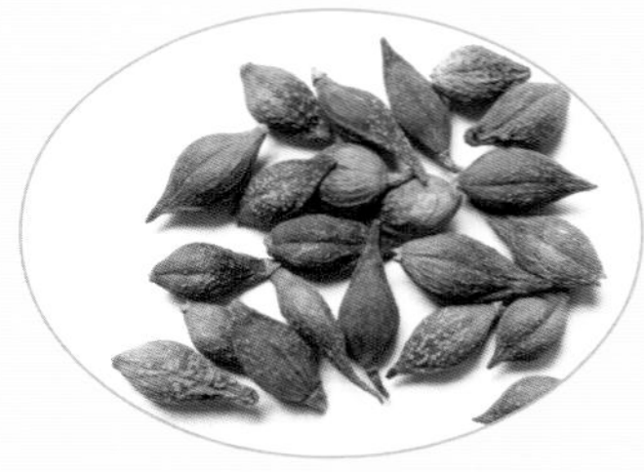

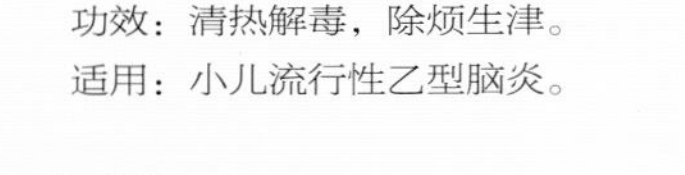

功效：清热解毒，除烦生津。

适用：小儿流行性乙型脑炎。

温馨提示

脾胃虚寒及气虚脓清者不宜用。

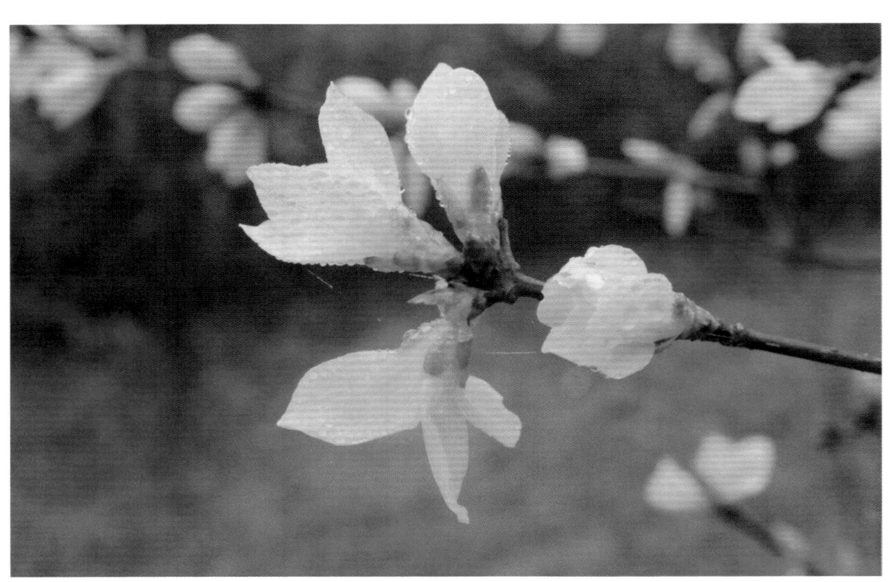

吴茱萸

Wu Zhu Yu

别名 茶辣、曲药子、食茱萸、伏辣子、臭泡子。

来源 本品为芸香科植物吴茱萸 *Evodia rutaecarpa* (Juss.) Benth. 的干燥近成熟果实。

形态特征 灌木或小乔木，全株具臭气，幼枝、叶轴及花序轴均被锈色长柔毛。叶对生，单数羽状复叶，小叶5～9，椭圆形至卵形，全缘或有微小钝锯齿，两面均密被长柔毛，有粗大腺点。花单性，雌雄异株；聚伞状圆锥花序顶生，花白色，5数。蓇葖果，果实略呈扁球形，直径2～5毫米，表面绿黑色或暗黄绿色，粗糙，有多数凹下细小油点，顶平，中间有凹窝及5条小裂缝，有的裂成5瓣；基部有花萼及短果柄，果柄蜜生毛茸；每心皮种子1。

生境分布 生长于温暖地带路旁、山地或疏林下。分布于长江流域以南各地。多为栽培。

采收加工 8～11月果实尚未开裂时，剪下果枝，晒干或低温干燥，除去枝、叶、果梗等杂质。

性味归经 辛、苦，热；有小毒。归肝、脾、胃、肾经。

功效主治 散寒止痛，降逆止呕，助阳止泻。用于厥阴头痛，寒疝腹痛，寒湿脚气，经行腹痛，脘腹胀痛，呕吐吞酸，五更泄泻；外治口疮，高血压。

用法用量 煎服，2～5克。外用：适量。

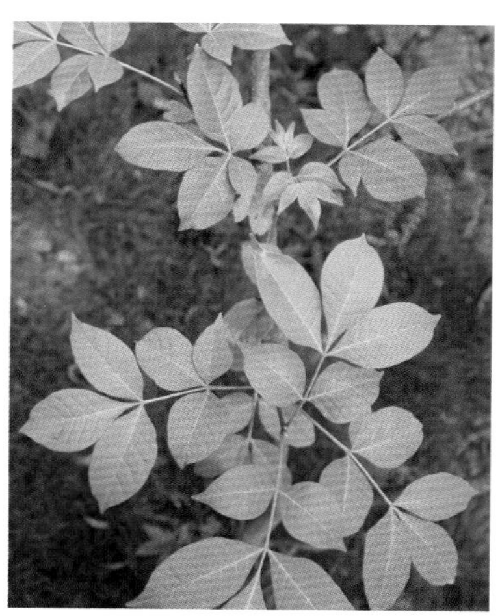

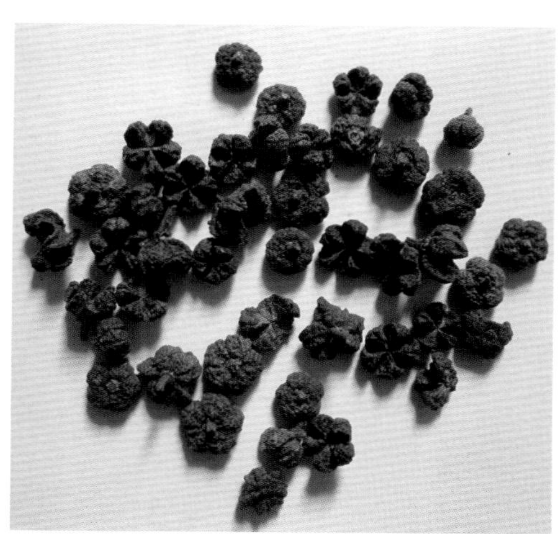

实用指南

精选验方

①**呕吐、吞酸**：吴茱萸6克，黄连2克。水煎少量频服。②**头痛（以下午及夜间剧烈）**：吴茱萸16克，生姜31克。将吴茱萸研末，生姜捣烂，共炒热，喷白酒一口在药上，包于足心涌泉穴处。③**腹泻**：吴茱萸适量。研细粉，用白酒调成糊状，稍加热后敷于脐部，纱布包裹，胶布固定，每日更换1次。④**口舌生疮、高血压**：吴茱萸10克。研末醋敷足心。

传统药膳

吴茱萸粥

原料：吴茱萸2克，粳米50克，生姜2片，葱白2茎。

制法：将吴茱萸研为细末，用粳米先煮粥，待米熟后下吴茱萸末及生姜、葱白，同煮为粥。

用法：每日2次，早、晚温热服。

功效：补脾暖胃，温中散寒，止痛止吐。

适用：虚寒型痛经及脘腹冷痛、呕逆吐酸等。

吴萸肠

原料：猪大肠1条，吴茱萸末适量。

制法：将猪大肠去脂膜洗净，填吴茱萸适量，缚定蒸熟，捣丸梧子大。

用法：每次50丸，饭前米饮下，连服数日。

功效：温中健脾，祛寒止泄。

适用：脏寒泄泻、倦怠食减等。

温馨提示

辛热燥烈之品，易损气动火，不宜多用久服，阴虚有热者忌用。吴茱萸、黄连、生姜均有止呕之功，然吴茱萸治肝火犯胃之呕酸；黄连治胃中实热之呕苦；生姜治胃寒上逆之呕水，三者各有不同。

余甘子 Yu Gan Zi

别名 油甘、牛甘、余甘果、余柑子、油柑子、油甘果、油甘子。

来源 本品系藏族习用药材。为大戟科植物余甘子 *Phyllanthus emblica* L.的干燥成熟果实。

形态特征 小枝被锈色短柔毛。叶互生，2列，条状长圆形，革质，全缘。花小，黄色，有短梗，簇生于下部的叶腋。蒴果肉质，扁球形。种子稍带红色。花期3～4月。

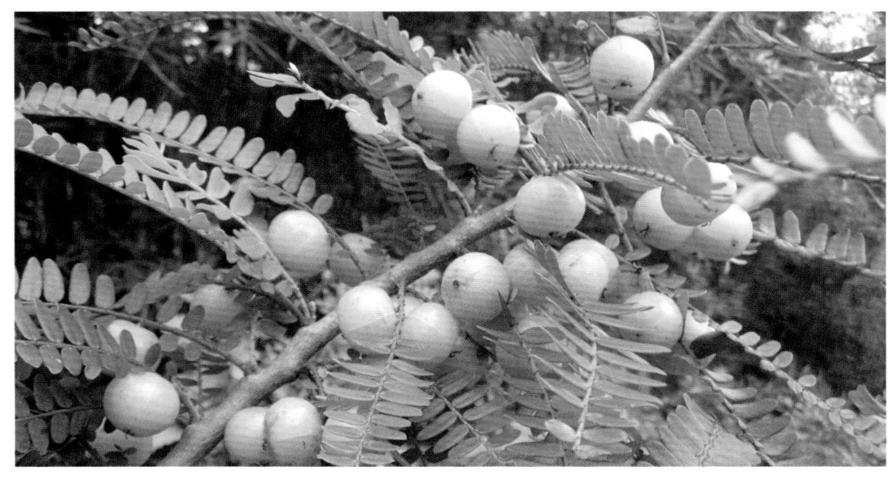

生境分布 一般在年均温20 ℃左右生长良好，0 ℃左右即有受冻现象。我国野生分布于云南、广西、福建、海南、台湾、海南、四川、贵州等地，江西、湖南、浙江等地部分地区也有分布。

采收加工 冬季至次春果实成熟时采收，除去杂质，干燥。

性味归经 甘、酸、涩，凉。归肺、胃经。

功效主治 清热凉血，消食健胃，生津止咳。用于血热血瘀，消化不良，腹胀，咳嗽，喉痛，口干。

用法用量 多入丸、散服，3～9克。

实用指南

精选验方

①**感冒发热、咳嗽、咽喉痛、口干烦渴、维生素C缺乏病**：鲜余甘子10～30个。水煎服。②**白喉**：余甘子500克，玄参、甘草各50克，冷开水泡至起霜花，取霜用棉纸铺开晒干后，加马尾龙胆粉6克，冰片0.5克，炒白果仁粉15克，吹喉用。③**哮喘**：余甘子20个。先煮猪心肺，去浮沫再加橄榄煮熟连汤吃。④**河豚鱼中毒**：余甘子适量。生吃吞汁，并可治鱼骨鲠喉。

传统药膳

蜜饯余甘子

原料：鲜余甘子、蜂蜜各适量。

制法：鲜余甘子洗净晾干，放入蜂蜜中浸渍7日后即可用。

用法：每次食10～15个。

功效：生津利咽，消痰止咳。

适用：肺燥咳嗽、咽喉炎等。

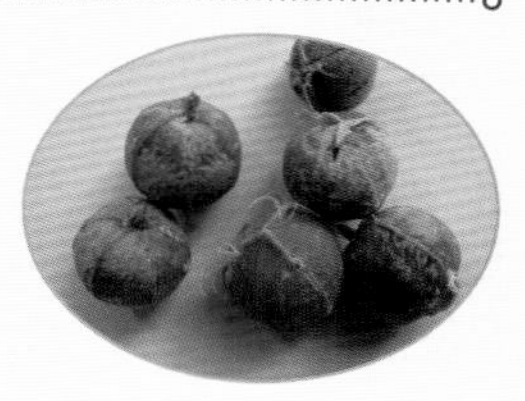

佛手
Fo Shou

别名 手柑、香橼、五指柑。

来源 本品为芸香科植物佛手 *Citrus medicn* L. var. *sarcodactylis* Swingle 的干燥果实。

形态特征 常绿小乔木或灌木。老枝灰绿色，幼枝略带紫红色，有短而硬的刺。单叶互生；叶柄短；叶片革质，长椭圆形或倒卵状长圆形。花单生、簇生或为总状花序；花萼杯状；花瓣5，内面白色，外面紫色。柑果卵形或长圆形，先端分裂如拳状，或张开似指尖，其裂数代表心皮数，表面橙黄色，粗糙，果肉淡黄色。种子数枚，卵形，先端尖，有时不完全发育。花期4～5月，果期10～12月。

生境分布 生长于果园或庭院中。分布于广东、四川及福建；次产于广西、云南、浙江及江西等地。

采收加工 秋季果实尚未变黄或变黄时采收，纵切成薄片，晒干或低温干燥。

性味归经 辛、苦、酸，温。归肝、脾、肺经。

功效主治 疏肝理气，和胃止痛，燥湿化痰。用于肝胃气滞，胸胁胀痛，胃脘痞满，食少呕吐，咳嗽痰多。

用法用量 煎服，3～10克。

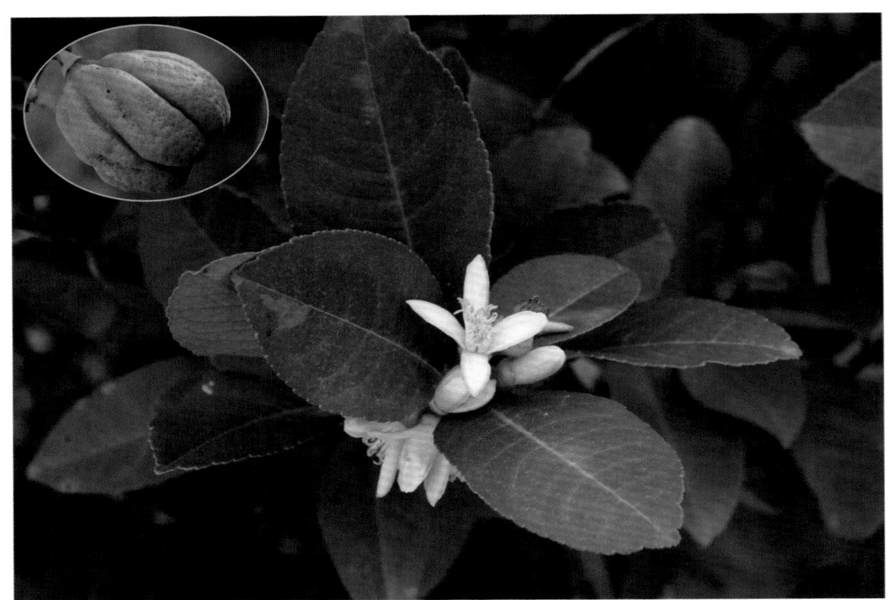

实用指南

精选验方

①**白带过多：**佛手20克，猪小肠适量。共炖，食肉饮汤。②**老年胃弱、消化不良：**佛手30克，粳米100克。共煮粥，早、晚分食。③**恶心呕吐：**佛手15克，生姜3克，陈皮9克。水煎服。④**哮喘：**佛手15克，姜皮3克，广藿香9克。水煎服。⑤**肝郁气滞、胸胁胀痛、饮食减少：**佛手10克，玫瑰花5克。沸水浸泡饮。⑥**肝气郁结、胃腹疼痛：**佛手10克，川楝子6克，青皮9克。水煎服。

传统药膳

佛手延胡索山楂茶

原料：佛手、延胡索各6克，山楂10克。

制法：将以上3味水煎，取汁。

用法：代茶频饮，每日1剂。

功效：行血逐瘀。

适用：血瘀气闭型产后血晕。

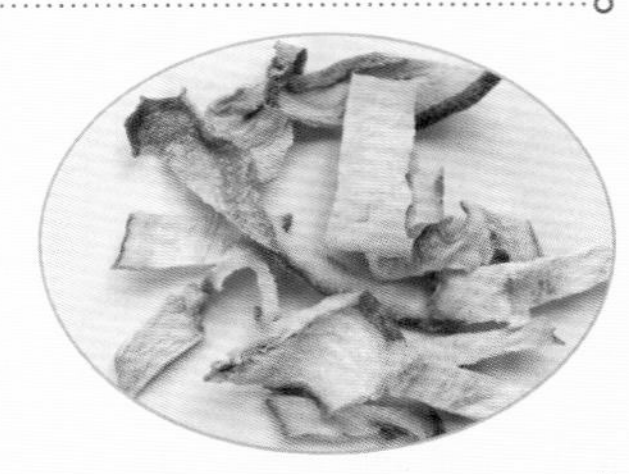

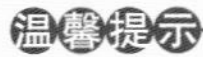

温馨提示

阴虚有火、无气滞症状者慎服。

补骨脂

Bu Gu Zhi

别名 骨脂、故子、故纸、故脂子、破故脂、破故纸、破骨子。

来源 本品为豆科植物补骨脂 *Psoralea corylifolia* L. 的干燥成熟果实。

形态特征 一年生草本，高60～150厘米，全株有白色毛及黑褐色腺点。茎直立。叶互生，多为单叶，仅枝端的叶有时侧生1枚小叶；叶片阔卵形至三角状卵形，先端钝或圆，基部圆或心形，边缘有不整齐的锯齿。花多数，密集成近头状的总状花序，腋生；花冠蝶形，淡紫色或白色。荚果近椭圆形，果皮黑色，与种子粘贴。

生境分布 生长于山坡、溪边、田边。主产于河南、四川，陕西、山西、江西、安徽、广东、贵州等地也有分布。

采收加工 秋季果实成熟时采收，晒干。

性味归经 辛、苦，温。归肾、脾经。

功效主治 温肾助阳，纳气平喘，温脾止泻；外用消风祛斑。用于肾阳不足，阳痿遗精，遗尿尿频，腰膝冷痛，肾虚作喘，五更泄泻；外用治白癜风，斑秃。

用法用量 煎服，6～10克；或入丸、散。外用：适量，20%～30%酊剂搽患处。

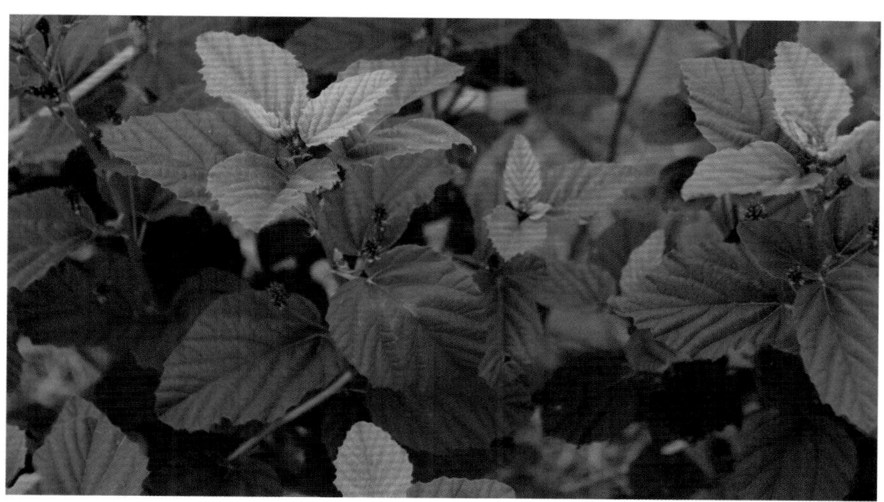

实用指南

精选验方

①**肾虚遗精**：补骨脂、青盐各等份。研末，每次服6克，每日2次。②**五更（黎明）泄泻**：补骨脂12克，五味子、肉豆蔻各10克，吴茱萸、生姜各5克，大枣5枚。水煎服，每日1剂。③**阳痿**：补骨脂50克，杜仲、核桃仁各30克。共研细末，每次服9克，每日2次。④**白癜风**：补骨脂、白鲜皮、蒺藜、生地黄各15克，白芷、菟丝子、赤芍、防风各10克，僵蚕6克，红花6～10克，丹参15～20克。水煎服，每日或隔日1剂。

传统药膳

补骨脂白果煮猪腰

原料：补骨脂10克，白果20克，猪腰子2个，鸡精、料酒、姜、葱、盐各适量。

制法：将白果去壳，浸泡软，去心；补骨脂洗净，去杂质；猪腰子一切两半，除去白色臊腺，切成腰花；姜切片，葱切段。将白果仁、补骨脂、猪腰子、姜、葱、料酒同放炖锅内，加入清水，置大火烧沸，再用小火煮50分钟，加入盐、鸡精即成。

用法：每次吃猪腰1个，每日1次。

功效：敛肺补肾，纳气平喘。

适用：喘促日久、动则喘甚、气不得续、汗出肢冷、面浮胫肿等。

菟丝补骨瘦肉汤

原料：补骨脂10克，猪瘦肉60克，菟丝子15克，红枣4枚。

制法：补骨脂、菟丝子、红枣（去核）洗净；猪瘦肉洗净、切块。把全部用料放入锅内，加清水适量，大火煮沸后小火煲1小时，调味供用。

用法：佐餐食用。

功效：补肾延寿，美发养颜。

适用：早衰发白属肾阳虚者，症见未老先衰、须发花白、形态虚弱、头晕耳鸣、腰膝酸软、小便频数，或小便余沥、遗精早泄、皮肤色斑等。

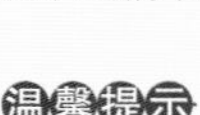

温馨提示

本品温燥，伤阴助火，故阴虚火旺、大便秘结者不宜。外用治白癜风，在局部用药后，应照射日光5～10分钟，弱光可照20分钟，紫外线可照2～5分钟，之后洗去药液，以防起泡。可连续使用数月。如发生红斑、水泡，应暂停用药，待恢复后可继续使用。

青果 Qing Guo

别名 橄榄、甘榄、余甘子、干青果、青橄榄。

来源 本品为橄榄科植物橄榄 *Canarrium album* Raeusch. 的干燥成熟果实。

形态特征 常绿乔木，高10～20米，有胶黏性芳香的树脂，树皮淡灰色，平滑；幼枝、叶柄及叶轮均被极短的柔毛，有皮孔。奇数羽状复叶互生，长15～30厘米；小叶11～15，长圆状披针形，长6～15厘米，宽2.5～5厘米，先端渐尖，基部偏斜，全缘，秃净，网脉两面均明显，下面网脉上有小窝点，略粗糙。圆锥花序顶生或腋生，与叶等长或略短；萼杯状，3浅裂，稀5裂；花瓣3～5白色，芳香，长约为萼之2倍；雄蕊6，插生于环状花盘外侧；雌蕊1，子房上位。核果卵形，长约3厘米，初时黄绿色，后变黄白色，两端锐尖。花期5～7月，果期8～10月。

生境分布 生长于低海拔的杂木林中；多为栽培。分布于广东、广西、福建、云南、四川等地。

采收加工 秋季果实成熟时采收，干燥。

性味归经 甘、酸，平。归肺、胃经。

功效主治 清热解毒，利咽，生津。用于咽喉肿痛，咳嗽痰黏，烦热口渴，鱼蟹中毒。

用法用量 煎服，5～10克。

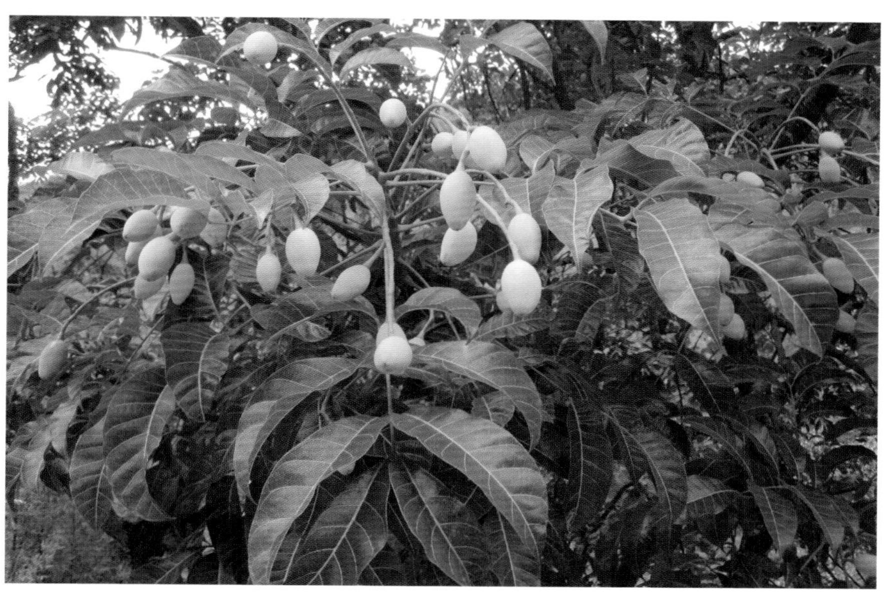

实用指南

精选验方

①**肺胃热毒壅盛、咽喉肿痛：** 鲜青果15克，鲜萝卜250克。切碎或切片，加水煎汤服。②**慢性咽炎（咽中有异物感）：** 青果适量。含嘴里嚼，慢慢咽其汁，每次2个，每日嚼咽2～3次。③**呕逆腹泻：** 青果适量。绞汁，煎浓汤服。④**咽喉肿痛：** 青果适量。噙含。⑤**饮酒过度：** 青果适量。绞汁或熬膏服。

传统药膳

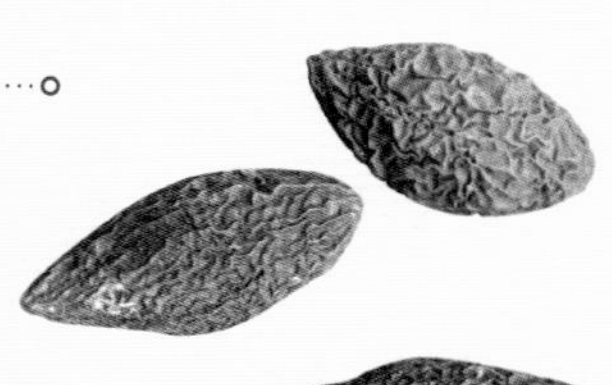

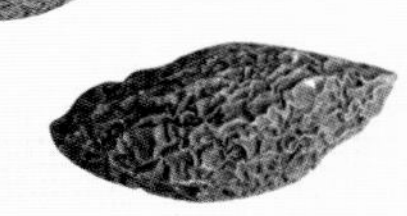

青果利咽饮

原料：青果、玄参各6克，桔梗3克，甘草1.5克。

制法：水煎取药汁。

用法：代茶频饮。

功效：清咽利喉。

适用：急性咽炎，特别是咽痛多痰者。

青果饮料

原料：青果300克，柠檬汁、白糖各适量。

制法：青果洗净，切成薄片；净锅内放清水、白糖、柠檬汁、青果片，烧沸，起锅即成。

用法：直接饮用。

功效：生津止渴，清热解毒，清凉除烦。

青果梨羹

原料：青果250克，梨块300克，白糖、水豆粉各适量。

制法：梨块切成片；青果洗净，削去皮，切成片；净锅内放清水、白糖烧沸，放入梨片、青果片、水豆粉，收汁成羹汤浓度，起锅即成。

用法：随时食用。

功效：生津止渴，润燥化痰，清热解毒。

青果玉竹百合汤

原料：青果230克，百合15克，玉竹9克，白糖适量。

制法：青果洗净，削去皮，切成指甲片；净锅内放清水、百合、玉竹，炖至熟烂，拣去玉竹，加入白糖、青果片，烧沸，起锅即成。

用法：温服食用。

功效：清热解毒，生津止渴，滋阴润肺，利咽止咳。

温馨提示

生吃、煮饮，都可消酒毒、解河豚毒。

苦杏仁
Ku Xing Ren

别名 杏仁、北杏、杏子、光北杏、木落子、光中杏。

来源 本品为蔷薇科植物山杏 *Prunus armeniaca* L. var. *ansu* Maxim. 的干燥成熟种子。

形态特征 落叶乔木，高达10米。叶互生，广卵形或卵圆形，先端短尖或渐尖，基部阔楔形或截形，边缘具细锯齿或不明显的重锯齿；叶柄多带红色，近基部有2腺体。花单生，先叶开放，几无花梗；萼筒钟状，带暗红色，萼片5，裂片比萼筒稍短，花后反折；花瓣白色或粉红色。核果近圆形，果肉薄，种子味苦。核坚硬，扁心形，沿腹缝有沟。

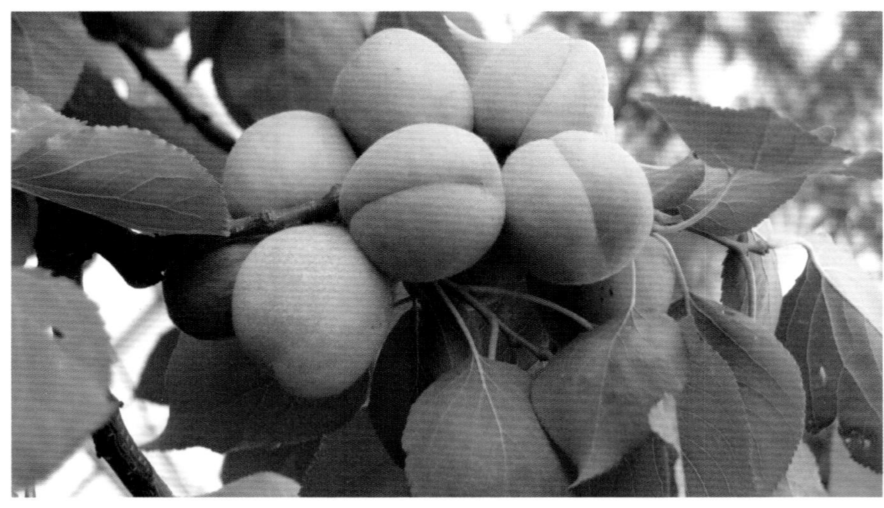

生境分布 多栽培于低山地或丘陵山地。分布于三北地区（华北、东北、西北），以内蒙古、吉林、辽宁、河北、山西、陕西为多。

采收加工 夏季采收成熟果实，除去果肉及核壳，取出种子，晒干。

性味归经 苦，微温；有小毒。归肺、大肠经。

功效主治 降气止咳平喘，润肠通便。用于咳嗽气喘，胸满痰多，血虚津枯，肠燥便秘。

用法用量 生品入煎剂宜后下，5～10克。

实用指南

精选验方

①**伤风咳嗽**：苦杏仁10克，生姜3片，白萝卜1个。水煎服。②**久喘**：苦杏仁10克，萝卜1个，猪肺1具。用水炖至烂熟吃。③**胃痛**：苦杏仁10粒，胡椒、大枣各7粒。捣碎，再用黄酒送服。④**便秘**：生苦杏仁（去皮尖）20～30粒。捣烂，加入10毫升蜂蜜，食用。⑤**风寒咳嗽**：苦杏仁6～10克，生姜3片，白萝卜100克。加水400毫升，文火煎至100毫升，每日1剂，分早、晚服。

传统药膳

半边莲杏仁饮

原料：半边莲100克，苦杏仁15克。

制法：将半边莲拣杂洗净，晾干后切碎（或切成碎小段），备用；苦杏仁洗净，放入清水中浸泡，泡涨后去皮尖，与半边莲同放入沙锅，加水适量，煎煮30分钟，用洁净纱布过滤，收取滤汁即成。

用法：分2次服，早、晚各1次。

功效：清热解毒，防癌抗癌。

适用：各类型肺癌及胃癌、宫颈癌等。

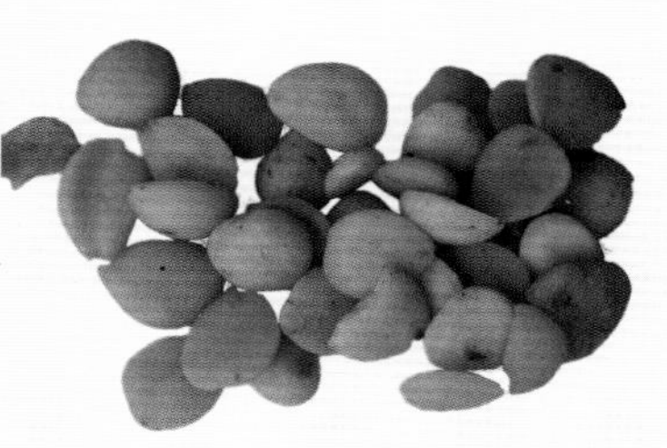

杏仁粥

原料：杏仁10克，粳米50克，冰糖适量。

制法：杏仁去皮，用水煎后去渣留汁，放粳米、冰糖适量加水煮粥。

用法：每日分2次温热食用。

功效：宣肺化痰、止咳平喘。

适用：慢性支气管炎、肺气肿咳嗽痰多、气喘。

杏仁水鱼汤

原料：水鱼1只（约500克），杏仁10克。

制法：水鱼宰杀，用水洗净，斩块和杏仁同放入锅内，加清水适量，武火煮后文火煮2小时，调味即可。

用法：随量饮汤食肉。

功效：滋阴降火、化痰止咳。

适用：肺结核，症见午后潮热、咳嗽咯血、咽干口燥、腰酸耳鸣。

温馨提示

阴虚咳喘及大便溏泻者忌用。内服不宜过量，以免中毒，婴儿慎用。

郁李仁

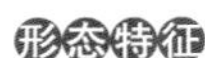

Yu Li Ren

别名 郁子、山梅子、小李仁、郁里仁、李仁肉。

来源 本品为蔷薇科植物欧李 *Prunus humilis* Bge. 等的干燥成熟种子。

形态特征 欧李：落叶灌木，高1～1.5米，树皮灰褐色，多分枝，小枝被柔毛。叶互生，叶柄短，叶片长圆形或椭圆状披针形，长2.5～5厘米，宽约2厘米，先端尖，基部楔形，边缘有浅细锯齿，下面沿主脉散被短柔毛；托叶线形，边缘有腺齿，早落。花与叶同时开放，单生或2朵并生，花梗被稀疏短柔毛，花萼钟状，萼片5，花后反折；花瓣5，白色或粉红色；倒卵形，长4～6毫米；雄蕊多数，花丝线形，雌蕊1，子房近球形，1室。核果近球形，直径约1.5厘米，熟时鲜红色，味酸甜；核近球形，顶端微尖，表面有1～3条沟。种子卵形稍扁。

郁李：与上种相似，唯小枝纤细，无毛。叶卵形或宽卵形，先端长尾状，基部圆形，边缘有锐重锯齿。核果暗红色，直径约1厘米。

长柄扁桃：本种与上种形态相似，但灌木较矮小，高仅1～2米；叶片先端常不分裂，边缘具不整齐粗锯齿；核宽卵形，先端具小突尖头，表面平滑或稍有皱纹。花期5月，果期7～8月。

生境分布 生长于荒山坡或沙丘边。分布于黑龙江、吉林、辽宁、内蒙古、河北、山东等地。

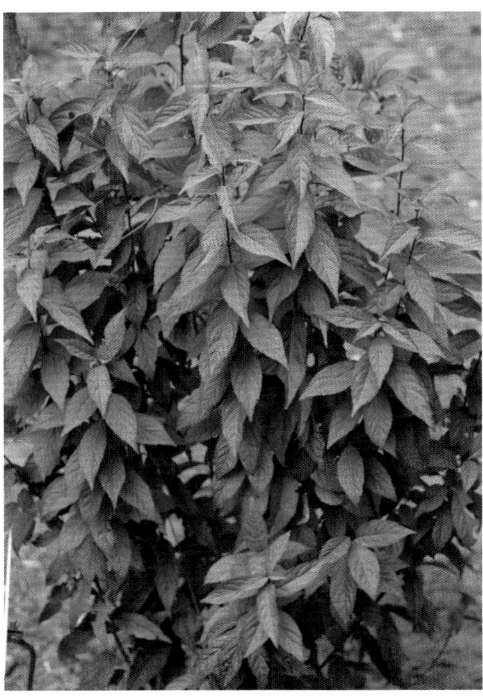

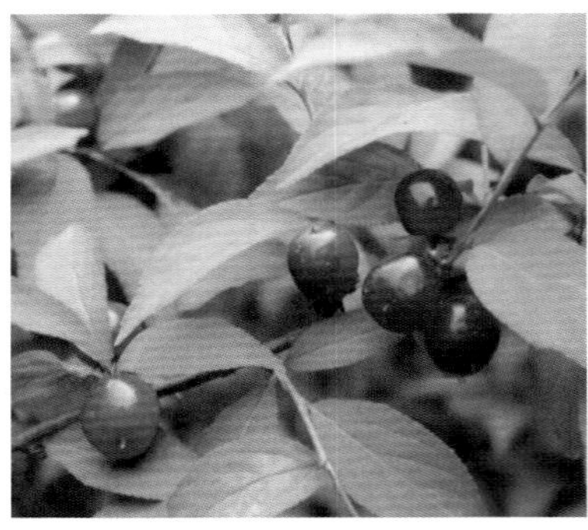

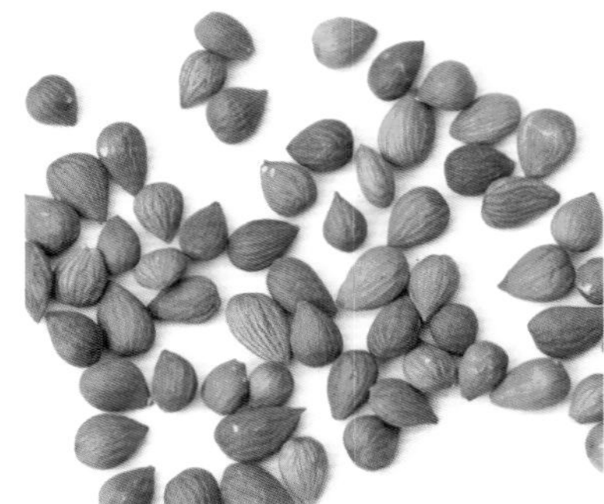

采收加工 夏、秋两季采收成熟果实，除去果肉及核壳，取出种子，干燥。

性味归经 辛、苦、甘，平。归脾、大肠、小肠经。

功效主治 润燥滑肠，下气利水。用于津枯肠燥，食积气滞，腹胀便秘，水肿，脚气，小便不利。

用法用量 打碎入煎，6～10克。

实用指南

精选验方

①**风热气秘：**郁李仁、酒陈皮、京三棱各30克。共捣为散，每次6克，水煎空腹服。②**肺气虚弱：**郁李仁30粒。研末，生梨汁调和糊状，敷内关穴，胶布固定，每12小时更换1次。③**疣：**郁李仁、鸡子白各10克。研涂患处。④**大便秘结：**郁李仁、柏子仁、火麻仁各12克，桃仁9克。水煎服。

传统药膳

郁李仁粥

原料：郁李仁15克，大米50克。

脂肪：将郁李仁捣烂，置水中搅匀，滤去渣取其汁，亦可将郁李仁加500毫升水煎煮取汁，以药汁同淘洗净的大米煮粥。

用法：每日早、晚温服食。

功效：润燥滑肠。

适用：老人便秘。

温馨提示

孕妇慎用。

罗汉果

Luo Han Guo

别名 拉汗果、金不换、假苦瓜、光果木鳖。

来源 本品为葫芦科植物罗汉果 *Momordica grosvenori* Swingle 的干燥果实。

形态特征 一年生草质藤本，长2～5米。根块状；茎纤细，具纵棱，暗紫色，被白色或黄色柔毛，卷须2分叉。叶互生，叶柄长2～7厘米，稍扭曲，被短柔毛；叶片心状卵形，膜质，先端急尖或渐尖，基部耳状心形，全缘，两面均被白色柔毛，背面尚有红棕色腺毛。花单性，雌雄异株；雄花腋生，数朵排成总状花序，长达12厘米，花萼漏斗状，被柔毛。种子淡黄色，扁长圆形，边缘具不规则缺刻，中央稍凹。

生境分布 生长于海拔300～500米的山区；有栽培。分布于广西、江西、广东等地。

采收加工 秋季果实由嫩绿变深绿色时采收，晾数日后，低温干燥。

性味归经 甘，凉。归肺、大肠经。

功效主治 清热润肺，利咽开音，滑肠通便。用于肺火燥咳，咽痛失音，肠燥便秘。

用法用量 煎服，9～15克；或泡水服用。

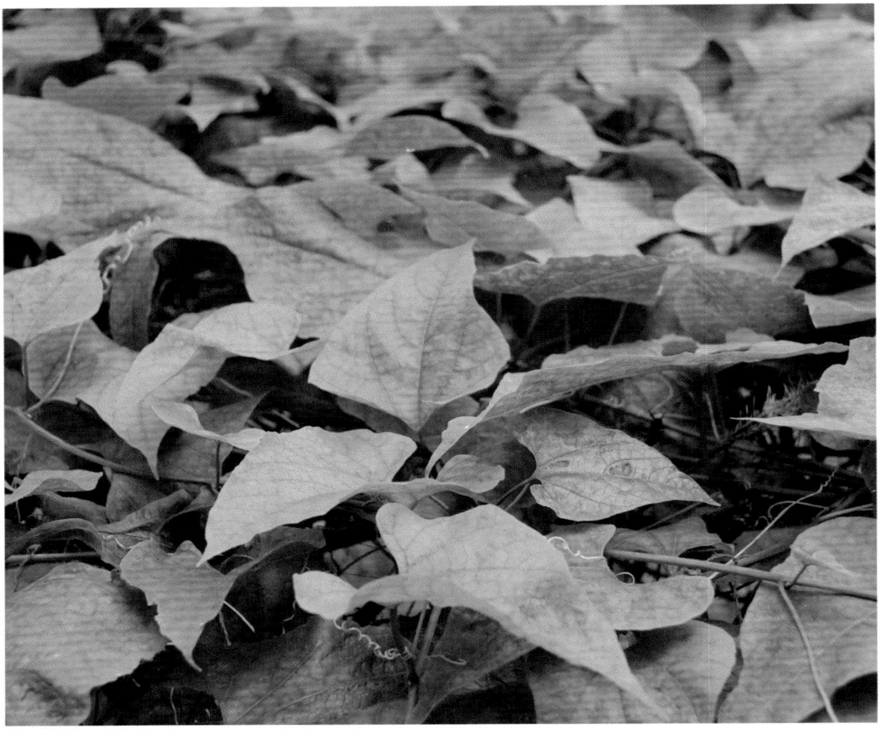

实用指南

精选验方

①**咽喉炎：**罗汉果1个，胖大海3枚。泡开水，徐徐咽下。②**百日咳：**罗汉果1个，柿饼15克。水煎服。③**颈部淋巴结炎、百日咳：**罗汉果1个，猪肺100克（切小块）。同煮汤食用。④**急性扁桃体炎：**罗汉果1个，岗梅根30克，桔梗10克，甘草6克。水煎服，每日1～2次。⑤**喉痛失音：**罗汉果1个。切片，水煎，待冷后，频频饮服。

传统药膳

罗汉果柿饼饮

原料：罗汉果1/2个，柿饼2～3个，冰糖适量。

制法：将罗汉果、柿饼分别洗净，一同入锅，加1000毫升水煎至600毫升，去渣，加冰糖调味即成。

用法：每日1剂，分3次服用。

功效：清肺热，祛痰止咳。

适用：小儿百日咳。

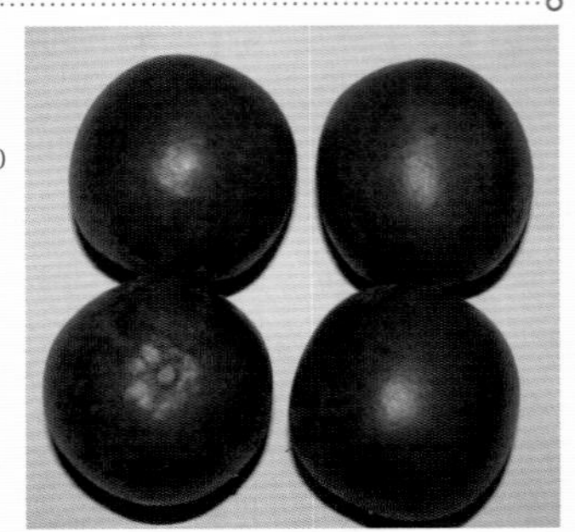

温馨提示

脾胃虚寒者忌服。

使君子

Shi Jun Zi

别名 留球子、索子果、君子仁、五棱子。

来源 本品为使君子科植物使君子 *Quisqualis indica* L. 的干燥成熟果实。

形态特征 落叶性藤本灌木，幼时各部被锈色短柔毛。叶对生，长椭圆形至椭圆状披针形，长5～15厘米，宽2～6厘米，叶成熟后两面的毛逐渐脱落；叶柄下部有关节，叶落后关节下部宿存，坚硬如刺。穗状花顶生，花芳香两性；萼筒延长呈管状。果实橄榄状，有5棱。

生境分布 生长于山坡、平地、路旁等向阳灌木丛中，亦有栽培。分布于四川、福建、广东、广西等地。

采收加工 秋季果皮变紫黑色时采收，除去杂质，干燥。

性味归经 甘，温。归脾、胃经。

功效主治 杀虫消积。用于蛔虫病，蛲虫病，虫积腹痛，小儿疳积。

用法用量 使君子9～12克，捣碎入煎剂；使君子仁6～9克，多入丸、散用或单用，作1～2次分服。小儿每岁1～1.5粒，炒香嚼服，1日总量不超过20粒。

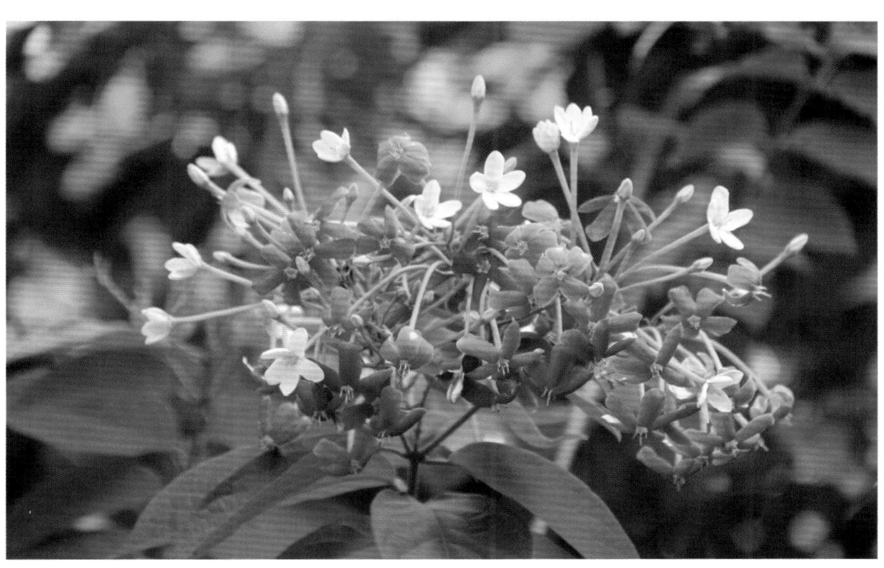

实用指南

精选验方

①**肠道蛔虫病**：使君子仁适量。文火炒黄嚼服，每日每岁2～3粒，早晨空腹服用，连用2～3日。②**小儿蛲虫病**：使君子仁适量。研细，百部等量研粉，每次3克，空腹时服。③**小儿虫积、腹痛**：使君子适量。炒熟去壳，小儿按年龄每岁1粒，10岁以上用10粒，早晨空腹1次嚼食，连用7日。④**胆道蛔虫病、腹痛**：使君子7～10粒。研粉，乌梅、花椒各3克，水煎送服，每日2～3次。

传统药膳

驱蛔糊

原料：使君子、榧子、黑芝麻各适量。

制法：将使君子磨粉，榧子炒熟磨粉，黑芝麻炒熟轧粉，混匀，取上药6～10克。沸水冲搅成糊状。

用法：清晨空腹服，连服2日。

功效：驱蛔杀虫，润下补虚。

适用：蛔虫病。

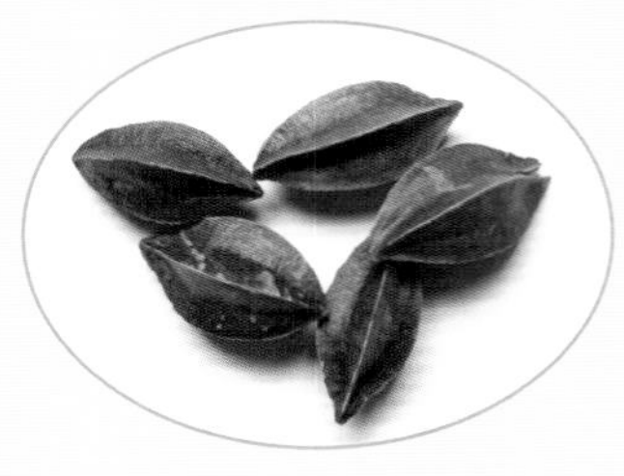

温馨提示

大量服用可致呃逆、眩晕、呕吐、腹泻等反应。若与热茶同服，也能引起呃逆、腹泻，故服用时忌饮茶。若致呕逆，一般停药后即可缓解，必要时对症处理，或口服丁香水液、口嚼生甘草等。

金樱子

Jin Ying Zi

别名 刺榆子、野石榴、山石榴、刺梨子。

来源 本品为蔷薇科植物金樱子 *Rosa laevigata* Michx. 的干燥成熟果实。

形态特征 常绿攀缘状灌木。茎红褐色，有钩状皮刺。3出复叶互生，小叶椭圆状卵形至卵状披针形，先端尖，边缘有细锐锯齿，下面沿中脉有刺，托叶线状披针形。花单生于侧枝顶端；萼片卵状披针形，被腺毛，花瓣白色，倒广卵形。蔷薇果熟时红色，梨形，外有刚毛，内有多数瘦果。

生境分布 生长于向阳多石山坡灌木丛中。分布于江苏、安徽、浙江、江西、福建、湖南、广东、广西等地。

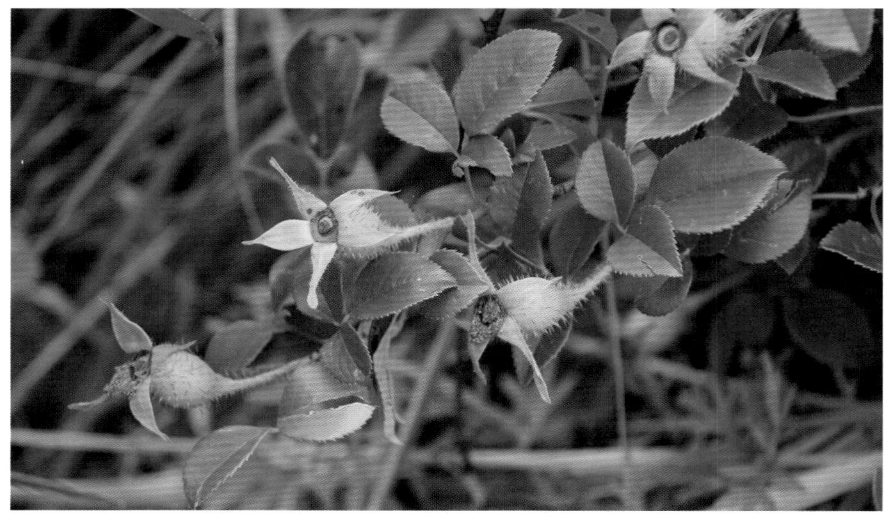

采收加工 10～11月果实成熟变红时采收，干燥，除去毛刺。

性味归经 酸、甘、涩，平。归肾、膀胱、大肠经。

功效主治 固精缩尿，涩肠止泻。用于遗精滑精，遗尿尿频，崩漏带下，久泻久痢。

用法用量 煎汤、熬膏或为丸服，6～12克。

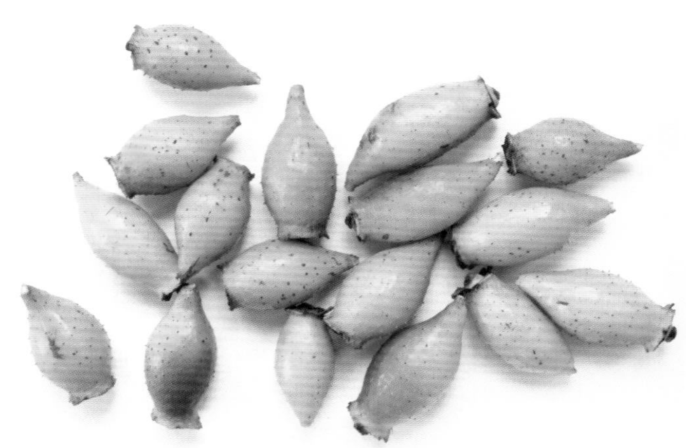

实用指南

精选验方

①**刀伤出血**：金樱叶、兰麻叶等量。晒干研细末，用瓶密贮，外敷止血。②**慢性痢疾、肠结核**：金樱子、金樱花、罂粟壳各3克。醋炒，共研细末，蜜丸如梧桐子大，每次服3克，每日3次。③**盗汗**：干金樱子根30克，猪瘦肉100克。放入沙锅内文火炖30分钟，待肉烂饮汤吃肉，每晚睡前1小时服1次，连服3～4日。④**早泄腰痛**：小公鸡1只。开膛去杂，纳入金樱子、锁阳、党参、山药各20克，五味子15克。共炖4小时，食肉喝汤。⑤**子宫脱垂**：金樱子根60克。水煎服，每日2次。

传统药膳

金樱子粥

原料：金樱子30克，粳米100克。

制法：金樱子放入沙锅内，倒入200毫升水，置小火上煮至100毫升，去渣取汁，放入粳米，再添水600毫升煮粥。

用法：每日1次，早餐食用。

功效：收涩，固精，止泻。

适用：滑精、遗精、遗尿、小便频数、脾虚久泻及妇女带下、子宫脱垂等。

温馨提示

本品功专收敛，故有实邪者不宜用。

荜茇

Bi Bo

别名 椹圣、鼠尾、荜拨、蛤蒌、荜拨梨。

来源 本品为胡椒科植物荜茇 *Piper longum* L. 的干燥近成熟或成熟果穗。

形态特征 攀缘藤本。茎下部匍匐，枝有粗纵棱，幼时密被粉状短柔毛。单叶互生，叶柄长短不等，下部叶柄最长，顶端近无柄，中部长1～2厘米，密被毛；叶片卵圆形或卵状长圆形，长5～10厘米，基部心形，全缘，脉5～7，两面脉上被短柔毛，下面密而显著。花单性异株，穗状花序与叶对生，无花被；雄花序长约5厘米，直径约3毫米，花小，苞片1，雄蕊2；雌花序长约2厘米，于果期延长，花的直径不及1毫米，子房上位，下部与花序轴合生，无花柱，柱头3。浆果卵形，基部嵌于花序轴并与之结合，顶端有脐状突起；果穗圆柱状，有的略弯曲，长2～4.5厘米，直径5～8毫米。

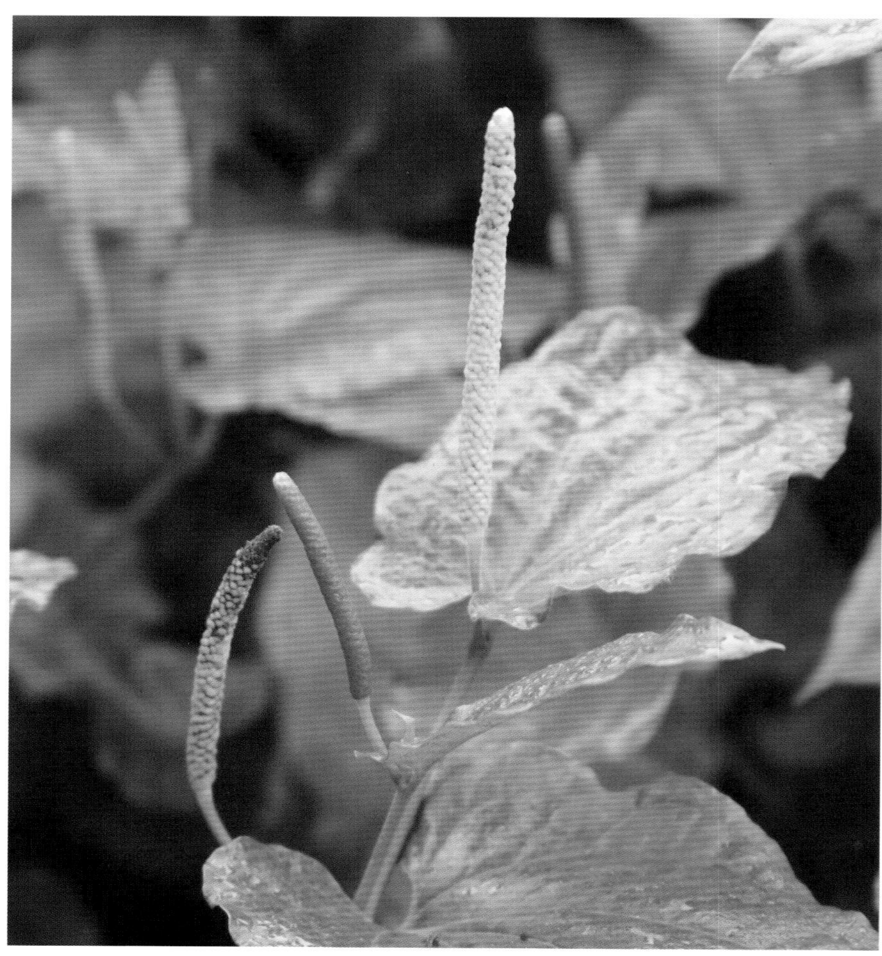

生境分布 分布于印度尼西亚、菲律宾、越南等国。我国云南、海南等地也有产。

采收加工 果穗由绿变黑时采收，除去杂质，晒干。

性味归经 辛，热。归胃、大肠经。

功效主治 温中散寒，下气止痛。用于脘腹冷痛，呕吐，泄泻，寒凝气滞，胸痹心痛，头痛；外治牙痛。

用法用量 煎汤，1～3克。外用：适量。

实用指南

精选验方

①**牙痛：**荜茇、白芷、甘松各10克，生草乌4克，细辛5克，冰片3克，鹅不食草6克。共研细末，装瓶备用；每次0.3克，抹齿周围。②**妇女血气不和、疼痛不止及下血无时，月经不调：**荜茇（盐炒）、炒蒲黄各等份。共研为末，炼蜜和丸，如梧桐子大，每次30丸，空腹温酒吞下，如不能饮，米汤下。

传统药膳

荜茇粥

原料：荜茇、桂心、胡椒各1克（研为末），粳米50克。

制法：如常法煮米做粥，将熟时入荜茇、胡椒、桂心末等调匀，可入盐少许。

用法：宜晨起空腹食用。

功效：温胃散寒，下气止痛。

适用：脾胃虚弱、胃脘疼痛、胀满、呕吐稀涎、肠鸣泄泻等。

赤豆荜茇鲤鱼

原料：荜茇、大葱各10克，赤小豆50克，鲤鱼1尾（500克），绍酒10毫升，生姜、盐各5克，味精、胡椒粉各3克。

制法：将赤小豆浸泡一夜，去泥沙。鲤鱼宰杀后去鱼鳞、鳃和内肠。荜茇洗净；生姜切片，大葱切段。将炒锅置大火上烧热，下入素油，烧六成热时，下入生姜、大葱爆香，随后加入清水1800毫升，将鲤鱼、赤小豆、荜茇、绍酒下入锅内，置大火上烧沸，再用小火炖煮35分钟，加入盐、味精、胡椒粉即成。

用法：佐餐食用。

功效：利水，消肿，减肥。

适用：肥胖。

荜茇鹿头汤

原料：荜茇5克，鹿头1只，鹿蹄4只，盐、生姜、小茴香、八角、味精、胡椒粉各适量。

制法：将鹿头、鹿蹄除去毛桩，洗净；荜茇、生姜洗净，用刀拍破。将鹿头、鹿蹄放入沙锅内，加水适量，再放入荜茇、生姜、八角、小茴香，置大火上炖熬，烧开后，移小火熬熟。将鹿头、鹿蹄取出，剖下鹿肉，切成粗条，再置汤中烧开，放入盐、味精、胡椒粉即成。

用法：可佐餐，可单食。

功效：壮阳益精。

适用：阴虚体弱、肾精亏虚所出现的腰膝酸软、畏寒怯冷、阳痿早泄等。

温馨提示

阴虚火旺者忌内服。

草豆蔻
Cao Dou Kou

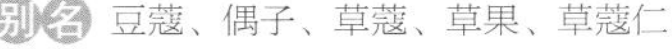

别名 豆蔻、偶子、草蔻、草果、草蔻仁。

来源 本品为姜科植物草豆蔻 *Alpinia katsumadai* Hayata 的干燥近成熟种子。

形态特征 多年生草本；高1～2米。叶2列；叶舌卵形，革质，长3～8厘米，密被粗柔毛；叶柄长不超过2厘米；叶片狭椭圆形至披针形，长30～55厘米，宽6～9厘米，先端渐尖；基部楔形，全缘；下面被茸毛。总状花序顶生，总花梗密被黄白色长硬毛；花疏生，花梗长约3毫米，被柔毛；小苞片阔而大，紧包着花芽，外被粗毛，花后苞片脱落；花萼筒状，白色，长1.5～2厘米，先端有不等3钝齿，外被疏长柔毛，宿存；花冠白色，先端3裂，裂片为长圆形或长椭圆形，上方裂片较大，长约3.5厘米，宽约1.5厘米；唇瓣阔卵形，先端3个浅圆裂片，白色，前部具红色或红黑色条纹，后部具淡紫色红色斑点；雄蕊1，花丝扁平，长约1.2厘米；子房下位，密被淡黄色绢状毛，上有2棒状附属体，花柱细长，柱头锥状。蒴果圆球形，不开裂，直径约3.5厘米，外被粗毛，花萼宿存，熟时黄色。种子团呈类圆球形或长圆形，略呈钝三棱状，长1.5～2.5厘米，直径1.5～2毫米。

生境分布 生长于林缘、灌木丛或山坡草丛中。分布于广东、福建、台湾、海南、广西等地。

采收加工 夏、秋两季采收，晒至九成干，或用水略烫，晒至半干，除去果皮，取出种子团，晒干。

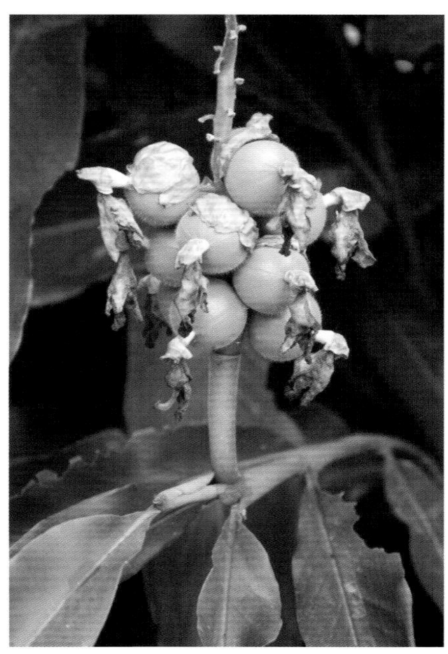

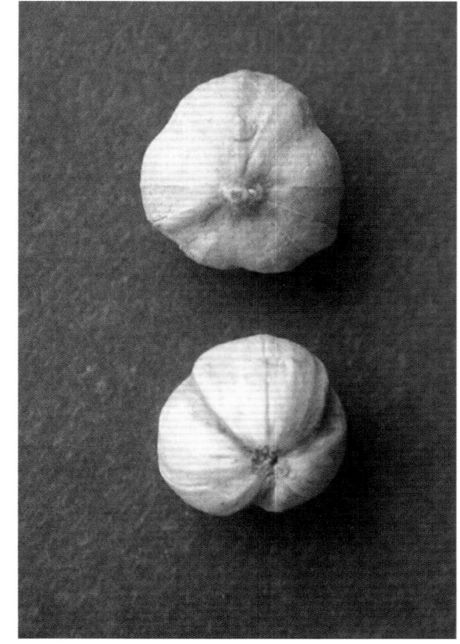

性味归经 辛，温。归脾、胃经。

功效主治 燥湿行气，温中止呕。用于寒湿内阻，脘腹胀满冷痛，嗳气呕逆，不思饮食。

用法用量 煎服，宜后下，3～6克。

实用指南

精选验方

①**心腹胀满：**草豆蔻50克。去皮研为末，每次2克，以木瓜生姜汤调服。②**慢性胃炎：**草豆蔻适量。炒黄研末，每次3克，每日3次。③**中暑受热、恶心呕吐、腹痛泄泻、胸中满闷、晕车晕船、水土不服：**草豆蔻、砂仁、青果、肉桂、槟榔、橘皮、茯苓、小茴香各30克，甘草250克，木香45克，红花、丁香各15克，薄荷冰27克，冰片9克，麝香0.3克。糊丸，每次10粒，温开水送服；平时每次2～3粒，含化。

传统药膳

银黛汤

原料：青黛3克，银杏4～6克，木瓜、草豆蔻、百合、乌梅各6～9克。

制法：水煎取药汁。

用法：每日1剂，分2次服，3～5日为1个疗程，一般1～2个疗程可治愈。

功效：宣肺降逆，健脾和胃，清热养阴。

适用：支气管肺炎。

温馨提示

阴虚血少者禁服。

茺蔚子

Chong Wei Zi

别名 小胡麻、苦草子、益母草子、三角胡麻。

来源 本品为唇形科植物益母草 *Leonurus japonicus* Houtt. 的干燥成熟果实。

形态特征 一年或二年生草本，高60～100厘米。茎直立，四棱形，被微毛。叶对生；叶形多种；叶柄长0.5～8厘米。一年生植物基生叶具长柄，叶片略呈圆形，直径4～8厘米，5～9浅裂，裂片具2～3钝齿，基部心形；茎中部叶有短柄，3全裂，裂片近披针形，中央裂片常再3裂，两侧裂片再1～2裂，最终片宽度通常在3毫米以上，先端渐尖，边缘疏生锯齿或近全缘；最上部叶不分裂，线形，近无柄，上面绿色，被糙伏毛，下面淡绿色，被疏柔毛及腺点。轮伞花序腋生，具花8～15；小苞片针刺状，无花梗；花萼钟形，外面被微柔毛，先端5齿裂，具刺尖，下方2齿比上方2齿长，宿存；花冠唇形，淡红色或紫红色，长9～12毫米，外面被柔毛，上唇与下唇几等长，上唇长圆形，全缘，边缘具纤毛，下唇3裂，中央裂片较大，倒心形；雄蕊4，二强，着生在花冠内面近中部，花丝疏被鳞状毛，花药2室；雌蕊1，子房4裂，花柱丝状，略长于雄蕊，柱头2裂。小坚果褐色，三棱形，先端较宽而平截，基部楔形，长2～2.5毫米，直径约1.5毫米。花期6～9月，果期7～10月。

生境分布 生长于山野荒地、田埂、草地等。全国大部地区均产。

采收加工 秋季果实成熟时采割地上部分，晒干，打下果实，除去杂质。

性味归经 辛、苦，微寒。归心包、肝经。

功效主治 活血调经，清肝明目。用于月经不调，经闭痛经，目赤翳障，头晕胀痛。

用法用量 煎服，5～10克。

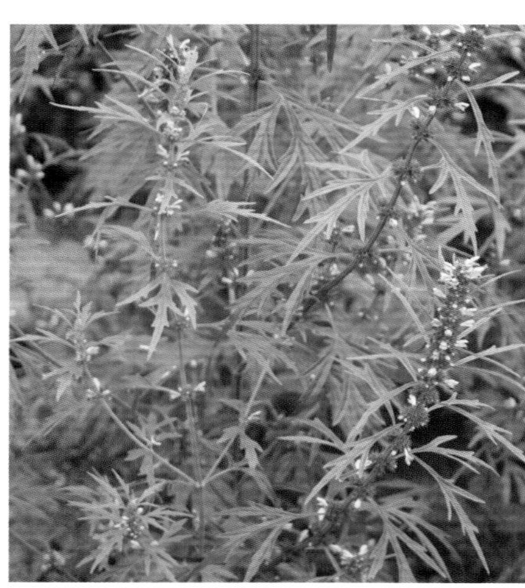

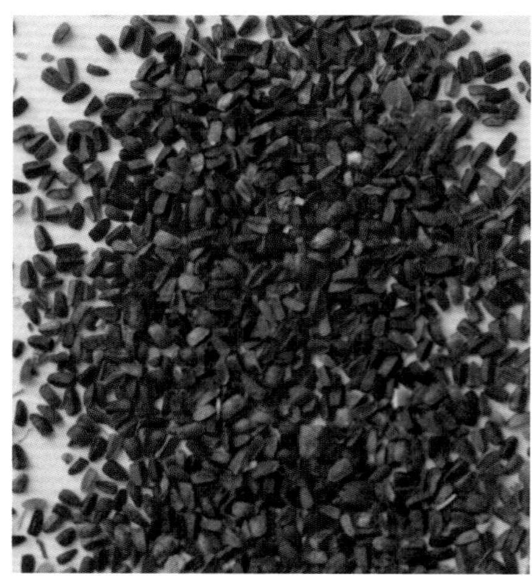

实用指南

精选验方

①**妇女经脉不调，胎产血瘀气滞：**茺蔚子、白芍、香附、当归各10克，川芎5克，熟地黄15克。水煎服。②**高血压：**茺蔚子、决明子各20克，黄芩、菊花各15克，夏枯草25克。水煎服。③**甲状腺功能亢进症：**茺蔚子、白蒺藜、生牡蛎、杭白芍、枸杞子、海藻、玄参、昆布、生地黄各等份。共研细末，炼蜜为丸，每丸10克，口服，每次1丸，每日2～3次。④**子宫脱垂：**茺蔚子、枳壳各15克。水浓煎为100毫升，加糖适量，每日服100毫升，30日为1个疗程。

传统药膳

四子下水汤

原料：茺蔚子、覆盆子、车前子、菟丝子各10克，鸡内脏（含鸡肺、鸡心、鸡肝）适量。

制法：将鸡内脏洗净，切片备用；姜、葱切丝。将药材放入纱布包中，扎紧，放入药锅；加水，煮沸后转为文火炖20分钟，转中火，放入鸡内脏、葱丝、姜丝等，待汤沸后加入盐调味即可。

用法：吃鸡内脏，喝汤。

功效：温肾固精，清热。

温馨提示

瞳孔散大者慎用。

胡椒
Hu Jiao

别名 浮椒、玉椒、味履支。

来源 本品为胡椒科植物胡椒 *Piper nigrum* L. 的干燥近成熟果实或成熟果实。

形态特征 常绿藤本。茎长达5米许，多节，节处略膨大，幼枝略带肉质。叶互生，叶柄长1.5～3厘米，上面有浅槽；叶革质，阔卵形或卵状长椭圆形，长8～16厘米，宽4～7厘米，先端尖，基部近圆形，全缘，上面深绿色，下面苍绿色，基出脉5～7，在下面隆起。花单性，雌雄异株，成为杂性，成穗状花序，侧生茎节上；总花梗与叶柄等长，花穗长约10厘米；每花有1盾状或杯状苞片，陷入花轴内，通常具侧生的小苞片；无花被；雄蕊2，花丝短，花药2室；雌蕊子房圆形，1室，无花柱，柱头3～5，有毛。浆果球形，直径4～5毫米，稠密排列，果穗圆柱状，幼时绿色，熟时红黄色，种子小。花期4～10月，果期10月至次年4月。

生境分布 生长于荫蔽的树林中。分布于海南、广东、广西、云南等地。

采收加工 秋末至次春果实呈暗绿色时采收，晒干，为黑胡椒；果实变红时采收，水浸，擦去果肉，晒干，为白胡椒。

性味归经 辛，热。归胃、大肠经。

功效主治 温中止痛，下气消痰。用于腹痛泄泻，食欲不振，癫痫痰多。

用法用量 研粉吞服，0.6～1.5克。外用：适量。

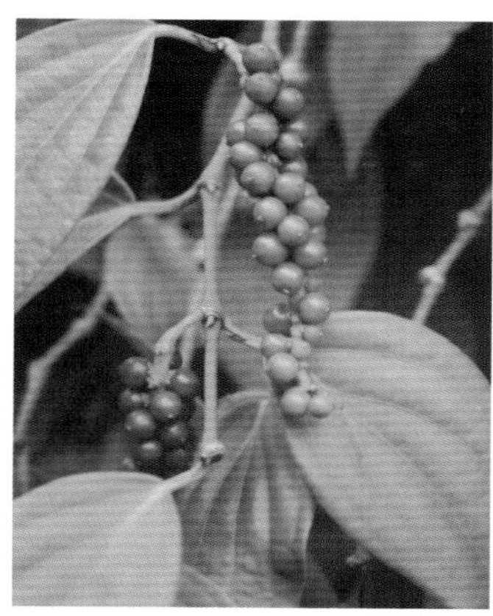

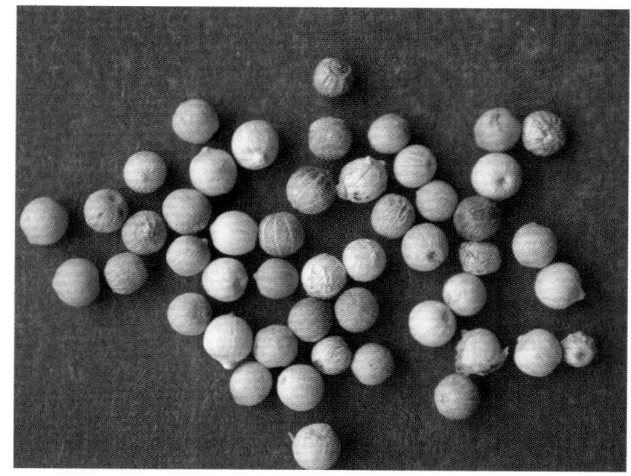

实用指南

精选验方

①**阴囊湿疹：**胡椒10粒。研成粉，加水2000毫升，煮沸，外洗患处，每日2次。②**反胃呕吐：**胡椒（研末）1克，生姜30克。煎服，每日3次。③**风虫牙痛：**胡椒、荜茇各等份。研为末，蜡丸，麻子大，每次1丸，塞蛀孔中。④**冻伤：**胡椒10%，白酒90%。把胡椒浸于白酒内，7日后过滤使用，搽于冻伤处，每日1次。

传统药膳

强氏蛇肉汤

原料：蛇肉250克，胡椒40克，盐少许，姜片适量。

制法：将蛇肉加姜片炖汤，以胡椒、盐来调味。

用法：每日1剂，连用数日。

功效：利湿通络，温里散寒。

适用：湿痹型风湿性关节炎。

温馨提示

胃热或胃阴虚者忌用。

枳壳 Zhi Ke

别名 香橙、酸橙、枸头橙。

来源 本品为芸香科植物酸橙 *Citrus aurantium* L. 及其栽培变种的干燥未成熟果实。

形态特征 常绿小乔木。枝三棱形，有长刺。叶互生，叶柄有狭长形或狭长倒心形的叶翼，长8～15毫米，宽3～6毫米；叶片革质，倒卵状椭圆形或卵状长圆形，长3.5～10厘米，宽1.5～5厘米，先端短而钝，渐尖或微凹，基部楔形或圆形，全缘或微波状，具半透明油点。花单生或数朵簇生于叶腋及当年生枝条的顶端，白色，芳香；花萼杯状，5裂；花瓣5，长圆形；雄蕊20以上；子房上位，雌蕊短于雄蕊，柱头头状。柑果近球形，熟时橙黄色，味酸。花期4～5月，果期6～11月。

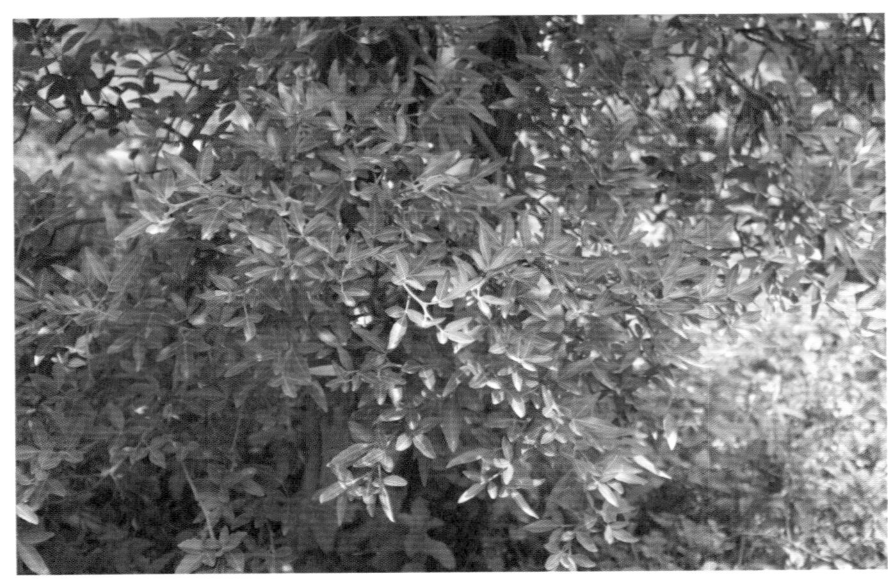

生境分布 我国长江流域及其以南各省（区）均有栽培。常见的栽培品种有朱栾（小红橙）、枸头橙、江津酸橙等。主产于江苏、浙江、江西、福建、台湾、湖北、湖南、广东、广西、四川、贵州、云南等地。

采收加工 7～8月间采收，从中部横切成两半，阴干、风干或微火烘干。

性味归经 苦、辛、酸，微寒。归脾、胃经。

功效主治 理气宽中，行滞消胀。用于胸胁气滞，胀满疼痛，食积不化，痰饮内停，脏器下垂。

用法用量 煎服，3～10克；或入丸、散。外用：煎水洗或炒热熨。

实用指南

精选验方

①**子宫脱垂：** 枳壳500克。加水1500毫升，煎至500毫升，每日2次，每次25毫升，10日为1个疗程；年老体弱者加升麻、白术各75克同煎；对于轻度子宫脱垂可用枳壳90克，水煎剂分2份，1份内服，1份外搽脱出部位，每日1剂，8日为1个疗程。②**胃溃疡：** 枳壳、延胡索、龙胆各10克，炒白术、海螵蛸各15克，甘草6克。水煎服，每日1剂。③**浅表性胃炎伴胃下垂：** 枳壳、党参、黄芪各30克，白术、紫河车各20克，白芍15克，当归、木香（后入）、黄连各10克，陈皮、炙甘草各6克。水煎服，每日1剂，15日为1个疗程。④**血瘀型恶露不绝：** 枳壳、重楼各20克，川芎、桃仁、当归、刘寄奴各12克，益母草、焦山楂各30克，炮姜6克，甘草3克。水煎服，每日1剂，恶露干净、症状消除后停药。⑤**小儿外感咳嗽：** 枳壳、紫苏子、杏仁、半夏、金沸草、焦楂曲各10克。水煎2次，煎成200～250毫升药液，少量分次频服，每日1剂。

传统药膳

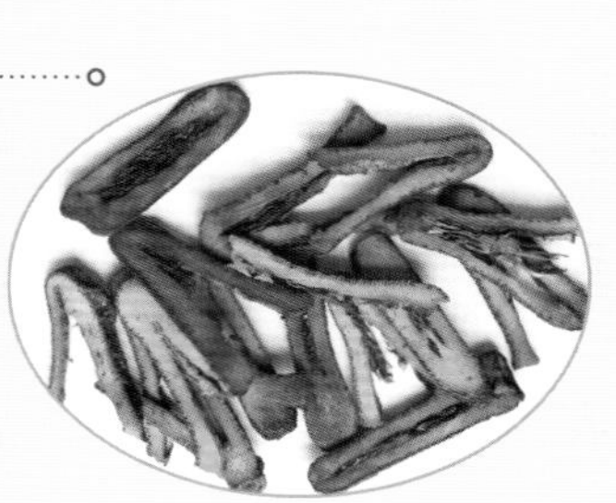

枳壳酒

原料：枳壳（刮取上面青末）90克。

制法：上药以微火炒去湿气，用酒1000毫升浸之。其药瓶常令近火，微暖，令药味得出，7日后可用。

用法：每次10毫升，每日2次。

功效：祛风止痉。

适用：头风、口偏眼斜。

枳壳砂仁炖猪肚

原料：枳壳9克，砂仁3克，赤小豆30克，猪肚1个，盐、姜、葱各10克，绍酒10毫升，蒜15克。

制法：把枳壳润透，切丝；砂仁烘干打成粉；赤小豆洗净，去杂质；猪肚洗净，姜、蒜切片，葱切段。把赤小豆、枳壳、砂仁粉放入猪肚内，然后放炖锅内；加入姜、葱、盐、蒜，注入清水1500毫升，把炖锅置大火烧沸，再用小火炖煮1小时即成。

用法：每次吃猪肚50克，每日1次。

功效：补虚损，健脾胃，止胀满。

适用：肝硬化腹水、脘腹胀满、疲乏无力、气短消瘦等。

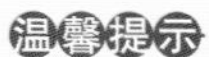

温馨提示

脾胃虚弱者及孕妇慎服。

枳实 Zhi Shi

别名 臭橙、香橙、枸头橙。

来源 本品为芸香科植物酸橙 *Citrus aurantium* L. 及其栽培变种等的干燥幼果。

形态特征 常绿小乔木。枝三棱形，有长刺。叶互生，叶柄有狭长形或狭长倒心形的叶翼，长8～15毫米，宽3～6毫米；叶片革质，倒卵状椭圆形或卵状长圆形，长3.5～10厘米，宽1.5～5厘米，先端短而钝，渐尖或微凹，基部楔形或圆形，全缘或微波状，具半透明油点。花单生或数朵簇生于叶腋及当年生枝条的顶端，白色，芳香；花萼杯状，5裂；花瓣5，长圆形；雄蕊20以上；子房上位，雌蕊短于雄蕊，柱头头状。柑果近球形，熟时橙黄色，味酸。花期4～5月，果期6～11月。

生境分布 生长于丘陵、低山地带和江河湖泊的沿岸。分布于江苏、江西、福建、四川等地。

采收加工 5～6月收集自落的果实，除去杂质，自中部横切为两半，晒干或低温干燥，较小者直接晒干或低温干燥。

性味归经 苦、辛、酸，微寒。归脾、胃经。

功效主治 破气消积，化痰散痞。用于积滞内停，痞满胀痛，泻痢后重，大便不通，痰滞气阻，胸痹，结胸，胃下垂，脱肛，子宫脱垂。

用法用量 煎服，3～10克，大量可用至30克。炒后性较平和。

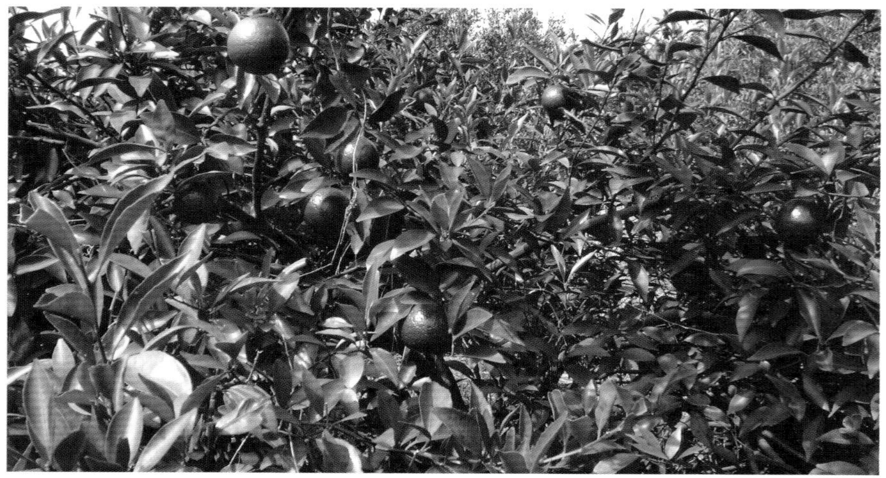

实用指南

精选验方

①**肠麻痹：**枳实、厚朴、砂仁、木香、柴胡各10克。水煎服，每日1～2剂。②**便秘：**枳实6～10克。水煎服。③**胃病：**枳实、白及各15克。水煎服，外加呋喃唑酮1片，每日3次。

传统药膳

枳实粥

原料：枳实10克，大米100克。

制法：将枳实择净，放入锅中，加清水适量，浸泡5～10分钟后，水煎取汁，加大米煮为稀粥即成。

用法：每日1剂，连续2～3日。

功效：行气消痰，散结消痞。

适用：脾胃气滞，痰湿水饮所致的脘腹满闷、饮食不消、心下坚痞、咳嗽胸痛、热结便秘及胃下垂等。

油焖枳实萝卜

原料：枳实10克，白萝卜、虾米、猪油、葱、姜丝、盐各适量。

做法：先将枳实水煎，取汁备用。将萝卜切块，用猪油煸炒，加虾米，浇上药汁，爆至极烂，加葱、姜丝、盐调味即可。

用法：佐餐食。

功效：顺气行滞。

适用：气滞型便秘。

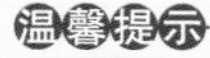

温馨提示

孕妇慎用。

柏子仁 Bai Zi Ren

别名 柏仁、柏子、柏实、侧柏仁、柏子仁霜。

来源 本品为柏科植物侧柏 *Platycladus orientalis* (L.) Franco 的干燥成熟种仁。

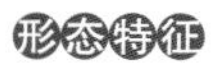

形态特征 常绿乔木，高达20米，胸径可达1米；树皮薄，浅灰褐色，纵裂成条片；小枝扁平，直展，排成一平面。叶鳞形，交互对生，长1～3毫米，先端微钝，位于小枝上下两面之叶露出部分倒卵状菱形或斜方形，两侧的叶折覆着上下之叶的基部两侧，呈龙骨状。叶背中部均有腺槽。雌雄同株；球花单生于短枝顶端；雄球花黄色，卵圆形，长约2毫米。球果当年成熟，卵圆形，长1.5～2厘米，熟前肉质，蓝绿色，被白粉；熟后木质，张开，红褐色；种鳞4对，扁平，背部近先端有反曲的尖头，中部种鳞各有种子1～2。种子卵圆形或长卵形，长4～6毫米，灰褐色或紫褐色，无翅或有棱脊，种脐大而明显。花期3～4月，球果9～11月成熟。

生境分布 生长于山地阳地、半阳坡，以及轻盐碱地和沙地。全国大部分地区有产。主产于山东、河南、河北、江苏等地。

采收加工 秋、冬两季采收成熟种子，晒干，除去种皮，收集种仁。

性味归经 甘，平。归心、肾、大肠经。

功效主治 养心安神，润肠通便，止汗。用于阴血不足，虚烦失眠，心悸怔忡，肠燥便秘，阴虚盗汗。

用法用量 煎服，3～10克。

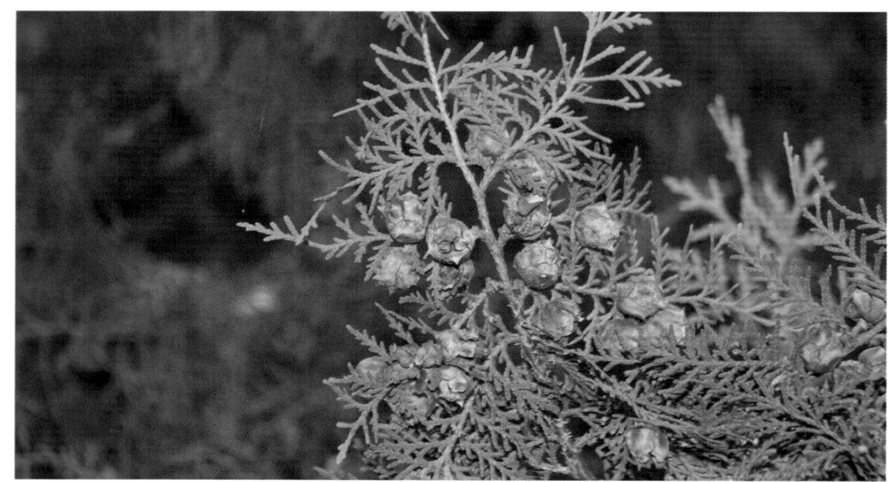

实用指南

精选验方

①**口舌生疮：**鲜柏子仁30克。洗净，用开水冲泡当茶饮服，直至液汁色淡为止，此为1日量，可连服数日。②**变异型心绞痛：**柏子养心丸。每次2丸，每日3次。③**梦游症：**柏子仁、酸枣仁各10克，柴胡、白芍、当归各8克，龙齿、石菖蒲各6克，合欢皮、首乌藤各12克。水煎服，每日1剂。④**神经官能症：**柏子仁、酸枣仁、茯神各15克，远志10克，紫贝齿、益智、枸杞子各25克，鳖甲、龟甲、党参各20克。每日1剂，水煎服。

传统药膳

柏子仁粥

原料：柏子仁10～15克，粳米30～60克，蜂蜜适量。

制法：先将柏子仁去净皮壳杂质，稍捣烂，同粳米煮粥，待粥成时兑入蜂蜜，稍煮一二沸即可。

用法：每日服2次。

功效：养心安神，补血养心，益肝宁神。

适用：心血不足，心神失养之心悸、失眠、健忘，以及阴血不足、肠燥便秘等。

柏子仁炖猪心

原料：柏子仁15克，葱花5克，猪心1个。

制法：首先将猪心清洗干净，横向切成厚片，然后在热水中焯一下，滤去血腥和内脏的涩味。之后把猪心片直接放入到煮沸的沙锅中，再把柏子仁放在沙锅中沸煮，之后微火煮20分钟左右，炖至猪心软烂以后，加适量盐、酱油、料酒和葱花。

用法：佐餐食。

功效：养心安神，润肠通便。

适用：治疗因心血不足所致的心悸不宁、失眠多梦。

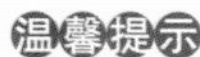

温馨提示

柏子仁易走油变化，不宜曝晒。便溏及痰多者不宜用。

枸杞子
Gou Qi Zi

别名 西枸杞、枸杞豆、枸杞果、山枸杞、枸杞红实。

来源 本品为茄科植物宁夏枸杞 *Lycium barbarum* L. 的干燥成熟果实。

形态特征 灌木或小乔木状。主枝数条，粗壮，果枝细长，先端通常弯曲下盘，外皮淡灰黄色，刺状枝短而细，生长于叶腋。叶互生或丛生于短枝上。叶片披针形或卵状长圆形，花腋生，花冠漏斗状，粉红色或深紫红色。果实熟时鲜红色，种子多数。

生境分布 生长于山坡、田野向阳干燥处。分布于宁夏、甘肃、青海、内蒙古、新疆等地。

采收加工 夏、秋两季果实呈红色时采收，热风烘干，除去果梗，或晾至皮皱后，晒干，除去果梗。

性味归经 甘，平。归肝、肾经。

功效主治 滋补肝肾，益精明目。用于虚劳精亏，腰膝酸痛，眩晕耳鸣，内热消渴，血虚萎黄，目昏不明。

用法用量 煎服，6～12克，大剂量可用至30克；或入丸、散、酒剂。

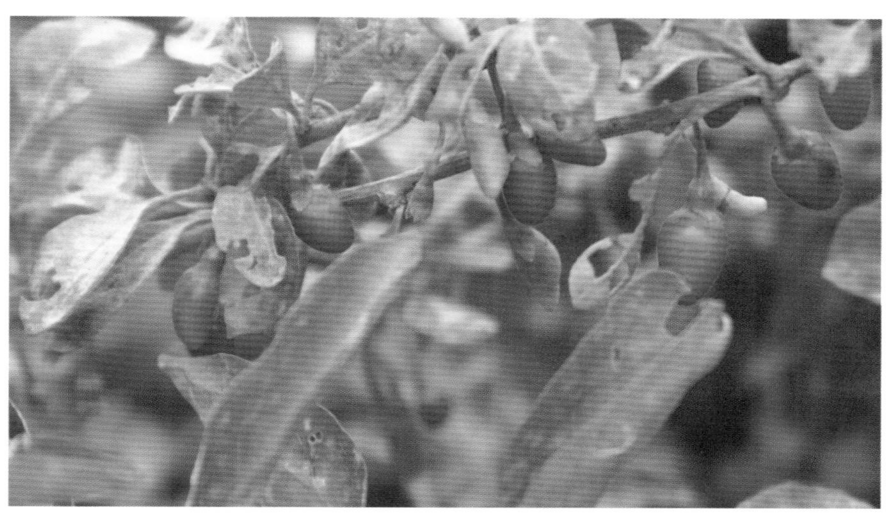

实用指南

精选验方

①**疖肿：**枸杞子15克。烘脆研末，加凡士林50克，制成软膏，外涂患处，每日1次。②**妊娠呕吐：**枸杞子、黄芩各50克。置于带盖大瓷杯内，用沸水冲泡，频频饮服。③**男性不育症：**枸杞子15克。每晚嚼服，连服1个月为1个疗程，待精液常规检查正常后再服1个疗程；服药期间应戒房事。④**肥胖症：**枸杞子15克。用沸水冲泡当茶饮服，早、晚各1次。⑤**老人夜间口干：**枸杞子30克。每晚嚼服，10个月为1个疗程。

传统药膳

枸杞叶猪肝汤

制法：鲜枸杞叶200克，猪肝200～400克，盐适量。

制法：将上2味清洗干净，加适量水煮熟调味即可。

适用：佐餐食用。

功能：清热解毒，养肝明目。

适用：风热目赤、双眼涩痛流泪、视力减退及夜盲等。

枸杞酒

原料：枸杞子120克，白酒1000毫升。

制法：将枸杞子洗净晾干，与白酒共置入容器中，密封浸泡7日以上即可饮用。

用法：每次20毫升，每日早、晚各1次。

功效：滋肾润肺，补肝明目。

适用：肝肾阴亏或精血不足所致的头昏目眩、视物不明、目暗多泪、五心烦热、遗精、失眠多梦、腰膝酸痛、舌红少津等。

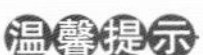

温馨提示

外有表邪，内有实热，脾胃湿盛肠滑者忌用。

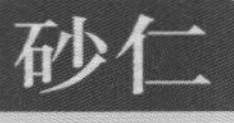

砂仁 Sha Ren

别名 春砂仁、缩砂仁、缩砂蜜。

来源 本品为姜科植物阳春砂 *Amomum villosum* Lour. 的干燥成熟果实。

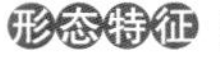

形态特征 多年生草本，高达1.5米或更高。茎直立。叶2列，叶片披针形，长20～35厘米，宽2～5厘米，上面无毛，下面被微毛；叶鞘开放，抱茎，叶舌短小。花茎由根茎上抽出；穗状花序呈球形，有1枚长椭圆形苞片，小苞片呈管状，花萼管状，花冠管细长，白色，裂片长圆形，先端兜状，唇状倒卵状，中部有淡黄色及红色斑点，外卷；雌蕊花柱细长，先端嵌生药室之中，柱头漏斗状高于花药。蒴果近球形，不开裂，直径约1.5厘米，具软刺，熟时棕红色。

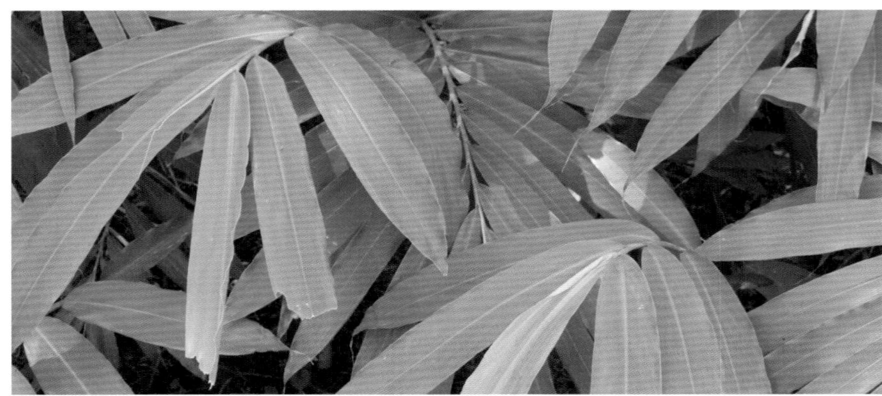

生境分布 生长于气候温暖、潮湿、富含腐殖质的山沟林下阴湿处。分布于广东、广西、云南和福建等地。

采收加工 夏、秋间果实成熟时采收，晒干或低温干燥。

性味归经 辛，温。归脾、胃、肾经。

功效主治 化湿开胃，温脾止泻，理气安胎。用于湿浊中阻，脘痞不饥，脾胃虚寒，呕吐泄泻，妊娠恶阻，胎动不安。

用法用量 入煎剂宜后下，3～6克。

实用指南

精选验方

①**胎动不安**：砂仁5克，紫苏梗9克，莲子60克。先将莲子以净水浸泡半日，再入锅中加水煮炖至九成熟时加入紫苏梗、砂仁，用文火煮至莲子熟透即可；吃莲子喝汤，每日1剂，连用5～7日。②**妊娠呕吐**：砂仁适量。研为细末，每次6克，入姜汁少许，沸汤服。③**浮肿**：砂仁、蝼蛄各等份。焙燥研细末，每次3克，以温黄酒和水各半送服，每日2次。

传统药膳

砂仁肚条

原料：砂仁10克，猪肚1000克，胡椒末、花椒、葱白、生姜各适量。

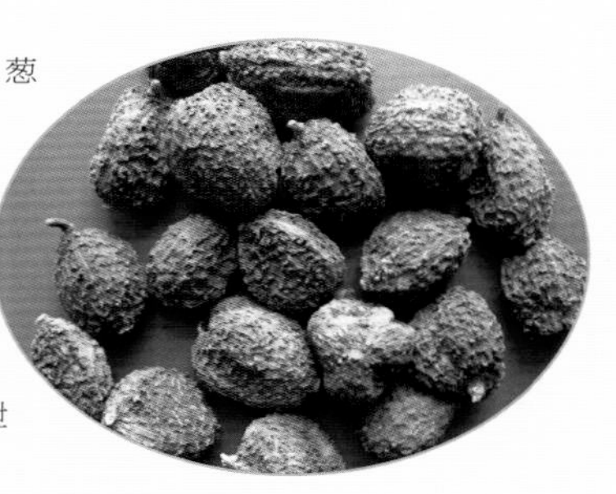

制法：将砂仁洗净后入锅，煮八成熟后捞出沥干水分，猪肚洗净入锅煮熟后出锅切丝，再将2者入锅同炒五分钟，入调料拌匀即可。

用法：佐餐食用。

功效：温中化湿，行气止痛。

适用：脘腹冷痛、胀闷不舒、不思饮食、呕吐泄泻等。

砂仁蒸猪腰

原料：砂仁3克，猪肾1个，油、盐各少许。

制法：砂仁研末，猪肾洗净切片，以砂仁拌匀，加油、盐调味，上笼蒸熟食用。

用法：直接食用。

功效：益气和中、和肾醒脾。

适用：小儿脾虚久泻引起的脱肛。

砂仁藕粉

原料：砂仁1.5克，木香1克，白糖、藕粉各适量。

制法：前2味研面与后2味混合冲服。

用法：每次食适量。

功效：调和脾胃。

适用：气阻中焦，脾胃失和之呕吐、胃痛、噎膈、痛经和妊娠呕吐等。

温馨提示

阴虚内热者禁服。

牵牛子
Qian Niu Zi

别名 黑丑、白丑、黑牵牛、白牵牛、喇叭花。

来源 本品为旋花科植物裂叶牵牛 *Pharbitis nil* (L.) Choisy 或圆叶牵牛 *Pharbitis purpurea* (L.) Vooing 的干燥成熟种子。

形态特征 裂叶牵牛：一年生缠绕性草质藤本。全株密被粗硬毛。叶互生，近卵状心形，叶片3裂，具长柄。花序有花1～3，总花梗稍短于叶柄，腋生；萼片5，狭披针形，中上部细长而尖，基部扩大，被硬毛；花冠漏斗状，白色、蓝紫色或紫红色，顶端5浅裂。蒴果球形，3室，每室含种子2。

圆叶牵牛：与上种区别为茎叶被密毛；叶阔心形，常不裂，总花梗比叶柄长。萼片卵状披针形，先端短尖。种子呈三棱状卵形，似橘瓣状，长4～8毫米，表面黑灰色（黑丑）或淡黄白色（白丑），背面正中有纵直凹沟，两侧凸起部凹凸不平，腹面棱线下端有类圆形浅色的种脐。

生境分布 生长于山野灌木丛中、村边、路旁；多栽培。全国各地有分布。

采收加工 秋末果实成熟、果壳未开裂时采割植株，晒干，打下种子，除去杂质。

性味归经 苦、寒；有毒。归肺、肾、大肠经。

功效主治 泻水通便，消痰涤饮，杀虫攻积。用于水肿胀满，二便不通，痰饮积聚，气逆喘咳，虫积腹痛，蛔虫病、绦虫病。

用法用量 煎服，3～9克；或入丸、散服，每次1.5～3克。

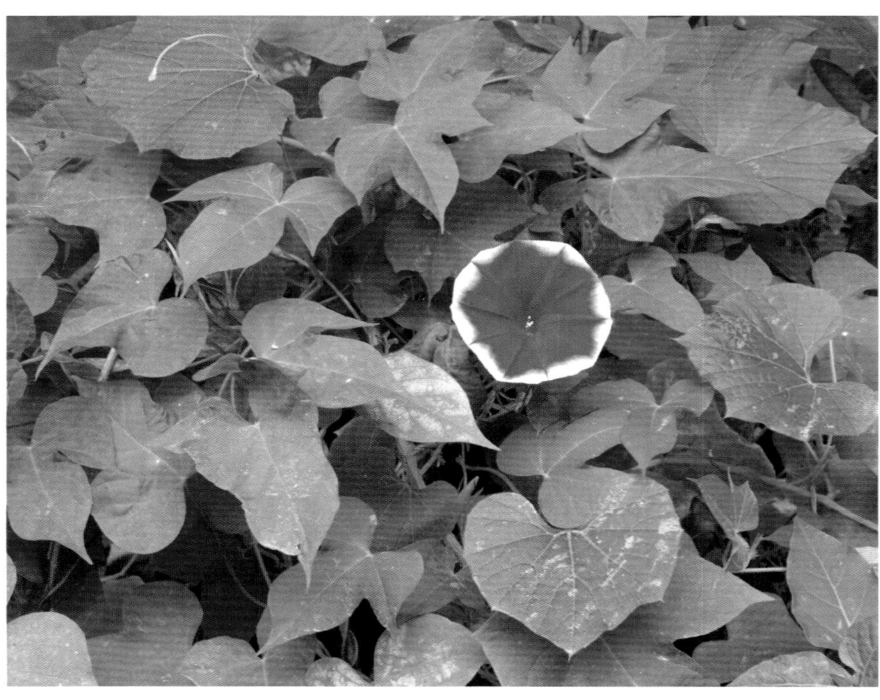

实用指南

精选验方

①**水肿：**牵牛子适量。研为末，每次2克，每日1次，以小便利为度。②**肠道寄生虫：**牵牛子（炒，研为末）100克，槟榔50克，使君子肉（微炒）50个。均研为末，每次10克，白糖调下，小儿减半。③**水气积块：**牵牛子500克。炒研细，每次3克，每日3次，黄酒冲服。④**气滞腹痛、食积腹痛：**炒牵牛子60克。研细末，每次2克，每日3次，红糖水冲服。⑤**燥热实秘：**牵牛子15克，大黄30克。共研为细末，蜂蜜水送服10克。

传统药膳

牵牛子粥

原料：牵牛子10克，大米50克，生姜3片。

制法：将牵牛子择净，水煎取汁，加大米煮为稀粥，待熟时调入姜末，再煮一二沸即成；或将牵牛子1～2克研为细末，待粥沸后，与生姜同调入粥中，煮至粥熟服食。

用法：每日1剂，连续3～5日。

功效：泻下逐水，消积通便，杀虫止痛。

适用：水肿胀满、大便秘结、虫积腹痛等。

牵牛猪腰子

原料：牵牛子末10克，小茴香100粒，花椒50粒，猪腰子1个。

制法：将猪腰子切开，入茴香、花椒、牵牛子末、扎定、纸包煨熟。

用法：空腹食之，酒下，取出恶物效。

功效：温中下气，泻水止痛。

适用：肾气作痛。

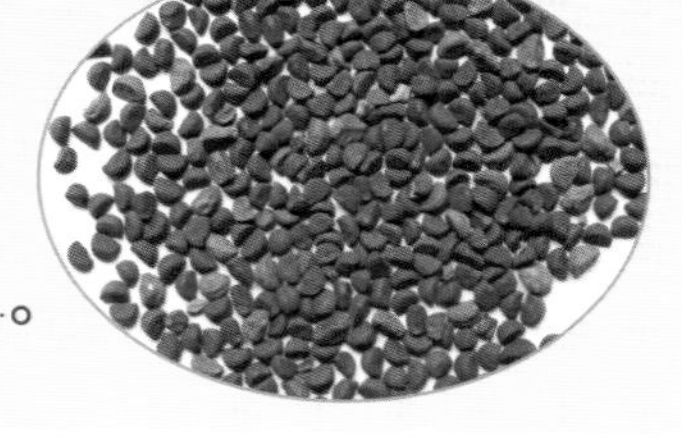

温馨提示

孕妇禁用。不宜与巴豆同用。

鸦胆子

Ya Dan Zi

别名 老鸦胆、雅旦子、苦榛子、鸭蛋子、小苦楝、苦参子。

来源 本品为苦木科植物鸦胆子 *Brucea javanica* (L.) Merr. 的干燥成熟果实。

形态特征 落叶灌木或小乔木，高2～3米，全株被黄色柔毛。羽状复叶互生，卵状披针形，边缘有粗齿，两面被柔毛。花单性异株，圆锥状聚伞花序腋生，花极小，暗紫色。核果椭圆形，黑色。

生境分布 生长于灌木丛、草地及路旁向阳处。分布于广东、广西、福建、云南、贵州等地。

采收加工 秋季果实成熟时采收，除去杂质，晒干。

性味归经 苦，寒；有小毒。归大肠、肝经。

功效主治 清热解毒，截疟，止痢；外用腐蚀赘疣。用于痢疾，疟疾；外治赘疣，鸡眼。

用法用量 用龙眼肉包裹或装入胶囊吞服，0.5～2克。外用：适量。

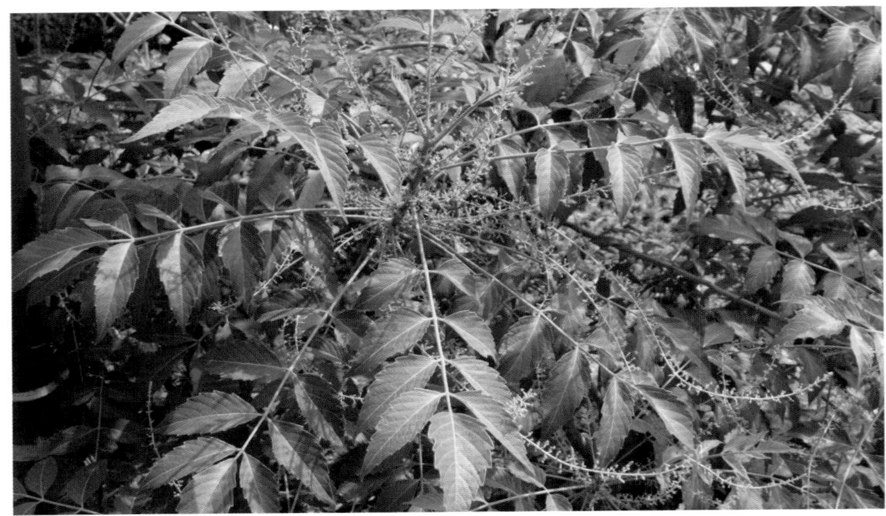

实用指南

精选验方

①**阿米巴痢疾**：鸦胆子仁适量。用龙眼肉包裹吞服（或装胶囊中），每次15～30粒，每日3次，服时切勿咬碎。②**疣**：鸦胆子适量。去皮，杵为末，以烧酒和涂患处。③**阴道炎**：鸦胆子仁40粒。打碎，加水煎成40毫升，一次性灌注阴道，每日1次。④**疟疾**：鸦胆子仁适量。每次10粒（分装胶囊或用龙眼肉包裹），每日3次吞服，第3日后用量减半，连服5日。

温馨提示

对胃肠及肝肾均有损害，不宜多用、久服。

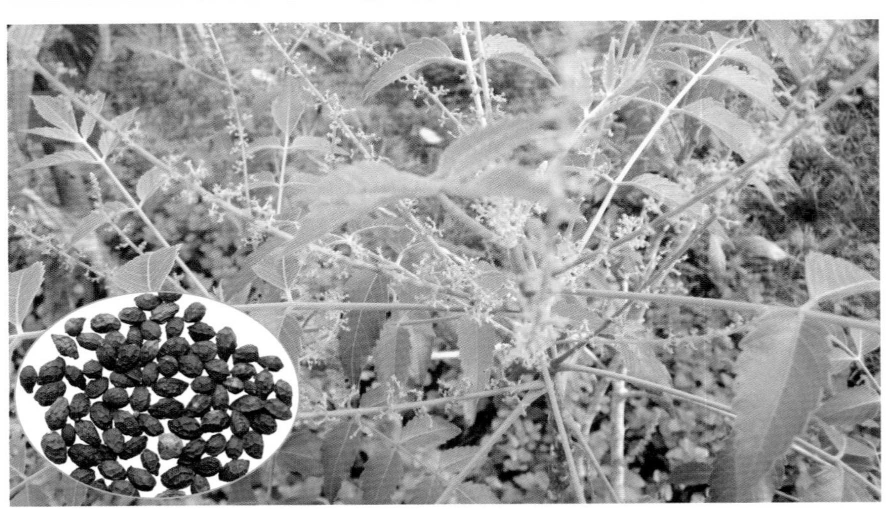

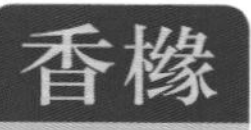

香橼

Xiang Yuan

别名 枸橼、香圆、钩缘子、香泡树、香橼柑。

来源 本品为芸香科植物枸橼 *Citrus medica* L. 等的干燥成熟果实。

形态特征 常绿小乔木，高2米左右；枝具短而硬的刺，嫩枝幼时紫红色。叶大，互生，革质；叶片长圆形或长椭圆形，长8～15厘米，宽3.5～6.5厘米，先端钝或钝短尖，基部阔楔形，边缘有锯齿；叶柄短而无翼，无节或节不明显。短总状花序，顶生及腋生，花3～10朵丛生，有两性花及雄花之分，萼片5，合生如浅杯状，上端5浅裂；花瓣5，肉质，白色，外面淡紫色；雄蕊约30；雌蕊1，子房上部渐狭，花柱有时宿存。柑果长椭圆形或卵圆形，果顶有乳状突起，长径10～25厘米，横径5～10厘米，熟时柠檬黄色，果皮粗厚而芳香，瓤囊细小，12～16瓣，果汁黄色，味极酸而苦；种子10左右，卵圆形，子叶白色。花期4月，果期8～9月。

生境分布 生长于沙壤土、比较湿润的环境。长江流域及其以南地区均有分布，广东、广西栽培较多。

采收加工 秋季果实成熟时采收，趁鲜切片，晒干或低温干燥。

性味归经 辛、苦、酸，温。归肝、脾、肺经。

功效主治 疏肝理气，宽中，化痰。用于肝胃气滞，胸胁胀痛，脘腹痞满，呕吐噫气，痰多咳嗽。

用法用量 煎服，3～10克。

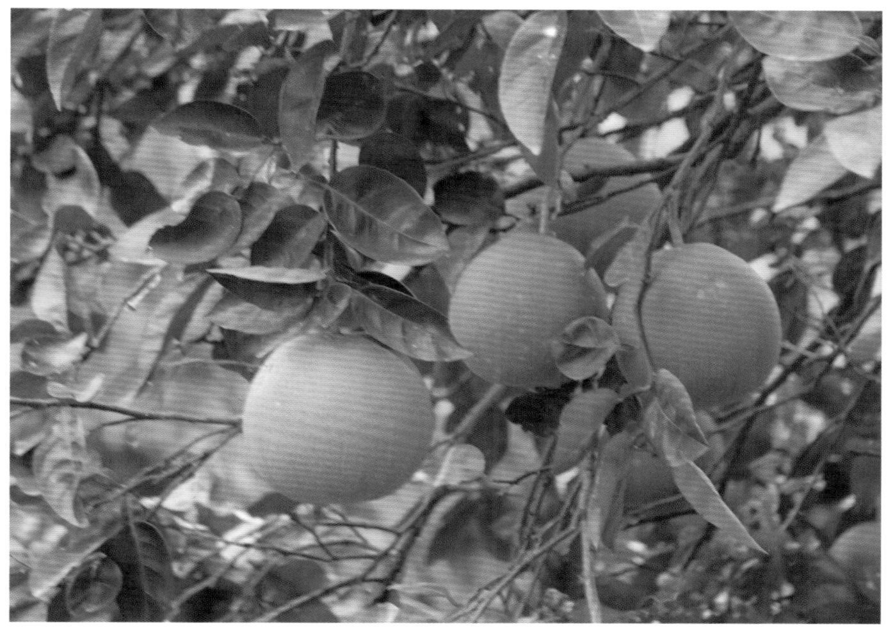

实用指南

精选验方

①**喘咳痰多：**鲜香橼50克。切碎放在有盖的碗中，加入等量的麦芽糖，隔水蒸数小时，以香橼稀烂为度，每次1匙，早、晚各1次。②**肝痛、胃气痛：**鲜香橼12～15克（干品6克）。开水冲泡代茶饮。③**胃痛胸闷、消化不良：**陈香橼（焙干）、花椒、小茴香各12克。共研细末，每次3克，每日2次，温开水送服。④**痰饮咳嗽、胸膈不利：**香橼、法半夏各10克，茯苓15克，生姜3片。水煎服，每日2～3次。⑤**肝胃不和、脘胁胀痛、呕吐噫气、食少：**香橼、香附、陈皮各10克。水煎服，每日2～3次。

传统药膳

香橼酒

原料：鲜香橼100克，蜂蜜50毫升，60°白酒200毫升。

制法：将香橼洗净，切碎，炒，加水500毫升放锅内煮烂后，加蜂蜜、白酒煮沸后停火，同入细口瓶中，密闭贮存，1月后取用。

用法：每次10毫升，每日2次。

功效：止咳。

适用：久咳。

温馨提示

阴虚血燥者及气虚孕妇慎服。

锦灯笼

Jin Deng Long

别名 酸浆、酢浆、酸浆实、灯笼果、金灯笼、天灯笼。

来源 本品为茄科植物酸浆 *Physalis alkekengi* L. var. *franchetii* (Mast.) Makino 的干燥宿萼或带果实的宿萼。

形态特征 多年生草本，基部常匍匐生根。茎高40～80厘米，基部略带木质。叶互生，常2枚生长于一节；叶柄长1～3厘米；叶片长卵形至阔形，长5～15厘米，宽2～8厘米，先端渐尖，基部不对移狭楔形，下延至叶柄，全缘而波状或有粗芽齿，两面被柔毛，沿叶脉也有短硬毛。花单生于叶腋，花梗长6～16毫米，开花时直立，后来向下弯曲，密被柔毛而果时也不脱落；花萼阔钟状，密被柔毛，5裂，萼齿三角形，花后萼筒膨大，变为橙红色或深红色，呈灯笼状包被浆果；花冠辐状，白色，5裂，裂片开展，阔而短，先端骤狭包被浆果；花冠辐状，白色，5裂，裂片开展，阔而短，先端骤狭成三角形尖头，外被短柔毛；雄蕊5，花药淡黄绿色；子房上位，卵球形，2室。浆果球状，橙红色，直径10～15毫米，柔软多汁。种子肾形，淡黄色。花期5～9月，果期6～10月。

生境分布 多为野生，生长于山野、林缘等地。全国大部分地区均有生产，以东北、华北产量大、质量好。

采收加工 秋季果实成熟、宿萼呈红色或橙红色时采收，晒干。

性味归经 苦，寒。归肺经。

功效主治 清热解毒，利咽化痰，利尿通淋。用于咽痛音哑，痰热咳嗽，小便不利，热淋涩痛；外治天疱疮，湿疹。

用法用量 煎服，5～9克。外用：适量，捣敷患处。

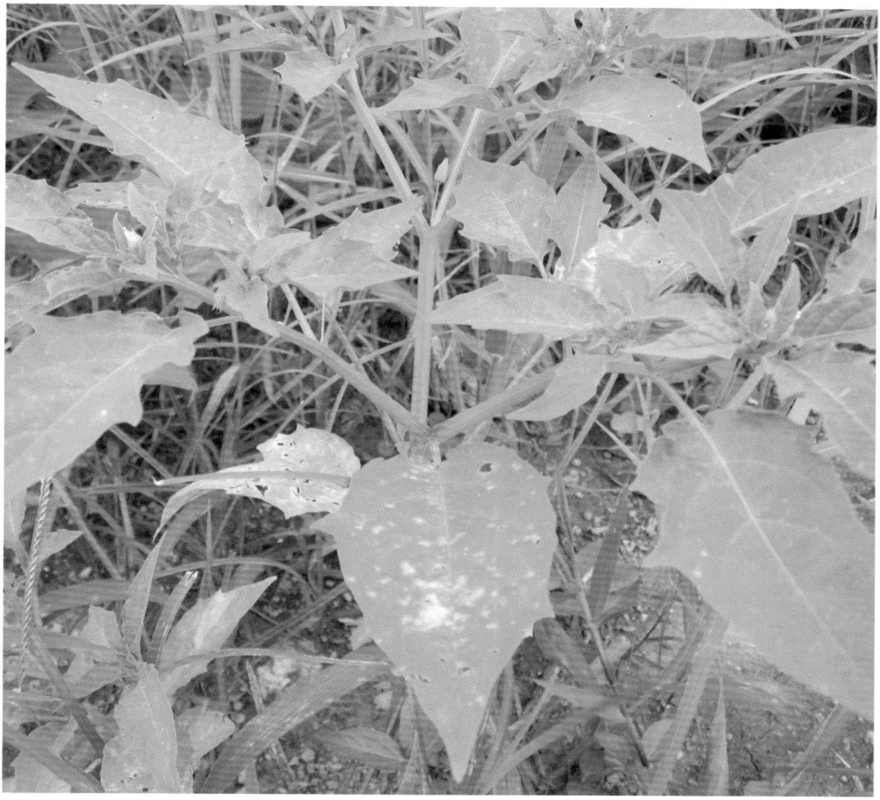

实用指南

精选验方

①**天疱疮：**鲜锦灯笼果适量。捣烂外敷；或干果研末调油外敷。②**热咳咽痛：**锦灯笼草适量。研末，开水送服，同时以醋调药末敷喉外。③**痔疮：**锦灯笼叶适量。贴疮上。④**慢性肾小球肾炎：**锦灯笼果5个，木瓜片4片，大枣10枚，车前草2棵。水煎服，每日1剂，连服7日后改为隔日1剂。

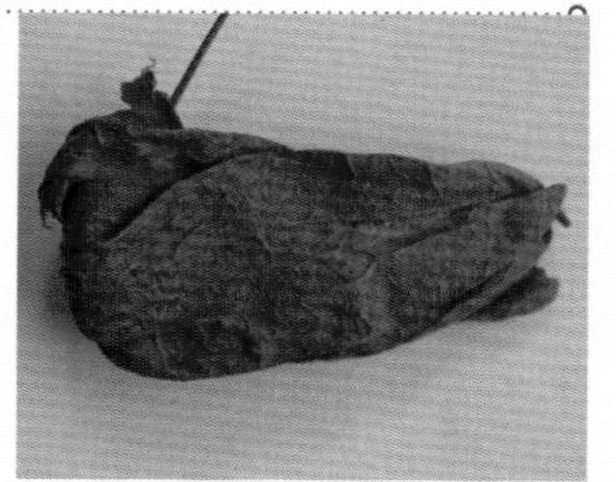

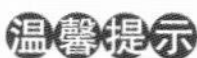

温馨提示

脾虚泄泻者忌用。有堕胎作用，孕妇忌用。

胖大海
Pang Da Hai

别名 大海榄、大海子、大洞果、安南子。

来源 本品为梧桐科植物胖大海 *Sterculia lychnophora* Hance 的干燥成熟种子。

形态特征 落叶乔木，高可达40米。单叶互生，叶片革质，卵形或椭圆状披针形，通常3裂，全缘，光滑无毛。圆锥花序顶生或腋生，花杂性同株；花萼钟状，深裂。果1～5，着生于果梗，呈船形，长可达24厘米。种子棱形或倒卵形，深褐色。

生境分布 生长于热带地区。产于泰国、柬埔寨、马来西亚等国，我国海南、广西有引种。

采收加工 4～6月果实成熟开裂时，采收种子，晒干用。

性味归经 甘，寒。归肺、大肠经。

功效主治 清热润肺，利咽开音，润肠通便。用于肺热声哑，干咳无痰，咽喉干痛，热结便闭，头痛目赤。

用法用量 沸水泡服或煎服，2～3枚。

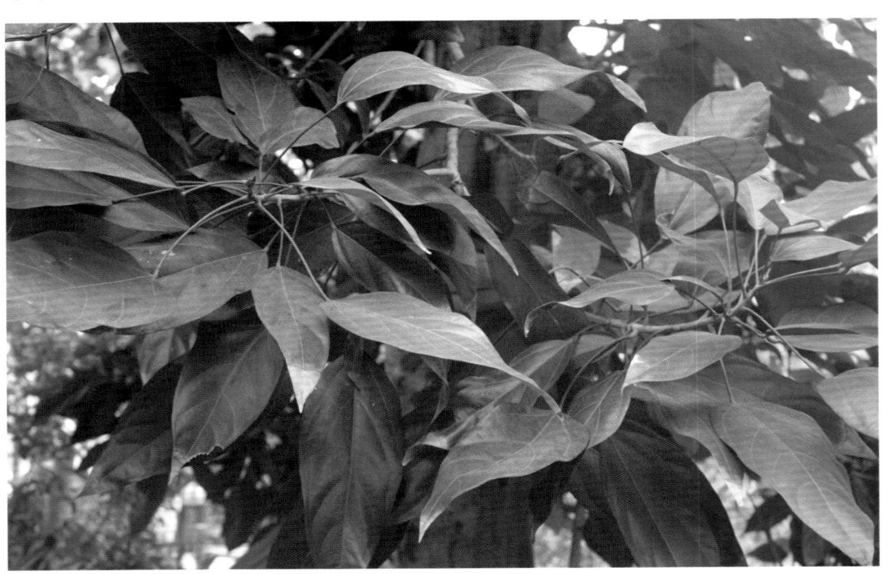

实用指南

精选验方

①**肺热咳嗽、咽痛音哑：**胖大海2枚，桔梗10克，甘草6克。煎汤饮。②**肠道燥热、大便秘结：**胖大海4个，蜂蜜适量。沸水浸泡饮。③**急性扁桃体炎：**胖大海4～8枚。放入碗内，开水冲泡，闷盖半小时左右，慢慢服完；间隔4小时，如法再泡服1次。④**急性咽炎：**胖大海2枚，金银花1.5克，玄参3克，生甘草2克。每日1包，代茶饮。

传统药膳

天龙饮

原料：胖大海2枚，鲜橘皮2克，海带3克。

制法：将以上3味用开水200毫升泡饮。

用法：每日1剂，分2次服。

功效：化痰止咳利咽。

适用：慢性咽炎。

胖大海麦冬饮

原料：胖大海3枚，麦冬6克，白糖适量。

制法：用沸水泡沏胖大海和麦冬，取汁加白糖，继续用沸水泡沏2味，再饮再沏。

用法：代茶频饮，每日1剂。

功效：清热润喉，解毒生津，扶正抗癌。

适用：喉癌之干咳声哑、咽喉肿痛。

胖大海茶

原料：胖大海1～2枚，生甘草1～2片。

制法：将胖大海与生甘草置于杯中，沸水冲泡。

用法：代茶饮，每日1剂。便秘者可加少许蜂蜜；咳嗽有痰者可加桔梗3克；咽喉疼痛者可加金莲花3克；声音嘶哑者可加木玉蝴蝶3克。

功效：清热润喉。

适用：咽喉肿痛。

胖大海糖水

原料：胖大海1～2枚，冰糖或白糖、红糖各适量。

制法：沸水冲泡。

用法：代茶饮。

适用：各种腹泻。

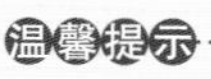

温馨提示

有感冒者禁用。

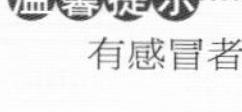

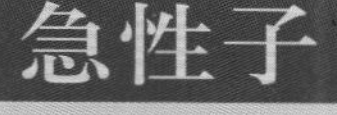

急性子

Ji Xing Zi

别名 透骨草、凤仙花、指甲花。

来源 本品为凤仙花科植物凤仙花 *Impatiens balsamina* L. 的干燥成熟种子。

形态特征 一年生草本，高60～80厘米。茎粗壮，肉质，常带红色，节略膨大。叶互生，披针形，长6～15厘米，宽1.5～2.5厘米，先端长渐尖，基部楔形，边缘有锐锯齿；叶柄两侧有腺体。花不整齐，单一或数朵簇生于叶腋，密被短柔毛，粉红色、红色、紫红色或白色；萼片3，后面一片大，花瓣状，向后延伸成距；花瓣5，侧瓣合生，不等大；雄蕊5，花药黏合；子房上位，5室。蒴果密被茸毛。种子圆形，黄褐色。花期6～8月，果期9月。

生境分布 全国各地均有栽培。分布于江苏、浙江、河北、安徽等地。

采收加工 夏、秋两季果实成熟后采收，除去杂质果皮后晒干。

性味归经 微苦、辛，温；有小毒。归肺、肝经。

功效主治 破血散结，消肿软坚。用于癥瘕痞块，经闭，噎膈。

用法用量 煎服，3～4.5克；或入丸、散。外用：研末吹喉，或调敷或熬膏贴。

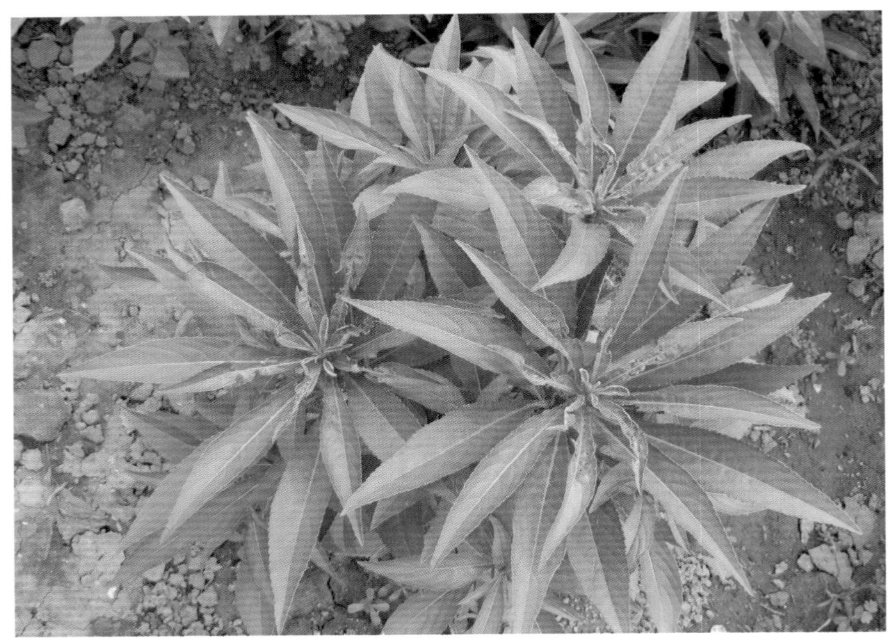

实用指南

精选验方

①**月经困难：**急性子90克。研细蜜丸，每次3克，当归9克煎汤送服，每日3次。②**产难催生：**急性子6克。研末，水服。勿近牙，外以蓖麻子，随年数捣搽足心。③**跌打损伤、阴囊入腹疼痛：**急性子、沉香各1.5克。研末冲开水送下。④**食管癌：**急性子、石见穿、半枝莲各30克，硇砂1克，红枣10枚。水煎服。⑤**乳腺癌：**急性子24克，蜂房21克，阿魏、五灵脂各15克，炙狼毒9克，红娘（糯米炒）4.5克，全蝎、僵蚕、木鳖子、威灵仙各30克，山慈菇50克。共研细末，水泛为软坚丸，芥子大，每次服1.5克，每日2次，温开水送下。

传统药膳

急性子外敷方

原料：急性子25克，鲜蟾皮1张，朴硝50克，白酒1盅，炒面适量。

制法：将前3味药共捣成泥，加白酒、炒面共拌调成干糊状，备用。

用法：将药糊敷患处，上盖敷料和油纸。待觉患处痒甚时可取下，隔日加酒重调，再敷。

功效：散瘀消肿，通络止痛。

适用：急性乳腺炎初起。

急性子荷蒂蜜饮

原料：急性子20克，荷蒂30克，蜂蜜30毫升。

制法：将急性子、荷蒂分别拣杂，洗净，晾干后将荷蒂切碎，与急性子同放入纱布袋，扎紧袋口，放入沙锅，用适量清水浸泡片刻，浓煎30分钟，取出药袋，滤尽药汁，离火，待其温热时兑入蜂蜜，拌匀即成。

用法：分早、晚2次服。

功效：抗癌解毒，化瘀。

适用：食管癌等。

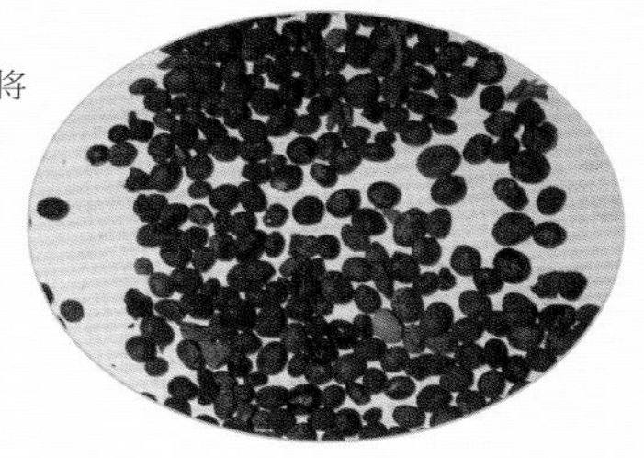

温馨提示

内无瘀积者及孕妇忌用。

桃仁

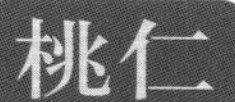

Tao Ren

别名 毛桃仁、扁桃仁、大桃仁。

来源 本品为蔷薇科植物桃 *Prunus persica* (L.) Batsch 或山桃的干燥成熟种子。

形态特征 落叶小乔木，高3～8米。叶互生，在短枝上呈簇，先端渐尖，基部阔楔形，边缘有锯齿。花单生，先叶开放；萼片5，外面被毛；花瓣5，淡红色，稀白色；雄蕊多数，短于花瓣；心皮1，稀2，被毛。核果肉质，多汁，心状卵形至椭圆形，一侧有纵沟，表面被短柔毛；果核坚硬，木质，扁卵圆形，顶端渐尖，表面具不规则的深槽及窝孔。种子1。花期4月，果期5～9月。

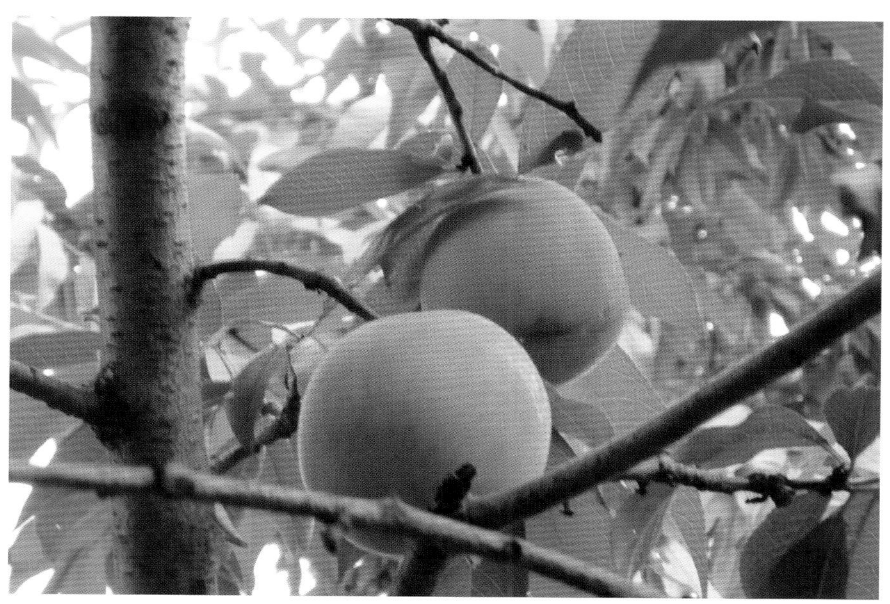

生境分布 全国各地均有栽培。

采收加工 果实成熟后采收，除去果肉和核壳，取出种子，晒干。

性味归经 苦、甘，平。归心、肝、大肠经。

功效主治 活血祛瘀，润肠通便，止咳平喘。用于经闭痛经，癥瘕痞块，肺痈肠痈，跌扑损伤，肠燥便秘，咳嗽气喘。

用法用量 煎服，6～10克。

实用指南

精选验方

①**血瘀闭经：**桃仁与红花、川芎、当归、赤芍等药配用。②**血栓闭塞性脉管炎：**桃仁、红花、当归、玄参、金银花、丹参、牛膝、黄芪、蒲公英、甘草各适量。水煎或制成丸剂服。③**精神病：**桃仁12克，大黄（后下）21克，芒硝（冲）15克，甘草6克，桂枝3克，水煎服。④**小儿支气管哮喘：**桃仁60克，杏仁6克，栀子18克，胡椒3克，糯米4.5克。共研为末，蛋清调匀，呈软面团状，分4份，用不透水的塑料薄膜包之，双侧涌泉穴及足背相对处各敷1份，12小时去药，隔12小时再用药，一般1～3次可缓解。

传统药膳

桃仁当归鹅血汤

原料：桃仁、当归各10克，鲜鹅血200克，调料适量。

制法：将桃仁、当归择净，布包，加清水适量煮沸后，去掉药包，取汁，下鹅血丁及葱、姜、椒、蒜等，煮至鹅血熟后，盐、味精、猪脂等调味，再煮一二沸即成。

用法：每日1剂。

功效：活血化瘀，养血通经。

适用：血瘀痛经、闭经等。

桃仁朱砂酒

原料：桃仁500克，朱砂60克，18°酒500毫升。

制法：将酒放入3个瓷瓶中，逐瓶放入桃仁、朱砂后封口摇匀即可。

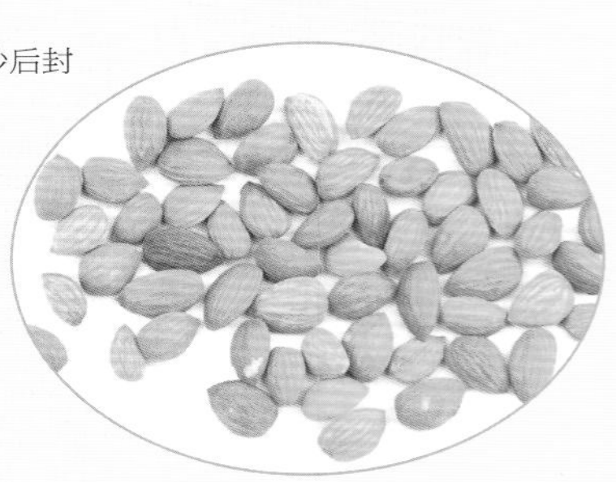

用法：每次10毫升，每日2次。

功效：活血安神。

适用：筋脉挛急疼痛、面色不华、血滞胸痹、心悸怔忡。

桃仁决明茶

原料：决明子12克，桃仁10克，蜂蜜适量。

制法：将上2味药以适量水煎，加蜂蜜冲服。

用法：代茶频饮。

功效：破瘀行血，润肠通便，清肝益肾，活血降压。

适用：高血压、脑血栓形成有热象者。

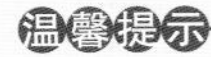

温馨提示

孕妇慎用。

核桃仁
He Tao Ren

别名 胡桃仁、胡桃肉。
来源 本品为胡桃科植物胡桃 *Juglans regia* L. 的干燥成熟种子。

形态特征 落叶乔木，高30～35米。枝幼时被短腺毛，髓部片状。单数羽状复叶，小叶5～11，长圆状卵形、椭圆形或倒卵形，长5～13厘米，宽2～7厘米，先端钝或锐尖，基部圆形，或略偏斜，全缘，幼时有波状锯齿，上面无毛，下面幼时脉腋间有毛。花单性，雌雄同株；雄花集成葇荑花序，腋生，下垂，长5～12厘米，花小而密生；苞片1，矩圆形，两侧2小苞片长卵形，花被通常3，苞片及花被均被白色柔毛；雄蕊15～30；雌花序生长于幼枝顶端，排列成穗状；苞片3，长卵形；花被4裂，裂片线形；子房下位，花柱短，柱头2裂。果实近球形，直径3～5厘米，外果皮肉质，灰绿色，有棕色斑点；内果皮坚硬，有浅皱褶，黄褐色。花期4～5月，果期10月。

生境分布 喜生长于较湿润的肥沃土壤中，多栽培于平地。各地均有栽培，分布于华北、东北、西北。

采收加工 9～10月果实成熟时采收。除去果皮，敲破果核（内果皮），取出种子。

性味归经 甘，温。归肾、肺、大肠经。

功效主治 补肾益精，补肺定喘，润肠通便。用于肾阳不足，腰膝酸软，阳痿遗精，虚寒喘嗽，肠燥便秘。

用法用量 入汤、丸、散、膏、粥等，9～30克。

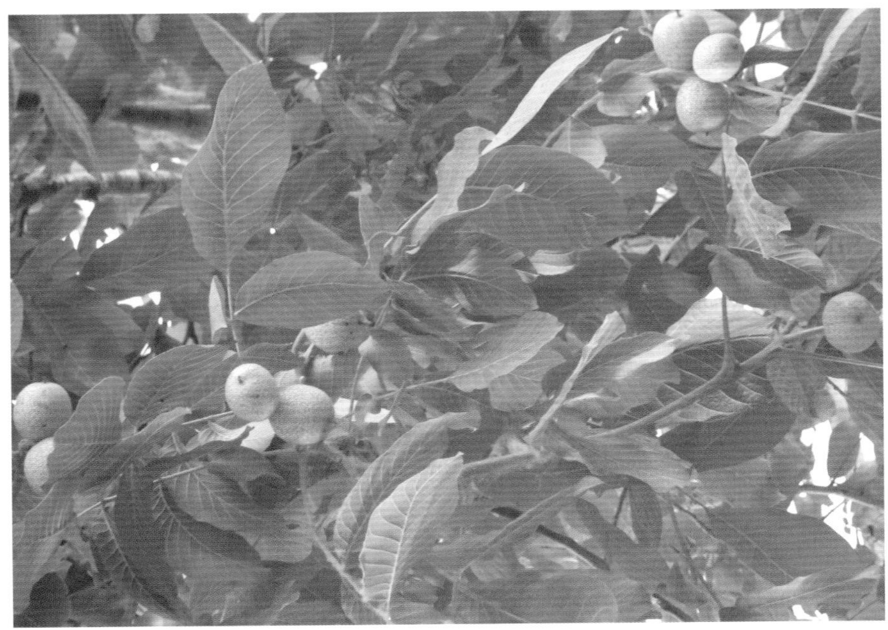

实用指南

精选验方

①**腰痛**：核桃仁（炒熟）150～180克。捣烂冲酒服。②**虚喘**：核桃仁1000克。捣烂，蜂蜜1000毫升和匀，用瓶装好，每次食1匙，每日2次，开水送下。③**神经衰弱、健忘、失眠、梦多、食欲不振**：核桃仁、黑芝麻、桑叶各30克。捣如泥状，做丸，每次服10克，每日2次。④**肾结石、膀胱结石**：核桃仁500克。香油炸黄，与白糖50克共研末，开水或玉米须熬水送服，每日早、晚各5克。⑤**百日咳、慢性支气管炎**：核桃仁适量。每次3个，早、晚各1次，连续服半个月。⑥**孕妇胎气上逆**：核桃10个。打破，连壳煎汤服。⑦**乳汁不通**：核桃仁5个。捣烂，用黄酒冲服。

传统药膳

核桃仁粥

原料：核桃仁100克，大米、白糖各适量。

制法：将核桃仁捣碎，大米淘洗净加适量水一同煮粥。

用法：加糖适量服食。

功效：补气养血，温肺润肠，化痰定喘，补肾。

适用：病后体虚、老年性便秘、虚寒咳嗽、腰部重痛等。

韭菜炒核桃仁

原料：韭菜500克，核桃仁100克，芝麻油、盐、味精各适量。

制法：韭菜洗净切成段。核桃仁用开水浸泡30分后再洗净，核桃去壳取肉洗干净用。先将锅用旺火加热，下植物油，烧至八成热后入核桃仁，改用中火炒至熟后，再入韭菜翻炒片刻，加盐、味精调味后食用。

用法：佐餐食用，每日1次。

功效：补肾壮阳，和中下气。

适用：阳痿遗精、腰膝酸痛、脘腹冷痛、胃虚寒、噎膈反胃等。

温馨提示

肺热咳嗽、阴虚有热者忌服。

益智
Yi Zhi

别名 益志仁、益智子。

来源 本品为姜科植物益智 *Alpinia oxyphylla* Miq. 的干燥成熟果实。

形态特征 多年生草本，高1～3米。根茎延长；茎直立，丛生。叶2列，具短柄；叶片披针形。总状花序顶生，在花蕾时包藏于鞘状的总状苞片内；花序轴被极短的柔毛。蒴果球形或椭圆形，干时纺锤形，果皮上有明显的纵向维管束条纹，长约1.2厘米，直径约1厘米，不开裂，果熟时黄绿色或乳黄色。种子多数，不规则扁圆形，被淡黄色假种皮。花期2～4月，果期5～8月。

生境分布 生长于林下阴湿处或栽培。分布于海南，广西、云南、福建等地有栽培。

采收加工 夏、秋间果实由绿变红时采收，晒干或低温干燥。

性味归经 辛，温。归脾、肾经。

功效主治 温脾止泻，摄唾涎，暖肾，固精缩尿。用于脾寒泄泻，腹中冷痛，口多唾涎，肾虚遗尿，小便频数，遗精白浊。

用法用量 煎汤，3～10克；或入丸、散。

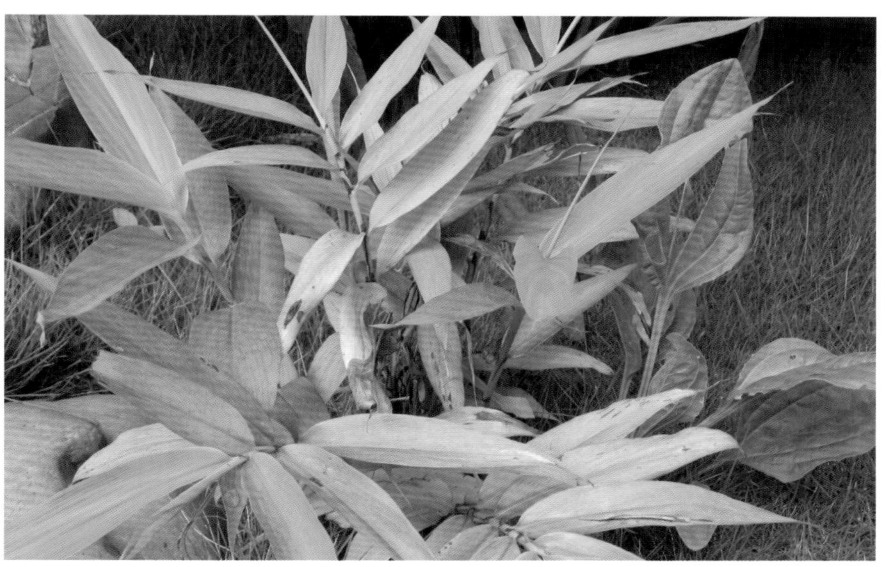

实用指南

精选验方

①**腹胀腹泻：**益智100克。浓煎饮用。②**妇女崩中：**炒益智适量。碾细，米饮入盐，每次5克。③**香口辟臭：**益智50克，甘草10克。碾粉舔舐。④**漏胎下血：**益智25克，缩砂仁50克。研为末，每次15克，空腹白开水送服，每日2次。⑤**脾虚多涎，口水自流，质地清稀：**益智、党参、白术、茯苓各9克，陈皮6克。水煎服，每日1剂。⑥**肾虚遗尿、尿频：**益智、乌药各等份。研为细末，酒煎山药末为糊，制丸如梧桐子大，每次9克，用淡盐汤或米饮送下，每日3次。

传统药膳

益智仁炖肉

原料：益智10克，牛肉（或猪肉）30克。

制法：将益智、牛肉（或猪肉）炖煮至肉熟烂，加调料即成。

用法：每次食适量。

功效：健脾益胃，补肾健脑。

适用：儿童食欲不振、发育迟缓等。

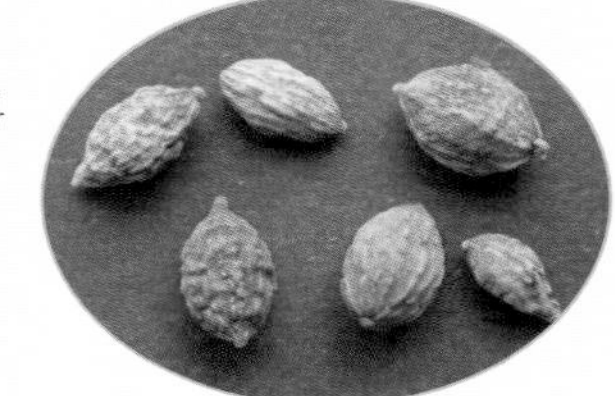

温馨提示

阴虚火旺者忌服。因热而致遗尿、尿频、崩漏者忌用。

娑罗子
Suo Luo Zi

别名 开心果、苏罗子、梭椤子、索罗果。

来源 本品为七叶树科植物七叶树 *Aesculus chinensis* Bge. 等的干燥成熟种子。

形态特征 落叶乔木，高达25米。掌状复叶对生；小叶5～7，长椭圆形或长椭圆状卵形，长9～16厘米，宽3～5.5厘米，先端渐尖，基部楔形，边缘有锯齿，侧脉13～17对，有小叶柄；总叶柄长。圆锥花序大型；花萼筒状；花瓣4，白色，有爪；雄蕊6，花丝不等长；子房上位。蒴果近球形，顶端扁平，棕黄色，有小突起，熟时3瓣裂，种子近球形。花期5～7月，果期8～9月。

生境分布 生长于低海拔的丛林中，多为栽培，少有野生。分布于陕西、河南、浙江、江苏等地。

采收加工 秋季果实成熟时采收，除去果皮，晒干或低温干燥。

性味归经 甘，温。归肝、胃经。

功效主治 疏肝理气，和胃止痛。用于肝胃气滞，胸腹胀闷，胃脘疼痛。

用法用量 煎服，3～9克。

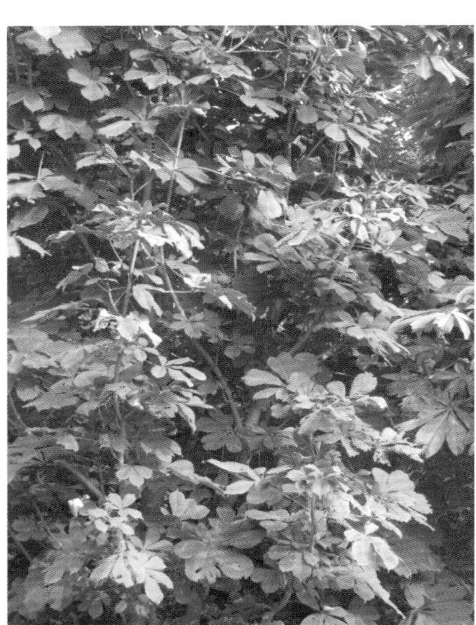

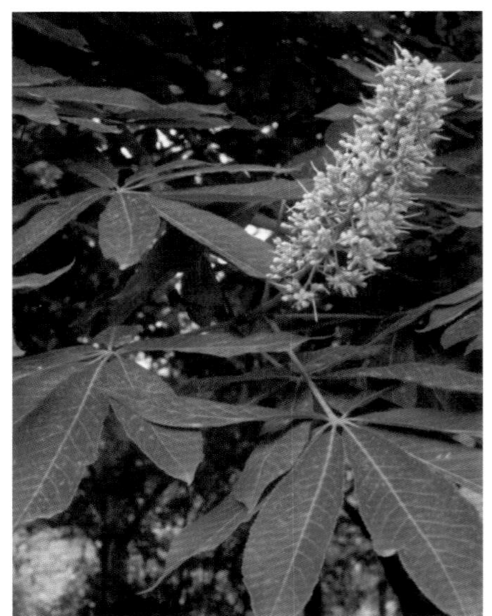

实用指南

精选验方

①**心绞痛：**娑罗子适量。烧灰，冲酒服0.5克。②**寄生虫胃痛：**娑罗子1枚。去壳，捣碎，水煎服。③**肝胃气滞之胸闷胁痛、脘腹胀痛等：**娑罗子、八月札、佛手各适量。水煎服。④**经前乳房胀痛：**娑罗子、路路通、香附、郁金各适量。水煎服。

传统药膳

娑罗子汤

原料：娑罗子50克，广木香、香附各15克。

制法：上药共研细末。

用法：每次5克，每日3次，开水送下。

功效：疏肝理气，和胃止痛。

适用：气滞胃脘痛者。

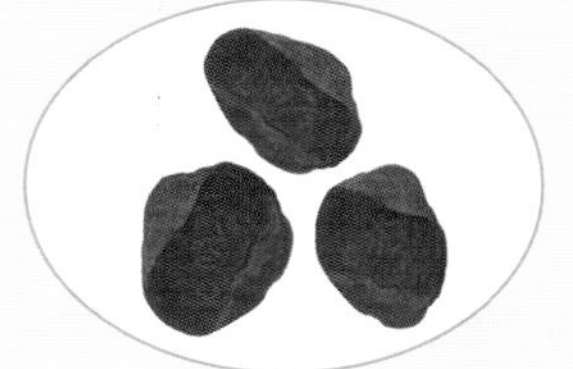

温馨提示

气虚及阴虚者忌用。

预知子

Yu Zhi Zi

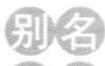

别名 八月炸、八月扎、野香蕉。

来源 本品为木通科植物木通 *Akebia quinata* (Thunb.) Decne. 三叶木通或白木通的干燥成熟果实。

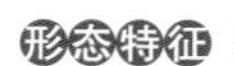

形态特征 落叶或半常绿藤木。掌状复叶互生，小叶5，倒卵形或长倒卵形，长3～6厘米，先端圆、微凹或有短尖，全缘。花单性同株，总状花序腋生；雌花生长于花序上部，花被片3，淡紫色，雄蕊6，雌花生长于花序下部，花被3，退化雄蕊6，雌蕊6。7～8月结实作房，生青，熟深红，每房有子5～6，如皂角子，色斑褐而光润，相传取子二枚或双仁者，缀衣领上，遇有蛊毒，则闻其发音，故名“预知子”。果实肉质，长椭圆形，两端圆形，成熟时沿腹缝线开裂。花期4～5月，果期8月。

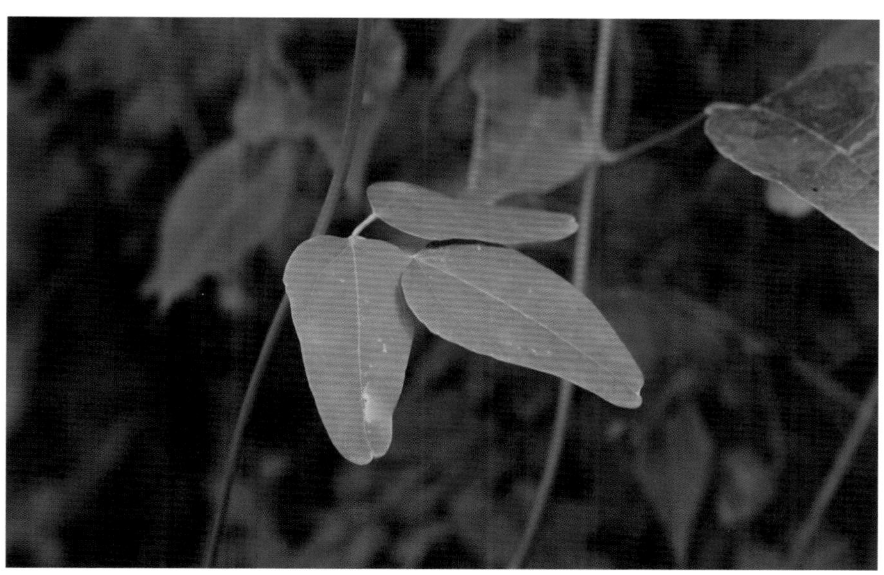

生境分布 生长于山林灌丛。分布于河南、浙江、陕西、山东、江苏、安徽、广东、湖北等地。

采收加工 夏、秋两季果实将变黄时采摘，晒干，或置于沸水中略烫后晒干。

性味归经 苦，寒。归肝、胆、胃、膀胱经。

功效主治 疏肝理气，活血止痛，利尿。用于脘胁胀痛，痛经经闭，痰核痞块，小便不利。

用法用量 煎服，3～9克；或浸酒。

实用指南

精选验方

①**肾盂肾炎：**预知子15克。水煎服。②**睾丸肿痛：**预知子1个，金樱子30克，猪小肠120克。炖服。③**输尿管结石：**预知子、薏苡仁各60克。水煎服。④**子宫脱垂：**预知子、益母草、棕树根各30克，升麻9克。水煎服。

传统药膳

预知子石燕汤

原料：预知子、石燕、马鞭草各30克。

制法：水煎取药汁。

用法：每日服1剂。

功效：清热化痰，解毒散结。

适用：肝癌。

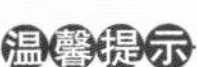

温馨提示

脾虚作泄泻患者勿服。

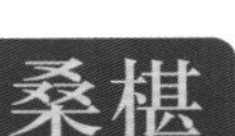

桑椹 Sang Shen

别名 桑葚、桑椹子、黑桑椹。

来源 本品为桑科植物桑 *Morus alba* L. 的干燥果穗。

形态特征 落叶灌木或小乔木，高3～15米。树皮灰白色，有条状浅裂；根皮黄棕色或红黄色，纤维性强。单叶互生，叶柄长1～2.5厘米；叶片卵形或宽卵形，长5～20厘米，宽4～10厘米，先端锐尖或渐尖，基部圆形或近心形，边缘有粗锯齿或圆齿，有时有不规则的分裂，上面无毛，有光泽，下面脉上有短毛，腋间有毛，基出脉3条与细脉交织呈网状，背面较明显；托叶披针形，早落。花单性，雌雄异株；雌、雄花序均排列成穗状葇荑花序，腋生；雌花序长1～2厘米，被毛，总花梗长5～10毫米；雄花序长1～2.5厘米，下垂，略被细毛；雄花具花被片4，雄蕊4，中央有不育的雌蕊；雌花具花被片4，基部合生，柱头2裂。瘦果，多数密集成一卵圆形或长圆形的聚合果，长1～2.5厘米，初时绿色，成熟后变肉质、黑紫色或红色。种子小。花期4～5月，果期5～6月。

生境分布 生长于丘陵、山坡、村旁、田野等处，全国各地均有栽培。以南部各省（区）育蚕区产量较大。

采收加工 4～6月果实变红时采收，晒干，或略蒸后晒干。

性味归经 甘、酸，寒。归心、肝、肾经。

功效主治 滋阴补血，生津，润肠通便。用于肝肾阴虚，眩晕耳鸣，心悸失眠，须发早白，津伤口渴，内热消渴，肠燥便秘。

用法用量 煎服，10～15克。

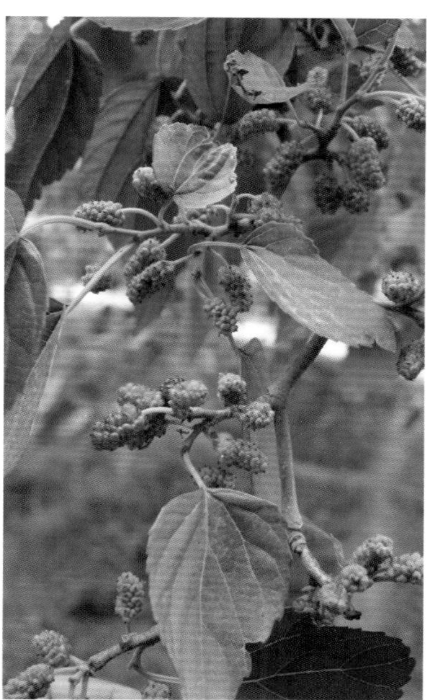

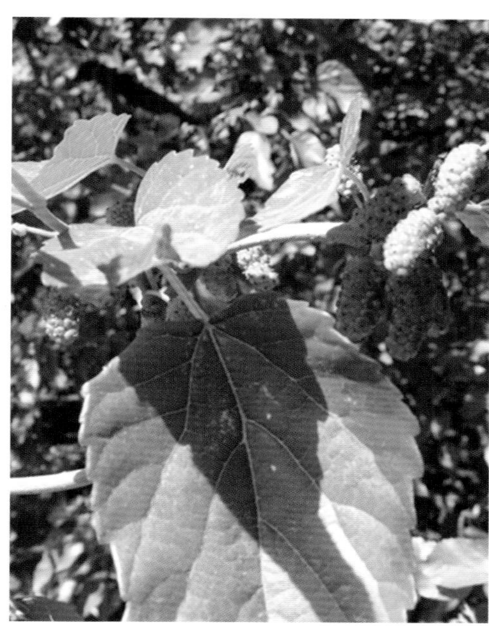

实用指南

精选验方

①**风湿性关节疼痛、麻痹不仁以及各种神经痛：**鲜桑椹30～60克。水煎服；或桑椹膏，每次服1匙，以温开水和少量黄酒冲服。②**闭经：**桑椹15克，红花3克，鸡血藤12克。加黄酒和水煎，每日2次温服。③**贫血：**鲜桑椹60克，龙眼肉30克。炖烂食，每日2次。④**阴虚血热之白发、脱发：**桑椹、熟地黄各30克，紫草10克，红花、牡丹皮各5克，乌骨鸡1只（约1000克）。用料洗净，放入乌骨鸡腹腔里，清水煮至鸡肉熟烂。⑤**肠燥便秘：**桑椹50克，肉苁蓉、黑芝麻各15克，枳实10克。水煎服，每日1剂。⑥**自汗、盗汗：**桑椹、五味子各10克。水煎服，每日2次。⑦**肠燥便秘：**桑椹50克，肉苁蓉、黑芝麻各15克，炒贝壳10克。水煎服，每日1剂。⑧**阴血亏虚所致的须发早白、头目晕眩，女子月经不调、闭经：**桑椹、蜂蜜各适量。将桑椹水煎取汁，小火熬膏，加入蜂蜜拌匀饮服，每次10～15克，每日2～3次。⑨**阴虚水肿、小便不利、关节作痛、口渴、发白：**桑椹100克，黄酒500毫升。将桑椹置黄酒中密封浸泡1周后按量服用。⑩**肠道津液不足所致的大便干燥：**桑椹40克，冰糖20克。用开水冲泡饮用。

传统药膳

桑椹蛋糕

原料：桑椹、墨旱莲各30克，女贞子20克，鸡蛋500克，白糖300克，面粉200克。

制法：将前3味药洗净，放入锅内。加清水适量，用大火烧沸后，转用小火煮20分钟，去渣留汁。与鸡蛋、白糖、面粉一起放入锅内，加发面拌匀，揉成面团。待面团发酵起孔后，加碱水，试好酸碱度，做成蛋糕，上笼蒸15分钟即成。

用法：任意食用。

功效：补肾益精。

适用：慢性肾小球肾炎取效后的饮食调理。

桑椹酒

原料：桑椹2500克，曲、米各适量。

制法：将桑椹捣汁煎过，同曲、米如常酿酒。

用法：每次服适量，每日2次。

功效：补五脏，明耳目。

适用：水肿。

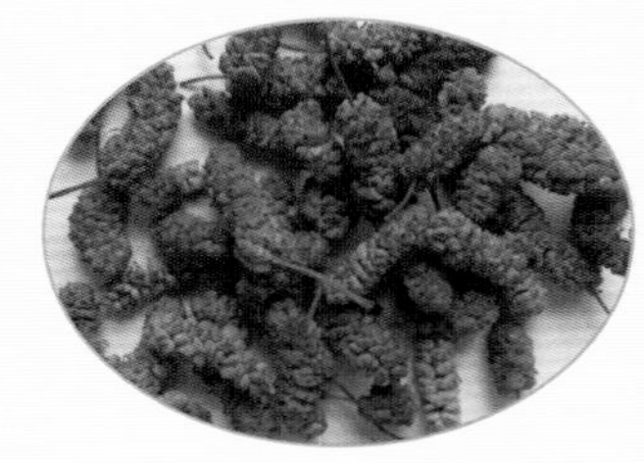

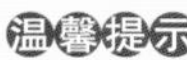

温馨提示

阴虚便溏者忌用。

楮实子

Chu Shi Zi

别名 楮实、谷实、柘树子、楮实米、野杨梅、构树子。

来源 本品为桑科植物构树 *Broussonetia papyrifera* (L.) Vent. 的干燥成熟果实。

形态特征 落叶乔木，高达16米，有乳汁，树皮平滑，暗灰色，幼枝密被茸毛。叶互生，广卵形，边缘有细锯齿，上面粗糙，下面密被柔毛，3出脉，叶柄密被茸毛。花单性异株。聚花果球形，肉质，橙红色，熟时小瘦果借肉质子房柄向外挺出；果实呈扁圆形或扁卵圆形，表面红棕色或棕色，有网状皱纹或颗粒状突起，一侧有纵棱脊隆起，另侧略平或有凹槽，有的具果梗，偶有未除净的灰白膜质花被。

生境分布 生长于山谷、山坡或平地村舍旁，有栽培。分布于全国大部分地区。

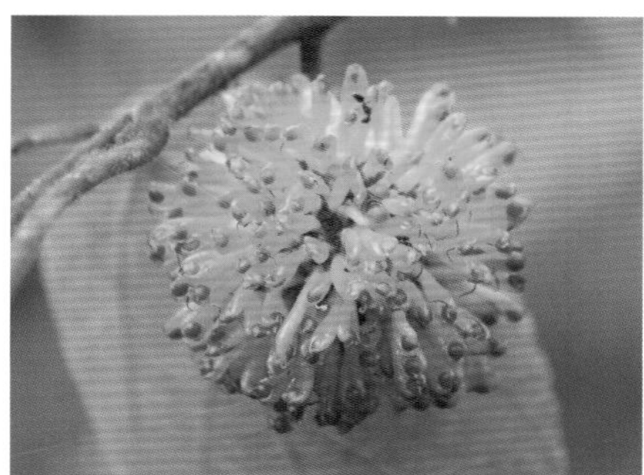

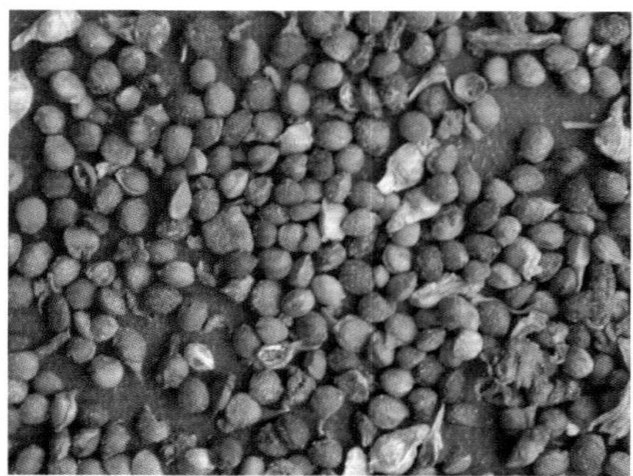

采收加工 秋季果实成熟时采收，洗净，晒干，除去灰白色膜状宿萼及杂质。

性味归经 甘，寒。归肝、肾经。

功效主治 补肾清肝，明目，利尿。用于肝肾不足，腰膝酸软，虚劳骨蒸，头晕目昏，目生翳膜，水肿胀满。

用法用量 煎汤服，6～12克；或入丸、散。

实用指南

精选验方

①**水肿胀满：**楮实子20克，茯苓皮25克，莱菔子15克，冬瓜皮50克。水煎服。②**腰膝酸软、头目眩晕：**楮实子、牛膝、杜仲各20克，枸杞子、菊花各15克。水煎服。③**目昏：**楮实子、地骨皮、荆芥穗各等份。研为细末，炼蜜为丸，每次10～15克，米汤下。

传统药膳

补消汤

原料：熟地黄、何首乌、枸杞子、黄精各15克，菟丝子、云苓、楮实子各12克，昆布、海藻各10克。

制法：水煎取汁服。

用法：每日1剂，分2次温服。

功效：滋补肝脏，软坚化翳。

适用：老年性白内障。

温馨提示

脾胃虚寒者不宜。

紫苏子

Zi Su Zi

别名 苏子、任子、黑苏子、铁苏子。

来源 本品为唇形科植物紫苏 *Perilla frutescens* (L.) Britt. 的干燥成熟果实。

形态特征 一年生草本，高30～200厘米，具有特殊芳香。茎直立，多分枝。叶对生；叶柄长3～5厘米，紫红色或绿色，被长节毛；叶片阔卵形、卵状圆形或卵状三角形。轮伞花序，由2花组成偏向一侧的假总状花序，顶生和腋生，花序密被长柔毛；苞片卵形、卵状三角形或披针形，全缘，具缘毛，外面有腺点，边缘膜质。小坚果近球形，灰棕色或褐色，直径1～1.3毫米，有网纹，果萼长约10毫米。花期6～8月，果期7～9月。

生境分布 多为栽培。分布于湖北、江苏、河南、山东、江西、浙江、四川等地。

采收加工 秋季果实成熟时采收，除去杂质，晒干。

性味归经 辛，温。归肺经。

功效主治 降气化痰，止咳平喘，润肠通便。用于痰壅气逆，咳嗽气喘，肠燥便秘。

用法用量 煎服，3～10克。

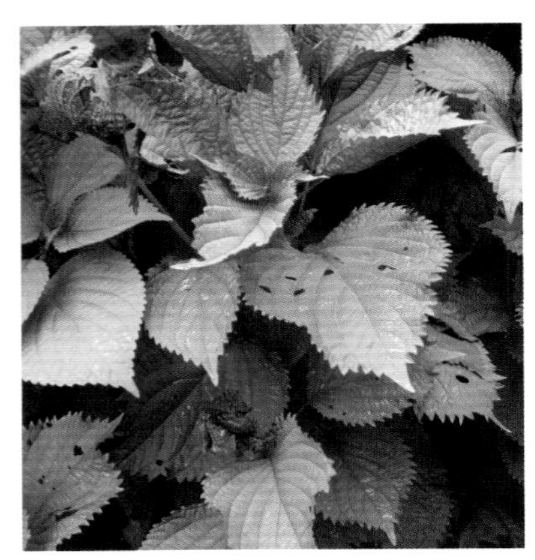

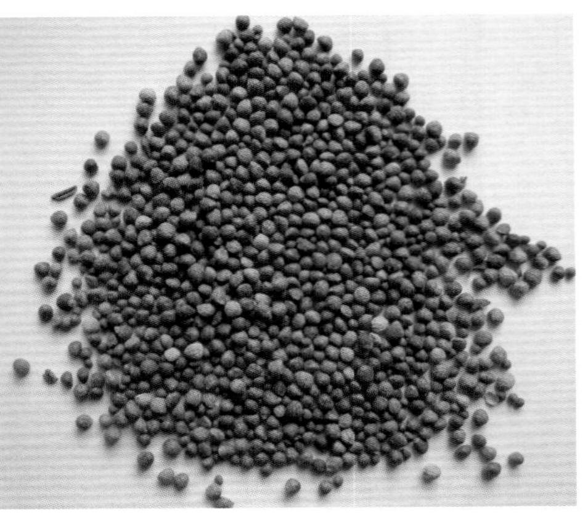

实用指南

精选验方

①**风湿脚气**：紫苏子适量。与等量高良姜、陈皮共研末，炼蜜为丸如梧子大，每次10丸，空腹酒送服。②**消渴**：炒紫苏子、莱菔子各90克。共研末，以桑白皮煎汤送服，每次6克，每日2次。

传统药膳

苏子汤

原料：紫苏子、莱菔子各10克，山药60克，白芥子9克，人参30克。

制法：水煎取药汁。

用法：每日1剂，分2次服。

功效：降气化痰，扶正祛邪。

适用：肺气肿。

温馨提示

气虚久嗽、阴虚喘逆、脾虚便滑者皆不可用。

蔓荆子

Man Jing Zi

别名 荆子、荆条子、蔓青子、白布荆、万荆子。

来源 本品为马鞭草科植物单叶蔓荆 *Vitex trifolia* L. var. *simplicifolia* Cham. 等的干燥成熟果实。

形态特征 落叶灌木，高约3米，幼枝方形，密被细柔毛。叶为3小叶，小叶倒卵形或披针形；叶柄较长。顶生圆锥形花序；花萼钟形；花冠淡紫色。核果球形，大部分为宿萼包围。

生境分布 生长于海边、河湖沙滩上。分布于山东、江西、浙江、福建等地。

采收加工 秋季果实成熟时采收，除去杂质，晒干。

性味归经 辛、苦，微寒。归膀胱、肝、胃经。

功效主治 疏散风热，清利头目。用于风热感冒头痛，齿龈肿痛，目赤多泪，目暗不明，头晕目眩。

用法用量 煎服，5～10克。

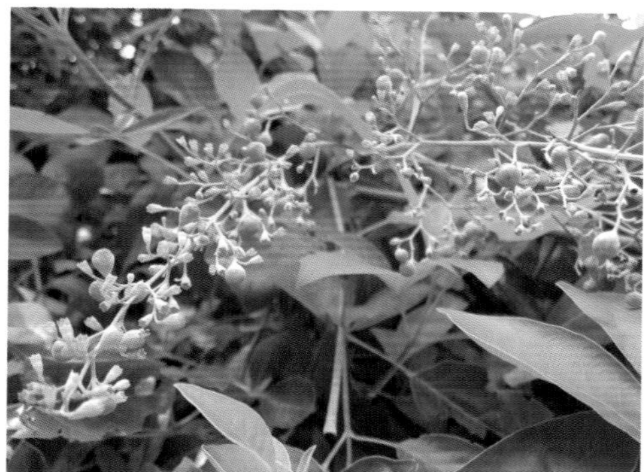

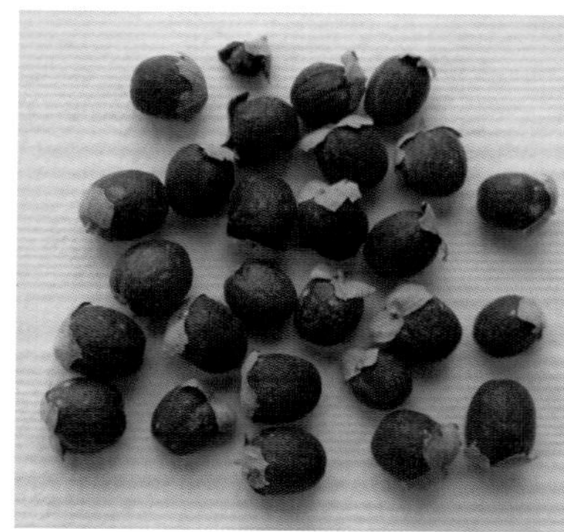

实用指南

精选验方

①**风寒侵目，肿痛出泪，涩胀羞明：**蔓荆子15克，荆芥、白蒺藜各10克，柴胡、防风各5克，甘草2克。水煎服。②**头屑多：**蔓荆子、侧柏叶、川芎、桑白皮、细辛、墨旱莲各50克，菊花100克。水煎去渣后洗发。③**急性虹膜炎：**蔓荆子、决明子、菊花各10克，木贼6克。水煎2次，混合后分上、下午服，每日1剂。④**急、慢性鼻炎：**蔓荆子15克，葱须20克，薄荷6克。加水煎，取汁，代茶饮用，每日1剂。

传统药膳

蔓荆子粳米粥

原料：蔓荆子80克，粳米200克，白糖适量。

制法：先将蔓荆子研碎，加入适量清水，搅拌，滤取汁入淘净的粳米煮粥，药汁少再加水，以小火开熬至黏稠时加入白糖，拌匀后停火起锅食用。

用法：每日2次，稍凉服食。

功效：疏散风热，清利头目。

适用：风热感冒头痛、目赤睛痛、湿痹拘挛等。

蔓荆子酒

原料：蔓荆子200克，醇酒500毫升。

制法：将上药捣碎，用酒浸于净瓶中，7日后，去渣备用。

用法：每次徐饮10～15毫升，每日3次。

主治：祛风止痛。

适用：外感风热所致头昏头痛及偏头痛。

温馨提示

青光眼患者禁服。

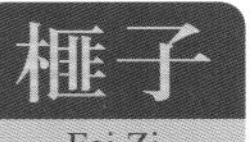

榧子 Fei Zi

别名 赤果、榧实、香榧、玉山果、木榧子。

来源 本品为红豆杉科植物榧 *Torreya grandis* Fort. 的干燥成熟种子。

形态特征 常绿乔木，高达25米，树皮灰褐色，枝开张，小枝无毛。叶呈假2列状排列，线状披针形，愈向上部愈狭，先端突刺尖，基部几呈圆形，全缘，质坚硬，上面暗黄绿色，有光泽，下面淡绿色，中肋显明，在其两侧各有1条凹下黄白色的气孔带。花单性，通常雌雄异株；雄花序椭圆形至矩圆形，具总花梗。种子核果状、矩状椭圆形或倒卵状长圆形，长2～3厘米，先端有小短尖，红褐色，有不规则的纵沟，胚乳内缩或微内缩。

生境分布 生长于山坡，野生或栽培。分布于浙江；江苏、安徽、江西、福建及湖南也产。

采收加工 秋季种子成熟时采收，除去肉质假种皮，洗净，晒干。

性味归经 甘，平。归肺、胃、大肠经。

功效主治 杀虫消积，润肺止咳，润燥通便。用于钩虫病，蛔虫病，绦虫病，虫积腹痛，小儿疳积，肺燥咳嗽，大便秘结。

用法用量 煎服，9～15克。

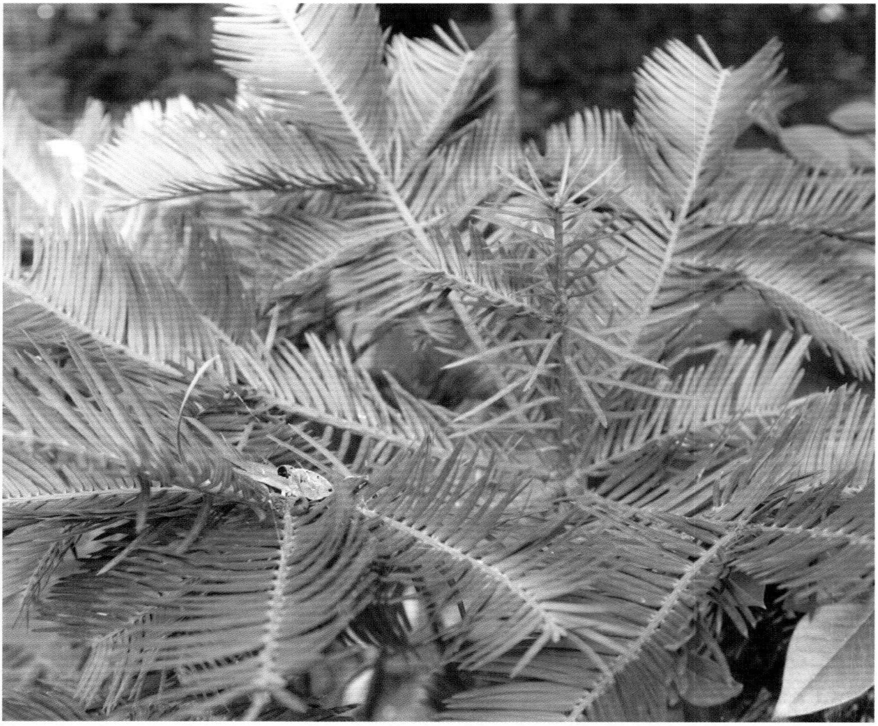

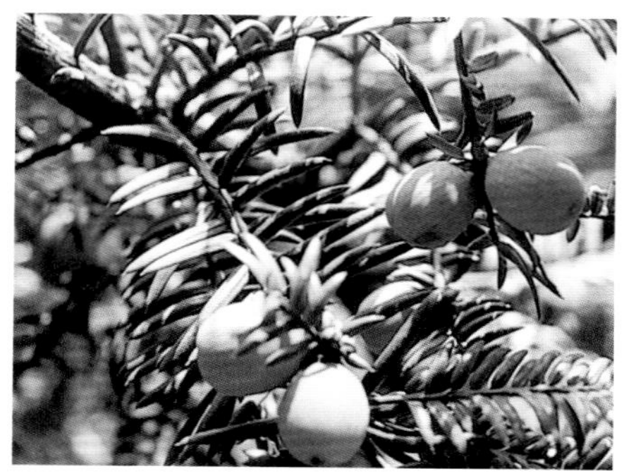

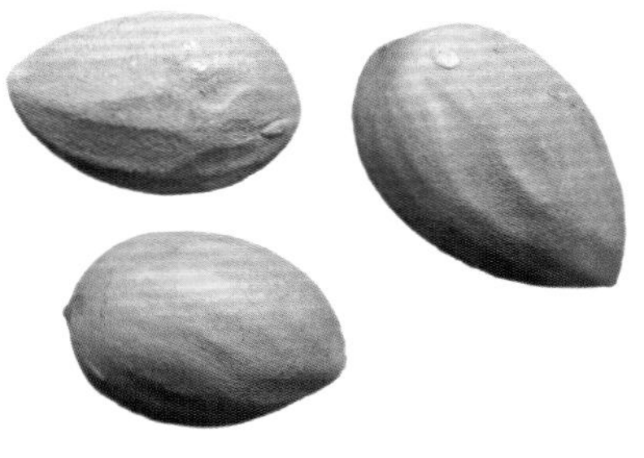

实用指南

精选验方

①**丝虫病：**榧子250克，头发炭（血余炭）50克。研末混合调蜜搓成150丸，每次2丸，每日3次。②**蛲虫病：**榧子适量。每日服7颗，连服7日。③**钩虫病：**炒榧子150～250克。每日吃，直至确证大便中虫卵消失为止。④**肠道寄生虫病：**榧子（切碎）、使君子（切细）、大蒜瓣（切细）各50克。水煎去滓，每日3次，食前空腹时服。

传统药膳

炒榧子

原料：榧子100克，薄荷霜50克，冰糖100克。

制法：将榧子刮去黑皮；炒锅烧热，加入冰糖、薄荷霜熬成浓汁，倒入去皮榧子拌炒收汁，起锅晾凉即可。

用法：任意食用。

功效：清肺火，健脾气，化痰止咳。

适用：肺燥咳嗽、脾虚生痰等。

温馨提示

入煎剂宜生用，大便溏薄者不宜用。

槟榔

Bing Lang

别名 榔玉、宾门、橄榄子、大腹子、槟榔子。

来源 本品为棕榈科植物槟榔 *Areca catechu* L. 的干燥成熟种子。

形态特征 乔木。羽状复叶，丛生于茎顶，长达2米，光滑无毛，小叶线形或线状披针形，先端渐尖，或不规则齿裂。肉穗花序生长于叶鞘束下，多分枝，排成圆锥形花序式，外有佛焰苞状大苞片，花后脱落；花单性，雌雄同株，雄花小，着生于小穗顶端。坚果卵圆形或长椭圆形，有宿存的花被片，熟时橙红色或深红色。

生境分布 生长于阳光较充足的林间或林边。分布于海南，广西、云南、福建、台湾也有栽培。

采收加工 春末至秋初采收成熟果实，用水煮后，干燥，除去果皮，取出种子，干燥。

性味归经 苦、辛，温。归胃、大肠经。

功效主治 杀虫，消积，行气，利水，截疟。用于绦虫病，蛔虫病，姜片虫病，虫积腹痛，积滞泻痢，里急后重，水肿脚气，疟疾。

用法用量 煎服，3~10克。单用驱杀绦虫、姜片虫时，可用至60~120克，或入丸、散。外用：适量，煎水洗或研末调。

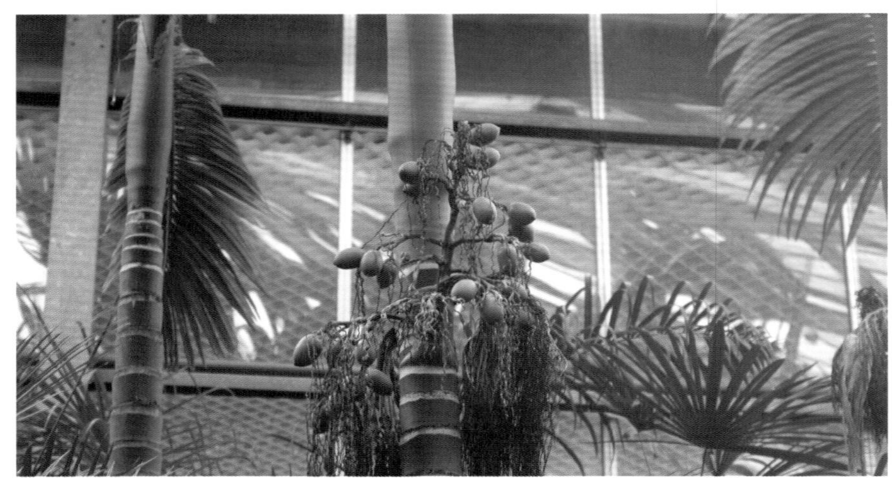

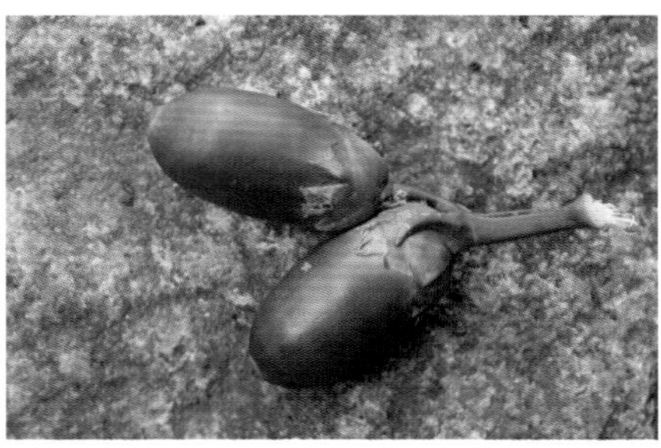

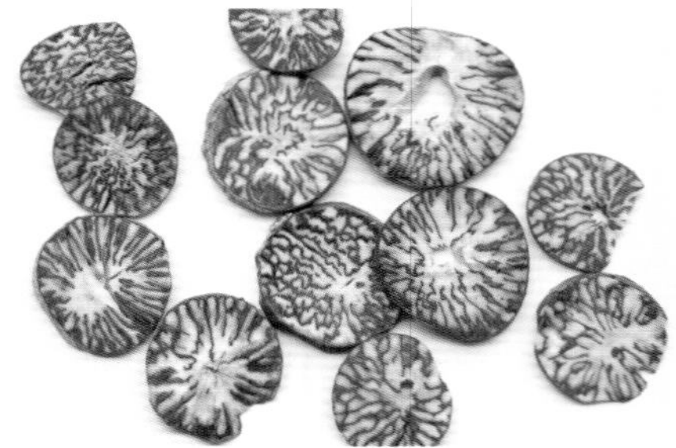

实用指南

精选验方

①**腰痛：**槟榔适量。研为末，酒服5克。②**肠道蛔虫病：**槟榔（炮）25克。研为末，每次10克，以葱、蜜煎汤调服5克。③**小儿营养不良：**槟榔炭、白术、荷叶、贯众各10克，鸡内金、水红花子各15克，党参25克，山药20克，木香、芜荑各7.5克。水煎服，每日1剂，每日3次。④**流行性感冒：**槟榔、黄芩各15克。水煎服。

温馨提示

脾虚便溏或气虚下陷者忌用。

薏苡仁

Yi Yi Ren

别名 薏米、苡仁、薏珠子、回回米、薏仁。

来源 本品为禾本科植物薏苡 *Coix lacryma-jobi* L. var. *mayuen* (Roman.) Stapf 的干燥成熟种仁。

形态特征 一年生草本。秆直立，高1～1.5米，约有10节。叶鞘光滑，上部者短于节间；叶舌质硬，长约1毫米；叶片线状披针形，长达30厘米，宽1.5～3厘米。总状花序，腋生成束，长6～10厘米，直立或下垂，具总柄；雌小穗位于花序的下部，长7～9毫米，外包以念珠状总苞，小穗和总苞等长，能育小穗第一颖下部膜质，上部厚纸质，先端钝，具10数脉；第二颖船形，被包于第一颖内，前端厚纸质，渐尖；第一小花仅具外稃，较颖略短，前端质较厚而渐尖；第二稃稍短于第一外稃，具3脉；内稃与外稃相似而较小；雄蕊3，退化，微小；雌蕊具长花柱，柱头分离，伸出总苞；退化雌小穗2，圆柱状，并列于能育小穗的一侧，顶部突出于总苞；雄小穗常3个着生于一节，其中一个无柄，长6～7毫米，颖革质，第一颖扁平，两侧内折成脊，前端钝，具多条脉；第二颖船形，具多数脉；内含2小花，外稃和内稃都是薄膜质；每小花含雄蕊3；有柄小穗和无柄小穗相似，但较小或更退化。果实成熟时，总苞坚硬具珐琅质，卵形或卵状球形，内包颖果。颖果长约5毫米。花、果期7～10月。

生境分布 生长于河边、溪潭边或阴湿山谷中。全国各地均有栽培。长江以南各地有野生。

采收加工 秋季果实成熟时采割植株，晒干，打下果实，再晒干，除去外壳、黄褐色种皮及杂质，收集种仁。

性味归经 甘、淡，凉。归脾、胃、肺经。

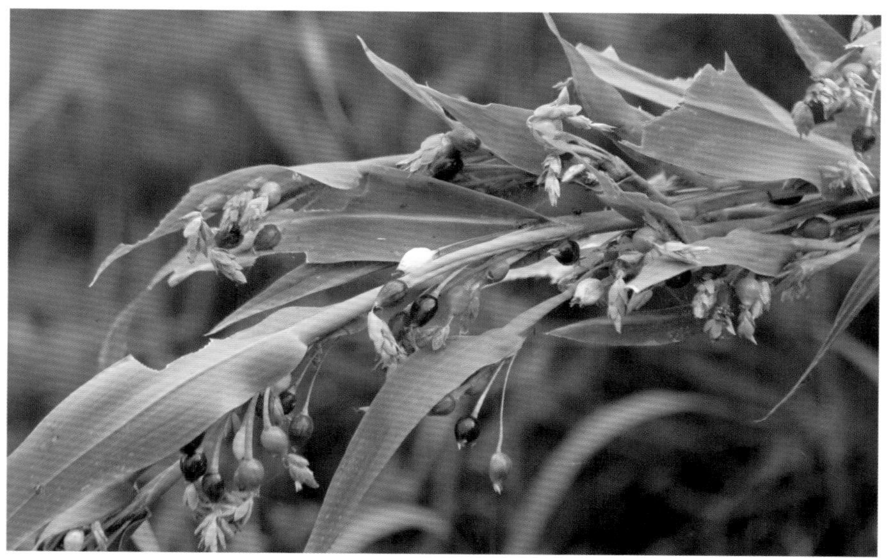

功效主治 健脾止泻，利水渗湿，除痹，排脓，解毒散结。用于水肿，脚气，脾虚泄泻，小便不利，湿痹拘挛，肺痈，肠痈，癌肿，赘疣。

用法用量 煎服，9～30克。药力缓和，用量须大，宜久煎。健脾止泻宜炒用，清热利湿宜生用。可煮粥食用，为食疗佳品。

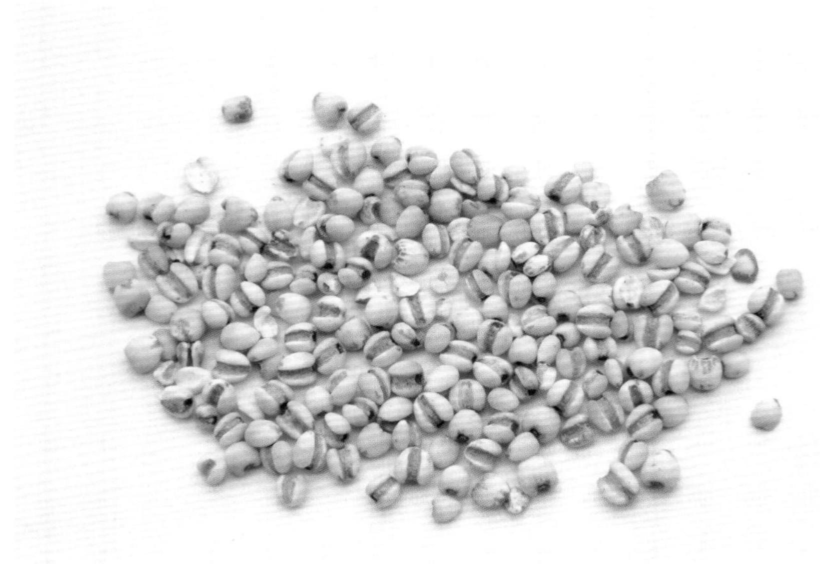

实用指南

精选验方

①**扁平疣**：生薏苡仁末30克，白糖30克。拌匀，每次1匙，开水冲服，每日3次，7～10日为1个疗程。②**尿路结石**：薏苡仁茎、叶、根适量（鲜品约250克，干品减半）。水煎去渣，每日2～3次。③**慢性结肠炎**：薏苡仁500克，山药100克。炒黄研粉，每次2匙，每日2次，温水、红糖水或蜂蜜水冲服。

传统药膳

薏苡仁白糖粥

原料：薏苡仁50克，水、白糖各适量。

制法：薏苡仁加适量水以小火煮成粥，加白糖适量搅匀。

用法：早餐食用。

功效：健脾补肺，清热利湿。

适用：湿热毒邪变遏肌肤型扁平疣、青春痘痞等。

温馨提示

津液不足者慎用。

栀子 Zhi Zi

别名 木丹、枝子、黄栀子、山栀子。
来源 本品为茜草科植物栀子 *Gardenia jasminoides* Ellis 的干燥成熟果实。

形态特征 常绿灌木。叶对生或3叶轮生；托叶膜质，联合呈筒状。叶片革质，椭圆形、倒卵形至广倒披针形，全缘，表面深绿色，有光泽。花单生于枝顶或叶腋，白色，香气浓郁；花萼绿色。圆筒形，有棱，花瓣卷旋，下部联合呈圆柱形，上部5～6裂；雄蕊通常6；子房下位，1室。浆果，壶状，倒卵形或椭圆形，肉质或革质，金黄色，有翅状纵棱5～8。

生境分布 生长于山坡、路旁，南方各地有野生。全国大部分地区有栽培。

采收加工 9～11月果实成熟呈红黄色时采收，除去果梗及杂质，蒸至上汽或置沸水中略烫，取出，干燥。

性味归经 苦，寒。归心、肺、三焦经。

功效主治 泻火除烦，清热利湿，凉血解毒；外用消肿止痛。用于热病心烦，湿热黄疸，淋证涩痛，血热吐衄，目赤肿痛，火毒疮疡；外治扭挫伤痛。

用法用量 煎服，6～10克。外用：生品适量，研末调敷。

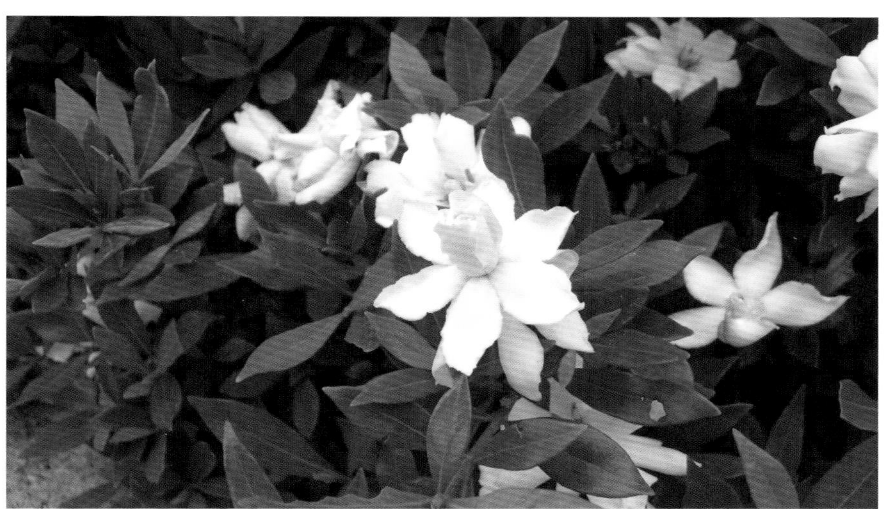

实用指南

精选验方

①**小便不通**：栀子27枚，盐少许，独头大蒜1枚。上捣烂，摊纸花上贴脐，或涂阴囊上，良久即通。②**急性胰腺炎**：栀子、牡丹皮、木香、厚朴、延胡索各25克，大黄、赤芍各40克，芒硝15克。取上方药用水800毫升，煎取药汁约500毫升，轻者每日1剂，分2次服。③**毛囊炎**：栀子粉、穿心莲粉各15克，冰片2克，凡士林100克。调匀外涂，每日2次。④**结节性红斑**：栀子粉20克，赤芍粉10克，凡士林100克。调匀外涂，每日2次。

传统药膳

栀子仁粥

原料：栀子仁3～5克，粳米50～100克。

制法：将栀子仁碾成细末，先煮粳米为稀粥，待粥将熟时，调入栀子末稍煮即可。

用法：每日2次，温热食用。

功效：清热泻火。

适用：急性乳腺炎、急性结膜炎、黄疸型肝炎、肥囊炎等。

连柏栀子酒

原料：栀子30克，黄柏90克，黄连15克，米酒800克。

制法：将上3味药轧成粗末，置锅中，加米酒煎煮数百沸，过滤去渣，装瓶备用。

用法：每次30～50毫升，每日2次。

功效：清热解毒，止血。

适用：口舌生疮、牙龈出血等。

温馨提示

本品苦寒伤胃，脾虚便溏者不宜用。

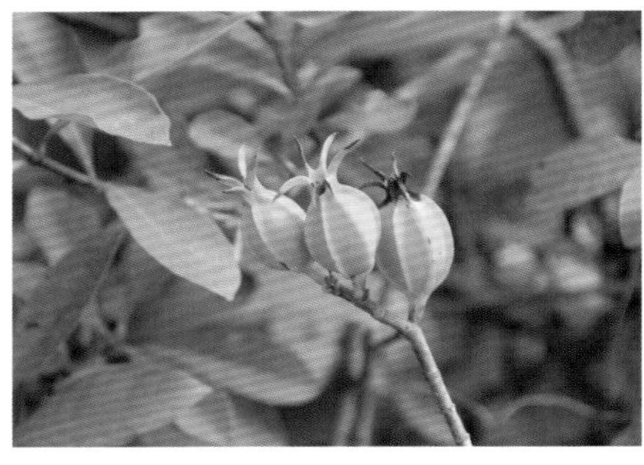

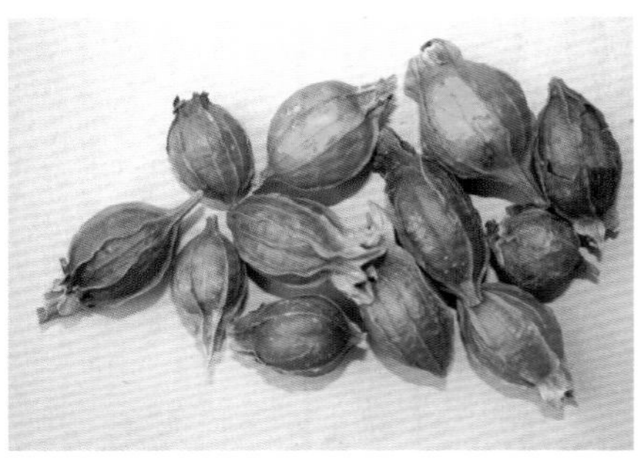

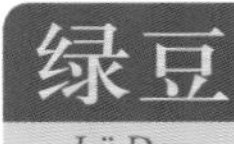

绿豆 Lü Dou

别名 青小豆。

来源 本品为豆科植物绿豆 *Phaseolus radiatus* L. 的干燥种子。

形态特征 一年生直立或顶端微缠绕草本。高约60厘米，被短褐色硬毛。3出复叶，互生；叶柄长9～12厘米；小叶3，叶片阔卵形至菱状卵形，侧生小叶偏斜，长6～10厘米，宽2.5～7.5厘米，先端渐尖，基部圆形、楔形或截形，两面疏被长硬毛；托叶阔卵形，小托叶线形。总状花序腋生，总花梗短于叶柄或近等长；苞片卵形或卵状长椭圆形，被长硬毛；花绿黄色；花萼斜钟状，萼齿4，最下面1齿最长，近无毛；旗瓣肾形，翼瓣有渐窄的爪，龙骨瓣的爪截形，其中一片龙骨瓣有角；雄蕊10，二体；子房无柄，密被长硬毛。荚果圆柱形，长6～8厘米，宽约6毫米，成熟时黑色，疏被褐色长硬毛。种子绿色或暗绿色，长圆形。花期6～7月，果期8月。

生境分布 全国大部分地区均有栽培。

采收加工 秋后种子成熟时采收，簸净杂质，洗净，晒干。打碎入药或研粉用。

性味归经 甘，寒。归心，胃经。

功效主治 清热解毒，消暑，利水。

用法用量 煎服，15～30克。外用：适量。

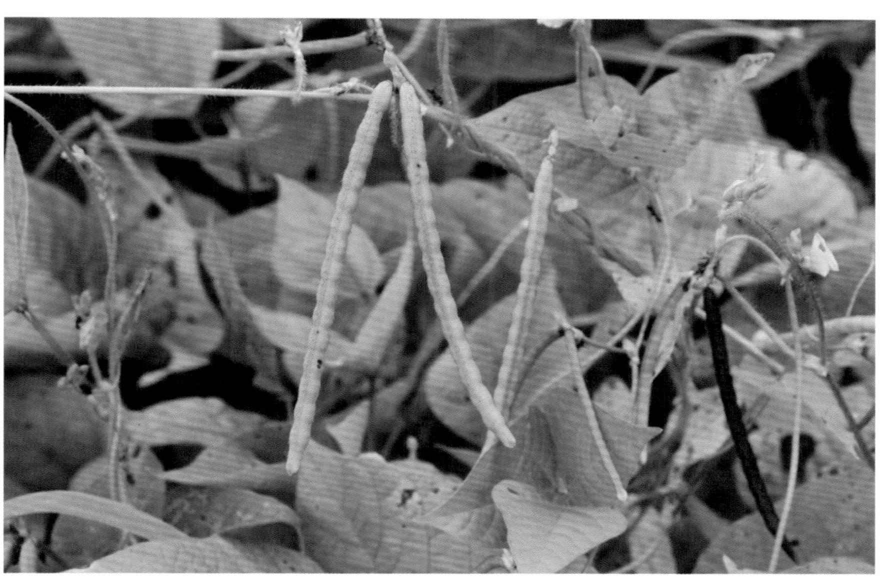

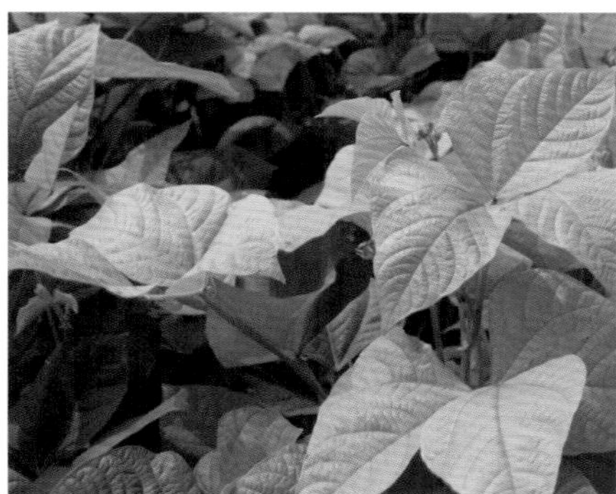

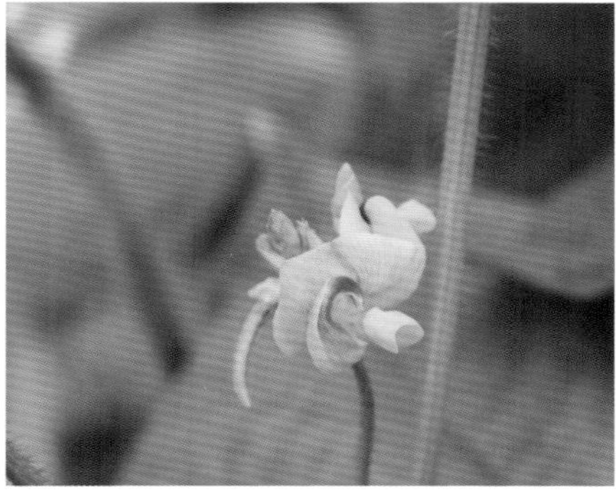

实用指南

精选验方

①**皮肤瘙痒**：绿豆粉适量。炒黄，用香油调匀，外敷患处，每日2～3次。②**皮炎**：绿豆60克，生薏苡仁30克。入沙锅，加水适量煮烂，调入白糖调味，吃豆饮汤，每日2次，连服3～5日。③**上吐下泻**：绿豆、黄花菜、大枣各适量。水煎服，每日3次，每日1剂。

传统药膳

绿豆荷叶粥

原料：绿豆50克，荷叶1张，粳米100克，白糖适量。

制法：首先分别把绿豆、荷叶和粳米洗净；然后先把绿豆放入锅内，倒入适量的水，置于大火上煮，水沸后，改小火继续煮至五成熟时，放入粳米，添加适量的水，改大火煮至水沸，再改小火继续煮，用荷叶当锅盖，盖于粥汤上，煮至米熟豆烂汤稠，加入白糖调味即成。

用法：每日1剂，早、晚各服1次。

功效：清热解毒，祛暑生津

适用：预防和治疗小儿痱子；亦可用作暑季消夏解暑之品。

绿豆甘草茶

原料：绿豆100克，红枣5枚，甘草5克。

制法：先将红枣与甘草放入水中浸泡片刻，红枣去核，甘草切碎备用。绿豆放入沙锅，加水用大火煮熟至烂，然后放入红枣、甘草，继续煮30分钟即成。

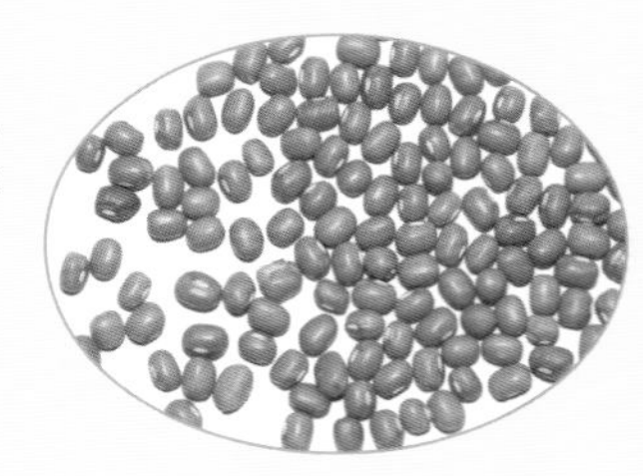

用法：代茶频饮。

功效：滋阴补虚，利水降压。

适用：慢性肾小球肾炎、动脉粥样硬化等。

温馨提示

脾胃虚寒、肠滑泄泻者忌用。

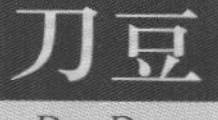

刀豆 Dao Dou

别名 马刀豆、刀豆子、挟剑豆、关刀豆、刀巴豆。

来源 本品为豆科植物刀豆 *Canavalia gladiata* (Jacp.) DC. 的干燥成熟种子。

形态特征 一年生半直立缠绕草本，高60～100厘米。3出复叶互生，小叶阔卵形或卵状长椭圆形。总状花序腋生，花萼唇形，花冠蝶形，淡红紫色，旗瓣圆形，翼瓣狭窄而分离，龙骨瓣弯曲。荚果带形而扁，略弯曲，长可达30厘米，边缘有隆脊。种子椭圆形，红色或褐色。

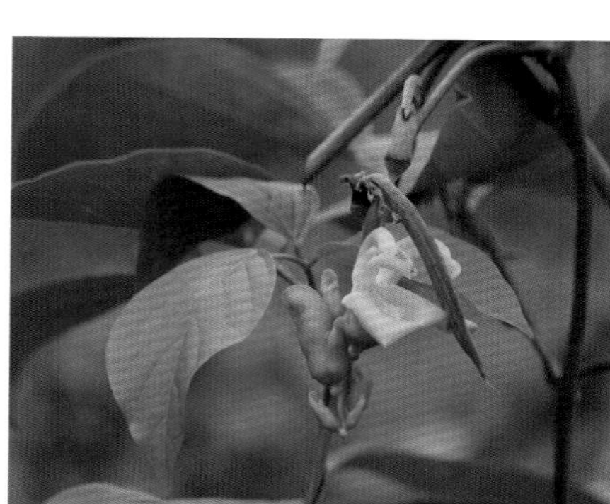

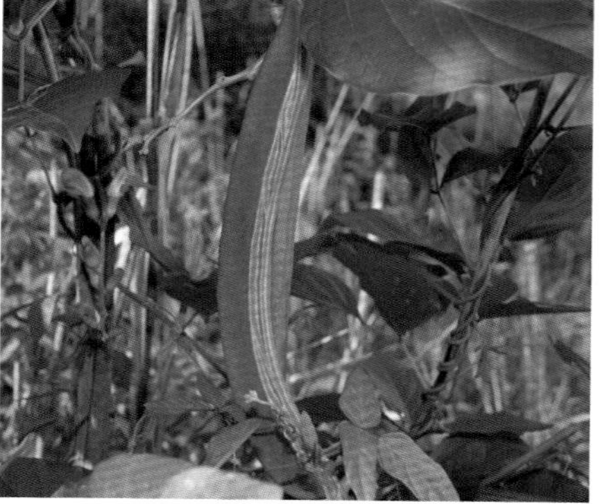

生境分布 生长于排水良好、肥沃疏松的土壤。分布于江苏、湖北、安徽、浙江、广西等地。

采收加工 秋季种子成熟时采收荚果，剥取种子，晒干。生用。

性味归经 甘，温。归胃、肾经。

功效主治 温中，下气，止呃。用于虚寒呃逆，呕吐。

用法用量 煎服，6～9克。

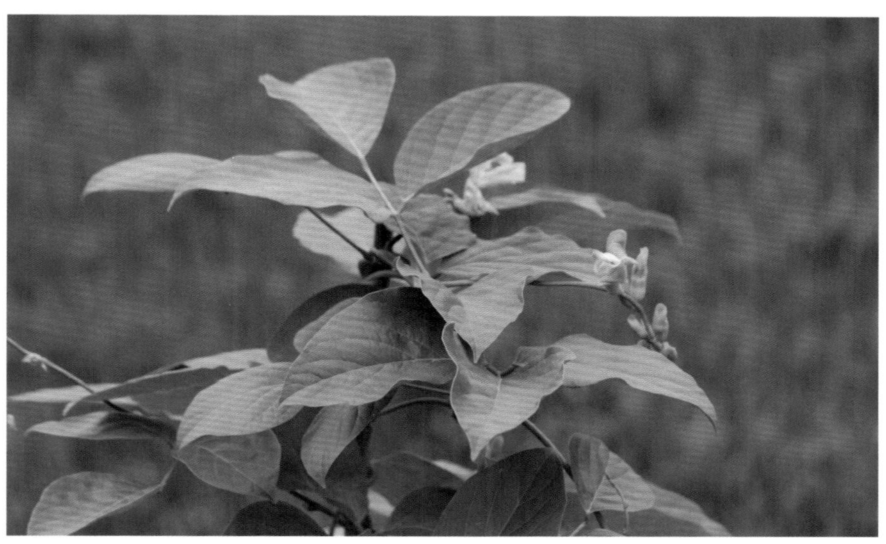

实用指南

精选验方

①**食滞胃脘致呃逆：**刀豆适量。煮食。②**颈部淋巴结结核（鼠疮）初起：**用鲜刀豆荚20克，鸡蛋1个，黄酒适量。加水煎服。③**久痢、久泻：**嫩刀豆120克。蒸熟，蘸白糖细细嚼食。④**小儿小肠疝气：**刀豆适量。炒干研粉，每次6克，开水送服；若用红糖生姜汤送服，每日3次，可治喘咳。⑤**老年腰痛：**刀豆壳7个。烧炭存性研末，拌糯米饭，每日1剂，分2次服。

传统药膳

刀豆粥

原料：刀豆、水发香菇各50克，猪腰子100克，胡椒粉、味精、料酒、姜末、葱、盐各适量，籼米200克，小麻油20毫升。

制法：先将籼米淘洗干净，在锅内加入适量开水，小火煮熬，再将猪腰子、水发香菇切成小丁，然后将小麻油下锅，烧热后加入刀豆子、猪腰子、香菇一起翻炒，再依次加入料酒、盐、葱、姜末、胡椒粉、味精拌炒入味，待籼米煮成粥时，将其加入粥内，稍煮片刻即可。

用法：早餐食用。

功效：温中补脾，滋肾壮腰。

适用：肾虚腰痛、中寒呃逆。

清炒刀豆子

原料：鲜刀豆250克，姜1片，葱1根。

制法：将刀豆洗净；葱（去须）洗净，切段；姜洗净，切丝。起油锅放姜丝、刀豆略炒几下，放盐、葱略炒，豆熟即可。

用法：随量食用，或佐膳。

功效：温中健脾，补肾纳气。

适用：可做放射治疗、化学治疗的辅助治疗。

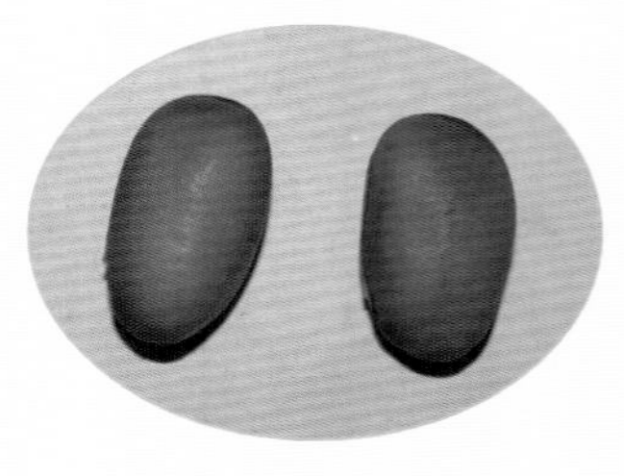

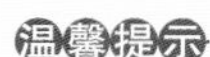

温馨提示

胃热盛者慎服。

王不留行

Wang Bu Liu Xing

别名 奶米、大麦牛、不母留、王母牛。

来源 本品为石竹科植物麦蓝菜 *Vaccaria segetalis* (Neck.) Garcke 的干燥成熟种子。

形态特征 一年或二年生草本，高30～70厘米，全株无毛。茎直立，节略膨大。叶对生，卵状椭圆形至卵状披针形，基部稍连合抱茎，无柄。聚伞花序顶生，下有鳞状苞片2；花瓣粉红色，倒卵形，先端具不整齐小齿，基部具长爪。蒴果卵形，包于宿萼内，成熟后先端十字开裂。

生境分布 生长于山地、路旁及田间。全国各地均产，分布于江苏、河北、山东、辽宁、黑龙江等地，以产于河北邢台者质优。多为野生，亦有栽培。

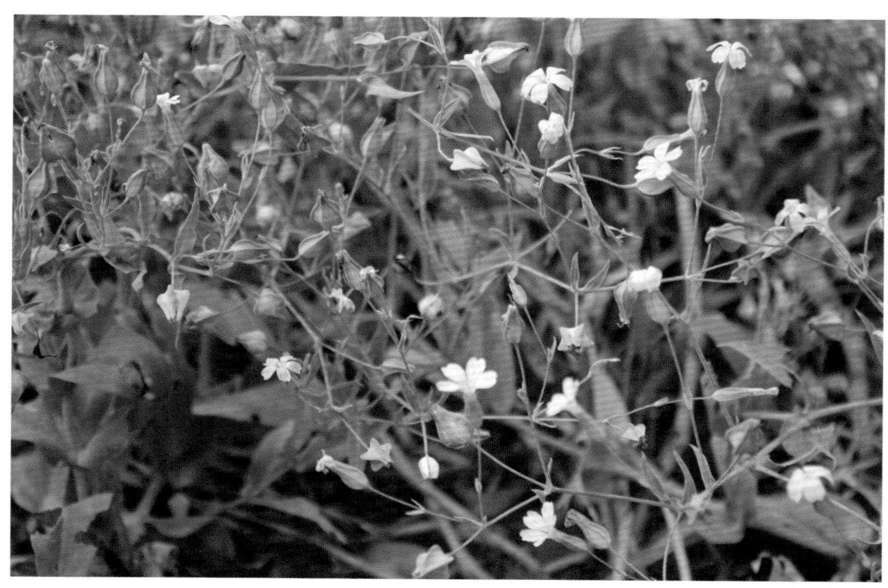

采收加工 夏季果实成熟、果皮尚未开裂时采割植株，晒干，打下种子，除去杂质，晒干生用或炒用。

性味归经 苦，平。归肝、胃经。

功效主治 活血通经，下乳消肿，利尿通淋。用于经闭，痛经，乳汁不下，乳痈肿痛，淋证涩痛。

用法用量 煎服，5～10克。外用：适量。

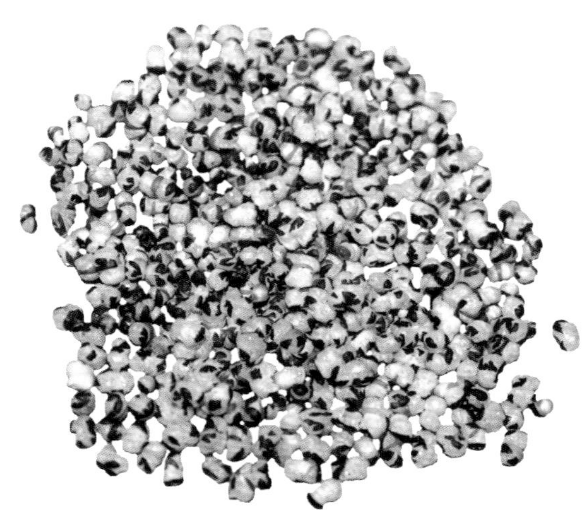

实用指南

精选验方

①**急性乳腺炎：**王不留行25克，蒲公英50克。水煎服，每日1剂，每日2次。②**血栓性脉管炎：**王不留行、茯苓、茜草、丹参各12克，黄柏、地鳖各6克，木瓜、清风藤、川牛膝各9克，薏苡仁20克。水煎服，每日1剂，每日2次。③**鹅掌风：**王不留行、苦参、白芷、茅苍术各12克。与猪油适量，共研为细面，猪油细水熬去渣，与药面混合一起，涂于患处，用手摩擦，再以微火烤之。④**产后缺乳：**王不留行15克，猪蹄1只，穿山甲9克，通草10克。加适量水炖服。

传统药膳

王不留行黑豆汁

原料：王不留行15克，黑豆60克，红糖适量。

制法：取王不留行焙干研粉备用。黑豆加水煮汁，调入王不留行粉及红糖，略煮即可。

用法：每日2次，连服10～15日。

功效：活血利水，祛风止痛。

适用：乳腺癌疼痛症状较明显的患者。

温馨提示

孕妇慎用。

覆盆子
Fu Pen Zi

别名 翁扭、覆盆、种田泡、小托盘、牛奶母。
来源 本品为蔷薇科植物华东覆盆子 *Rubus chingii* Hu 的未成熟果实。

形态特征 落叶灌木，高2～3米，幼枝有少数倒刺。单叶互生，掌状5裂，中裂片菱状卵形，边缘有重锯齿，两面脉上被白色短柔毛，叶柄细长，散生细刺。花单生于叶腋，白色或黄白色，具长梗；花萼卵状长圆形，内外均被毛；花瓣近圆形；雌雄蕊多数，生于凸起的花托上。聚合果球形，红色。

生境分布 生长于向阳山坡、路旁、林边及灌木丛中。主产于浙江、福建等地。

采收加工 夏初果实尚青时采收。沸水略烫。晒干生用。

性味归经 甘、酸，温。归肝、肾、膀胱经。

功效主治 益肾固精缩尿，养肝明目。用于遗精滑精，遗尿尿频，阳痿早泄，目暗昏花。

用法用量 煎服，6～12克。

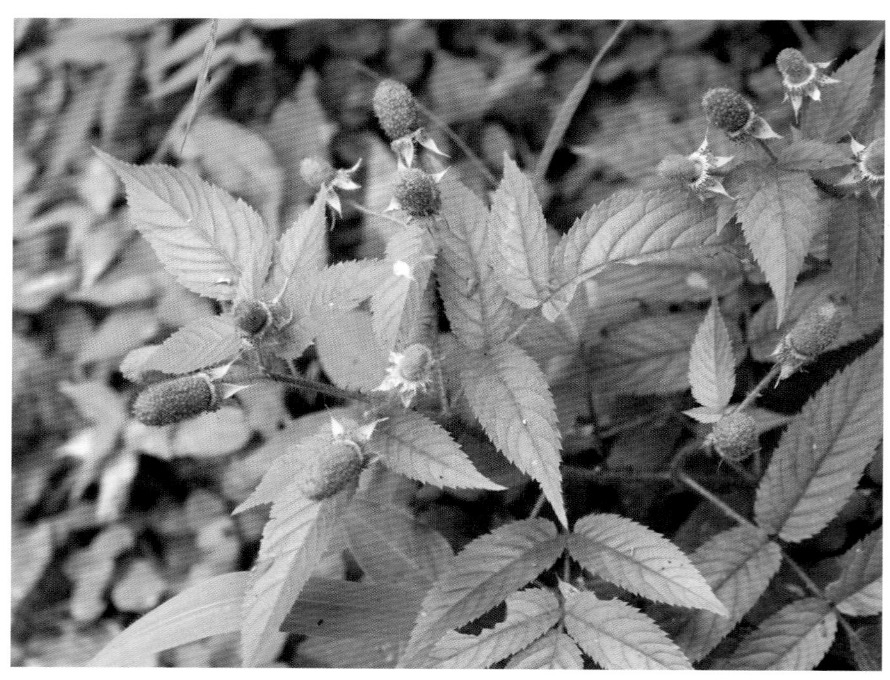

实用指南

精选验方

①乌发：鲜覆盆子适量。榨取汁涂发即可。②阳痿：覆盆子适量。煎汤取汁服用。③肺虚寒：覆盆子适量。取汁作煎为果，仍少加蜜，或熬为稀汤，点服。④遗精：覆盆子15克，绿茶适量。泡饮。

传统药膳

覆盆益智炖猪肚

原料：覆盆子、益智各15克，猪小肚100克，盐适量。

制法：用盐将猪小肚内外壁加水洗净、切块，与覆盆子、益智同入大沙锅内，加适量清水。旺火煮沸，打去浮沫，改用小火煮至小肚烂熟即可。

用法：饮汤吃肚，每日2次，1日内服完，连服1周。

功效：补肾缩尿。

适用：老、幼肾虚的失固，多尿或尿不禁。

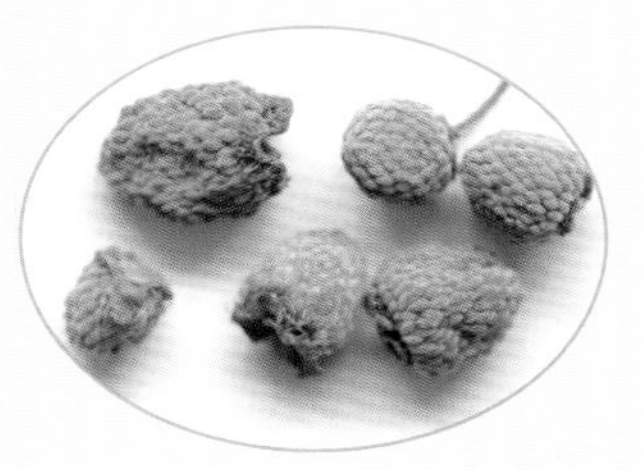

诃子

He Zi

别名 诃梨、诃黎、随风子、诃黎勒。

来源 本品为使君子科植物诃子 *Terminalia chebula* Retz. 的干燥成熟果实。

形态特征 落叶乔木，新枝绿色，被褐色短柔毛。单叶互生或近对生，革质，椭圆形或卵形，全缘，叶基两边各有1枚腺体。圆锥花序顶生，由数个穗状花序组成；花小，两性，无柄，淡黄色，花萼杯状。核果，倒卵形或椭圆形，无毛，干时有5纵棱，呈黑褐色。

生境分布 生长于疏林中或阳坡林缘。分布于云南及广东、广西等地。

采收加工 秋、冬两季采取，晒干，生用或煨用。若用果肉，则去核。

性味归经 苦、酸、涩，平。归肺、大肠经。

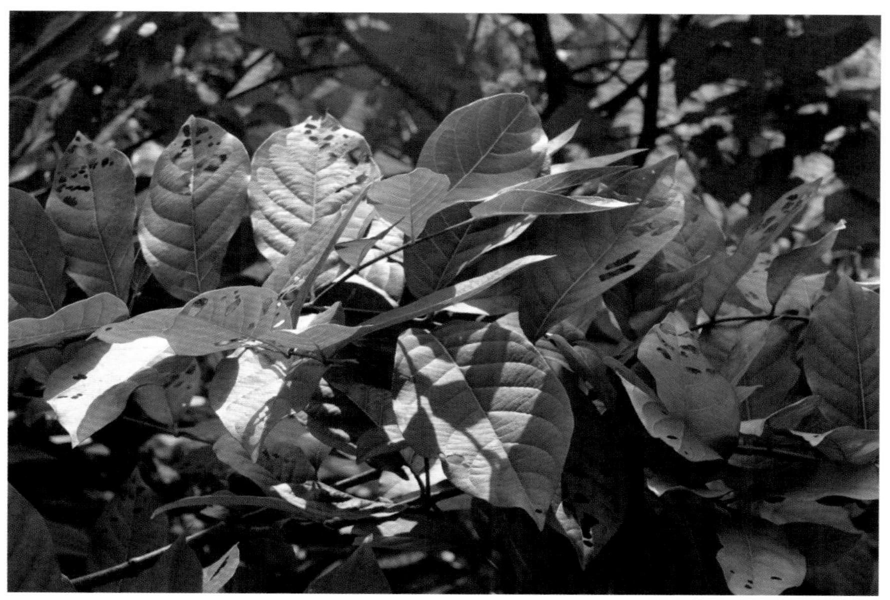

功效主治 涩肠止泻，敛肺止咳，降火利咽。用于久泻久痢，便血脱肛，肺虚喘咳，久嗽不止，咽痛音哑。

用法用量 煎服，3～10克。涩肠止泻宜煨用，敛肺清热、利咽开音宜生用。

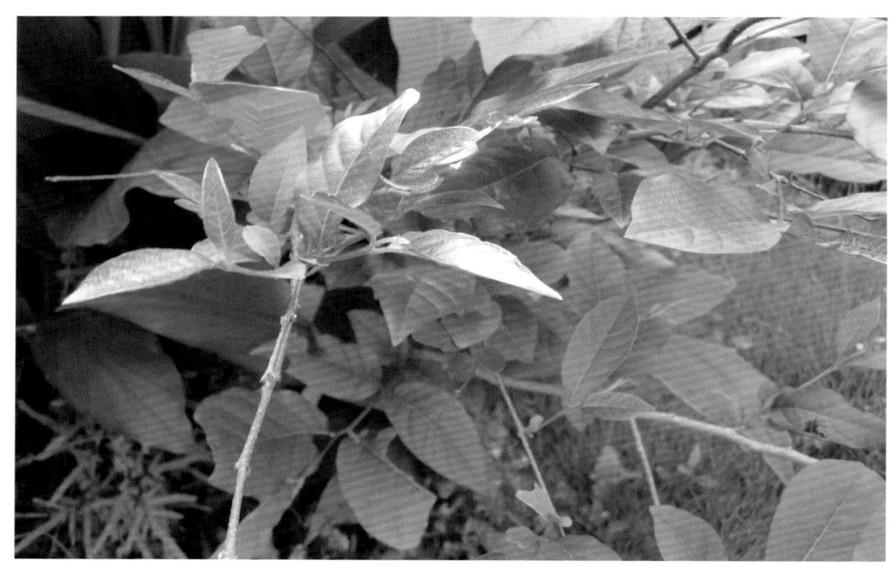

实用指南

精选验方

①**大叶性肺炎**：诃子、瓜蒌各15克，百部9克。为1日量，水煎服，每日2次。②**风寒引起的腰膀痛**：诃子30克，草乌15克，荜茇10克。研细，每次服4克，每日3次。③**急、慢性湿疹**：诃子10克。打烂，加水1500毫升，小火煎至500毫升，再加米醋500毫升，煮沸即可；取药液浸渍或湿敷患处，每次30分钟，每日3次，每日1剂，重复使用时须再煮沸。④**失音**：诃子肉12克，桔梗15克，甘草5克，射干10克。桔梗一半炒一半生用，甘草一半炒一半生用，诃子肉一半煨一半生用，合射干共水煎服。

传统药膳

诃黎勒粥

原料：诃子皮15克，生姜30克，粳米60克。

制法：以水1500毫升，煎诃子皮、生姜，取汁1000毫升，去渣，下米煮粥。

用法：不计时候食用。

功效：止霍乱。

适用：霍乱不止、心胸烦闷。

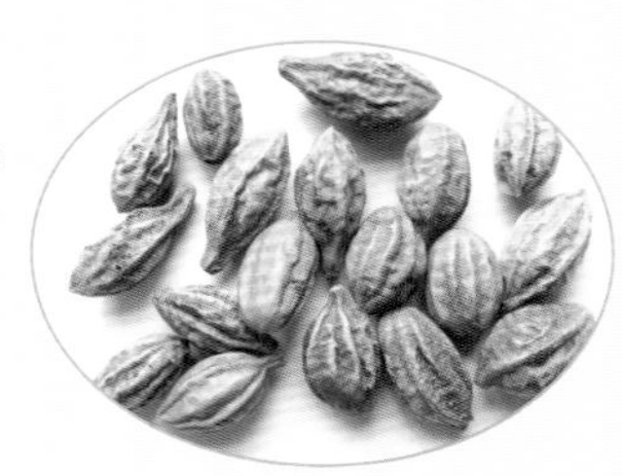

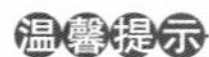

温馨提示

凡外有表邪、内有湿热积滞者忌用。

枳椇子

Zhi Ju Zi

别名 木饴、木蜜、鸡距子。

来源 本品为鼠李科植物枳椇 *Hovenia dulcis* Thunb. 带有肉质果柄的果实或种子。

形态特征 落叶乔木，高达10米，小枝红褐色。叶互生，广卵形，长8～15厘米，宽6～10厘米，先端尖或长尖，基部圆形或心脏形，边缘具锯齿，两面均无毛，或下面沿主脉及侧脉有细毛，基出3主脉，淡红色；叶柄具锈色细毛。聚伞花序腋生或顶生；花杂性，绿色，花梗长；萼片5，近卵状三角形；花瓣5，倒卵形，先端平截，中微凹，两侧卷起；雄花有雄蕊5，花丝细，有退化子房；两性花有雄蕊5，雌蕊1，子房3室，每室1胚珠，花柱3裂。果实为圆形或广椭圆形，灰褐色；果梗肉质肥大，红褐色，无毛，成熟后味甘可食。种子扁圆，红褐色。花期6月，果期10月。

生境分布 野生或栽培。分布于陕西、广东、湖北、浙江、江苏、安徽、福建等地。

采收加工 10～11月果实成熟时采收。将果实连果柄摘下，晒干，或碾碎果壳，筛出种子，除去杂质，晒干，生用。

性味归经 甘、酸，平。归脾经。

功效主治 利水消肿，解酒毒。

用法用量 煎服，10～15克。

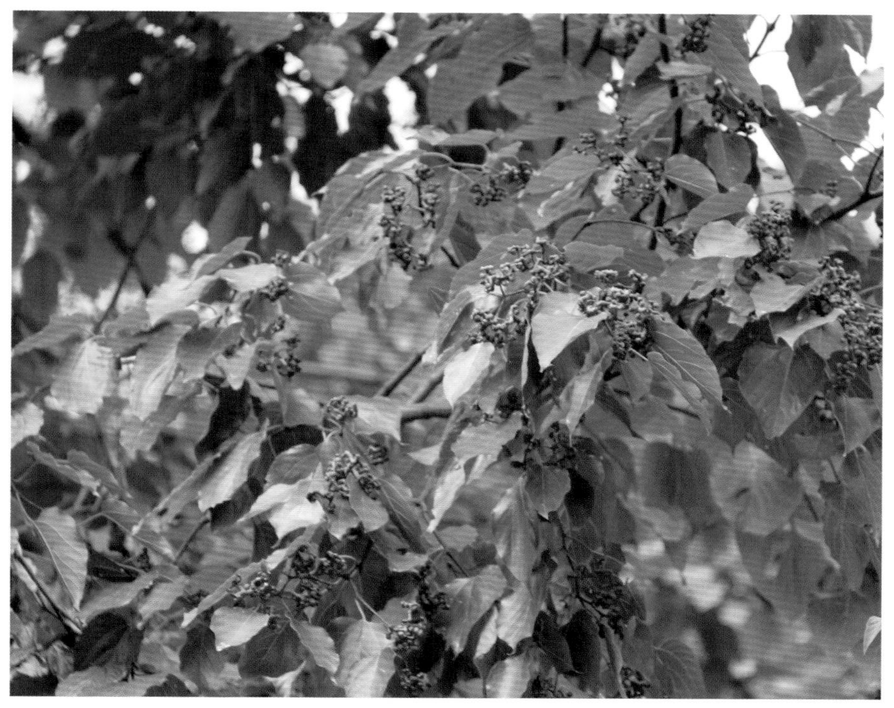

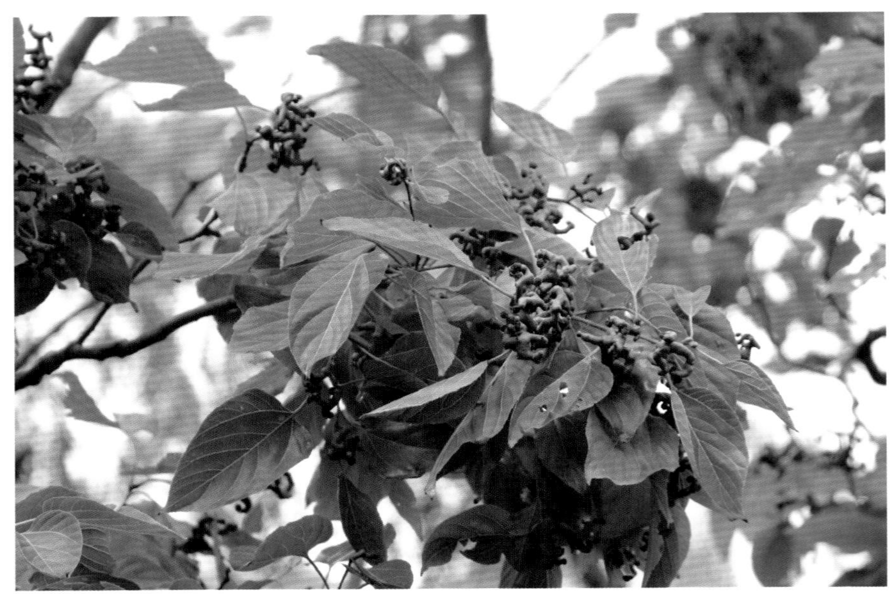

实用指南

精选验方

①酒醉呕吐：枳椇子9克。煎水顿服。②手足搐搦：枳椇子、四匹瓦、蛇莓各9克。水煎服。③小儿黄瘦：枳椇子50克。水煎服。

传统药膳

枳椇粥

原料：枳椇子10～15克，粳米50～100克。

制法：先用枳椇子煎取浓汁，去渣，入粳米煮稀粥。

用法：饮酒过量，可空腹顿服。对于长期饮酒之人，随时间断服用，可解酒毒。

功效：除烦渴，解酒毒。

适用：醉酒、烦热、口渴。

枳椇子甘蔗煲猪心肺

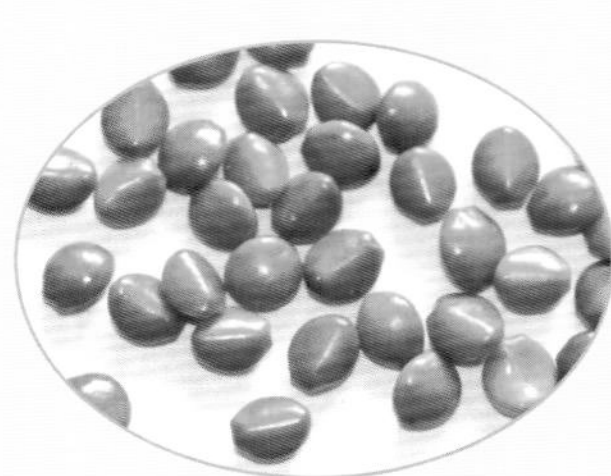

原料：枳椇子30克，甘蔗500克，猪心150克，猪肺100克。

制法：先将上几种材料清洗干净，甘蔗切成小段，劈开，猪心、猪肺洗净切成小块，加清水适量煮熟即可。

用法：喝汤食肺。

功效：补中益气，生津润燥，补肺养血。

适用：肺结核咳嗽痰中带血、小儿疳疮黄瘦、秋冬肺燥咳嗽等。

温馨提示

脾胃虚寒者忌食。

胡芦巴

Hu Lu Ba

别名 苦豆、胡巴、季豆、芦巴、葫芦巴、香豆子、芦巴子。

来源 本品为豆科植物胡芦巴 *Trigonella foenum-graecum* L. 的成熟种子。

形态特征 一年生草本，高40～50厘米。茎丛生，几光滑或被稀疏柔毛。3出复叶，小叶卵状长卵圆形或宽披针形，长1.2～3厘米，宽1～1.5厘米，近先端有锯齿，两面均被稀疏柔毛，小叶柄长1～2毫米，总柄长6～12毫米；托叶与叶柄连合，狭卵形，先端急尖。花无梗，1～2朵腋生：花萼筒状，萼齿5，披针形，比花冠短一半，外被长柔毛；花冠蝶形，初为白色，后渐变淡黄色，基部微带紫晕，旗瓣长圆形，先端具缺刻，基部尖楔形，龙骨瓣偏匙形，长仅为旗瓣的1/3，翼瓣耳形，雄蕊10，二体；子房无柄，柱头顶生。荚果细长圆筒状，长6～11厘米，宽0.5厘米左右，被柔毛，并具网脉，先端有长尖。种子棕色，长约4毫米。花期4～6月，果期7～8月。

生境分布 均为栽培品种。分布于河南、四川等地。

采收加工 夏、秋两季种子成熟时割取植株，晒干，打下种子。盐水炙或捣碎用。

性味归经 苦，温。归肾经。

功效主治 温肾助阳，祛寒止痛。用于肾阳不足，下元虚冷，小腹冷痛，寒疝腹痛，寒湿脚气。

用法用量 煎服，5～10克；或入丸、散。

实用指南

精选验方

①**盆腔炎：**胡芦巴、荔枝核、橘核、延胡索、小茴香、川楝子、五灵脂、乌药、制香附各9克。水煎服，每日1剂，分早、晚2次服。②**精原细胞瘤：**胡芦巴、棉花根各30克，补骨脂15克，小茴香6克。水煎服。③**肾阳不足、寒湿气滞之胁胀腹痛：**胡芦巴9克，附子6克，香附12克。水煎服。④**疝气、睾丸冷痛：**胡芦巴、小茴香各适量。炒研细末，每次6克，黄酒冲服。

传统药膳

胡芦巴羊肉汤

原料：胡芦巴30克，羊肉100克，苹果5个。

制法：将羊肉洗净切条，与2药同入锅内，加适量水，少许盐，煮成汤。

用法：食肉饮汤，1次食用。

功效：温肾阳，添精血，逐寒湿。

适用：寒疝腹痛、足膝疼痛、脚气等。

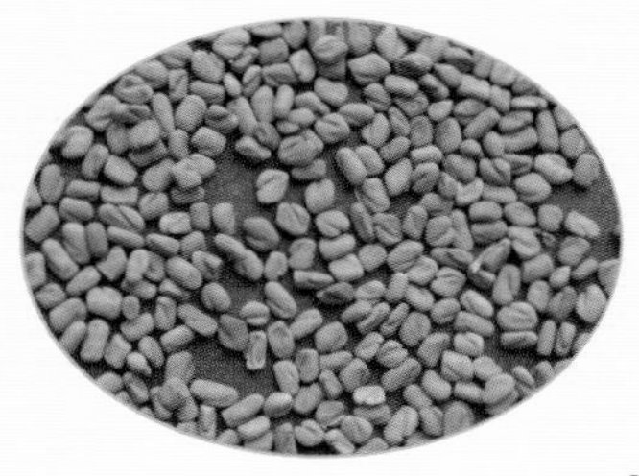

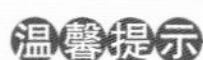

温馨提示

阴虚火旺者忌用。

大枣

Da Zao

别名 干枣、红枣、美枣、小枣。

来源 本品为鼠李科植物枣 *Ziziphus jujuba* Mill. 的干燥成熟果实。

形态特征 灌木或小乔木，高达10米。小叶有成对的针刺，嫩枝有微细毛。叶互生，椭圆状卵形或卵状披针形，先端稍钝，基部偏斜，边缘有细锯齿，基出3脉。花较小，淡黄绿色，2～3朵集成腋生的聚伞花序。核果卵形至长圆形，熟时深红色。

生境分布 生长于海拔1700米以下的山区、丘陵或平原，全国各地均有栽培，分布于河南、河北、山东、山西、陕西、甘肃、内蒙古等地。

采收加工 秋季果实成熟时采收，晒干，生用。

性味归经 甘，温。归脾、胃、心经。

功效主治 补中益气，养血安神。用于脾虚食少，乏力便溏，妇女脏躁。

用法用量 劈破煎服，6～15克。

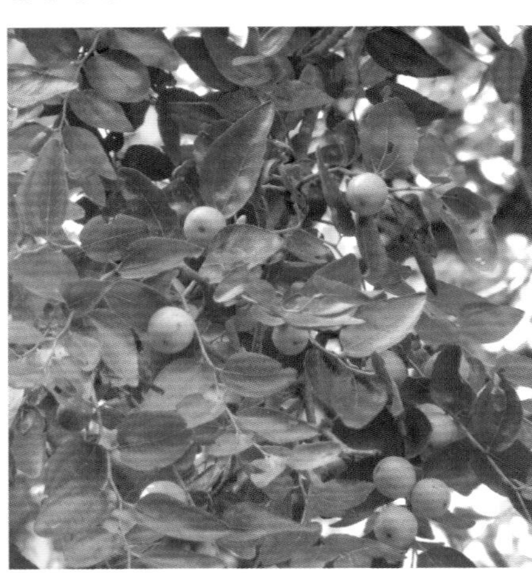

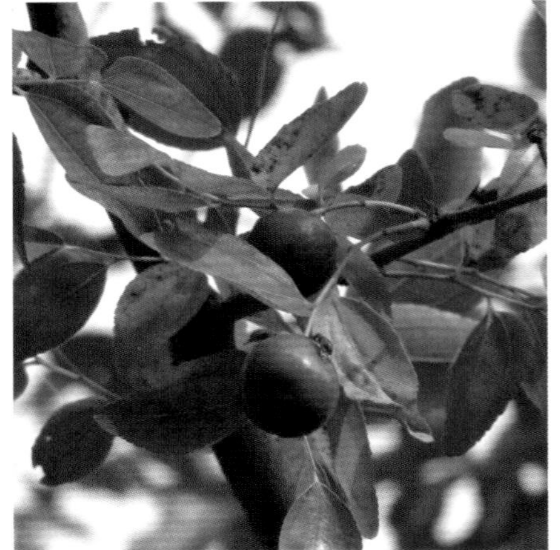

实用指南

精选验方

①**无痛尿血：**大枣60～120克。水煎代茶饮。②**小儿过敏性紫癜：**大枣500克，每日煮食。分5次食完。③**心悸血虚：**大枣15克、猪心1个。猪心带血破开，加大枣及水煮食。④**自汗、盗汗：**大枣、乌梅各10枚，或加桑叶10克，浮小麦15克。水煎服。⑤**慢性疾病或大病后身体虚弱：**大枣、花生各30克，羊肉100克，调料少许。水煎服。⑥**神经衰弱、心悸健忘、疲倦无力、精神委靡：**大枣20枚，龙眼肉10克，莲子50克，白糖少许。水煎服。⑦**腹股沟疝：**大枣200克。每个枣肉包橘核6粒，焙干，研成细末；每次15克，早、晚空腹黄酒送服。⑧**中老年人低血压：**大枣20枚，太子参、莲子各10克，山药30克，薏苡仁20克，大米50克。煮粥食用。⑨**腹泻：**大枣10枚，薏苡仁20克，干姜3片，山药、糯米各30克，红糖15克。共煮粥服食。⑩**贫血：**大枣、绿豆各50克。同煮，加红糖适量服用，每日1次。

传统药膳

大枣粥

原料：大枣10～15枚，粳米100克。

制法：将上2种原料加适量水，一起煮粥。

用法：早餐食用。

功能：补气血，健脾胃。

适用：胃虚食少、脾虚便溏、气血不足以及血小板减少、贫血、慢性肝炎、营养不良等。

红枣炖兔肉

原料：大枣20枚，兔肉200克。

制法：选色红、肉质厚实的大枣，洗净备用。将兔肉洗净，切块，与大枣一起放沙锅内，隔水炖熟，即可服用；也可调味服用。

用法：每日1次，每次吃兔肉100克。

功效：健脾益气，补血壮体。

适用：脾虚气弱、病后体虚、过敏性紫癜等。

温馨提示

有研究证明，破开枣的总煎出物约相当于枣煎出物的7倍，所以宜劈开煎服。也可去皮核，捣烂为丸服。味甘助湿生痰蕴热，令人中满，故湿盛脘腹胀满者忌用。实热、湿热、痰热诸疾均不宜用。

松子仁

Song Zi Ren

别名 松子、红果松、海松子、麻罗松子。

来源 本品为松科植物红松 *Pinus koraiensis* Sieb. et Zucc 的种仁。

形态特征 常绿针叶乔木。幼树树皮灰红褐色，皮沟不深，近平滑，鳞状开裂，内皮浅驼色，裂缝呈红褐色，大树树干上部常分叉。心边材区分明显，边材浅驼色带黄白，常见青皮；心材黄褐色微带肉红，故有“红松”之称。枝近平展，树冠圆锥形，冬芽淡红褐色，圆柱状卵形。针叶5针一束，长6～12厘米，粗硬，树脂道3，叶鞘早落，球果圆锥状卵形，长9～14厘米，径6～8厘米，种子大，倒卵状三角形。花期6月，球果翌年9～10月成熟。

生境分布 生长于湿润的缓山坡或排水良好的平坦地，多与阔叶树成混交林。分布于东北。

采收加工 于果实成熟后采收，晒干，去硬壳取出种子。

性味归经 甘，温。归肺、肝、大肠经。

功效主治 润肠通便，润肺止咳。

用法用量 煎服，5～10克；或入膏、丸。

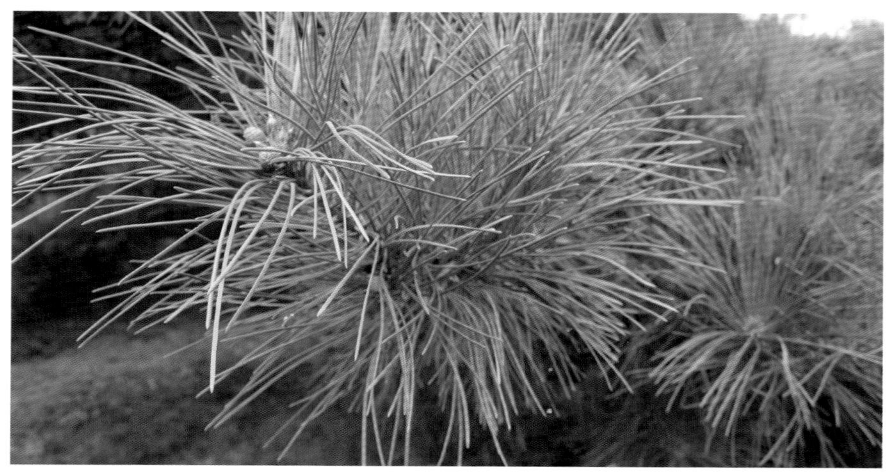

实用指南

精选验方

①**老年人体虚便秘：**松子仁15克。每日早、晚各服1次。②**风湿性关节炎：**松子仁10～15克，当归、桂枝、羌活各6克。加黄酒和水等量合煎，每日1剂，分2次服。③**老年慢性支气管炎、咳嗽气喘：**松子仁90克。水煎去渣，每日2～3次温服。④**肺肾亏虚、久咳不止、腰膝酸软、头晕目眩：**松子仁200克，蜂蜜200毫升，黑芝麻、核桃仁各100克，黄酒500毫升。将松子仁、黑芝麻、核桃仁同捣成膏状，入沙锅中，加入黄酒，小火煮沸约10分钟，倒入蜂蜜，搅拌均匀，继续熬煮收膏，冷却装瓶备用；每日2次，每次服食1汤匙，温开水送服。

传统药膳

松子粳米粥

原料：松子仁、粳米各50克，蜂蜜10毫升。

制法：将松子碾碎，与粳米一同放入锅中熬煮成粥，出锅前调入蜂蜜，搅拌均匀即可。

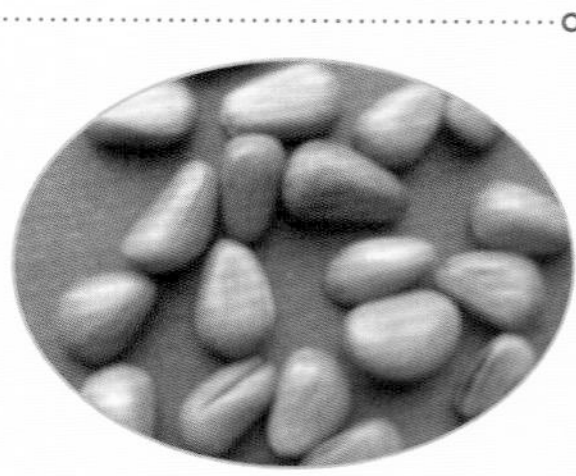

用法：每日早、晚餐食用。

功效：滋阴润燥，增强体质。

适用：中老年人早衰、头晕目眩、咳嗽及便秘等。

松仁玉米

原料：松子仁100克，玉米粒200克，盐、味精各1克，白糖3克，油15毫升。

制法：锅内倒入油，油热后放入松子仁、玉米粒迅速地翻炒，然后调入白糖、盐、味精搅拌均匀即可。

用法：佐餐食用。

功效：开胃健脾，滋阴润燥。

适用：便秘、咳嗽、失眠、遗精、早泄等。

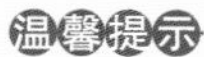

温馨提示

脾虚便溏、湿痰者禁用。

葶苈子

Ting Li Zi

别名 丁历、大适、大室、辣辣菜、北葶苈子、甜葶苈子。

来源 本品为十字花科植物独行菜 *Lepidium apetalum* Willd. 或播娘蒿 *Descurainia sophia* (L.) Webb. ex Prantl 的干燥成熟种子。

形态特征 独行菜：一年或二年生矮小草本，高5～30厘米。叶不分裂，基部有耳，边缘有稀疏齿状缺裂。总状花序长，花小。角果卵状椭圆形，扁平，成熟时自中央开裂，假隔膜薄膜质。

播娘蒿：一年或二年生草本，高30～70厘米，全体灰白色而被叉状或分歧柔毛。茎上部多分枝，较柔细。叶互生；2～3回羽状分裂，最终的裂片狭线形，先端渐尖；在茎下部的叶有柄，渐向上则渐短或近于无柄。总状花序顶生，果序时特别伸长；花小；萼4，十字形排列，线形，先端渐尖，易早脱；花瓣4，黄色，匙形，较花萼稍长，先端微凹，基部渐狭而呈线状；雄蕊6，四强，均伸出于花瓣外，花丝扁平；子房圆柱形，2室，柱头呈扁压头状。长角果，线形，长2～3厘米，宽约1毫米。种子小，卵状扁平，褐色。花期4～6月，果期5～7月。

生境分布 生长于路旁、沟边或山坡、田野。前者称“北葶苈”，分布于河北、辽宁、内蒙古、吉林等地；后者称“南葶苈”，分布于江苏、山东、安徽、浙江等地。

采收加工 夏季果实成熟时采割植株，晒干，搓出种子，除去杂质，生用或炒用。

性味归经 辛、苦，大寒。归肺、膀胱经。

功效主治 泻肺平喘，利水消肿。用于痰涎壅肺，喘咳痰多，胸胁胀满，不得平卧，胸腹水肿，小便不利。

用法用量 煎服，包煎，3～10克。

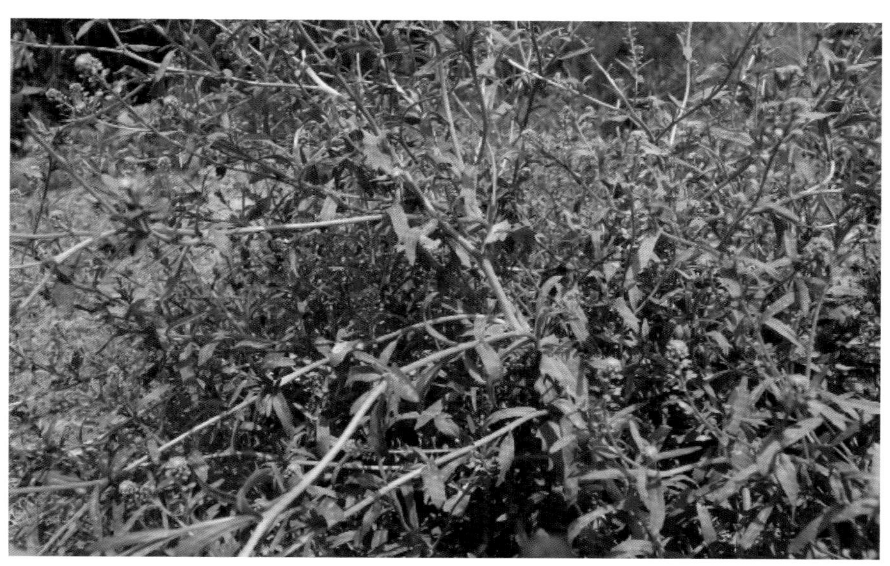

精选验方

①**毛细支气管炎：**葶苈子、紫苏子各5克，白果、麻黄、款冬花、半夏各4克，桑皮、黄芩、杏仁各3克，甘草2克。先煎麻黄，后纳诸药，每剂连煎2次，药汁混匀，每日1剂，少量多次服用。②**心力衰竭：**葶苈子6～10克。水煎，餐后分3次服；或葶苈子适量，研细末，餐后每次服5克，每日3次。③**自发性气胸：**葶苈子15～30克，大黄（后下）10～20克，桑白皮10～15克，厚朴10克，枳实12～15克，桔梗15～18克，大枣5～10枚，随症加减。水煎，煮沸10～15分钟，每剂煎2次，混匀分，2次服，每2～4小时服1次，症状缓解后改为每日服2～3次。④**呼吸喘促、尿黄赤涩、面目肿胀、唇舌紫赤：**葶苈子12克，杏仁9克，桑皮15克，贝母、防己、木通各6克。水煎服。

传统药膳

葶苈酒

原料：南葶苈子300克，清酒2500毫升。

制法：上药捣令极细，用生绢袋盛，入清酒中浸泡，浸3～5日后可用。

用法：每次服5毫升用粥饮调下，每日3次。

功效：利水消肿平喘。

适用：上气喘急、遍身浮肿等。

葶百糯米粥

原料：葶苈子、百合、大枣、鱼腥草各30克，薏苡仁、糯米各90克。

制法：先将葶苈子、鱼腥草水煎，去渣取液，再入薏苡仁、百合、大枣、糯米同煮成粥。

用法：分4次，每日内服完，连服1周。

功效：清肺解毒，疗痈补虚。

适用：肺痈咳吐大量黄脓痰。

温馨提示

不宜久服。本品性泄利易伤正，故凡肺虚喘促、脾虚肿满、膀胱气虚、小便不利者均当忌用。或可配伍补脾益气药同用。

皂荚

Zao Jia

别名 皂角、大皂荚、长皂荚、长皂角。

来源 本品为豆科植物皂荚 *Gleditsia sinensis* Lam.的干燥果实。

形态特征 落叶乔木，高达15～30米。树干皮灰黑色，浅纵裂，干及枝条常具刺，刺圆锥状多分枝，粗而硬直，小枝灰绿色，皮孔显著，冬芽常叠生。1回偶数羽状复叶，有互生小叶3～7对，小叶长卵形，先端钝圆，基部圆形，稍偏斜，薄革质，缘有细齿，背面中脉两侧及叶柄被白色短柔毛。杂性花，腋生，总状花序，花梗密被茸毛，花萼钟状被茸毛，花黄白色，萼瓣均4数。荚果平直肥厚，长达10～20厘米，不扭曲，熟时黑色，被霜粉。花期5～6月，果期9～10月。

生境分布 生长于村边、路旁、向阳温暖的地方。分布于四川、河北、陕西、河南等地。

采收加工 秋季采摘成熟果实，晒干，切片生用，或炒用。

性味归经 辛，温。有小毒。归肺、大肠经。

功效主治 祛顽痰，通窍开闭，祛风杀虫。

用法用量 研末服，1～1.5克；亦可入汤剂，1.5～5克。外用：适量。

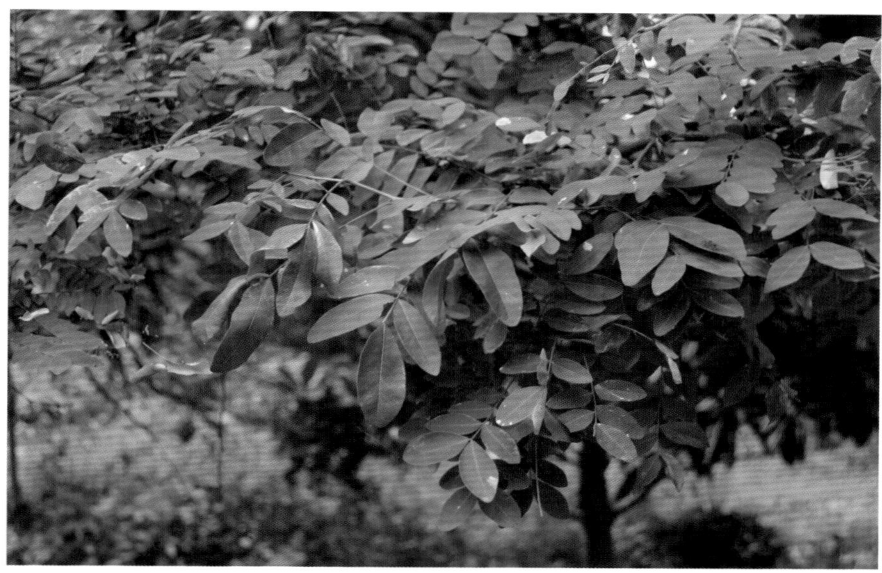

实用指南

精选验方

①**喷嚏痛：**干净皂角适量。将皂角晒（烘）干碾末，以麦管将药末吹入鼻中。②**关格：**大皂角适量。研末，稀米粥饮下，每次2克，每日3次。③**中风口眼㖞斜：**皂角末适量。用陈醋调成糊，涂于患侧，待干即换，连敷数次。④**鹅掌风：**皂角3个，五加皮15克，蛇皮1条，地骨皮15克，盐1小酒杯。水煎，每日早、晚洗2次，不要用生水洗，连洗7～8日即愈。

传统药膳

皂角刺橘皮蜜汁

原料：皂角刺30克，青皮、陈皮、王不留行各20克，郁金15克，蜂蜜30毫升。

制法：先将皂角刺、青皮、陈皮、郁金分别拣杂，洗净，晒干或烘干，切碎或切成片，备用。将王不留行子择洗干净，晾干后敲碎或研碎，与切碎的皂角刺、青皮、陈皮、郁金一同放入沙锅，加水浸泡片刻，煎煮30分钟，用洁净纱布过滤，去渣，取滤汁放入容器，待其温热时兑入蜂蜜，拌和均匀即成。

用法：分早、晚2次服。

功效：活血化瘀，行气止痛。

适用：乳腺癌气滞血瘀疼痛。

皂荚蒸饼

原料：皂荚（不蛀，肥者）7挺，蒸饼60克，马桑根60克。

制法：将皂荚去黑皮，涂酥，炙黄熟，去子，与蒸饼、马桑根共研为细末，过罗，炼蜜为丸如梧桐子大。

用法：每次于饭前，以温粥饮下20丸。

功效：活血化瘀。

适用：积年肠风下血不止、面色萎黄、肌体枯悴等。

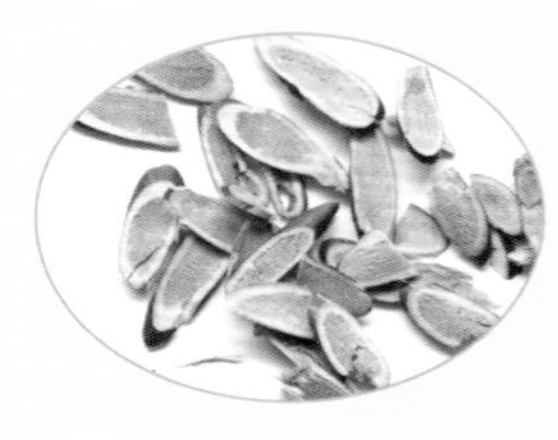

温馨提示

内服剂量不宜过大，以免引起呕吐、腹泻。辛散走窜之性强，非顽疾证实体壮者慎用。孕妇、气虚阴亏及有出血倾向者忌用。

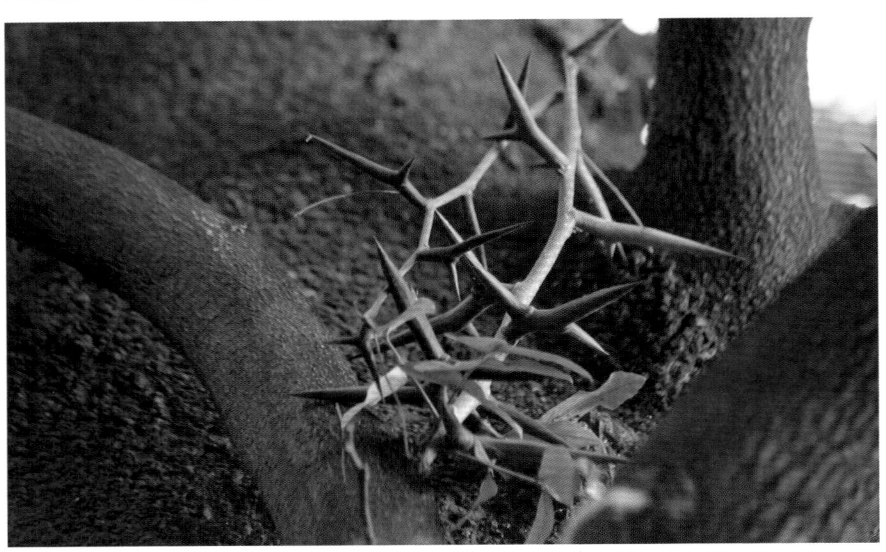

芥子 Jie Zi

别名 白芥子、青菜子、芥菜子。

来源 本品为十字花科植物白芥 *Sinapis alba* L.或芥 *Brassica juncea* (L.) Czern. et Coss. 的干燥成熟种子。前者习称“白芥子”，后者习称“黄芥子”。

形态特征 一年或二年生草本。叶互生，茎基部叶片宽大，倒卵形，深裂或近全裂，裂片5~7，先端大，向下渐小；茎上部叶具短柄，裂片较细，近花序叶常少裂。总状花序顶生，花萼绿色；花冠黄色，有爪。长角果，广线形，长2~4厘米，密被粗白毛，先端有长喙。种子圆形，淡黄白色。

生境分布 全国各地有栽培。分布于安徽、河南、四川等地。

采收加工 夏末秋初，果实成熟时割取全株，晒干后打下种子。生用或炒用。

性味归经 辛，温。归肺经。

功效主治 温肺豁痰，利气散结，通络止痛。用于寒痰喘咳，胸胁胀痛，痰滞经络，关节麻木、疼痛，痰湿流注，阴疽肿毒。

用法用量 煎服，3~9克。外用：适量，研末调敷，或作发泡用。

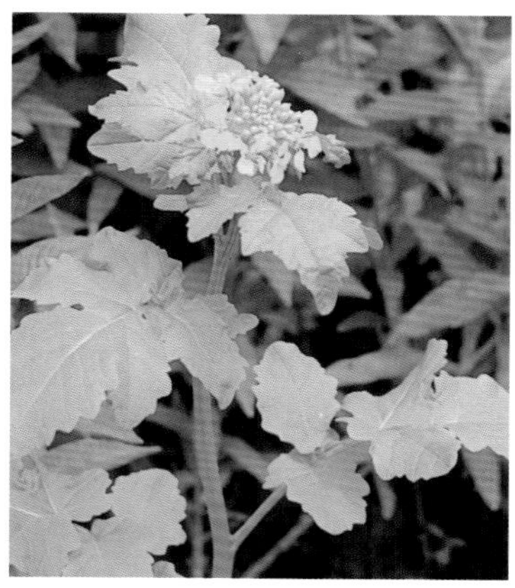

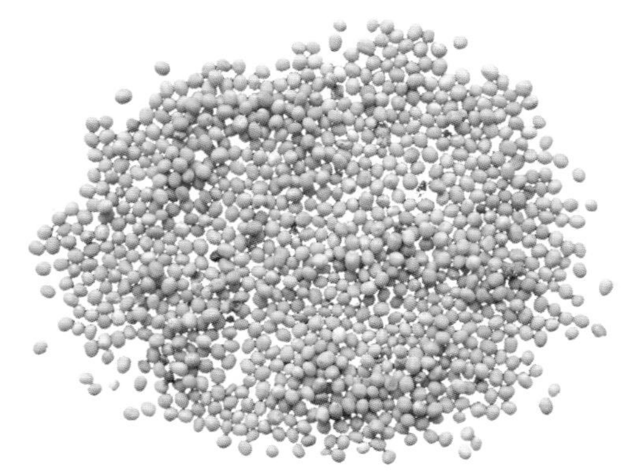

实用指南

精选验方

①**胃寒反胃**：芥子末3克。温酒送服。②**甲状腺囊肿**：芥子、牛蒡子各20克，牡蛎30克（先煎），浙贝母、夏枯草、玄参各15克，川芎、连翘、陈皮、当归、香附各10克，甘草6克。水煎取药汁，每日1剂，分2次服，15剂为1个疗程。③**淋巴结结核**：芥子20克，狼毒、乌梅、百部各10克。共研细末，米醋适量调匀，敷于患处，先后共敷3次，第1次敷7日，第2次敷5日，第3次敷3日，每次间隔3日。④**体表纤维软瘤**：芥子、蓖麻仁各等份。捣为细末，加樟脑末少许，同研，醋调外敷。⑤**皮下脂肪瘤**：芥子适量。研末，调为稀糊，涂在纱布上贴于患处，不使发泡，配合内服新癀片。

传统药膳

炒三子糯米粉

原料：芥子、紫苏子、萝卜子、糯米、白糖各250克。

制法：将前4物除去杂质，放锅中同炒至焦黄色时取出，碾成炒米粉状，趁热拌入白糖即成。

用法：每次75克，每日3次，或用开水冲化成糊服之也可，10日为1个疗程。

功效：健脾除湿，化痰行血。

适用：痰浊阻遏经脉、血行不畅、肌肤失养，或郁而化热引起的扁平疣。

白芥子饼

原料：芥子15克，面粉150克。

制法：把白芥子捣为细末，加入面粉，用沸水调匀，制成饼状，备用。

用法：趁热贴敷于脐部，一般3~4小时即痛止，如果不愈可再贴敷1次。

功效：温里散寒止痛。

适用：痛经。

白芥子粥

原料：白芥子10克，大米100克。

制法：将白芥子择净，放入锅中，加清水适量，浸泡5～10分钟后，水煎取汁，加大米煮粥。

用法：每日1剂，连续2～3日。

功效：温肺祛痰，通络止痛。

适用：咳嗽气喘、胸膈满闷、肢体关节疼痛、麻木等。

温馨提示

本品辛温走散，耗气伤阴，久咳肺虚及阴虚火旺者忌用；消化道溃疡、出血者及皮肤过敏者忌用。用量不宜过大。

冬葵果 Dong Kui Guo

别名 葵子、葵菜子。

来源 本品为锦葵科植物冬葵 *Malva verticillata* L. 的干燥成熟种子。

形态特征 一年生草本，高30～90厘米。茎直立，被疏毛或几无毛。叶互生；掌状5～7浅裂，圆肾形或近圆形，基部心形，边缘具钝锯齿，掌状脉5～7，有长柄。花小，丛生于叶腋，淡红色，小苞片3，广线形；萼5裂，裂片广三角形；花冠5瓣，倒卵形，先端凹入；雄蕊多数，花丝合生；子房10～12室，每室有1个胚珠。果实扁圆形，由10～12心皮组成，果熟时各心皮彼此分离，且与中轴脱离，心皮无毛，淡棕色。

生境分布 生长于平原、山野等处。多为栽培。全国各地均有产。

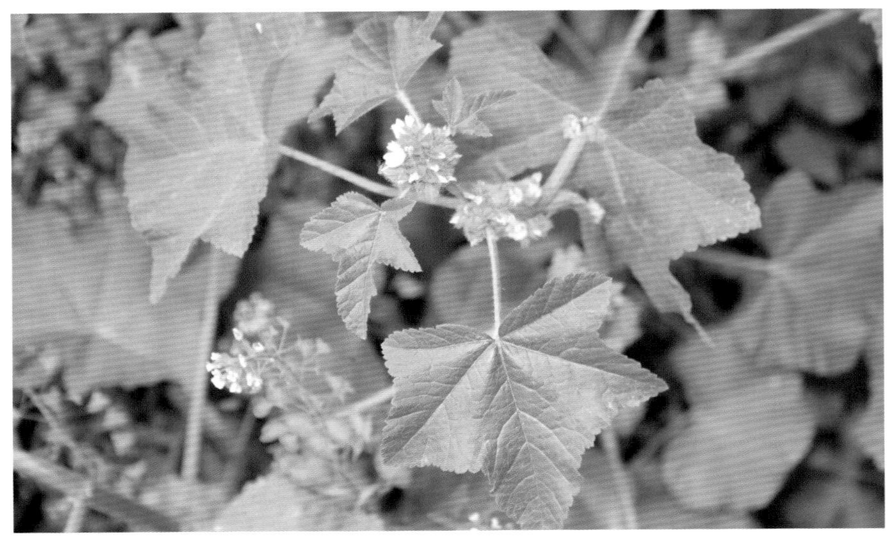

采收加工 夏、秋两季种子成熟时采收。除去杂质，阴干，生用或捣碎用。

性味归经 甘、涩，凉。归大肠、小肠、膀胱经。

功效主治 利尿通淋，下乳，润肠。

用法用量 煎服，3～9克。

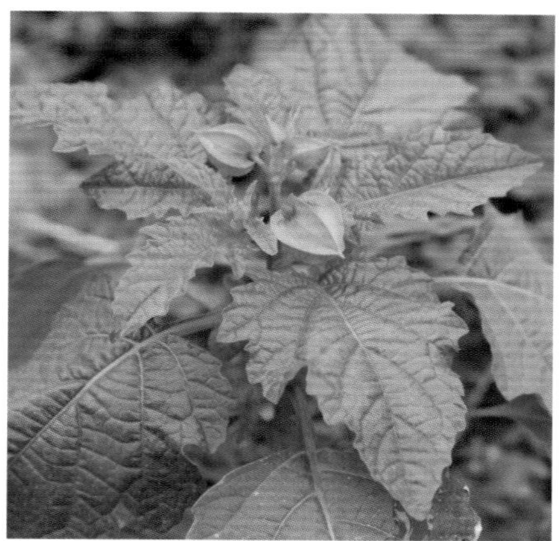

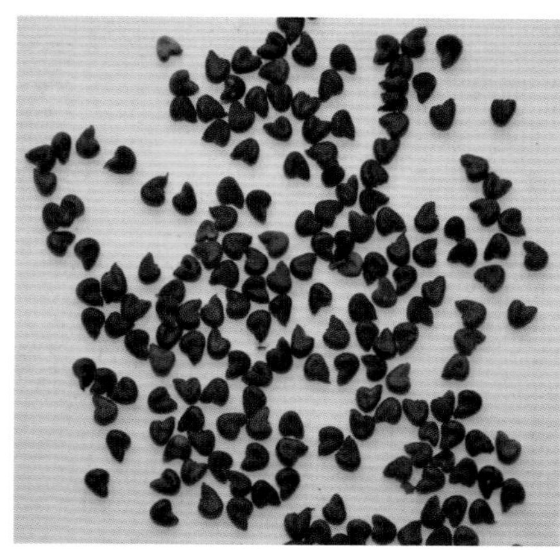

实用指南

精选验方

①**便秘：**冬葵子、火麻仁、郁李仁各12克。水煎服。②**泌尿系结石：**冬葵子20克，金钱草60克，淫羊藿75克。水煎服，一般服药6剂后症状减轻，10剂后结石排出。③**盗汗：**冬葵子15克。水煎，兑白糖服。④**终止早孕：**冬葵子18克，川牛膝30克，生大黄、土鳖虫、莪术、三棱各10克，蜈蚣2条。每日1剂，分4次服，连服5剂。

传统药膳

冬葵赤豆汤

原料：冬葵子15克，玉米须60克，赤小豆100克，白糖适量。

制法：将玉米须、冬葵子煎水取汁，加入赤小豆煮成汤，加入白糖调味。

用法：每日2次，吃豆喝汤。

功效：利胆除湿，利水消肿。

适用：水湿停滞型脂肪肝。

冬葵子酒

原料：冬葵子30克，牛膝15克，酒250毫升。

制法：将前2味药入酒内浸泡3～5日。

用法：每次空腹服10～30克。

功效：利水，活血。

适用：产后尿闭。

温馨提示

本品寒润滑利，脾虚便溏者与孕妇慎用。

地肤子
Di Fu Zi

别名 扫帚子、帚菜子、竹帚子、铁帚把子。

来源 本品为藜科植物地肤 *Kochia scoparia* (L.) Schrad 的成熟果实。

形态特征 一年生草本。茎直立，秋后常变为红色。叶互生，线形或披针形，长2～5厘米，宽0.3～0.7厘米，无毛或被短柔毛，全缘，边缘常具少数白色长毛。花两性或雌性，单生或2朵生于叶腋，集成稀疏的穗状花序。种子横生，扁平。

生境分布 生长于山野荒地、田野、路旁，栽培于庭园。全国大部分地区有产。

采收加工 秋季果实成熟时采收植株，晒干，打下果实，除去杂质，生用。

性味归经 辛、苦，寒。归肾、膀胱经。

功效主治 清热利湿，祛风止痒。用于小便涩痛，阴痒带下，风疹，湿疹，皮肤瘙痒。

用法用量 煎服，9～15克。外用：适量，煎汤熏洗。

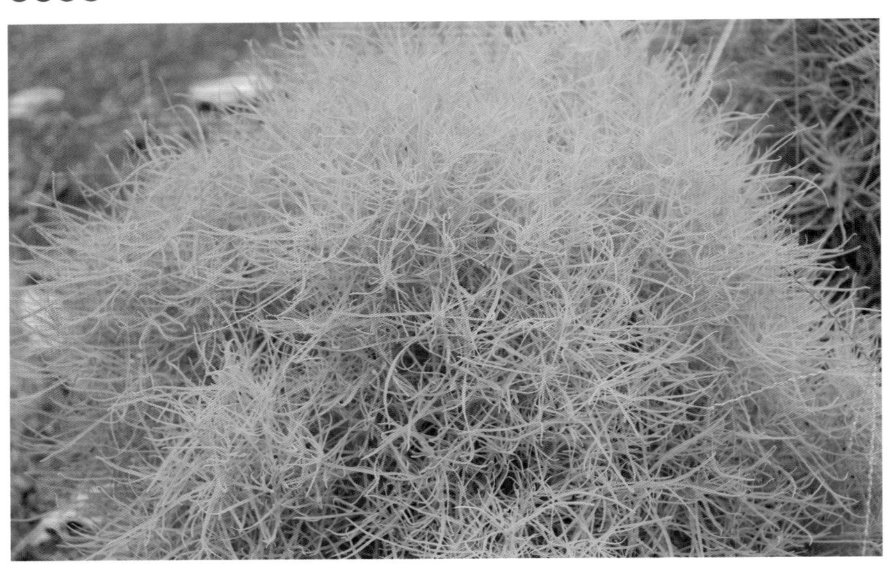

实用指南

精选验方

①**肛门炎**：地肤子、土大黄各20克，苦参15克，白矾、雄黄各10克。共研为细末，以猪油熬调成膏，涂患处，每日2～3次。②**急性乳腺炎**：地肤子50克，红糖适量。将地肤子水煎后加入红糖，趁热服下，取微汗，每日1剂。③**老年瘙痒**：红花、桃仁、杏仁、生栀子、荆芥、地肤子各10克。共研细末，每次10克，用蜂蜜调成膏状敷脐，外用胶布固定，每日1次，5日为1个疗程，连续治疗2～3个疗程。④**顽固性阴痒**：地肤子、黄柏各20克，紫花地丁、白鲜皮各30克，白矾10克。清水浸泡10分钟，再煎沸25分钟，药温后擦洗患处，每日早、晚各1次。⑤**荨麻疹**：地肤子30克。加水500毫升，煎至250毫升，冲红糖30克，趁热服下，盖被使出汗。⑥**皮肤湿疮**：地肤子、白矾各适量。煎汤洗。

传统药膳

止痒冬瓜汤

原料：冬瓜500克，地肤子50克，花椒20粒。

制法：将冬瓜洗净，切成方块，地肤子布包。加水适量，共煮之，至瓜熟酌加少许盐、姜、葱（以轻淡为佳），弃掉药包，即可饮用。

用法：吃瓜喝汤，每日1次。

功效：清热利湿，杀虫止痒。

适用：湿热之女阴瘙痒。

养血祛风酒

原料：地肤子、石楠叶、独活各35克，川芎40克，当归60克，白酒适量。

制法：将上5味药研成极细末，装瓶备用即可。

用法：成人取药末9克（小儿酌减），每日3次，以酒15毫升，混匀，煎沸，待温，连药末空腹服。

功效：养血，祛风止痒。

适用：风毒瘾疹等。

温馨提示

恶螵蛸。

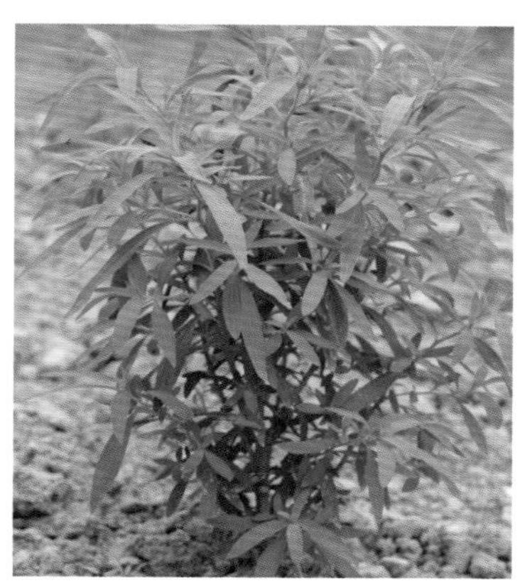

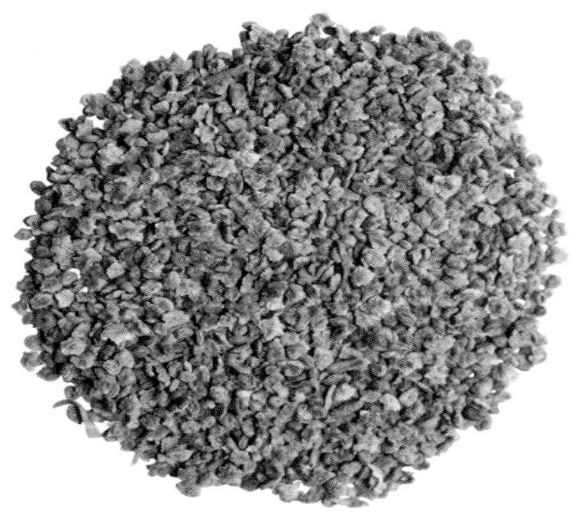

草果 Cao Guo

别名 老蔻、云草果、草果仁、草果子。

来源 本品为姜科植物草果 *Amomum tsao-ko* Crevost et Lemaire的干燥成熟果实。

形态特征 多年生草本，丛生，高达2.5米。根茎横走，粗壮有节；茎圆柱状，直立或稍倾斜。叶2列，具短柄或无柄，叶片长椭圆形或狭长圆形，先端渐尖，基部渐狭，全缘，边缘干膜质，叶两面均光滑无毛，叶鞘开放，抱茎。穗状花序从根茎生出。蒴果密集，长圆形或卵状椭圆形，顶端具宿存的花柱，呈短圆状突起，熟时红色，外表面呈不规则的纵皱纹。

生境分布 生长于山谷坡地、溪边或疏林下。分布于云南、广西及贵州等地。

采收加工 秋季果实成熟时采收，除去杂质，晒干或低温干燥。

性味归经 辛，温。归脾、胃经。

功效主治 燥湿温中，截疟除痰。用于寒湿内阻，脘腹胀痛，痞满呕吐，疟疾寒热，瘟疫发热。

用法用量 煎服，3~6克。

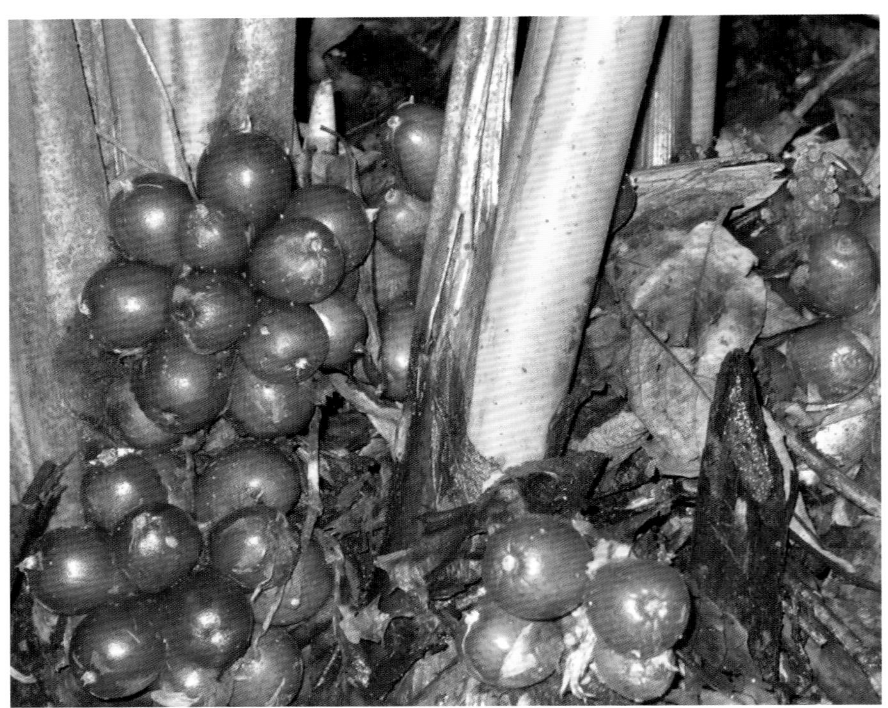

实用指南

精选验方

①**脾痛胀满：**草果2枚。酒煎服之。②**虚疟自汗：**草果1枚。面裹煨熟，连面研，入平胃散10克，水煎服。③**疟疾，胃中寒痰凝结、不易开解：**草果、常山、知母、乌梅、槟榔、甘草、穿山甲各适量。水煎服。④**腹股沟疝：**草果10克，羊肉50克。水煮服，每日1次。⑤**肿寒疟疾不愈、振寒少热、面青不食，或大便溏泄、小便反多：**草果、附子（炮，去皮脐）各等份。细锉，每次15克，水二盏，生姜7片，枣1枚，煎至七分，去渣温服，不拘时候。⑥**虚热、咳嗽、水肿、小便不利、小儿热惊、头生疮肿等症：**草果15克，赤小豆250克，鸭1500克，盐10克，大葱25克。鸭剃净，除去头、尾和内脏，洗净；赤小豆淘洗干净；赤小豆同草果、食盐、葱装入青鸭腹内，将鸭放入锅内，加清水适量，置武火烧沸，改文火炖2小时至鸭熟即成。身虚畏寒者慎用。

传统药膳

果仁排骨

原料：草果10克，薏苡仁50克，排骨1500克，冰糖屑、卤汁、味精、花椒、料酒、香油、生姜、葱各适量。

制法：将草果、薏苡仁炒香后，捣碎，加水煎煮2次，提取滤液3000毫升；将猪排骨洗净，放入药液中，加生姜、葱、花椒，将排骨煮至七成熟，捞取排骨，晾凉。将卤汁倒入锅内，用小火烧沸，放入排骨，卤至熟透，即刻起锅。取适量卤汁倒入锅中，加冰糖、味精、盐，在小火上收成浓汁，烹入料酒后均匀倒在排骨外面即成。

用法：每次吃排骨100克，每日1次，佐餐食用。

功效：健脾燥湿，行气止痛，消食和胃。

适用：脾虚湿重、骨节疼痛、食少便溏等。

草果羊肉汤

原料：草果1枚，豌豆100克，萝卜300克，羊肉500克，香菜、生姜、胡椒、盐、醋各适量。

制法：将羊肉洗净，切成2厘米见方的小块；豌豆择选干净，淘洗净；萝卜切3厘米见方的小块；香菜洗净，切段。将草果、羊肉、豌豆、生姜放入铝锅内，加水适量，置大火上烧开，即移至小火上煎熬1小时，再放入萝卜块煮熟，最后放入香菜、胡椒、盐即成。食用时，加醋少许，用粳米饭佐食。

用法：每次吃羊肉100克，每日1次。

功效：温胃消食。

适用：脘腹冷痛、食滞胃脘消化不良等。

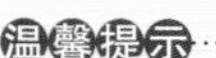

温馨提示

阴虚血燥者慎用。

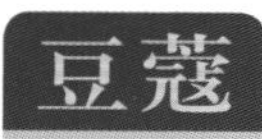

豆蔻 Dou Kou

别名 多骨、白蔻、白叩、白豆蔻。

来源 本品为姜科植物白豆蔻 *Amomun kravanh* Pierre ex Gagnep. 或爪哇白豆蔻 *A. compactum* Soland ex Maton 的干燥成熟果实。

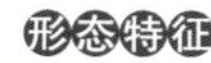

形态特征 多年生草本，株高1.5～3米。叶片狭椭圆形或线状披针形，长50～65厘米，宽6～9厘米，先端渐尖，基部渐狭，有缘毛，两面无毛或仅在下面被极疏的粗毛；叶舌卵状，长5～8毫米，外被粗毛；叶柄长1.5～2厘米。总状花序顶生，直立，长20～30厘米，花序轴密被粗毛，小花梗长约3米，小苞片乳白色，阔椭圆形，长约3.5厘米，先端钝圆，基部连合；花萼钟状，白色，长1.5～2.5厘米，先端有不规则3钝齿，一侧深裂，外被毛；花冠白色，花冠管长约8毫米，裂片3，长圆形，上方裂片较大，长约3.5厘米，宽约3.0厘米，先端2浅裂，边缘具缺刻，前部具红色或红黑色条纹，后部具淡紫红色斑点；侧生退化雄蕊披针形，长约4毫米或有时不存；雄蕊1，长2.2～2.5厘米，花药椭圆形，药隔背面被腺毛，花丝扁平，长约1.5厘米；子房卵圆形，下位，密被淡黄色绢毛。蒴果近圆形，直径约3厘米，外被粗毛，熟时黄色。花期4～6月，果期6～8月。

生境分布 生长于山沟阴湿处，我国多栽培于树荫下。分布于泰国、柬埔寨、越南，我国云南、广东、广西等地亦有栽培；按产地不同分为“原豆蔻”和“印尼白蔻”。

采收加工 秋季果实由绿色转成黄绿色时采收，晒干生用，用时捣碎。

性味归经 辛，温。归肺、脾、胃经。

功效主治 化湿行气，温中止呕，开胃消食。用于湿浊中阻，不思饮食，湿温初起，胸闷不饥，寒湿呕逆，胸腹胀痛，食积不消。

用法用量 煎服，3~6克；入汤剂宜后下。

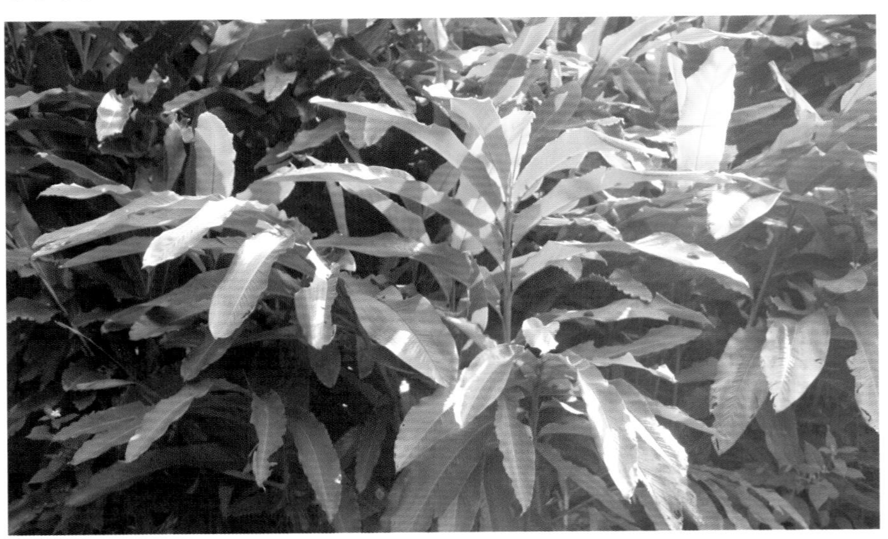

实用指南

精选验方

①**小儿胃寒，吐乳不食：**白豆蔻、砂仁、甘草各等份。研细末，每日1剂，水冲服。②**湿邪侵下肢，足痿：**白豆蔻、杏仁各15克，木通、半夏、川厚朴各10克，薏苡仁30克，滑石20克。水煎服，每日1剂。③**慢性胃炎之胃寒胀痛：**白豆蔻、毕澄茄各等份。研末，每次1.5~3克，水冲服。④**慢性胃炎之恶心吐酸：**白豆蔻、诃子、藿香各6克。共研末，每次3克，姜汤送下。

传统药膳

白豆蔻粥

原料：白豆蔻3克，生姜3片，大米50克。

制法：将白豆蔻、生姜择净，放入锅中，加清水适量，浸泡5~10分钟后，水煎取汁，加大米煮为稀粥，或将豆蔻、生姜研细，待粥熟时调入粥中，再煮一二沸即成。

用法：每日1剂，连续服5~7日。

功效：温中散寒，健脾止泻。

适用：湿阻中焦、脘腹疼痛、纳食不香、肠鸣泄泻、恶心欲呕、肢体重困等。

豆蔻牛奶

原料：白豆蔻10克，白糖20克，牛奶250毫升。

制法：白豆蔻去壳，研成细粉；牛奶用中小火烧沸，加入豆蔻粉，用小火煮5分钟，停火。把白糖加入牛奶内，搅匀即成。

用法：每次60毫升，每日4次。

功效：滋补气血，消食行气。

适用：急性病毒性肝炎营养不足患者。

豆蔻馒头

原料：白豆蔻15克，酵面50克，面粉1000克。

制法：将白豆蔻研为细末，待面粉发酵后，与碱粉（或苏打粉）一起加入，制作馒头。

用法：每次食适量。

功效：行气，化湿，健胃。

适用：气滞腹胀、食欲不振，或胃脘冷痛、恶心呕吐、舌苔白腻等。

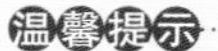

阴虚血燥者慎用。

黑芝麻

Hei Zhi Ma

别名 油麻、乌麻子、芝麻、黑脂麻、乌芝麻。

来源 本品为脂麻科植物脂麻 *Sesamum indicum* L. 的干燥成熟种子。

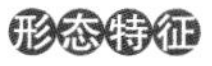

一年生草本，高达1米。茎直立，四棱形，稍有柔毛。叶对生或上部叶互生，上部叶披针形或狭椭圆形，全缘，中部叶卵形，有锯齿，下部叶3裂。花单生或2～3朵生于叶腋，花萼裂片披针形；花冠白色或淡紫色。蒴果四棱状长椭圆形，上下几等宽，顶端稍尖，有细毛。种子多数，黑色、白色或淡黄色。

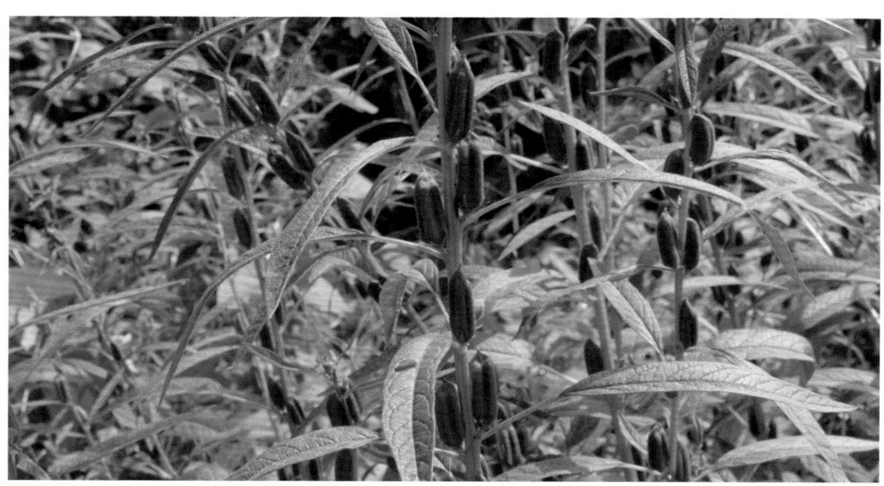

生境分布 生长于地势高、排水好的地方。我国各地有栽培。

采收加工 秋季果实成熟时采收种子，晒干，生用或炒用。

性味归经 甘，平。归肝、肾、大肠经。

功效主治 补肝肾，益精血，润肠燥。用于精血亏虚，头晕眼花，耳鸣耳聋，须发早白，病后脱发，肠燥便秘。

用法用量 煎服，9～15克；或入丸、散剂。

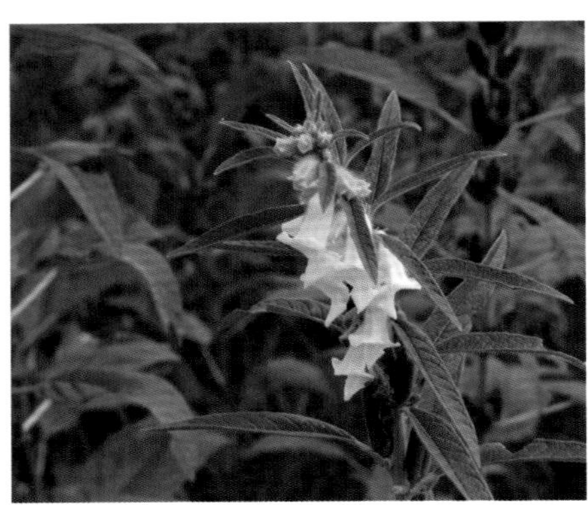

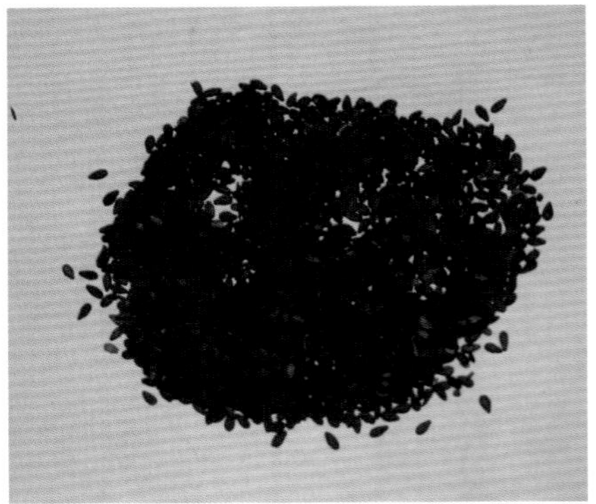

实用指南

精选验方

①**夜咳不止，咳嗽无痰：**生黑芝麻15克，冰糖10克。黑芝麻与冰糖共放碗中，用开水冲饮。②**头发枯脱、早年白发：**黑芝麻、何首乌各200克。共研细末，每日早、晚各服15克。③**干咳少痰：**黑芝麻250克，冰糖100克。共捣烂，每次以开水冲服20克，早、晚各1次。④**高血压：**黑芝麻35克，醋、蜂蜜各35毫升。充分混匀，每日3次。⑤**风湿性关节炎：**鲜黑芝麻叶60克。水煎服，每日2次。⑥**神经衰弱：**黑芝麻、桑叶各等份。研末，蜂蜜为丸，如绿豆大，每次9克，每日早、晚各服1次，开水吞下。⑦**大便秘结：**炒熟黑芝麻、核桃仁各等份。共捣烂，每日早晨空腹时服1茶匙，用温开水冲服。⑧**大便出血：**黑芝麻12克，红糖30克。黑芝麻炒焦入红糖拌匀，此为每日剂量，分早、晚2次服。

传统药膳

芝麻粳米粥

原料：黑芝麻、桑椹各25克，粳米100克。

制法：将黑芝麻、桑椹洗净、烘干，研为细末，备用。粳米入锅，加水适量，熬煮成粥，调入黑芝麻粉、桑椹粉，搅拌均匀即成。

用法：早餐食用。

功效：补益肝肾，滋阴养血。

适用：习惯性便秘、动脉粥样硬化等。

温馨提示

脾虚大便溏泻者忌用。

淡豆豉

Dan Dou Chi

别名 豆豉、淡豉、香豉、大豆豉。

来源 本品为豆科植物大豆 *Glycine max* (L.) Merr. 的成熟种子的发酵加工品。

形态特征 一年生草本，高50～150厘米。茎多分枝，密被黄褐色长硬毛。3出复叶，叶柄长达20厘米，密被黄色长硬毛；小叶卵形、广卵形或狭卵形，两侧的小叶通常为狭卵形，长5～15厘米，宽3～8.5厘米。荚果带状矩形，黄绿色或黄褐色，密被长硬毛，长5～7厘米，宽约1厘米。

生境分布 生长于肥沃的田野。全国各地广泛栽培。

采收加工 取桑叶、青蒿各70～100克，加水煎煮，滤过，煎液拌入净大豆1000克中，待吸尽后，蒸透，取出，稍晾，再置容器内，用煎过的桑叶、青蒿渣覆盖，闷使之发酵至黄衣上遍时取出，除去药渣，洗净，置容器内再闷15～20日，至充分发酵、香气溢出时取出，略蒸，干燥，即得。

性味归经 苦、辛，凉。归肺、胃经。

功效主治 解表，除烦，宣发郁热。用于感冒、寒热头痛，烦躁胸闷，虚烦不眠。

用法用量 煎服，6～12克。

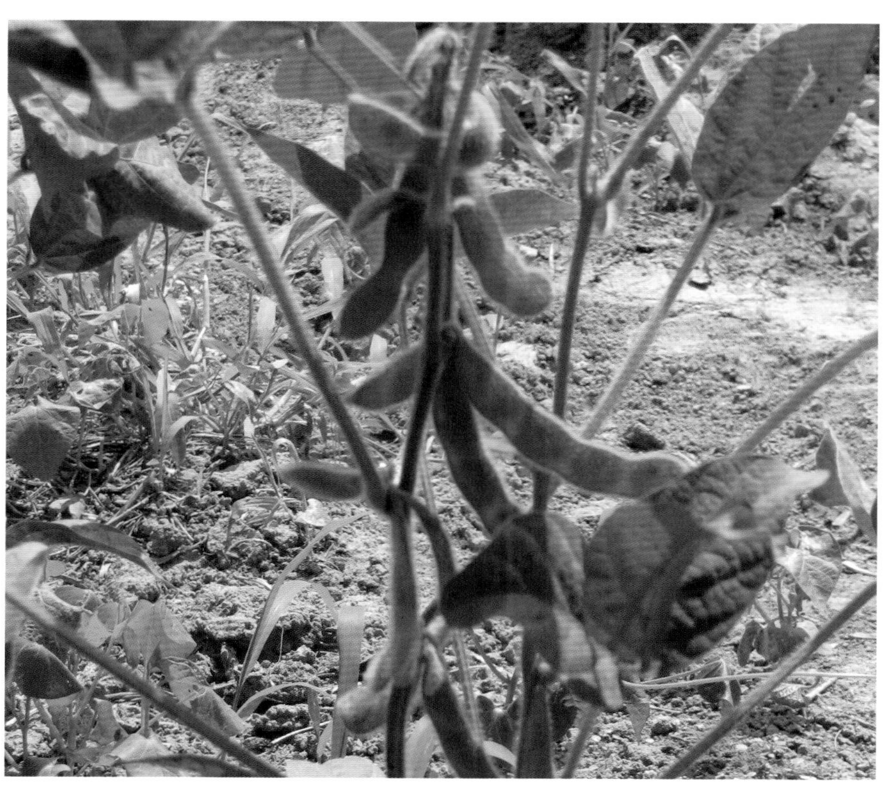

实用指南

精选验方

①**风寒感冒**：淡豆豉10克，葱白5克，生姜3片。水煎服，每日1剂。②**风寒阳虚感冒**：淡豆豉10克，葱白3茎。水煎服。③**断奶乳胀**：淡豆豉250克。水煎取汁，服一小碗，余下洗乳房。

传统药膳

豆豉羊肉汤

原料：淡豆豉50克，生姜15克，羊肉100克，盐适量。

制法：将上述3味同放沙锅中，煮至羊肉烂熟，加盐适量，调味即可。

用法：月经前10日，食肉喝汤，每日1次，连服3～5日。

功效：温经散寒。

适用：血寒性月经后期。

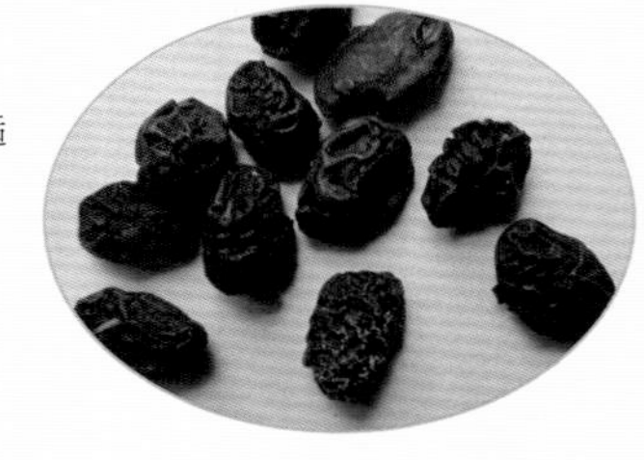

温馨提示

胃虚易泛恶者慎服。

青葙子

Qing Xiang Zi

别名 草决明、牛尾花子、狗尾巴子、野鸡冠花子。

来源 本品为苋科植物青葙 *Celosia argentea* L.的干燥成熟种子。

形态特征 一年生草本，高达1米。茎直立，绿色或带红紫色，有纵条纹。叶互生，披针形或椭圆状披针形。穗状花序顶生或腋生；苞片、小苞片和花被片干膜质，淡红色，后变白色。胞果卵形，盖裂。种子扁圆形，黑色，有光泽。

生境分布 生长于平原或山坡。全国大部分地区均有栽培。

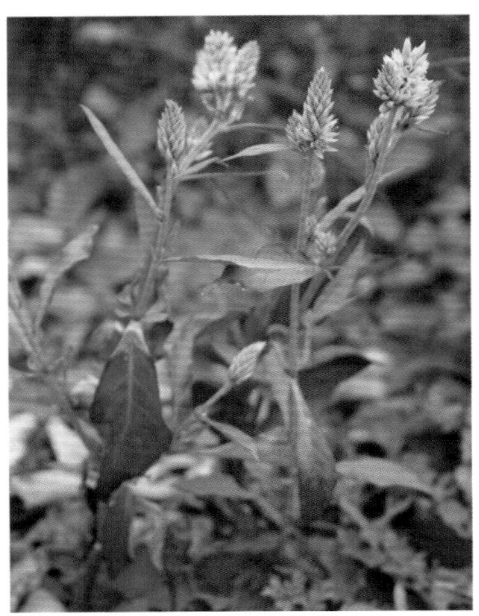

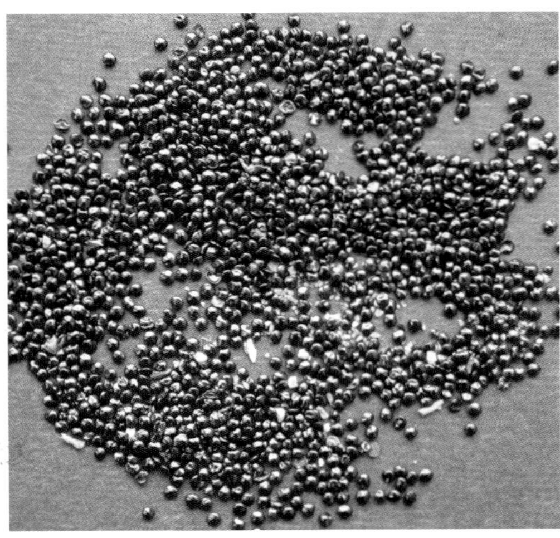

采收加工 秋季果实成熟时采割植株或摘取果穗，晒干，收集种子，除去杂质。

性味归经 苦，微寒。归肝经。

功效主治 清肝泻火，明目退翳。用于肝热目赤，眼生翳膜，视物昏花，肝火眩晕。

用法用量 煎服，9～15克。

实用指南

精选验方

①**高血压：**青葙子10克，山楂片12克。泡水代茶饮用。②**降血脂：**青葙子30克。水煎2次，取汁混匀分3次服，7日为1个疗程。③**目赤肿痛，眼生翳膜，视物昏花，属肝火上炎：**青葙子9克，菊花、龙胆各6克。水煎服。④**高血压头痛、头晕，属肝炎亢盛：**青葙子30克。水煎2次，混匀分3次服，1周为1个疗程。⑤**湿疹、皮肤瘙痒：**青葙子15克。水煎服。⑥**眼睛生翳，视物不清：**青葙子50克，谷精草25克。水煎服。⑦**夜盲目翳：**青葙子15克，乌枣30克。开水冲炖，饭前服。⑧**视物不清：**青葙子6克，夜明沙60克。蒸鸡肝或猪肝服。

传统药膳

草决明海带汤

原料：青葙子10克，海带20克。

制法：海带、青葙子入锅，加清水二碗，煎至一碗。

用法：去渣饮汤。

功效：清肝明目。

适用：肝火头痛及高血压、眼结膜炎等。

决肝饼

原料：青葙子10克，鸡肝1具。

制法：将青葙子研末，与鸡肝共捣烂，加白酒少许，调和成饼，蒸熟。

用法：任意食用。

功效：清肝，通便，补肝。

适用：小儿疳积。

温馨提示

本品有扩散瞳孔作用，青光眼患者禁用。

柿蒂 Shi Di

别名 柿钱、柿丁、柿萼、柿子把。

来源 本品为柿树科植物柿 *Diospyros kaki* Thunb. 的干燥宿萼。

形态特征 落叶大乔木，高达14米。树皮深灰色至灰黑色，长方块状开裂；枝开展，有深棕色皮孔，嫩枝有柔毛。单叶互生，叶片卵状椭圆形至倒卵形或近圆形，先端渐尖或钝，基部阔楔形，全缘，上面深绿色，主脉生柔毛，下面淡绿色，有短柔毛，沿脉密被褐色茸毛。花杂性，雄花成聚伞花序，雌花单生叶腋，花冠黄白色，钟形。浆果形状种种，多为卵圆球形，橙黄色或鲜黄色，基部有宿存萼片。种子褐色，椭圆形。

生境分布 多为栽培种。全国大部分地区均产，分布于河南、山东、福建、河北、山西等地。

采收加工 冬季果实成熟时采摘或食用时收集，洗净、晒干。生用。

性味归经 苦、涩，平。归胃经。

功效主治 降逆下气。用于呃逆。

用法用量 煎服，5～10克。

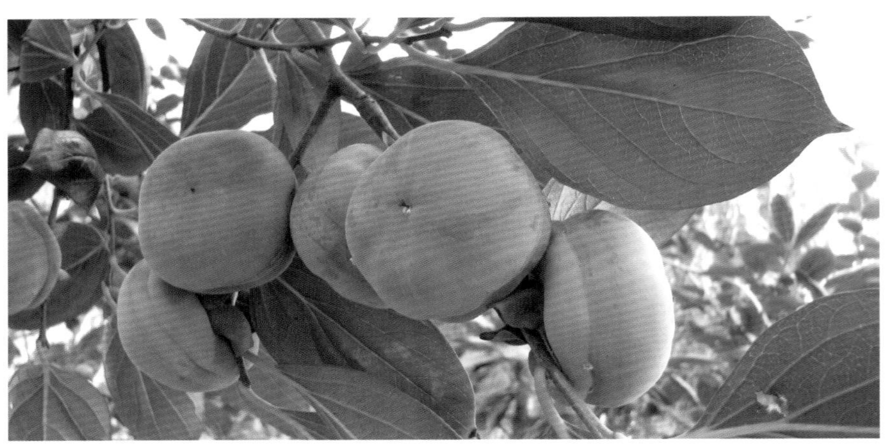

实用指南

精选验方

①**便秘有痔疮出血：**柿饼30克，黑木耳3～6克。同煮食用。②**呃逆：**柿蒂、茴香各3克，麦芽9克。淘米水煎服。③**慢性支气管炎，干咳喉痛：**柿霜12～18克。温水化服，每日2次。④**呃逆，咳逆不止：**柿蒂3～5枚，刀豆15～18克。水煎服。

传统药膳

柿蒂茶

原料：柿蒂3～5枚，冰糖适量。

制法：将柿蒂清洗干净，与冰糖一起放入茶杯中，沸水冲泡。

用法：代茶频饮。

功效：顺气镇咳。

适用：慢性支气管炎咳嗽、气逆等。

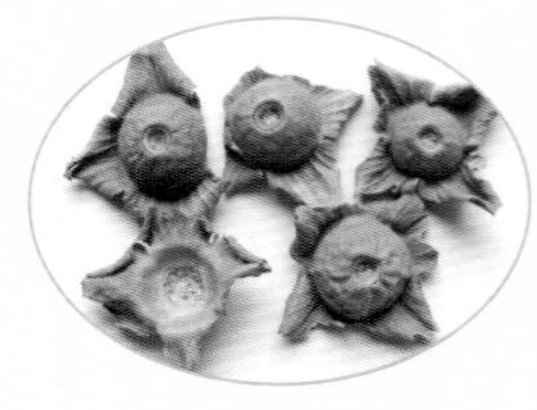

枣柿饼

原料：软红柿子肉100克，红枣30克，白面粉200克，油少许。

制法：红枣洗净去核，将柿子肉、红枣碾烂，与面粉混匀，加清水适量，制成小饼。用油将小饼烙熟即可。

用法：可作早、晚餐食用，每周1～2次。

作用：清热解毒，生津止渴，润肺通便。

适用：肝阴不足导致的耳鸣、耳聋、口苦目眩、食少、倦怠、乏力等。

莲子
Lian Zi

别名 莲肉、莲实、藕实、莲米、泽芝、莲蓬子、水芝丹。

来源 本品为睡莲科植物莲 *Nelumbo nucifera* Gaertn. 的干燥成熟种子。

形态特征 一年生草本，全体无毛。茎多分枝，且对生，方形。叶对生，长椭圆形。圆锥花序顶生和腋生，有多数小花，花淡紫色，花冠二唇形，上唇2裂，有紫色斑点，下唇深3裂。蒴果长椭圆形至线形，种子多数。

生境分布 生长于池塘、湿润的田野中。分布于湖南、湖北、福建、江苏、浙江、江西等地；多为栽培。

采收加工 秋季果实成熟时采割莲房，取出果实，除去果皮，干燥。

性味归经 甘、涩，平。归脾、肾、心经。

功效主治 补脾止泻，益肾涩精，养心安神。用于脾虚久泻，遗精，带下，心悸失眠。

用法用量 煎服，6～15克。

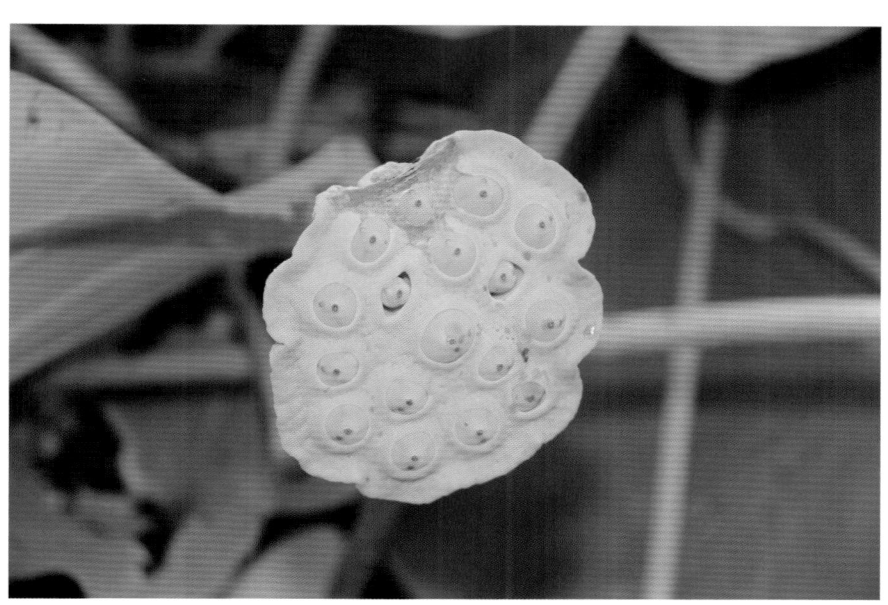

实用指南

精选验方

①**反胃**：莲子适量。研为末，入少许豆蔻末，用米汤趁热调服。②**产后胃寒咳逆、呕吐不食**：莲子、白茯苓各50克，丁香25克。研为末，每次10克，不拘时，用姜汤或米饮调下，每日3次。③**小便白浊、遗泄精**：莲子、龙骨（五色者）、益智各等份。研为细末，每次10克，空腹用清米饮调下。④**病后胃弱、消化不良**：炒莲子、炒粳米各200克，茯苓100克。共研为末，砂糖调和，每次50克，白汤送下。⑤**久痢不止**：老莲子（去心）100克。研末，每次3克，陈米汤调下。

传统药膳

桂圆莲子粥

原料：龙眼肉、莲子各15～30克，红枣5～10克，糯米30～60克，白糖适量。

制法：先将龙眼肉用清水略冲洗，莲子去皮、去心，大枣去核，与糯米同煮，烧开后，改用中火熬煮30～40分钟即可，食时加糖适量。

用法：早餐食用。

功效：益心安神，养心扶中。

适用：心脾两虚、贫血体弱、心悸怔忡、健忘、少气、面黄肌瘦、大便溏软等。

莲子猪肚

原料：猪肚1个，莲子50粒，香油、盐、葱、生姜、蒜各适量。

制法：猪肚洗净，内装水发莲子（去心），用线缝合，放入锅内，加清水，炖熟透；捞出晾凉，将猪肚切成细丝，同莲子放入盘中。将香油、盐、葱、生姜、蒜调料与猪肚丝拌匀即成。

用法：可单服，也可佐餐。

功效：健脾益胃，补虚益气。

适用：食少、消瘦、泄泻、水肿等。

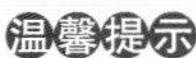

温馨提示

中满痞胀及大便燥结者忌服。

沙苑子

Sha Yuan Zi

别名 潼蒺藜、夏黄草、蔓黄芪、沙苑蒺藜。

来源 本品为豆科植物扁茎黄芪 *Astragalus complanatus* R. Br. 的干燥成熟种子。

形态特征 多年生草本。茎较细弱，略扁，基部常倾卧，被白色柔毛。羽状复叶互生；小叶椭圆形，下面被白色柔毛；托叶小，披针形。总状花序腋生，有花3～7；花萼钟形，与萼筒近等长，被白色柔毛；花冠蝶形，浅黄色。荚果膨胀，纺锤形，长2～3.5厘米，先端有喙。

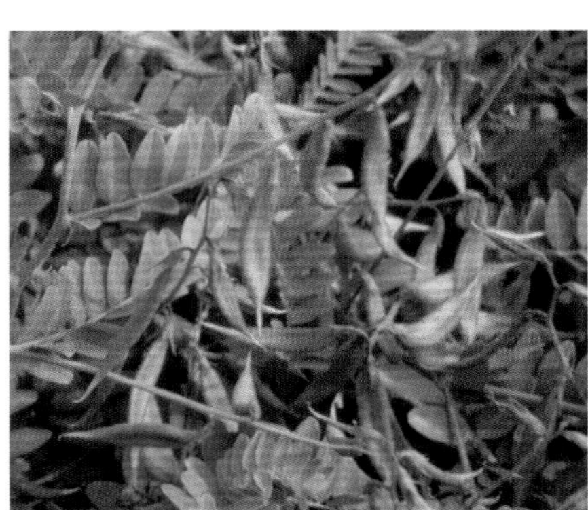

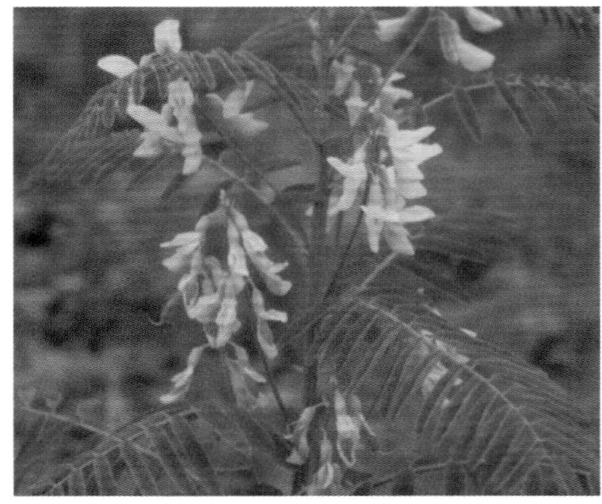

生境分布 生长于山野、路旁。多栽培。主产陕西大荔、兴平等地。四川也有出产。

采收加工 秋末冬初，种子成熟时采收，连茎割取，晒干后，打下种子，除去杂质。

性味归经 甘，温。归肝、肾经。

功效主治 补肾助阳，固精缩尿，养肝明目。用于肾虚腰痛，遗精早泄，遗尿尿频，白浊带下，眩晕，目暗昏花。

用法用量 煎服，9～15克；或入丸、散。

实用指南

精选验方

①**肾虚腰背酸痛**：沙苑子15克。水煎服。②**白癜风**：沙苑子10克。研为末，猪肝1具煮熟后切成片，蘸药末1日服完。③**遗精**：沙苑子、菟丝子各25克，补骨脂、枸杞子、杜仲各15克。水煎服，每日1剂。④**目昏不明**：沙苑子、青葙子各15克，茺蔚子10克。共研细末，每次5克，每日2次。⑤**遗尿**：沙苑子、覆盆子、补骨脂各9克，生山药15克。水煎服，每日1剂；或用沙苑子15克，熟地黄10克，团鱼1个（750克），蒸服。

温馨提示

本品为温补固涩之品，阴虚火旺及小便不利者忌服。

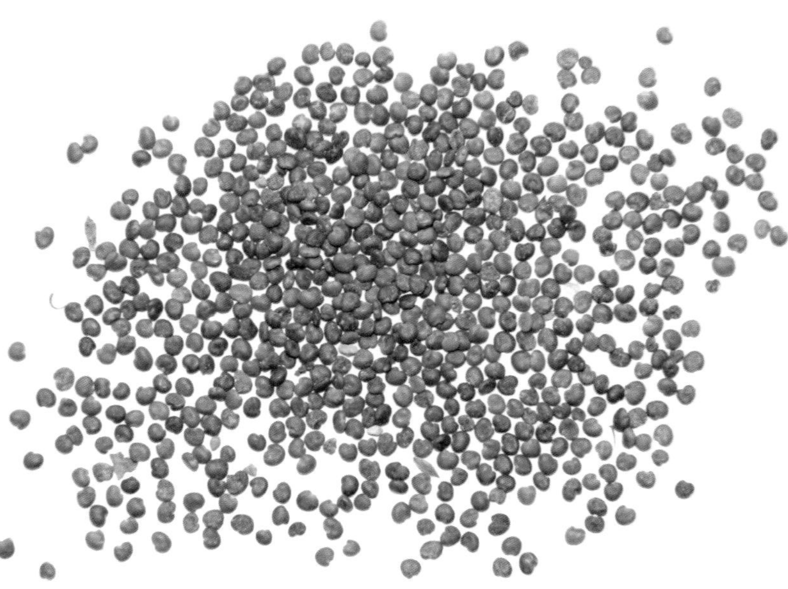

四、花叶类

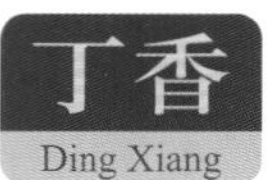

丁香 Ding Xiang

别名 丁子香、公丁香、支解香、雄丁香。

来源 本品为桃金娘科植物丁香 *Eugenia caryophyllata* Thunb. 的干燥花蕾。

形态特征 常绿乔木，高达12米。单叶对生，革质，卵状长椭圆形至披针形，长5～12厘米，宽2.5～5厘米，先端尖，全缘，基部狭窄，侧脉平行，具多数透明小油点。花顶生，复聚伞花序；萼筒先端4裂，齿状，肉质。花瓣紫红色，短管状，具4裂片，雄蕊多数，成4束与萼片互生，花丝丝状；雄蕊1，子房下位，2室，具多数胚珠，花柱锥状，细长。浆果椭圆形，长约2.5厘米，红棕色。

生境分布 生长于路旁、草坪或向阳坡地或与其他花木搭配栽植在林缘。分布于坦桑尼亚、马来西亚、印度尼西亚等地。我国海南省也有栽培。

采收加工 当花蕾由绿色转红时采摘，晒干。

性味归经 辛，温。归脾、胃、肺、肾经。

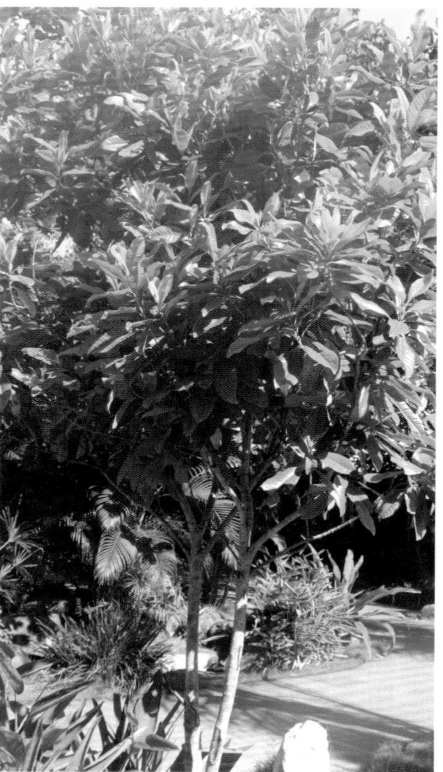

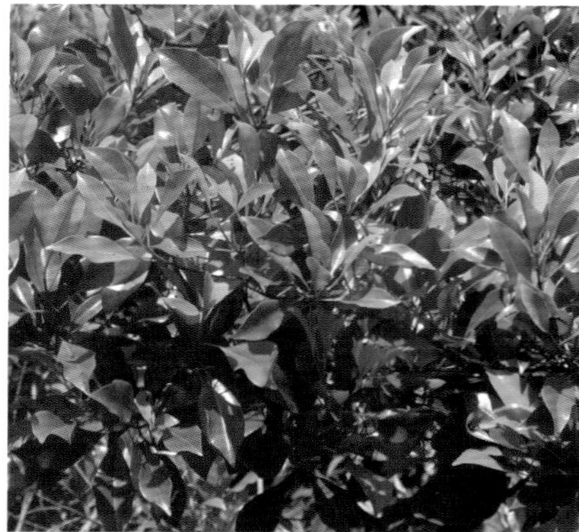

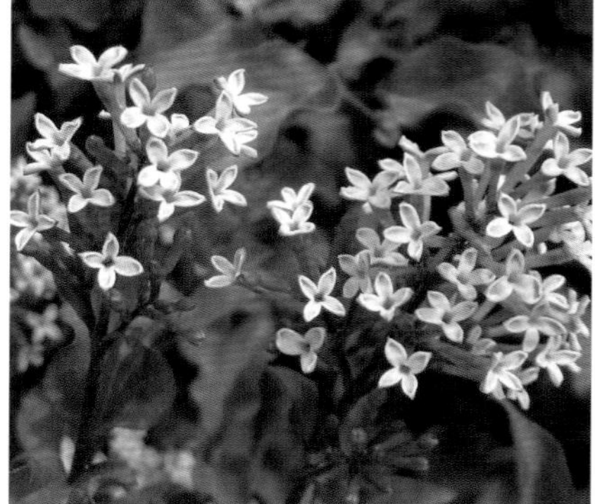

功效主治 温中降逆，补肾助阳。用于脾胃虚寒，呃逆呕吐，食少吐泻，心腹冷痛，肾虚阳痿。

用法用量 煎服或研末冲服，1～3克；或研末外敷。

实用指南

精选验方

①**胃寒呕吐**：丁香、陈皮各5克。水煎热服。②**牙痛**：丁香10粒。研末，牙痛时将药末纳入牙缝中，严重者连续用2～3次。③**呃逆膈气、反胃吐食**：丁香、砂仁、胡椒、红豆各21粒。研末，姜汁糊丸，每次1丸，以大枣去核填药，面裹煨熟，去面服，每日3次。④**脚臭**：丁香、黄柏、木香各15克，麻黄根30克。水煎，每日用以洗脚3～4次。

传统药膳

丁香陈皮蜂蜜汁

原料：丁香2克，陈皮3克，蜂蜜、米饮各适量。

制法：先以温水浸泡丁香、陈皮，以浸透为度，大火煮沸，小火煮15分钟后取汁，调入蜂蜜、米饮即可。

用法：每次5～10毫升，每日4～5次。

功能：暖脾胃，补气虚。

适用：脾胃气虚所致饮食减少、倦怠、无力、气短等。

丁香姜糖

原料：红糖200克，生姜碎末40克，丁香粉5克。

制法：将红糖放入锅中，加水少许，以小火煎熬至较稠厚时，加入姜末及丁香粉调匀；再继续煎熬至用铲挑起即呈丝状而不粘手时，停火。将糖倒在涂过食油的大搪瓷盘中，待稍冷切条块。

用法：严冬季节常服。

功效：温中散寒。

适用：冻疮。

温馨提示

胃热引起的呃逆或兼有口渴口苦口干者不宜食用；热性病及阴虚内热者忌食。不宜与郁金同用。

合欢花

He Huan Hua

别名 绒花树、夜合欢、乌绒树、夜合树、苦情花。

来源 本品为豆科植物合欢 *Albizia julibrissin* Durazz. 的干燥花序或花蕾。

形态特征 落叶乔木，高可达16米。树皮灰褐色，小枝带棱角。2回羽状复叶互生，叶片4～12对；小叶10～30对，镰状长圆形，两侧极偏斜，长6～12毫米，宽1～4毫米，先端急尖，基部楔形。花序头状，多数，伞房状排列，腋生或顶生；花萼筒状，5齿裂；花冠漏斗状，5裂，淡红色；雄蕊多数而细长，花丝基部连合。荚果扁平，长椭圆形，长9～15厘米。花期6～7月，果期9～11月。

生境分布 生长于路旁、林边及山坡上。分布于华东、华南、西南及辽宁、河北、河南、陕西。

采收加工 夏季花开放时择晴天采收，及时晒干。

性味归经 甘，平。归心、肝经。

功效主治 解郁安神。用于心神不安，忧郁失眠。

用法用量 煎服，5～10克；或入丸、散。

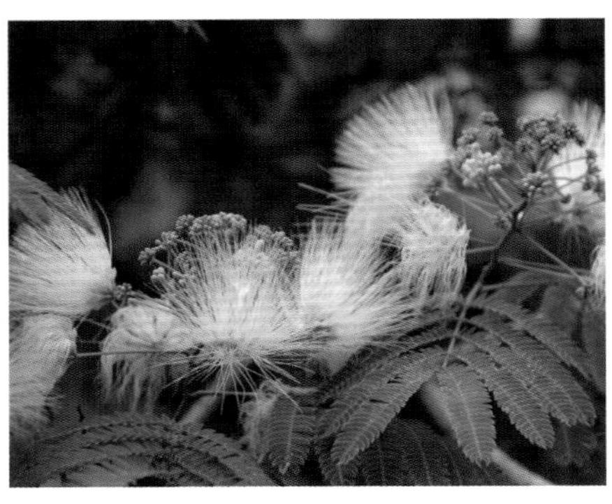

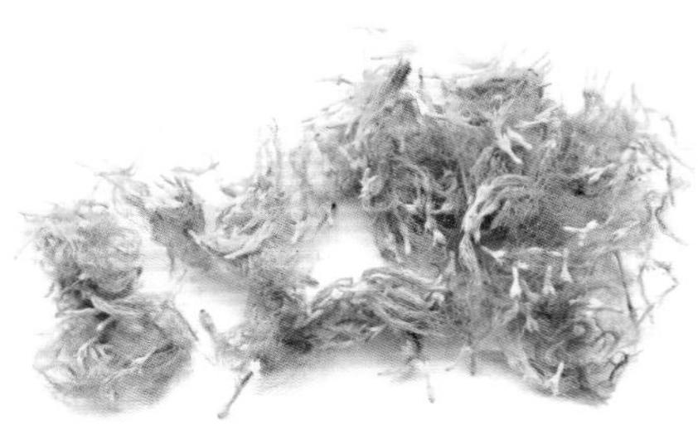

实用指南

精选验方

①**心肾不交失眠**：合欢花、官桂、黄连、首乌藤各适量。水煎服。②**扁桃体周围脓肿（喉痈）**：合欢花9～15克。每日1剂，水煎，调入少许白糖搅匀饮。③**眼雾不明**：合欢花、一朵云各适量。泡酒服。④**跌打疼痛**：合欢花末适量。酒调服10克。⑤**小儿撮口风**：合欢花枝适量。煮成浓汁，揩洗口腔。

传统药膳

合欢花粥

原料：合欢花30克（鲜品50克），粳米50克，红糖适量。

制法：将合欢花、粳米、红糖同放入锅内，加清水500毫升，用小火烧至粥稠即可。

用法：于每晚睡前1小时温热顿服。

功效：安神解郁，活血，消痈肿。

适用：妇女更年期综合征，症见忧郁忿怒、虚烦不安、健忘失眠等。

黄花合欢大枣汤

原料：合欢花10克，黄花菜30克，大枣10枚，蜂蜜适量。

制法：将黄花菜洗净，与合欢花共入锅内，水煎去渣取汁，再与大枣共炖熟，调入蜂蜜即成。

用法：每日1～2次，连服7～10日。

功效：除烦解郁安神。

适用：肝气不舒引起的惊悸、失眠。

温馨提示

阴虚津伤者慎用。

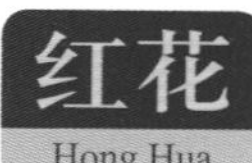

红花 Hong Hua

别名 草红、杜红花、刺红花、金红花。

来源 本品为菊科植物红花 *Carthamus tinctorius* L. 的干燥花。

形态特征 一年生草本，高30～90厘米，全体光滑无毛。茎直立，基部木质化，上部多分枝。叶互生，质硬，近于无柄而抱茎；卵形或卵状披针形，长3.5～9厘米，宽1～3.5厘米，基部渐狭，先端尖锐，边缘具刺齿；上部叶逐渐变小，呈苞片状，围绕头状花序。花序大，顶生，总苞片多列，外面2～3列呈叶状，披针形，边缘有针刺；内列呈卵形，边缘无刺而呈白色膜质；花托扁平；管状花多数，通常两性，橘红色，先端5裂，裂片线形；雄蕊5，花药聚合；雌蕊1，花柱细长，伸出花药管外面，柱头2裂，裂片短，舌状。瘦果椭圆形或倒卵形，长约5毫米，基部稍歪斜，白色，具4肋。花期6～7月，果期8～9月。

生境分布 全国各地多有栽培。

采收加工 5～6月当花瓣由黄变红时采摘管状花，晒干、阴干或烘干。

性味归经 辛，温。归心、肝经。

功效主治 活血通经，散瘀止痛。用于经闭，痛经，恶露不行，癥瘕痞块，胸痹心痛，瘀滞腹痛，胸胁刺痛，跌扑损伤，疮疡肿痛。

用法用量 煎服，3～10克；亦可入散剂或浸酒，鲜品捣汁。外用：研末撒。

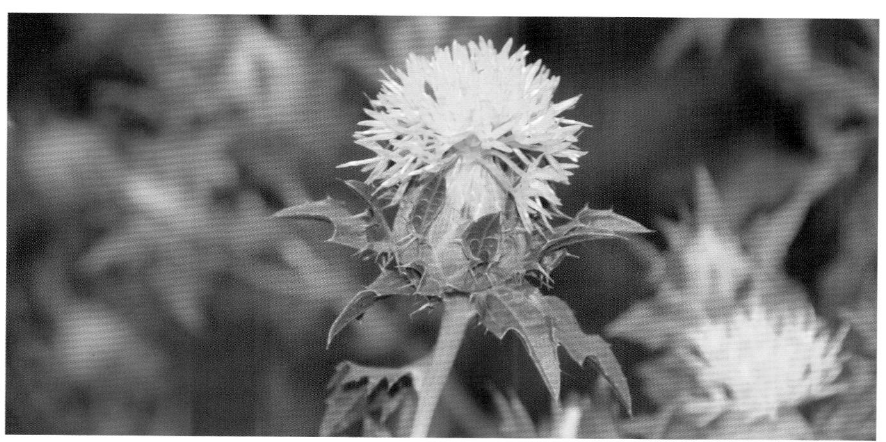

实用指南

精选验方

①**痛经：**红花6克，鸡血藤24克。水煎，调黄酒适量服。②**关节炎肿痛：**红花适量。炒后研末，加入等量的地瓜粉，盐水或烧酒调敷患处。③**产后腹痛：**红花、川芎、炙甘草、炮姜各10克，桃仁、蒲黄（包煎）各15克，五灵脂（包煎）20克。水煎服。④**喉痛、音哑：**红花、枳壳、柴胡各5克，桃仁、桔梗、甘草、赤芍各10克，生地黄20克，当归、玄参各15克。水煎服。⑤**冻疮：**红花10克，花椒、苍术、侧柏叶各20克。泡酒，用药酒搽手足。

传统药膳

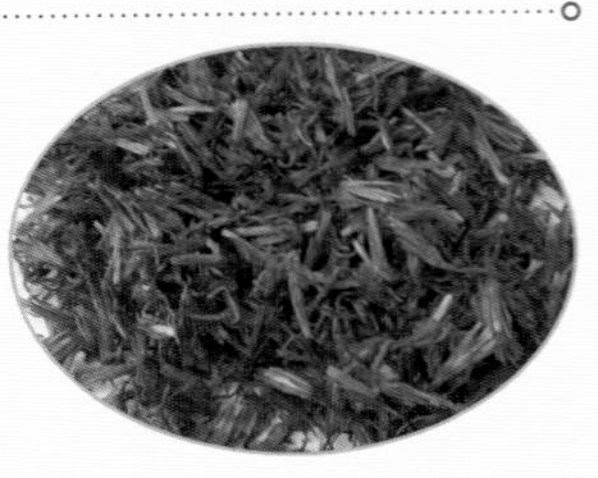

红花酒

原料：红花100克，75%乙醇500毫升。

制法：将红花浸泡入乙醇内，封闭7日以上。

用法：用时，以棉签蘸药酒涂患处，每日数次。

功效：养血活血，舒筋活络。

适用：脉管炎。

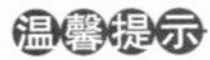

温馨提示

孕妇慎用。

辛夷 Xin Yi

别名 房木、木笔花、毛辛夷、姜朴花、紫玉兰。

来源 本品为木兰科植物望春花 *Magnolia denudata* Desr 等的干燥花蕾。

形态特征 望春花：落叶乔木，干直立，小枝除枝梢外均无毛；芽卵形，密被淡黄色柔毛。单叶互生，具短柄；叶片长圆状披针形或卵状披针形，长10～18厘米，宽3.5～6.5厘米，先端渐尖，基部圆形或楔形，全缘，两面均无毛，幼时下面脉上有毛。花先叶开放，单生枝顶，直径6～8厘米，花萼线形，3枚；花瓣匙形，白色，6片，每3片排成1轮；雄蕊多数；心皮多数，分离。

武当玉兰：与望春花相似，但叶倒卵形或倒卵状长圆形，长7～15厘米，宽5～9厘米，先端钝或突尖，叶背面中脉两侧和脉腋密被白色长毛。花大，直径12～22厘米，萼片与花瓣共12，二者无明显区别，外面粉红色，内面白色。

玉兰：叶片为倒卵形或倒卵状矩圆形，长10～18厘米，宽6～10厘米，先端宽而突尖，基部宽楔形，叶背面及脉上被细柔毛。春季开大型白色花，直径10～15厘米，萼片与花瓣共9，大小近相等，且无显著区别，矩圆状倒卵形。

生境分布 生长于较温暖地区。野生较少，分布于河南、安徽、湖北、四川、陕西等地。

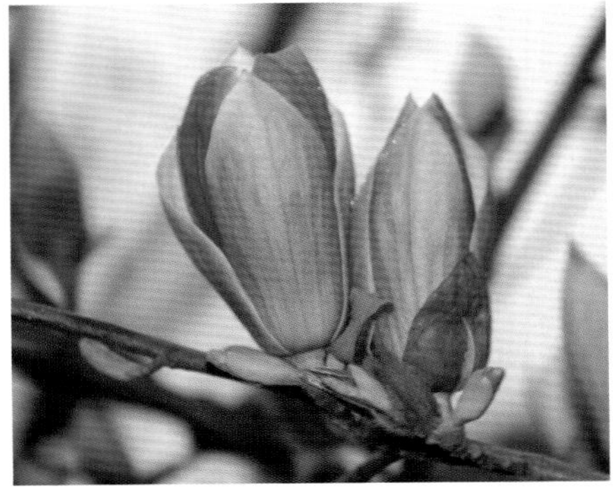

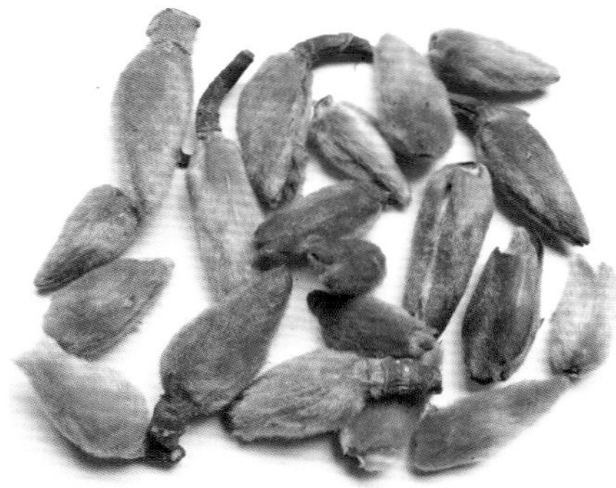

采收加工 冬末春初花未开放时采收，除去枝梗，阴干。

性味归经 辛，温。归肺、胃经。

功效主治 散风寒，通鼻窍。用于风寒头痛，鼻塞流涕，鼻窦炎。

用法用量 煎服，包煎，3～10克。外用：适量。

实用指南

精选验方

①**感冒头痛鼻塞：**辛夷、白芷、苍耳子各9克。水煎服。②**鼻炎、鼻窦炎：**辛夷15克，鸡蛋3个。同煮，吃蛋饮汤。③**鼻塞：**辛夷、皂角、石菖蒲各等份。研为末，绵裹塞鼻中。④**变应性鼻炎：**辛夷3克，藿香10克。开水冲泡，浸闷5～10分钟，频饮，每日1～2剂。⑤**鼻炎：**辛夷6克，紫苏叶9克，姜、葱适量。上几味共制成粗末，用纱布包好，以沸水冲泡服。

传统药膳

辛夷粥

原料：辛夷10克，粳米50克，白糖少许。

制法：将辛夷洗净，放入沙锅中浸泡1小时后，小火煮熬20分钟后去辛夷取汁，用药汁煮粳米熬成粥。

用法：每日早餐服。

功效：散风寒，通鼻窍。

适用：头痛、鼻窦炎、鼻塞不通、齿痛等。

辛夷苏叶茶

原料：辛夷6克，紫苏叶9克，姜、葱各适量。

制法：将上2味共制成粗末，用纱布包好，以沸水冲泡。

用法：每日1剂，代茶频饮。

功效：疏散风寒，宣通鼻窍。

适用：鼻炎。

辛夷热红茶

原料：辛夷3克，红茶2克，红糖15克。

制法：先将辛夷拣去杂质，晒干，与红茶同放入杯中，用刚煮沸的水冲泡，加盖闷15分钟，加入适量红糖，拌匀即成。

用法：代茶频饮。一般可冲泡3～5次，红糖视冲泡次数分配。

功效：散风寒，通鼻窍。

适用：风寒型单纯性慢性鼻炎。

辛夷煎蛋

原料：辛夷15克，鸡蛋2个。

制法：先将鸡蛋洗净，入沸水锅煮熟，待凉，去壳。再将辛夷拣杂，放入沙锅，加清水浸泡片刻，煎煮15分钟，过滤取汁，回入沙锅，放入熟鸡蛋，用小火煮15分钟即成。

用法：分早、晚2次服，每日1剂。

功效：散风寒，通鼻窍。

适用：风热型单纯性慢性鼻炎。

温馨提示

阴虚火旺者忌服。

鸡冠花

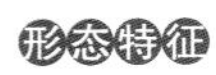

Ji Guan Hua

别名 鸡冠、鸡髻花、鸡角枪、鸡公花、鸡冠头。

来源 本品为苋科植物鸡冠花 *Celosia cristata* L. 的干燥花序。

形态特征 一年生草本，植株有高型、中型、矮型3种，高的可达2～3米，矮型的只有30厘米高。茎红色或青白色。叶互生，有柄；长卵形或卵状披针形，有深红、翠绿、黄绿、红绿等多种颜色。花聚生于顶部，形似鸡冠，扁平而厚软，长在植株上呈倒扫帚状；花色也丰富多彩，有紫色、橙黄、白色、红黄相杂等色。种子细小，呈紫黑色，藏于花冠茸毛内。

生境分布 生长于一般土壤，喜温暖干燥气候，怕干旱，喜阳光，不耐涝。分布于天津、北京、河北、山东、江苏、上海、湖北、河南、辽宁等地。多为栽培，也有野生。

采收加工 秋季花盛开时采收，晒干。

性味归经 甘、涩，凉。归肝、大肠经。

功效主治 收敛止血，止带，止痢。用于吐血，崩漏，便血，痔血，赤白带下，久痢不止。

用法用量 煎服，6～12克。

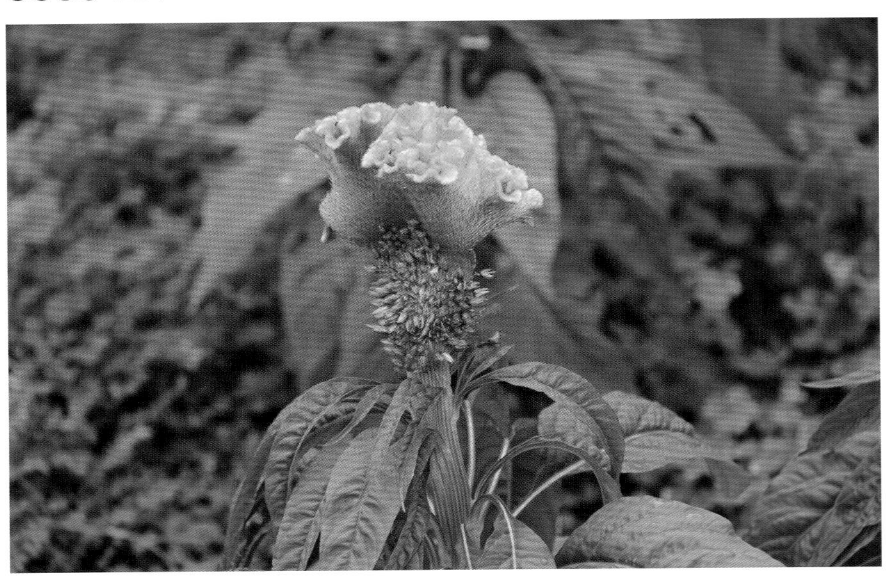

实用指南

精选验方

①**荨麻疹：**鸡冠花全草适量。水煎，内服外洗。②**便血、痔血、痢疾：**鸡冠花9～15克。水煎服（配生槐米、生地榆效果更好）。③**咯血、吐血：**鲜白鸡冠花15～24克，猪肺1具（不可灌水）。冲开水炖约1小时，饭后分2～3次服。④**细菌性痢疾：**鸡冠花9克，马齿苋30克，白头翁15克。水煎服。⑤**月经过多：**鸡冠花适量。晒干研末，每次4～8克，空腹酒调下。忌鱼腥、猪肉。

传统药膳

鸡冠花粥

原料：鲜鸡冠花15克，糯米60克。

制法：先将鲜鸡冠花洗净，水煎，去渣取汁，再加水与糯米同煮为粥，先用大火煮，后用小火熬，待粥稠便可食用。

用法：每日早、晚温热食服。3~5日为1个疗程。

功效：凉血止血。

适用：咯血、衄血、吐血、便血、痔疮出血、高血压、妇女赤白带下等。

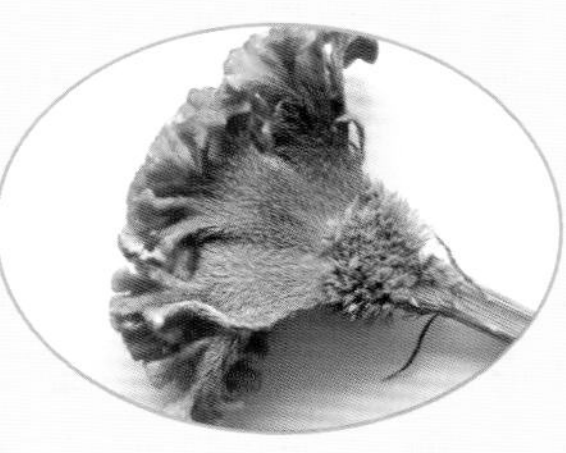

温馨提示

将鸡冠花置于室内阴凉干燥处，避免儿童自行拿取。

玫瑰花

Mei Gui Hua

别名 湖花、徘徊花、刺玫瑰、笔头花。

来源 本品为蔷薇科植物玫瑰 *Rosa rugosa* Thunb. 的干燥花蕾。

形态特征 直立灌木。茎丛生，有茎刺。单数羽状复叶互生，椭圆形或倒卵形，先端急尖或圆钝，叶柄和叶轴有茸毛，疏生小茎刺和刺毛。花单生于叶腋或数朵聚生，苞片卵形，边缘有腺毛，花冠鲜艳，紫红色，芳香。

生境分布 均为栽培。全国各地均产，分布于江苏、浙江、山东等地。

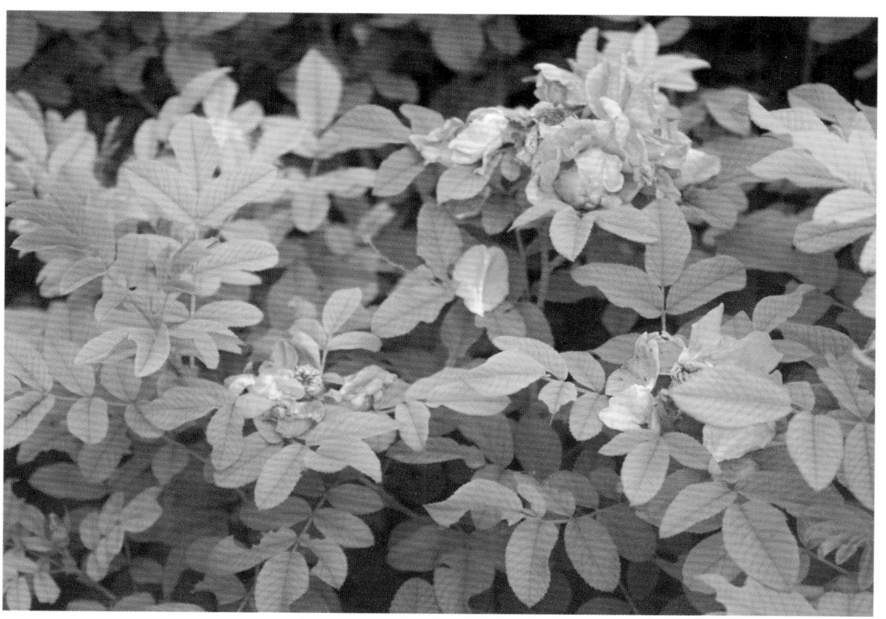

采收加工 春末夏初花将开放时分批采收，及时低温干燥。

性味归经 甘、微苦，温。归肝、脾经。

功效主治 行气解郁，和血，止痛。用于肝胃气痛，食少呕恶，月经不调，跌打肿痛。

用法用量 煎服，3～6克。

实用指南

精选验方

①**急性乳腺炎：**玫瑰花7朵，母丁香7粒。加黄酒适量，水煎服。②**肝胃气病：**玫瑰花适量。研细，每次1.5克，开水冲服。③**月经不调：**玫瑰花根6～9克。水煎后冲入黄酒及红糖，早、晚各服1次。④**跌打损伤、吐血：**玫瑰花根15克。用黄酒或水煎，每日2次。⑤**肝风头痛：**玫瑰花5朵，蚕豆花12克。开水冲泡代茶饮。⑥**急、慢性风湿痛：**玫瑰花9克。当归、红花各6克。水煎去渣，热黄酒冲服。⑦**月经过多：**玫瑰花根、鸡冠花各9克。水煎去渣，加红糖服。

传统药膳

西红杭玫瑰饮

原料：鲜玫瑰花、西红柿、黄瓜、柠檬汁、蜂蜜各适量。

制法：西红柿去皮、籽，黄瓜洗净，与鲜玫瑰花一起碾碎，过滤，加入柠檬汁、蜂蜜即可。

用法：经常饮用。

功效：促进皮肤代谢、色素减退，从而使肌肤细腻白嫩。

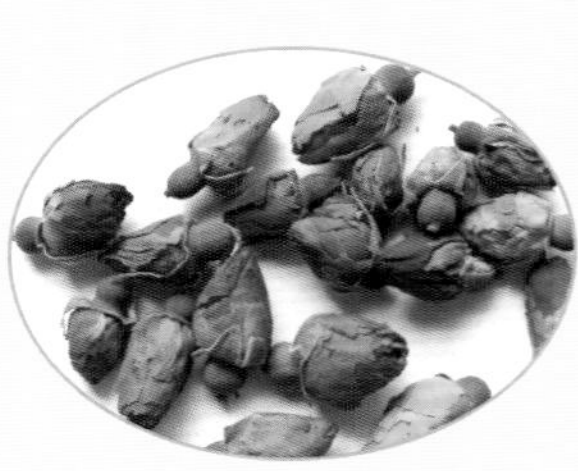

玫瑰花饮

原料：玫瑰花10克，茉莉花、绞股蓝、绿茶各5克。

制法：将以上3味合置一大杯中，沸水冲泡即成。

用法：每日频饮。

功效：理气解郁，疏肝健脾，止痛抗癌。

适用：胃癌。

茉莉玫瑰饮

原料：玫瑰花、茉莉花、枳壳、决明子、荷叶各10克，何首乌、补骨脂、桑椹各15克，泽泻、泽兰各12克。

制法：水煎取药汁。

用法：每日1剂，分2次服。

功效：消脂降脂。

适用：肥胖症。

佛手玫瑰花饮

原料：玫瑰花、佛手各10克，败酱草40克。

制法：将上3味洗净后一起放入药煲中，加水300毫升，水煎取汁。

用法：代茶饮，每日2次。

功效：行气活血。

适用：气滞血瘀型急性宫颈炎，症见白带多，或白或黄或夹血，腰骶部坠痛、下腹坠胀。

温馨提示

阴虚有火者勿服。

金银花

Jin Yin Hua

别名 双花、银花、忍冬花、二宝花、金银藤。

来源 本品为忍冬科植物忍冬 *Lonicera japonica* Thunb. 等的干燥花蕾或带初开的花。

形态特征 半常绿缠绕性藤本，全株密被短柔毛。叶对生，卵圆形至长卵形，常绿。花成对腋生，花冠二唇形，初开时呈白色，二三日后转变为黄色，所以称为金银花，外被柔毛及腺毛。浆果球形，成熟时呈黑色。花蕾呈棒状略弯曲，长1.5～3.5厘米，表面黄色至浅黄棕色，被短柔毛，花冠筒状，稍开裂，内有雄蕊5，雌蕊1。

生境分布 生长于路旁、山坡灌木丛或疏林中。全国大部分地区有分布。

采收加工 夏初花开放前采收，干燥。

性味归经 甘，寒。归肺、心、胃经。

功效主治 清热解毒，疏散风热。用于痈肿疔疮，喉痹，丹毒，热毒血痢，风热感冒，温病发热。

用法用量 煎服，6～12克。外用：适量。清热解毒宜生用，凉血止痢宜炒炭用。

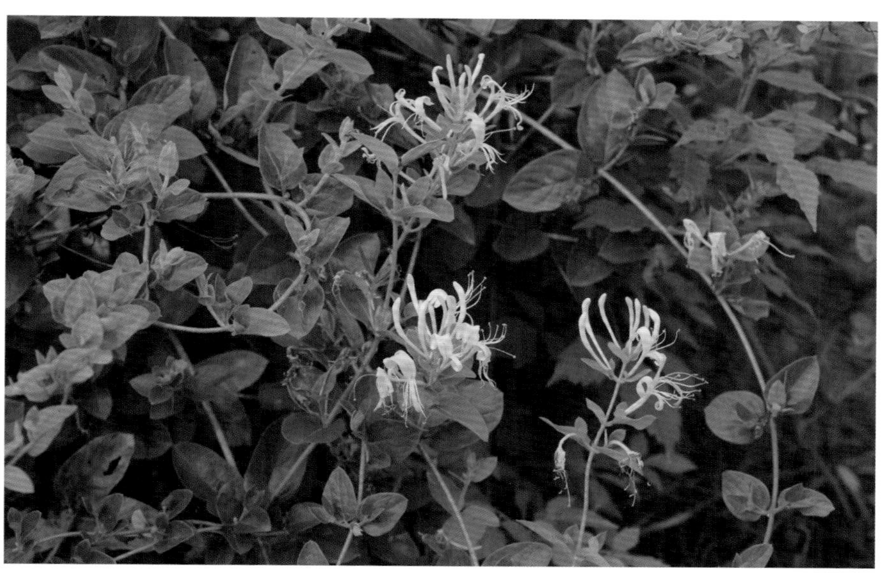

实用指南

精选验方

①**咽喉炎：**金银花15克，生甘草3克。煎水含漱。②**感冒发热、头痛咽痛：**金银花60克，山楂20克。煎水代茶饮。③**痢疾：**金银花15克。焙干研末，水调服。④**胆囊炎胁痛：**金银花50克，花茶叶20克。沏水当茶喝。⑤**慢性咽喉炎：**金银花、人参叶各15克，甘草3克。开水泡，代茶饮。⑥**出血性麻疹：**金银花、赤芍、紫草、牡丹皮、生地黄各9克，生甘草4.5克。水煎服。

传统药膳

金银花酒

原料：金银花150克，甘草30克，酒250毫升。

制法：将金银花、甘草用水500毫升煎取约250毫升，入酒略煎。

用法：分早、中、晚3次服尽。

功效：解毒消痈。

适用：痈疽恶疮、肺痈、肠痈初起等。

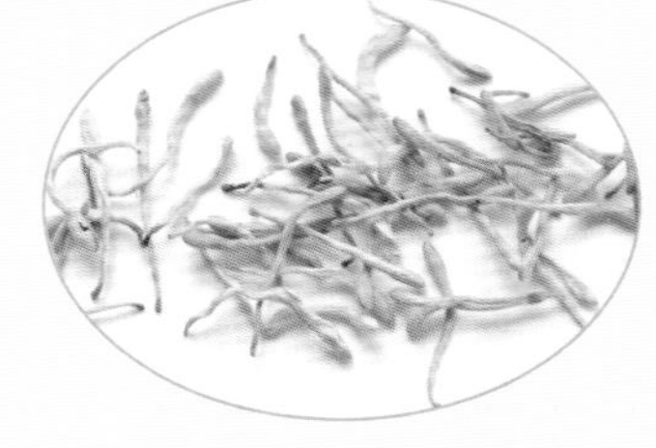

银花茶

原料：金银花、蒲公英、茶叶各3克。

制法：将上3味装入茶缸内，用沸水冲泡10分钟。

用法：不拘时代茶频饮，每日1剂。

功效：清热解毒，利湿。

适用：小儿头疖、痱毒等。

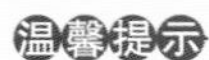

温馨提示

脾胃虚寒及气虚疮疡脓清者忌用。

闹羊花

Nao Yang Hua

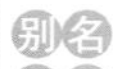

别名 羊踯躅、黄杜鹃、惊羊花。

来源 本品为杜鹃花科植物羊踯躅 *Rhododendron molle* G. Don 的干燥花。

形态特征 落叶灌木，高1～2米。老枝光滑，带褐色，幼枝有短柔毛。单叶互生，叶柄短，被毛；叶片椭圆形至椭圆状倒披针形，先端钝而具短尖，基部楔形，边缘具向上微弯的刚毛。花多数，成顶生短总状花序，与叶同时开放，花金黄色，花冠漏斗状，外被细毛，先端5裂，裂片椭圆状至卵形，上面一片较大，有绿色斑点。花期4～5月。

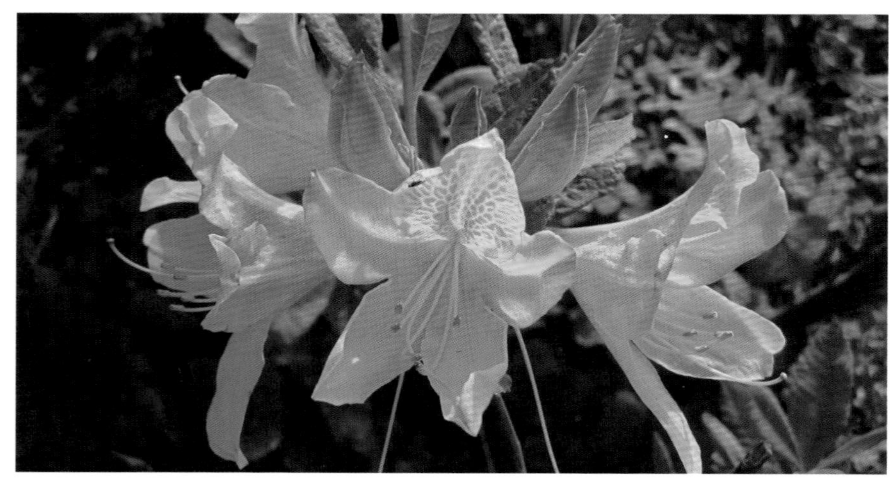

生境分布 生长于山坡、石缝、灌木丛中。分布于江苏、浙江、江西、福建、湖南、湖北、河南、四川、贵州等地。

采收加工 4～5月花初开时采收，阴干或晒干。

性味归经 辛，温；有大毒。归肝经。

功效主治 祛风除湿，散瘀定痛。用于风湿痹痛，偏正头痛，跌扑肿痛，顽癣。

用法用量 浸酒或入丸、散，0.6～1.5克。外用：适量，煎水洗。

实用指南

精选验方

①**疟疾**：闹羊花0.3克，嫩松树梢15克。水煎服。②**神经性头痛、偏头痛**：鲜闹羊花适量。捣烂，外敷后脑或痛处2～3小时。③**皮肤顽癣及瘙痒**：鲜闹羊花15克。捣烂搽患处。④**瘌痢头**：鲜闹羊花适量。搽患处；或晒干研粉调麻油搽患处。⑤**跌打损伤**：闹羊花0.9克，小驳骨30克，泽兰60克。共捣烂，用酒炒热，敷患处。

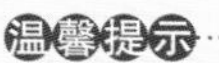

温馨提示

不宜多服、久服；体虚者及孕妇禁用。

洋金花

Yang Jin Hua

别名 虎茄花、胡茄花、风茄花、洋喇叭花、曼陀罗花。

来源 本品为茄科植物白花曼陀罗 *Datura metel* L. 的干燥花。

形态特征 一年生草本，高0.5～2米，全体近于无毛。茎上部呈2歧分枝。单叶互生，上部常近对生，叶片卵形至广卵形，先端尖，基部两侧不对称，全缘或有波状短齿。花单生于枝的分叉处或叶腋间；花萼筒状，黄绿色，先端5裂，花冠大漏斗状，白色，有5角棱，各角棱直达裂片尖端；雄蕊5，贴生于花冠管；雌蕊1，柱头棒状。蒴果表面具刺，斜上着生，成熟时由顶端裂开；种子宽三角形。

生境分布 多为栽培，也有野生。分布于全国大部分地区，主产于江苏、浙江、福建、广东等地。

采收加工 4～11月花初开时采收，晒干或低温干燥。

性味归经 辛，温；有毒。归肺、肝经。

功效主治 平喘止咳，镇痛，解痉。用于哮喘咳嗽，脘腹冷痛，风湿痹痛，小儿慢惊；外科麻醉。

用法用量 宜入丸、散，0.3～0.6克；亦可作卷烟分次燃吸（一日量不超过1.5克）。外用：适量。

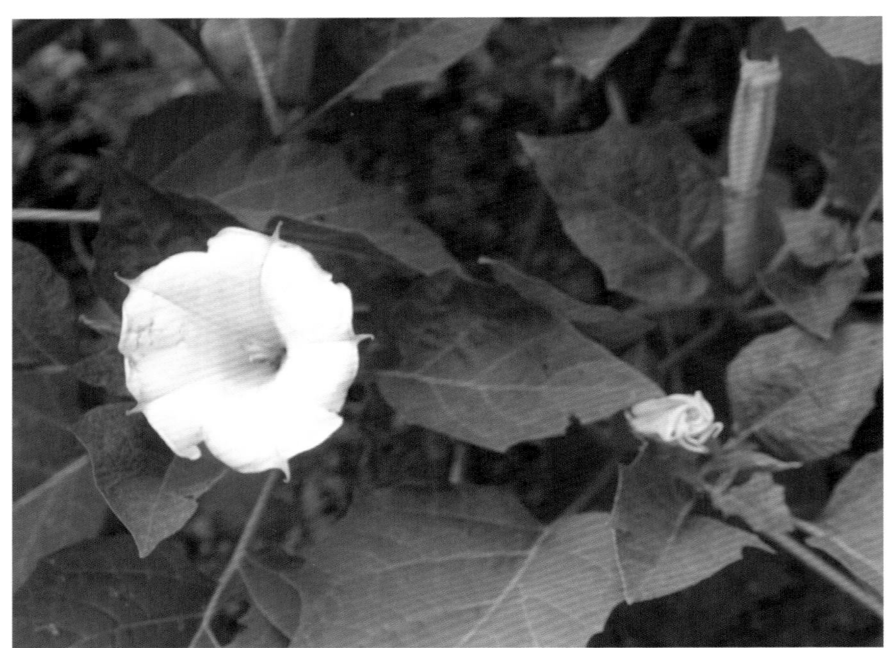

实用指南

精选验方

①**慢性气管炎：**洋金花15克。研成极细末，倒入装有500毫升纯60° 粮食白酒的瓶中摇匀，密封存放7日，每次1～2毫升，每日3次，最大量不应超过2毫升。②**小儿慢惊风：**洋金花7朵，炒全蝎10枚，丹砂、乳香、天南星（炮）、天麻各10.5克。研为末，每次2.5克，薄荷汤调下。③**面上生疮：**洋金花适量。晒干研末，少许贴之。④**诸风痛及寒湿脚气：**洋金花、大蒜梗、茄梗、花椒叶各等份。煎水洗。

传统药膳

双花酒

原料：洋金花30克，红花15克，骨碎补15克，白酒300毫升。

制法：将洋金花、红花、骨碎补置于容器中，加入白酒密封，用近火煨。

用法：直接饮用。

功效：生发。

适用：脱发、斑秃。

温馨提示

本品有剧毒，应严格控制剂量，以免中毒。心脏病、高血压患者及孕妇慎用；表证未解，痰多黏稠者忌用。

凌霄花

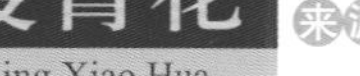

Ling Xiao Hua

别名 紫葳、中国霄、拿不走、大花凌霄。

来源 本品为紫葳科植物凌霄 *Campsis grandiflora* (Thunb.) K. Schum.或美洲凌霄的干燥花。

形态特征 薄叶木质藤本，借气根攀附于其依附物上，茎黄褐色，具棱状网裂。叶对生，奇数羽状复叶，小叶卵形至卵状披针形，先端尾状渐尖，基部阔楔形，两侧不等大，边缘有粗锯齿，两面无毛，小叶柄着生处有淡黄褐色束毛。花序顶生，圆锥状，花大，花萼钟状，花冠漏斗状钟形。蒴果长如豆荚，具子房柄，种子多数，扁平，有透明的翅。

生境分布 生长于墙根、树旁、竹篱边。全国各地均有，分布于江苏、浙江等地。

采收加工 夏、秋两季花盛开时采摘，晒干或低温干燥入药。

性味归经 甘、酸，寒。归肝、心包经。

功效主治 活血通经，凉血祛风。用于月经不调，经闭癥瘕，产后乳肿，风疹发红，皮肤瘙痒，痤疮。

用法用量 煎服，5～9克。外用：适量。

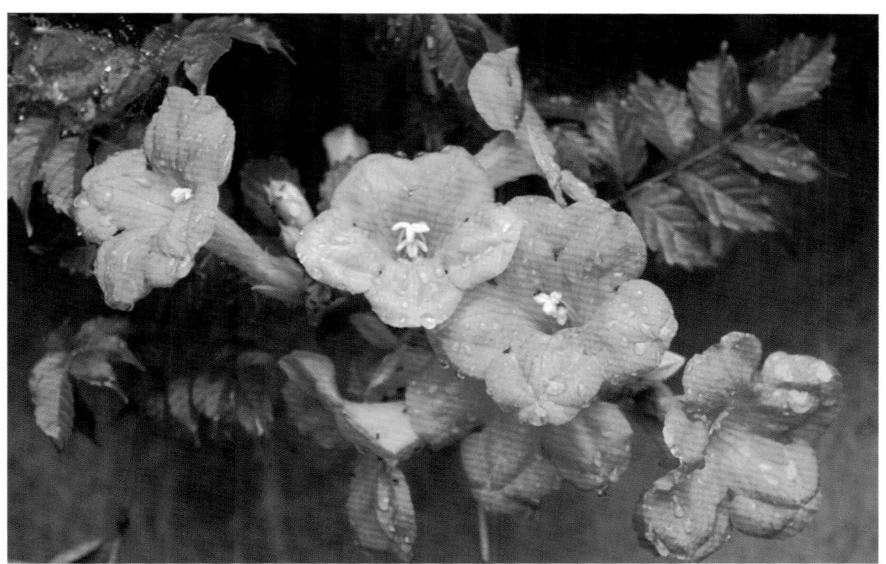

实用指南

精选验方

①**皮肤湿癣：**凌霄花、白矾、雄黄各9克，黄连、天南星、羊蹄根各10克。研细末，用水调匀外搽患处，每日3次。②**瘀血阻滞、月经闭止、发热腹胀：**凌霄花、牡丹皮、桃仁各9克，赤芍15克，红花6克，当归10克。水煎服，每日1剂。③**血热风盛的周身痒症：**凌霄花9克。水煎服。④**闭经：**凌霄花适量。研为末，每次10克，食前温酒下。⑤**便血：**凌霄花适量。浸酒饮服。

传统药膳

南蛇藤酒

原料：凌霄花、穿山龙各120克，八角枫60克，白酒250毫升。

制法：将上3味放入白酒中浸泡7日。

用法：每日临睡前服25毫升。

功效：祛风湿，活血脉。

适用：风湿性筋骨痛、腰痛、关节痛等。

凌霄花酒

原料：凌霄花25克，粳米100克，冰糖10克。

制法：先将凌霄花洗净，把花粉冲洗干净备用。再把粳米洗净，放入开水锅里煮成稀粥，待粥快好时，放入凌霄花与冰糖，改慢火至粥稠便可食用。

用法：每日早、晚温热食服，3～5日为1个疗程。孕妇忌服。

功效：凉血祛瘀。

适用：大便下血、妇女崩漏、皮肤湿癣、风疹、荨麻疹等。

温馨提示

破血之品，孕妇及气血虚弱者忌用。

菊花 Ju Hua

别名 菊华、真菊、金菊、节花、药菊、金蕊、甘菊。

来源 本品为菊科植物菊 *Chrysanthemum morifolium* Ramat. 的干燥头状花序。

形态特征 多年生草本植物，高60～150厘米。茎直立，上部多分枝。叶互生，卵形或卵状披针形，长约5厘米，宽3～4厘米，边缘具有粗大锯齿或深裂呈羽状，基部楔形，下面被白色毛茸，具叶柄。头状花序顶生或腋生，直径2.4～5厘米，雌性，白色，黄色或淡红色等；管状花两性，黄色，基部常有膜质鳞片。瘦果无冠毛。

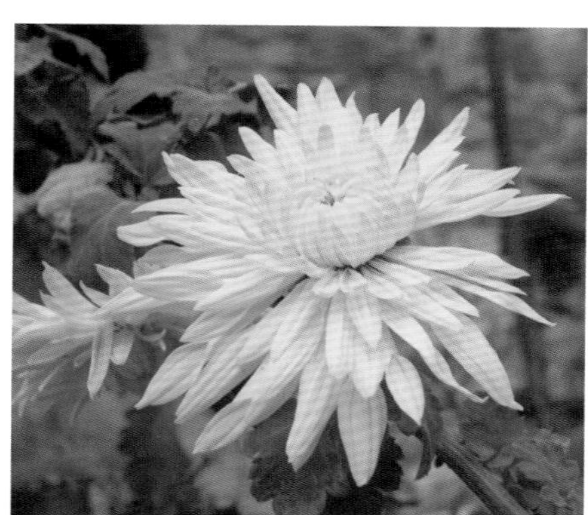

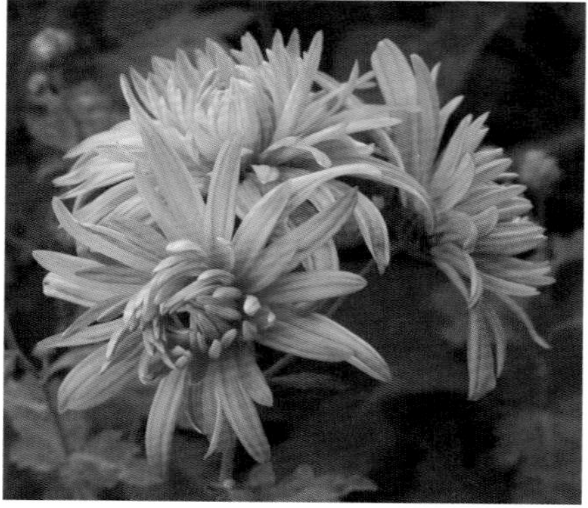

生境分布 生长于平原、山地。分布于浙江、安徽、河南等地。

采收加工 9～11月花盛开时分批采收，阴干或焙干，或熏、蒸后晒干。药材按产地和加工方法不同，分为“亳菊”“滁菊”“贡菊”“杭菊”。

性味归经 甘、苦，微寒。归肺、肝经。

功效主治 散风清热，平肝明目。用于风热感冒，头痛眩晕，目赤肿痛，眼目昏花。

用法用量 煎服，10～15克。疏散风热多用杭黄菊，平肝明目多用白菊花。

实用指南

精选验方

①**感冒发热、头昏、目赤、咽喉不利**：菊花6克，薄荷9克，金银花、桑叶各10克。沸水浸泡，代茶饮。②**发热、咽干唇燥、咳嗽**：菊花10克，桑叶、枇杷叶各5克。研成粗末，用沸水冲泡代茶饮。③**轻微腋臭**：白菊花、辛夷各9克，苞谷粉、冰片各60克，滑石粉30克。研细末，外用涂抹腋臭处。④**膝痛**：菊花60克。与陈艾6克共捣烂成泥，做成护膝使用，日夜不去，病愈为度。

传统药膳

白菊煮猪肝

原料：白菊花、沙苑子、决明子各10克，猪肝60克。

制法：将白菊花、沙苑子、决明子用新纱布包好，与肝同入沙锅内，加适量清水小火煎煮半小时。

用法：将肝切片，加少许调味食用，喝汤，1日内服完。连服数剂。

功效：清肝明目，养血补虚。

适用：肝虚血少及肝热所致的头晕、目昏、目暗等。

温馨提示

气虚胃寒、食减泄泻者慎服。

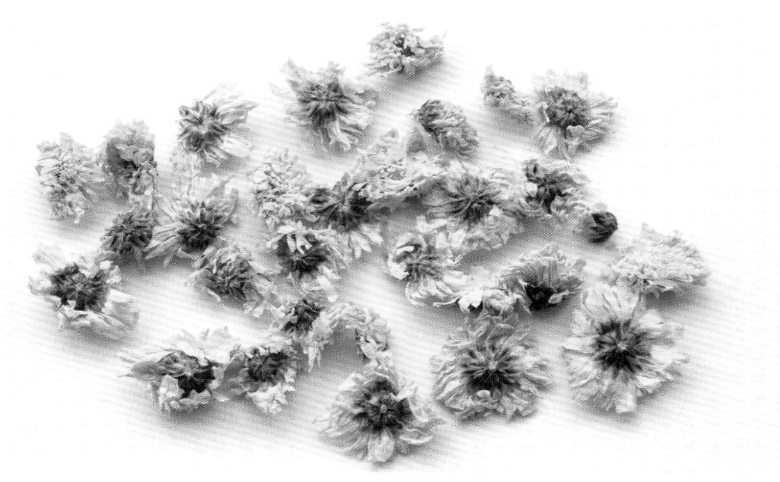

梅花

Mei Hua

别名 酸梅、黄仔、合汉梅。

来源 本品为蔷薇科植物梅 *Prunus mume* (Sieb.) Sieb. et Zucc. 的花蕾。入药用白梅、红梅两种。

形态特征 落叶小乔木，高达10米。树干紫褐色，多纵斑纹。常有枝刺，小枝绿色或以绿色为底色。叶广卵形至卵形，先端长渐尖或尾尖。早春2～3月先叶开花，花着生于一年生枝的叶腋，单生或2朵簇生，单瓣或重瓣，有暗香。核果球形，一侧有浅槽，被毛，6月果熟，熟时黄色。

生境分布 全国各地多有栽培。白梅花分布于江苏、浙江等地；红梅花分布于四川、湖北等地。

采收加工 初春花未开放时采摘，及时低温干燥。

性味归经 微酸，平。归肝、胃、肺经。

功效主治 疏肝和中，化痰散结。用于肝胃气痛，郁闷心烦，梅核气，瘰疬疮毒。

用法用量 煎服，3～5克。

实用指南

传统药膳

梅花茶

原料：白梅花5克，青茶5克。

制法：将2味药用沸水冲泡5分钟即可。

用法：每日1～2剂，不拘时频饮。

功效：肝胃气机郁滞。

适用：脘满胀痛、胃纳不佳等。

梅花涮火锅

原料：鲜梅花20朵，活鲫鱼150克，猪五花肉150克，绿豆粉丝50克，白菜心、菠菜、胡荽、金针菇、奶油、花生油各适量。

制法：梅花洗净，取花瓣备用。粉丝用油炸泡。鲫鱼宰杀治净切成块，猪肉切片，分别加入料酒、姜末、葱花腌制入味。火锅注入鲜汤、奶油烧开，下入鲫鱼块、肉片，以鸡精、精盐调味，即可上桌。边吃边涮蔬菜、粉丝、梅花瓣。

功效：补虚，利湿，养胃，健脾，益气。

适用：虚劳、浮肿、消瘦、胃弱、食少之人食用，健康之人食用有补益作用。

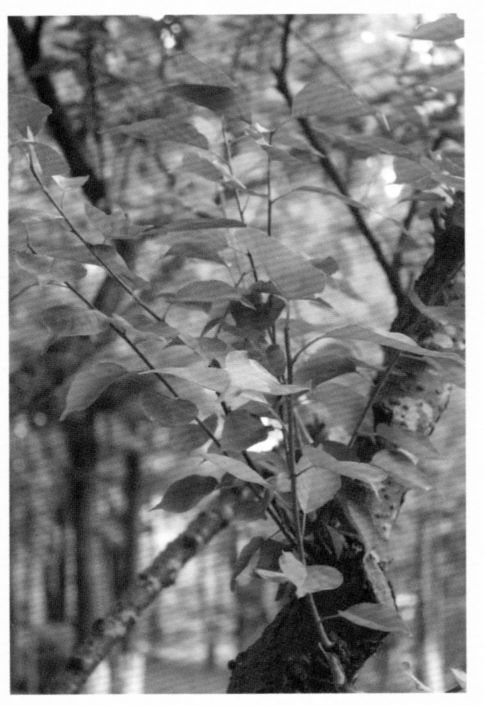

野菊花
Ye Ju Hua

别名 苦薏、黄菊花、山菊花、甘菊花、路边菊、千层菊。
来源 本品为菊科植物野菊 *Chrysanthemum indicum* L. 的干燥头状花序。

形态特征 多年生草本。根茎粗厚，分枝，有长或短的地下匍匐枝。茎直立或基部铺展。茎生叶卵形或长圆状卵形，羽状分裂或分裂不明显；顶裂片大；侧裂片常2对，卵形或长圆形，全部裂片边缘浅裂或有锯齿。头状花序，在茎枝顶端排成伞房状圆锥花序或不规则的伞房花序；舌状花黄色。

生境分布 生长于山坡、路旁、原野。全国大部分地区有分布。

采收加工 秋、冬两季花初开放时采摘，晒干，或蒸后晒干。

性味归经 苦、辛，微寒。归肝、心经。

功效主治 清热解毒，泻火平肝。用于疔疮痈肿，目赤肿痛，头痛眩晕。

用法用量 煎服，9～15克。外用：适量，煎汤外洗或制膏外涂。

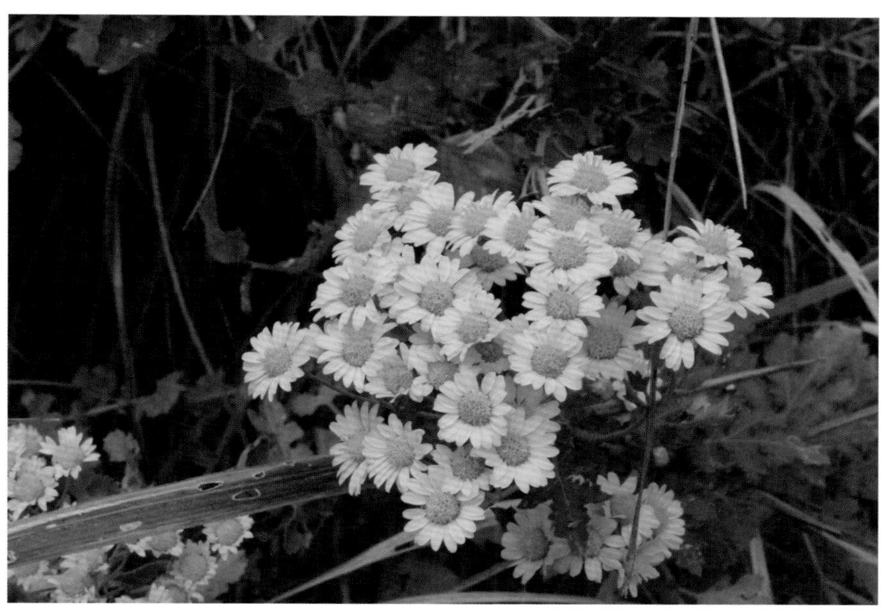

实用指南

精选验方

①**疔疮**：野菊花、红糖各适量。捣烂贴患处；如生于发际，加梅片、生地龙同敷。②**风热感冒**：野菊花、积雪草各15克。水煎服。③**头癣、湿疹、天疱疮**：野菊花、苦楝根皮、苦参根各适量。水煎外洗。④**毒蛇咬伤**：野菊花15～30克。水煎代茶饮。⑤**预防感冒**：野菊花6克。用沸水浸泡1小时，煎30分钟，待药液稍凉时内服；经常接触感冒人群者，一般每日服药1次，经常感冒者每周服1次。

传统药膳

野菊花粥

原料：野菊花15克，绿豆50克。

制法：先将野菊花水煎，取汁去渣，然后放入浸泡洗净的绿豆，煮成稀粥。

用法：每日早、晚餐服食。服用时加白糖适量，热退后即停服。

功效：清热解毒，消肿。

适用：金黄色葡萄球菌、白喉棒状杆菌、链球菌属、铜绿假单胞菌、志贺菌属、流行性感冒病毒等。

菠菜菊花汤

原料：野菊花10克，菠菜250克。

制法：先将菠菜洗净，然后和野菊花同放入锅内，用大火煎汁即成。

用法：每日2次。

功效：清肝明目。

适用：肝经风热、目赤肿痛等。

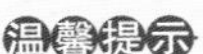

温馨提示

脾胃虚寒者及孕妇慎用。

旋覆花
Xuan Fu Hua

别名 金钱花、金沸花、满天星、全福花、金盏花、猫耳朵花。

来源 本品为菊科植物旋覆花 *Inula japonica* Thunb. 等的干燥头状花序。

形态特征 多年生草本，高30～80厘米。根状茎短，横走或斜升，具须根。茎单生或簇生，绿色或紫色，有细纵沟，被长伏毛。基部叶花期枯萎，中部叶长圆形或长圆状披针形，长4～13厘米，宽1.5～4.5厘米，先端尖，基部渐狭，常有圆形半抱茎的小耳，无柄，全缘或有疏齿，上面被疏毛或近无毛，下面被疏伏毛和腺点，中脉和侧脉被较密的长毛；上部叶渐小，线状披针形。头状花序，直径3～4厘米，多数或少数排列成疏散的伞房花序；花序梗细长；总苞半球形。瘦果圆柱形，有10条纵沟，被疏短毛。花期6～10月，果期9～11月。

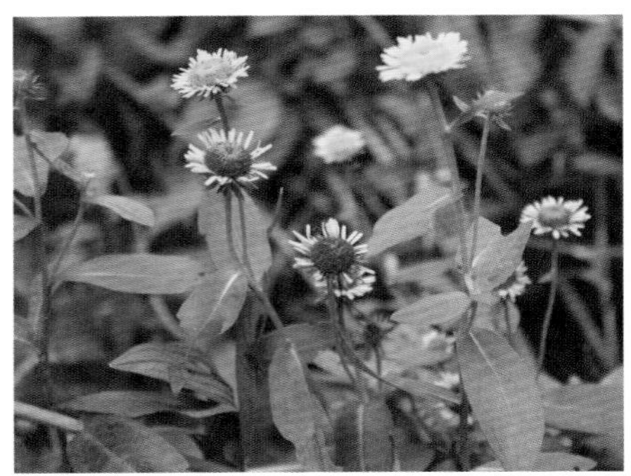

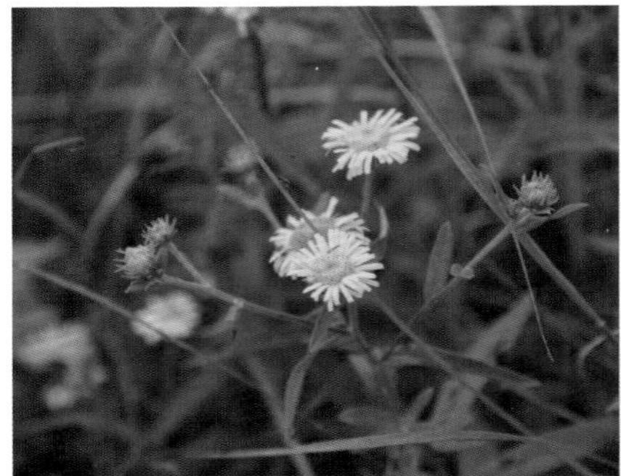

生境分布 生长于山坡、路旁、湿润草地、河岸和田埂上。分布于东北、华北、华东、华中及广西等地。

采收加工 夏、秋两季花开放时采收，除去杂质，阴干或晒干。

性味归经 苦、辛、咸，微温。归肺、脾、胃、大肠经。

功效主治 降气，消痰，行水，止呕。用于风寒咳嗽，痰饮蓄结，胸膈痞满，喘咳痰多，呕吐噫气，心下痞硬。

用法用量 煎服，包煎，3～9克。

实用指南

精选验方

①**肝炎：**旋覆花15克，葱14茎。以水3升，煮取1升，顿服。②**风火牙痛：**旋覆花适量。研为末，搽牙根上。③**胃癌胸胁胀满、食欲不振、胃痛：**旋覆花、柴胡、枳壳各12克，白芍、黄药子各15克，丹参、白花蛇舌草、半枝莲各30克。水煎服，每日1剂。④**慢性支气管炎兼气喘：**旋覆花、百部各10克，黄芪24克，地龙6克。水煎服，每日1剂，分2次服。

传统药膳

旋覆花粥

原料：旋覆花、郁金各10克，葱白5根，粳米100克，丹参15克。

制法：先将旋覆花用布包扎，与丹参、郁金同入沙锅中，加适量水煎煮，取药液约1000毫升，用药液与粳米同煮成粥，待粥熟时，加入葱白，搅和即可。

用法：早、晚空腹服食。

功效：活血通络，下气散结。

适用：慢性肝炎气滞血瘀、两胁胀痛、纳差食少等。

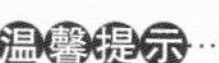

温馨提示

阴虚燥咳、大便泄泻者不宜用。

密蒙花

Mi Meng Hua

别名 蒙花、蒙花珠、糯米花、老蒙花、水锦花、鸡骨头花。

来源 本品为马钱科植物密蒙花 *Buddleja officinalis* Maxim. 的干燥花蕾及花序。

形态特征 灌木，高约3米，可达6米。小枝微具4棱，枝及叶柄、叶背、花序等均密被白色至棕黄色星状毛及茸毛。单叶对生，具柄；叶片矩圆状披针形至披针形，长5～12厘米，宽1～4.5厘米，先端渐尖，基部楔形，全缘或有小齿。聚伞花序组成圆锥花序，顶生及腋生，长5～12厘米；花小，花萼及花冠密被毛茸；花萼钟形，4裂；花冠淡紫色至白色，微带黄色，筒状，长1～1.2厘米，直径2～3毫米，先端4裂，裂片卵圆形；雄蕊4，近无花丝，着生于花冠筒中部；子房上位，2室，被毛。蒴果卵形，2瓣裂。种子多数，细小，具翅。

生境分布 生长于山坡、河边、丘陵、村边的灌木丛或草丛中。分布于湖北、四川、陕西、河南、云南等地。

采收加工 春季花未开放时采收，除去杂质，干燥。

性味归经 甘，微寒。归肝经。

功效主治 清热泻火，养肝明目，退翳。用于目赤肿痛，多泪羞明，眼生翳膜，肝虚目暗，视物昏花。

用法用量 煎服，3～9克。

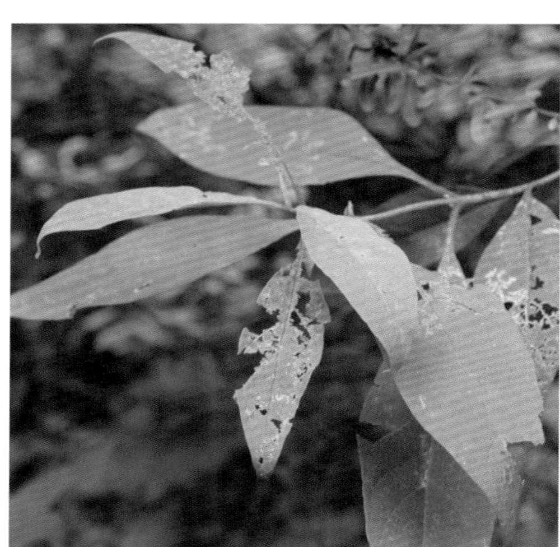

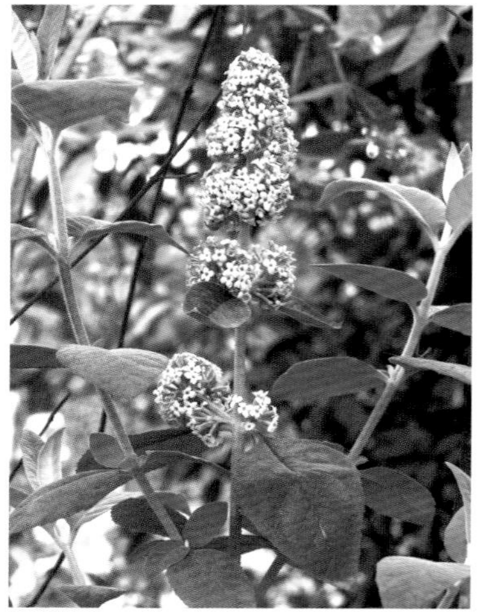

实用指南

精选验方

①**眼翳障：**密蒙花、黄柏根（洗锉）各50克。上2味捣为末，炼蜜和丸，如梧桐子大，每次10～15丸，睡前服。②**眼底出血：**密蒙花、菊花各10克，红花3克。开水冲泡，加冰糖适量，代茶饮。③**角膜云翳：**密蒙花、石决明（先煎）各9克，菊花、木贼、蒺藜各8克。水煎服。

传统药膳

密蒙花茶

原料：密蒙花5克，绿茶1克，蜜糖25克。

制法：上味药加水350毫升，煎煮3分钟，过滤后，加蜜糖调制而成。

用法：代茶频饮。

功效：清肝泄热，明目退翳。

适用：角膜炎、结膜炎、夜盲症、视力下降等。

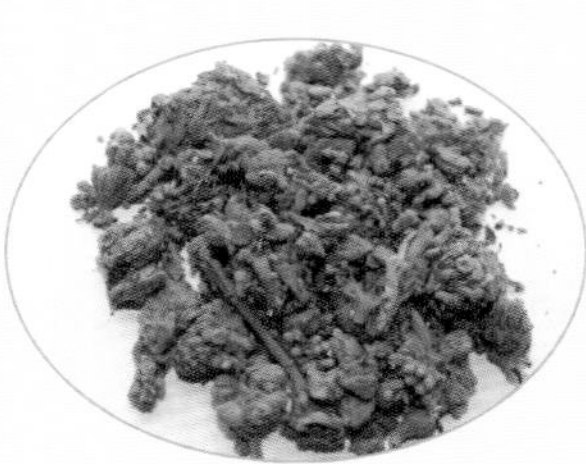

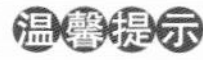

温馨提示

肝经风热目疾患者不宜用。

款冬花
Kuan Dong Hua

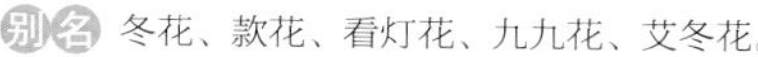

别名 冬花、款花、看灯花、九九花、艾冬花。

来源 本品为菊科植物款冬 *Tussilago farfara* L. 的干燥花蕾。

形态特征 多年生草本，高10～25厘米。叶基生，具长柄，叶片圆心形，先端近圆或钝尖，基部心形，边缘有波状疏齿，下面密被白色茸毛。花冬季先于叶开放，头状花序单一顶生，黄色，外具多数被茸毛的总苞片，边缘具多层舌状花，雌性，中央管状花两性。

生境分布 栽培与野生均有。分布于河南、甘肃、山西、内蒙古、陕西等地，湖北、青海、新疆、西藏等地也产。

采收加工 12月或地冻前花尚未出土时采挖，除去花梗及泥沙，阴干。

性味归经 辛、微苦，温。归肺经。

功效主治 润肺下气，止咳化痰。用于新久咳嗽，喘咳痰多，劳嗽咯血。

用法用量 煎服（也可烧烟吸之），5～10克。外感暴咳宜生用，内伤久咳宜炙用。

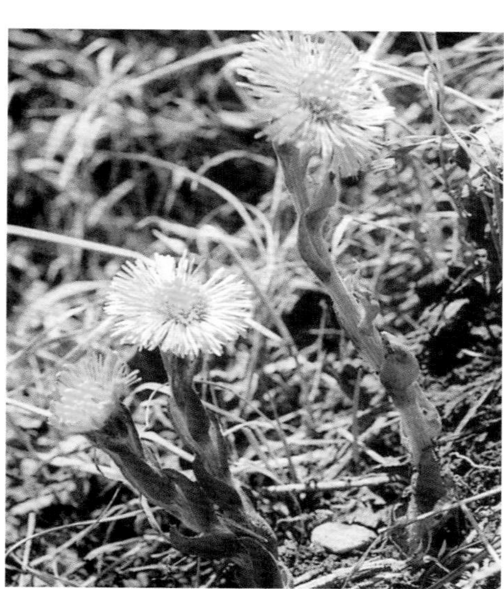

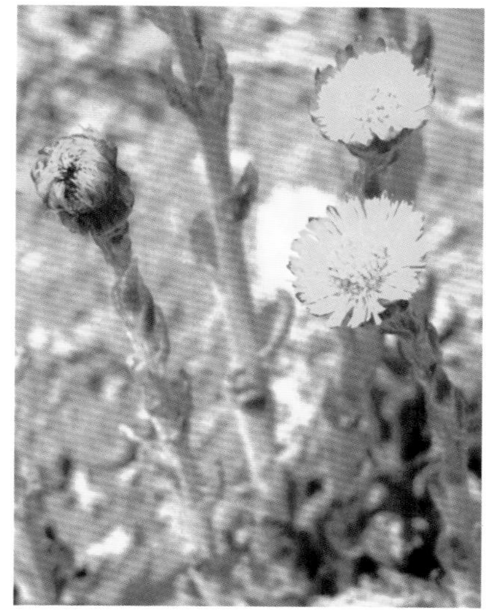

实用指南

精选验方

①**肺痈（肺脓肿）**：款冬花、薏苡仁各10克，桔梗15克，炙甘草6克。水煎服。②**久嗽不止**：款冬花、紫菀各150克。粗捣罗为散，每次15克，以水一中盏，入生姜0.5克，煎至六分，去渣温服，每日3～4次。③**肺结核久咳不已、咳唾痰血**：款冬花12克，百合30克。水煎服。④**阴虚肺燥、咳嗽喘急、痰中带血、津少音哑**：款冬花、百合各等份。共研粉，炼蜜为丸，每次9克，食后细嚼，姜汤咽下。

传统药膳

款冬花粥

原料：款冬花50克，粳米100克，蜂蜜20毫升。

制法：粳米淘洗干净，用冷水浸泡半小时，捞出，沥干水分；将款冬花择洗干净；取锅加入冷水、粳米，先用旺火煮沸；加入款冬花，再改用小火续煮至粥成；加入蜂蜜调味即可。

用法：早餐食用。

功效：祛咳化痰，提高免疫力。

适用：湿痰、水饮的咳嗽气喘，吐痰清稀量多等。

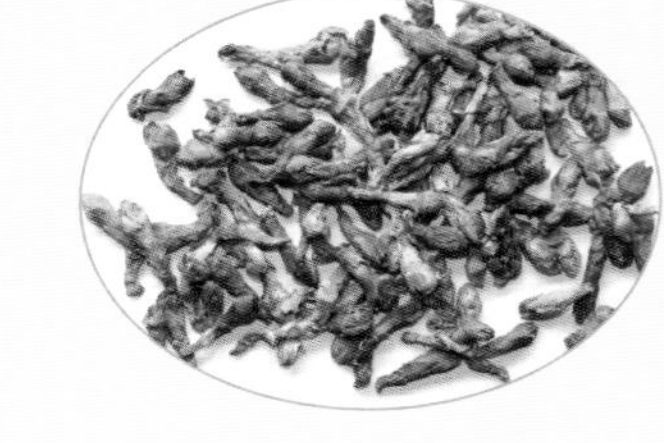

款冬花茶

原料：款冬花10克。

制法：款冬花放入茶杯中，加冰糖适量，沸水冲泡。

用法：代茶频饮。

功效：清热润肺，止咳化痰。

适用：感冒咳嗽。

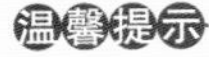

温馨提示

大便溏泄者不宜用。

芫花 Yuan Hua

别名 儿草、赤芫、败花、毒鱼、杜芫、头痛花、闹鱼花、棉花条。

来源 本品为瑞香科植物芫花 *Daphne. genkwa* Sieb. et Zucc. 的干燥花蕾。

形态特征 落叶灌木，幼枝密被淡黄色绢毛，柔韧。单叶对生，稀互生，具短柄或近无柄。叶片长椭圆形或卵状披针形，长2.5～5厘米，宽0.5～2厘米，先端急尖，基部楔形，幼叶下面密被淡黄色绢状毛。花先叶开放，淡紫色或淡紫红色，3～7朵排成聚伞花丛，顶生及腋生，通常集于枝顶；花被筒状，长约1.5厘米，外被绢毛，裂片4，卵形，约为花全长的1/3；雄蕊8，2轮，分别着生于花被筒中部及上部；子房密被淡黄色柔毛。核果长圆形，白色。

生境分布 生长于路旁及山坡林间。分布于长江流域以南及山东、河南、陕西等地。

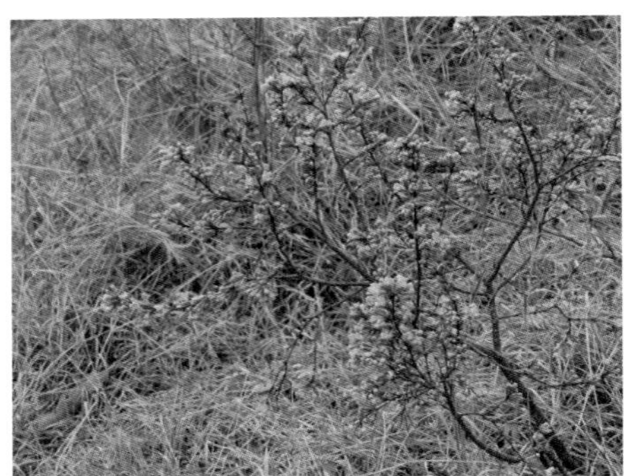

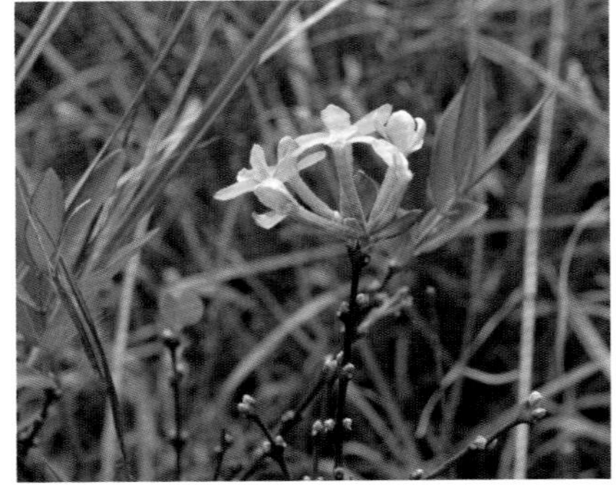

采收加工 春季花未开放前采摘，晒干。生用或醋制用。

性味归经 苦、辛，温；有毒。归肺、脾、肾经。

功效主治 泻水逐饮；外用杀虫疗疮。用于水肿胀满，胸腔积液，腹水，痰饮积聚，气逆喘咳，二便不利；外治疥癣秃疮，痈肿，冻疮。

用法用量 醋芫花，1.5～3克。研末吞服，每次0.6～0.9克，每日1次。外用：适量。

实用指南

精选验方

①**毛囊炎**：芫花、花椒、黄柏各等份。共研粗末，装入布袋中，水煎取汁，熏洗或外湿敷。②**冻伤**：芫花、甘草各9克。加水2000毫升，煎后浴洗冻伤部位，每日3次。③**精神病**：芫花花蕾及叶各适量。晒干研粉，过筛备用；成人每日2～4克，连服3～7日。④**冻疮**：芫花6克，红花3克。浸入75%乙醇100毫升内1～2周后，过滤去渣备用；用时，取此药液外搽患处。⑤**乳痈**：芫花根皮适量。捣烂，塞患侧鼻孔中。⑥**神经性皮炎**：芫花根皮适量。晒干，研末，用醋或酒调敷。

传统药膳

芫花煮鸡蛋

原料：芫花6克，鸡蛋3个。

制法：将鸡蛋和芫花加水同煮，鸡蛋熟后，剥去外壳，刺数个小洞，放入再煮，至鸡蛋发黑为度。

用法：吃蛋，饮汤。每次1个，每日2次。

功效：清热消肿。

适用：急性乳腺炎。

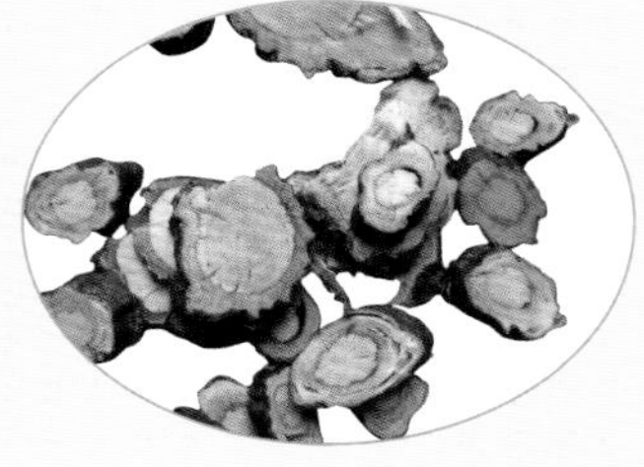

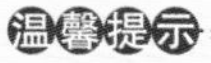

温馨提示

虚弱者及孕妇忌用。不宜与甘草同用。

月季花

Yue Ji Hua

别名 四季花、月月红、月季红。

来源 本品为蔷薇科植物月季 *Rosa chinesis* Jacq. 的干燥花。

形态特征 常绿直立灌木。枝圆柱形，有三棱形钩状皮刺。单数羽状复叶互生；小叶3～5，稀为7；小叶有柄，柄上有腺毛及刺；小叶片阔卵形至卵状长椭圆形，长2～7厘米，宽1～4厘米，先端渐尖或急尖，基部阔楔形或圆形，边缘有尖锯齿；总叶柄基部有托叶，边缘具腺毛。花通常数朵簇生，稀单生，红色或玫瑰色，重瓣；总苞2，披针形，先端长尾状，表面有毛，边缘有腺毛；花萼5，向下反卷，有长尾状锐尖头，常羽状裂，外面光滑，内面密被白色绵毛；花瓣倒卵形，先端圆形，脉纹明显，呈覆瓦状排列；雄蕊多数，着生于花萼筒边缘的花盘上；雌蕊多数，包于壶状花托的底部，子房有毛。果实卵形或陀螺形。花期5～9月。

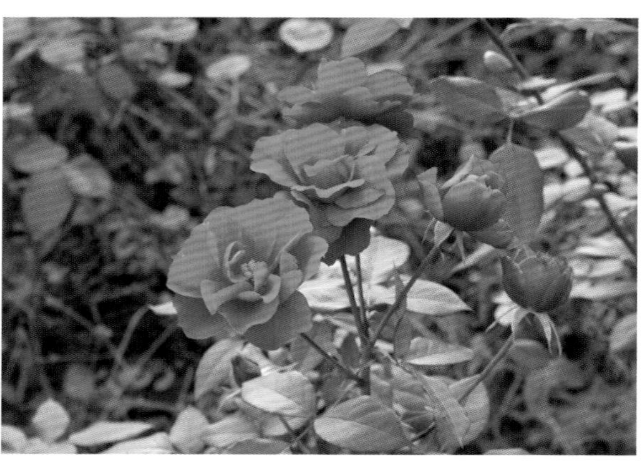

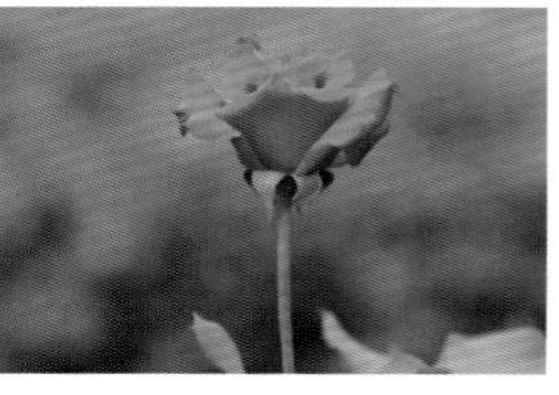

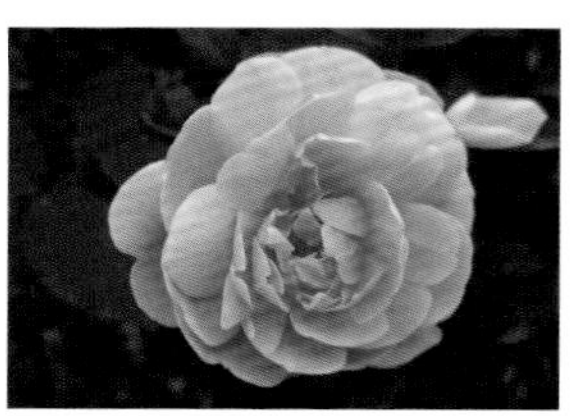

生境分布 生长于山坡或路旁。全国各地均产，多为栽培。分布于江苏、山东、山西、河北等地，以江苏产量大、品质佳。

采收加工 全年均可采收，花微开时采摘。阴干或低温干燥。

性味归经 甘，温。归肝经。

功效主治 活血调经，疏肝解郁。用于气滞血瘀，月经不调，痛经，闭经，胸胁胀痛。

用法用量 煎服，不宜久煎，3～6克；亦可泡服，或研末服。外用：适量。

实用指南

精选验方

①**肺虚咳嗽咯血：**月季花适量。合冰糖炖服。②**筋骨痛：**月季花适量。焙干研末，每次3克，黄酒调服。③**高血压：**月季花、槐花各10克。泡茶喝。④**产后子宫脱垂：**鲜月季花30克。与适量红酒炖服。⑤**赤白带下：**月季花根9～15克。水煎服。⑥**腰膝肿痛：**鲜嫩月季花叶适量。捣烂敷患处。

传统药膳

月季花红花丹参酒

原料：月季花20朵，红花15克，丹参20克，黄酒300毫升。

制法：将月季花烧灰存性；红花、丹参煎煮取汁100毫升，晾凉后兑入黄酒中成合剂。

用法：每次服月季花灰5克，黄酒合剂40～60毫升，每日早、晚各温服1次。

功效：温经通络，活血散瘀。

适用：寒凝气滞引起的月经量少、色紫黑、有血块等。

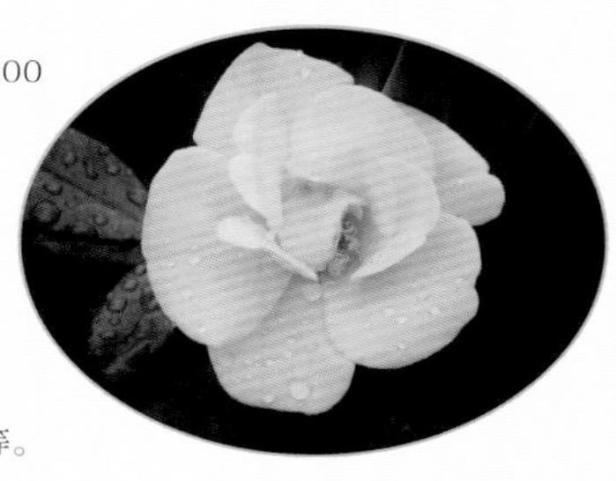

温馨提示

用量不宜过大，多服、久服可引起腹痛及便溏腹泻。孕妇慎用。

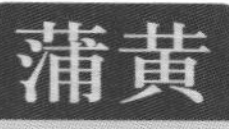

蒲黄
Pu Huang

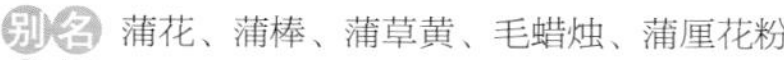

别名 蒲花、蒲棒、蒲草黄、毛蜡烛、蒲厘花粉。

来源 本品为香蒲科植物水烛香蒲 *Typha angustifolia* L.、东方香蒲 *T. orientalis* Presl 或同属植物的干燥花粉。

形态特征 水烛香蒲为多年沼泽生草本。根茎匍匐，有多数须根。叶扁平，线形，宽4～10毫米，质稍厚而柔，下部鞘状。穗状花序圆柱形，雌雄花序间有间隔1～15厘米；雄花序在上，长20～30厘米，雄花有早落的佛焰状苞片，花被鳞片状或茸毛状，雄蕊2～3；雌花序长10～30厘米，雌花小苞片较柱头短，匙形，花被茸毛状与小苞片等长，柱头线头圆柱形，小坚果无沟。

生境分布 生长于池、沼、浅水中。全国大部分地区有产。分布于浙江、江苏、安徽、湖北、山东等地。

采收加工 夏季采收蒲棒上部的黄色雄性花序，晒干后碾轧，筛取细粉，生用或炒用。

性味归经 甘，平。归肝、心包经。

功效主治 止血，化瘀，通淋。用于吐血，衄血，咯血，崩漏，外伤出血，经闭痛经，脘腹刺痛，跌扑肿痛，血淋涩痛。

用法用量 煎服，包煎，5～10克。外用：适量，研末外掺或调敷。止血多炒用，化瘀、利尿多生用。

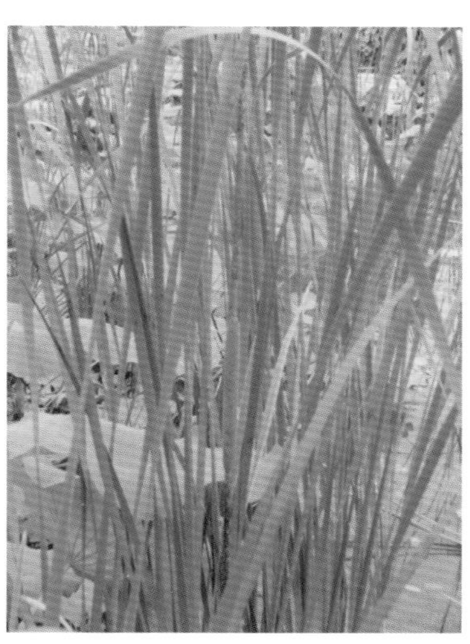

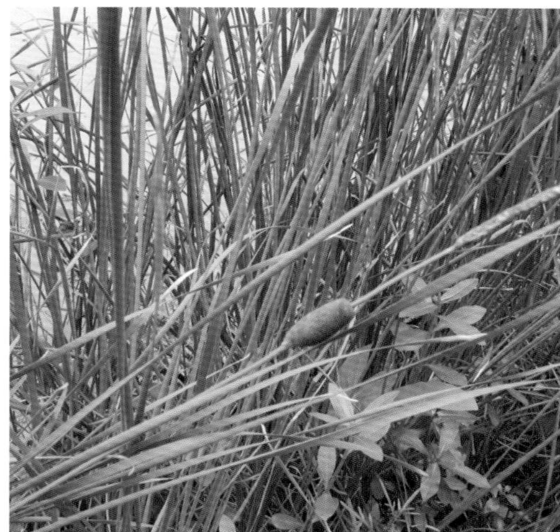

实用指南

精选验方

①**崩漏**：醋炒蒲黄60～120克。水煎服。②**舌麻木**：蒲黄适量。研末，撒于舌上。③**痔疮出血**：蒲黄末适量。每次1匙，每日3次，水送服。④**心绞痛**：蒲黄30克。水煎，分3次服，每日1剂（辅以丹参30克效更佳）。⑤**咯血**：蒲黄9克。用冷开水送服。⑥**毛囊炎**：蒲黄6克，吴茱萸12克。共压碾成细面，用麻油调匀，涂患处。

传统药膳

蒲黄茶

原料：蒲黄100克，红茶6克。

制法：将上2味用适量水煎，去渣用汁。

用法：每日1剂，随意饮完。

功效：活血散瘀。

适用：产后心闷昏厥、恶露不下等。

蒲黄粥

原料：蒲黄10克，大米100克，白糖适量。

制法：将蒲黄择净，布包，放入锅中，加清水适量，浸泡5～10分钟后，水煎取汁，加大米煮粥，待粥熟时调入白糖，再煮一二沸即成；或将蒲黄3克研为细末，待粥熟时调入粥中服食。

用法：每日1剂，连续服3～5日。

功效：收敛止血，行血去瘀。

适用：咯血、吐血、衄血、崩漏、便血、尿血、创伤出血等。

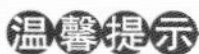

温馨提示

孕妇慎用。

槐花

Huai Hua

别名 槐蕊。

来源 本品为豆科植物槐 *Sophora japonica* L. 的干燥花蕾及花。

形态特征 落叶乔木，高可达25米。羽状复叶，互生，小叶9～15，卵形至卵状披针形，长2.5～7.5厘米。圆锥花序顶生，花萼钟形，先端5浅裂；花冠乳白色，旗瓣阔心形，具短爪，稍向外反曲，有紫脉。荚果肉质，呈连珠状，长2.5～6厘米，不裂。

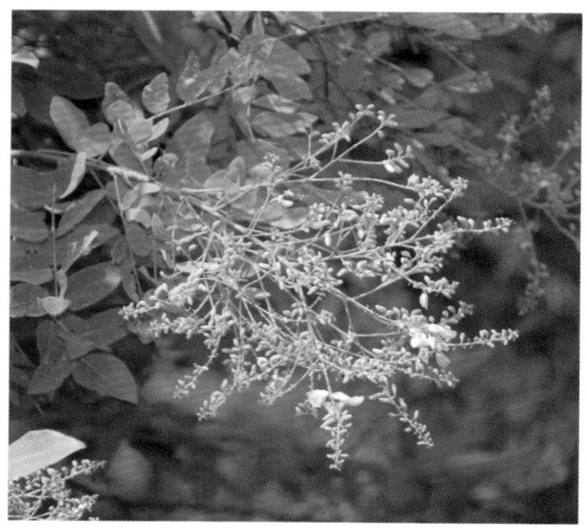

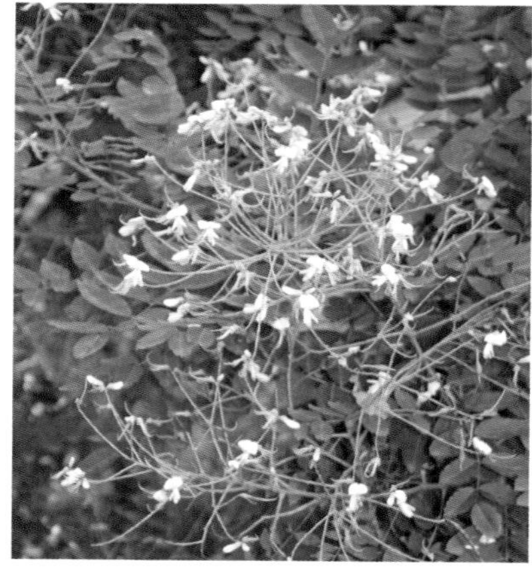

生境分布 生长于向阳、疏松、肥沃、排水良好的地方。全国各地均产，以黄土高原和华北平原为多。

采收加工 夏季花未开放时采收其花蕾，称“槐米”；花开放时采收，称“槐花”。采收后除去花序的枝、梗及杂质，及时干燥，生用、炒用或炒炭用。

性味归经 苦，微寒。归肝、大肠经。

功效主治 凉血止血，清肝泻火。用于便血，痔血，血痢，崩漏，吐血，衄血，肝热目赤，头痛眩晕。

用法用量 煎服，5～10克。外用：适量。止血多炒炭用，清热泻火宜生用。

实用指南

精选验方

①**尿血**：炒槐花、郁金（煨）各30克。共研为末，每次6克，淡豉汤送下。②**中风失音**：炒槐花适量。三更后仰卧嚼咽。③**止血**：槐花100克。晾干，去除杂质及梗枝，小火炒至深黄色及黑褐色，放凉后，趁干燥时研细末，敷出血处。

传统药膳

马齿苋槐花粥

原料：槐花30克，鲜马齿苋、粳米各100克，红糖20克。

制法：先将鲜马齿苋拣杂，洗净，入沸水锅中焯软，捞出，码齐，切成碎末，备用。将槐花拣杂，洗净，晾干或晒干，研成极细末，待用。粳米淘洗干净，放入沙锅，加水适量，大火煮沸，改用小火煨煮成稀粥，粥将成时，加入槐花细末，并加入马齿苋碎末及红糖，再用小火煨煮至沸，即成。

用法：分早、晚2次服。

功效：清热解毒，凉血止血。

适用：大肠癌患者引起的便血、血色鲜红等。

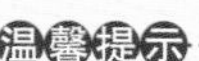

温馨提示

脾胃虚寒及阴虚发热而无实火者慎用。

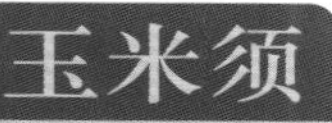

玉米须

Yu Mi Xu

别名 玉麦须、玉蜀黍。

来源 本品为禾本科植物玉蜀黍 *Zea mays* L. 的花柱及柱头。

形态特征 高大的一年生栽培植物。秆粗壮，直立，高1～4米，通常不分枝，基部节处常有气生根。叶片宽大，线状披针形，边缘呈波状皱折，具强壮之中脉。在秆顶着生雄性开展的圆锥花序；雄花序的分枝三棱状，每节有2雄小穗，1无柄，1有短柄；每一雄小花含2小花；颖片膜质，先端尖；外稃及内稃均透明膜质；在叶腋内抽出圆柱状的雌花序，雌花序外包有多数鞘状苞片，雌小穗密集成纵行排列于粗壮的穗轴上，颖片宽阔，先端圆形或微凹，外稃膜质透明。花、果期7～9月。

生境分布 喜高温。全国各地均有栽培。

采收加工 玉米上浆时即可采收，但常在秋后剥取玉米时收集。除去杂质，鲜用或晒干生用。

性味归经 甘，平。归膀胱、肝、胆经。

功效主治 利水消肿，利湿退黄。

用法用量 煎服，30～60克；鲜品加倍。

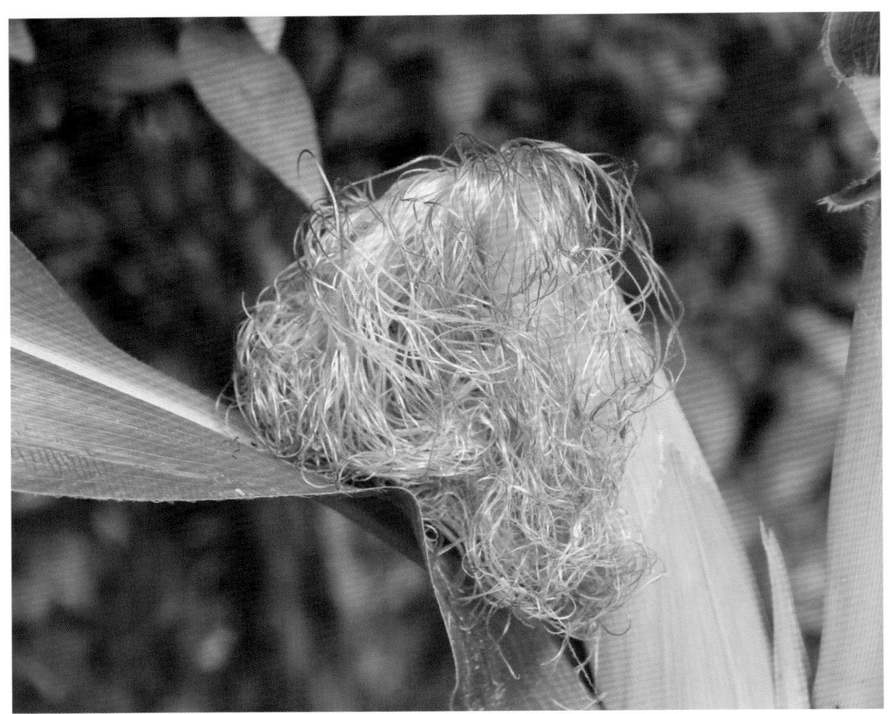

实用指南

精选验方

①**尿路结石：**玉米根适量。加水熬汤，喝汁液。②**慢性肾小球肾炎：**玉米须50克（鲜品150克）。加温水600毫升，以小火煎煮20分钟左右，取300～400毫升药液，每日1剂，分2次服完，10日为1个疗程，可连服用3个疗程。③**血吸虫病腹水：**玉米须60克。水煎服，每日2次，连服数日。④**小便不通及膀胱炎，小便疼痛：**玉米须30克，车前子15克，甘草6克，或加小茴香3克。水煎服。⑤**尿少、尿频、尿急、尿道灼热疼痛：**玉米须、玉米芯各60克。水煎去渣代茶饮。⑥**高血压、黄疸、尿路结石、膀胱结石：**玉米须150克。水煎服。⑦**肺结核：**玉米须60克。加冰糖适量，水煎服。⑧**咳嗽：**玉米须30克，陈皮10克。水煎服。⑨**肝炎、黄疸、胆囊炎、胆结石：**玉米须30克，蒲公英、茵陈各15克。水煎服。⑩**高血压、鼻血、吐血：**玉米须、香蕉皮各30克，栀子10克。水煎后冷饮。

传统药膳

玉米须茶

原料：玉米须20克。

制法：取玉米须洗净晒干，切碎备用。

用法：每日20克，沸水冲泡，代茶频饮。

功效：利尿泄热，降压。

适用：慢性肾小球肾炎和早期原发性高血压引起的头痛。

玉米须枸杞煲蚌肉

原料：玉米须60克，枸杞子30克，蚌肉150克，葱、姜、盐各适量。

制法：玉米须、枸杞子洗净，放入锅内，加水2000毫升，煮20分钟，滤过，再放入蚌肉、葱、姜及盐，煮30分钟即成。

用法：每日2次，每次70克，喝汤吃蚌，既可佐餐，也可单食。

功效：补肾健脾利尿。

适用：阴虚、腰痛、水肿等。

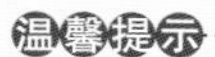

温馨提示

煮食去苞须；不作药用时勿服。

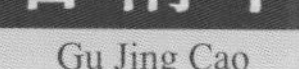

谷精草

Gu Jing Cao

别名 戴星草、天星草、文星草、移星草、流星草、谷精子。

来源 本品为谷精草科植物谷精草 *Eriocaulon buergerianum* Koern. 的干燥带花茎的头状花序。

形态特征 多年生草本。叶通常狭窄，密丛生；叶基生，长披针状线形，有横脉。花小，单性，辐射对称，头状花序球形，顶生，总苞片宽倒卵形或近圆形，花苞片倒卵形，顶端骤尖。蒴果膜质，室背开裂；种子单生，胚乳丰富。种子长椭圆形，有毛茸。

生境分布 生长于溪沟、田边阴湿地带。分布于江苏、浙江、湖北等地。

采收加工 秋季采收，将花序连同花茎拔出，晒干。

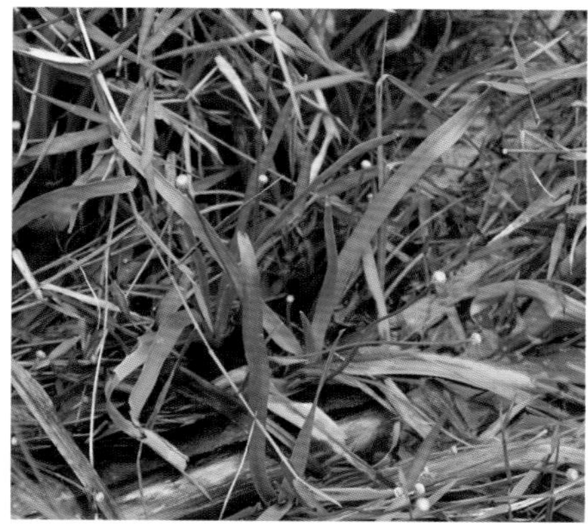

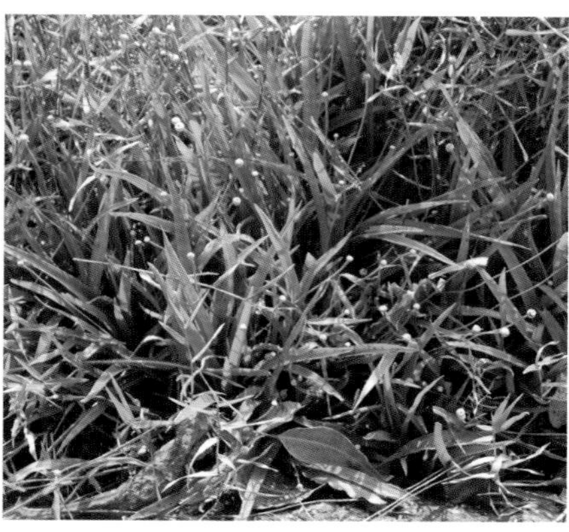

性味归经 辛、甘，平。归肝、肺经。

功效主治 疏散风热，明目退翳。用于风热目赤，肿痛羞明，眼生翳膜，风热头痛。

用法用量 煎服，5～10克。

实用指南

精选验方

①**夜盲症：**谷精草15克。水煎服。②**小儿疳积所致的眼睛起翳膜：**谷精草、菊花各6克，木贼、蝉蜕各5克。水煎服。③**肺结核：**谷精草10克，紫金牛30克。水煎服。④**牙痛：**谷精草、两面针各10克。水煎服。⑤**眼赤肿痛：**谷精草15克，白芍10克。水煎服。⑥**感冒头痛：**谷精草、野菊花各15克，山芝麻10克。水煎服。

传统药膳

谷精夜明蒸鸡肝

原料：谷精草15克，夜明砂10克，鸡肝连肫1副。

制法：鸡肝、鸡肫去污膜洗净，同谷精草、夜明砂同蒸（注意碗内放少量开水），隔水蒸熟。

用法：食肝喝汁。

功效：补肝明目。

适用：夜盲症、眼干燥症等。

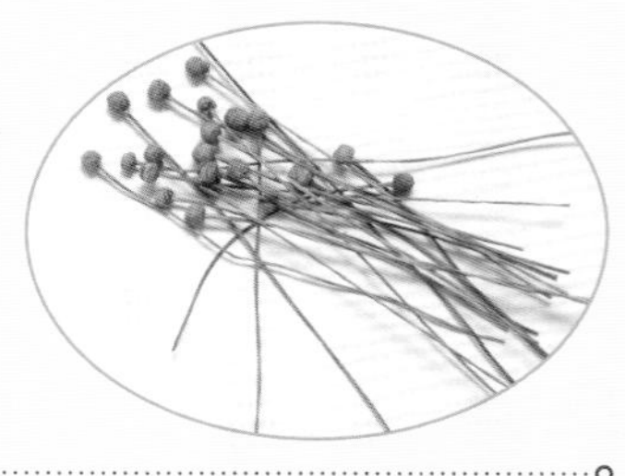

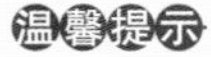

阴虚血亏之眼疾者不宜用。

大青叶
Da Qing Ye

别名 蓝菜、大青、蓝叶、菘蓝叶、靛青叶、板蓝根叶。

来源 本品为十字花科植物菘蓝 *Isatis indigotica* Fort. 的干燥叶。

形态特征 二年生草本，茎高40～90厘米，稍带粉霜。基生叶较大，具柄，叶片长椭圆形，茎生叶披针形，互生，无柄，先端钝尖，基部箭形，半抱茎。花序复总状；花小。黄色短角果长圆形，扁平有翅，下垂，紫色；种子1，椭圆形，褐色。

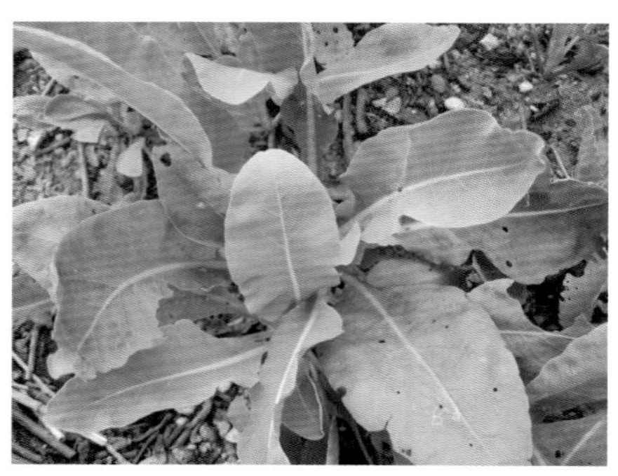

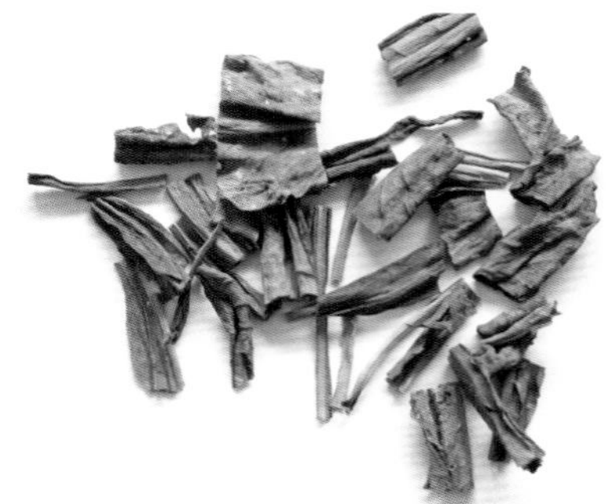

生境分布 多为栽培。分布于河北、陕西、河南、江苏、安徽等地。

采收加工 夏、秋两季分2～3次采收，除去杂质，晒干。切碎，生用。

性味归经 苦，寒。归心、胃经。

功效主治 清热解毒，凉血消斑。用于温病高热，神昏，发斑发疹，腮腺炎，喉痹，丹毒，痈肿。

用法用量 煎服，9～15克，鲜品30～60克。外用：适量。

实用指南

精选验方

①**预防流行性乙型脑炎、流行性脑脊髓膜炎**：大青叶25克，黄豆50克。水煎服，每日1剂，连服7日。②**感冒发热、腮腺炎**：大青叶25～50克，海金沙根50克。水煎服，每日2剂。③**热盛黄疸**：大青叶100克，茵陈、秦艽各50克，天花粉40克。水煎服。④**无黄疸型肝炎**：大青叶100克，丹参50克，大枣10枚。水煎服。⑤**防治暑疖、痱子**：鲜大青叶50克。水煎代茶饮。

传统药膳

大青银花茶

原料：大青叶20克，金银花20克，茶叶5克。

制法：将上3味药加水煎茶，或以沸水冲泡10分钟，即可。

用法：每日1剂，不拘时饮服。

功效：清热祛暑，化浊解毒，生津止渴。

适用：暑热、流行性乙型脑炎等。

温馨提示

脾胃虚寒者忌用。

石韦

Shi Wei

别名 石皮、石兰、石剑、七星剑、飞刀剑、金星草。

来源 本品为水龙骨科植物石韦 *Pyrrosia lingua* (Thunb.) Farwell 等的干燥叶。

形态特征 株高10～30厘米，根茎如粗铁丝，横走，密生鳞片。叶近二型，不育叶和能育叶同形，叶片披针形或长圆披针形，基部楔形，对称。孢子囊群在侧脉间紧密而整齐的排列，初为星状毛包被，成熟时露出，无盖。

生境分布 生长于山野的岩石上或树上。分布于长江以南各地。

采收加工 全年均可采收，除去根茎及根，晒干或阴干。

性味归经 甘、苦，微寒。归肺、膀胱经。

功效主治 利尿通淋，清肺止咳，凉血止血。用于热淋，血淋，石淋，小便不通，淋沥涩痛，吐血，衄血，尿血，崩漏，肺热喘咳。

用法用量 煎服，6～12克；大剂量可用至30～60克。

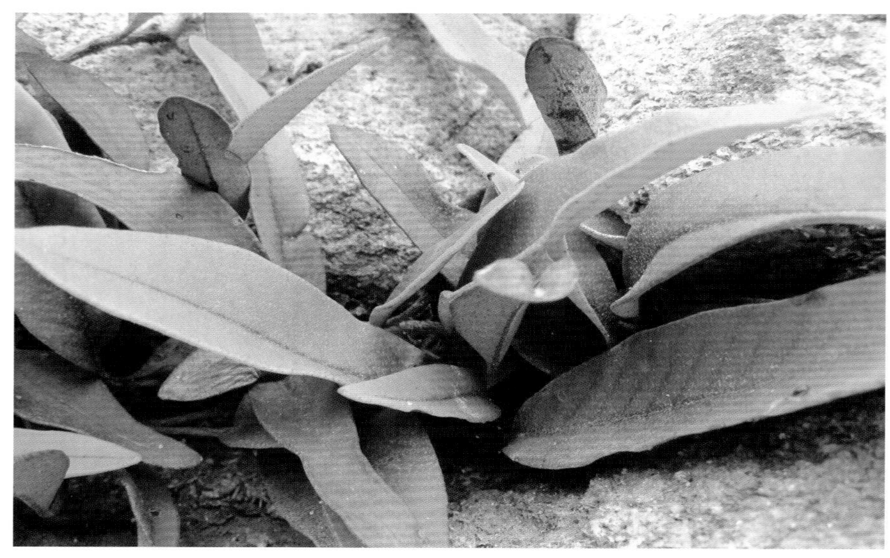

实用指南

精选验方

①**慢性支气管炎、支气管哮喘：**石韦、鱼腥草各15克，黄芩、浙贝母各8克。水煎服。②**急性膀胱炎、尿路感染：**石韦30克，车前草20克，滑石18克，甘草3克。水煎服。③**气热咳嗽：**石韦、槟榔各等份。研为末，每次10克，姜汤送下。④**急性结石发作，绞痛：**石韦、乌药各60克，白芍90克，甘草10克。水煎服。

传统药膳

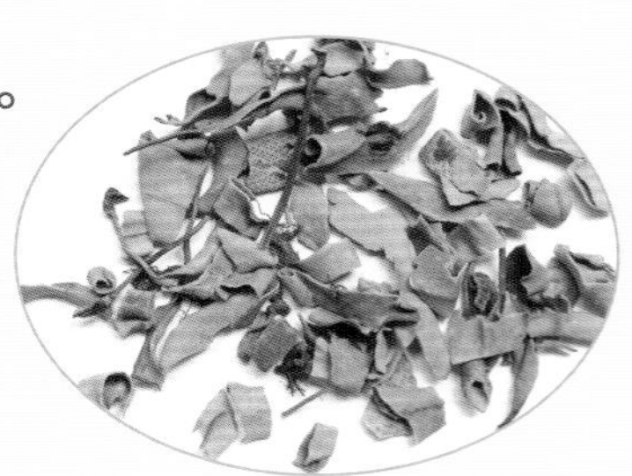

石韦茶

原料：石韦20克，绿茶2克。

制法：石韦加水适量煮沸，取液冲泡绿茶。

用法：代茶频饮。

功效：利尿通淋，清热止血。

适用：湿热型尿路结石。

石韦大枣汤

原料：石韦30克，大枣10克。

制法：石韦用清水洗干净，大枣掰开。将石韦、大枣加水浸没后，先大火后小火，煮沸20分钟左右过滤即可。

用法：饮汤吃枣。每日早、晚各食1碗。

功效：利尿除热，降压降脂。

适用：原发性高血压伴肥胖、血脂偏高。

温馨提示

阴虚及无湿热者忌服。

枇杷叶
Pi Pa Ye

别名 杷叶、巴叶、芦桔叶。

来源 本品为蔷薇科植物枇杷 *Eriobotrya japonica* (Thunb.) Lindl. 的干燥叶。

形态特征 常绿小乔木，小枝密被锈色茸毛。叶互生，革质，具短柄或近无柄；叶片长倒卵形至长椭圆形，边缘上部有疏锯齿；表面多皱，深绿色，背面及叶柄密被锈色茸毛。圆锥花序顶生，长7～16厘米，具淡黄色茸毛；花芳香，萼片5，花瓣5，白色；雄蕊20；子房下位，柱头5，离生。梨果卵圆形、长圆形或扁圆形，黄色至橙黄色，果肉甜。种子棕褐色，有光泽，圆形或扁圆形。

生境分布 常栽种于村边、平地或坡边。分布于广东、江苏、浙江、福建、湖北等地，均为栽培。

采收加工 幼嫩叶片全年均可采收，一般多在4～5月间采叶，将叶采摘后，晒至七八成干时。扎成小把再晒干。

性味归经 苦，微寒。归肺、胃经。

功效主治 清肺止咳，降逆止呕。用于肺热咳嗽，气逆喘急，胃热呕逆，烦热口渴。

用法用量 煎服，6～10克。枇杷叶背面茸毛甚多，应刷去毛用或用布包煎。化痰止咳宜炙用，和胃止呕宜生用或姜汁拌炒。

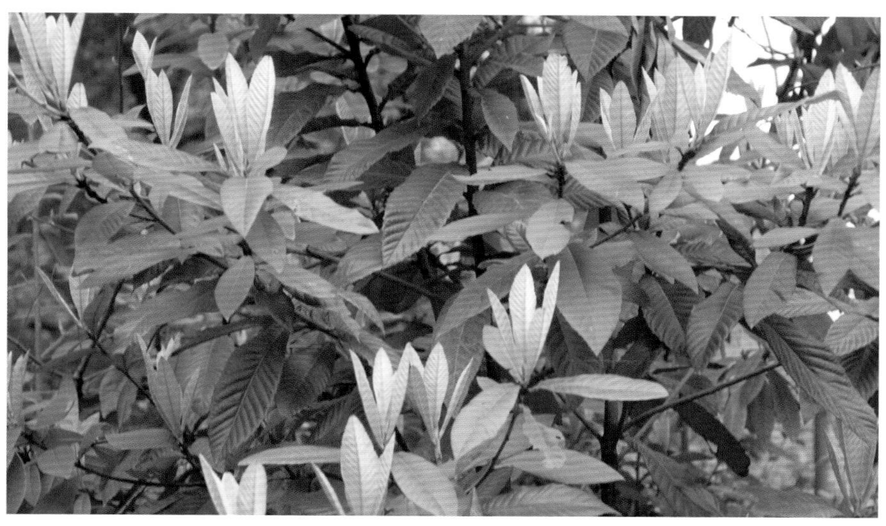

实用指南

精选验方

①**急性支气管炎**：枇杷叶5克，百部、桔梗、十大功劳各9克。水煎服，每日1剂。②**上呼吸道感染**：枇杷叶、车前子、甘草各50克，南天竹40克。加水600毫升，煎取200毫升，每次15毫升，小儿每次3～5毫升，每日3次。

传统药膳

枇杷叶粥

原料：枇杷叶10～15克，粳米50克，冰糖适量。

制法：先将枇杷叶布包水煎，去渣取浓汁，再加入粳米和水煮粥，粥将成时加入冰糖稍煮即可。

用法：每日早、晚佐餐食用。

功效：清热化痰。

适用：痰热型慢性支气管炎。

杏仁枇杷叶蜜饮

原料：枇杷叶15克，杏仁10克，蜂蜜10毫升。

制法：将枇杷叶、杏仁同研成粗粉，同入杯中，用沸水冲泡，加盖闷10分钟，调入蜂蜜即成。

用法：代茶频频饮用，一般可冲泡3～5次，当日饮完。

功效：清肺化痰，润肠通便，抗癌。

适用：痰热阻肺型肺癌。

桑叶枇杷茶

原料：枇杷叶、桑叶、野菊花各10克。

制法：将上3味制为粗末，同入杯中，用沸水冲泡。

用法：代茶频饮。

功效：清肝泻火，祛风化痰解表。

适用：肝阳上亢，肝火犯胃所致的头重脚轻、口干口苦及血压逢高等。

注意事项：此3味均是寒凉之品，饮茶后若出现脘腹、少腹冷痛，泄泻，即刻停用；素体阳虚怕冷之人慎用。

枇杷藕

原料：鲜莲藕400克，枇杷叶10克（鲜品加倍）。

制法：将莲藕洗净切片，枇杷叶洗后摆放在盘底，然后把切好的藕片摆放在上面。

用法：直接食用。

功效：莲藕健脾止泻而能清心火。心为五脏六腑之大主，心火清，则全身火热之势退。

温馨提示

本品清降苦泄，凡寒嗽及胃寒作呕者不宜用。

罗布麻叶

Luo Bu Ma Ye

别名 红麻、野麻、吉吉麻、泽漆麻、红柳子、小花罗布麻。

来源 本品为夹竹桃科植物罗布麻 *Apocynum venetum* L. 的干燥叶。

形态特征 半灌木，高1.5～4米，全株有白色乳汁，枝条常对生，无毛，紫红色或淡红色，背阴部分为绿色。叶对生，在中上部分枝处或互生。单歧聚伞花序顶生，花萼5深裂；花冠紫红色或粉红色，钟状，上部5裂，花冠内有3条明显紫红色脉纹，基部内侧有副花冠及花盘。果长角状，叉生。种子多数，顶生一簇白色细长毛。

生境分布 生长于河岸沙质地、山沟沙地、多石的山坡、盐碱地。分布于东北、华北、西北等地。

采收加工 夏季采收，除去杂质，干燥。

性味归经 甘、苦，凉。归肝经。

功效主治 平肝安神，清热利水。用于肝阳眩晕，心悸失眠，浮肿尿少，高血压，神经衰弱，肾炎性水肿。

用法用量 煎服或开水泡服，6～12克。

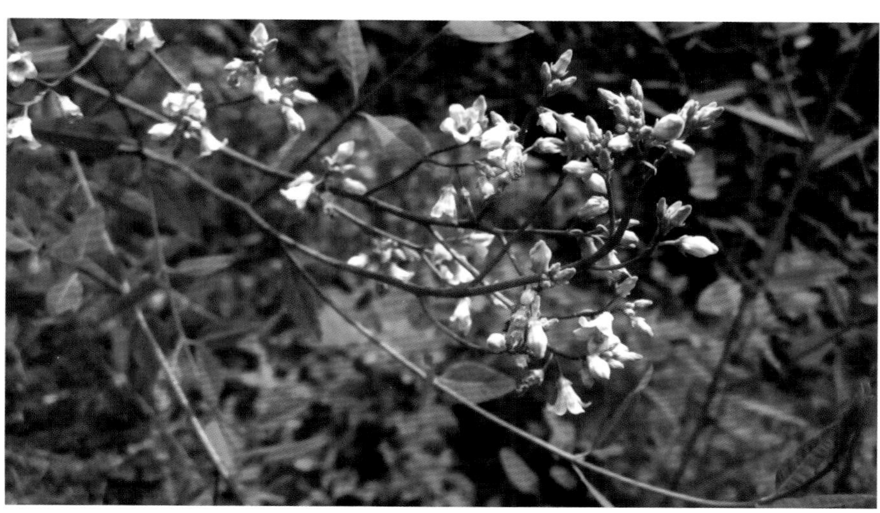

实用指南

精选验方

①**高血压**：罗布麻叶20克。开水泡，当茶饮用。②**急性肾小球肾炎高血压**：罗布麻叶、菊花各10克。沸水浸泡，每日1剂，分3～4次服。③**肝炎腹胀**：罗布麻叶、延胡索各10克，甜瓜蒂7.5克，公丁香5克，木香15克。共研末，每次2.5克，每日2次，开水送服。

传统药膳

降压茶

原料：罗布麻叶6克，大山楂15克，五味子5克，冰糖适量。

制法：将罗布麻叶、大山楂、五味子放入杯中，加冰糖，肥胖者不放糖，以开水冲泡。

用法：代茶饮。

功效：平肝熄风，活血化瘀，滋肾敛肺。

适用：高血压、高血脂、失眠、头晕、冠心病。

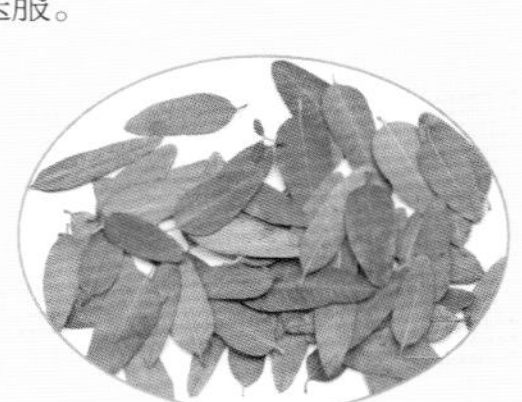

温馨提示

脾胃虚寒者，不宜长期服用。

侧柏叶
Ce Bai Ye

别名 柏叶、丛柏叶、扁柏叶。
来源 本品为柏科植物侧柏 *Platycladus orientalis* (L.) Franco 的嫩枝叶。

形态特征 常绿小乔木，树皮薄，淡红褐色，常易条状剥落。树枝向上伸展，小枝扁平，排成一平面，直展。叶鳞形，质厚，紧贴在小枝上交互对生，正面的一对通常扁平。花单性，雌雄同株；雄花球长圆形，黄色，生长于上年的枝顶上；雌花球长椭圆形，单生于短枝顶端，由6～8枚鳞片组成。球果卵状椭圆形，嫩时蓝绿色，肉质，被白粉；熟后深褐色，木质。

生境分布 生长于山地阳地、半阳坡，以及轻盐碱地和沙地。全国各地均有产。

采收加工 多在夏、秋两季采收，阴干，切段。

性味归经 苦、涩，寒。归肺、肝、脾经。

功效主治 凉血止血，化痰止咳，生发乌发。用于吐血，衄血，咯血，便血，崩漏下血，肺热咳嗽，血热脱发，须发早白。

用法用量 煎汤，6～12克；或入丸、散。外用：适量，煎水洗或捣敷。生用清热凉血为好，治血热妄行之出血；炭药止血力强，用于各种出血。

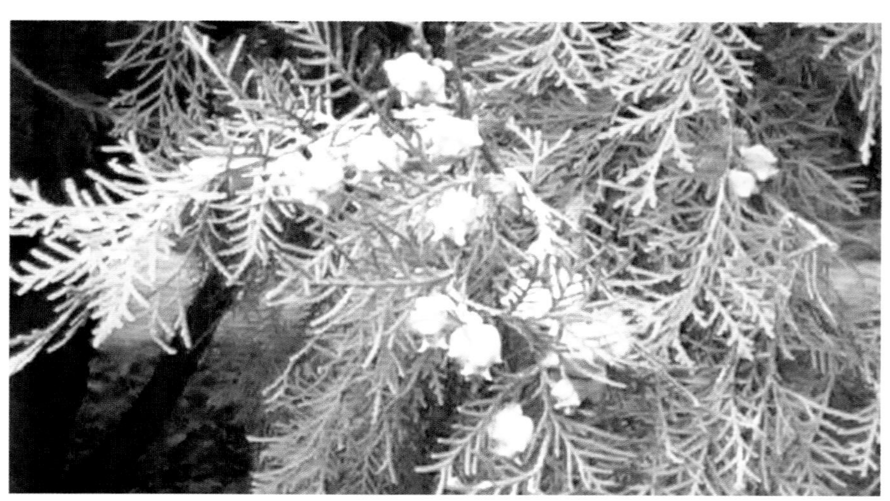

实用指南

精选验方

①**脱发**：鲜侧柏叶适量。浸入60%乙醇中，7日后滤液，搽头部，每日3次。②**尿血（热性病引起的）**：侧柏叶、黄连各适量。研末，每次5克，温水冲服。③**呕血**：侧柏叶100克，生藕节500克。捣烂取汁，加白糖或冰糖10克，凉开水冲服。④**老年慢性支气管炎**：鲜侧柏叶、鲜垂柳叶、鲜栗叶各60克。水煎1小时以上，取药汁，每日1剂，分2次服，10日为1个疗程，间隔2～3日，再服1个疗程。

传统药膳

侧柏叶茶

原料：侧柏叶10克，红枣7枚。

制法：将侧柏叶制成粗末，入红枣，加适量水煮沸即可。

用法：代茶频饮。

功用：祛痰镇咳。

适用：慢性支气管炎。

柏子仁粥

原料：柏子仁10～15克，粳米30～60克，蜂蜜适量。

制法：先将柏子仁去净皮壳杂质，稍捣烂，同粳米煮粥，待粥成时兑入蜂蜜适量，稍煮一二沸即可。

用法：每日2次。

功效：养心安神，润肠通便。

适用：心血不足，心神失养之心悸、失眠、健忘，以及阴血不足、肠燥便秘等。

温馨提示

本品多服有胃部不适及食欲减退等副作用，长期使用宜佐以健运脾胃药物。

枸骨叶

Gou Gu Ye

别名 功劳叶、猫儿刺、枸骨刺、八角茶、老虎刺。

来源 本品为冬青科植树枸骨 *Ilex cornuta* Lindl. ex Paxt. 的干燥叶。

形态特征 常绿乔木，通常呈灌木状。树皮灰白色，平滑。单叶互生，硬革质，长椭圆状直方形，长3～7.5厘米，宽1～3厘米，先端具3个硬刺，中央的刺尖向下反曲，基部各边具有1刺，有时中间左右各生1刺，老树上叶基部呈圆形，无刺，叶上面绿色，有光泽，下面黄绿色；具叶柄。花白色，腋生，多数，排列成伞形；雄花与两性花同株；花萼杯状，4裂，裂片三角形，外面被短柔毛；花瓣4；倒卵形，基部愈合；雄蕊4，着生在花冠裂片基部，与花瓣互生，花药纵裂；雄蕊1。核果椭圆形，鲜红色。种子4。花期4～5月，果期9～10月。

生境分布 野生或栽培。分布于河南、湖北、安徽、江苏等地。

采收加工 8～10月采收，拣去细枝，晒干。

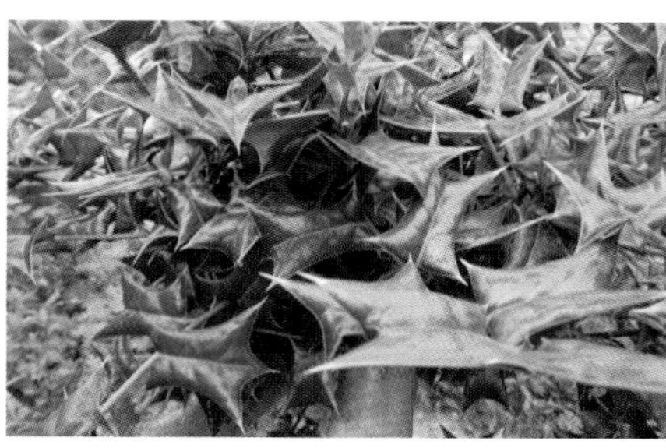

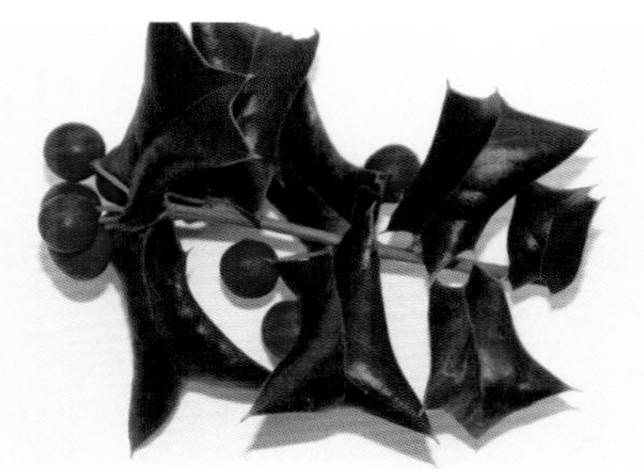

性味归经 苦，凉。归肝、肾经。

功效主治 补肝肾，养气血，祛风湿，滋阴清热生津。用于肺痨咯血，骨蒸潮热，头晕目眩。

用法用量 煎汤、浸酒或熬膏，9～15克。外用：捣汁或煎膏搽敷。

实用指南

精选验方

①**头痛：**枸骨叶适量。制成茶，泡饮。②**风湿性关节炎：**鲜枸骨叶120克。浸酒饮。③**肺结核：**嫩枸骨叶50克。烘干，开水泡，代茶饮。④**肺结核咯血：**枸骨叶、沙参、麦冬、桑白皮各9～15克。水煎服。⑤**神经性头痛：**枸骨叶15克。水煎代茶饮。

传统药膳

苦丁茶

原料：枸骨叶500克，茶叶500克。

制法：将枸骨叶和茶叶晒干，一起研成粗末，混合均匀，加入适量面粉糊做黏合剂，用模型压成方块或饼状，烘干即可。每块约5克。

用法：成人每次1块，每日2～3次，开水泡饮。

功效：补肝肾，养气血，抗菌消炎，祛风止痛。

适用：头痛、齿痛、中耳炎、结膜炎等。

荷叶 He Ye

别名 蕸、莲叶、鲜荷叶、干荷叶、荷叶炭。

来源 本品为睡莲科草本植物莲 *Nelumbo nucifera* Gaertn. 的干燥叶。

形态特征 多年生水生草本。节上生叶，露出水面；叶柄着生于叶背中央，粗壮，圆柱形，多刺；叶片圆形，直径25～90厘米，全缘或稍呈波状，上面粉绿色，下面叶脉从中央射出，有1～2次叉状分枝。花单生于花梗顶端，花梗与叶柄等长或稍长，也散生小刺；花芳香，红色、粉红色或白色，花瓣椭圆形或倒卵形；雄蕊多数，花药条形，花丝细长，着生于托之一；心皮多数埋藏于膨大的花托内，子房椭圆形，花柱极短；花后结“莲蓬”，倒锥形，有小孔20～30个，每孔内含果实1。坚果椭圆形或卵形，熟时黑褐色。种子卵形，或椭圆形。花期

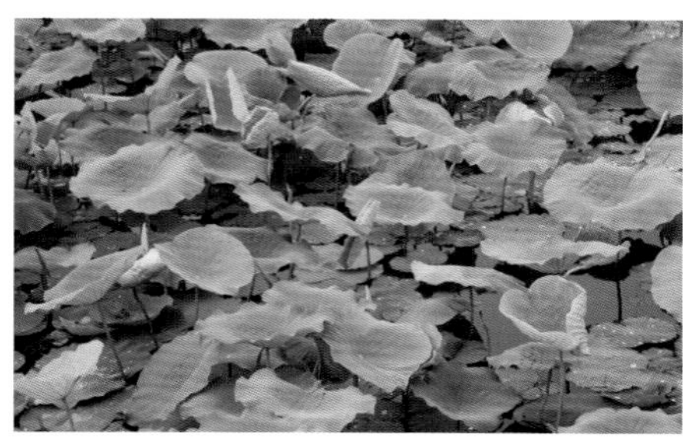

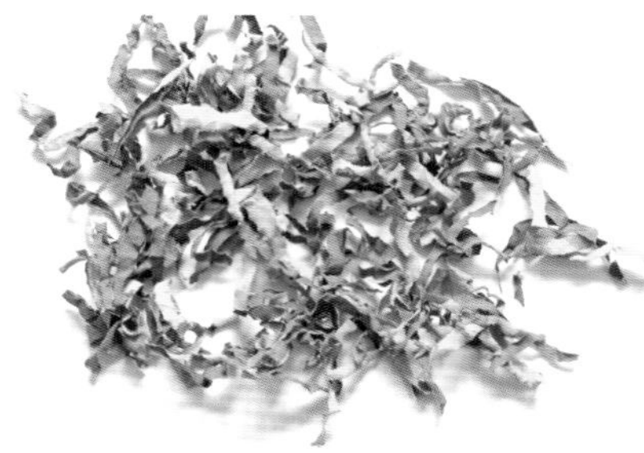

6～8月，果期8～10月。

生境分布 生长于水泽、池塘、湖沼或水田内，野生或栽培。全国大部分地区均产。

采收加工 夏、秋两季采收，晒至七八成干时，除去叶柄，折成半圆形或折扇形，干燥。

性味归经 苦，平。归肝、脾、胃经。

功效主治 清暑化湿，升发清阳，凉血止血。用于暑热烦渴，暑湿泄泻，脾虚泄泻，血热吐衄，便血崩漏。荷叶炭收涩化瘀止血，用于出血症和产后血晕。

用法用量 煎服，3～9克，鲜品15～30克，荷叶炭3～6克。鲜者偏解暑热；干者偏升清阳；炒炭用于止血。

实用指南

传统药膳

荷叶肉丝粥

原料：鲜荷叶60克，猪瘦肉100克，大米100克。

制法：荷叶切成长条，猪肉切成丝。荷叶煎煮取汁，加入大米中煮粥，待五成熟时下猪肉，煮熟成粥。

用法：每日早、晚餐食用。

功效：凉血止血，清暑止泻，滋补肾阴。

适用：高脂血症、冠心病、动脉粥样硬化等。

温馨提示

胃酸过多、消化性溃疡和龋齿者，及服用滋补药品期间忌服用。尽量少吃生的荷叶，尤其是胃肠功能弱的人更应该谨慎，脾胃虚弱者慎服。

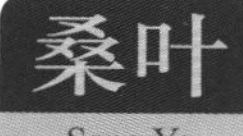

桑叶
Sang Ye

别名 家桑、黄桑、荆桑、桑椹树。

来源 本品为桑科植物桑 *Morus alba* L. 的干燥叶。

形态特征 落叶灌木或小乔木，高3～15米。树皮灰白色，有条状浅裂；根皮黄棕色或红黄色，纤维性强。单叶互生；叶柄长1～2.5厘米；叶片卵形或宽卵形，长5～20厘米，宽4～10厘米，先端锐尖或渐尖，基部圆形或近心形，边缘有粗锯齿或圆齿，有时有不规则的分裂，上面无毛，有光泽，下面脉上有短毛，腋间有毛，基出脉3条与细脉交织呈网状，背面较明显；托叶披针形，早落。花单性，雌雄异株；雌、雄花序均排列成穗状葇荑花序，腋生；雌花序长1～2厘米，被毛，总花梗长5～10毫米；雄花序长1～2.5厘米，下垂，略被细毛；雄花具花被片4，雄蕊4，中央有不育的雌蕊；雌花具花被片4，基部合生，柱头2裂。瘦果，多数密集成一卵圆形或长圆形的聚合果，长1～2.5厘米，初时绿色，成熟后变肉质、黑紫色或红色。种子小。花期4～5月，果期5～6月。

生境分布 生长于丘陵、山坡、村旁、田野等处。各地均有栽培，以南部各省（区）育蚕区产量较大。

采收加工 初霜后采收，除去杂质，晒干。

性味归经 甘、苦，寒。归肺、肝经。

功效主治 疏散风热，清肺润燥，平肝明目。用于风热感冒，肺热燥咳，头晕头痛，目赤昏花。

用法用量 煎服，5～10克；也可入丸、散服。外用：可煎水洗眼。发散、清泻肺、肝多用生品，而润肺治燥咳则宜用炙桑叶。

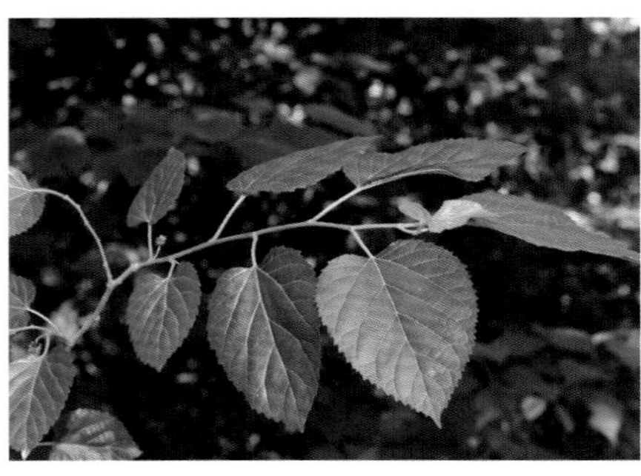

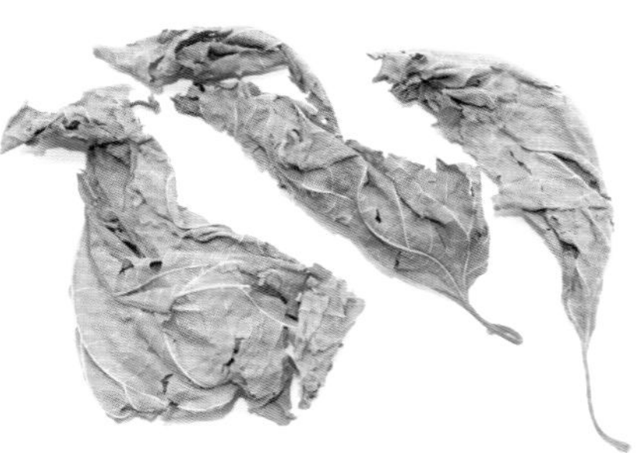

实用指南

精选验方

①**咽喉红肿、牙痛：**桑叶15～25克。煎服。②**头目眩晕：**桑叶、菊花、枸杞子各15克，决明子10克。水煎代茶饮。③**摇头风（舌伸出，流清水，连续摇头）：**桑叶5～10克。水煎服。④**脑萎缩：**桑叶、牡丹皮、泽泻、当归、菖蒲、远志各10克，山茱萸、黑芝麻各12克，生地黄、山药各30克，云苓20克，何首乌、枸杞子、菊花各15克，甘草6克。每日1剂，水煎，分2次服。⑤**红斑类皮肤病：**桑叶20～40克，重楼、生地黄各10～15克，枇杷叶10～20克，生甘草5～10克。每剂加清水浸泡20分钟，煎3次，取汁混合为450毫升，每次服150毫升，每日2次。必要时取渣再煎汁外洗。⑥**肺脓肿：**桑叶20克，芦根、鱼腥草、白茅根各60克，刺黄柏30克。水煎服（鲜品更好），每日1剂，连续服药，定期复查，一般14～47日为1个疗程。

传统药膳

桑叶汤

原料：桑叶3～6克。

制法：水煎以药汁。

用法：分2次服。

功效：祛风安神。

适用：中风，症见言语不清、口流涎水、摇头不止。

桑叶毛桃萸肉饮

原料：桑叶、山茱萸各12克，山毛桃、红枣各10克。

制法：水煎取药汁。

用法：每日1剂，分3次服。

功效：益气养肺，固表敛汗。

适用：小儿自汗。

桑叶生姜汤

原料：冬桑叶9克，西河柳15克，生姜3片。

制法：将冬桑叶、西河柳、生姜片用水同煎。

用法：代茶频饮。

功效：疏风散热。

适用：小儿风热感冒，对发热、鼻塞无涕、咽喉肿痛等表症均有疗效。

桑菊饮

原料：桑叶、菊花、老茶叶各3克。

制法：上药洗净，用沸水浸泡25分钟。

用法：代茶饮，不拘时服。

功效：清肝明目，滋阴补虚。

适用：阴虚阳亢型妊娠合并高血压综合征。

温馨提示

经期妇女及孕妇不宜使用。

银杏叶

Yin Xing Ye

别名 白果叶、飞蛾叶、鸭脚子。

来源 本品为银杏科植物银杏 *Ginkgo biloba* L. 的干燥叶。

形态特征 落叶乔木。枝分长枝与短枝。叶簇生于短枝，或螺旋状散生于长枝，扇形，上缘浅波状，有时中央浅裂或深裂，脉叉状分枝；叶柄长。花单性，雌雄异株；雄花呈下垂的短葇荑花序，雌花每2～3个聚生于短枝上。种子核果状，椭圆形至近球形，外种皮肉质，有白粉，熟时橙黄色，内种皮骨质，白色。

生境分布 生长于公园、园林、住宅小区、行道两旁等地。全国各地都有分布。

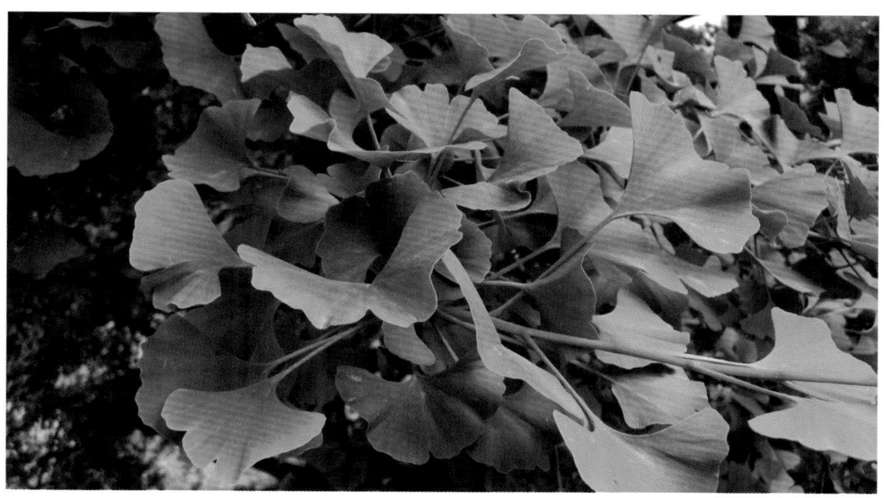

采收加工 秋季叶尚绿时采收，及时干燥。

性味归经 甘、苦、涩，平。归心、肺经。

功效主治 敛肺平喘，活血化瘀，通络止痛。用于瘀血阻络，胸痹心痛，中风偏瘫，肺虚咳喘，冠心病，心绞痛，高脂血症。

用法用量 煎服，9～12克。

实用指南

精选验方

①**冠心病心绞痛：**银杏叶、丹参、瓜蒌各15克，薤白12克，郁金9克，生甘草5克。水煎服。②**灰指甲：**银杏叶适量。煎水洗。③**鸡眼：**鲜银杏叶10片。捣烂，包贴患处，2日后呈白腐状，用小刀将硬丁剔出。④**老年痴呆症：**银杏叶适量。每次15～20克。开水冲泡当茶饮用，30日为1个疗程。⑤**漆疮肿痒：**银杏叶、忍冬藤各等份。煎水洗，或单用银杏叶煎洗。

传统药膳

绞股蓝银杏叶饮

原料：绞股蓝10克，银杏叶12克。

制法：将绞股蓝、银杏叶分别洗净，晒干或烘干，共研为细末，一分为二，装入绵纸袋中，封口挂线，备用。

用法：每袋可冲泡3～5次。每次1袋，每日2次，冲泡代茶饮用。

功效：降脂活血。

适用：脂肪肝。

银杏叶汤

原料：银杏叶6克。

制法：用上药加水300毫升，煎至150毫升。

用法：顿服。

功效：活血养心。

适用：冠心病，症见胸部刺痛，固定不移，入夜更甚，或心悸不定、舌质紫暗、脉沉涩。

温馨提示

银杏叶有毒。

紫苏叶
Zi Su Ye

别名 苏叶。

来源 本品为唇形科植物紫苏 *Perilla frutescens* (L.) Britt. 的干燥叶（或带嫩枝）。

形态特征 一年生草本，高30～200厘米，具有特殊芳香。茎直立，多分枝。叶对生；叶柄长3～5厘米，紫红色或绿色，被长节毛；叶片阔卵形、卵状圆形或卵状三角形。轮伞花序，由2花组成偏向一侧的假总状花序，顶生和腋生，花序密被长柔毛；苞片卵形、卵状三角形或披针形，全缘，具缘毛，外面有腺点，边缘膜质。小坚果近球形，灰棕色或褐色，直径1～1.3毫米，有网纹，果萼长约10毫米。花期6～8月，果期7～9月。

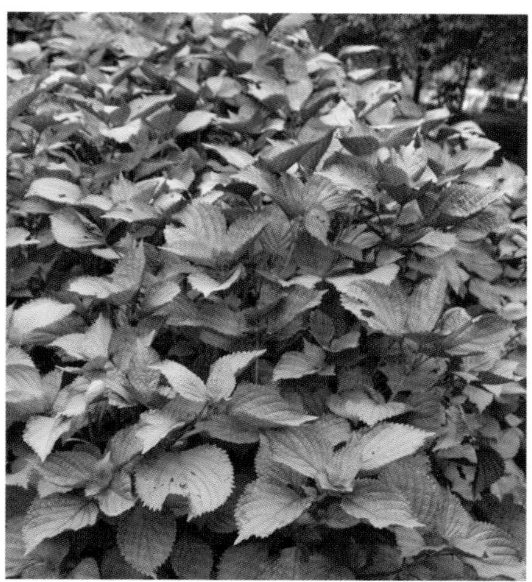

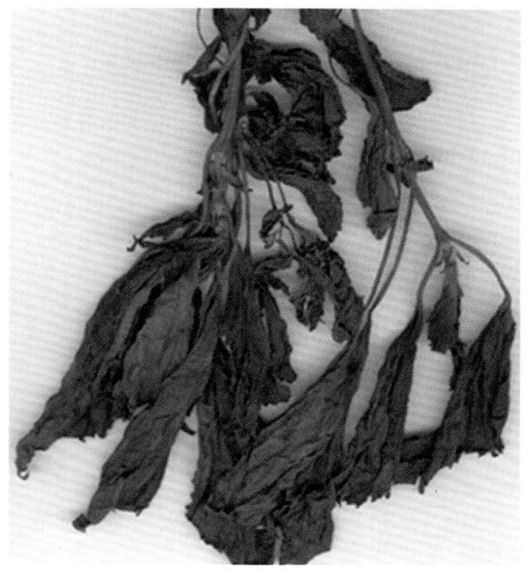

生境分布 多为栽培。分布于湖北、江苏、河南、山东、江西、浙江、四川等地。

采收加工 夏季枝叶茂盛时采收，除去杂质，晒干。

性味归经 辛，温。归肺、脾经。

功效主治 解表散寒，行气和胃。用于风寒感冒，咳嗽呕恶，妊娠呕吐，鱼蟹中毒。

用法用量 煎服，5～10克。

实用指南

精选验方

①**寒泻：**紫苏叶15克。水煎加红糖6克冲服。②**解食鱼、鳖中毒：**紫苏叶60克。煎浓汁当茶饮，或加姜汁10滴调服。③**子宫下垂：**紫苏叶60克。煎汤熏洗。④**慢性气管炎：**取干紫苏叶与少量干姜（1：1），制成25%紫苏叶药液，每日早、晚各服1次，每次100毫升，10日为1个疗程，2个疗程间隔3日。⑤**寻常疣：**鲜紫苏叶适量。外搽患处，每日1次，每次10～15分钟，一般连用3～5次。⑥**感冒：**紫苏叶10克，葱白5根，生姜3片。水煎温服。⑦**外感风寒头痛：**紫苏叶10克，桂皮6克，葱白5根。水煎服。⑧**阴囊湿疹：**紫苏茎叶适量。水煎泡洗患处。

传统药膳

紫苏红枣茶

原料：紫苏叶15克，红枣10克，姜3块。

制法：将紫苏叶洗净，红枣去核，姜切片。将原料一起放入沙锅中，开锅后用小火煮30分钟，之后将所有原料捞出，再将红枣挑出，放入沙锅中用小火煮15分钟，代茶饮。

用法：不拘时饮用。

功效：暖胃顺气。

适用：胃寒者饮用。

温馨提示

紫苏的茎叶不能和鲤鱼一起吃，否则生毒疮。

柽柳

Cheng Liu

别名 三青柳、西河柳、垂丝柳、赤柽木、桧柽柳。

来源 本品为柽柳科植物柽柳 *Tamarix chinensis* Lour. 的嫩枝叶。

形态特征 落叶灌木或小乔木。老枝红紫色或淡棕色。叶互生，披针形，鳞片状，小而密生，呈浅蓝绿色。总状花序集生于当年生枝顶，组成圆锥状复花序；花小而密，花粉红色。

生境分布 生长于坡地、沟渠旁。全国各地均有，主要分布于河北、河南、山东、安徽、江苏、湖北、云南、福建、广东等地。

采收加工 夏季花未开时采收，阴干。

性味归经 甘、辛，平。归心、肺、胃经。

功效主治 发表透疹，祛风除湿。用于麻疹不透，风湿痹痛。

用法用量 煎服，3～6克。外用：适量，煎汤擦洗。

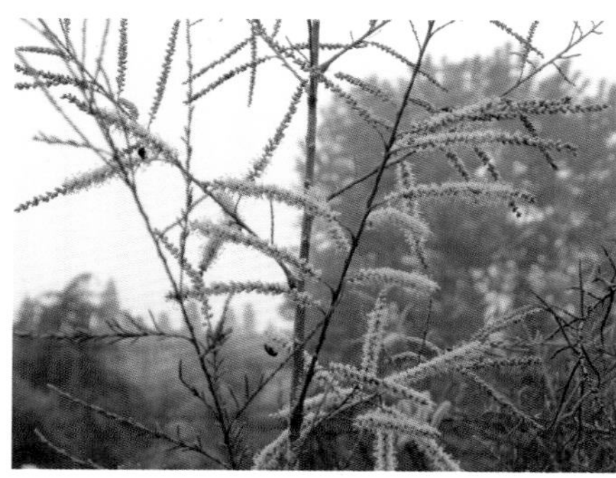

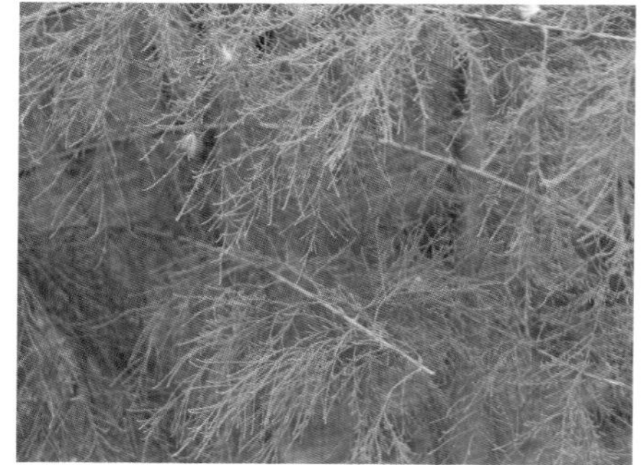

实用指南

精选验方

①**麻疹初起，壮热无汗**：柽柳、胡荽、葛根、赤芍、甘草各6克。水煎服。②**肾小求肾炎**：柽柳30克。水煎，分2次空腹温服，15日为1个疗程，连服1～4个疗程。③**麻疹透发不畅**：柽柳50～90克。加水煎汤，趁热轻搽身体，但擦洗时不要受凉。

传统药膳

荸荠柽柳汁

原料：柽柳叶15克（鲜品30克），荸荠90克。

制作：将荸荠、柽柳叶一同水煎取汁。

用法：每日2次。

功效：温中益气，消风毒。

适用：麻疹透发不快。

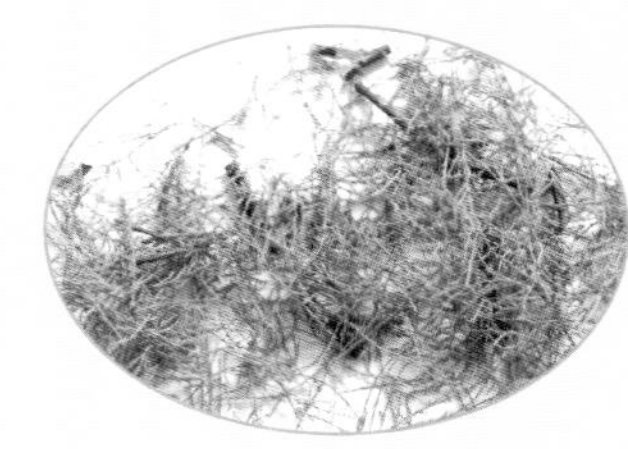

温馨提示

麻疹已透者不宜使用。用量过大易致心烦、呕吐。

淡竹叶
Dan Zhu Ye

别名 山鸡米、长竹叶、竹叶麦冬。

来源 本品为禾本科植物淡竹叶 *Lophatherum gracile* Brongn. 的干燥茎叶。

形态特征 多年生草本，高40～100厘米。根茎短缩而木化。秆直立，中空，节明显。叶互生，广披针形，先端渐尖，基部收缩呈柄状，两面有小刺毛，脉平行并有小横脉；叶舌短小，质硬，具缘毛。圆锥花序顶生，小枝开展；小穗狭披针形。颖果深褐色。

生境分布 生长于林下或沟边阴湿处。分布于浙江、安徽、湖南、四川、湖北、广东、江西等地。

采收加工 夏季未抽花穗前采割，晒干。

性味归经 甘、淡，寒。归心、胃、小肠经。

功效主治 清热泻火，除烦止渴，利尿通淋。用于热病烦渴，小便赤涩淋痛，口舌生疮。

用法用量 煎服，6～10克。

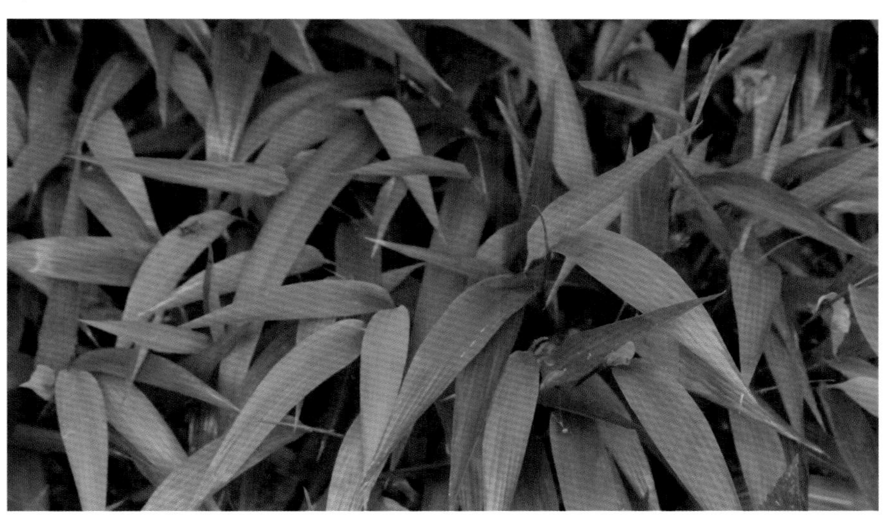

实用指南

精选验方

①**预防麻疹：**淡竹叶12克，夏枯草30克，钱葱（马蹄）40～60克。水煎当茶饮。②**血淋、小便疼痛：**淡竹叶、生藕节各30克，生地黄15克。水煎服，每日2次。③**脂溢性皮炎：**淡竹叶、茵陈蒿、白花蛇舌草各20克。水煎取汁，洗头或患处，每日1～2次，每日1剂，连用7～10日。④**声音嘶哑：**淡竹叶25克，鲜枇杷叶50克。水煎服。⑤**口舌糜烂：**鲜淡竹叶30克，车茶草15克，甘草3克。水煎服。⑥**火热牙痛、牙龈溃烂：**淡竹叶50克，生姜5克，盐2克，生石膏30克。水煎，药液频频含咽。⑦**热病口渴、心烦不安、口糜舌疮：**淡竹叶、金银花、白茅根各15克。水煎服，每日1剂。⑧**肺炎高热咳嗽：**淡竹叶30克，麦冬15克。水煎，冲蜜服，每日2～3次。

传统药膳

淡竹叶粥

原料：淡竹叶、白糖各30克，石膏15克，白米100克。

制法：先将石膏捣碎，并淡竹叶以水煮之，取汁1000毫升，去渣，下米煮粥，即入白糖，搅令匀。

用法：空腹食，每日1剂。

功效：清热解毒。

适用：发背、痈疽、诸热毒肿等。

淡竹菜茶

原料：淡竹叶30～60克。

制法：用开水冲15分钟，或水煎沸。

用法：代茶频饮。

功效：清热解毒，利水通淋。

适用：小便不通、淋沥作痛等。

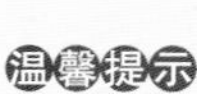

温馨提示

虚寒证患者忌用。

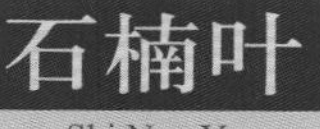

石楠叶

Shi Nan Ye

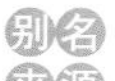

别名 风药、栾茶、红树叶、石楠藤、石南叶、石岩树叶。

来源 本品为蔷薇科植物石楠 *Photinia serrulata* Lindl. 的干燥叶。

形态特征 常绿灌木或小乔木，高可达10米，枝光滑。叶片革质，长椭圆形、长倒卵形、倒卵状椭圆形，长8～22厘米，宽2.5～6.5厘米，基部宽楔形或圆形，边缘疏生有腺细锯齿，近基部全缘，幼时自中脉至叶柄有茸毛，后脱落，两面无毛；叶柄长2～4厘米。复伞房花序多而密；花序梗和花柄无皮孔；花白色，直径6～8毫米；花瓣近圆形，内面近基部无毛；子房顶端有毛，花柱2～3裂。梨果近球形，直径约5毫米，红色，后变紫褐色。花期4～5月，果期10月。

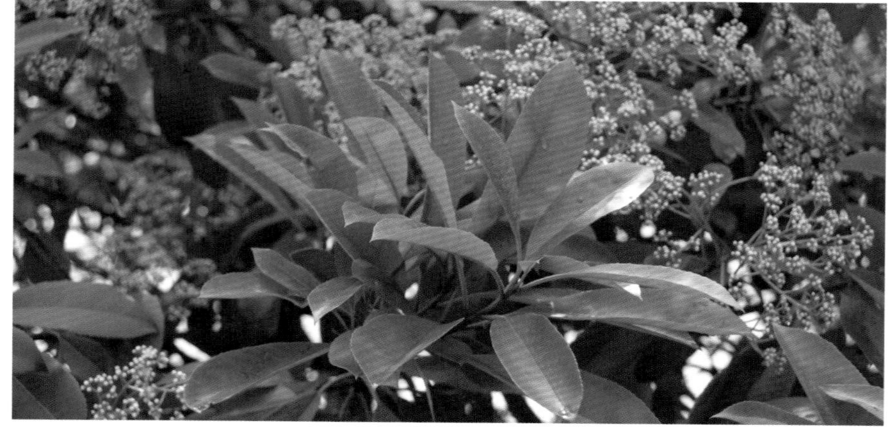

生境分布 常栽植于庭院。野生或栽培。分布于江苏、浙江等地。

采收加工 全年可采，晒干。切丝，生用。

性味归经 辛、苦，平；有小毒。归肝、肾经。

功效主治 祛风湿，通经络，益肾气。

用法用量 煎服，10～15克。外用：适量。

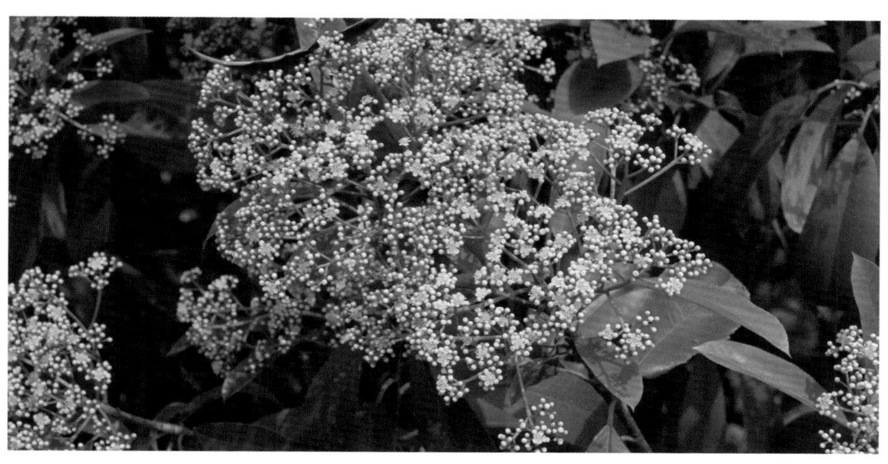

实用指南

精选验方

①**灰指甲**：石楠叶、玄参各30克，蛇床子10克，地肤子20克，威灵仙15克。煎后，适温浸洗患处，每日数次。②**风湿性关节炎**：石楠叶10克，威灵仙、薏苡仁各20克。水煎服。③**神经性头痛**：石楠叶10克，川芎、白芷各30克。水煎服。④**荨麻疹**：石楠叶10克，蒺藜、红浮萍各20克。水煎服。⑤**肾虚腰痛**：石楠叶10克，桑寄生20克，杜仲15克。水煎服。⑥**阳痿、遗精**：石楠叶、龙骨各10克，金樱子20克。水煎服。

传统药膳

石楠防风酒

原料：石楠、独活各60克，防风45克，茵芋、制附子、制川乌、肉桂各27克，牛膝18克，白酒2000毫升。

制法：将川乌炮裂去皮脐，将8味药共捣碎，置入酒坛内，倒入白酒，密封坛口，浸泡7日即成。

用法：每次10～15毫升，每日2次。

功效：温中止痛，除风湿，活血脉，壮筋骨。

适用：半身不遂、筋脉拘挛、肢体疼痛、腰脊不能俯仰、肚腹冷痛等。

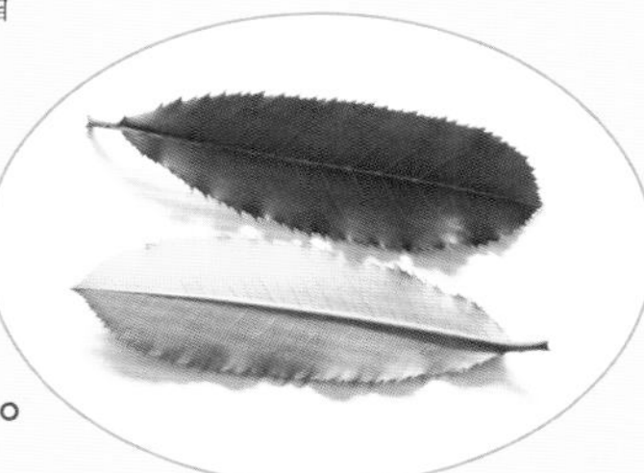

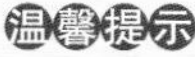

温馨提示

阴虚火旺者忌服，恶小蓟。

紫珠叶

Zi Zhu Ye

别名 紫荆、止血草、白毛柴、粗糠仔、鸦鹊板、白奶雪草。

来源 本品为马鞭草科植物杜虹花 *Callicarpa formosana* Rolfe 的干燥叶。

形态特征 落叶灌木，高达3米，小枝被黄褐色星状毛。叶对生；卵状椭圆形或椭圆形，长7～15厘米，高3.5～8厘米，基部钝圆形或阔楔形，上面有细小粗毛，下面有黄褐色星状毛，侧脉8～12对，边缘有齿牙及细锯齿；叶柄长8～15毫米，密被黄褐色星状毛。复聚伞花序腋生，径3～4厘米，花序梗长1.5～2.5厘米；花柄长约1.5毫米；萼短钟形，4裂，裂片钝三角形，萼及柄均被星状毛；花冠短筒状，4裂，紫色，长约2毫米，无毛；雄蕊4，长于花冠2倍；雌蕊1，子房4室，花柱细长，高于雄蕊，柱头单一。小核果，紫红色，直径约2毫米。花期夏、秋间。

生境分布 生长于山地、林间。前者分布于陕西及河南南部至长江以南各省（区），后者分布于东南沿海各地。

采收加工 夏、秋两季采收，除去杂质，晒干，生用。

性味归经 苦、涩，凉。归肝、肺、胃经。

功效主治 凉血收敛止血，散瘀解毒水肿。用于衄血，咯血，吐血，便血，崩漏，外伤出血，热毒疮疡，水火烫伤。

用法用量 煎服，30～15克；研末，每次1.5～3克，外用：适量，敷于患处。

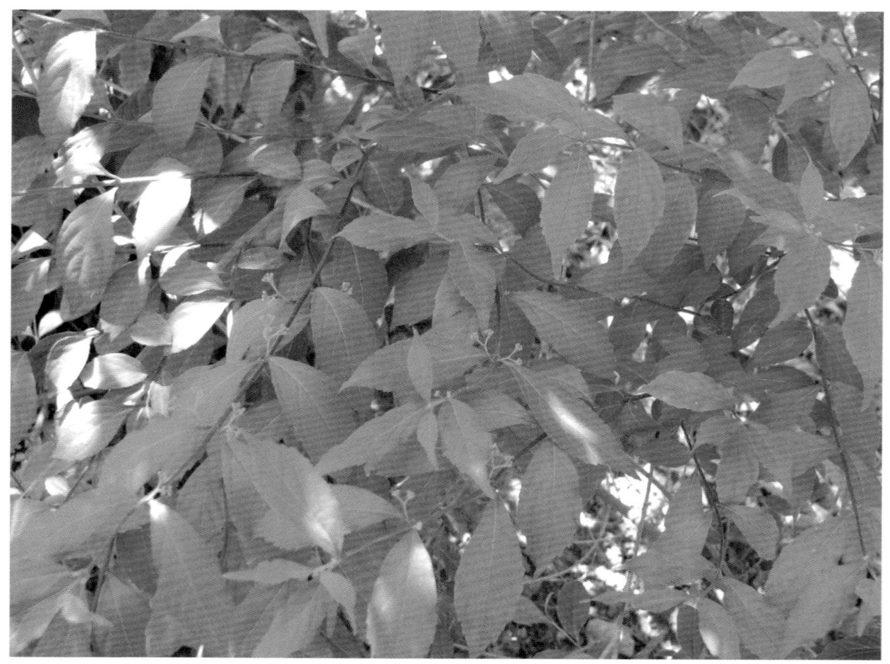

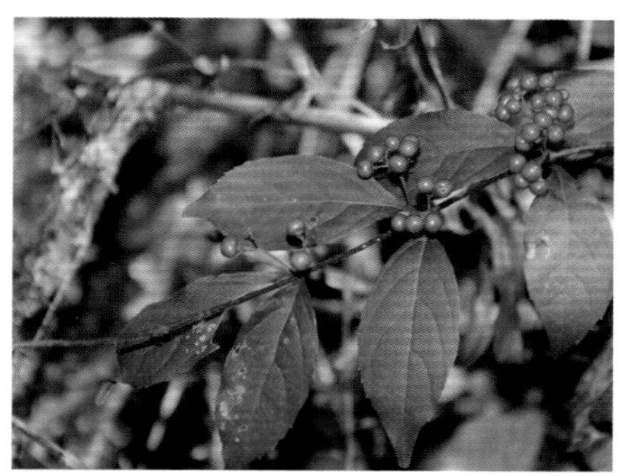

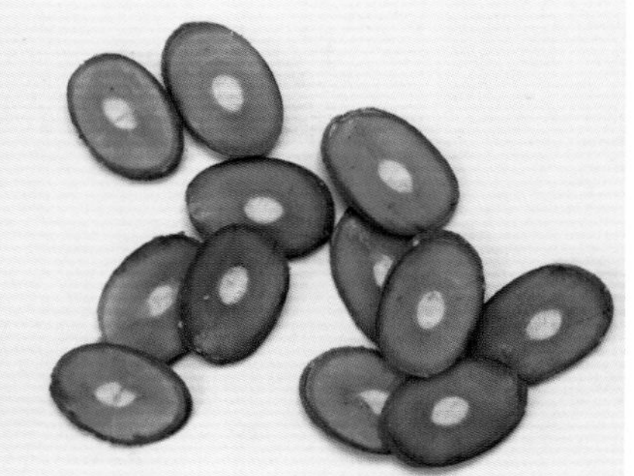

实用指南

精选验方

①**治肠胃出血**：干紫珠叶末0.9～1.5克。调冷开水，每四小时服1次；继用紫珠末6克，水煎，代茶常饮。②**治一切咽喉痛**：鲜紫珠叶30克。洗净，水二碗，煎一碗服，或煎做茶常服。③**治衄血**：干紫珠叶6克。调鸡蛋清服；外用消毒棉花蘸叶末塞鼻。④**治创伤出血**：鲜紫珠叶适量。用冷开水洗净，捣匀后敷创口；或用干紫珠叶适量，研末敷，外用消毒纱布包扎之。⑤**治跌打内伤出血**：鲜紫珠叶和实60克，冰糖30克。开水炖，分2次服。

传统药膳

肺癌方

原料：紫珠叶50克，化血丹20克。

制法：捣末，用温开水兑鸡蛋清调服。

用法：每日3次，每次5克。

适用：肺癌。

温馨提示

江苏、江西、广东、广西等地所产华紫珠亦同等入药。

艾叶

Ai Ye

别名 灸草、艾蒿、香艾、蕲艾、艾蒿叶、家艾叶、野莲头。

来源 本品为菊科植物艾 *Artemisia argyi* Levl. et Vant. 的叶。

形态特征 多年生草本，高45～120厘米；茎具明显棱条，上部分枝，被白色短绵毛。单叶，互生，茎中部叶卵状三角形或椭圆形，有柄，羽状深裂，两侧2对裂片椭圆形至椭圆状披针形，中间又常3裂，裂片边缘均具锯齿，上面暗绿色，密布小腺点，稀被白色柔毛，下面灰绿色，密被白色茸毛；茎顶部叶全缘或3裂。头状花序排列成复总状，总苞卵形，密被灰白色丝状茸毛；筒状小花带红色，外层雌性花，内层两性花。瘦果长圆形，无冠毛。

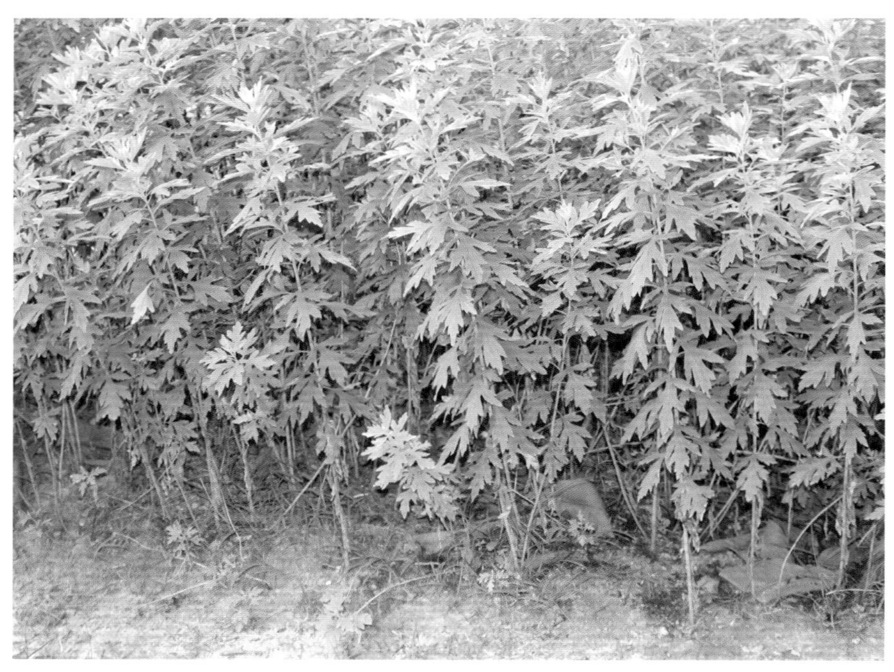

生境分布 生长于荒地、林缘，有栽培。全国大部分地区均产。以湖北蕲州产者为佳，称"蕲艾"。

采收加工 夏季花未开时采摘，除去杂质，晒干或阴干，生用、捣烂或制炭用。

性味归经 辛、苦，温。有小毒。归肝、脾、肾经。

功效主治 温经止血，散寒止痛；外用祛湿止痒。用于吐血，衄血，崩漏，月经过多，胎漏下血，少腹冷痛，经寒不调，宫冷不孕；外治皮肤瘙痒。醋艾炭温经止血，用于虚寒性出血。

用法用量 煎服，3～9克。外用：适量，供灸治或熏洗用。

实用指南

精选验方

①**湿疹**：艾叶炭、枯矾、黄柏各等份。共研细末，用香油调膏，外敷。②**荨麻疹**：生艾叶10克，白酒100毫升。共煎至50毫升左右，顿服，每日1次，连服3日。③**皮肤溃疡**：艾叶、茶叶、女贞子叶、皂角各15克。水煎外洗或湿敷患部，每日3次。④**皮肤瘙痒**：艾叶、千里光各30克。加水浓煎后温洗患处10～15分钟，每日1次，10日为1个疗程。⑤**跖疣**：艾叶200克，白矾100克。水煎取液温泡患足30分钟，每日2次，连用14日。⑥**风寒湿型产后身痛**：艾叶15克，肉桂2克，木瓜10克，生姜9克。将艾叶、肉桂、木瓜、生姜放入锅中，加水煎取浓汁，代茶饮，每日1次，连服3日。⑦**大便下脓血**：艾叶10克，黑豆60克。艾叶纱布包裹，与黑豆同煮，待豆熟烂，入生姜汁3大匙，稍热空腹服，连服数日。

传统药膳

艾叶粳米粥

原料：鲜艾叶40克（干品减半），粳米50克，红糖适量。

制法：先将艾叶加水适量，煎取药汁500毫升，再将粳米淘洗干净，放锅中，兑入药汁，以大火煮沸，加红糖搅匀，改用小火煮至米烂汤稠为度。

用法：从月经过后3日开始服，约在下次来月经前3日停服，每日2次，早、晚空腹温热服食。

功效：温经散寒，调经止血。

适用：虚寒性痛经、月经不调、小腹冷痛、崩漏下血不止等。

艾叶粥

原料：艾叶10克（鲜品20克），粳米50克，红糖适量。

制法：先将艾叶煎汤取汁去渣，再加入洗净的粳米，红糖熬煮成粥即可食用。

用法：每日2次。

功效：温经止血，散寒止痛。

适用：下焦虚寒、腹中冷痛、月经不调、经行腹痛，或妇女崩漏下血以及带下等。

温馨提示

阴虚血热者慎用。

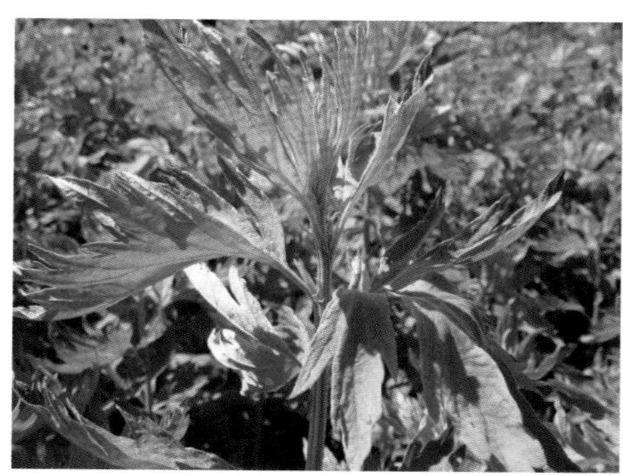

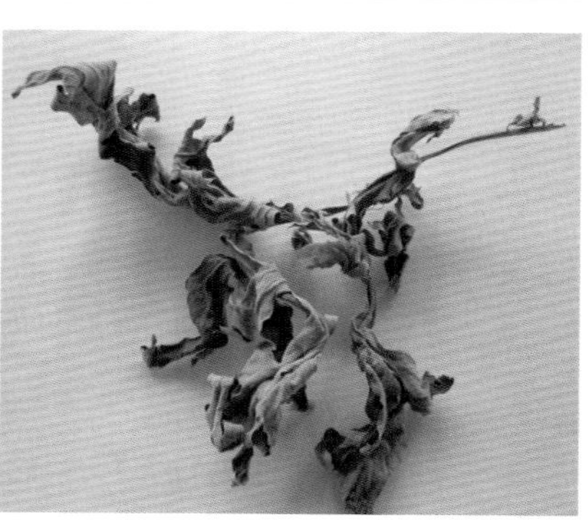

五、皮类及其他类

大腹皮
Da Fu Pi

别名 槟榔皮、槟榔壳、大腹毛、大腹绒。

来源 本品为棕榈科植物槟榔 *Areca catechu* L. 的干燥果皮。

形态特征 乔木。茎直立，高10～30米，有明显的环状叶痕。叶簇生于茎顶，羽片多数，两面无毛，狭长披针形。雌雄同株，花序多分枝，花序轴粗壮压扁，分枝曲折，长25～30厘米，上部纤细，着生1列或2列的雄花，而雌花单生于分枝的基部。果实长圆形或卵球形，长3～5厘米，橙黄色，中果皮厚，纤维质。种子卵形。花、果期3～4月。

生境分布 生长于无低温地区和潮湿疏松肥沃的土壤、高环山梯田。分布于海南。

采收加工 冬季至次春采收未成熟的果实，煮后干燥，纵剖两瓣，剥取果皮。

性味归经 辛，微温。归脾、胃、大肠、小肠经。

功效主治 行气宽中，行水消肿。用于湿阻气滞，脘腹胀闷，大便不爽，水肿胀满，脚气浮肿，小便不利。

用法用量 煎服，5～10克。

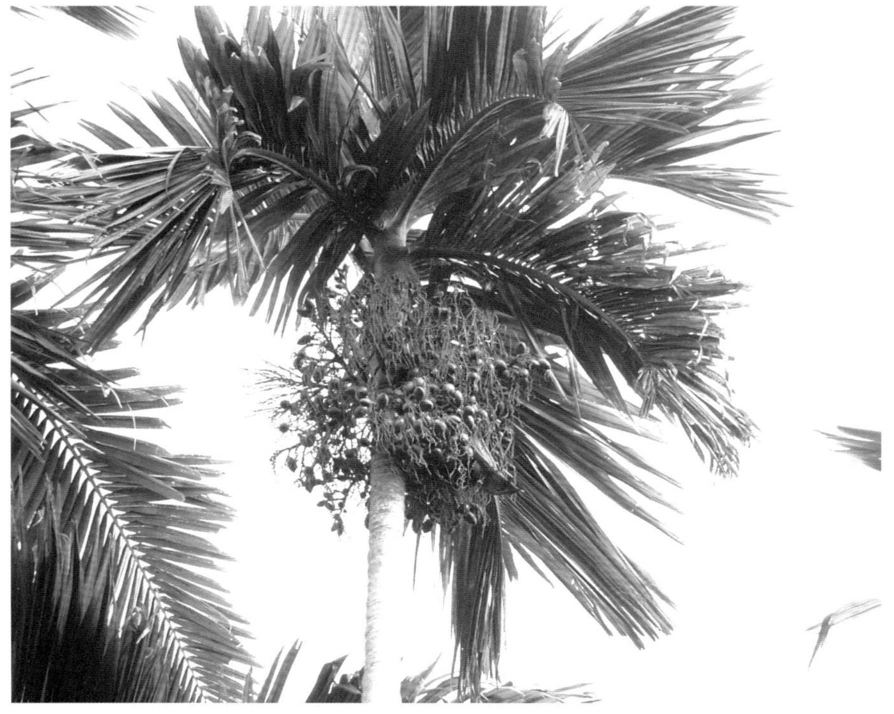

精选验方

①**漏疮恶秽：**大腹皮适量。煎汤洗患处。②**肿满腹胀、大小便秘涩：**大腹皮（锉）、郁李仁（汤浸去皮后微炒）、槟榔各50克，木香25克，木通（锉）、牵牛子（微炒）、桑根白皮（锉）各100克。上药捣筛为散，每次20克，入生姜、葱白各适量，水煎至六分，去渣，温服。

传统药膳

五皮茶

原料：大腹皮、陈皮、生姜皮各3～6克，茯苓皮10～12克，桑白皮6～8克。

制法：将上5味药清洗干净，加水煎服。

用法：每日1剂。

功效：宣肺祛寒湿，利水。

适用：慢性肾小球肾炎急性发作，急性肾小球肾炎出现畏寒、发热、水肿、腰痛、体痛。

瓜蒌大腹皮猪肚汤

原料：大腹皮25克，瓜蒌20克，猪肚1个，姜、葱、盐各5克，大蒜10克。

制法：先将大腹皮、瓜蒌清洗干净；猪肚洗净，放沸水中焯透，捞起待用；姜切片、葱切段，大蒜去皮切段。把猪肚放炖锅内，大腹皮、瓜蒌放在猪肚内，加水1500毫升，放入盐、姜、葱。把炖锅置大火上烧沸，再用小火炖煮1小时即成。

用法：每次吃猪肚50克，每日1次，随意喝汤。

功效：宽胸散结，利水疏肝。

适用：肝硬化兼糖尿病。

温馨提示

本品辛散耗气，气虚者慎用。

五加皮

Wu Jia Pi

别名 南五加皮、细柱五加、红五加皮、短梗五加、轮伞五加。

来源 本品为五加科植物细柱五加 *Acanthopanax gracilistylus* W. W. Smith 的干燥根皮。

形态特征 落叶灌木，高2～3米，枝呈灰褐色，无刺或在叶柄部单生扁平刺。掌状复叶互生，在短枝上簇生，小叶5，稀3～4，中央一片最大，倒卵形或披针形，长3～8厘米，宽1～3.5厘米，边缘有钝细锯齿，上面无毛或沿脉被疏毛，下面腋腑有簇毛。伞形花序单生于叶腋或短枝上，总花梗长2～6厘米，花小，黄绿色，萼齿、花瓣及雄蕊均为5数。子房下位，2室，花柱2，丝状分离。浆果近球形，侧扁，熟时黑色。

生境分布 生长于路旁、林缘或灌丛中。分布于湖北、河南、辽宁、安徽等地。

采收加工 夏、秋两季采挖根部，洗净，剥取根皮，晒干。

性味归经 辛、苦，温。归肝、肾经。

功效主治 祛风除湿，补益肝肾，强筋壮骨。用于风湿痹痛，筋骨痿软，小儿行迟，体虚乏力，水肿，脚气。

用法用量 煎服，5～10克；或入酒剂。外用：适量。

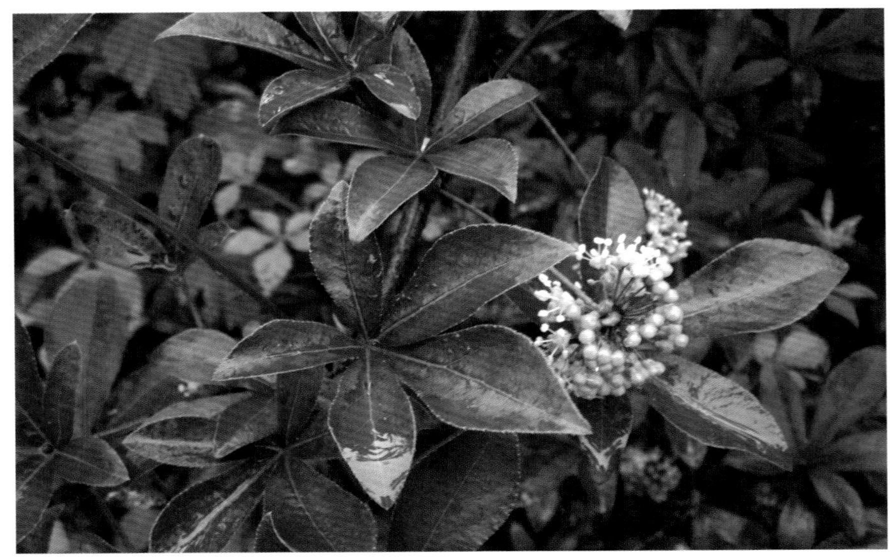

实用指南

精选验方

①**腰脊、脚膝筋骨弱而行迟**：五加皮适量。研为末，粥饮调下，每次3克，每日3次。②**腰痛**：五加皮、炒杜仲各等份。研为末，酒糊丸，如梧桐子大，每次30丸，温酒下。③**风寒湿引起的腰腿痛**：五加皮100克，当归、川牛膝各50克，白酒1000毫升。诸药切碎浸酒中，7日后可服用，每次15毫升，每日2次。④**水肿、小便不利**：五加皮、大腹皮、陈皮、茯苓皮、生姜皮各9克，水煎服。⑤**阴囊水肿**：五加皮9克，仙人头30克。水煎服。

传统药膳

五加皮醪

原料：五加皮50克，糯米500克，酒曲适量。

制法：五加皮洗净，先用水浸泡透，再煎煮，每30分钟取煎液一次，共煎2次，然后用所得煎液与糯米共同烧煮，做成糯米干饭。待米饭冷却，加酒曲拌匀，发酵成酒酿，即成。

用法：每日适量，佐餐食用。

功效：祛风除湿，通利关节。

适用：风痹型风湿性关节炎。

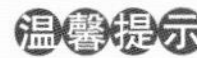

温馨提示

阴虚火旺者慎用。

石榴皮

Shi Liu Pi

别名 安石榴、石榴壳、酸榴皮、西榴皮、酸石榴皮。

来源 本品为石榴科植物石榴 *Punica granatum* L. 的干燥果皮。

形态特征 落叶灌木或乔木，高2～5米。树皮青灰色；幼枝近圆形或微呈四棱形，枝端通常呈刺状，无毛，叶对生或簇生；叶片倒卵形至长椭圆形，长2.5～6厘米，宽1～1.8厘米，先端尖或微凹；基部渐狭，全缘，上面有光泽，无毛，下面有隆起的主脉，具短柄。花1至数朵，生小枝顶端或腋生，花梗长2～3毫米；花的直径约3厘米；萼筒钟状，肉质硬而厚，红色，裂片6，三角状卵形；花瓣6，红色，与萼片互生，倒卵形，有皱纹；雄蕊多数，着生于萼管中部，花药球形，花丝细短；雌蕊1，子房下位或半下位，上部6室，具侧膜胎座，下部3室，具中轴胎座，花柱圆形，柱头头状。浆果近球形，果皮肥厚革质，熟时黄色，或带红色，内具薄隔膜，顶端有宿存花萼。种子多数，倒卵形，带棱角。花期5～6月，果期7～8月。

生境分布 生长于高原山地、乡村的房舍前后。分布于江苏、湖南、山东、四川、重庆、湖北、云南等地。

采收加工 秋季果实成熟后收集果皮，晒干。

性味归经 酸、涩，温。归大肠经。

功效主治 涩肠止泻，止血，驱虫。用于久泻，久痢，便血，脱肛，崩漏，白带，虫积腹痛。

用法用量 煎服，3～9克。

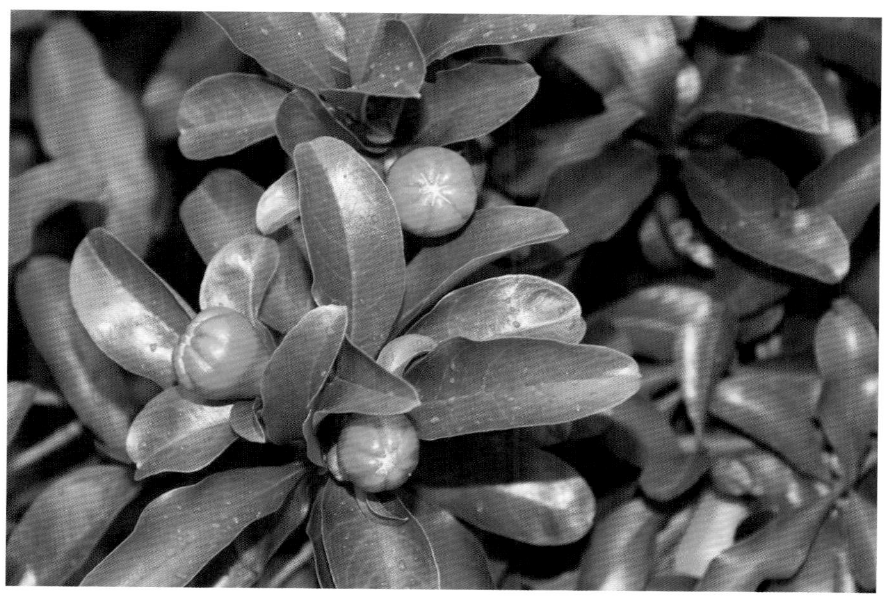

实用指南

精选验方

①**水火烫伤：**石榴皮适量。研末，麻油调搽患处。②**驱绦虫、蛔虫：**石榴皮、槟榔各等份。研细末，每次服10克（小儿酌减），每日2次。③**腹泻：**石榴皮15克。水煎后加红糖或白糖饮服，每日2次，饭前服。④**鼻出血：**石榴皮30克。水煎服。⑤**便血：**石榴皮适量。炒干研末，每次9克，每日3次，开水送服。⑥**外伤出血：**石榴皮20克，龙眼核10克。加冰片0.3克和匀，敷患处。

传统药膳

石榴皮蜜汁

配料：石榴皮90克，蜂蜜适量。

制法：石榴皮洗净，放入沙锅，加水煮沸30分钟，加蜂蜜，煮沸滤汁。

用法：随意饮用。

功效：润燥，止血，涩肠。

适用：崩漏带下、虚劳咳嗽、消渴、久泻、久痢、便血、脱肛、滑精等。

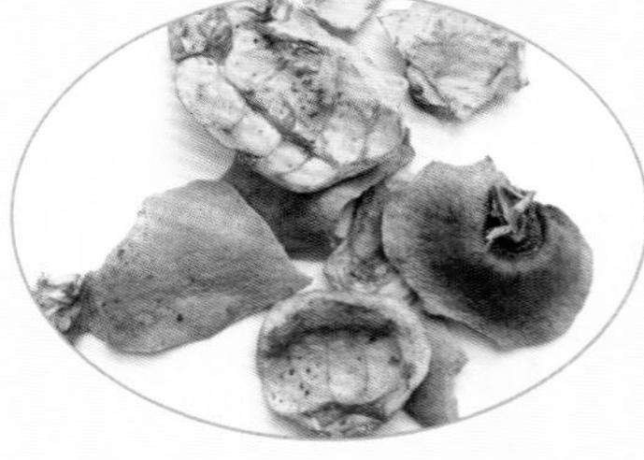

温馨提示

阴虚火旺者忌服，恶小蓟。

地骨皮

Di Gu Pi

别名 地骨、地辅、枸杞根、枸杞根皮。

来源 本品为茄科植物枸杞 *Lycium chinense* Mill. 等的干燥根皮。

形态特征 枸杞：灌木，高1～2米。枝细长，常弯曲下垂，有棘刺。叶互生或簇生于短枝上，叶片长卵形或卵状披针形，长2～5厘米，宽0.5～1.7厘米，全缘，叶柄长2～10毫米。花1～4朵簇生于叶腋，花梗细；花萼钟状，3～5裂；花冠漏斗状，淡紫色，5裂，裂片与筒部几等长，裂片有缘毛；雄蕊5，子房2室。浆果卵形或椭圆状卵形，长0.5～1.5厘米，红色，内有多数种子，肾形，黄色。

宁夏枸杞：灌木或小乔木状，高达2.5厘米。叶长椭圆状披针形。花萼杯状，2～3裂，稀4～5裂；花冠粉红色或紫红色，筒部较裂片稍长，裂片无缘毛。浆果宽椭圆形，长1～2厘米。

生境分布 生长于田野或山坡向阳干燥处；有栽培。分布于河北、河南、陕西、四川、江苏、浙江等地。

采收加工 春初或秋后采挖根部，洗净。剥取根皮，晒干。

性味归经 甘，寒。归肺、肝、肾经。

功效主治 凉血除蒸，清肺降火。用于阴虚潮热，骨蒸盗汗，肺热咳嗽，咯血，衄血，内热消渴。

用法用量 煎服，9～15克。

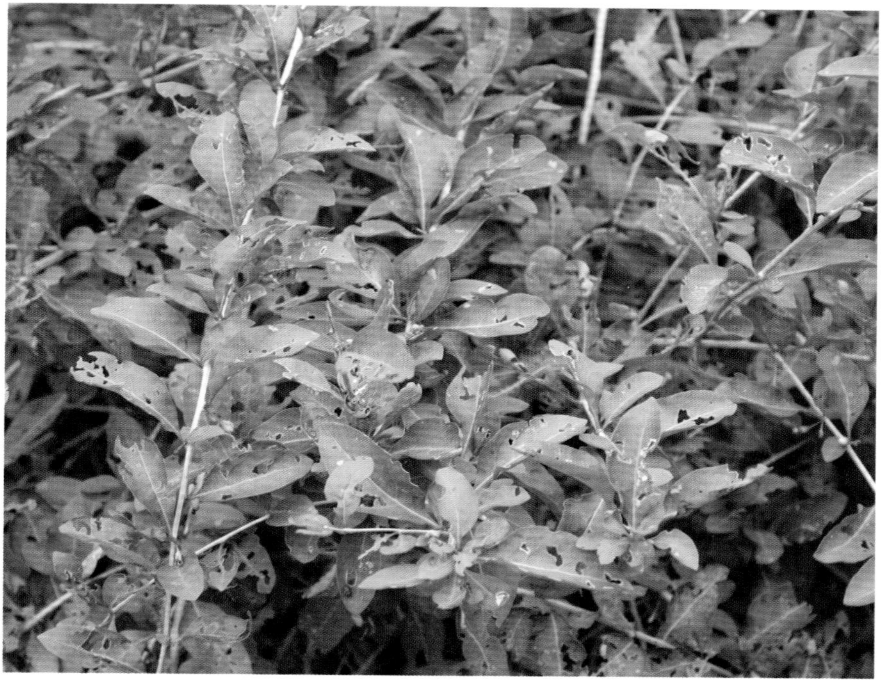

实用指南

精选验方

①**疟疾**：鲜地骨皮50克，茶叶5克。水煎后于发作前2～3小时顿服。②**鼻出血**：地骨皮、侧柏叶各15克。水煎服。③**肺热咳嗽、痰黄口干**：地骨皮、桑叶各12克，浙贝母8克，甘草3克。水煎服。④**血尿（非器质性疾病引起的）**：地骨皮9克。酒煎服；或新地骨皮加水捣汁，加少量酒，空腹温服。⑤**外阴肿痒**：地骨皮30克，枯矾9克。煎水熏洗。⑥**荨麻疹、过敏性紫癜**：地骨皮30克，徐长卿15克。水煎服。⑦**吐血、便血**：地骨皮适量。水煎服。

传统药膳

地骨皮百鸭汤

原料：地骨皮30克，百合20克，鸭1只，盐适量。

制法：将鸭去毛洗净，剖去内脏，用清水冲洗干净，放沸水锅中，汆去血水，捞出，与地骨皮、百合一并入大沙锅内，加清水适量，置大火上煮沸，打去浮沫，改用小火，炖至鸭肉烂熟为度，加盐调味即可。

用法：吃肉喝汤，每次适量，每日食1次。

功效：养阴清热，滋补精血。

适用：肺结核咳嗽、低热、消瘦，舌红苔少，脉细数等。

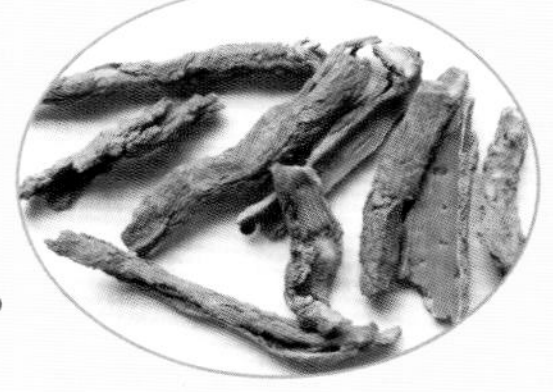

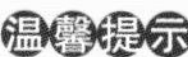

温馨提示

外感风寒发热及脾虚便溏者不宜用。

肉桂

Rou Gui

别名 玉桂、牡桂、菌桂、筒桂、大桂、辣桂。

来源 本品为樟科植物肉桂 *Cinnamomum cassia* Presl 的干燥树皮。

形态特征 常绿乔木，树皮灰褐色，幼枝多有4棱。叶互生，叶片革质，长椭圆形或近披针形，先端尖，基部钝，全缘，3出脉于背面明显隆起。圆锥花序腋生或近顶生，花小，白色，花被6，能育雄蕊9，子房上位，胚珠1枚。浆果椭圆形，长约1厘米，黑紫色，基部有浅杯状宿存花被。

生境分布 多为栽培。分布于云南、广西、广东、福建等地。

采收加工 多于秋季剥取，阴干。

性味归经 辛、甘，大热。归肾、脾、心、肝经。

功效主治 补火助阳，引火归元，散寒止痛，温通经脉。用于阳痿宫冷，腰膝冷痛，肾虚作喘，虚阳上浮，眩晕目赤，心腹冷痛，虚寒吐泻，寒疝腹痛，经闭，痛经。

用法用量 煎服，宜后下，1～5克；研末冲服，每次1～2克。

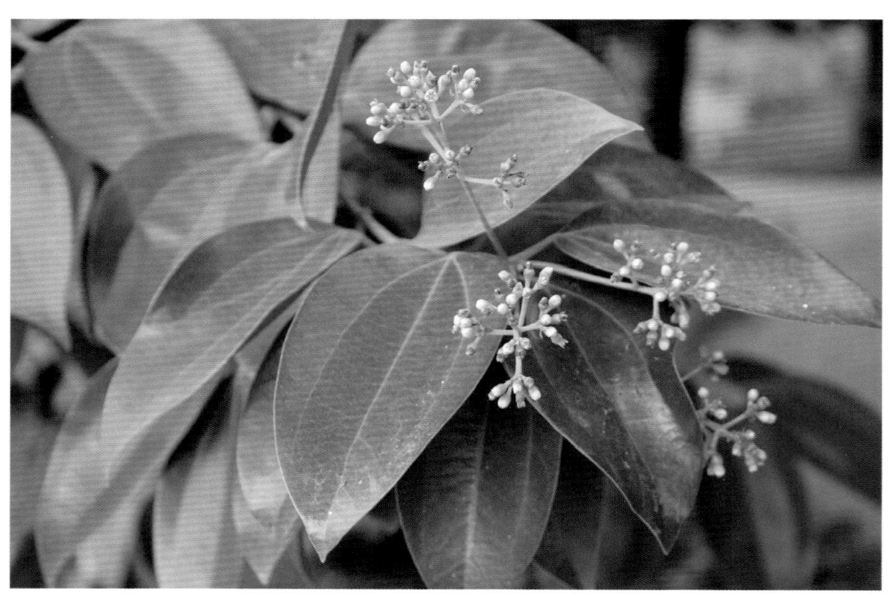

实用指南

精选验方

①**面赤口烂、腰痛足冷**：肉桂、细辛各3克，玄参、熟地黄、知母各15克。水煎服。②**腹寒腹痛**：肉桂、丁香、吴茱萸各等份。研细末，水调饼，贴于脐部。③**腰痛**：肉桂5克，杜仲15克，牛膝12克。水煎服。④**胸痛、跌打损伤**：肉桂、三七各5克。研末酒冲服。⑤**冻疮**：肉桂、干姜、辣椒各适量。浸茶油，外涂。

传统药膳

桂浆羹

原料：肉桂2～3克，粳米30～60克，红糖适量。

制法：将肉桂煎取浓汁去渣，再用粳米煮粥，待粥煮沸后，调入桂汁及红糖，同煮为粥；或用肉桂末1～2克调入粥内。

用法：每日1剂，每日2次。

功效：补阳气，暖脾胃，散寒止痛。

适用：肾阳不足、畏寒怕冷、四肢发凉、阳痿、小便频数清长；或脾阳不振、脘腹冷痛、饮食减少、大便稀薄、呕吐、肠鸣腹胀，消化不良；以及寒湿腰痛、风寒湿痹、妇女虚寒性痛经等。

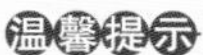

有出血倾向者及孕妇慎用；不宜与赤石脂同用。

合欢皮

He Huan Pi

别名 合昏皮、马樱花、夜合皮、合欢木皮。

来源 本品为豆科植物合欢 *Albizia julibrissin* Durazz. 的干燥树皮。

形态特征 落叶乔木，伞形树冠。树干浅灰褐色，树皮轻度纵裂；枝粗而疏生，幼枝带棱角。叶为偶数羽状复叶，小叶10～30对，镰刀状圆形，昼开夜合。伞房花序头状，萼及花瓣均为黄绿色，5裂，花丝上部为红色或粉红色丝状，簇结成球，雄蕊花丝犹如缕状，半白半红，故有“马缨花”“绒花”之称。花期6～7月，果实为荚果，成熟期为10月。

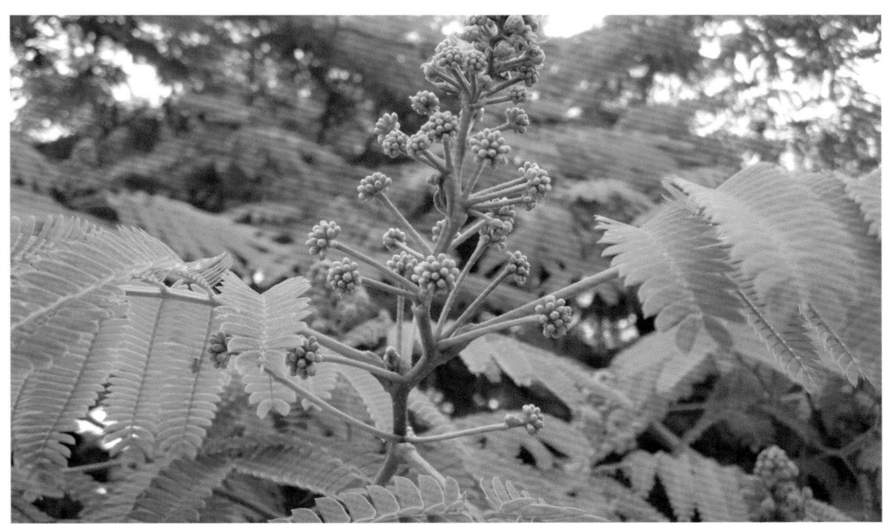

生境分布 生长于林边、路旁及山坡上。全国大部分地区都有分布，主产于江苏、浙江、安徽等地。

采收加工 夏、秋间采收，剥下树皮，晒干。用清水浸泡洗净，捞出，闷润后再切块或切丝，干燥。

性味归经 甘，平。归心、肝、肺经。

功效主治 解郁安神，活血消肿。用于心神不安，忧郁失眠，肺痈疮肿，跌打肿痛。

用法用量 煎服，6～12克。外用：适量，研末调敷。

实用指南

精选验方

①**心烦失眠：**合欢皮9克，首乌藤15克。水煎服。②**夜盲：**合欢皮、千层塔各9克。水煎服。③**小儿撮口风：**合欢花枝适量。煮成浓汁，揩洗口腔。④**疮痈肿痛：**合欢皮、紫花地丁、蒲公英各10克。水煎服。⑤**肺痈（肺脓肿）咳吐脓血：**合欢皮、芦根、鱼腥草各15克，桃仁、黄芩各10克。水煎服。⑥**神经衰弱、郁闷不乐、失眠健忘：**合欢皮或花、首乌藤各15克，酸枣仁10克，柴胡9克。水煎服。⑦**跌打损伤、瘀血肿痛：**合欢皮15克，川芎、当归各10克，没药、乳香各8克。水煎服。

传统药膳

合欢芡实茶

原料：合欢皮15克，芡实、红糖各30克。

制法：合欢皮、芡实加水1000毫升，煮沸30分钟，去渣，加入红糖，再煎至300毫升，分3次温服。

用法：每日1剂。

功效：益气安神。

适用：神经衰弱、失眠等。

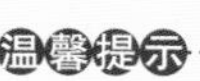

温馨提示

阴虚津伤者慎用。

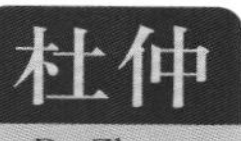

杜仲 Du Zhong

别名 思仙、木绵、思仲、丝连皮、扯丝片、丝楝树皮。

来源 本品为杜仲科植物杜仲 *Eucommia ulmoides* Oliv. 的干燥树皮。

形态特征 落叶乔木，高达20米；树皮和叶折断后均有银白色细丝。叶椭圆形或椭圆状卵形，先端长渐尖，基部圆形或宽楔形，边缘有锯齿。花单性，雌雄异株，无花被，先叶或与叶同时开放，单生于小枝基部。翅果长椭圆形而扁，长约3.5厘米，先端凹陷；种子1枚。

生境分布 生长于山地林中或栽培。分布于长江中游及南部各省，河南、陕西、甘肃等地均有栽培。

采收加工 4～6月剥取，刮去粗皮，堆置“发汗”至内皮呈紫褐色，晒干。

性味归经 甘，温。归肝、肾经。

功效主治 补肝肾，强筋骨，安胎。用于肾虚腰痛，筋骨无力，妊娠漏血，胎动不安，高血压。

用法用量 煎服，6～10克；或入丸、散。

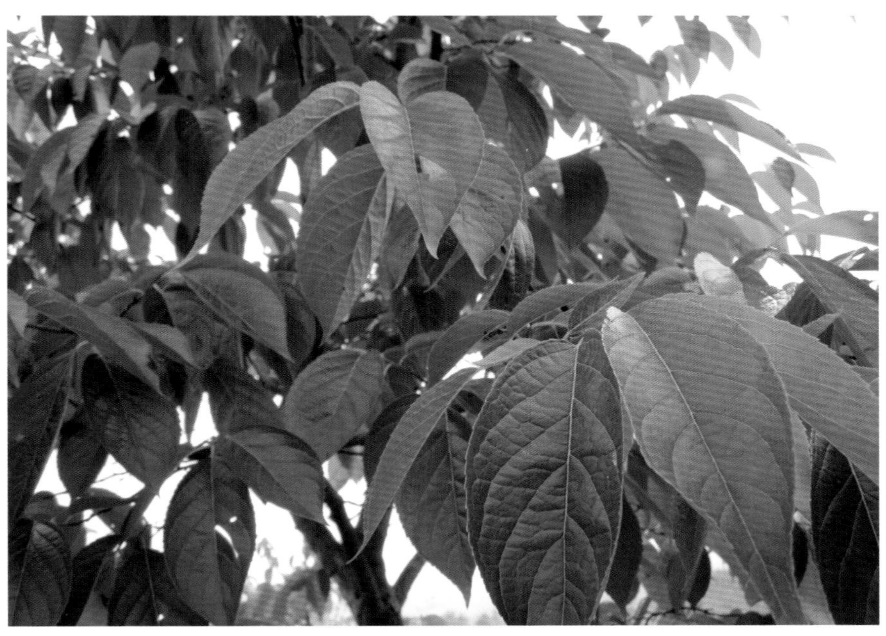

实用指南

精选验方

①**腰痛：**杜仲（炒去丝）、八角茴香各15克，川木香5克。水1盅，酒半盅，煎服，渣再煎。②**小便淋漓、阴部湿痒：**杜仲15克，丹参10克，川芎、桂枝各6克，细辛3克。水煎服，每日1剂。③**肾小球肾炎：**杜仲30克，盐肤木根二层皮30克。加猪肉酌量炖服。④**预防流产：**杜仲、当归各10克，白术8克，泽泻6克。加水煎至150毫升，每日1剂，分3次服。⑤**筋脉挛急、腰膝无力：**杜仲15克，川芎6克，炙附子3克。水煎服，每日1剂。⑥**胎动不安：**杜仲适量。焙干，研为细末，煮枣肉糊丸，每丸10克，早、晚各服1丸。

传统药膳

杜仲酒

原料：杜仲（炙）250克，羌活120克，石楠藤60克，大附子（去皮）3枚，酒5000毫升。

制法：将上几味切细，以酒浸泡3宿。

用法：每次适量，每日2次。

功用：滋肾，平肝潜阳。

适用：腰脚疼痛不遂等。

清脑羹

原料：杜仲、银耳各50克，冰糖250克。

制法：先将杜仲煎熬3次，取汁去渣，下银耳炖煮至熟烂，调入冰糖即成。

用法：每次食适量，温热食用。

功效：滋阴补肾，降血压。

适用：肝肾不足、肝阳上亢、头晕目眩、腰酸肢软等。

杜仲炒腰花

原料：杜仲12克，猪肾1个，白糖、醋、酱油、黄酒、花椒、葱、姜、蒜、盐各适量。

制法：将猪肾一剖两片，割去腰臊筋膜，切成腰花。杜仲加清水熬成浓汁（约50毫升），姜切成片，再把腰花放入碗内，加白糖、黄酒、生粉和盐各适量，再加杜仲汁拌匀，即用大火烧热锅，放猪油至八成热时，放入花椒、腰花、葱、姜、蒜，快速炒散，再加醋、酱油、白糖、味精翻炒即成。

用法：佐餐食用。

功效：补肾益精。

适用：肾病蛋白尿等。

杜仲壮腰肾羹

原料：杜仲30克，羊肾1对，葱、姜、椒、盐各适量。

制法：用水煎杜仲半小时，去渣。羊肾洗净，去膜细切，入药汁中煮，次以葱白（段节）7茎，盐、醋、生姜、椒调和作羹。

用法：空腹食用，连服数剂。

功效：补肝肾，壮筋骨。

适用：腰腿疼痛。

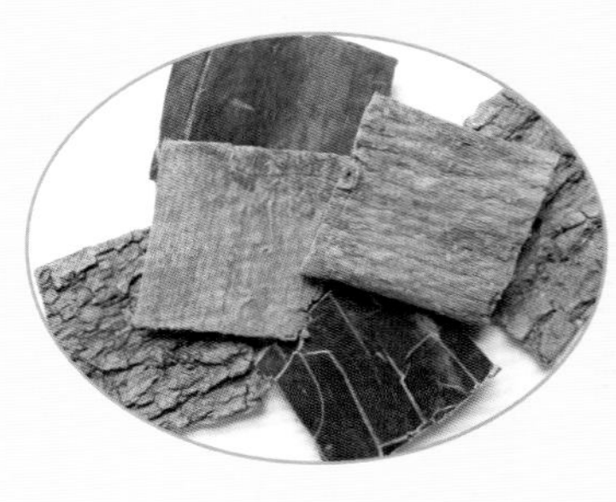

温馨提示

阴虚火旺者慎用。

牡丹皮
Mu Dan Pi

别名 丹皮、丹根、牡丹根皮。

来源 本品为毛茛科植物牡丹 *Paeonia suffruticosa* Andr. 的干燥根皮。

形态特征 落叶小灌木，高1～2米，主根粗长。叶为2回3出复叶，小叶卵形或广卵形，顶生小叶片通常3裂。花大型，单生枝顶，萼片5；花瓣5至多数，白色、红色或浅紫色；雄蕊多数；心皮3～5，离生。聚合蓇葖果，表面密被黄褐色短毛。

生境分布 生长于向阳、不积水的斜坡、沙质地。全国各地多有分布。

采收加工 秋季采挖根部，除去细根和泥沙，剥取根皮，晒干。

性味归经 苦、辛，微寒。归心、肝、肾经。

功效主治 清热凉血，活血化瘀。用于热入营血，温毒发斑，吐血衄血，夜热早凉，无汗骨蒸，经闭痛经，痈肿疮毒，跌打伤痛。

用法用量 煎服，6～12克。

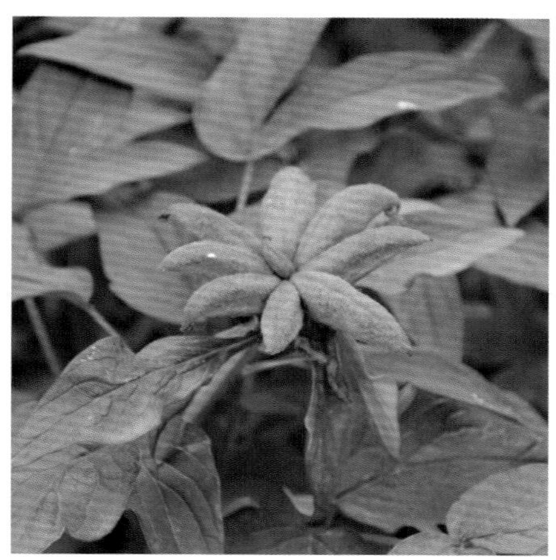

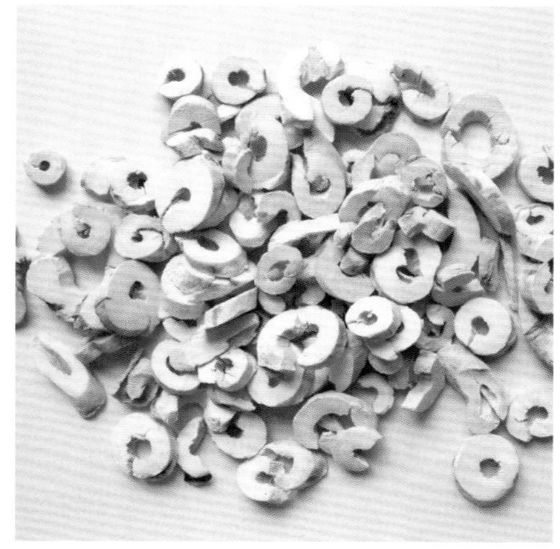

实用指南

精选验方

①**通经**：牡丹皮6～9克，仙鹤草、六月雪、槐花各9～12克。水煎，冲黄酒、红糖，经行时早、晚空腹服。②**肾虚腰痛**：牡丹皮、萆薢、白术、肉桂（去粗皮）各等份。捣罗为散，每次15克，温酒调下。③**变应性鼻炎**：牡丹皮9克。水煎服，每日1剂，10日为1个疗程。④**牙痛**：牡丹皮、防风、生地黄、当归各20克，升麻15克，青皮12克，细辛5克。水煎服。⑤**阑尾炎初起、腹痛便秘**：牡丹皮12克，生大黄8克，大血藤、金银花各15克。水煎服。

温馨提示

孕妇慎用。

苦楝皮

Ku Lian Pi

别名 楝皮、楝木皮、楝根皮、楝根木皮。

来源 本品为楝科植物苦楝 *Melia azedarach* L. 等的干燥树皮及根皮。

形态特征 落叶乔木，高15～20米。树皮暗褐色，幼枝有星状毛，旋即脱落，老枝紫色，有细点状皮孔。2回羽状复叶，互生，长20～80厘米；小叶卵形至椭圆形，长3～7厘米，宽2～3厘米，基部阔楔形或圆形，先端长尖，边缘有齿缺，上面深绿，下面浅绿，幼时有星状毛，稍后除叶脉上有白毛外，余均无毛。圆锥花序腋生；花淡紫色，长约1厘米；花萼5裂，裂片披针形，两面均被毛；花瓣5，平展或反曲，倒披针形；雄蕊管通常暗紫色，长约7毫米。核果圆卵形或近球形，长约3厘米，淡黄色，4～5室，每室具种子1。花期4～5月，果期10～11月。

生境分布 生长于土壤湿润、肥沃的杂木林和疏林内，栽培于村旁附近或公路边。分布于四川、甘肃、云南、贵州、湖北等地。

采收加工 春、秋两季剥取，晒干，或除去粗皮，晒干。

性味归经 苦，寒；有毒。归肝、脾、胃经。

功效主治 驱虫，疗癣。用于蛔虫病，蛲虫病，虫积腹痛；外治疥癣瘙痒。

用法用量 煎服，3～6克；鲜品15～30克；或入丸、散，以鲜品效果为佳。外用：适量，煎水洗或研末调敷。苦楝皮外粗皮毒性甚大，应去除。

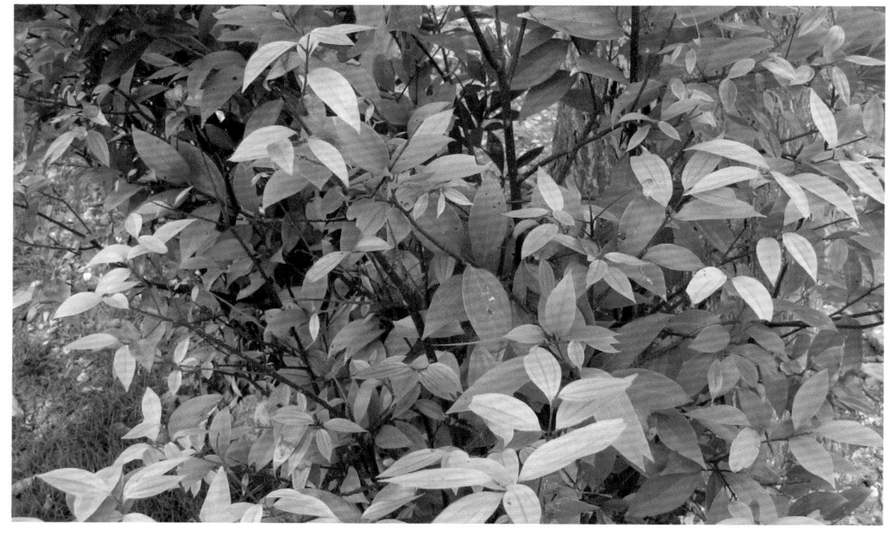

实用指南

精选验方

①**龋齿牙痛**：苦楝皮适量。煎汤漱口。②**小儿虫痛**：苦楝皮100克，白芜荑25克。研为末，每次5克，水一小盏，煎取半盏，放冷，发作时服。③**疥疮风虫**：苦楝皮、皂角（去皮子）各等份。为末，猪脂调涂。④**钩虫**：苦楝皮30克，槟榔20克，白糖适量。将苦楝皮、槟榔入沙锅内，加水适量，浓煎取汁，加入白糖拌匀，睡前空腹服完；儿童可按年龄酌减用量，连服2日；此方不宜久服。

传统药膳

苦楝皮汤

原料：大乌梅10枚，或加花椒6克，苦楝皮25克。

制法：用水煎。

用法：分2次服。

功效：治蛔厥腹痛、呕吐蛔虫。

温馨提示

本品有一定毒性，不宜过量或持续服用。体虚及脾胃虚寒者慎用。肝、肾病患者忌用。有效成分难溶于水，需小火久煎。

厚朴
Hou Po

别名 川朴、烈朴、厚皮、重皮、紫朴。

来源 本品为木兰科植物厚朴 *Magnolia officinalis* Rehd. et Wils. 或凹叶厚朴 *Magnolia officinalis* Rehd. et Wils. Var. biloba Rehd. et Wils. 的干燥干皮、根皮及枝皮。

形态特征 落叶乔木，高7～15米；树皮紫褐色，冬芽由托叶包被，开放后托叶脱落。单叶互生，密集小枝顶端，叶片椭圆状倒卵形，革质，先端钝圆或具短尖，基部楔形或圆形，全缘或微波状，背面幼时被灰白色短茸毛，老时呈白粉状。花与叶同时开放，单生枝顶，白色，直径约15厘米，花梗粗壮，被棕色毛；雄蕊多数，雌蕊心皮多数，排列于延长的花托上。聚合果圆卵状椭圆形，木质。

生境分布 常混生长于落叶阔叶林内或常绿阔叶林缘。分布于陕西、甘肃、四川、重庆、贵州、湖北、湖南、广西等地。

采收加工 4～6月剥取，根皮及枝皮直接阴干；干皮置沸水中微煮后，堆置阴湿处，“发汗”至内表面变紫褐色或棕褐色时，蒸软，取出，卷成筒状，干燥。

性味归经 苦、辛，温。归脾、胃、肺、大肠经。

功效主治 燥湿消痰，下气除满。用于湿滞伤中，脘痞吐泻，食积气滞，腹胀便秘，痰饮喘咳。

用法用量 煎服，3～10克。

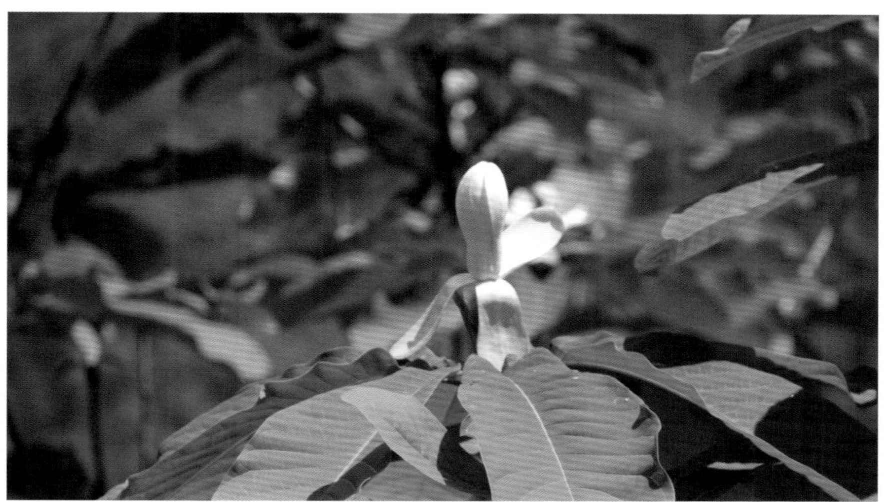

实用指南

精选验方

①**腹泻伴消化不良：**厚朴、黄连各9克。水煎空腹服。②**肠道寄生虫：**厚朴、槟榔各6克，乌梅2枚。水煎服。③**便秘：**厚朴、枳实各9克，大黄6克。水煎服。④**咳喘痰多：**厚朴10克，杏仁、半夏、陈皮各9克。水煎服。⑤**单纯性肠梗阻：**厚朴、莱菔子各10克，大黄、芒硝(冲)各6克，枳实、赤芍各12克。水煎服。

传统药膳

二花朴蜜浆

原料：厚朴花、丝瓜花、白萝卜丝各10克，蜂蜜15毫升。

制法：把前3种放入大茶杯中，用沸水泡15分钟盖好，之后入蜂蜜搅匀。

用法：去渣热饮，频频饮之，每日1剂，连服数日。

功效：清肺降逆化痰。

适用：气管炎胸闷、咳嗽、吐痰。

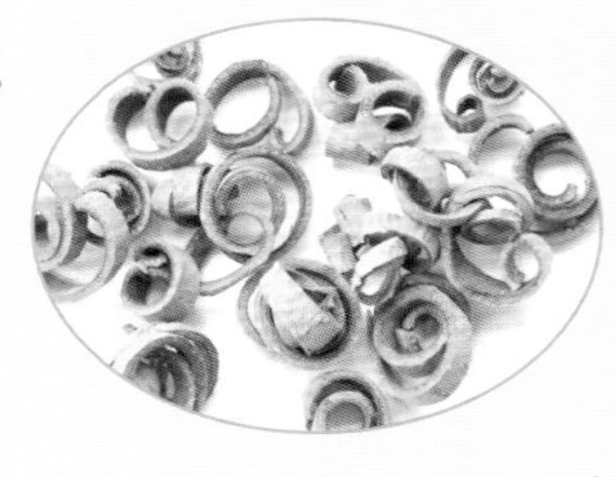

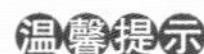

温馨提示

本品辛苦温燥湿，易耗气伤津，故气虚津亏者及孕妇慎用。

香加皮
Xiang Jia Pi

别名 臭五加、杠柳皮、山五加皮、北五加皮、香五加皮。

来源 本品为萝藦科植物杠柳 *Periploca sepium* Bge. 的干燥根皮。

形态特征 蔓生灌木。叶对生，膜质，披针形，先端渐尖，基部楔形，全缘，侧脉多对。聚伞花序腋生，花冠紫红色。蓇葖果双生。种子顶端具白色绢毛。

生境分布 生长于河边、山野、沙质地。分布于吉林、辽宁、内蒙古、河北、山西、陕西、四川等地。

采收加工 春、秋两季采挖，剥取根皮，晒干。

性味归经 辛、苦，温；有毒。归肝、肾、心经。

功效主治 利水消肿，祛风湿，强筋骨。用于风寒湿痹，腰膝酸软，心悸气短，下肢浮肿。

用法用量 煎服，3~6克；浸酒或入丸、散，酌量。

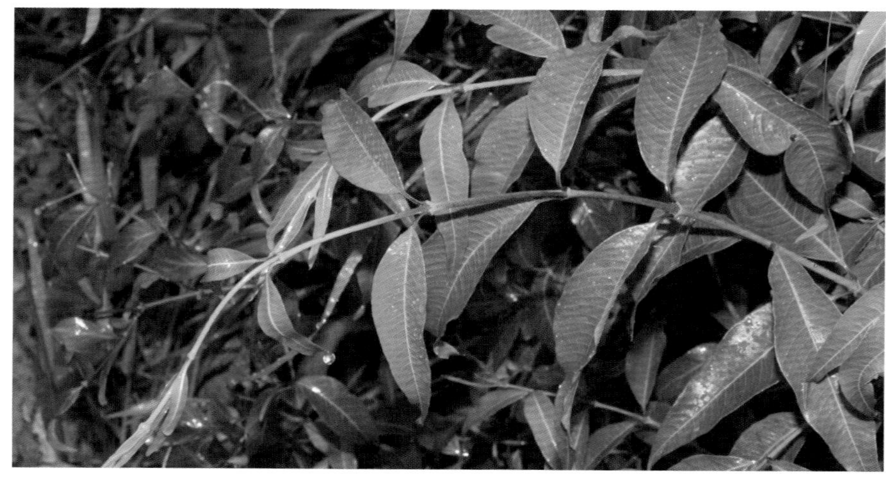

实用指南

精选验方

①**水肿**：香加皮7.5～15克。水煎服。②**水肿、小便不利**：香加皮、陈皮、茯苓皮、生姜皮、大腹皮各15克。水煎服。③**筋骨软弱、脚痿行迟**：香加皮、牛膝、木瓜各等份。研为末，每次5克，每日3次。④**风湿性关节炎、关节拘挛疼痛**：香加皮、白鲜皮、穿山龙各25克。用白酒泡24小时，每日服10毫升。

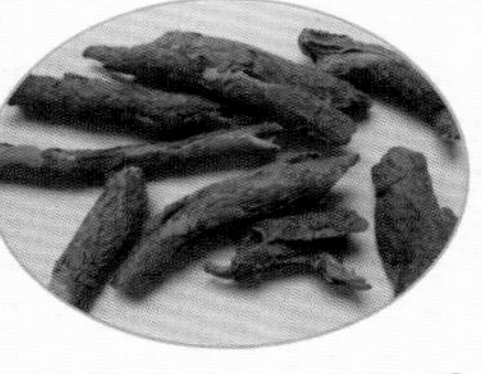

温馨提示

本品有毒，服用不宜过量。

桑白皮
Sang Bai Pi

别名 桑皮、桑根皮、白桑皮、桑根白皮。

来源 本品为桑科植物桑 *Morus alba* L. 的干燥根皮。

形态特征 落叶灌木或小乔木，高3～15米；树皮灰白色，有条状浅裂；根皮黄棕色或红黄色，纤维性强。单叶互生，叶柄长1～2.5厘米；叶片卵形或宽卵形，先端锐尖或渐尖，基部圆形或近心形，边缘有粗锯齿或圆齿，有时有不规则的分裂，上面无毛，有光泽，下面脉上有短毛，腋间有毛，基出脉3条与细脉交织呈网状，背面较明显；托叶披针形，早落。花单性，雌雄异株；雌、雄花序均排列成穗状葇荑花序，腋生。瘦果，多数密集成一卵圆形或长圆形的聚合果，长1～2.5厘米，初时绿色，成熟后变肉质、黑紫色或红色。种子小。花期4～5月，果期5～6月。

生境分布 全国大部分地区有产。

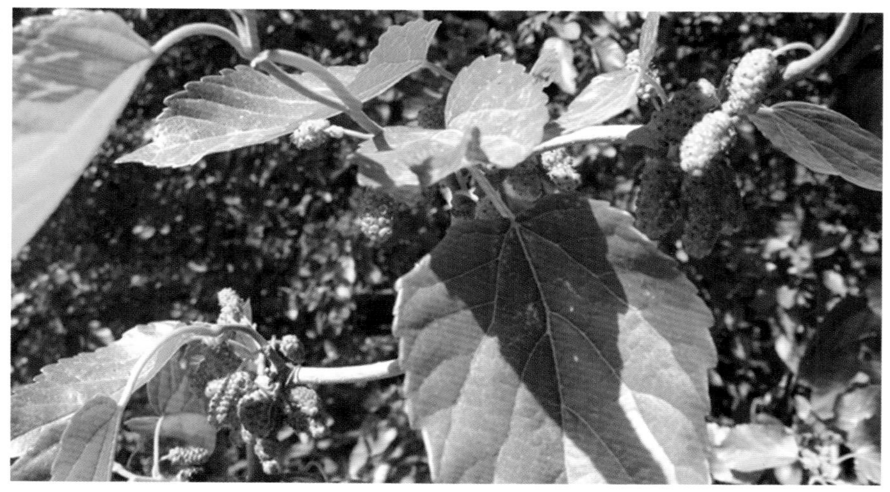

采收加工 秋末叶落时至次春发芽前采挖根部，刮去黄棕色粗皮，纵向削开，剥取根皮，晒干。

性味归经 甘，寒。归肺经。

功效主治 泻肺平喘，利水消肿。用于肺热喘咳，水肿胀满尿少，面目肌肤浮肿。

用法用量 煎服，6～12克。

实用指南

精选验方

①**蜈蚣、蜘蛛咬伤：**桑白皮适量。捣汁敷。②**消渴尿多：**桑白皮适量。炙至黄黑，锉碎，水煮至汁浓，随意服；亦可加少许米同煮服（但忌用盐）。③**齿龈出血：**桑白皮20克，白茅根30克。水煎2次。混合后早、晚分服，每日1剂。④**脱发：**桑白皮120克。用水煎，去渣取汁洗发。⑤**白发：**桑白皮30克，五倍子15克，青葙子60克。水煎取汁，洗发。⑥**小儿丹毒：**桑白皮适量。煮汁，洗浴；或研末，调羊膏搽患处。

传统药膳

桑白皮粥

原料：桑白皮90克，粳米30克，冰糖适量。

制法：先将桑白皮煎取药汁，再用药汁熬粳米粥，待粥快熟时加入冰糖，稍煮即可。

用法：早、晚温热食用。寒饮咳喘、痰白质稀量多者不宜食用。

功效：泻肺平喘，利水消肿。

适用：肺热咳嗽、痰黄黏稠、水肿胀满、小便不利。

桑白皮酒

原料：桑白皮500克，黄酒2500毫升。

制法：将桑白皮切碎，放入酒坛中，倒入黄酒，加盖密封坛口，置于阴凉处，每日摇荡1～2次，7日后即成。

用法：每次饮服15～20毫升，每日3次。

功效：泻肺平喘。

适用：肺热咳喘痰多及支气管哮喘等。肺寒咳嗽者忌用。

黄柏

Huang Bo

别名 黄檗、元柏、檗木。

来源 本品为芸香科植物黄皮树 *Phellodendron chinense* Schneid. 等的干燥树皮。

形态特征 黄皮树：落叶乔木，高10～12米。单数羽状复叶，对生；小叶7～15，矩圆状披针形及矩圆状卵形，长9～15厘米，宽3～15厘米，顶端长渐尖，基部宽楔形或圆形，不对称，上面仅中脉密被短毛，下面密被长柔毛。花单性，雌雄异株，排成顶生圆锥花序，花序轴密被短毛；果轴及果枝粗大，常密被短毛。浆果状核果球形，熟时黑色，有核5～6。

黄柏：与上种类似，但树皮的木栓层厚，小叶5～13，下表面仅中脉基部有长柔毛。

川黄柏：为板片状或浅槽状，厚3～7毫米。外表面鲜黄色或黄棕色，有不规则裂纹，偶有残留灰棕色木栓。内表面暗黄色或棕黄色，有细密纵线纹，质坚，断面深黄色，层状，纤维性。

关黄柏：较上略薄，厚2～4毫米，表面较上色浅，为棕黄色或灰黄色，栓皮厚，往往残留于外表面。

生境分布 生长于沟边、路旁、土壤比较肥沃的潮湿地。分布于四川、湖北、贵州、云南、江西、浙江等地。

采收加工 剥取树皮后，除去粗皮，晒干。

性味归经 苦，寒。归肾、膀胱经。

功效主治 清热燥湿，泻火除蒸，解毒疗疮。用于湿热泻痢，黄疸尿赤，带下阴痒，热淋涩痛，脚气痿，骨蒸劳热，盗汗，遗精，疮疡肿毒，湿疹瘙痒。盐黄柏滋阴降火，用于阴虚火旺，盗汗骨蒸。

用法用量 煎服，3～12克；或入丸、散。外用：适量。清热燥湿解毒多生用，泻火除蒸退热多盐水炙用，止血多炒炭用。

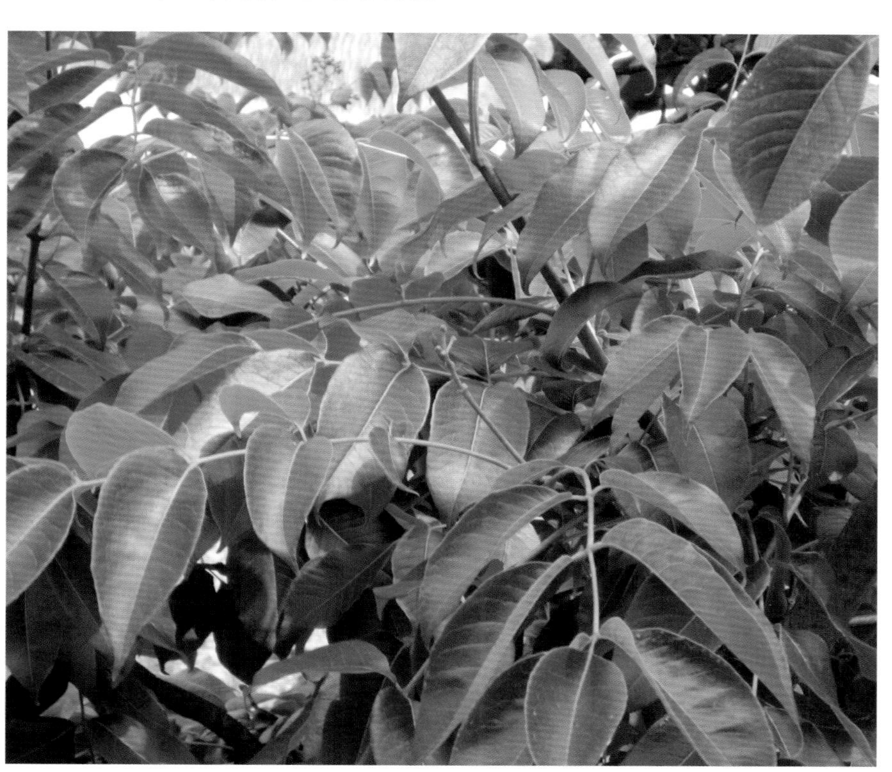

实用指南

精选验方

①**脓疱疮：**黄柏、煅石膏各30克，枯矾12克。共研细粉，茶油调涂患处，每日1～2次。②**眼红肿、发热、流泪：**黄柏12克。煎水，用布滤过，洗眼，每日3～4次。③**风火牙龈肿痛：**樟脑少许。用棉球蘸搽痛处，待有热辣感时以冷开水含漱。④**下肢足膝肿痛：**黄柏、苍术、牛膝各12克。水煎服。⑤**烧烫伤：**黄柏、白及、地榆各等份。焙干研粉。香油（麻油）调成稀糊状，外敷伤处。

传统药膳

三黄止痢汤

原料：黄柏、生大黄、槟榔、木香、焦山楂、枳壳各10克，黄连3克。

制法：上药加水煎2次，混合两煎所得药汁共200～300毫升。

用法：每日1剂，分次频服。服药期间忌食生冷、油腻的食物。

功效：通腑滑肠，止痢。

适用：小儿急性细菌性痢疾。

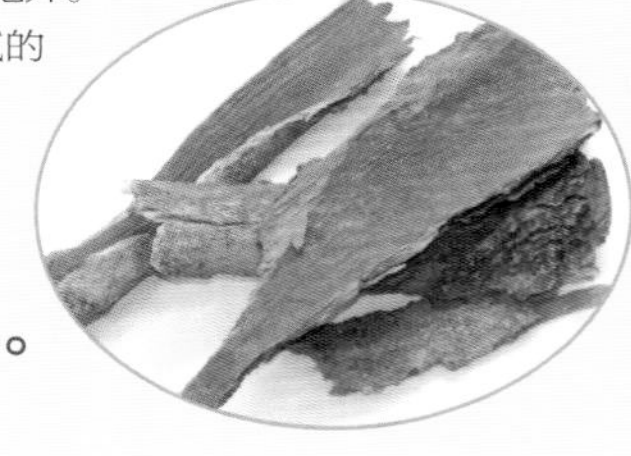

温馨提示

脾胃虚寒者慎用。

陈皮
Chen Pi

别名 橘皮、红皮、广橘皮、橘子皮。

来源 本品为芸香科植物橘 *Citrus reticulata* Blanco 及其栽培变种的干燥成熟果皮。药材分为“陈皮”和“广陈皮”。

形态特征 有刺小乔木。叶互生；革质，卵状披针形，常为单数复叶，叶翼往往较小或不明显。花两性，黄白色，辐射对称；单生或簇生于叶腋，花萼5裂；花瓣5；雄蕊15或更多，花丝常相互连合；子房8～15室。果实为柑果，成熟时橙红色。

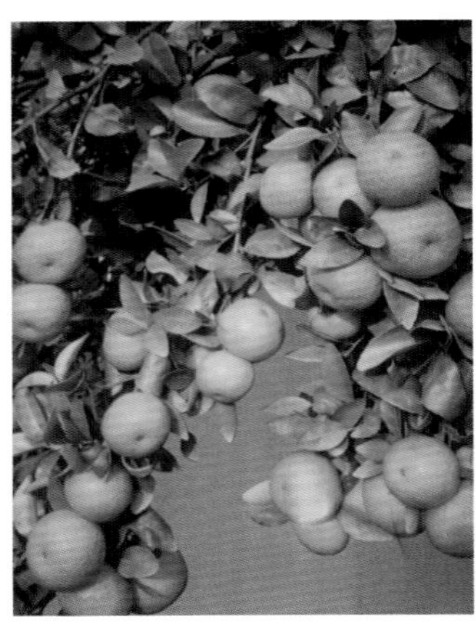

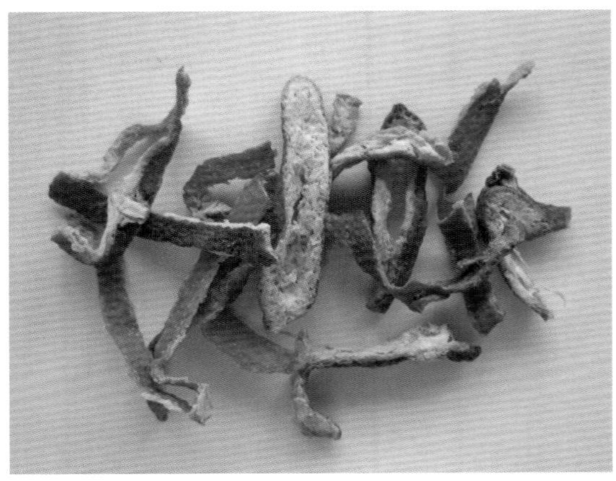

生境分布 生长于丘陵、低山地带、江河湖泊沿岸或平原。全国各产橘区均产。

采收加工 秋末冬初果实成熟时采收果皮，晒干或低温干燥。以陈久者为佳，故称“陈皮”。产广东新会者称“新会皮”“广陈皮”。切丝，生用。

性味归经 辛、苦，温。归肺、脾经。

功效主治 理气健脾，燥湿化痰。用于胸脘胀满，食少吐泻，咳嗽痰多。

用法用量 煎服，3～10克。

实用指南

精选验方

①**霍乱呕吐**：陈皮15克，广藿香10克。因寒者，配干姜、砂仁各5克；因热者，配黄连、滑石、黄芩各5克；水煎服。②**萎缩性胃炎**：陈皮30克，炒小茴香12克，干姜3克。早、晚水煎服，每日2剂。③**风寒感冒**：陈皮15～20克，生姜数片，葱头适量。煎水，加少许白糖，早上空腹服。

传统药膳

橘花茶

原料：橘花、红茶末各3克。

制法：4月底收集橘花，晒干。

用法：每日1剂，白开水冲泡，代茶频饮。

功效：理气和胃，消食，悦脾。

适用：肝气犯胃、胁胀、脘痛、嗳气、纳少等。

温馨提示

本品苦燥性温，内有实热或阴虚燥咳、吐血者慎服。

秦皮

Qin Pi

别名 秦白皮、青榔木、鸡糠树、白荆树。

来源 本品为木犀科植物苦枥白蜡树 *Fraxinus rhynchophylla* Hance、白蜡树 *Fraxinus chinensis* Roxb.、尖叶白蜡树 *Fraxinus szaboana* Lingelsh. 的干燥枝皮或干皮。

形态特征 白蜡树为乔木，高10厘米左右。叶对生，单数羽状复叶，小叶5～9，以7枚为多数，椭圆或椭圆状卵形，顶端渐尖或钝。花圆锥形，花小；雄性花两性花异株，通常无花瓣，花轴无毛，雌雄异株。

生境分布 生长于山沟、山坡及丛林中。分布于陕西、四川、宁夏、云南、贵州、河北等地。

采收加工 春、秋两季剥取，晒干。

性味归经 苦、涩，寒。归肝、胆、大肠经。

功效主治 清热燥湿，收涩止痢，止带，明目。用于湿热泻痢，赤白带下，目赤肿痛，目生翳膜。

用法用量 煎服，6～12克。外用：适量，煎洗患处。

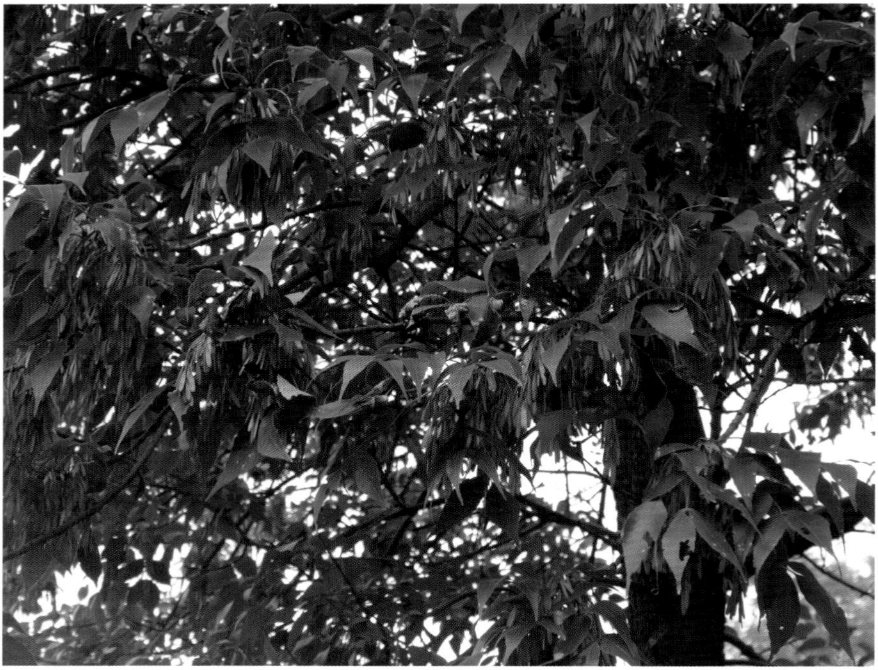

实用指南

精选验方

①**腹泻**：秦皮9克。水煎加糖，分服。②**小儿惊痫发热及变蒸发热**：秦皮、茯苓各3克，甘草1.5克，灯心草20根。水煎服。③**急性细菌性痢疾**：秦皮、苦参各12克，炒莱菔子、广木香各9克。共研为细末，开水调服，每次9～12克，每日3～4次。④**慢性细菌性痢疾**：秦皮12克，生地榆、椿皮各9克。水煎服。⑤**睑腺炎、大便干燥**：秦皮9克，大黄6克。水煎服；孕妇忌服。⑥**阴道炎**：秦皮12克，乌梅30克。加水煎煮，去渣取汁，临用时加白糖食疗，每日2次，空腹食用。

传统药膳

白头翁秦皮粥

原料：白头翁15克，秦皮12克，黄柏10克，黄连3克，粳米100克。

制法：先煎上药，取汁去渣，淘净的粳米煮粥，粥熟时调入白糖即可。

用法：每日早、晚各1次，温热服食。

功效：清热利湿，杀菌止痢。

适用：细菌性痢疾、肠炎。

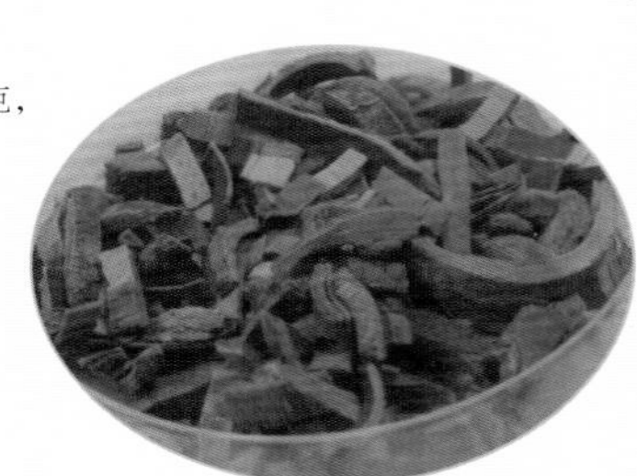

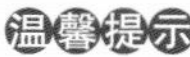

温馨提示

脾胃虚寒者忌用。

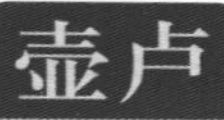

壶卢

Hu Lu

别名 匏瓜、瓠瓜、葫芦、葫芦瓜。

来源 本品为葫芦科植物瓠瓜 *Lagenaria siceraria* (Molina) Standl. var. *depressa* (Ser.) Hara 的干燥果皮。

形态特征 一年生攀缘草本，有软毛；卷须2裂。叶片心状卵形至肾状卵形，长10～40厘米，宽与长近相等，稍有角裂或3浅裂，顶端尖锐，边缘有腺点，基部心形；叶柄长5～30厘米，顶端有2腺点。花1～2朵生于叶腋，雄花的花梗较叶柄长，雌花的花梗与叶柄等长或稍短；花萼长2～3厘米，萼齿锥形；花冠白色，裂片广卵形或倒卵形，长3～4厘米，宽2～3厘米，边缘皱曲，顶端稍凹陷或有细尖，有5脉；子房椭圆形，被茸毛。果实光滑，初绿色，后变白色或黄色，长数十厘米，中间缢细，下部大于上部；种子白色，倒卵状椭圆形，顶端平截或有2角。花期6～7月，果期7～8月。

生境分布 全国大部分地区均有栽培。

采收加工 秋季采收，打碎，除去果瓤及种子，晒干，生用。

性味归经 甘，平。归肺、肾经。

功效主治 利水消肿。

用法用量 煎服，15～30克；鲜品加倍。

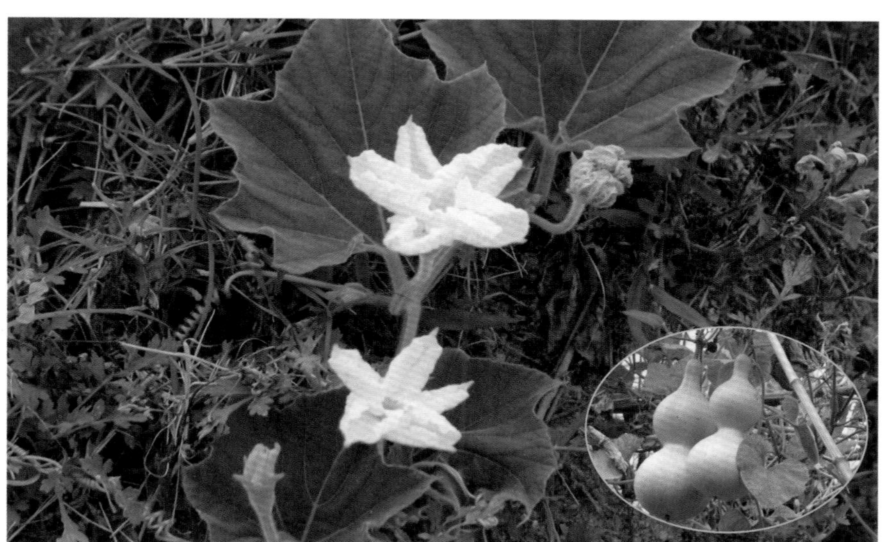

实用指南

精选验方

慢性肾小球肾炎：壶卢壳50克，冬瓜皮，西瓜皮各30克，红枣10克。加水400毫升，煎至约150毫升，去渣即成；服汤，每日1剂，至浮肿消退即可。

传统药膳

葫芦茶

原料：陈壶卢15克，茶叶3克。

制法：将上2味研细末，沸水冲泡。

用法：代茶频饮。

功效：祛脂降压。

适用：高脂血症。

葫芦粥

原料：陈壶卢粉（越陈越好）10～15克，粳米50克，冰糖适量。

制法：先将粳米、冰糖同入沙锅内，加水500毫升，煮至米开时加陈葫芦粉，再煮片刻，以粥稠为度。

用法：每日2次，温热顿服，5～7日为1个疗程。

功效：利水消肿。

适用：肾小球肾炎及心源性水肿、脚气水肿等。

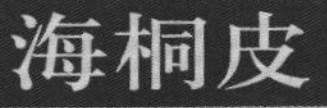

别名 丁皮、刺桐皮、钉桐皮、鼓桐皮。

来源 本品为豆科植物刺桐 *Erythrina variegata* L.或乔木刺桐 *E. arborescens* Roxb.的干燥树皮或根皮。

形态特征 刺桐：大乔木，高可达20米；树皮灰棕色，枝淡黄色至土黄色，密被灰色茸毛，具黑色圆锥状刺，二三年后即脱落。叶互生或簇生于枝顶；托叶2，线形，长1～1.3厘米，早落；3出复叶；小叶阔卵形至斜方状卵形，长10～15厘米，顶端小叶宽大于长，先端渐尖而钝，基部近截形或阔菱形，两面叶脉均有稀疏毛茸。总状花序长约15厘米，被茸毛；总花梗长7～10厘米；花萼佛焰苞状，长2～3厘米，萼口斜裂，由背开裂至基部；花冠碟形，大红色，旗瓣长5～6厘米，翼瓣与龙骨瓣近相等，短于萼；雄蓝10，二体，花丝淡紫色，长3～3.5厘米，花药黄色；花柱1，淡绿色，柱头不分裂，密被紫色软毛。荚果串珠状，微弯曲。种子1～8，球形，暗红色。花期3月。

乔木刺桐：乔木，高7～8米，树皮有刺。3出复叶，小叶肾状扁圆形，长10～20厘米，宽8～19厘米，先端急尖，基部近截形，两面无毛；小叶柄粗壮。总状花序腋生，花密集于总花梗上部；花序轴及花梗无毛；花萼二唇形，无毛；花冠红色，长达4厘米，翼瓣短，长仅为旗瓣的1/4，龙骨瓣菱形，较翼瓣长，均无爪；雄蕊10，5长5短；子房具柄，有黄色毛。荚果梭状，稍弯，两端尖，顶端具喙，基部具柄，长约10厘米，宽约1.2厘米。

生境分布 刺桐野生或栽培为行道树。分布于浙江、福建、台湾、湖北、湖南、广东、广西、四川、贵州、云南等地。乔木刺桐生长于山沟或草坡上。分布于四川、贵州、云南等地。

采收加工 夏、秋两季剥取树皮，晒干。切丝，生用。

性味归经 苦、辛，平。归肝经。

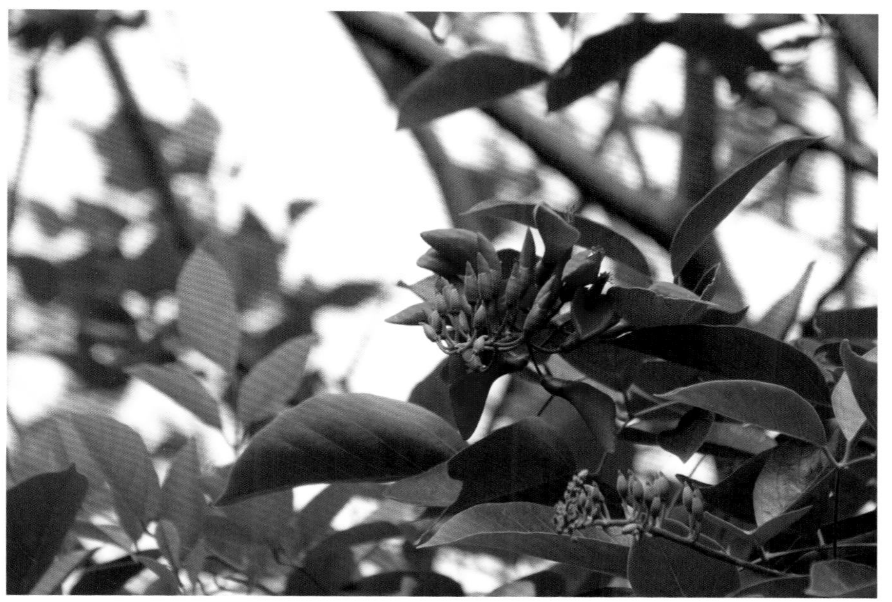

功效主治 祛风湿，通络止痛，杀虫止痒。

用法用量 煎服，或酒浸服，5～15克。外用：适量。

实用指南

精选验方

①**坐骨神经痛：**海桐皮60克，了哥王（根、茎）125克。加水约500毫升，煎至240毫升；加黑雌鸡肉（去毛及内脏）500克，置于盅内，小火隔水炖4小时，取药液顿服，隔3日用1剂，2剂为1个疗程，连用1～5个疗程。②**痧气腰痛：**海桐皮6克，古羊藤10克，南蛇簕嫩枝叶3克，墨旱莲30克。水煎当茶饮。③**风癣：**海桐皮、蛇床子各等份。共研为末，调猪油涂搽。

传统药膳

海桐皮酒

原料：海桐皮、防风、五加皮、独活、牛膝、枳壳、杜仲各60克，白术40克，生地黄70克，薏苡仁30克。

制法：将上药制碎，夏白布袋装，置于净器中，用好酒2000毫升浸之，经10日后开取。

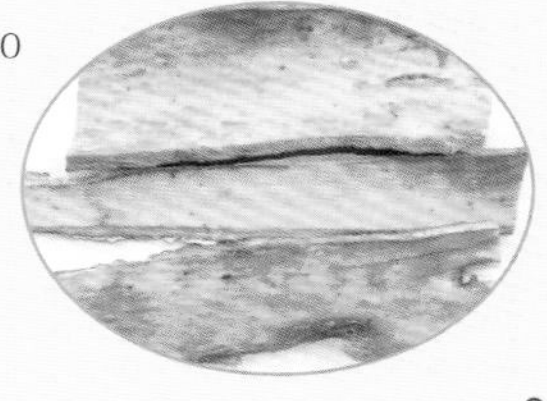

用法：每次服10～15毫升，每日3次。

功效：祛风除湿，活血止痛。

适用：风湿痹痛、肢节疼痛无力、脚膝软弱者。

温馨提示

血虚者不宜服。

儿茶

Er Cha

别名 孩儿茶、黑儿茶、乌爹泥。

来源 本品为豆科植物儿茶 *Acacia catechu* (L. f.) Willd. 的去皮枝、干的干燥煎膏。

形态特征 落叶乔木，皮棕色或灰棕色，常呈条状薄片开裂，不脱落，小枝细，有棘刺。叶为偶数2回羽状复叶，互生。总状花序腋生，花黄色或白色。荚果扁而薄，紫褐色，有光泽，有种子7～8。

生境分布 生长于向阳坡地。产于云南西双版纳，广西等地也有栽培。

采收加工 一般在12月至翌年3月，采收儿茶的枝干，剥去外皮，砍成碎片，加水煎熬后，过滤，浓缩成糖浆状，冷却，倾于特制的模型中，干后即成。

性味归经 苦、涩，微寒。归肺、心经。

功效主治 活血止痛，止血生肌，收湿敛疮，清肺化痰。用于跌扑伤痛，外伤出血，疮疡不敛，吐血衄血，湿疹湿疮，肺热咳嗽。

用法用量 煎服，包煎，1～3克；多入丸、散剂。外用：适量，研末撒或调敷。

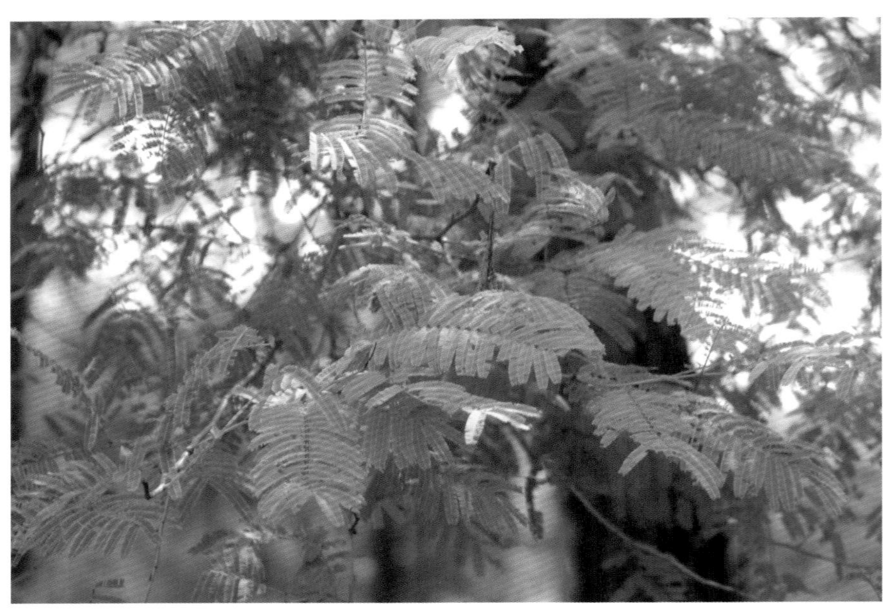

实用指南

精选验方

①**扁桃体炎：**儿茶、柿霜各15克，冰片0.6克，枯矾10克。共研细粉，用甘油调成糊状，搽患处。②**口疮糜烂：**儿茶5克，硼砂2.5克。研粉，敷患处。③**疮疡久不收口、湿疹：**儿茶、龙骨各5克，冰片0.5克。共研细粉，敷患处。④**肺结核咯血：**儿茶50克，明矾40克。共研细末，水煎服，每次0.1～0.2克，每日3次。

传统药膳

白茶汤

原料：白头翁、黄柏、地榆、儿茶（另包）各16克。

制法：上药加水500毫升，煎取药汁150毫升。

用法：每日1剂，药温保持在35 ℃，灌肠。病重者早、晚各灌1次，病轻者每晚1次，15日为1个疗程。

功效：清热解毒。

适用：溃疡性结肠炎。

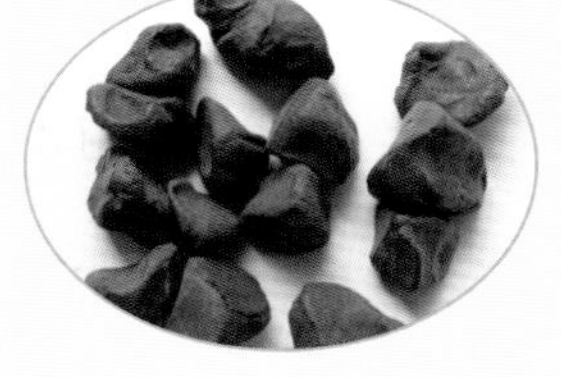

温馨提示

寒湿之症患者忌用。

冬虫夏草
Dong Chong Xia Cao

别名 虫草、冬虫草。

来源 本品为麦角菌科真菌冬虫夏草菌 *Cordyceps sinensis* (Berk.) Sacc. 寄生在蝙蝠蛾科昆虫幼虫上的子座及幼虫尸体的复合体。

形态特征 冬虫夏草菌子囊菌之子座出自寄主幼虫的头部，单生，细长如棒球棍状，长4～11厘米。上部为子座头部，稍膨大，呈圆柱形，褐色，密生多数子囊壳。子囊壳大部分陷入子座中，先端突出于子座之外，卵形或椭圆形；每一子囊壳内有多数细长的子囊，每一子囊内有8个具有隔膜的子囊孢子，一般只有2个成活，线形。寄主为鳞翅目、鞘翅目等昆虫的幼虫，冬季菌丝侵入蛰居于土中的幼虫体内，使虫体充满菌丝而死亡。夏季长出子座。

生境分布 生长于海拔3000～4500米的高山草甸区。分布于四川、青海、西藏等地。

采收加工 夏初子座出土、孢子未发散时挖取，晒至六七成干，除去似纤维状的附着物及杂质，晒干或低温干燥。

性味归经 甘，平。归肺、肾经。

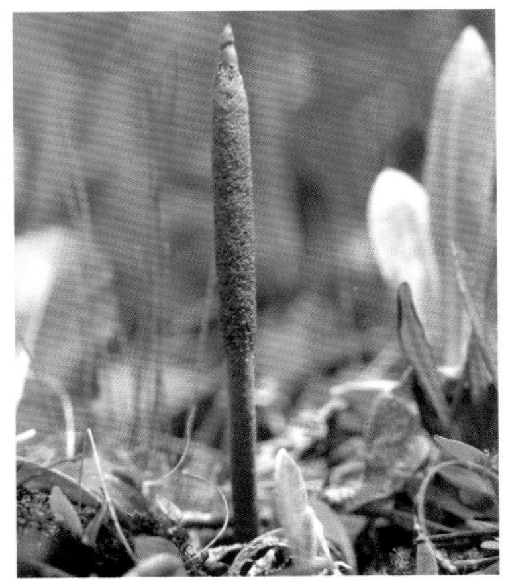

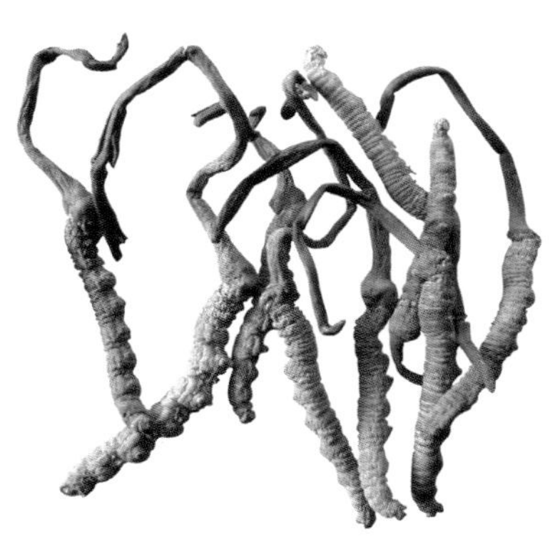

功效主治 补肺益肾，止血化痰。用于久咳虚喘，劳嗽咯血，阳痿遗精，腰膝酸痛，肾虚精亏。

用法用量 煎汤，3～9克；或入丸。

实用指南

精选验方

①**肺结核咳嗽、咯血、老年虚喘：**冬虫夏草30克，贝母15克，百合12克。水煎服。②**肾虚腰痛：**冬虫夏草、枸杞子各30克。黄酒6升，浸泡1周，每次1小盅，每日2次。

传统药膳

冬虫夏草蒸胎盘

原料：鲜胎盘1个，冬虫夏草10～20克，油、盐各适量。

制法：胎盘洗净血水并切块，加入冬虫夏草、油、盐、清水各适量，蒸熟食用。

用法：趁热食用，每日1次。

功效：补元气，益肺肾，滋阴止咳。

适用：肺结核盗汗、阳痿遗精、支气管哮喘、老年人或病后体虚、气血不足喘咳等。

温馨提示

有表邪者慎用。

安息香

An Xi Xiang

别名 抽贝罗香、野茉莉。

来源 本品为安息香科植物白花树 *Styrax tonkinensis* (Pierre) Craib ex Hart. 的干燥树脂。

形态特征 乔木，高5～20米；树皮灰褐色，有不规则纵裂纹；枝稍扁，被褐色长茸毛，后变为无毛。叶互生；柄长8～15毫米，密被褐色星状毛；叶片椭圆形、椭圆状卵形至卵形，长5～18厘米，宽4～10厘米，先端短渐尖，基部圆形或楔形，上面无毛或嫩叶脉上被星状毛，下面密被灰色至粉绿色星状茸毛，边全缘，幼叶有时具2～3个齿裂，侧脉5～6对。顶生圆锥花序较大，长5～15厘米，下部的总状花序较短，花梗和花序梗密被黄褐色星状短柔毛；萼杯状，5齿裂；花白色，长1.2～2.5厘米，5裂，裂片卵状披针形；花萼及花冠均密被白色星状毛；雄蕊10，等长，花丝扁平，疏被白色星状毛，下部联合成筒；花柱长约1.5厘米。果实近球形，直径约1厘米，外面密被星状茸毛。种子卵形，栗褐色，密被小瘤状突起和星状毛。花期4～6月，果期8～10月。

生境分布 生长于山谷、山坡、疏林或林缘。进口安息香分布于印度尼西亚的苏门答腊及爪哇。我国分布于江西、福建、湖南、广东、海南、广西、贵州、云南等地。

采收加工 树干经自然损伤或于夏、秋两季割裂树干，收集流出的树脂，阴干。

性味归经 辛、苦，平。归心、脾经。

功效主治 开窍醒神，行气活血，止痛。用于中风痰厥，气郁暴厥，中恶昏迷，心腹疼痛，产后血晕，小儿惊风。

用法用量 多入丸、散服，0.6～1.5克。

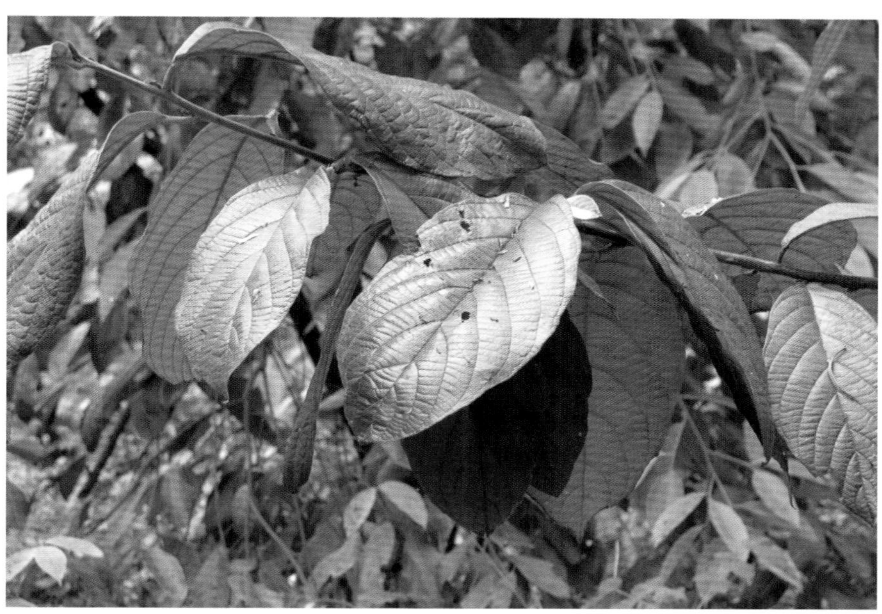

实用指南

精选验方

①**小儿肚痛：**安息香（酒蒸成膏）、沉香、丁香、木香、藿香、八角茴香各15克，缩砂仁、香附、炙甘草各25克。为末，以膏和炼蜜丸，如芡子大，每次5克，紫苏汤送下。②**产后血晕、血胀：**安息香5克，五灵脂（水飞净末）25克。共和匀，每次5克，炒姜汤调下。③**心绞痛：**安息香适量。研为细末，温水送服。

传统药膳

补骨脂安息香饧

原料：炙补骨脂、安息香（研）各30克，核桃仁60克，蜂蜜适量。

制法：先将前3味捣研极细，炼蜜调为稀饧。

用法：每次5毫升，空腹温酒下。

功效：补肾健脾，止带。

适用：妇女赤白带下并脚弱。

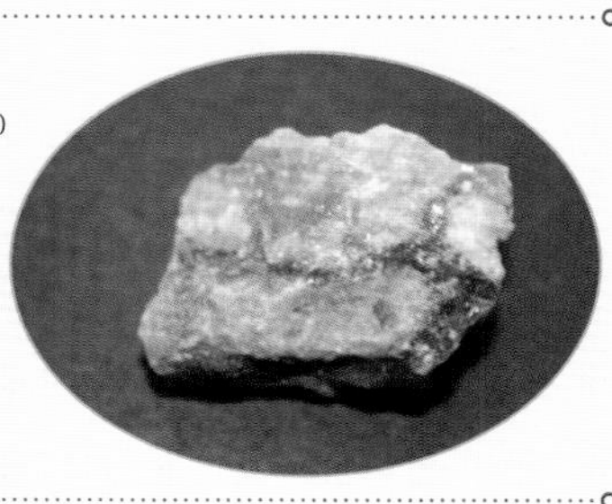

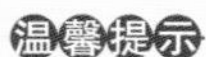

温馨提示

阴虚火旺者慎服。

苏木 Su Mu

别名 苏枋、苏方、苏方木。

来源 本品为豆科植物苏木 *Caesalpinia sappan* L. 的干燥心材。

形态特征 常绿小乔木，高可达5～10米。树干有小刺，小枝灰绿色，具圆形凸出的皮孔，新枝被微柔毛，其后脱落。叶为2回双数羽状复叶，全长达30厘米或更长；羽片对生，9～13对，长6～15厘米，叶轴被柔毛；小叶9～16对，长圆形，长约14毫米，宽约6毫米，先端钝形微凹，全缘，上面绿色无毛，下面具细点，无柄；具锥刺状托叶。圆锥花序，顶生，宽大多花，与叶等长，被短柔毛；花黄色，直径10～15毫米；萼基部合生，上部5裂，裂片略不整齐；花瓣5，其中4片圆形，等大，最下1片较小，上部长方倒卵形，基部约1/2处窄缩呈爪状；雄蕊10，花丝下部被棉状毛；子房上位，1室。荚果长圆形，偏斜，扁平，厚革质，无刺，无刚毛，顶端一侧有尖喙，长约7.5厘米，直径约3.5厘米，成熟后暗红色，具短茸毛，不开裂，含种子4～5。花期5～6月，果期9～10月。

生境分布 生长于海拔200～1050米的山谷丛林中或栽培。主产于台湾、广东、广西、云南等地。

采收加工 多于秋季采伐，除去白色边材，取其中间红棕色的心材，干燥。

性味归经 甘、咸、辛，平。归心、肝、脾经。

功效主治 活血祛瘀，消肿止痛。用于跌打损伤，骨折筋伤，瘀滞肿痛，经闭痛经，产后瘀阻，胸腹刺痛，痈疽肿痛。

用法用量 煎服，3～9克。外用：适量。

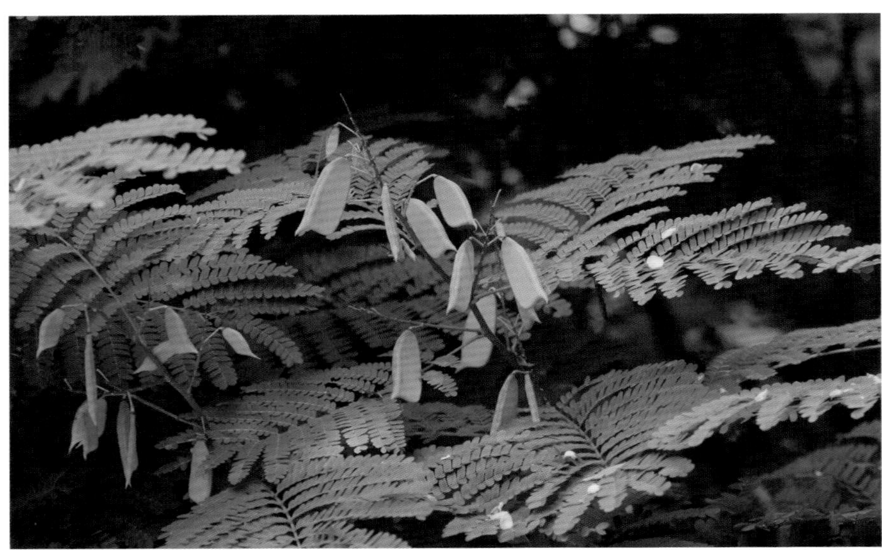

实用指南

精选验方

①**产后气滞作喘**：苏木、人参、麦冬各适量。水煎服。②**跌打损伤**：苏木（槌烂，研）100克。用酒2000毫升，煎取1000毫升，分3次服，空心、午时、夜卧各1次。

传统药膳

黑豆仁苏木粥

原料：黑豆、粳米各100克，益母草30克，桃仁10克，苏木15克，红糖适量。

制法：将苏木、桃仁、益母草用水煎煮30分钟，取药液500毫升，再将黑豆、粳米加药液和适量水，煮至黑豆粥烂熟，加红糖即可服食。

用法：每日1次，早餐空腹食用。

功效：消痈肿扑损瘀血。

适用：血瘀型痤疮。

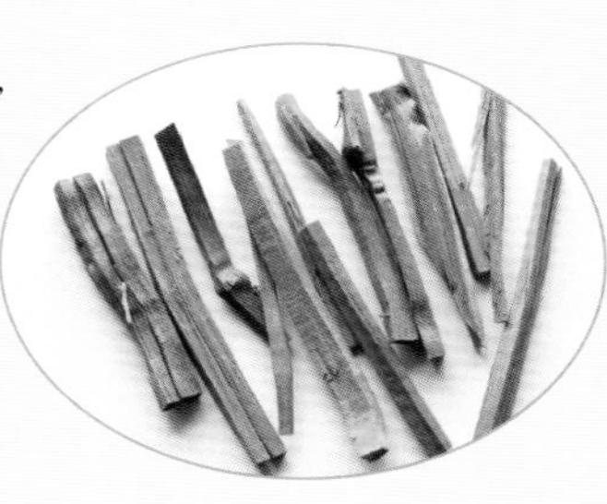

温馨提示

孕妇慎用。

皂角刺

Zao Jiao Ci

别名 皂刺、天丁、皂针、皂荚刺、皂角针。

来源 本品为豆科植物皂荚 *Gleditsia sinensis* Lam. 的干燥棘刺。

形态特征 乔木，高达15厘米；刺粗壮，通常分枝，长可达16厘米，圆柱形；小枝无毛。1回偶数羽状复叶，长12～18厘米；小叶6～14，长卵形、长椭圆形至卵状披针形，长3～8厘米，宽1.5～3.5厘米，先端钝或渐尖，基部斜圆形或斜楔形，边缘有细锯齿，无毛。花杂性，排成腋生的总状花序；花萼钟状，有4枚披针形裂片；花瓣4，白色；雄蕊6～8；子房条形，沿缝线有毛。荚果条形，不扭转，长12～30厘米，宽2～4厘米，微厚，黑棕色，被白色粉霜。花期4～5月，果期9～10月。

生境分布 生长于路旁、沟旁、住宅附近、山地林中。分布于江苏、湖北、河北、山西、河南、山东。此外，广东、广西、四川、安徽、浙江、贵州、陕西、江西、甘肃等地亦产。

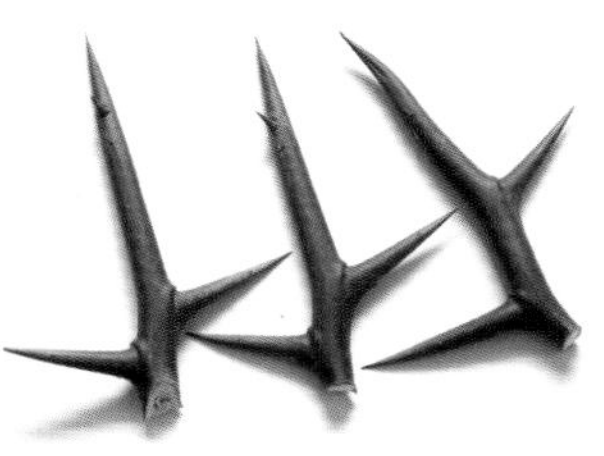

采收加工 全年均可采收，干燥，或趁鲜切片，干燥。

性味归经 辛，温。归肝、胃经。

功效主治 消肿托毒，排脓，杀虫。用于痈疽初起或脓成不溃；外治疥癣麻风。

用法用量 煎服，3～10克。外用：适量。

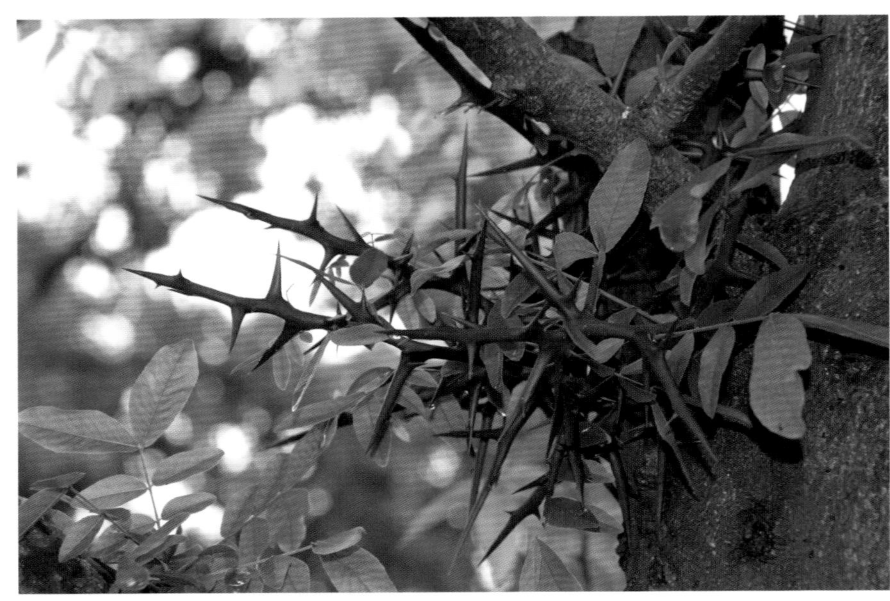

实用指南

精选验方

①**小便淋闭：**皂角刺9克，金钱草、车前草各20克，地胆草、积雪草、玉米须各15克，王不留行、桃仁各10克。水煎服，每日1剂，连服1～2周。②**泌尿系结石：**皂角刺9克，金钱草30克，海金沙20克，马蹄金、石韦、玉米须、车前草、滑石各15克，桃仁10克。水煎，每日1剂，分3次服。③**肺痈：**皂角刺9克，芦根、紫花地丁、蒲公英、白及各15克，鱼腥草30克，桔梗、薏苡仁、黄藤、金银花、连翘各12克。水煎服，每日1剂，分3次服。④**输卵管阻塞性不孕：**皂角刺9克，当归、路路通、鸡血藤各15克，五指毛桃根、黄花倒水莲各20克。水煎，每日1剂，分2次服。

传统药膳

皂角刺橘皮蜜汁

原料：皂角刺30克，青皮、陈皮、王不留行各20克，郁金15克，蜂蜜30毫升。

制法：先将皂角刺、青皮、陈皮、郁金分别拣杂，洗净，晒干或烘干，切碎或切成片，备用。将王不留行择洗干净，晾干后敲碎或研碎，与切碎的皂角刺、青皮、陈皮、郁金一同放入沙锅，加水浸泡片刻，煎煮30分钟，用洁净纱布过滤，去渣，取滤汁放入容器，待其温热时兑入蜂蜜，拌和均匀即成。

用法：分早、晚2次服。

功效：活血化瘀，行气止痛。

适用：乳腺癌气滞血瘀疼痛。

温馨提示

皂角刺有小毒，用时要注意。

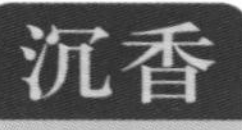

沉香

Chen Xiang

别名 土沉香、沉水香、白木香、牙香树、奇南香。

来源 本品为瑞香科植物白木香 *Aquilaria sinensis* (Lour.) Gilg 含有树脂的木材。

形态特征 常绿乔木，高达30米；幼枝被绢状毛。叶互生，稍带革质；具短柄，长约3毫米；叶片椭圆状披针形、披针形或倒披针形，长5.5～9厘米，先端渐尖，全缘，下面叶脉有时被绢状毛。伞形花序，无梗，或有短的总花梗，被绢状毛；花白色，与小花梗等长或较短；花被钟形，5裂，裂片卵形，长0.7～1厘米，喉部密被白色茸毛的鳞片10，外被绢状毛，内密被长柔毛，花冠管与花被裂片略等长；雄蕊10，着生于花被管上，其中有5枚较长；子房上位，长卵形，密被柔毛，2室，花柱极短，柱头扁球形。

生境分布 生长于中海拔山地、丘陵地。分布于广东、广西、福建、台湾等地。

采收加工 全年均可采收，割取含树脂的木材，除去不含树脂的部分，阴干。

性味归经 辛、苦，微温。归脾、胃、肾经。

功效主治 行气止痛，温中止呕，纳气平喘。用于胸腹胀闷疼痛，胃寒呕吐呃逆，肾虚气逆喘急。

用法用量 煎服，宜后下，1～5克。

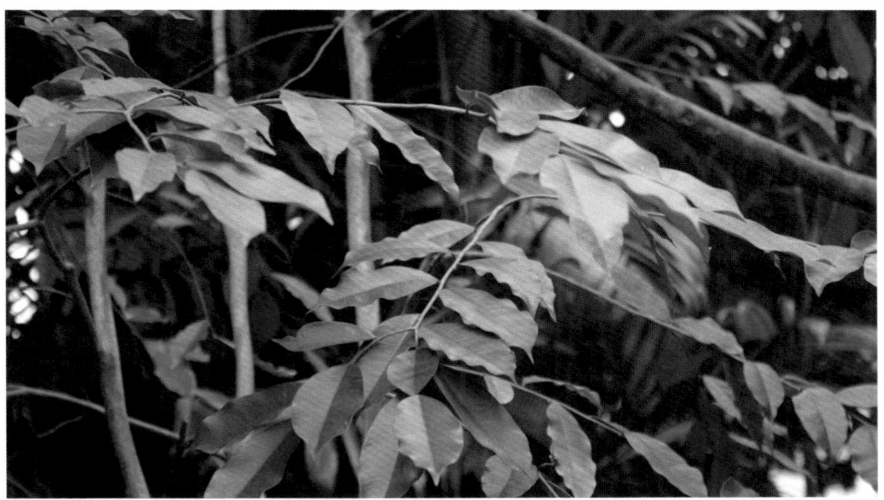

实用指南

精选验方

①**腹胀气喘、坐卧不安**：沉香、枳壳、木香各25克，炒莱菔子50克。每次25克，姜3片，水煎服。②**哮喘**：沉香100克，莱菔子（淘净，蒸熟，晒干）250克。共研为细末，调生姜汁为细丸，每次3克，开水送服。③**哮喘气逆**：沉香1.5克，侧柏叶3克。共研为粉末，临睡前顿服。

传统药膳

沉香煮猪心

原料：沉香、半夏各3克，猪心1个。

制法：先将沉香研末，同半夏一起放入猪心内，煨熟即可。

用法：去半夏，食猪心。每次食适量。

功效：降逆化痰。

适用：咳喘痰多。

熟地沉香枸杞酒

原料：沉香12克，熟地黄、枸杞子各120克，白酒2000毫升。

制法：将上药加工捣碎，放入酒坛，倒入白酒，密封坛口，置于阴凉处，经常摇动，浸泡10日后过滤去渣即成。

用法：每次服10～15毫升，每日3次。

功效：补益肝肾。

适用：肝肾阴虚所致脱发、白发、健忘、不孕等。

温馨提示

阴虚火旺、气虚下陷者慎用。

灵芝 Ling Zhi

别名 木灵芝、菌灵芝、灵芝草。

来源 本品为多孔菌科真菌赤芝 *Ganoderma lucidum* (Leyss. ex Fr.) Karst. 或紫芝 *Ganoderma sinense* Zhao, Xu et Zhang 的干燥子实体。

形态特征 大多为一年生，少数为多年生。菌盖的质地为革质、木质或木栓质，其大小差异甚大。子实体最大的是树舌，直径可达1米以上；最小的灵芝子实体直径只有2～3厘米。菌盖形状有圆形、半圆形、马蹄形、漏斗形数种，表面有或无光泽，有或无辐射状皱纹与环带。菌肉木材色、浅白色或褐色。子实体腹面有菌管，每毫米有菌管4～6。管孔内着生孢子，孢子卵形、壶形或椭圆形，孢子壁双层。菌丝在斜面培养基上呈贴生，生长后期表面菌丝纤维化，呈浅棕色或灰褐色，坚牢。灵芝属真菌的子实体一年生或多年生，有柄或无柄，木栓质或木质，常具坚硬皮壳。菌盖表面有或无漆样光泽。菌肉1层或具不同颜色的2～3层。菌管1层或多层，管口通常略呈圆形或其他形状。菌柄侧生、偏生、中生、背生、背侧生或平侧生。皮壳构造常呈拟子实层型、毛皮层型或其他类型。假芝属真菌的子实体，一年生，多数有柄，纸质、革质、木栓质或木质。菌盖圆形或其他形状，单生或合生，表面颜色从淡黄色、淡乳黄色至淡黑色，各种色彩大多呈暗色，若干种有光泽，有或无环带，或皱或平滑。菌肉质地均匀，硬或绵软，淡白色至暗褐色，遇氢氧化钾溶液变黑或不变黑，厚度不等。菌管单层，长度不等，管口圆形或多角形，管口直径大者可达2毫米，孢子近球形至球形，偶尔近椭圆形，双层壁，内壁有或无小刺。典型种有假芝。

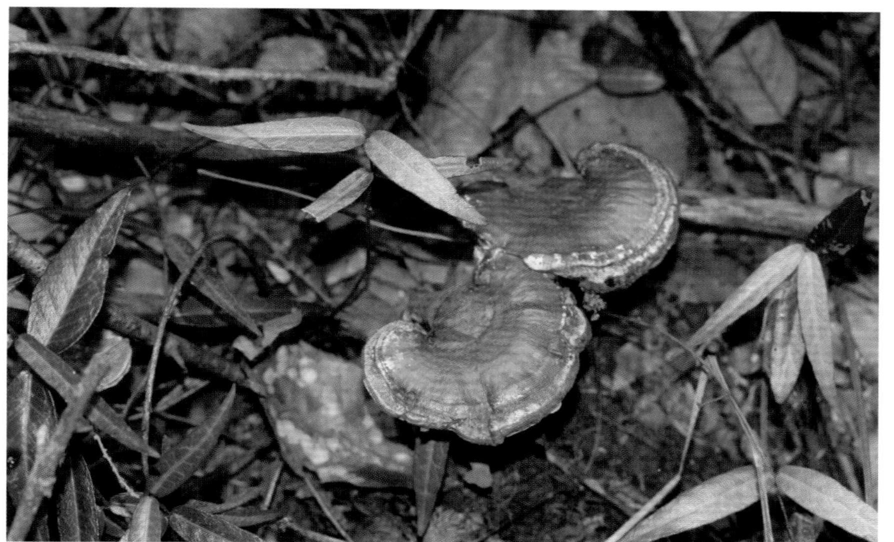

生境分布 生长于栎树及其他阔叶树的枯干、腐朽的木桩旁，喜生长于植被密度大，光照短、表土肥沃、潮湿疏松之处。分布于华东、西南及河北、山西、江西、广西、广东等地。

采收加工 全年采收，除去杂质，剪除附有朽木、泥沙或培养基质的下端菌柄，阴干或在40℃～50℃烘干。

性味归经 甘，平。归心、肺、肝、肾经。

功效主治 补气安神，止咳平喘。用于心神不宁，眩晕不眠，心悸气短，虚劳咳喘。

用法用量 煎服，6～12克。

实用指南

精选验方

①**神经衰弱、心悸头晕、夜寐不宁**：灵芝1.5～3克。水煎服，每日2次。②**慢性肝炎、肾盂肾炎、支气管哮喘**：灵芝适量。焙干研末，开水冲服。③**过敏性哮喘**：灵芝、紫苏叶各6克，半夏4.5克，厚朴3克，茯苓9克。水煎，加冰糖服。④**慢性支气管炎**：灵芝300克。熬煮制成干膏30克，每日3克。

传统药膳

灵芝酒

原料：灵芝150克，白酒2500毫升。

制法：将灵芝放入酒坛，倒入白酒，密封坛口，每日摇晃1次，浸泡15日后即成。

用法：每次服10～20毫升，每日2次。

功效：养血安神，益精悦颜。

适用：失眠、神经衰弱、消化不良等。

灵芝米酒

原料：灵芝100克，好米酒1000毫升。

制法：灵芝切块，浸泡于酒内封盖，7日后饮用。

用法：每日早、晚各1次，每次饮服1～2小杯。

功效：助眠，益智。

适用：失眠、健忘等。

灵芝牛肉干

原料：灵芝150克，牛肉1000克，八角茴香、桂皮、花椒、豆蔻、砂仁、盐、酱油、葱花、姜末、红糖、味精等各少量。

制法：选纯正灵芝洗净，晒干或烘干，研成细末待用。将鲜嫩牛肉切成条状，放入灵芝末与上述作料，加入适量净水煨煮牛肉至九成熟，待汤汁浓稠时，将牛肉捞出，晾干片刻，上炉烤干（最好用烤箱烤），即成灵芝牛肉干。

用法：不拘时随意食用。

功效：强心降压。

适用：阴阳两虚型的高血压患者，对高血压和有心脏病患者疗效更佳。

温馨提示

凡外感初起不宜使用。

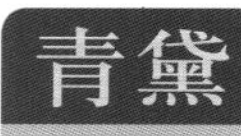

青黛 Qing Dai

别名 花露、淀花、靛花、蓝靛、青蛤粉、青缸花。

来源 本品为爵床科植物马蓝 *Baphicacanthus cusia* (Nees) Bremek. 或十字花科植物菘蓝 *Isatis indigotica* Fort. 的叶或茎叶经加工制得的干燥粉末或团块。

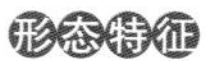

形态特征 马蓝：多年生草本，高达1米。根茎粗壮。茎基部稍木质化，略带方形，节膨大。单叶对生，叶片卵状椭圆形，长15～16厘米，先端尖，基部渐狭而下延。穗状花序顶生或腋生；苞片叶状；花冠漏斗状，淡紫色；裂片5；雄蕊4；子房上半部被毛，花柱细长。蒴果匙形，无毛。种子卵形，褐色，被细毛。

蓼蓝：一年生草本，高50～80厘米；须根细，多数。茎圆柱形，具显明的节。单叶互生；叶柄长5～10毫米；基部有鞘状膜质托叶，边缘有毛；叶片椭圆形或卵圆形，长2～8厘米，宽1.5～5.5厘米，先端钝，基部下延，全缘，干后两面均蓝绿色。穗状花序，顶生或腋生；总花梗长4～8厘米；苞片有纤毛；花小，红色，花被5裂，裂片卵圆形；雄蕊6～8，着生于花被基部，药黄色，卵圆形；雌蕊1，花柱不伸出，柱头3歧。瘦果椭圆状，具3棱，褐色，有光泽。花期7月，果期8～9月。

菘蓝：二年生草本。茎直立，上部多分枝。叶互生，基生叶具柄，叶片长圆状椭圆形，全缘或波状；茎生叶长圆形或长圆状披针形，先端钝或尖，基部垂耳圆形，抱茎，全缘。复总状花序顶生，花黄色；萼片4；花瓣4；雄蕊6，四强。长角果矩圆形，扁平，边缘翅状。

生境分布 生长于路旁、山坡、草丛及林边潮湿处。分布于福建、广东、江苏、河北、云南等地。

采收加工 夏、秋两季当植物的叶生长茂盛时，割取茎叶，置大缸或木桶中。加入清水，浸泡2～3昼夜，至叶腐烂、茎脱皮时，捞去茎枝叶渣，每100千克茎叶加石灰8～10千克，充分搅拌，待浸液由乌绿色转变为紫红色时，捞取液面泡沫状物，晒干。

性味归经 咸，寒。归肝经。

功效主治 清热解毒，凉血消斑，泻火定惊。用于温毒发斑，血热吐衄，胸痛咳血，口疮，痄腮，喉痹，小儿惊痫。

用法用量 内服，1～3克。本品难溶于水，一般作散剂冲服，或入丸剂服用。外用：适量。

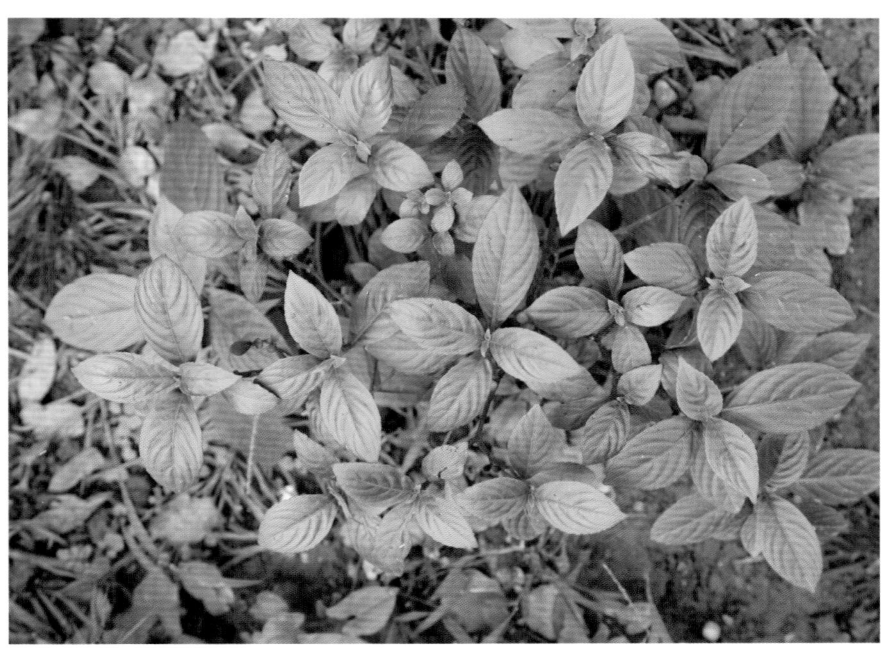

实用指南

精选验方

①**带状疱疹：**青黛10克，冰片2克。共研细末，香油调匀涂于患处，溃破处直接撒入药粉。每日涂药1次。②**脓疱疮：**青黛10克，冰片1克。用凡士林调成膏，涂于患处，每日2次。③**湿疹：**青黛10克。与红霉素软膏调匀，涂于患处，每日3次。④**尿布性皮炎：**青黛适量。将患处洗净，外撒，每日3～5次。⑤**新生儿脐炎：**青黛适量。外敷于脐部，用纱布固定，每日2次。⑥**口腔溃疡：**青黛、五倍子、冰片按5：3：1的比例研极细末。应用时可外吹于口腔溃疡处；或香油调敷外涂之，每日3～5次，连续用3～10日。⑦**牙龈炎：**青黛2克，芦荟6克。共研为极细末，将药粉敷患处，用药5日即可肿消痛止。⑧**病毒性腮腺炎：**青黛3克，冰片1克。共研为细末，用鸡蛋清适量调匀，外敷患处，每日换药1次，连用3日。

传统药膳

银黛百合汤

原料：青黛3克，银杏4～6克，乌梅、草豆蔻、木瓜、百合各6～9克。

制法：将上几味清洗干净，加适量水，煎取汤汁。

用法：每日1剂，每日2次，3～5日为1个疗程，一般需1～2个疗程。

功效：宣肺降逆，健脾和胃，清热养阴。

适用：支气管肺炎。

青黛柿饼

原料：青黛3克，大柿饼1枚。

制法：青州大柿饼，饭上蒸熟，切开，每次用1枚，掺真青黛。

用法：睡觉时食用，薄荷汤下。

功效：清热、润肺、止血。

适用：痰嗽带血。

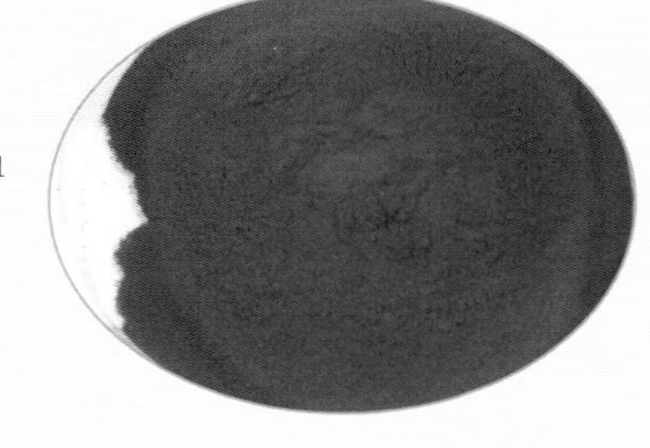

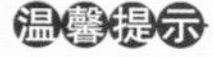

温馨提示

胃寒者慎用。

檀香

Tan Xiang

别名 浴香、真檀、白檀、旃檀、黄檀香、白檀召。

来源 本品为檀香科植物檀香 *Santalum album* L. 树干的心材。

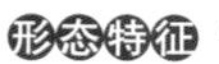

形态特征 常绿小乔木，高6～9米，具寄生根。树皮褐色，粗糙或有纵裂；多分枝，幼枝光滑无毛。叶对生；革质；叶片椭圆状卵形或卵状披针形，长3.5～5厘米，宽2～2.5厘米，先端急尖或近急尖，基部楔形，全缘，上面绿色，下面苍白色，无毛；叶柄长0.7～1厘米，光滑无毛。花腋生和顶生，为3歧式的聚伞状圆锥花序；花梗对生，长约与花被管相等；花多数，小型，最初为淡黄色，后变为深锈紫色；花被钟形，先端4裂，裂片卵圆形，无毛；蜜腺4，略呈圆形，着生在花被管的中部，与花被片互生；雄蕊4，与蜜腺互生，略与雌蕊等长，花药2室，纵裂，花丝线形；子房半下位，花柱柱状，柱头3裂。核果球形，大小似樱桃核，成熟时黑色，肉质多汁，内果皮坚硬，具3短棱。种子圆形，光滑无毛。

生境分布 野生或栽培。分布于印度、澳大利亚、印度尼西亚，我国海南、广东、云南、台湾等地亦产。

采收加工 以夏季采收为佳。除去边材，镑片或劈碎后入药。生用。

性味归经 辛，温。归脾、胃、心、肺经。

功效主治 行气温中，开胃止痛。用于寒凝气滞，胸膈不舒，胸痹心痛，脘腹疼痛，呕吐食少。

用法用量 煎服，2～5克，宜后下；入丸、散，每次1～3克。

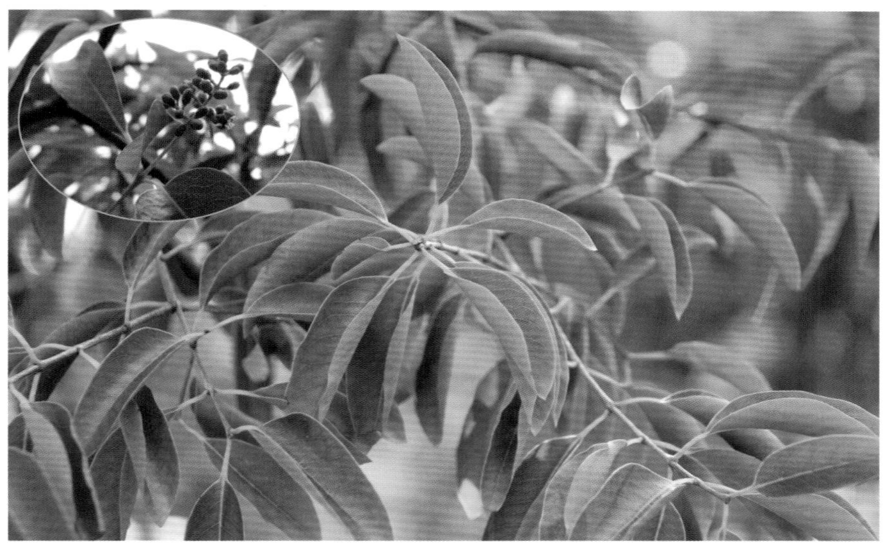

实用指南

精选验方

①**寒凝气滞心痛：**檀香、荜茇、香附各15克，沉香、丁香各10克，乳香5克。共研为粗末，水煎服，每次6～9克，每日3次。②**萎缩性胃炎：**檀香5克，玉竹、丹参各30克，砂仁、山楂各10克。再根据临床辨证加1～2味中药，每日服药1剂，水煎，分早、晚2次服，30日为1个疗程。

传统药膳

白檀汤

原料：白檀香15克，山药120克，粉甘草（炙）30克。

制法：上药共研为细末，加盐少许。

用法：沸汤点服。

功效：健脾安神。

适用：脾虚体倦、纳少、身瘦等。

白梅檀香汤

原料：白檀香、生甘草各120克，白梅肉500克，盐25克。

制法：上药共研为细末，用凉开水冲服。

用法：每次3～6克，每日2～3次，服时加生姜汁少许。

功效：清热，生津，辟瘟疫。

适用：中署、霍乱呕吐及干渴、五心烦热等。

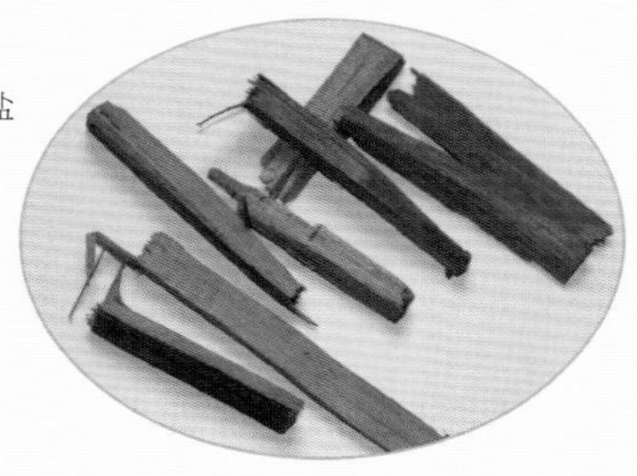

温馨提示

阴虚火旺、实热吐衄者慎用。

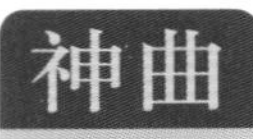

别名 六神曲。

来源 本品为面粉和其他药物混合后经发酵而成的加工品。

形态特征 小麦为一年生草本，高30～120厘米。叶鞘无毛；叶舌膜质，短小；叶片平展，条状披针形，长10～20厘米，宽5～10毫米。穗状花序圆柱形，直立，长5～10厘米，宽约1厘米，穗轴每节着生1枚小穗；小穗长约10毫米，含3～5小粒，两侧扁，侧面向穗轴，无柄；颖卵形，近革质，中部具脊，顶端延伸成短尖头或芒；外稃扁圆形，顶端无芒或具芒；内稃与外稃近等长，具2脊。颖果卵圆形或矩圆形，顶端具短毛，腹具纵沟，易与稃片分离。花、果期7～9月。

生境分布 全国各地均有产。

采收加工 取较大量面粉或麸皮，与杏仁泥、赤小豆粉，以及鲜青蒿、鲜苍耳子、鲜辣蓼自然汁混合拌匀，使干湿适宜，放入筐内，复以麻叶或楮叶保温发酵一周，待长出黄菌丝时取出，切成小块，晒干即成。生用或炒用。

性味归经 甘、辛，温。归脾、胃经。

功效主治 消食和胃。

用法用量 煎服，6～15克。消食宜炒焦用。

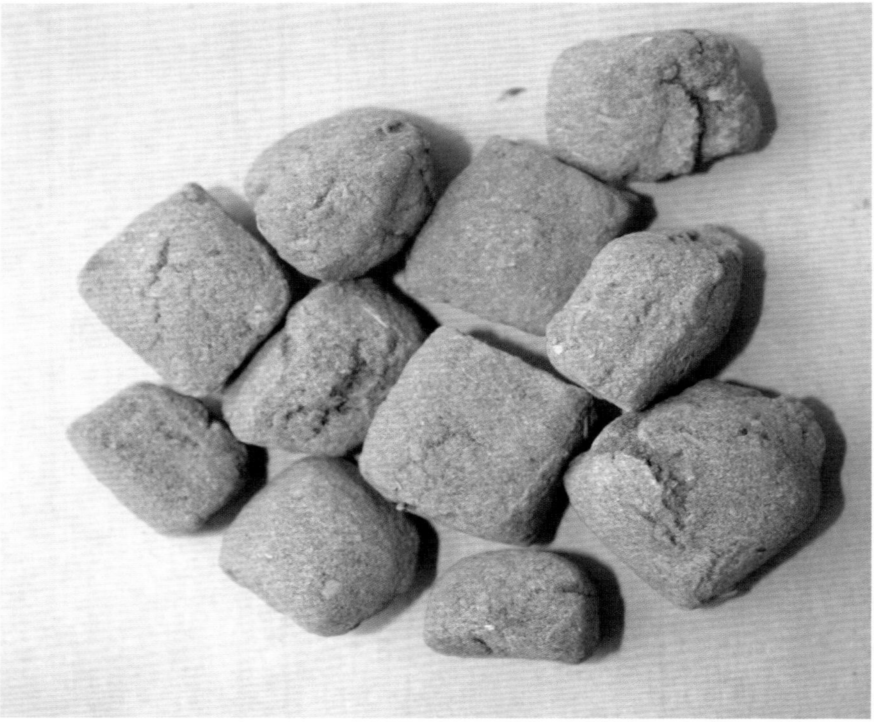

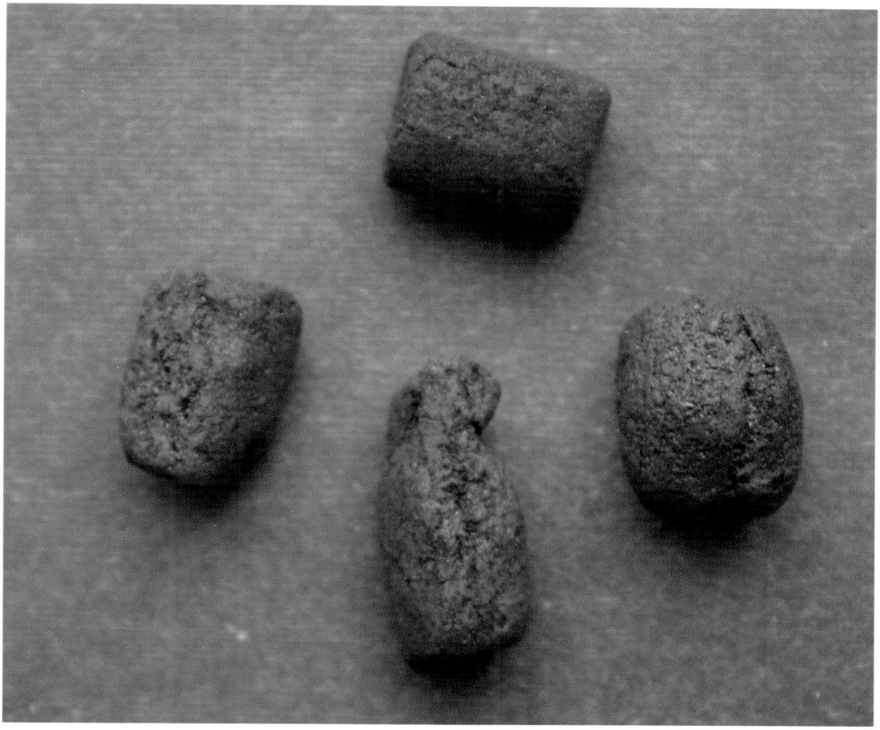

实用指南

精选验方

①**小儿流涎**：神曲半块，生姜2片，食糖适量。同放罐内，加水煮沸即成；代茶随量饮或每日2～3次。②**脾虚久泄**：神曲、苍术、陈皮各10克，薏苡仁15克，甘草6克。水煎服。③**食欲不振，食积腹胀**：神曲、鸡内金、山楂、麦芽各10克。水煎服。④**腹胀泄泻**：神曲、茯苓各10克，白术、党参各12克，甘草6克。水煎服。⑤**消化不良**：炒神曲、炒山楂、炒麦芽、炒莱菔子各10克，鸡内金6克。水煎服。

传统药膳

神曲粥

原料：神曲10克，粳米50克。

制法：先把神曲捣碎，沥取药汁后去渣，入粳米同煮为稀粥。

用法：每日2次，空腹温热食之，3日为1个疗程。

功效：健脾胃，助消化。

适用：消化不良、食积难消、脘闷腹胀、大便溏泻等。

温馨提示

脾阴虚、胃火盛者忌用。

饴糖
Yi Tang

别名 软糖、饧、胶饴、粭糖。

来源 本品为米、麦、粟或玉蜀黍等粮食，经发酵糖化制成。

生境分布 全国各地均产。有软、硬两种，软者称“胶饴”，硬者称“白饴糖”，均可入药，但以胶饴为主。

采收加工 以糯米或粳米磨成粉，煮熟，加入麦芽，搅合均匀，微火煎熬而成。

性味归经 甘，温。归脾、胃、肺经。

功效主治 补益中气，缓急止痛，润肺止咳。

用法用量 入汤剂，须烊化冲服，每次15～20克。

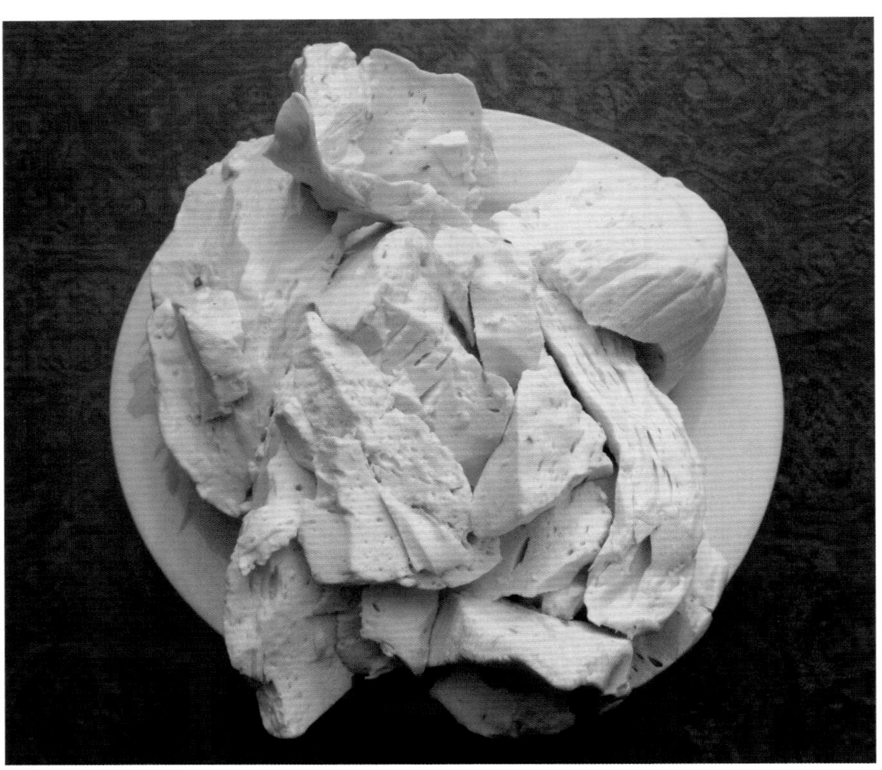

实用指南

精选验方

①**五心烦热**：饴糖150克，生地黄250克，乌骨鸡1只。煮熟吃。②**寒痰咳嗽**：饴糖5克，生姜10克。水煎服。③**痰热咳嗽或小儿顿咳**：萝卜500克，饴糖20克。先将萝卜捣烂，绞汁，与饴糖同蒸化，趁热徐徐服。

传统药膳

饴糖鸡

原料：饴糖100克，生地黄30克，母鸡1只（750～1000克），生姜、味精、细葱、盐各适量。

制法：先将鸡宰杀后，去净毛，剁掉嘴、脚爪，剖除内脏，清洗干净。将生地黄、生姜、细葱洗干净，姜切片，葱切碎。将姜、葱、味精、盐调配好，与生地黄、饴糖一并放入鸡腹腔内，然后将切口用麻或线缝合，腹部朝上放入锅内，加水适量，先以大火烧沸，再后改小火煨炖，熟烂即成。

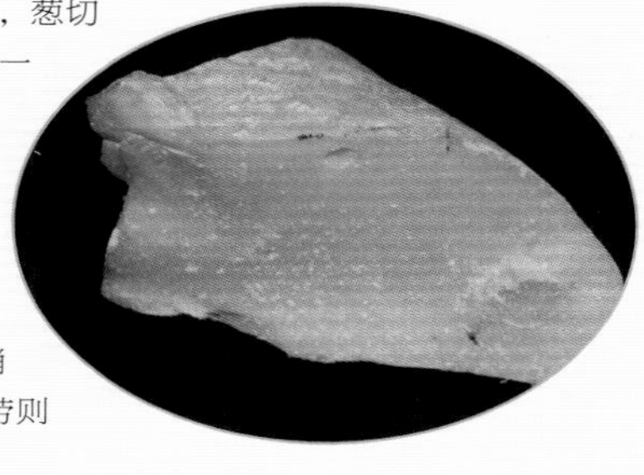

用法：佐餐食用。

功效：养阴益气，温中补虚。

适用：气阴亏虚、中焦阳气不足所致的形体消瘦，气短乏力，食欲不振，神倦烦渴，低热不退、劳则更甚，夜卧盗汗等。

温馨提示

本品助湿生热，令人中满，故湿热内蕴、中满呕逆、痰热咳嗽者及疳积小儿均不宜用。

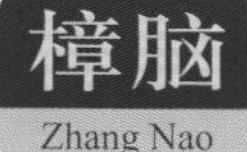

樟脑 Zhang Nao

别名 油脑、洋冰、韶脑、树脑、潮脑。

来源 本品为樟科植物樟 *Cinnamomum camphora* (L.) Presl. 的枝、干、叶及根部，经提炼制得的颗粒状结晶。

形态特征 常绿乔木，高20～30米。树皮灰褐色或黄褐色，纵裂；小枝淡褐色，光滑；枝和叶均有樟脑味。叶互生，革质，卵状椭圆形至卵形，长6～12厘米，宽3～6厘米，先端渐尖，基部钝或阔楔形，全缘或呈波状，上面深绿色有光泽，下面灰绿色或粉白色，无毛，幼叶淡红色，脉在基部以上3出，脉腋内有隆起的腺体；叶柄长2～3厘米。圆锥花序腋生；花小，绿白色或淡黄色，长约2毫米；花被6裂，椭圆形，长约2毫米，内面密生细柔毛；能育雄蕊9，花药4室；子房卵形，光滑无毛，花柱短；柱头头状。核果球形，宽约1厘米，熟时紫黑色，基部为宿存、扩大的花被管所包围。花期4～6月，果期8～11月。

生境分布 栽培或野生于河旁，或生长于较为湿润的平地。分布于台湾及长江以南地区。以台湾产量最大，质量最佳。多为栽培品。

采收加工 每年多在9～12月砍伐老树，锯劈成碎片，置蒸馏器中进行蒸馏，冷却后即得粗制樟脑，再经升华精制而得精制樟脑。因易挥发，应密封保存。

性味归经 辛，热。有毒。归心、脾经。

功效主治 除湿杀虫，温散止痛，开窍辟秽。

用法用量 入散剂或用酒溶化服，0.1～0.2克。外用：适量，研末撒布或调敷。

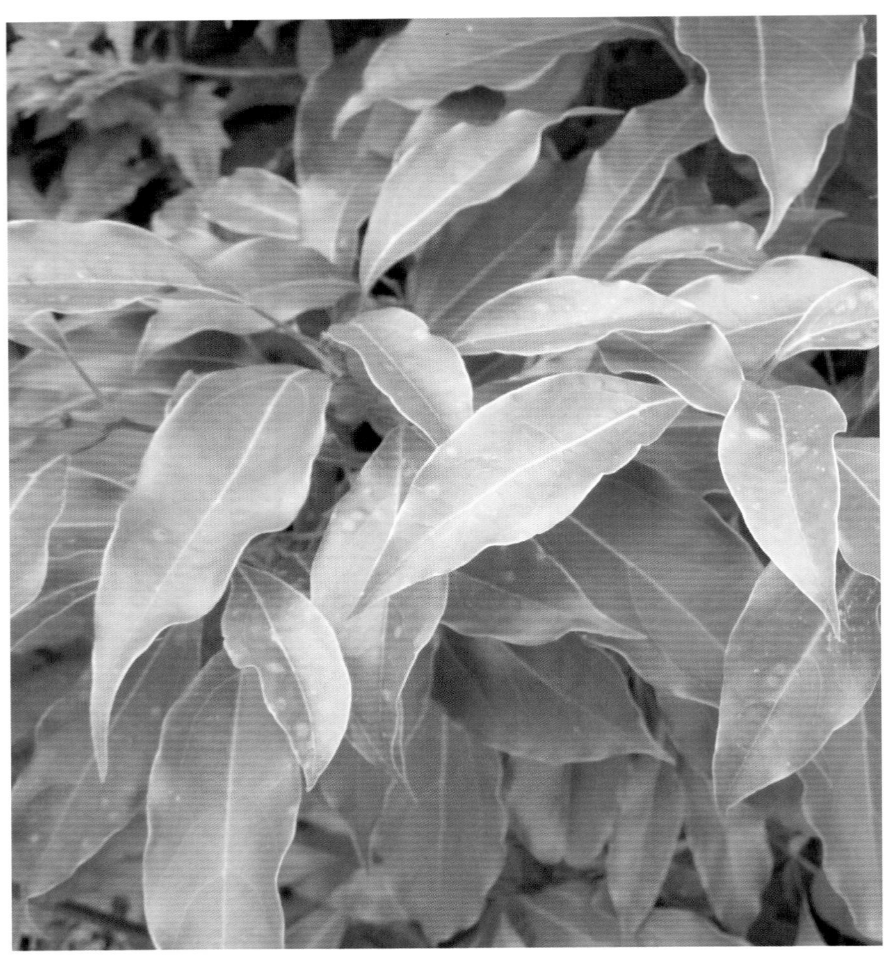

实用指南

精选验方

①**神经性脱发：**樟脑1.5克，芝麻花、鸡冠花各60克，白酒500毫升。将芝麻花、鸡冠花撕碎，泡白酒内，密封，15日后过滤，再将樟脑入药酒中使之溶化，以棉签蘸药酒，涂搽脱发处。②**湿热痔疮：**樟脑3克，硫黄、雄黄各10克，麻油适量。前3药共研为细末，用麻油调匀，搽患处。③**痱子：**樟脑、明矾、硼砂、薄荷各50克，水杨酸10～20克，氧化锌、滑石粉各1000克。共研细末，直接外敷患处。

温馨提示

气虚阴亏、有热者及孕妇忌服。内服本品宜慎，1～2克即可引起中毒，致死量为7～15克或肌内注射4克。

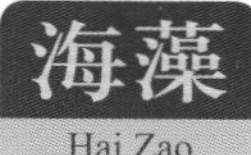

海藻

Hai Zao

别名 落首、乌菜、海萝、海藻菜、海带龙。

来源 本品为马尾藻科植物海蒿子 *Sargassum pallidum* (Tum) C. Ag. 或羊栖菜 *S. fusiforme.* (Harv.) Setch.的藻体。前者习称“大叶海藻”，后者习称“小叶海藻”。

形态特征 海蒿子：多年生褐藻，暗褐色，高30～100厘米。固着器扁平盘状或短圆锥形，直径可达2厘米；主轴圆柱形，幼时短，但逐年增长，两侧有呈钝角或直角的羽状分枝及腋生小枝，幼时其上均有许多短小的刺状突起；叶状突起的形状大小差异很大，披针形、倒披针形、倒卵形和线形均有，长者可达25厘米，短者只有约2厘米，宽者可达2.5厘米，有不明显的中脉状突起，并有明显的毛窠斑点，狭者只有约1毫米，无中脉状突起，也无斑点，全缘或有锯齿。在线形叶状突起的腋部，长出多数具有丝状突起的小枝，生殖托或生殖枝即从丝状突起的腋间生出。气囊生于最终分枝上，有柄，成熟时球形或近于球形，顶端圆或有细尖状凸起，表面有稀疏的毛窠斑点。生殖托单生或总状排列于生殖小枝上，圆柱形，长3～15毫米或更长，直径约1毫米。

羊栖菜：多年生褐藻，高15～40厘米，最高可达2米以上。藻体黄褐色，肥厚多汁，干后变黑。固着器由圆柱形假根组成。主干圆柱形，直立，直径1～3毫米，四周互生侧枝和叶。叶棒状，全缘，先端常膨大中空。气囊腋生，纺锤形。

生境分布 生长于低潮线以下的浅海区域——海洋与陆地交接的地方。分布于辽宁、山东、福建、浙江、广东等沿海地区。

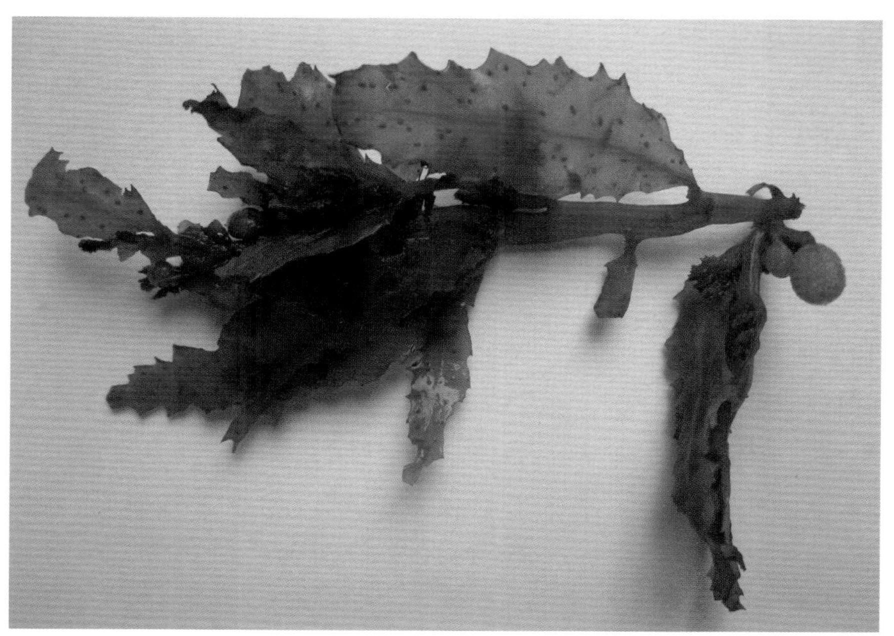

采收加工 夏、秋两季采捞，除去杂质，淡水洗净，切段晒干用。

性味归经 苦、咸，寒。归肝、胃、肾经。

功效主治 消痰软坚散结，利水消肿。用于瘿瘤，瘰疬，睾丸肿痛，痰饮水肿。

用法用量 煎服，6～12克。

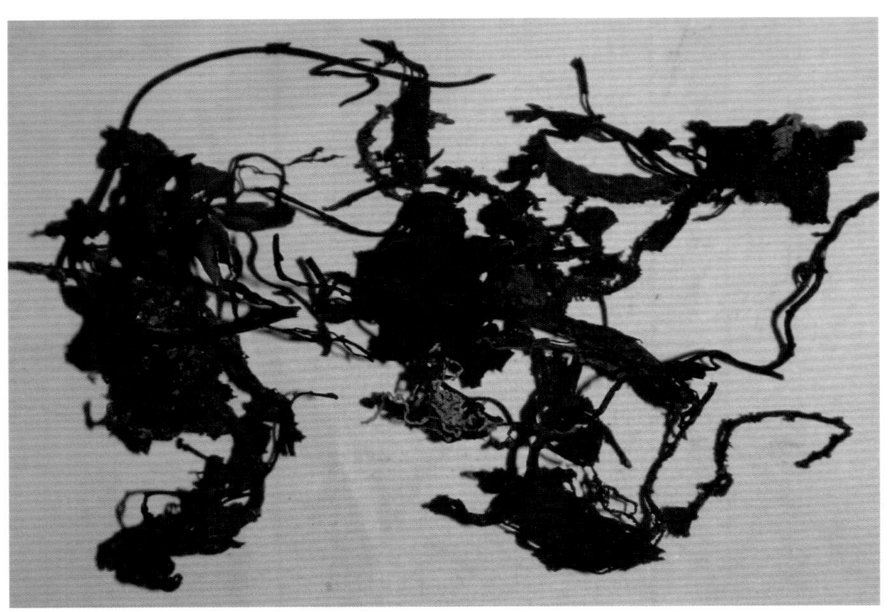

实用指南

精选验方

①**单纯性地方性甲状腺肿、甲状腺腺瘤：**海藻、昆布各20～30克，夏枯草12克，木香（研末冲服）6克，桔梗6～10克，玄参、三棱各15克，浙贝母、生牡蛎各30克，炮穿山甲6～9克，莪术10克。以凉水800毫升浸泡1小时，再以小火煎至300毫升，每剂共煎3次，以3次之药汁混匀后再等分为2～3份，分服，每剂每日服尽，隔日再服1剂。②**高血压、动脉粥样硬化：**海藻适量。水煎服。③**疝气，睾丸肿大：**海藻30克，炒橘核12克，小茴香10克。水煎或制丸服。

传统药膳

海藻薏苡仁粥

原料：海藻、昆布、甜杏仁各9克，薏苡仁30克。

制法：将前3味药加水750毫升，煎取汁500毫升，用药汁与薏苡仁同煮成粥即可。

用法：每日1剂，代早餐用，连用20～30剂。

功效：健脾除湿，化痰散结。

适用：痰瘀结聚所致的寻常痤疮。

温馨提示

不宜与甘草同用。

图书在版编目（CIP）数据

养生中草药彩色图鉴 / 谢宇主编. -- 长沙 : 湖南科学技术出版社, 2017.9
（中医经典养生文库）
ISBN 978-7-5357-9378-2

Ⅰ. ①养… Ⅱ. ①谢… Ⅲ. ①中草药－养生(中医)－图集
Ⅳ. ①R212-64②R286-64

中国版本图书馆 CIP 数据核字(2017)第 163625 号

中医经典养生文库
YANGSHENG ZHONGCAOYAO CAISE TUJIAN
养生中草药彩色图鉴
主　　编：谢　宇
责任编辑：李　忠
出版发行：湖南科学技术出版社
社　　址：长沙市湘雅路 276 号
网　　址：http://www.hnstp.com
湖南科学技术出版社天猫旗舰店网址：
http://hnkjcbs.tmall.com
印　　刷：湖南立信彩印有限公司
（印装质量问题请直接与本厂联系）
厂　　址：长沙市湘雅路文昌阁 66 号
邮　　编：410008
版　　次：2017 年 9 月第 1 版第 1 次
开　　本：880mm×1230mm　1/32
印　　张：16
书　　号：ISBN 978-7-5357-9378-2
定　　价：58.00 元